4판
리마스터

Pain Management

개원의를 위한
통증사냥법

최중립 지음

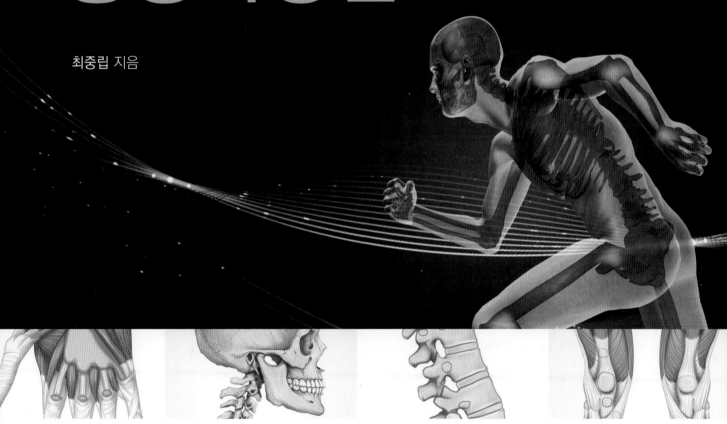

군자출판사

Pain Management

개원의를 위한
통증사냥법

1판 1쇄 인쇄 | 2005년 4월 20일
1판 1쇄 발행 | 2005년 4월 30일
4판 1쇄 인쇄 | 2014년 5월 20일
4판 1쇄 발행 | 2014년 6월 2일
4판 리마스터 1쇄 발행 | 2024년 1월 8일

지 은 이　최중립
발 행 인　장주연
출 판 기 획　김도성
출 판 편 집　이민지, 김형준
편집디자인　김영준
표지디자인　김재욱
일 러 스 트　문승호
제 작 담 당　황인우
발 행 처　군자출판사(주)
　　　　　등록 제4-139호(1991. 6. 24)
　　　　　본사 (10881) 파주출판단지 경기도 파주시 회동길 338(서패동 474-1)
　　　　　전화 (031) 943-1888　　팩스 (031) 955-9545
　　　　　홈페이지 | www.koonja.co.kr

ISBN 979-11-7068-081-9

정가 150,000원

Pain Management

개원의를 위한
통증사냥법

http://www.jrc-apayo.co.kr

1971	전남의대 졸업
1976	서울대학교 마취과학교실 마취과전문의 과정 수료
	마취과 전문의 자격취득 및 의학석사
1983	국군수도통합병원 마취과장 전역(육군중령)
1983-1989.07.	지방공사 인천의료원 마취과장 겸 통증치료실장
1985	대한통증학회 정회원
1989. 7. 29.	여의도 통증클리닉 개원
1990-2015	한림대학교 마취과 외래교수
1998-2015	서울대학교 마취과 외래교수

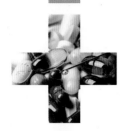

머리말

　예로부터 비법이란 것은 공개하지 않고 극비리에 간직하고 있다가 본인이 은퇴할 즈음에 후계자를 내세워 전수해왔는데, 만약 불의의 사고로 그 비법이 전수되지 못하면 영원히 묻혀 사라져버렸던 것이다.

　이 책에 실린 내용들은 처음부터 출판을 목적으로 쓰여진 것이 아니고, 기존의 진단과 치료법으로는 진단도 치료도 되지 않기 때문에 방법을 달리 강구해가며 진료했던 경험에서 얻은 지식들을 정리해두었던 것이다.

　경험에서 얻은 새로운 지식들을 많은 사람들과 공유하고 싶어 인터넷에 글을 올린 것이 수년에 이르게 되었다. 막상 지식들을 공개해놓고 보니 통증치료는 모든 의료인들의 공동 관심사라는 것을 알게 되었다.

　또한 의사들보다는 환자들이 더 많은 관심을 가지고 있었는데, 이들은 의료기관을 전전하다 못해 새로운 정보를 얻기 위해 의사들보다 필자의 글을 더 많이 읽고 있었던 것이다. 인터넷을 통한 정보의 공개에도 한계가 있고, 우리 의료계에는 통증치료에 관한 지침서가 부족하다는 생각이 들어 그동안 인터넷에 올렸던 내용들을 모아 책으로 출판하게 되었다.

　최신진단 장비를 갖추고 있다는 대형 의료기관에서도 치료는 둘째로 두고, 원인 규명조차 하지 못하고 있는 통증들이 많다. 객관적인 원인이 없는 통증의 특성을 이해하지 못하고 최신장비만으로 원인을 찾으려는 현대의학의 취약점을 우리는 그대로 물려받았지만 더 이상 후학들에게까지 물려줄 수는 없는 일이다.

　다른 책에는 없는 새로운 개념들이기에 객관적인 검사소견에만 익숙해 있는 의사들이 받아들이기 쉽지 않은 부분도 있을 것이나, 해묵은 의학지식에 식상한 젊은 의학도들에게는 많은 도움이 될 것으로 믿어 의심치 않는다.

　기존의 진료방식에 만족하지 못하고, 또 대체할 수 있는 치료법을 찾지 못해 고민하는 의사들만 볼 것을 권유한다. 이 책에서 소개하는 치료법들은 남의 책에 있는 내용을 발췌해서 본인의 비법인 것처럼 소개하는 것이 아니다. 유익한 정보와 지식은 사유하지 말고 공유해야 할 소중한 재산이라 생각되어 공개하는 것이다.

생명을 지켜주는 것도 중요하지만, 통증으로부터 환자를 해방시켜주는 것도 의사의 임무라 생각된다. 필자의 치료법이 통증치료의 전부라고 생각하지는 않지만, 통증치료를 하겠다면 필자의 소견 정도는 알고 있어야 할 것으로 생각된다.

통증치료를 하려면 통증의 발생기전을 알아야 할 것이고 그 기전을 알려면 관계되는 해부구조와 기능들을 정확히 알아야 할 것이다. 필자의 저서를 보고 공부하려는 사람들은 반드시 해부학 책을 함께 놓고 공부하도록 당부드리는 바이다.

이 책을 출간하면서 통증의학과 의사들은 물론, 통증환자를 진료하게 되는 모든 의사들에게 많은 도움이 될 것이며, 물리치료사들이나 의과대학생들에게도 많은 도움이 될 것을 기대해본다.

※ 개정판을 반복해 내면서 초판에 있던 내용을 공부하기에 편리하도록 재배치하였으며, 일차 진료현장에서 경험할 수 있는 모든 통증에 관한 자료와 경험담을 보충해서 임상의들에게 진정한 지침서가 될 수 있는 개정판이 되도록 노력하였다.

著者　崔　重　立

목차

제1장

통증클리닉 총론

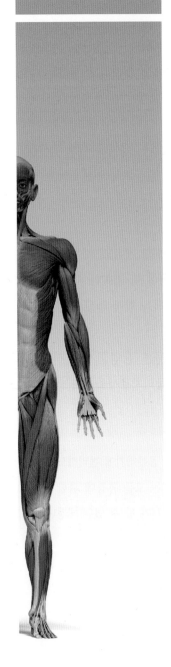

제1절 통증의학(pain clinic)의 개요

1. 통증의 필요성과 불필요성 ···················· 3
2. 통증클리닉의 탄생 ···························· 3
3. 통증클리닉의 진료대상 ························ 4
4. 통증 치료실의 진료책임과 치료 방법 ·········· 5
5. 통증 환자의 현 실태 ·························· 6
6. 통증의학의 현 실태 ·························· 7
7. 통증의학의 발전에 저해되는 요소들 ············ 8
8. 의료계의 잘못된 관행 ························ 12
9. 비유법으로 설명하기 ························ 14
10. 통증 치료의 특성 ·························· 17

제2절 통증 치료에 가장 많이 사용되는 시술법의 의미

서론. 통증 치료에서 가장 많이 사용되는 시술법의 의미 ··········· 19
1. 통증클리닉에서 신경차단의 의미 ·················· 20
2. 통증 치료에서 성상신경절차단(stellate ganglion block)의 의미 ·········· 23
3. 통증 치료에서 통증유발점(trigger point)의 의미 ············· 25
4. 통증 치료에서 경막외강차단법(Epidural Block)의 의미 ············· 33

제2장

통증 치료의 실제

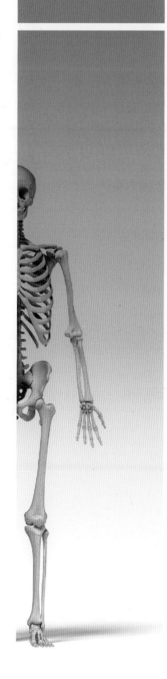

서론. 통증 치료의 실제 ·· 39

1. 두통(headache)과 편두통(migraine)의 진단과 치료 ·········· 40

2. 턱관절증후군(TMJ Syndrome)의 진단과 치료의 실제 ········· 45

3. 얼굴신경마비(Facial nerve palsy)의 진단과 치료 ············ 47

4. 얼굴의 통증과 신경장애 ···································· 50

5. 목덜미와 어깻죽지 통증의 진단과 치료의 실제 ··············· 54

6. 목뼈의 채찍손상(鞭打損傷; whiplash injury of cervical spine)의 진단과 치료 ··· 58

7. 어깨관절통증(Shoulder Joint Pain)의 진단과 치료 4가지 ······· 59

8. 가슴에 있는 통증(胸痛) 4가지 ······························· 66

9. 상세불명의 등 쪽에 있는 통증(어깨뼈 사이에 있는 통증)········· 74

10. 목뼈추간판탈출증(cervical HNP)의 진단과 치료 ············· 77

11. 앞목갈비근증후군(anterior scalene syndrome)에 의한 팔의 통증 ··· 79

12. 노(橈骨)신경통의 진단과 치료 ····························· 80

13. 작은가슴근증후군(小胸筋症候群; pectoralis minor syndrome)의 진단과 치료 83

14. 근육피부신경(筋皮神經; musculocutaneous n.)의 장애에 의한 통증 ········· 86

15. 테니스엘보우(Tennis Elbow)의 진단과 치료 ··············· 89

16. 수근관증후군(carpal tunnel syndrome)의 진단과 치료

    – 정중신경(median nerve)의 장애에 의한 손의 저림 ········· 92

17. 서경(書痙; writer's cramp)의 진단과 치료의 새로운 방법 ········ 95

18. 손목에 있는 통증 5가지 ··································· 96

19. 방아쇠손가락(Trigger Finger) ···························· 108

20. 가성 위장통(pseudo-gastric pain)의 진단과 치료 ··········· 110

21. 등과 허리 사이의 통증 ··································· 112

22. 등뼈 제12신경의 장애에 의한 허리통증 ···················· 115

23. 척추세움근 중 엉덩갈비근(Iliocostalis m.)의 긴장에 의한 요통

    – 척추기립근 중 장늑근의 긴장에 의한 요통 ··············· 119

24. 돌기사이관절증(椎間關節症; Facet Syndrome)에 의한 허리통증 ····· 121

25. 큰허리근(大腰筋)의 긴장에 의한 허리통증 ················· 124

목차

제2장

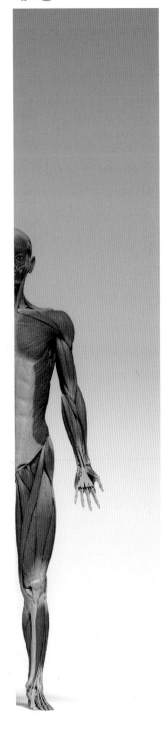

26. 꼬리뼈통증(尾骨痛; coccygeal pain)의 진단과 치료 ················· 127

27. 허리뼈 추간판탈출증에 의한 궁둥신경통(sciatica) ················· 129

28. 궁둥구멍근증후군에 의한 궁둥신경통 ················· 131

29. 넙다리신경통(大腿神經痛; Femoral Neuralgia)의 진단과 치료 ················· 134

30. 척추관협착증(spinal stenosis)의 진단과 치료 ················· 138

31. 이상지각성대퇴신경통(Meralgia paresthetica)의 진단과 치료 ················· 141

32. 넙다리근막긴장근(Tensor fascia lata m.)의 긴장에 의한 넙다리측방의 통증 ··· 143

33. 외측장딴지피부신경(Lateral sural cutaneous nerve)의 장애에 의한 통증 ······ 146

34. 무릎관절(膝關節)신경통의 진단과 치료 ················· 148

35. 종아리신경통(腓骨神經痛; Peroneal neuralgia)의 진단과 치료 ················· 152

36. 장딴지근육 경련의 진단과 치료 ················· 155

37. 발뒤꿈치 통증(踵骨腱炎; calcaneal tendinitis)의 진단과 치료 ················· 156

38. 발뒤축 신경통의 진단과 치료 ················· 158

39. 발목외측 복사뼈 밑의 통증(peroneus brevis syndrome) ················· 161

40. 발목안쪽 복사뼈 밑의 통증(tibialis posterior syndrome) ················· 163

41. 발바닥통증의 진단과 치료 ················· 164

42. 발목 염좌(ankle sprain)의 진단과 치료 ················· 166

43. 엄지발가락의 통증(假性 痛風; pseudo-gout)의 진단과 치료 ················· 168

제3장

개원의사를 위한 통증클리닉

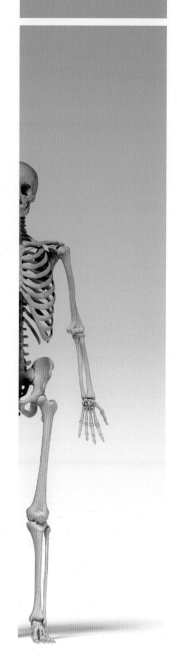

서론. 개원의사들을 위한 통증클리닉 ·· 173

제1절 개원의사들의 필수 영양소(이것만은 알아둡시다)

1. 통증의학(pain medicine)과 마취과학(anesthesiolgy)이 다른 점 ·········· 175
2. LBP with Lower Limb pain (腰下肢痛)이란 무엇인가? ······················ 177
3. 경견완증후군(頸肩腕症候群)이란 무엇인가? ································· 180
4. 기능성 통증의 주 원인은 정말 스트레스일까? ······························ 186
5. 골격근에 생긴 통증은 어떤 신경이 전달하나? ······························ 188
6. Botulinum Toxin의 사용법에 대한 필자의 제안 ···························· 189
7. BOTOX가 두통에 탁월한 효과가 있다는 거짓말? ························· 193
8. BOTOX도 사용을 잘해야 명약이 된다. ······································ 195
9. 관절의 기능성 통증은 골격근의 과긴장이 일으킨다. ······················ 197
10. 통증 없는 턱관절장애도 치료해 주어야 한다. ····························· 200
11. 너무 남발되고 있는 근근막주사(TPI)요법 ·································· 202
12. MRI를 너무 과신하지 말자. ·· 204
13. 관절염을 캐낸다는 소염진통제? ··· 206
14. 통증 치료에 Psoas Compartment Block의 효용성은? ··················· 207
15. 의사의 명예회복을 위한 두통(headache)과 편두통(migraine)의 치료법 ··· 211
16. 이제는 편두통(Migraine)에 대한 개념을 바꿀 때가 되었다. ·············· 217
17. 두통과 함께 나타나는 안구통증의 발생기전 ································ 222
18. 필자도 긴장성 두통이 무엇인지 알고 싶다. ································· 227
19. 여자들, 그날이 오면 편두통만 심해지는 것이 아니다. ····················· 230
20. 대상포진후신경통의 치료에 비법이 있나요? ······························· 232
21. 견갑관절통증(frozen shoulder)에 견갑상신경차단(SSNB)의 효과는? ······ 233
22. 기능성 소화불량증(functional dyspepsia)과
    가성 위장통(pseudo-gastric pain)의 차이는? ····························· 236
23. 필자도 요통환자에게 경막외강차단을 할 때가 있다. ······················ 241
24. 요통의 주 원인은 추간판탈출이 아니다. ···································· 244

목차

제3장

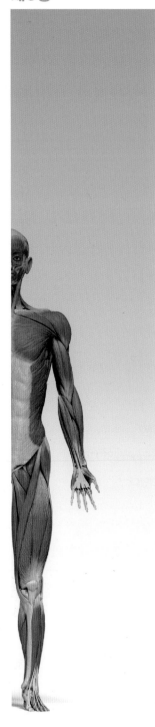

25. 대퇴신경통(Femoral Neuralgia)과
   박리성골연골염(Osteo-chondritis Dissecans)의 차이는? ·············· 246

26. 슬개골연화증(Chondromalacia patellae)과
   대퇴신경통(Femoral neuralgia)은 같은 병이었나? ·············· 248

27. 무릎관절통증은 모두 퇴행성관절염 때문일까? ·············· 250

28. 류마티스성 관절염(Rheumatic Arthritis)에 국소적으로 부착한
   소염제의 효과는? ·············· 252

29. 복합부위통증증후군(CRPS)이란 말이 맞을까? ·············· 253

30. 과민성대장증후군(Irritable colon syndrome)의 치료는? ·············· 258

31. 환자만 있고, 병명은 없다(There is no sickness, but the sick) ·············· 265

32. 요부 추간판성 통증(Lumbar discogenic pain)이란 무엇인가? ·············· 266

33. 통증클리닉에 대한 어느 의사의 잘못된 인식 ·············· 269

34. 노인들의 다리 힘의 약화와 무릎통증 ·············· 271

35. 천장관절증후군(Sacroiliac Joint syndrome)의 실체는? ·············· 274

36. 경추의 직선화가 있다고 경추추간판탈출은 아닌데...! ·············· 279

37. 석회침착이 동결견(frozen shoulder)의 원인은 아니다. ·············· 281

38. 스테로이드를 이렇게 오용(misuse)과 남용(overuse)을 하니 문제가 되지! ······ 284

39. 두통의 원인을 한방으로 치료한다는 모순점 ·············· 287

40. 발뒤축(heel pad)의 통증은 족저근막염 때문이라고? ·············· 291

41. 인공관절 수술 후 '무릎꺾기' 운동은 금물? ·············· 294

42. 왜 편두통은 여성이 남성보다 3배 많을까? ·············· 296

43. 척골신경의 장애는 흉곽출구증후군과는 관계가 없었다. ·············· 297

44. 통증 치료에 신경차단(nerve block)이란 용어가 적합한가? ·············· 300

45. 적외선 체열진단기의 진단능력은? ·············· 302

46. 두통환자의 두피에 BOTOX를 주사하는 무모한 행위 ·············· 304

47. 신경병증통증은 과연 몇 %나 될까? ·············· 306

48. 근섬유통증의 실체는? ·············· 308

49. 생리통이란 하복부통증만을 얘기하는 것인가? ·············· 311

제3장

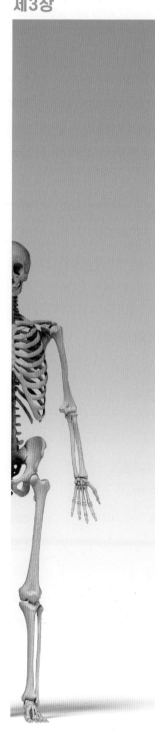

제2절 현장체험에서 배우는 통증클리닉

1부 두경부, 흉부 및 상지(head, neck, chest & upper extremity)

1. 필자가 시술했던 성상신경절차단(SGB) ·················· 313
2. Botulinum Toxin으로 시술한 SGB가 낳은 하나의 이변 ·················· 316
3. 무차별 공격, 경막외강차단술 ·················· 321
4. 시력이 갑자기 떨어진 후에 나타난 편두통 ·················· 324
5. 앞이마에 있던 만성두통과 안구통의 치료 ·················· 326
6. 통증 치료에 BOTOX를 사용한다는 TV 보도에 대하여! ·················· 328
7. X선 촬영하지 않았던 또 다른 나의 실수! ·················· 330
8. 편두통이 생기면 체하고 토하는 남자 ·················· 332
9. 똑바로 누워 잘 때만 두통이 생기는 사람 ·················· 334
10. 오비이락(烏飛梨落) ·················· 336
11. 안면신경마비가 성상신경절차단만으로 치료될까? ·················· 339
12. 치통으로 오진 받았던 턱관절증후군 ·················· 343
13. 잘못 시술되었던 하악신경파괴술! ·················· 345
14. 경추추간판탈출이란 진단으로 고생하던 의대 교수님의 통증 ·················· 347
15. 목덜미와 어깻죽지의 통증 환자는 많은데! ·················· 348
16. 임상증상과 상반되었던 또 하나의 MRI 소견
     – 경막외강차단에 의한 경추추간판탈출증과 척추관 협착증의 치료 ·················· 352
17. 왼쪽엄지에 통증이 있는 골퍼의 치료경험 ·················· 354
18. 등 쪽이 찢어질 듯이 아파요. ·················· 356
19. 의사들의 얼버무리는 치료, 이제는 안 되겠다. ·················· 358
20. 어느 신경외과 의사의 복잡한 어깨통증 ·················· 360
21. 급성 액와신경 장애에 의한 어깨통증 ·················· 362
22. 회선근개건(tendon of rotator cuff)이 파열된 어느 골퍼! ·················· 364
23. 편두통의 뿌리를 뽑겠다고요? ·················· 366
24. 프로골퍼의 가슴에 있는 통증 ·················· 368
25. 초보골퍼의 한쪽 흉통과 호흡곤란 ·················· 370

목차

제3장

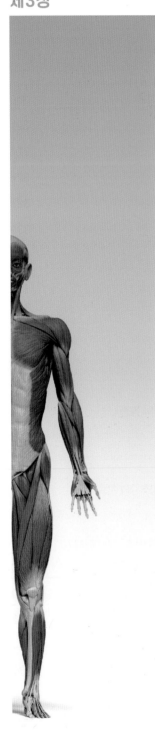

26. 가슴을 밟혔다는 여자 환자의 흉통 ·· 373
27. 체하기만 하면 통증클리닉을 찾는 남자 ··· 375
28. 골프 후에 한쪽 가슴에 통증이 있을 때는 늑골 골절을 의심하라고요? ········ 377
29. 오진되었던 수근관증후군(손 저림 증세) ·· 380
30. 잘못 진단되었던 요골경상건초염(의사들의 편견은 환자에겐 독약?) ········· 382
31. 필자의 실수로 인한 척골신경의 손상 경험 ·· 384
32. 어느 골퍼의 가운데 손가락에 생긴 통증과 부종 ······························· 387
33. 손가락 마디들이 모두 아파요. ··· 390
34. 필자는 류마티스성 관절염(rheumatic arthritis)을 잘 알지 못한다. ········· 393
35. 잠을 잘못 잤다는 핑계나 잘못된 진단 ·· 395
36. 안과에서는 아무런 이상이 없다는데 ·· 397
37. 정말 경추추간판탈출 환자가 22배나 늘었을까? ································ 400
38. 상박골내측상과염(Golfer's elbow)으로 오진되었던 척골신경장애 ·········· 402
39. 황당스러웠던 Botulinum Toxin 주사효과 ·· 405
40. 황당스러웠던 Botulinum Toxin 주사효과에 대한 후속담 ····················· 407
41. 정말 경추추간판탈출증이었을까요? ··· 412
42. 아직도 원인을 밝히지 못하고 있는 척골신경장애 ······························ 415
43. 스키장에서 부상 후에 생긴 어깨와 팔의 기능장애의 치료경험 ·············· 420
44. 필자가 목 디스크가 무엇인지도 모르는 무식한 의사인가? ·················· 423
45. 특별한 경우의 척골신경(ulnar nerve)장애의 치료경험 ························ 424
46. 필자는 봉와직염이 무엇인지 잘 몰랐다. ·· 428
47. 통증 대신에 감각이 없어진 편두통 변형의 치료경험 ························· 431
48. 뒷목이 아프다고 경추추간판탈출은 아니다. ···································· 432
49. 군발성 두통(Cluster Headache)의 치료경험 ···································· 434
50. 일자목이라고 경추추간판탈출은 아닌데...! ····································· 436
51. 필자가 급체했다는데, 그 치료는? ··· 438
52. 두통 환자의 두피에 주사하는 무모한 행위 ····································· 440
53. 이런 것들이 복합부위통증증후군(CRPS)이 아닐까 생각해 본다. ·········· 442

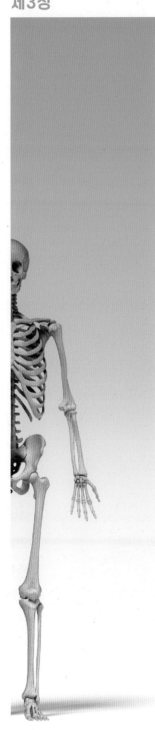

제3장

54. 척골신경통 환자에게 척골절골술을? ·········· 446

55. 거북목증후군에 대해 얘기 좀 합시다. ·········· 447

56. 어느 첼리스트의 좌측 검지(指示指; index finger) 뒤쪽에 있는 통증 치험 ····· 449

2부 요부 및 하지

1. 나의 실수! 경막외강차단(Epidural Block) ·········· 452

2. 경막외강주사에 의한 80세 노의사의 척추관협착증 치료 ·········· 455

3. 혼동이 잘되는 좌골신경통? ·········· 457

4. 119 구급차에 실려 왔던 환자의 요통 ·········· 458

5. 요통으로부터 해방되어 모처럼 편한 잠을 잤어요. ·········· 460

6. 척추 압박골절로 오진되었던 요통의 치료경험 ·········· 462

7. 미골통(尾骨痛; causalgia)으로 상경한 어느 환자의 사연 ·········· 464

8. 상상을 초월했던 요통과 대퇴신경통의 원인 ·········· 467

9. 어느 마취과 의사의 좌골신경통! ·········· 470

10. 요부교감신경절절제술을 방지할 수 있었던 교감신경절차단 ·········· 472

11. 좌측 추간판탈출에 의한 우측 좌골신경통 ·········· 473

12. 대퇴동맥의 폐쇄에 의한 대퇴신경통 ·········· 476

13. 요추후방탈위증에 의한 양측 대퇴신경통의 치료 ·········· 478

14. 선후배지간의 품앗이 통증 치료(working in turn for one another) ·········· 480

15. 대퇴신경통과 동반된 대퇴직근의 강직증 ·········· 483

16. 무릎이 꼬이면서 부상당했다는데! ·········· 486

17. 나의 착각, 무릎통증! ·········· 488

18. 여출물(濾出物)이 자꾸 고이는 수녀님의 무릎통증 ·········· 490

19. 굽혀지지 않는 양쪽 무릎관절장애의 치료 ·········· 492

20. 태권도 선수의 양쪽 무릎관절에 있는 통증 ·········· 494

21. 인공관절 대치수술받은 환자의 무릎통증 ·········· 495

22. 10년 이상 만성적으로 있었던 필자 자신의 무릎통증 ·········· 498

23. 보이지 않는 통증은 류마티스(Rheumatic disease)인가? ·········· 500

목차

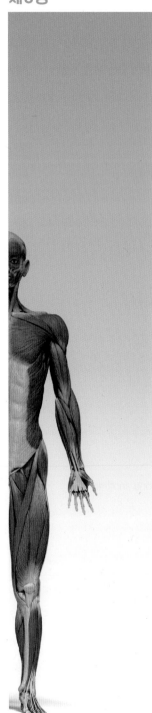

제3장

24. 급성으로 생겼던 발바닥의 통증 ································· 502

25. 통풍이라 진단받은 가성통풍 환자의 치료경험 ················· 503

26. 용천혈(涌泉穴)을 찔렸어요! ································· 506

27. 배뇨장애도 통증클리닉에서 치료하면 어떨까? ··············· 507

28. 교통사고환자의 치료에 문제가 많다 ······················· 510

29. 무릎에 관절영양주사까지 맞았는데…! ····················· 513

30. 좌골신경통 환자에게 신경근차단을 왜 하나? ················ 516

31. 필자가 의료배상 소송에서 승소하던 날! ···················· 519

32. 맥 한번 짚어보고 골다공증이라는데…! ····················· 524

33. 대퇴신경통 환자에게 인대가 늘어났다는 진단을! ············· 527

34. 대퇴골두의 무혈성 괴사의 수술과 그 후의 얘기 ············· 529

35. 요통 환자의 허리 수술은 왜 했는지 알 수 없다. ············ 534

36. 백만 분지 일의 특수체질이라는 변명 ······················ 537

37. 척추탈위증(spondylolisthesis)과 관계 없었던 요통 ·········· 541

38. 허리통증은 IMS로 추간판탈출을 바로 잡아 치료한다는데! ····· 544

39. 경막외강차단은 좌골신경통의 만능해결사가 아니다. ·········· 547

40. 억울한 누명을 쓰게 된 어느 병원의 사연 ·················· 550

41. 신장이식 후에 생기는 대퇴신경통에 관한 고찰 ·············· 553

42. 무릎인공관절대치수술 후의 문제점 ························ 556

43. 발뒤축(踵部)의 통증은 족저근막염 때문이라고? ············· 559

44. 결절성홍반증(結節性紅斑症; erythema nodosum)의 치료는? ··· 562

45. 하지 함요수종(pitting edema)의 치료경험 ················· 564

46. 외측장단지피부신경(Lateral sural cutaneous nerve)의 장애에 의한 통증 ······ 569

제3장

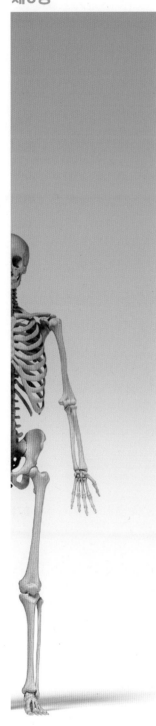

제3절 의사들이 재미로 읽을거리

1. 필자가 자신의 비방을 공개하는 뜻은? ·················· 571
2. 명사들의 특강엔 총론만 있고 알맹이는 없었다. ·················· 573
3. 나무를 보되 숲을 먼저 보는 지혜를 갖자! ·················· 574
4. 관계라는 말과 관절이라는 말의 상관관계 ·················· 577
5. 선생님은 있어도 은사님은 없다(학생은 있어도 제자는 없다?). ·················· 580
6. 마음속에 있는 아픔까지 치료하는 의사가 되기로 했는데 ·················· 582
7. 통증 치료를 하려면 먼저 통증의 맥을 알아야 한다. ·················· 584
8. 의료경영과 기업경영을 접목시켜 보면? ·················· 587
9. 동양의학이 현대의학과 가까워지고 있다. ·················· 591
10. 통증 치료를 배우려면 1년 정도는 투자하라! ·················· 594
11. 방향 잃은 돛단배에 나침반이라도 붙여주고 싶지만…! ·················· 596
12. 우물 안 개구리 의사들의 논쟁 ·················· 598
13. 50분간 수업하고, 10분간 휴식하기!(50분간 근무하고, 10분간 휴식하기!) ····· 600
14. 뇌사환자를 살려낸 추억담과 안락사를 반대하는 이유! ·················· 603
15. What do I think? ·················· 605
16. 좋은 여행은 지혜를 얻을 수 있는 지름길 ·················· 607
17. Digital시대에 Analog의사의 푸념 ·················· 609
18. 급수도 없고 계급장도 없는 의사들, 그러나…! ·················· 612
19. 나의 존재 가치를 깨닫게 해준 당신들께 감사를! ·················· 614
20. 내 참, 기가 막혀서! ·················· 616
21. 당신의 자녀는 콩나물인가요, 콩나무인가요? ·················· 618
22. 더불어 함께 사는 세상의 아름다움 ·················· 619
23. 어떤 운동이 좋아요? ·················· 621
24. 통증 치료의 효과만을 비교합시다. ·················· 624
25. 한방 의료기관엔 비방약이 어찌하여 그리도 많은가? ·················· 625
26. 훌륭한 의사가 되었을 줄 알았는데…! ·················· 627
27. Quo vadis?(어디로 가시렵니까?) ·················· 629

목차

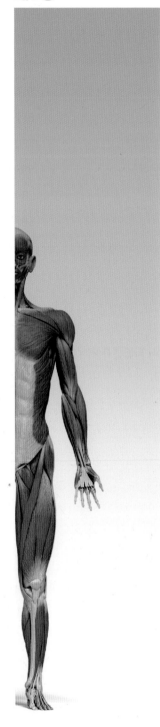

제3장

28. 교과서적인 진료가 파괴된 이 시대에…! ⋯⋯⋯⋯⋯ 630

29. Botulinum Toxin이란 약제, 올바로 알아둡시다. ⋯⋯⋯ 633

30. 법을 모르면 누구나 죄인(?) ⋯⋯⋯⋯⋯⋯⋯⋯ 635

31. 의사를 신명나게 해주는 환자들! ⋯⋯⋯⋯⋯⋯ 638

32. 건강을 해치는 지압이나 마사지! ⋯⋯⋯⋯⋯⋯ 640

33. 장수(長壽)보다는 삶의 질이 문제다. ⋯⋯⋯⋯⋯ 642

34. 신비의 세계로 여러분을 초대한다. ⋯⋯⋯⋯⋯⋯ 644

35. 뒤로 넘어져도 코가 깨진다는 옛말이 있는데! ⋯⋯ 646

36. 장님과 벙어리의 대화 ⋯⋯⋯⋯⋯⋯⋯⋯⋯ 648

37. 기부와 선행의 문화 ⋯⋯⋯⋯⋯⋯⋯⋯⋯⋯ 651

38. 배보다 배꼽이 더 컸던 안전사고 ⋯⋯⋯⋯⋯⋯ 653

39. 오르지 못할 나무는 쳐다보지도 말라고 했는데 ⋯⋯ 654

40. 그래도 지구는 돈다는 영원불멸의 명언 ⋯⋯⋯⋯ 657

41. 필자가 성공한 의사임을 자부하는 까닭은? ⋯⋯⋯ 660

42. 미추강차단술을 남발하고 있는 의료계의 잘못된 행태 ⋯ 662

43. 우연한 기회에 만들어진 소중한 어느 인연 ⋯⋯⋯ 664

44. 이제부터라도 통증클리닉의 정통성을 세웠으면 좋겠다. ⋯ 665

45. 필자는 분명히 돌머리가 아니었다. ⋯⋯⋯⋯⋯ 668

46. 필자는 환자 앞에서 매일 시험을 치른다. ⋯⋯⋯ 669

47. 만일 필자가 대학교수가 되었더라면…! ⋯⋯⋯⋯ 671

제4장
통증과 관련된 필자의 연구논문

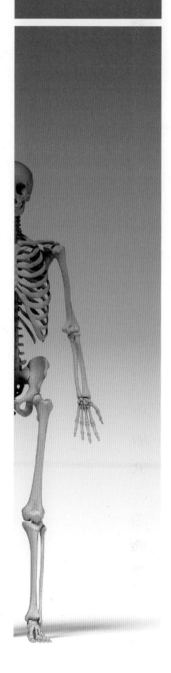

1. 근긴장성 두통(Tension Headache)에 관한 연구 …………………………………… 677
2. 턱관절(顎關節)의 통증(Temporomandibular joint pain)에 관한 연구 ……… 683
3. 목덜미와 어깻죽지의 통증에 관한 연구 ………………………………………… 689
4. 중사각근과 관련된 배부통과 흉통에 관한 연구 …………………………… 695
5. 오십견(Frozen shoulder) 치료에 대한 새로운 지견 …………………………… 699
6. Tennis Elbow에 관한 연구 ………………………………………………………… 705
7. 근긴장성 요통의 치료에 대한 새로운 소견 …………………………………… 709
8. 추간관절증후군(facet joint syndrome)의 치료 ……………………………… 715
9. 이상근(梨狀筋)증후군의 치험(治驗) …………………………………………… 721
10. 대퇴신경통(大腿神經痛)에 관한 연구 ………………………………………… 725
11. 이상근증후군(梨狀筋症候群)에 관한 연구 …………………………………… 730
12. 가성위장통(pseudo-gastric pain; 기능성위장장애)에 관한 연구 ………… 736
13. 무릎관절의 통증에 관한 연구 ………………………………………………… 740
14. 지주막하강 Morphine에 관한 고찰
    – 제1편 수술 후 진통효과 및 분절차단에 대한 연구 …………………… 744
15. 대요근(大腰筋)의 긴장에 의한 요통(腰痛)의 치료에 관한 연구 ………… 748
16. 경추의 편타(채찍)손상에 관한 연구 ………………………………………… 755
17. 경막외강주사법에 의한 척추전방전위증의 치료 ………………………… 763
18. 서경(書痙; Writer's cramp)의 치료에 대한 새로운 견해 ………………… 769

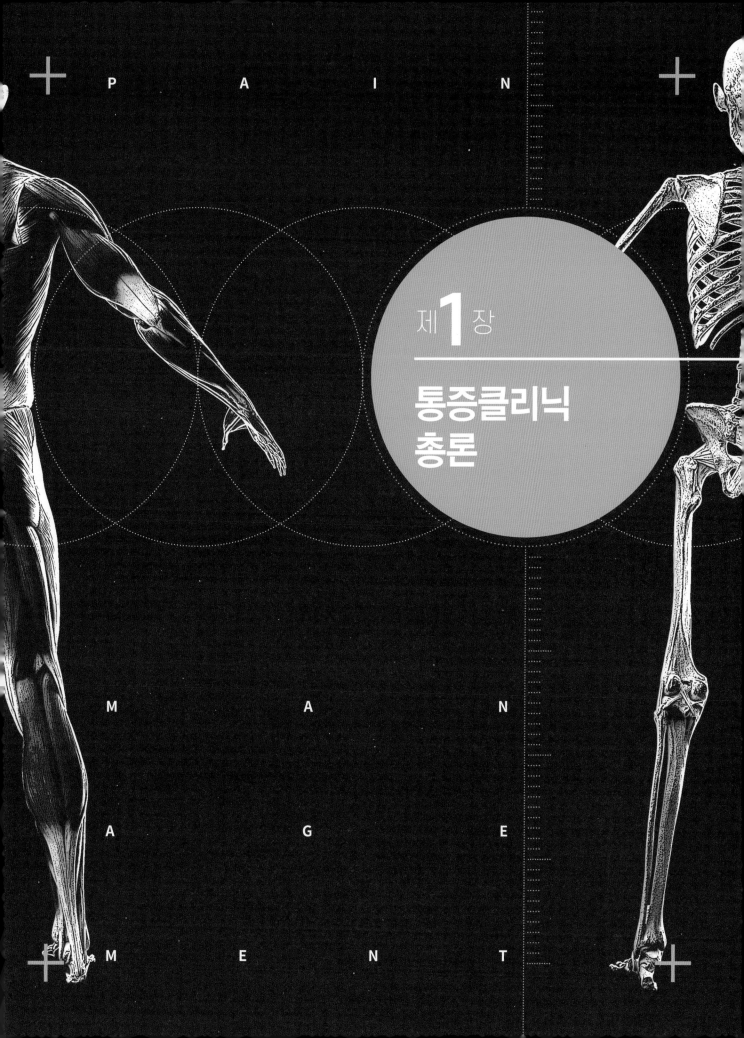

PAIN

MANAGEMENT

제**1**장

통증클리닉
총론

제1절 통증의학(pain clinic)의 개요

01 통증의 필요성과 불필요성

통증이란 우리가 원치 않는 불유쾌한 감각을 총칭하는 것으로써 신체장기의 어느 부분에 이상이 생겼음을 알려주는 여러 가지 신호 중의 하나이다. 정도나 성격에 따라 여러 가지로 표현되며, 통증에 대해서 한국인(韓國人)만큼 다양하게 표현할 수 있는 민족은 드물 것으로 생각된다. 통증이 있음은 몸 안에 질병이나 고장이 있음을 의미하는데, 통증자체는 질병이 아니며 진통제로 통증만을 감소시킨다고 해서 원인질환이 없어지는 것은 아니다.

통증은 화재경보장치와 같이 인체를 보호하기 위한 방어수단으로, 인간에게 주어진 창조주의 훌륭한 선물이다. 우리 몸에 지속적인 통증이 있다면 통증 그 자체가 직접적인 고통을 줄 뿐만 아니라, 인체에 상당한 위해(危害)요소가 있음을 암시하기 때문에 반드시 그 원인을 찾아 제거해 주어야 할 것이다.

간혹 감각신경에 마비를 일으킨 사람은 신체의 일부분에 손상을 받아도 통증을 느끼지 못하게 되므로 더 큰 손상을 받을 가능성이 있다. 그래서 통증이란 있어서도 안 되지만 없어서도 안 될 필요악인 것이다.

성경에 의하면 아담(Adam)을 창조하신 창조주께서 하와(Eve)를 만드실 때 아담을 깊이 잠들게 하신 후에 그의 갈비를 하나 빼내어 하와를 만드셨다고 한다. 인간에게 통증을 부여하신 창조주께서도 불필요한 통증은 제거하신 것이다. 창조주께서 아담을 재우신 잠이야말로 현대의학의 전신마취라 할 수 있을 것이다.

통증은 신체를 보호하기 위해 꼭 필요한 존재이지만, 일단 나타난 통증은 반드시 제거되어야 하며 통증을 없애기 위해서는 반드시 그 원인을 먼저 찾아야 한다. **통증의학이란 필요한 통증은 되살려주고, 불필요한 통증은 제거하는 치료의학이라 할 수 있다.**

02 통증클리닉의 탄생

통증클리닉이란 단일 진료과목으로 정립되지 않은 채 마취과에서 파생되고 있는 진료 분야의 하나이다. 아담을 재우시던 깊은 잠만을 모방해서 전신마취만 하던 마취과학이 신경차단에 의한 부분마취를 하게 되었고, 수술 후에 생기는 통증도 제거해 주게 되었다.

산모들에게는 해산의 고통을 덜어주기 위해 무통분만을 해주는 것에서부터, 말기 암으로 극심한 고통을 받고 있는 환자의 통증까지 해결해 주고 있다. 더 나아가 통증이 주 증상인 환자들의 원인을 찾아 제거해 주다 보니 자연히 통증의학이란 분야로 발전해가고 있다.

생명에 위협받고 있는 중증환자도 통증을 느끼지 못하는 경우가 있는가 하면, 생명과 관련은 없지만 통증으로 고통받은 나머지 오히려 죽는 편이 낫겠다고 생각하는 사람도 있다. 생명과의 관계유무를 떠나 통증치료의학은 모든 통증을 해결해야 할 필요성 때문에 생겨났고, 필수 진료 분야의 한 자리로 자리매김하고 있다. 통증 치료는 세계적으로 마취과의사 진료영역의 일부분으로 되어있으며, 수술마취전문의 자격을 가진 의사들이 추가로 공부해야 할 분야이다.

한국에서는 80년대 초부터 마취과의사로 구성된 대한통증학회가 설립되었고, 많은 전문의들이 각 진료기관에서 연구 중에 있으나 아직은 선배들이 고안해놓은 수술마취에 사용하던 신경차단의 범주를 벗어나지 못하고 있다고 보아야 할 것이다.

2002년부터는 진료과목의 명칭도 마취과에서 마취통증의학과(anesthesia & pain medicine)로 바뀌어 통증 치료만을 전담하는 통증의학과와 수술을 전담하는 수술마취과로 역할이 분담되었다. 마취과전문의로서 본인이 어느 쪽을 진료하던지 양쪽을 모두에 대해 잘 알고 있지 않으면 후학들에게는 부족한 사람으로 보일 때가 되어가고 있다.

그러나 시대가 변함에 따라 개원의들에게는 진료과목의 벽이 허물어지면서 통증 치료는 특정 진료과의 몫이 되지 못하고 모든 임상의들의 공동표적이 되어가고 있다. 많은 의료기관들이 통증클리닉을 표방하고는 있지만 실제로 통증 치료만을 전문으로 하는 곳은 별로 없는 실정이다.

자신이 마취통증의학과 전문의임만을 내세우지 말고, 수술마취의 틀을 벗어나 통증의 맥(脈)을 알기 위해 노력하는 의사가 되지 않으면 언젠가는 뒤처진 구시대 의사라는 오명을 벗지 못할 때가 온 것이다.

03 통증클리닉의 진료대상

통증 치료의학의 진료대상은 광범위하여 그 범위를 정할 수는 없지만, 일반진료기관에서 해결되지 못한 대부분의 통증들이 대상이라고 할 수 있다. 그중에는 원인질환을 치료하고 난 후의 후유증도 있고, 치료의 한계성 때문에 치료를 포기한 것도 있으며(cancer pain, diabetic neuritis), 아직까지 그 원인을 밝히지 못한 통증들도 많이 있다.

그러나 골절, 타박, 염증, 화상 등의 외상에 의한 통증은 일차 진료기관의 치료대상이고 통증 치료기관의 진료대상은 아니다. 주로 신경장애에 의한 통증이 진료대상이 되고 있는데, 신경의 **기능장애**로 인한 통증들을 객관적인 검사로만 찾으려 했기 때문에 진단이 내려지지도 않았고 완벽한 치료를 할 수 없었던 것이다.

통증 치료실의 진료대상은 보고자들에 따라서 차이가 있겠지만 대부분 대동소이할 것이다. 이웃 나라의 종합병원 이상의 의료기관 통증 치료실에서 취급되고 있는 병명들은 1) 요통 및 하지통 2) 대상포 3) 삼차신경통 4) 암성통증 5) 안면마비 6) 안면통 7) 안면경련 8) 두통 9) 경견완증후군 10) 외상성 경부증후군(traumatic cervical syndrome) 11) 흉-배부통증 순으로 비교적 분류가 단순했다.

아직까지 통계가 나와 있지는 않지만 통증학회에서 보고되고 있는 내용들을 보면 우리나라도 외국의 경우와 비슷할 것으로 생각된다.

필자의 진료대상이 되는 통증은 좀 더 범위가 넓고 다양하다.

그동안 진료했던 병명을 대충 빈도순대로 나열해 보았다.

1) 목덜미와 어깻죽지의 통증 2) 요통 3) 두통 및 편두통 4) 견갑관절통(동결견) 5) 견갑골사이 통증 6) 무릎관절통증 7) 상완신경총장애 8) 좌골 신경통 9) 대퇴신경통 10) 요골신경통 11) 요추추간판탈출 및 척추관협착증 12) 테니스엘보우 13) 흉통 14) 근피신경통 15) 발목과 발의 통증 16) 추간관절증 17) 척골신경통 18) 가성위장통 19) 비골신경통턱관절증후군 20) 턱관절증후군 21) 안면신경마비, 늑간신경통, 이상지각성대퇴신경통, 경추추간판탈출증, 견갑상신경장애, 미골통, 생리복통, 발바닥의 통증, 가성통풍, 그리고 각종 스포츠 손상 등 전신에 걸친 통증들이 있는데, 그 외에도 병명을 붙일 수 없는 통증들이 많이 있었다.

04 통증 치료실의 진료책임과 치료 방법

광범위한 통증을 한 가지 특정진료과에서 책임지고 치료한다는 것은 어려운 일이고, 한 가지 통증에 대해서도 여러 분야의 시각으로 보고 판단해야 할 것이다. 많은 환자들이 통증이 생기면 어느 과로 가야 치료를 받을 수 있을지 몰라 방황하고 있다.

오래전 통계에 의하면 미국에서는 통증 치료실의 **61%를 마취과**가 맡고, 신경과 및 신경외과가 11%, 정신과가 7%, 재활의학과와 정형외과가 각각 4%를, 내과가 1%를 맡고 있으며 기타 각 과가 11%를 맡아 왔는데, 근래에 들어서는 마취과의 역할이 더 커지고 있다고 한다.

그 외에도 물리치료사, 작업요법사, 사회사업가, 침술사, 간호사, 약사, 류마티스전문가, 가정의학과와 암치료전문가들이 동참하고 있다.

미국에서는 통증 치료실의 34%만 1개 과가 맡고 있고, 약 41% 정도가 2-5개 과에 의해 운영되고, 25%가 6개 이상의 과에 의해 운영된다고 한다. 아직까지 한국에서는 대부분 마취과 단독으로 맡고 있을 뿐, 다른 과와 협진체계를 갖추지 못하고 있다.

미국 통증 치료실의 치료 방법을 보면,

1) 신경차단요법(nerve block, 87%), 2) 경피신경자극(TENS, 71%), 3) 물리치료(62%), 4) 침술요법(41.5%), 5)

심리요법(41%), 6) 행동조절법(38%), **7) 약물치료(31%),** 8) biofeedback (27.5%), 9) 최면요법(27%) 등이 있고, 대개 한 가지 통증에 대해 2-7가지의 방법이 적용된다.

국내에서는 신경차단에 의한 통증 치료가 주류를 이루고 있는데, 마취과적인 신경차단법은 수십 가지가 있지만, 통증 치료에는 20가지 정도가 사용되고 있으며, 가장 사용빈도가 높은 것은 10가지 미만이 되는 것으로 보인다.

필자의 통증 치료 방법은 1) 신경치료(경막외강차단 및 성상신경절차단 포함) 2) 통증유발점 주사(국소마취제, 스테로이드, Botulinum Toxin), 3) SUPER-LIZER 및 자기장 치료기 4) 물리치료 및 TENS 5) 약물치료 등이 있다.

신경차단으로 통증의 악순환 고리를 끊어준다고 해서 대부분의 통증 치료실이 신경차단에 익숙한 마취과의사에게 맡겨지고 있다. 신경차단이 가장 많이 활용되는 치료법이라 해서 신경차단만 반복하면서 통증치료를 한다는 것도 어려운 일이고, 신경차단이 없는 통증 치료도 생각할 수 없다고 사료된다.

필자는 신경차단에 의한 통증 치료보다는 **비정상상태**에 있는 **신경기능을 정상**으로 되돌려준다는 의미에서 신경차단보다는 **신경치료**라는 표현을 쓰고 있다. 한 가지 과의 소견만으로 모든 통증을 해결하려고 하면 자기편견에 빠지기 쉬우므로, 서로 관련된 과의 견해를 받아들이지 않으면 장님 코끼리 만지기 식의 오류를 저지르게 될 것이다.

05 통증 환자의 현 실태

통증은 신체의 장애나 질병상태에 따라 그 성격과 강도가 다르고, 그 원인은 환자가 아프다고 호소하는 곳에 있을 수도 있지만, 그보다는 멀리 떨어진 곳에 있는 경우가 더 많다. 대부분의 환자는 물론 의사들까지 아픈 곳을 치료부위로 생각하거나, 우선 진통제라도 써서 통증을 없애려고 서두르기 때문에 근본적인 치료를 어렵게 하고 있다.

객관적인 검사로 원인을 찾을 수 없는 통증일 때는 정상적인 사람이 통증을 호소하는 것으로 오해를 받을 수 있다. 이쯤 되면 환자들은 정신신경성질환자나 꾀병(malingery)환자로 취급받기 십상이다.

특히 산업재해 환자, 교통사고 환자, 군복무 중인 병사들처럼 보상대상이 되는 환자들 중에는 엄연히 통증으로 고통받고 있음에도 불구하고 객관적 검사로 원인을 찾지 못하면 꾀병으로 취급받는 경우는 흔히 있다.

중-노년층의 경우, 자칭 신경통, 퇴행성관절염, 디스크 환자가 많으며, 무릎통증에는 습관적으로 관절 내에 스테로이드주사를 맞아 왔다. 그러나 병의 완치보다는 오히려 약물의 부작용으로 고생하는 사람도 적지 않았다. 아직도 관절에 스테로이드를 주사하는 의료기관이 있기는 하지만, 근래에 들어서는 무릎관절에 sodium hyaluronate제제를 주사하는 의료기관이 늘어나고 있다.

국내 대중매체에서 가장 많이 선전되는 약이 두통, 치통, 생리통약이지만, 통증의 원인도 모르고 복용한 약물들이 일시적 진통효과 외에 그 원인까지 치료한 일은 없었다. 의료기관을 전전하고도 그 해결책을 찾지 못한 환자들은 특별한 비방을 가진 대가(大家)로 행세하는 무면허 유사의료업자들을 찾아가 침, 뜸, 부항, 지압, 안마, 척추교정, 기(氣)치료, 마사지 등에 의존하고 있지만 그 문제의 해결을 보았다는 환자는 없었다.

통증 때문에 장기간 물리치료를 받았던 환자들 중에는 통증완화효과를 보았다고 착각하는 경우가 있는데, 잘못된 장소에 물리치료를 받고 그 치료효과가 있었을 수는 없는 일이다. 다만 소염진통제의 투여효과로 활동성통증유발점이 잠복상태에 들어가면 일정 기간 동안 통증완화효과가 나타났던 것이 아닌가 생각된다.

통증의 정확한 원인은 찾으려는 노력은 하지도 않고, 통증만을 없애려고 현대의학과 동양의학, 무면허 유사의료업자들을 동시에 찾아다니는 환자들도 적지 않다. 그런 환자들은 설령 통증이 없어졌다 하더라도 그 원인이 무엇이었고 어떤 치료가 옳았었는지를 알 수가 없다.

환자들의 그러한 사고방식은 기능장애로 생긴 통증을 기질적 장애에 의한 것으로 해석하고, 객관적인 검사소견으로만 진단하려는 의사들 때문에 생긴 것이라고 할 수도 있을 것이다.

아니 땐 굴뚝에서 연기 날 리 없듯이 원인 없는 통증은 있을 수 없다. 급한 마음에 우선 통증만을 제거하려고 서두르는 것보다는 반드시 그 원인을 규명하려는 신중함이 환자나 의사 모두에게 필요할 것이다.

06 통증의학의 현 실태

근래에 들어 많은 대형 의료기관이 통증 치료실을 개설하고 있고, 그 책임을 통증의학과에 맡기고 있다. 그러나 통증의학을 무시하거나 질시하는 성향은 다른 과에서는 물론 마취과 자체에서도 있어 왔다. 종합병원에서도 여러 개의 진료과가 협진을 하지 않고, 각 과에서 치료하다가 해결하지 못한 통증만을 통증 치료실에 의뢰하는 정도에 머물고 있다.

수술마취만을 고집하던 마취과의사들도 점차 많은 관심을 보이고 있고, 대학병원 같은 대형병원에서는 통증 치료만을 전담하는 마취과의사가 생겨나고 있다. 근년에 들어서는 통증의학만을 배우기 위해 마취통증의학과를 지원하는 젊은 의학도들도 늘어나고 있다.

통증의학이란 진료과목이 아직은 완벽하게 체계화되어 있지 않고, 세계 어느 곳에도 완벽한 통증 치료기관이 없기 때문에 초보자들이 배울 만한 마땅한 교육기관이 없다. 통증의학을 시작하려는 사람들은 문헌을 통해 독학하거나 해외연수에 의존하고, 더러는 경험있는 선배들에게 지도를 받아 진료에 임하고 있지만 진료의 방법과 수준이 평준화되지 못하고 있다.

4년간 수련받은 마취과를 포기하면서도, 통증의학을 배우기 위해서 단 1년이라는 기간도 할애하려는 장인정신을 가진 사람이 없고, 대충 어깨너머로 구경하는 수준에 만족하고 있기 때문에 진료방법과 수준 차이는 천차만별이다.

공부할 수 있는 문헌이라고 해도 마취과교재에 실린 신경차단 수기 몇 가지와, 통증에 관련된 번역서가 몇 가지 있지만, 이것들 모두가 총론적인 얘기만 싣고 있어 초심자에게 올바른 길잡이가 되어 주지 못하고 있다. 외국에서 연수나 견학을 다녀오더라도 체계적인 교육받을 수 있는 기관이 없어 편중된 일부 지식이나 기술을 전수받아 와서 진료할 수밖에 없다. 통증 치료분야에 먼저 뛰어든 선배들은 많지만, 충분한 경륜과 실력을 쌓은 선배가 많지 않기 때문에 올바른 길잡이를 만나기도 쉽지 않다.

근년에 들어 통증의학과개원의 숫자가 늘어나고 있는데, 숫자가 늘어나는 만큼 치료효과를 보았다는 사람보다도 통증클리닉을 전전하는 환자 수가 늘어가고 있음은 유감스러운 일이다. 개원의사들은 몇 가지 신경차단이라는 비장의 무기를 가지고 진료에 임하고 있는데. 신경차단 몇 가지만으로는 통증 치료가 어렵다는 사실은 누구나 진료초기부터 느꼈을 것이다.

그러나 문제는 몇 가지 신경차단만으로는 통증이 해결되지 않는다는 사실도 모른 채 같은 시술만 반복하거나, 알고 있더라도 대체할 치료법이 없다는 점이다. 수술 목적의 신경차단 몇 가지를 익힌 외에 다른 질병의 진단과 치료의 기회가 적었던 마취과의사의 소견만으로는 수많은 통증의 원인을 찾아 진단과 치료를 한다는 것은 한계가 있을 것이다.

다른 과에서 병명을 붙여온 환자를 진료하던 종합병원 근무 시절과는 달리, 환자 수에 비해 통증의 종류와 원인이 다양한 환자들을 제한된 시설의 개인클리닉에서 진단과 치료를 혼자서 하려면 몇 배나 많은 애로를 느낄 것이다.

마취과의사뿐만 아니라 모든 임상과의사들이 통증 치료에 관심을 가지고 있는데, 통증 치료를 하려면 각 과가 가지고 있는 고정관념과 타성을 버리고, 새로운 식견을 겸허히 수용할 수 있는 사고를 가져야 할 것이다.

07 통증의학의 발전에 저해되는 요소들

통증을 진단하는 프로그램의 부재

통증은 치료에 앞서 진단이 먼저 이루어져야 한다. 의료공학이 발전하면서 객관적인 검사장비만 생겨나고 있고, 국소적인 치료기구나 치료 방법만 개발되고 있다. 통증의 진단에 객관적 검사방법들이 오용되고 있고, 진단이 제대로 내려지지 않은 통증에 특수치료기능을 가졌다는 여러 장비나 치료법들이 남용되고 있다.

통증이라는 개체를 놓고 볼 때 숲을 먼저 보고 나무를 보라는 비유가 적용된다. 통증의 발생기전에 대한 총론적 이론을 먼저 이해하고 나면 국소적인 통증의 발생에 대해서는 자연히 알게 될 것이다.

하루빨리 전신에 걸쳐있는 통증의 발생기전과 그 원인을 찾는 진단방법에 대한 프로그램이 개발되어 의학교육의 초기과정에서부터 보급되어야 할 것이다.

의료계의 편견

기능적으로 존재하는 무형의 통증을 **객관적 소견**으로만 찾으려 한다. 환자의 증상과 객관적 검사소견이 일치하지 않는데도 객관적인 검사소견에 억지로 일치시키고 있다.

각종 검사로 원인을 찾지 못하면 통증으로 고통받고 있는 환자에게조차 이상이 없다고 진단 내리는 경우가 있다. 대학병원이나 종합병원에 가서 각종 검사를 해보았는데도 이상이 없다는 얘기를 들었다는 환자들이 적지 않다. 이는 눈에 보이지 않는 것은 믿지 않는 유물론자나 무신론자의 사고로 통증을 판단하려는 데서 비롯되었을 것이다.

환자를 보는 의사들의 견해 차이와 고정관념이 진단에 장해요인이 될 수 있다. 주사위의 한쪽 면만을 보고 하는 얘기가 서로 다르듯이, 한 가지의 통증을 놓고서도 보는 의사들의 견해에 따라 많은 차이를 보일 수 있다. 통증의학에 대한 지식이 평준화되기까지는 많은 세월이 필요할 것이다.

연구하는 학자의 부재

의료계를 선도해야 할 의과대학 교수들은 임상진료의사이기보다는 치료의 영역을 넓힐 수 있는 신기술의 개발에 힘쓰는 학자가 되어야 할 것이다. 그러나 의료계의 현실이 연구보다는 짧은 지식이라도 활용해서 진료를 해야만 하기 때문에 연구보다는 진료가 우선되고 있다. 외국에서 보고 배워온 기술은 복제라도 해서 자신의 비방으로 삼지 않으면 명성을 얻을 수 없는 것이다.

새로운 지식은 널리 보급해서 공유하도록 하고, 지식을 사유화함으로써 자신에게 진료받기 위해 예약해 놓고 오랫동안 기다리도록 하는 횡포는 없어야 할 것이다. 의대교수는 훌륭한 임상의사이기보다 훌륭한 연구가이며 교육자여야 하고, 환자들에게 명성을 얻고 존경받기보다는 제자들이나 다른 의사들에게 존경받는 모습을 보여주어야 한다.

교수들은 다른 의사들의 경쟁대상이 되어서도 안 될 것이고, 자신이 명의라는 평판을 듣기보다는 명의를 길러내어 의료계를 이끌어가는 진정한 지도자가 되어야 할 것이다.

초보자들의 배우는 자세 문제

대부분의 초보자들은 새로운 지식을 접하면 충분한 검증이나 체험도 없이 곧바로 자기 것으로 삼아 버린다. 머릿속에 들어있는 지식을 활용하려면 그 도구인 기술이 있어야 하는데, 기술이 없는 지식은 사격연습을 해보지 않은 사람에게 맡겨진 총기와 같다. **의술은 지식과 기술의 집합체**인데 지식은 두뇌 속에 암기하면 되지만, 기술은 온몸에 충분히 젖어들 만큼 반복 훈련과 마음속에 깨달음이 있어야 습득 가능하다.

의사들에게 몇 년간의 수련과정을 거쳐 전문의자격을 받게 하는 이유가 여기에 있는 것이다. 충분한 수련기간도 거치지 않고 곧바로 통증 치료기관을 개설하는 것은 요리책 한 권 읽어보고 요리사가 다 되었다고 생각하는 것과 같다고 할 것이다.

수타 자장면 뽑는 것을 몇 번 구경하고 나서 자기도 자장면 뽑을 수 있는 기술자가 된 것으로 착각하는 것과 같다. 남이 하는 것을 어깨너머로 견학한 솜씨만으로 환자를 진료하겠다는 발상부터가 잘못된 것이다.

학문의 사대주의

통증의학의 기반이 튼튼하지 못한 한국(韓國)의료계는 조금 앞선 선진국에 대한 학문적 **사대주의 사상**이 강하다. 외국학술지에 어떠한 논문이나 사례 보고가 실렸다고 하면 그 효용성이 확인되기도 전에 앞다투어 모방 진료를 하기에 급급하다. 검증도 제대로 되지 않은 단순정보를 이용한 치료결과를 과대평가한 채로 보고하여, 초심자들까지 뒤따라 모방하게 만들고 있다.

외국에서 잘못 들여온 동식물들이 생태계를 파괴하듯이, 잘못 받아들여진 지식은 의료계에 악영향을 끼칠 수도 있다. 지식이 잘못된 것이라기보다는 잘못 받아들여 오용을 한 탓이라고 보아야 할 것이다. 외국에 가서 잠시 견학했던 경험을 해외유학이라도 한 것으로 착각하는 사람들이 있는데, 선진국에서는 몇 개월간의 견학기간 동안에는 어깨너머로 구경하는 것만을 허용할 뿐 절대로 기술을 전수해주지 않는다는 사실을 알아야 한다.

한의학에 대한 국민들의 정서

우리나라 사람들은 효과는 크게 기대하지 않으면서도 정서적으로는 한의학에 친근해 있고, 치료 결과에 대해서는 매우 관용적이다. 한약복용이나 침술치료에 효과가 없어도 이의를 제기하는 일이 없다.

몇 번 치료받다가 효과가 없으면 아무 말 없이 발길을 딴 데로 돌려버린다. 한의사들은 자기들이 진료했던 환자들에게 항의받은 일이 없어, 자기 앞에 나타나지 않은 환자는 모두 완치된 것으로 간주하고 다른 환자에게도 같은 치료를 반복하게 될 것이다.

이처럼 환자들의 무책임한 관용이 한의학의 발전을 저해할 뿐 아니라 다른 환자에게까지 피해를 주고 있다는 사실을 알지 못하고 있다. 아무 생각 없이 한의원을 드나드는 이러한 환자들은 자신에게는 물론 제3자에게까지 피해를 주는 가해자라는 것을 알아야 한다.

한의사들의 태도

한의학은 음양오행론(陰陽五行論)에 따라 인체 각 장기의 기(氣)를 조절해서 신체 각 부위 사이의 **기능적인 조화**(homeostasis)를 이루어 줌으로써 건강을 유지하도록 그 이론이 세워져 있다. 즉 한의학이란 신체 모든 장기의 기능을 조절해주는 역할을 가지고 있는 것이다.

요즘의 한방 의료기관에서는 기능장애(functional disorder)는 뒷전에 두고 기질적 장애(器質的 障碍; organic disorder)에 의한 통증까지 치료하겠다고 나서고 있다. 진단 장비나 치료 장비도 현대의학이 개발해 놓은 것들을 한의학의 전유물인 양 사용하고 있다(예: 적외선체열진단기).

미국에서 추출해 놓은 봉독(bee venom)주사제도 현대의학에서는 크게 각광을 받지 못하고 있지만, 일부 한의사들은 봉독주사를 봉침이라는 미명 아래 비방처럼 사용하고 있다.

한의사들은 무슨 얘기만 나오면 동의보감(東醫寶鑑)에 수록된 내용임을 자랑스럽게 강조한다. 수백 년 전에 저술된 내용을 아무런 수정이나 보완 없이 아직까지 그대로 인용하는 것을 보면 동양의학은 발전하는 것이 아니고 수백 년 전의 것을 그대로 답습하고 있는 것 같다.

동서의학이 공존하고 있는 우리나라 국민들은 과연 축복받은 국민일까? 한의학이 없어 침 한번 맞아보지 못하고, 보약 한 첩 먹어보지 못한 서양이나 유럽 사람들은 건강관리를 어떻게 하고 있는지 궁금하다.

대중매체의 무책임한 보도

대중매체를 통해 전달된 의료 및 건강관련정보들이 국민건강에 악영향을 끼치는 수가 있다. 전문가의 검증도 거치지 않은 건강 관련 기사들이 대중매체에 가끔 소개되는 것을 보는데, 이를 접한 환자들은 그 내용이 바로 최신 비법이라고 오해를 하게 된다.

평범한 의학지식도 건강칼럼에 누가 글을 올리면, 그 사람에게 치료받아 보려고 구름 떼처럼 환자들이 몰려다닌다. 대중매체 중에서도 TV, 신문, 잡지에 소개되는 내용들은 극히 보편적인 의학상식들이거나, 자기네 진료기관의 홍보 목적으로 소개하는 것이 많다는 사실을 알아야 한다.

전문성이 요구되는 의학지식을 보도하면서도 때로는 전문성이 없는 취재진들의 잘못된 보도가 환자들로 하여금 엉뚱한 기대를 갖도록 유도하기도 한다. 매스컴에 소개되는 자료를 맹신하는 국민들의 정서에도 문제는 있다.

국가의 의료정책

국가의 최저 수가 의료정책이 진료의 질을 하향 조정시켜 박리다매 방식의 진료만 살아남게 만들고 있다. 진료 보조행위에 불과했던 것들이 근래에 들어서는 대체의학이란 명목으로 양성화되어 가고 있다.

의료법상으로 불법행위에 해당하는 행위들을 국가는 방관하거나 묵인하여 오히려 불법행위를 조장하는 추세에 있다. 경영난에 허덕이던 일부 의료인들도 경영난 타개의 일환으로 보험적용이 되지 않는 대체의학 도입을 적극 받아들이고 있다.

요즘에는 스포츠마사지가 성행하고 있는데 이것은 의료행위가 아니라고 해서 아무나 간단히 교육받으면 마사지실을 개설할 수 있다고 한다. 통증 환자를 치료하고 있는 스포츠마사지가 의료행위가 아니라면 어떤 부류에 속하는 행위일까? 이러한 불법 진료행위를 단속하지 않고 방치하기 때문에 많은 환자들이 피해를 보고 있다.

국민건강보험이라는 제도를 만들어 놓고 국가는 국민에게 커다란 복지정책이라도 펴는 것으로 오해하고 있다. 국가가 국민들의 건강은 뒷전이고 보험재정을 아끼기에만 안간힘을 쓰고 있어 의사들의 자율적인 진료권을 박탈하고 있다.

국민들의 편의주의

외형만 그럴싸하면 진짜와 가짜를 가리지 않고, 진품보다는 그 모조품을 더 선호하는 사람들은 의사, 한의사, 약사, 무면허 의료행위자를 구별할 필요 없이 내 몸만 편하게 해주면 그만이라고 생각한다.

의약분업이 시행되고 있는 이 시점에도 의사의 진료를 거치지 않고 약국에서 약을 구입하는 것이 편리하다고 생각하는 사람들이 있다는 자체가 우리의 의료 현실이 어둡다는 것을 반영하고 있다.

약국에서는 지금도 환자가 의사들에게 진찰을 받은 후에 처방전을 받아오게 하지 않고, 통증환자에게 습포제를 권하거나 임의로 투약하는 등 약국에서 진료를 한다. 환자들이 먼저 약국으로 갔을 때, 의사에게 먼저 다녀오라는 얘기를 들었다는 사람을 본 일이 없다.

의사에게 먼저 다녀오라고 하면 자존심이 상하기라도 하는지 모르지만, 의사에게 찾아가면 진찰 후에 약의 처방전은 반드시 그 약국으로 보내 줄 것은 명백한 일인데도 대부분의 약사들은 전문약품이 아닌 일반약을 투약하거나, 습포제를 판매하고 있다.

08 의료계의 잘못된 관행

- **현대의학과 한의학계**를 막론하고 "나는 그 분야에 대해서는 잘 모르겠으니 건너편에 있는 의사에게 가보십시오"하고 권하는 의료인은 없다. 잘 알지도 못하면서 체면 때문에 모른다는 말을 하지 못하고 나름대로의 진단이나 처방을 내려주고 그 상황을 모면하려고 한다.

  환자들은 가는 곳마다 다른 얘기를 듣게 되고, 병명도 모른 채 세월만 보내기 마련이다. 통증의 원인을 끝까지 찾으려는 노력은 하지 않고 자기 편견에 따른 진료수준에 그치고 만다.

- 무릎관절 통증 환자에게 퇴행성관절염이란 진단을 남발하고 있다. 퇴행성관절염 진단을 받은 사람의 95% 이상이 퇴행성보다는 무릎관절의 피막에 분포되는 관절신경의 장애에 의한 통증이었다.

- X-ray를 남용한 나머지 타박상이나 연조직의 병변까지 촬영함으로써, 환자들에게 X-ray를 만능 진단수단으로 믿게 만들었다. 그 결과 환자들이 X-ray를 촬영해 주지 않는 의사를 오히려 불신하는 경향이 생겼다.

- 통증 때문에 의료기관을 돌아다녀 본 환자들의 진단서에는 뼈에는 이상이 없다거나, 디스크는 아니라는 내용이 많다. 다음 단계의 검사를 해서라도 정확한 병명을 찾아 주지 않고, 거기서 중단하고, 최종 진단명으로 삼아버림으로써 치료를 포기하거나 진료기관을 전전하게 만든다.

- **뒷목의 통증**이나 요통환자에게 척추가 휘어있다거나 선화되어 있다고 한다. 척추가 휘어있거나 직선화되는 것은 어떠한 원인에 의한 결과이지 통증의 원인이 될 수 없다. 척추가 휘었거나 똑바로 서게 된 이유를 설명해 주어야 할 것이다.

- 각종 검사를 마치고는 추간판탈출이 있기는 하지만 수술할 정도는 아니니 물리치료나 받아보라고 한다. 대부분 이런 환자들은 올바른 진단을 받지 못한 경우임을 알 수 있다.

- 급성요통이나 뒷목통증에 대해 요추나 경추의 염좌로 진단내리고 있다. 염좌란 관절을 연결하고 있는 인대가 탄성한계를 넘어서 늘어나 원상복귀가 되지 않는 상태를 말하는 것인데, 실제로 인대의 손상에 의한 통증은 관절손상 없이는 있을 수 없다.

- 요통의 **가장 큰 원인**은 요추 추간판탈출 때문이라고 알려져 있는데, 실제로 추간판탈출증은 요통을 일으

키는 것이 아니라, 다리가 당기고 저리며 아프다는 사실을 알지 못하는 의사들이 적지 않은 것 같다.

- 뒷목에 통증이 있고 굳어있는 환자에게 맨 먼저 경추 추간판탈출증이란 진단을 붙여준다. 추간판탈출이 있으면 뒷목에 통증이 있는 것이 아니고, 팔과 손이 저리거나 아픈 것이다.

- **진단**이 애매한 환자에게는 물리치료란 처방으로 모든 치료를 대신하고, 그 치료의 책임은 물리치료사에게 맡기고 있다. 또한 물리치료의 처방은 어느 부위에 어떠한 치료를 하도록 구체적인 지시를 해주지 않고 막연하고 포괄적인 처방만 내리고 있다. 따라서 치료점의 선정과 치료 방법은 물리치료사의 재량에 맡겨둔다.

- 근 긴장성 통증 환자의 굳어진 근육에 물리치료를 해주고 있다. 그러나 근 긴장은 근육을 조절하는 운동신경의 장애 때문임으로 그 원인을 찾아 치료하지 않으면 근 긴장을 풀어 줄 수 없다는 사실을 모르고 있다.

- **근** 긴장성 통증 환자에게 혈액순환장애가 있다 하여 혈액순환 개선제를 투여하는 일이 적지 않다. 일반적으로 혈액순환장애는 혈액의 점도(viscosity)가 높아져서 생긴 것이므로 혈액의 점도를 낮추어 전신적인 혈액순환을 개선시켜주어야 한다. 국소적인 혈액순환장애란 있을 수 없고, 약을 투여한다고 국소적으로 혈액순환을 개선시킬 수 있는 약제도 없다.

- 관절손상환자에게 인대가 늘어났다는 말을 하는데, 인대의 손상이 있었다면 인대가 탄성의 한계를 벗어난 것이므로 늘어난 것이 아니라 부분적인 파열이라고 설명해야 할 것이다.

- 원인이 불분명한 통증 환자를 신경성, 긴장성, 스트레스성 환자라 진단하고, 매사에 신경을 너무 많이 쓰지 말고, 긴장과 스트레스는 풀어주면서 살라고 한다. 이런 요소들은 통증의 직접적인 원인이기보다는 잠복성통증유발점을 활성화시키는 요소의 일부분일 뿐이다.

- 간혹 환자들은 다치거나 무리한 일도 없는데 왜 갑자기 아픈지 모르겠다고 한다. 즉 본인은 아파야 할 이유가 없는데 아프다는 것이다. 핑계없는 무덤이 없듯이 본인이 알지 못하는 사이에 통증의 원인이 자기 몸속에 숨어 자라고 있었다는 사실을 인정할 수 있도록 그 원인을 찾아 설명해 주어야 하는데도 그 원인을 찾을 수 있는 의사는 많지 않다.

- 통증을 급성과 만성으로 구분하여 병태생리를 다르게 설명하고 있는데, 처음부터 만성으로 시작되는 통증은 없고 급성통증도 그 원인을 빨리 제거해주지 않으면 만성화될 것이다.
  급성통증은 직접신경을 자극하거나 통증을 일으킬 수 있는 객관적 원인이 있는 것이고, 객관적 원인이 없고 정신적이나 정서적인 요소가 더 강한 통증을 만성이라고 구분하고 있다. 즉, 눈에 보이는 통증은 급성이고 눈에 보이지 않는 통증은 만성이라는 잘못된 논리를 펴고 있다.

- 건강검진을 받으러 간 건강한 사람에게 특수검사를 한 후에, 그 검사소견만을 가지고 마치 체내에 통증을 일으킬 위험인자가 있는 것으로 얘기를 하여 멀쩡한 사람을 예비 환자로 만들어 불안하게 하는 수가 있다. 객관적 검사에는 추간판탈출소견이 있더라도 아무런 증상 없이 잘 지내는 사람들이 많은데 증상이 없는 사람을 검사결과만을 가지고 환자 취급해서는 안될 것이다.

- 환자의 주관적인 통증을 객관적인 수치로 나타낸다는 것은 쉽지 않은 일이다.

통증 치료를 할 때에 그 효과를 객관적으로 나타내기 위해 궁여지책으로 마련한 것이 VAS (visual analogue scale)라는 기준이다. 견디기 어려운 극심한 통증을 10으로 정하고 통증이 전혀 없는 상태를 0으로 정하여, 어떤 치료나 투약 후에 수치상으로 얼마나 감소했는지 환자에게 물어보는 수준에 머물고 있다. 치료하기 전과 후의 효과를 비교하고 있는데 그 기준이 얼마나 신빙성이 있는 것인지 알 수 없다.

대부분의 의료기관에서 치료효과판정을 위해 VAS를 많이 이용하고 있는데, 특정치료 후의 VAS 수치가 치료 전보다 몇 점 정도 감소하는 것을 치료효과가 있는 것으로 생각하는 경우가 있다. 통증 치료는 통증이 완전히 없어져 VAS가 10에서 0이 되는 것을 목표로 치료하는 것이지 일정 수치로 감소시켜주는 것은 진정한 치료가 아니다.

어떠한 시술을 하거나 무슨 약을 투여했더니 9에서 4 정도로 감소한 것을 마치 치료효과가 있었던 것으로 결과를 발표하는 것은 잘못이다.

09 비유법으로 설명하기

예수님께서는 많은 말씀을 비유를 들어 설명하셨다. 환자들에게 어떠한 상황을 설명할 때에 직설법으로 얘기하는 것보다는 비유법으로 설명해주면 이해를 빨리한다.

1) 통증의 필요성에 대해

건물을 보호하기 위해 화재경보기가 필요하듯이 우리 인체의 안전을 보장하기 위해서는 경보장치인 통증이 반드시 필요하다. 경보장치의 경보음이 장비에 따라 다르듯이 그 원인에 따라 통증의 양상이 다르게 나타난다.

2) 통증의 의미는?

화재경보기가 울리면 건물의 어딘가에 화재가 발생했음을 의미한다. 몸에 통증이 있다는 것은 우리 몸의 어딘가에 고장이 있음을 의미한다. 그 원인을 찾기 전에는 진통제로 통증을 없애서는 안 된다.

3) 환자가 아프다는 곳과 치료해야 할 위치가 다른 것에 대해

아궁이에 불을 때면 연기는 굴뚝으로 나온다. 대문 밖에서 초인종을 누르면 소리는 집 안에서 나는 것이다. 굴뚝에 연기가 나오면 아궁이에 불을 피우고 있다는 의미이고, 초인종 소리가 나면 밖에 손님이 왔다는 것을 알아야 한다.

4) 평상시에는 뻐근하기만 했는데 통증은 갑자기 생겼다는 주장에 대해

병아리가 자라서 닭이 되듯이 통증도 서서히 자라고 있는 것이다. 병아리가 닭의 새끼이듯이, 뻐근한 것도 심하지 않았을 뿐 통증이다. 다만 병아리 같은 작은 통증은 본인이 느끼지 못했을 뿐이다.

5) 평소에는 아프지 않았고 부상당한 일도 없는데 갑자기 통증이 생겼다는데

한강의 어느 큰 다리는 어느 날 아침에 무너졌고, 강남의 어느 백화점은 어느 날 오후에 갑자기 무너졌는데 이것들이 폭격을 맞았거나 지진이 발생해서 무너진 것은 아니었다. 이와 같이 우리 인체에도 오래전부터 누적된 손상이 쌓여있었을 것이다.

6) 신경치료 한 번 받고 통증이 없어지면 완치된 것으로 생각하는 환자들에게

가스 불 위에서 끓고 있던 물은 불을 끄자마자 끓는 현상이 금방 사라지지만 끓고 있던 물의 온도는 그대로 유지하고 있다. 통증은 없어도 그 원인이 완전히 없어질 때까지 치료해야 한다.

7) 통증이 완치된 것으로 알고 치료를 중단했더니 통증이 재발했다는 주장에 대해

통증이 재발한 것이 아니고 불완전 치료되었던 것이다. 화재를 진압하려면 잔불까지 꺼주어야지 겉에 있는 불꽃만 꺼서는 안 된다. 잡초를 뿌리까지 뽑지 않고, 낫으로 위 토막만 베고 나면 며칠 후에 다시 자라는 것과 같다. 잡초는 뿌리까지 뽑아야지 줄기만 베어서는 안 된다. 꾸준히 통증의 뿌리가 뽑힐 때까지 치료해야 한다.

8) 통증이 있어도 그냥 두면 나을 줄 알았는데 낫지를 않더라는 얘기를 들을 때

고장난 자동차를 수리하지 않고 그냥 두면 저절로 고쳐질 수 있을 것으로 생각하는 것과 같다 할 것이다.

9) 연관통(referred pain)을 환자가 이해하지 못할 때

긴 머리카락 끝을 잡아 당기면 머리카락이 아프지 않고 두피에 통증이 오는 것에 비할 수 있다. 두피가 아프다고 두피를 치료할 것이 아니라 잡아당기고 있는 머리카락을 놓아 주어야 한다.

벽에 못을 박아 놓고 수건을 널도록 설치해 놓은 빨랫줄에 무거운 이불을 걸게 되면 못이 견디지 못하고 빠질 수 있는 것이다. 못이 빠지는 이유는 무거운 이불 때문임을 알아야 한다.

10) 요통환자가 MRI검사로 추간판탈출 판정을 받고 왔으니 추간판탈출 치료만 해달라고 할 때

일반적으로는 추간판탈출은 요통을 일으키는 것이 아니다. 사진으로 보면 어미 개가 강아지일 때의 모습과 새끼가 매우 비슷할 수 있다. 사진상으로 닮았다고 어미개와 새끼가 같다고 할 수 없는 것이다. MRI 같은 객관적 검사소견은 본인의 증상과 일치될 때에만 의미가 있는 것이다.

11) 통증 환자가 최근에 종합검사에서는 아무런 이상이 없다고 했다는데

종합검사란 것은 질병의 객관적인 소견을 찾는 검사일 뿐이다. 통증이란 것은 바람, 공기, 전기, 사랑처럼 눈에 보이지도 않고 객관적인 검사에도 나오지 않는 존재이다.

12) 최근에 스트레스를 많이 받았더니 더 아프다

휘발유와 화약이 있다고 해서 저절로 불이 나거나 폭발이 일어나는 것이 아니다. 휘발유 통이나 화약고에 불을 붙이면 화재가 나거나 폭발한다. 멀쩡한 사람이 스트레스 받았다고 통증이 생기는 것이 아니고 아플 만한 원인을 가지고 있던 사람이 스트레스를 받았을 때 통증이 생길 수 있는 것이다.

13) 갑자기 생긴 통증인데 쉽게 나을 수 있는가 하는 질문에

교통사고로 다리가 부러지는 것은 갑자기 생기지만, 그 다리가 원상회복하는 데에는 수개월이란 시간이 걸린다. 망가지는 것은 순간이지만 회복하는 데에는 시간이 필요하다.

14) 동네 병원에서 X-ray상에는 이상이 없다는 얘기를 들었다는데

꼬집히거나 주먹으로 맞았을 때에도 아프기는 하지만 X-ray에 통증이 나타나지는 않는다. 몽둥이로 맞았을 때에도 뼈가 부러지거나 금이 가지 않았으면 X-ray에서는 정상으로 나타난다. 그런 경우에 뼈의 골절이 없다는 의미이지 뼈가 다치지 않았다는 의미는 아니다. 원래 뼈 자체에는 신경이 없기 때문에 뼈에서는 통증을 느끼지 못한다.

15) 통증유발점에 의해 신경이 포착되어 먼 곳에 통증이 생긴 것을 설명할 때

신경이 나오는 구멍이 막혔다고 설명하는 것이 좋다. 신경차단이라는 표현보다는 신경의 통로를 뚫어 신경을 풀어준다고 설명한다.

16) 한 번 치료해서 낫고 나면 재발하지 않느냐는 질문에

감기 걸렸을 때에 감기약을 먹고 나으면 평생 다시 감기에 걸리지 않을 수 있는가? 고장난 자동차를 한 번 수리했다고 해서 다시 고장이 나지 않을 수 있는가? 본인이 주의하지 않고 관리를 잘못하면 항상 재발할 수 있는 것이다.

10 통증 치료의 특성

1) 외상에 의한 통증이 아니면 통증은 눈에 보이지 않기 때문에 객관적 검사로는 정확한 원인과 통증의 위치파악이 되지 않는다.

2) 환자가 호소하는 말만으로 짐작할 수 있을 뿐, 통증의 내용이나 성격을 제대로 알 수가 없다(통증은 무색, 무미, 무취, 무형의 존재이기 때문이다).

3) 통증의 원인은 아프다고 느끼는 곳보다 멀리 떨어져 있는 경우가 훨씬 더 많지만 우선 급한 마음에 아픈 곳을 치료하려 든다(환자는 아픈 곳에 습포제를 부치고 다니고, 대부분의 진료실에서는 아프다는 곳을 치료한다).

   환자는 아프다고 느끼는 곳과 그 통증을 일으키는 원인은 다른 곳에 있다는 사실을 반드시 이해해야만 한다(비유법: 아궁이에 불을 때면 연기는 굴뚝으로 나온다는 원리를 적용해야 한다).

4) 통증의 원인은 객관적인 검사에서 나타나지 않는 것이 대부분이기 때문에 해부학에 근거를 둔 추정소견을 근거로 해서 찾아야 한다.

5) 오래전부터 잠복해있던 원인에 의한 통증이지만 본인이 통증을 느끼는 순간에 발생한 통증으로 잘못 알고 있어 금방 나을 수 있는 것으로 생각한다(무거운 것을 들다가 삐었다, 잠을 잘못 자고 나서 생겼다, 골프하다가 뒤땅을 친 순간에 생겼다).

6) 대부분의 통증은 아픈 곳에 치료를 해도 절대 낫지 않지만, 아픈 곳을 치료하다가 낫지 않아도 환자들은 잘못된 치료인 줄 모르기 때문에 탓하지 않고 당연한 것으로 생각한다.

7) 그러나 원인인 부위를 멀리서 찾아 치료해 주었을 때 한번에 효과가 없으면 진단이나 치료가 잘못된 것으로 오해하게 된다. 따라서 통증 치료 시에는 맨 먼저 통증을 일으키는 신경을 찾아 신경에 주는 유해자극을 풀어주어 통증이 완화되는 것을 확인시켜주지 않으면 이해하지 못한다.

8) 신경치료 한번 하고 통증이 없어지면 완치된 것으로 오해하고 치료받지 않으려 한다. 그러다가 다시 아프면 통증이 재발했거나 치료를 잘못했다고 생각한다(통증의 재발이 아니고 불완전치료였다).

9) 통증 치료를 하는 의사는 이러한 진단과 진료과정에서 통증의 발생기전과 치료원칙을 설명해서 환자를 이해시켜야 하기 때문에 어떠한 의사보다 더 많은 말을 해야 하는 어려움이 있다.

무엇이 성공인가?

자주 그리고 많이 웃는 것

현명한 이에게 존경을 받고

아이들에게서 사랑을 받는 것

정직한 비평가의 찬사를 듣고

친구의 배반을 참아내는 것

아름다움을 식별할 줄 알며

다른 사람에게서 최선의 것을 발견하는 것

건강한 아이를 낳든

한 뙈기의 정원을 가꾸든

사회 환경을 개선하든

자기가 태어나기 전보다

세상을 조금이라도 살기 좋은 곳으로

만들어 놓고 떠나는 것

자신이 한때 이곳에 살았음으로 해서

단 한 사람의 인생이라도 행복해지는 것

이것이 진정한 성공이다.

- Ralph Waldo Emerson -

제2절 통증 치료에 가장 많이 사용되는 시술법의 의미

서론 통증 치료에서 가장 많이 사용되는 시술법의 의미

통증 치료를 전문으로 한다는 의사는 기하급수적으로 늘어가고 있는데, 대부분의 개원 초년생들은 대학병원에 봉직하는 의사와 개원의사의 차이점을 구분하지 못한다. 자기도 할 수 있다는 자신감 때문에 대학병원에 봉직하던 때와 똑같은 수준의 진료를 하고자 하는 무모함을 보이다가 개원에 실패하는 경우가 있다. 종합병원에 근무하는 의사들은 환자들이 자기 실력을 믿고 찾아오는 것으로 착각하고 있다. 자기가 개원하면 그 많던 환자들이 모두 자기를 믿고 따라올 것으로 기대하고 개원했다가 실패하는 사람이 적지 않다.

시설과 인력이 충분하고 후유증까지 책임질 수 있는 시설을 갖춘 종합병원에 맡길 것은 맡기고 개원의사는 자기 형편에 맞는 환자만을 찾아 진료하는 것이 현명할 것이다. 시술을 할 수 있는 능력이 없어 못하는 것이 아니고, 피할 것은 피하는 지혜가 필요할 것이기 때문이다. 개원의사는 개원의사로 갈 길이 있고 봉직의사는 봉직의사 나름대로의 갈 길이 있는 것이다.

전문직에 종사하는 사람들을 수준에 따라 구분하면 1) mocking bird type, 2) cook book type, 3) maestro type으로 나눌 수 있다는데, 의료계에 몸담고 있는 나 자신은 어느 정도의 수준에 있는지 생각해보자.

나는 의미도 모르고 남의 모방 진료만을 해오지 않았는가, 또는 전혀 융통성 없이 교과서적인 진료에 매달리지 않았던가, 나의 수영 실력을 고려치 않고 깊은 물속에 뛰어든 것과 같은 무모함은 없었는가도 되돌아보자.

통증 치료의 비장의 무기는 신경차단과 통증유발점의 차단이고, 신경차단 중에서도 성상신경절차단과 경막외강차단은 빼놓을 수 없는 치료법들이다. 혹시 그 의미도 잘 모르면서 반복적인 주사에 매달리고 있는 개원의사들이 있지 않나하는 노파심이 들기도 한다.

통증 치료에 가장 많이 사용되는 시술법의 의미만은 확실히 알아둘 필요가 있다고 생각되어 신경차단의 의미, **성상신경절차단**의 의미, **통증유발점**의 의미, **경막외강차단**의 의미들을 새겨가며 정리해 적었다. 이외에도 여러 가지 치료법이 있기는 하겠지만 한 가지 치료법에만 의존하는 것은 바람직하지 않다고 생각된다.

이상의 몇 가지들의 의미만 제대로 이해하고 통증 치료에 활용을 잘하면 대부분의 통증해결이 어렵지 않을 것으로 믿는다. 그러나 각각 시술법의 수기(手技)에 관해서는 여러 문헌에 소개된 바 있고 관심있는 사람들에게는 익숙해있을 것이라 믿어 소개하지 않기로 한다.

01 통증클리닉에서 신경차단의 의미

근래 들어 통증 치료를 전문으로 개원하는 의사들이 많이 늘어나고 있는데, 그들의 대부분은 신경차단 (nerve block) 몇 가지를 비장의 무기로 가지고 진료에 임하고 있다. 통증 치료의 특성을 이해하지 못하는 의사들은 통증클리닉에서 시술하는 신경차단을 부정적인 시각으로 보고 있다. 신경차단은 국소마취제의 일시적 마취효과에 불과하고 약물의 지속시간만 지나면 통증이 재발하는 국소마취와 똑같은 행위로 오해하고 있는 것이다.

국소마취하에서 사소한 수술을 해왔던 외과계열 의사들은 마취제의 지속시간만 지나면 환자는 통증을 호소했고, 그 통증은 진통제로 달래야 했기 때문이다. 아직도 많은 의사들이 국소마취제의 약리작용을 잘 못 알고 있어 단순마취효과 이외에 다른 치료효과는 전혀 없는 것으로 알고 있다.

국소마취제는 근육을 이완시켜주고 말초혈액순환을 개선시켜 근육의 기능을 정상화시켜줌으로써 직접 적으로 근육통을 없애주고, 통증을 일으키는 신경의 압박을 풀어주는 기능을 가지고 있는 것이지 단순히 국소적인 통증만을 없애주는 것이 아니다.

자신이 신경차단을 많이 하면서도 **왜** 해야 하며, 어떠한 기전에 의해서 통증 치료가 되는지 명쾌하게 설 명할 수 있는 의사는 별로 많지 않을 것으로 보인다. 통증의학계의 권위자인 Bonica도 통증 치료목적의 **신 경차단**이 순수한 신경전도 차단(nerve conduction block)의 작용시간보다 오랫동안 작용하는 것을 발견 했지만, 그 이유를 과학적으로 설명하지 못하는 것을 안타까워했다고 한다. 이는 통증 치료목적의 신경차단 과 수술목적의 신경차단을 구분하지 못했기 때문으로 생각된다.

수술마취 목적의 신경차단은 정상적인 **신경기능**을 마비시켜 통증을 느끼지 못하게 하는 것이고, 통증 치 료목적의 신경차단은 비정상적인 **신경기능**을 정상으로 회복시켜 통증을 없애 주는 것이다.

통증 중에서 어떤 통증이 신경차단으로 치료효과를 볼 수 있을 것인가 생각해보자. 통증에는 **신경인성 (neurogenic)통증**과 **비신경인성(non-neurogenic)통증**(즉, 말초조직의 손상이나 장기에 생긴 병변에 의한 통 증)으로 구분할 수 있다.

비신경인성 통증 환자에게 신경차단을 해주어도 부분마취의 효과로 일시적인 통증완화만 있고 통증 치 료효과는 없기 때문에, 그 제통시간은 약제의 지속시간을 넘길 수 없을 것이다.

신경인성 통증은 신경자체에 병변이 있어 초래된 **신경병적 통증(neuropathic pain)**과 신경자체의 병변보다 는 신경주위조직의 병변이 신경에 유해자극을 주어 생긴 **비신경병적 통증(non-neuropathic pain)**으로 구분할 수 있다. 신경인성 통증 치료를 위해 국소마취제로 신경 이외의 다른 조직에는 전혀 영향을 미치지 않게 신 경만을 차단할 수 있다면 -사실상은 불가능함- 그 효과 또한 국소마취의 마취효과로 약제의 지속시간을 넘 길 수 없을 것이다.

신경차단으로 치료될 수 있는 통증은 신경자체의 염증, 변성, 괴사(necrosis) 때문에 생긴 신경병적인 통 증이 아니고, **신경주행 과정에 있는 어떤 조직에 생긴 병변**이 신경에 유해자극을 주어 생긴 비신경병적 통증이다.

통증 치료 목적으로 신경차단을 해주면 신경차단제는 수술마취처럼 신경을 직접 차단시키는 것이 아니다. 그보다는 **신경주위에 있는 조직의 부종과 염증을 가라앉혀 주고 근육을 이완시키거나 혈류를 개선**시킴으로써 신경자극의 원인을 제거시켜 주는 것이다.

PAIN

Non-neurogenic pain: Peripheral lesion → Not indicated to pain clinic (burn, frost-bite, bone fx., infection, abscess)

Neurogenic pain:
  a) Neuropathic pain - Diabetic neuritis, Post-herpetic neuralgia, trigeminal neuralgia
          → Neurolytic agent
  b) Non-neuropathic pain - Sciatica due to HNP, Occipital neuralgia, Scalenus anticus syndrome.
          → Nerve Tx.

비신경병적인 통증이라도 신경에 유해자극을 주지 않는 곳에서 신경차단을 하면 신경전달마취로 일시적인 마취효과만 있다가 약효가 없어지면 통증은 금방 원상태로 돌아올 것이다.

신경병적통증은 신경의 손상, 변성, 괴사 등을 직접 치료해 주어야 하기 때문에 단순신경차단으로는 치료되지 못한다. 손상된 신경에 분포되는 혈관을 확장시켜 혈류의 개선효과로 신경을 치료하고자 한다면 교감신경차단이 도움될 수도 있을 것이다.

근본적인 원인치료가 불가능한 신경병적통증은 장기간의 신경기능 억제를 위해 화학물질들을 이용한 **신경파괴법(chemical neurolysis)과 열응고법(heat coagulation), 냉동응고법(cryo-coagulation), 고주파열응고술(R.F.thermocoagulation)** 등과 항구적 통증제거를 위해 신경을 **절단하는 법**까지 시술되고 있다. 간혹 비신경병적 통증을 신경병적 통증으로 오진하여 신경파괴를 하는 경우도 있는데, 개원의 입장에서는 신경병적 통증을 만나더라도 신경파괴법은 그 합병증 때문에 최대한 피하는 것이 좋을 것이다.

신경병적 통증을 약물로 치료한다는 것은 완치시키기보다는 각종 진통제를 이용해 통증을 완화시켜준다고 보아야 할 것이다. 의료계에서는 많은 문젯거리로 생각하고 있는데, 신경병적 통증은 드물어 개원의사들이 만나기가 쉽지 않지만 만일에 만나게 되더라도 그 후유증까지 고려해서 종합병원으로 보내는 것이 좋을 것이다.

비신경병적 통증은 신경의 주행과정에서 그 원인되는 병소(病巢)를 찾아 국소마취제를 주사하면 그 제통효과는 약제의 지속시간보다 훨씬 길거나 항구적인 치료효과를 보는 수가 있다. 통증 치료는 신경의 기능을 회복시켜 주는 것이지 그 기능을 마비시켜 통증을 느끼지 못하게 하는 것이 아니다. 신경기능을 정상으로 회복시켜 통증만을 없애주어야지 신경을 마비시켜 통증을 느끼지 못하게 해서는 안 될 것이다.

척추마취나 경막외강마취(epidural anesthesia)로 다리에 수술을 받았을 때에는 마취약제의 지속시간만 지나면 모든 신경기능이 정상으로 되돌아오면서 수술로 인한 통증이 나타난다. 그러나 추간판탈출증으로 다리에 통증이 있을 때 경막외강주사법을 시술하면 즉시 신경기능이 정상으로 돌아오면서 통증이 사라지는 것을 보게 된다. 이때에도 약물의 농도나 용량이 적절치 못하면 감각의 둔화가 생기거나 운동기능이 마비되는 수가 있는데 이것은 일시적 현상에 불과하다. 그러나 약물의 과다용량으로 신경기능을 마비시키면 사소한 수기상의 실수지만 환자들은 적지 않게 놀라게 될 것이다.

통증의 원인도 알지 못하면서 반복적인 신경차단으로 통증의 경로를 차단함으로써 통증을 없애주고 중추와 말초신경 사이의 악순환의 **고리**를 끊어서 통증을 치료를 한다는 **고전적 사고**는 재고해야 할 것이다.

통증의 원인 자체를 제거할 수 없는 말기 암 환자의 통증은 마약성 진통제를 척추강 안에 미량 주입해서 장기간 통증을 느끼지 못하게 해주어야 한다. 신경자체의 염증이나 괴사로 생긴 신경병적인 통증의 경우에는 신경파괴제의 주사나 고주파열응고술 등으로 신경을 파괴시켜 통증을 느낄 수 없도록 해줄 수도 있다.

통증 치료 측면에서 보면 신경차단이라는 용어보다는 **신경치료**라는 용어가 더 적합할 것으로 사료된다. 신경치료를 해준다는 사고로 보면 통증 치료 목적의 신경차단이 국소마취제의 작용시간보다 길게 작용하는 이유를 설명하지 못했던 **Bonica**의 고민도 해결되리라 믿는다.

통증 치료를 위해서는 단순신경차단의 반복보다는 통증의 발생기전과 치료점의 위치를 제대로 이해하고 그에 상응하는 적절한 조치를 취해야 할 것이다. 통증 치료를 위해서는 반복적인 신경치료시술이 필요하기는 하겠지만 단 일 회의 시술로서 그 효과가 인정되어야만 한다. 끝없이 반복된 신경차단만으로 치료효과를 기대해서는 안 된다.

신경차단법을 동영상으로 보여주기를 원하는 초보자들이 있는데 바이올린 같은 현악기의 연주법을 동영상으로 보았다고 해서 자기도 모방 연주할 수 있는 것은 아니다. 경막외강주사를 실수 없이 잘하기 위해서는 피부에서부터 바늘을 찔러 경막(硬膜; dura)에 닿는 순간 물에 젖은 창호지를 뚫지 않고 닿는 촉감을 느낄 수 있을 만한 감각을 익혀야 한다고 한다.

Nervous System

1) Autonomic N.S.
  * Sympathetic N.
    a) afferent fiber: transmit visceral stimulus (cancer pain).
    b) efferent fiber: increase vasomotor tone (ischemic pain),
       stimulate sweat glands (hyperhidrosis).
  * Parasympathetic N.
    a) afferent fiber: reflex regulation (premedication for anesthesia).
    b) efferent fiber: stimulate secretory glands (″   ),
       increase peristalsis (″   ),
       increase tone of gut lumen (″   ),
       decrease tone of sphincter (″   ).
2) Somatic N.S.
    a) afferent fiber (sensory fiber): transmit peripheral sensory stimuli (pain control).
    b) efferent fiber (motor fiber): contract skeletal muscle (m. relaxation for op.).

02 통증 치료에서 성상신경절차단(stellate ganglion block)의 의미

통증 치료실에서 원인이 불분명한 증후군 등에 치료 목적으로 많이 시술되고 있는 것 중의 하나가 성상신경절차단(SGB)인데, 그 적용범위를 벗어나 오용과 남용까지 하고 있는 경우가 적지 않다고 생각된다.

어떤 증후군의 병태생리(pathophysiolgy)를 충분히 이해하고 자율신경 중에서 교감신경의 기능항진 때문이라고 판단될 때 교감신경절차단은 그 효과가 기대될 것이다. "반복해서 시술해보니 효과가 있는 것 같더라"라는 개념보다는 **왜?** 시술이 필요했는가를 먼저 고려해야 한다. 신경차단은 숙달하면 잘할 수 있는 진료 기술의 한 가지에 불과하다.

일본의 Wakusugi 교수가 1991년도 대한통증학회지에 **"성상신경절차단의 새로운 적응"**이라는 글을 기고하면서 성상신경절차단으로 150여 가지 증후군의 치료가 가능하다고 했다. 그 이후로 통증 치료에 관심을 가졌던 한국의 초보의사들에게 SGB는 새로운 만병통치의 비법으로 알려져 왔지만 근년에 들어서는 SGB에 대한 신뢰도가 많이 떨어져 있다.

그의 의견을 완전 부인하는 것은 아니지만 그 내용을 그대로 받아들이기엔 미흡한 점이 많다. SGB의 적응대상을 보면 거의 원인 규명이 되어있지 않고, 따라서 치료법이 거의 없는 증후군들이 대부분이고, 그 치료효과는 수십 번씩 반복 시행해야 기대할 수 있다고 한다.

성상신경절차단술 그 자체는 어렵지 않은 기술이나, 진단이 쉽지 않은 150가지의 증후군을 통증 치료를 맡고 있는 의사들이 독자적으로 감별진단해 가면서 치료한다는 것은 결코 쉽지 않은 일이다. 교감신경차단이 말초의 혈액순환을 개선시킨다고 해서 골격근의 혈류를 증가시킬 목적으로 SGB를 시술한다는 생각은 잘못된 것이다. 교감신경차단이 혈관의 수축력을 떨어뜨려 혈관확장은 되겠지만, 긴장되어 있는 근 내압을 이기고 근육을 뚫고 들어갈 수 있는 혈관운동의 긴장성이 떨어지기 때문에 골격근의 혈류는 증가하기보다는 오히려 감소하게 될 것이다.

SGB로 뇌 혈류를 증가시켜 교감신경 중추에 영향을 미쳐 전신으로 가는 교감신경의 긴장을 완화시켜 줄 것으로 추측하고 있으며, SGB로 총경동맥(common carotid a.)의 혈류량이 75%나 증가하는 것으로 보아 뇌의 혈류도 증가할 것이라고 한다. 뇌 혈류는 동맥혈 내의 이산화탄소 분압치($PaCO_2$)에 의해 조절된다고 알려져 왔고 교감신경의 차단으로 뇌 혈류를 증가시킬 수 있다는 이론은 없었다. 총경동맥 확장으로 머리 쪽으로 가는 혈류량이 증가하면서 뇌세포의 관류(perfusion)까지 비례해서 증가할 것이라는 이론이 언제 나왔는지는 알 수 없다. SGB의 중추신경계에 미치는 영향에 관해서는 추측보다는 좀 더 과학적 연구결과가 뒷받침이 되었으면 한다.

Wakusugi 교수 자신도 SGB가 비정상을 정상으로 가져오는 항상성(homeostasis) 유지에 크게 공헌하는 것으로 생각하면서도 그 기전은 모른다고 했다. 이론적 근거와 실험적 결과 및 객관성을 중시하는 현대의학에서 기전도 모르면서 막연한 추측하에 수십 차례씩 반복 시술하는 것은, 질병의 본질도 모르고 대증요법만을 반복 시술하고 있는 것과 같다고 할 것이다.

대상포진후 안면통 환자와 **Raynaud's syndrome 환자**의 성상신경절 부위에 저에너지 레이저나 슈퍼라이저(super-lizer)를 조사했더니 SGB 시술한 것보다 더 우수한 제통효과를 보았다고 일본의 어느 학자가 국내 통증학회에 와서 보고한 일이 있었다.

그러나 이 에너지가 어떠한 기전에 의해 성상신경절차단하는 것과 같은 효과를 볼 수 있는가하는 필자의 질문에 대해서는 확실한 대답을 못했다. 이 효과는 이 에너지들이 염증, 부종이 있는 신경절주위의 혈액순환을 증가시키고 조직의 긴장을 풀어줌으로써 압박받아 항진되어 있던 신경절의 기능이 정상화되었던 것이지, 성상신경절의 직접차단효과는 아니었을 것이다.

수십 번씩 SGB를 반복해서 어떤 효과를 보았다면 SGB의 직접효과와 신경절주변조직의 혈액순환 개선효과가 합쳐진 결과였을 것이고, SGB의 단독효과 때문이라고 생각되지 않는다.

아무런 원인 없이 성상신경절의 기능이 항진될 수 없는 일이므로, 반복적인 성상신경절차단보다는 그 원인을 제거함으로써 교감신경의 기능을 살려준다는 개념을 가지고 치료에 임해야 할 것이다.

SGB의 의미를 다음과 같이 요약해 보았다.
1) 정상적인 교감신경의 원심섬유(efferent fiber)인 혈관운동섬유(vasomotor fiber)를 차단시켜 말초혈관의 확장으로 환부에 혈액공급을 증가시켜 치료를 촉진시킨다(화상치료, 피부이식 후).
2) 항진되어 있는 교감신경의 구심섬유(afferent fiber)를 차단하여 교감신경성 통증을 해소시킨다.
3) 항진되어 있는 혈관운동섬유(vasomotor fiber)를 차단시켜 말초혈류의 개선으로 허혈성통증을 해소시키고, 분비촉진섬유(secretomotor fiber)를 차단시켜 발한(sweating)을 억제한다.
4) **성상신경절에 압박을 주거나 유해자극을 미칠 수 있는 신경절 주위 조직의 병변을 반복된 주사로 치료해 줌으로써 항진된 신경절의 기능을 정상화시킨다.**
5) 뇌 혈류를 증가시켜 교감신경중추에 영향을 미쳐 전신의 교감신경의 과긴장을 완화시킨다(?).
6) 항상성유지에 공헌한다(?).

성상신경절차단의 의미를 이상과 같이 정리해 보았지만, 필자는 통증 치료하면서 한 달에 단 한 번의 SGB를 하지 않고서도 진료하면서 지낼 수 있다.

필자가 SGB를 자주하지 않고 별로 언급하지 않은 것을 보고, 어느 의사들에게는 필자가 SGB를 할 수 있는 능력이 없는 것으로 보일지 모르겠다. 그러나 시술효과를 볼 수 있다고 생각되는 환자들에게는 필자도 서슴없이 SGB를 시술하고 있다.

통증 치료실에서 가장 많이 시술하고 있는 것 중의 하나가 SGB라고 하지만, 그 대상자는 통증 환자보다는 혈액순환장애 환자나 다한증 환자들이 대부분이었는데, 그 치료효과는 치료자들의 주장에 비해 환자들의 만족도는 과히 높지 않았던 것으로 보인다.

그 이유는 많은 치료자들이 Wakusugi 교수의 견해를 너무 맹신하여 그 적응증을 지나치게 확대 적용했기 때문에 효율이 낮았던 것으로 보인다. SGB를 시술해보고 치료에 도움이 되지 못한다는 것을 알았지만 대체할 수 있는 치료법을 모르기 때문에 반복 시술하는 경우가 있었다고 생각된다.

단 1회의 SGB시술을 했을 때 어떤 질환이 완치는 아니더라도 증상의 개선이나 완화효과가 인정되지 않는 환자에게 동일한 시술을 반복하는 것은 무의미한 일이다. SGB가 성상신경절의 기능항진 증세에 특효를 가진 것은 사실이나, 교감신경의 기능과 관계없는 수십 가지의 증후군에 남발하거나 오용하는 일은 삼가야 할 것으로 사료된다.

Meanings of SGB

(1) Block the normal sympathetic efferent fiber (vasomotor fiber): burn, skin graft
(2) Block the increased afferent fiber: sympathetic pain
(3) Block the increased efferent fiber:
    a) vasomotor .... increase the peripheral circulation
    b) secretomotor .... control the hyperhidrosis
(4) Relieve the noxious stimuli to ganglion by normalizing the surrounding tissue.
(5) Relieve systemic sympathetic tone by increasing the CBF (?)
(6) Homeostasis (?)

03 통증 치료에서 통증유발점(trigger point)의 의미

통증 치료실에서 진단과 치료를 겸해 시행하는 치료법은 신경차단과 통증유발점주사가 많은 부분을 차지하고 있다. 신경에 유해자극을 주어 통증을 일으킬 수 있는 원인은 척수에서부터 신경근, 신경총, 말초신경 말단까지 신경주행의 어디에도 있을 수 있다.

척추강 안에서 신경을 자극하는 원인으로는 척추강내울혈(congestion of spinal canal), 척추관협착(spinal stenosis), 경막외강유착(epidual adhesion), 척추탈위증(spondylolisthesis), 추간판탈출증(HNP) 등이 있고, 이들은 유착박리술, 경막외강주사법, 외과적인 감압술 등으로 제거 가능하다.

척추를 벗어난 곳에 있는 신경을 자극하는 원인은 신경 주행상의 어디에도 있을 수 있는데, 골격근에 생긴 통증유발점(trigger point, T.P.)이 많은 원인으로 작용하고 있다. 유발점에 의한 통증들을 근근막증후군(myofascial syndrome)이라고 부르고 있지만 이론적 뒷받침이 없어서 진료에 많은 차질을 빚고 있다.

골격근은 체중의 40%를 차지하는 수축성섬유로서 일상 활동으로 인해 닳거나 파열될 수가 있다. 골격근의 근원섬유(筋原纖維; myofibrils)들이 반복된 손상을 받아 이 섬유들에 미세한 부종과 출혈을 동반하고 유기화(organize)되면서 흉터를 형성하게 된다.

근원섬유에 생긴 미세한 반흔(瘢痕)조직들이 모여 결절을 이룬 것이 통증유발점이라고 생각된다. 통증유발점의 형성으로 근육이 신장성과 수축성을 상실하면 근강직과 통증을 일으키게 된다.

통증유발점은 활동성과 잠복성이 있는데, 활동성보다 잠복성이 더 많으며 증상이 전혀 없는 젊은 성인에서 여성의 54%와 남성의 45% 정도가 잠복성유발점(latent trigger point)을 어깨 부분의 근육에 가지고 있다고 한다.

활동성유발점(active trigger point)은 통증을 일으키는 것이 주 증상이고, 잠복성유발점은 운동제한과 근력의 약화가 주 증상이며, 압박당하면 그 부위에 통증과 함께 다른 곳에 연관통(關聯痛; referred pain)을 일으킨다. 피부의 흉터(scar) 조직, 근막과 건, 골막 등에도 통증유발점이 있기는 하지만 특징적인 연관통이 없는 것은 골격근의 유발점과는 다르다.

잠복성유발점은 그 근육을 지속적으로 사용하거나 수동적으로 당길 때, 이 지점을 압박할 때, 차갑고 습기 찬 기온에 노출될 때, 바이러스에 감염 시, 정신적 긴장이나 피로가 겹치면 활성화되어 통증을 일으킨다. 문헌에는 나와 있지 않으나 음주 후나, 여성의 생리 직전에 잠복성유발점이 활성화되어 통증을 일으키는 것을 볼 수 있다.

통증유발점을 조직학적으로 규명하려고 여러 학자들이 생검(biopsy)을 실시해서 근섬유에 이상소견이 나왔다고 보고하고 있지만, 소견들이 특이적(specific)이지 못하고 서로 일치하지 않아 더 많은 연구가 있어야 할 것으로 보인다.

골격근은 탄력이 좋은 고무줄처럼 신장과 수축을 반복함으로써 근육 내의 혈액순환이 원활해지고 탄력이 유지되면서 근육이 튼튼해지고 강해진다. 그런데 현대인의 생활 여건상 근육의 운동이 절대적으로 부족하기 때문에 근육은 점점 쇠퇴해지면서 허약해진다.

허약해져 있던 근육들은 가벼운 운동을 하다가도 손상받기 쉬워, 크게 손상받을 만한 동작이 아닌 평범한 활동을 하다가도 근섬유에 손상을 입게 된다. 통증유발점은 미세한 근조직의 손상이 누적되어 생기는 것으로 언제부터 생긴 것인지는 아무도 알 수 없다.

통증유발점이란 기능적 존재일 뿐 객관적으로 규명된 실체는 아니다. 따라서 통증유발점의 상태를 판단하거나 측정이 불가능하고 치료에 대한 예후 판단도 치료 전에는 할 수가 없다. 통증유발점을 가진 골격근의 해부학적 위치나 그 긴장하는 양상에 따라 통증을 일으키는 기전과 통증의 위치도 다르다.

통증유발점이 통증을 일으키는 기전

1) 통증유발점을 가진 근육이 **등척성 수축(isometric contraction)**을 하면 근내압이 높아져 근육 내의 혈류가 차단된다. 혈류가 차단되어 근육에 산소공급이 부족해지면 근세포의 무산소성대사(anaerobic metabolism)를 일으키게 된다.

산소부족으로 불완전 연소된 대사산물들이 근육 내에 축적되면 국소적 허혈을 일으키고, 통증유발물질(algogenic agent)인 histamine, kinins, prostaglandins 등이 분비되어 근육에 유해성자극을 일으켜 Aδ-신경섬유나 C-신경섬유를 타고 중추에 전달된다[예: 장늑근(iliocostalis m.)에 통증유발점이 생기면 다른 곳으로 연관통을 일으키지 않고 그 자체에 통증이 있다.].

2) 통증유발점을 가진 근육이 **등장성 수축(isotonic contraction)**을 하면 탄력을 상실한 근육은 길이가 늘

어나지 못하면서 근육의 말단이나 힘줄(tendon)이 부착되는 뼈의 골막을 당기게 된다. 잡아당겨진 뼈의 골막에 골막염이나 건염(tendinitis)을 일으켜 근육 부착점 주위의 뼈에 통증을 일으키게 되고, 심하면 골막의 손상으로 골막 밑에 출혈까지 생길 수 있다(예: Tennis elbow, Achilles tendinitis).

때로는 긴장된 복근에 있는 유발점이 그 부착점인 제5-7번 늑골의 골막을 당기면서 자극을 주어 가슴의 아래 부분에 통증을 일으키기도 한다.

3) **관절운동에 관여하는 근육**의 지속적인 수축(sustained contraction)은 관절 간격을 좁혀서 관절의 기능장애를 초래하거나 관절뼈의 마모를 일으킨다. 관절 간격이 지속적으로 좁아져 있으면 관절의 통증을 일으키기도 하고, 디스크의 탈출이나 파열을 가져올 수도 있다(예: facet joint syndrome, T-M joint syndrome).

4) 통증유발점의 밑이나 사이로 **감각신경**이 지나다가 압박받거나 조여지게 되면 그 신경의 분포지역에서 통증이나 감각둔화(numbness), 자통(tingling), 감각과민증 등을 느끼게 된다(예: occipital head-ache, knee joint pain due to articular n.).

5) 통증유발점에 의해 **운동신경**이 압박받거나 조여지면 신경이 과도한 흥분을 일으켜, 그 지배를 받고 있는 골격근에 등척성수축(isometric contraction)을 일으킴으로써 근육 내에 허혈성 통증을 일으키게 된다.

이렇게 긴장된 근육들이 무리한 운동으로 근섬유가 파열되면 관절 주위에 혈액(blood)이나 근육단백(myoglobulin)이 유출되어 관절로 내려와 고이게 되면 관절염으로 오진하는 수가 있다(예: 대퇴사두근의 긴장에 의한 무릎관절통증과 부종).

운동신경은 가볍게 압박받으면 흥분을 일으키지만, 과도하게 압박을 받으면 운동마비를 일으킬 수도 있다(예: 흉쇄유돌근의 통증유발점이 부신경(spinal accessory n.)을 압박하면 승모근을 긴장시켜 허혈성통증을 일으킴).

6) 복벽의 복직근(rectus abdominis m.)이 통증유발점 때문에 탄력을 상실하면 복강 안에 있는 장기를 압박하고 팽창을 방해하여 기능장애를 일으켜 가성 내장통(pseudo-visceral pain)이 생기게 된다(예: 가성 위장통, 생리복통).

PAIN producing mechanism of TRIGGER POINTS

(1) Isometric contraction(등척성수축) → ischemic muscle pain.
(2) Isotonic contraction(등장성수축) → periosteal irritation.
(3) Arthropathy due to sustained muscle contraction.
(4) Compression or entrapment of sensory n.
(5) Compression or entrapment of motor n.
(6) Compression of internal organ → pseudo-visceral pain, dysmenorrhea.

통증유발점의 진단

대부분의 의사들이 자신은 통증유발점에 대해 잘 알고 있다고 생각하는데, 실제로 올바로 알고 있는 의사는 많지 않다. 기능장애에 의한 통증유발점을 문헌을 통해 터득하고 익혔다는 생각은 현악기의 연주법을 교본을 보고 익혔다는 논리와 같다.

바이올린 같은 현악기는 한 줄의 현(絃)에서도 연주자의 기교에 따라 다양한 음이 나올 수 있어 숙련되지 않고서는 고운 소리를 완벽하게 낼 수 없다. 통증유발점의 진단도 이론적으로는 쉬운 것 같지만 충분한 수련을 쌓지 않고 통증유발점을 진단하고 치료하겠다고 임상 실전에 나선다는 것은 무모한 행위일 뿐이다.

어느 곳에 통증이 있으면 그 원인이 그 자리에 있는지를 잘 관찰하고, 아니라고 판단될 때에는 그곳에 분포되는 운동신경, 감각신경, 근육의 기점(origin)과 부착점(insertion), 그리고 근육의 기능 등을 고려하여 제3의 장소에서 그 원인을 찾을 필요가 있다.

통증유발점의 진단은 이학적 검사로 하는데, 그 밑바닥이 뼈로 되어 있으면 손가락으로 눌러서 촉진하고, 근육이 손가락에 잡힐 정도면 두 개의 손가락으로 집어서 촉진한다. 통증유발점을 손가락 사이에 끼우고 비비거나 주사침으로 찌르면 단수축반응(twitch response)이 일어난다.

통증유발점에 압박을 가하면 깜짝 놀라는 것과 같은 반응을 'Jump Sign'이라 하여 진단에 도움이 되는 신호이다. 진단 시에 통증을 호소하는 부위를 압박해서 통증이 있으면 이곳이 바로 통증유발점이라고 단정하는 경우가 있는데, **이론적 뒷받침 없는 압통점은 통증유발점이 아니다.**

초인종 단추를 대문 밖에서 누르면 그 소리는 집안에서 나듯이, 통증유발점이 있으면 통증은 대부분 다른 곳에 나타난다. Myofascial Syndrome의 대가인 Travell이 통증유발점에 대해 많은 연구업적을 남겼는데, 어느 근육에 통증유발점이 있으면 어느 부위에 연관통(referred pain)이 생긴다고 설명하고 있지만 연관통의 발생기전을 정확히 설명해주지는 않았다.

근근막증후군에서 연관통과 방사통(radiating pain)은 명확히 구분되지 못하고 있어 혼동을 일으키고 있다. 방사통과 연관통을 구태여 구분지어 보자면, 방사통은 통증유발점이 신경을 압박자극해서 그 신경의 분포지역에 생긴 통증이라 설명할 수 있다[예: 요추의 추간판탈출(HNP)이 있으면 신경근을 자극해서 다리로 뻗치는 좌골신경통이 생기는 것과 같다.].

연관통은 근팽대부에 생긴 통증유발점이 근육의 기점(origin)이나 부착점(insertion)을 잡아당기면서 골막 근처에 일으킨 통증이라 설명할 수 있을 것이다(긴 머리카락의 끝을 잡아당기면 두피에 통증이 생기는 것과 같다.).

※ 필자는 통증유발점을 객관적으로 규명하기 위해 적외선체열진단기나 초음파진단기를 동원해서 찾아보려고 노력했으나 전혀 나타나지 않아 객관성이 없는 것으로 결론지었다.

통증유발점의 치료

통증유발점의 치료 목표는 **첫째로 통증을 감소시키고, 둘째로 근육의 기능을 향상시키며, 셋째로 항구적인 기능장애를 예방**하는 데 있다.

통증유발점을 구체적으로 구분할 수는 없지만 근육 손상의 초기에 생긴 것은 단순한 긴장상태에 있기 때문에 치료에 대한 반응이 좋다. 그러나 만성화되어 근섬유가 섬유화(fibrotic change)와 유착으로 결절을 형성하고 있으면 치료가 쉽지 않고 예후를 추측하기도 어렵다.

활동성 통증유발점이 환경의 변화나 가벼운 치료로 인해 잠복성으로 바뀌면 유발점은 남아 있어도 통증은 없어지는 수가 있다. 이때에 치료자나 치료받은 환자들은 통증이 완치된 것으로 오인하고 치료를 중단하는 수가 있다.

잠복했던 통증유발점이 다시 활성화되면서 통증이 나타나면 병이 재발했다고 생각하게 되지만 이러한 현상은 치료과정의 일부분일 뿐 완치되었던 것도 재발된 것도 아니다. 잡초의 뿌리를 뽑지 않고 낫으로 줄기를 베었던 것처럼, 통증도 그 뿌리가 뽑히지 않았을 뿐이다.

치료법은 일반적으로 **1) stretch & spray Method, 2) injection & stretch Method 3) ischemic compression Method, 4) 운동요법**이 있고 보조적으로 물리치료와 약물요법이 소개되고 있다.

1) Stretch & Spray Method

통증유발점이 있는 근육을 완전히 신장(stretching)시킨 상태에서 증기냉각제(vapor coolant)를 근육 위의 피부에 분사시켜 근육을 냉각시켰다가 다시 근육을 이완시키면서 온도를 높여 주는 과정을 되풀이한다.

증기냉각제의 작용기전은 피부에 있는 구심성(afferent) 신경을 자극해서 자극이 간접적으로 통증유발점을 억제시키거나, 척추 또는 그 상부 level에서 억제효과를 발휘하는 것으로 추측되고 있으며 국소적 근신경 접합부주사(myo-neural injection)보다 효과가 빠르다고 얘기하는 사람도 있다.

골격근을 최대한으로 신장시켜 근육 내의 불완전대사산물을 외부로 내보낸 다음 근육의 온도를 떨어뜨려 산소소모량을 낮추고, 다시 근육의 온도를 올려줌으로써 근육의 신장성과 근섬유의 관류(perfusion)를 극대화시켜 주는 것으로 풀이된다.

그러나 이러한 치료 방법은 통증유발점의 치료보다는 운동하다가 급성으로 근육경련을 일으키거나 급성손상이 생겼을 때 효용성이 더 높아 스포츠의학에서 많이 활용하고 있다.

2) Injection & Stretch Method

손가락 사이에 유발점을 끼우거나 손가락으로 누르고 주사바늘을 수직으로 찌른다. 바늘이 통증유발점에 도달할 때 더욱 심한 통증을 일으킨다. 여기에 소량의 스테로이드와 국소마취제를 혼합해서 주사한 다음 근육을 강제로 신장시켜준다.

근육의 크기에 따라 다르지만 통상적으로 통증유발점 한 곳에 0.5% 리도카인과 스테로이드 10-20 mg을 혼합해서 3-4 mL로 만들어 주사한다. 스테로이드의 특성상 주사 후 약 24-48시간 동안 주사한 부위에 더욱 심한 통증(post-injection pain)이 있을 수 있다.

통증의 원인이 되는 통증유발점을 정확하게 찾아 올바로 주사해주면 즉시 통증의 완화를 확인할 수 있는 것이 보통이다. 주사로 효과를 보지 못하는 가장 큰 이유는 통증유발점이 아닌 통증이 있는 곳에 주사하거나, 통증유발점의 정확한 핵(core)에 주사하지 못했기 때문이다.

수용성 스테로이드는 전신 목적으로 사용하고, 국소적으로는 비수용성 스테로이드를 사용하는 것이 좋다고 생각된다. 혈액순환이 좋지 않은 통증유발점에 비수용성 약제를 주사할 때에는 원액을 그대로 사용해서는 안 된다.

원액을 그대로 주사하면 수액부분은 흡수되고 나머지 분말은 물에 젖은 분필가루처럼 한곳에 축적된 채로 있다가 근육이나 건을 파열시킬 위험이 있으므로 반드시 희석해서 주사해야 한다.

주사제로는 스테로이드 금기증이 있거나 만성화된 환자에게 최근에 각광받고 있는 약제로 **acetylcholine 길항제인 Botulinum Toxin(상품명: BOTOX) 주사제**가 강력히 추천되고 있다.

안검경련증의 치료제로 쓰이던 이 약제는 최근에는 얼굴주름 제거 목적으로 많이 쓰이고 있다. 이 약제의 근이완 효과가 4개월 이상 지속되는 것을 볼 때 통증유발점의 치료에 가장 적합한 약제로 생각되어, 만성 환자에게는 꼭 추천할 만한 약제라 생각되며, 필자가 많이 사용하고 있다.

주사방법에 대해서

경막외강주사 때에 막혀있거나 유착이 있는 신경근 주위로 약물이 들어가지 못하는 것처럼 약제를 한 장소에 주사하다보면 유착이 심하거나 단단하게 굳어있는 통증유발점의 핵으로는 약물이 들어가지 못하고 이완상태에 있는 정상근육 쪽으로만 흘러 들어가기 쉽다.

주사할 때에는 가능한 한 가는 주사침을 이용해서 통증유발점에 골고루 반복적으로 찔러가면서 유착이 심하거나 많이 굳어있다고 느껴지는 곳에 소량씩 나누어 주사하는 것이 효율적이다.

hyaluronidase는 약물이 조직에 골고루 분포되게 하여 한곳에 약물이 축적되는 것을 방지해주기 때문에 치료효율을 훨씬 높일 수 있는 약물로서 모든 약제와 함께 투여하면 좋은 효과를 볼 수 있는 새로운 약물로 평가되고 있다.

3) Ischemic Compression

피부가 창백해질 정도로 통증유발점을 가진 근육의 상부를 지속적으로 압박했다가 풀어 주어 반사적으로 피부에 충혈이 생기도록 해준다. 피부 밑에 있는 근조직의 말초혈류를 극대화시키는 데 그 목적이 있다.

통증유발점 상부를 직접 압박해서 환자가 고통을 느낄 정도로 지속적으로 힘을 가해 준다. 주어진 압박에 의한 통증이 없어지면 압력을 20-30 lb (pound)까지 더 증가시켜 약 1분 정도 지속시킨다.

만일 통증유발점에 계속해서 압통이 있으면 온열치료와 능동적 운동을 시킨 다음에 시술을 반복해서 압통이 없어질 때까지 해준다. 이 시술은 근육이 비교적 얇고 뼈 위에 있어 신장시키기 곤란한 근육에서 효용성이 높다.

4) 운동요법(Exercise)

통증유발점은 주로 허약한 근육에 잘 생기지만, 통증유발점이 일단 생긴 근육은 영양결핍에 빠지기 때문에 더욱더 허약해진다. 통증유발점을 만성적으로 가지고 있던 근육은 이미 약해진 상태에 있기 때문에 치료 후에도 다시 손상받기가 쉬우므로 치료 시에 운동요법을 병행해서 근신축성을 길러주고 근력을 강화시켜 주어야 한다.

운동범위가 넓은 긴 근육들은 능동적인 eccentric contraction(신장성수축)을 지속적으로 반복시켜야 한다. 이런 운동은 근육의 길이가 최대로 늘어나면서 근내압의 상승으로 근육 내의 혈액과 대사산물들을 밖으로 내보내고 일시적 허혈 상태에 있게 된다.

근이완과 휴식기간에 신선한 혈액이 근육 내로 최대한 유입될 수 있는 근육의 pumping action을 이용한 것으로 혈액순환과 근 신장성도 좋아지고 골격근의 발달에도 도움이 된다.

심한 근긴장이나 통증 때문에 능동적 운동(active exercise)이 충분히 되지 못할 때에는 능동운동과 수동적 신장법(passive stretching method)을 함께 해주는 것이 좋다. 근육의 운동은 약한 힘으로 서서히 지속적인(weakly, slow and steady) 방법으로 시작해서 점진적으로 운동의 양과 범위를 늘려 가는 것이 바람직한 방법이다.

5) 물리치료

통상적인 물리치료법(heat, ultrasound, TENS, massage)들이 근육의 단순긴장이나 염증의 치료에는 도움이 되지만, 통증유발점 자체의 치료에는 특이적(specific)인 효과를 발휘하지 못한다.

일단 위에 소개한 몇 가지 방법으로 유발점의 핵을 파괴시켜 준 다음에 근육의 염증을 풀어주는 데에는 도움이 될 것이나 물리치료만으로 통증유발점을 완치시킬 수는 없는 것 같다. 만일 물리치료로 효과가 있었다면 이는 통증유발점이 완치되었던 것이 아니고, 활동성통증 유발점이 잠복성으로 변화되어 통증이 없어진 상태였을 것이다.

(1) TENS(경피전기신경자극; trans-cutaneous electric nerve stimulation)

관문조절설(gate control theory)에 근거를 두고 있으며, 저빈도의 전기 자극은 endorphine을 유리시켜 통증을 서서히 지속적으로 완화시킨다고 한다. 고빈도의 자극은 통증을 전달하는 **Aδ 및 C-신경섬유**의 전도를 직접 차단하기 때문에 통증 완화에 속효성은 있지만 지속적이지는 못하다고 한다.

근육에 전기 자극으로 혈액순환을 촉진시키는 효과를 기대하기 위해서는 1-3 Hz의 저빈도 주파수를 이용하는 것이 바람직하다. 강한 자극은 오히려 근강직을 초래할 수 있으므로 약한 자극의 전류를 사용하는 것이 좋다. 통증유발점의 치료에 TENS의 특효성은 보이지 않고 다만 활동성통증유발점을 잠복성으로 변환시키는 데에 기여할 것으로 기대된다.

근년에 들어 IMS요법이 등장해서 새로운 학문이라고까지 일컬리고 있는데, 이것 또한 가는 바늘을 직접 신경주행상의 통증유발점에 찔러서 자극을 주어 근긴장을 풀어주는 방법으로 dry needling법과 같은 원리가 아닌가 생각된다.

(2) Massage(마사지)

잠복성 유발점이 있어 연관통(referred pain)을 일으키지 않은 상황에서 시행하는 것은 바람직하나 과민성통증유발점에 심하게 마사지를 하면 역효과로 통증을 악화시킬 수 있다.

(3) Heat(온열치료)

습식 온열방식이 근육을 이완시키는 효과가 있고, 유발점에 주는 긴장을 감소시켜 연관통을 감소시키고 국소적 압통도 줄여 준다.

(4) Ultrasound(초음파)

통증유발점의 활동성을 억제하는 데 도움이 될 것으로 기대된다. 통상적으로 0.5 watt/cm²의 출력으로 1-2초에 한 번 원을 그리면서 서서히 하는 것이 좋다.

6) 약물(Drugs)

진통제(aspirin, acetaminophen, codeine)들은 유발점의 활동성을 억제시켜 통증을 완화는 시키지만 근본적인 치료제가 되지 못한다. 통증유발점은 정상적인 조직과는 다르기 때문에 소염제나 근이완제는 유발점을 직접 풀어주는 효과가 있는 것이 아니고 활동성유발점을 잠복성으로 변화시키는 데에 관여하는 것 같다.

Trigger Point에 대한 결론

통증유발점에 의한 통증은 통상적인 물리치료로는 완치되지 못하고 Stretch & Spray, Injection & Spray, Ischemic Compression, Exercise 등으로 유발점의 핵을 파괴시킨 다음에 물리치료나 약물들이 도움이 된다.

문헌에는 6-12개월 정도의 만성통증유발점을 가진 환자는 1주일 간격으로 6회 정도의 주사요법과 물리요법의 병행이 필요하다고 한다. 그러나 단 1회의 주사로 통증이 없어지면 완치된 것으로 간주하고 통증이 다시 생기면 재발되었다고 생각하는 경향이 있다.

Myofascial Syndrome에 의한 통증이 잘 치료되지 않는 이유:

첫 번째는 통증유발점의 참 의미를 몰라 정확한 치료점을 선택하지 못했기 때문이다.

두 번째는 근육계 질환이라 해서 너무 가볍게 생각한 나머지 한 번 정도의 주사로 쉽게 완치될 것으로 기대하는 단순 논리 때문이다.

세 번째는 한번 치료해서 통증이 없어지면 활동성통증유발점이 잠복성으로 바뀌는 것을 완치된 것으로 간주하고 지속적인 치료를 하지 않기 때문이다.

04 통증 치료에서 경막외강차단법(Epidural Block)의 의미

경막외강차단은 통증 치료에 자주 이용되는 치료법 중의 하나이다. 많은 의사들이 그 효과를 과신한 나머지 그 적응이 되지 않은 통증에까지 남발함으로써 경막외강차단 자체의 효용성까지 의심받게 하고 있다. 팔, 허리, 다리에 통증이 있으면 진단과 치료를 겸해 경막외강차단을 반복하고 있지만, 통증의 원인과 관계없이 경막외강차단을 만능통증 치료수단으로 오해하고 있지 않나 싶다.

견학차 외국에 다녀왔다는 의사들에게 들으니 외국의 유명통증 치료실에서도 요통환자에게 기본적으로 5-10회 정도의 경막외강차단을 하더라고 한다. 몇 차례의 반복된 경막외강차단이 과연 몇 %의 요통환자를 완치시켜 줄 수 있었는지 의문스럽다. 대부분의 통증클리닉에서는 요통과 하지의 통증을 한 가지 원인에 의한 통증으로 간주하고 경막외강차단으로 해결하려고 하는 것을 볼 수 있다. 이러한 진료경향은 세계적으로 마취과의사들에게서 볼 수 있는 현상이 아닌가 생각된다.

척수신경근(spinal nerve root)의 압박, 자극으로 좌골신경통을 일으킬 수 있는 원인으로는 유착(adhesion), 척추관협착(spinal stenosis), 지주막염(arachnoiditis), 척추분리증(spondylolysis), 척추탈위증(spondylolisthesis), 척추종양(spinal tumor), 추간판탈출증(HIVD) 등이 있다. 그중에서 추간판증(disk origin)이 가장 많은 것으로 알려져 있으며, 이 추간판증도 파열(rupture), 변성(degeneration), 미끌림(slipping), 팽융(膨融; bulging), 탈출(herniation) 등의 여러 원인으로 신경에 염증을 일으켜서 통증을 유발시킨다.

척수조영술(myelogram)에서 추간판탈출이 확인된 환자 중에서도 37% 정도는 증상을 느끼지 못하고 지내는 수가 있고, 요추 추간판탈출증의 전형적인 소견인 하지직거상 검사(Straight Leg Raising Test)에 양성인 사람의 88.8%는 수술소견에서 추간판탈출이 없었다는 보고도 있다.

Murphy는 추간판의 기계적 압박보다는 추간판 퇴행의 화학적산물이 신경에 염증을 일으켜 요통과 좌골신경통의 원인으로 작용하는 것이라고 제안했지만 확인된 바는 없다. 요추의 추간판탈출증이나 퇴행성변화가 어떻게 요통을 일으킬 수 있는지 통증의 기전은 재고해 볼 필요가 있다.

통상적으로 요추 제4-5번의 추간판탈출이나 퇴행성변화가 생기면 제5번 요추신경근의 자극증상을 일으키고, 제5번 요추신경근은 좌골신경에 합류되어 좌골신경통을 일으킬 뿐 요추에 통증을 일으킬 수 없다. 그런데도 대부부의 환자들이 요통의 원인으로 **추간판탈출증을 첫째로 여기고 있고** 의사들도 같은 생각을 하고 있다.

1953년 Libre가 경막외강에 hydrocortisone을 주입한 이래 추간판탈출증과 그 유사한 증후군들의 보존적 요법으로 국소마취제와 스테로이드를 미추강(caudal), 요부경막외강(lumbar epidural), 척추지주막하강(subarachnoidal) 및 신경근(nerve root) 등의 통로를 통해 주사하는 법이 보편화되어 왔다.

문헌에 보면 경막외강에 주입한 국소마취제는 신경근(nerve root)을 마취시켜 통증의 악순환의 고리를 차단시켜 주고, 척추주위의 근육을 이완시키며, 허리의 무통운동은 2차적으로 근육을 이완시켜 지속적으로 통증을 완화시켜 준다고 한다. 다량의 생리식염수는 정수압력(hydrostatic pressure)을 증가시켜 조직의 유착을 박리시켜주고, 스테로이드는 염증이 있는 신경근의 부종을 가라앉혀 준다고 한다.

  ※ 필자의 진료경험에서 지각신경이나 운동신경을 차단시킬 수 없는 농도인 0.5% 리도카인만으로도 확인된 추간판탈출이나 척추탈위증 때문에 있었던 다리의 통증을 즉시 없앨 수 있었던 것은 분명히 다른 이유가 있을 것이다.

  국소마취제가 신경근을 마취시키는 것이 아니고, 경추나 요추부위의 교감신경이나 경막신경을 차단시켜 척추 내부의 혈액순환이 개선되어 통증이 먼저 제거되는 것이다. 다량의 약물 용량효과에 의해 유착이 박리되며, 함께 투여한 스테로이드의 항염 효과에 의해 추간공 안에 있는 여러 조직에 생긴 부종, 염증 등을 없애 주어 통증 치료가 되는 것이다.

  0.5% 리도카인으로 경막외강차단을 해주어도 효과를 볼 수 있었던 경우는 탈출된 추간판(intervertebral disk)이 신경근을 직접 압박해서 생긴 통증이 아니고, 신경근 주위의 연조직(soft tissue)에 염증, 부종, 울혈을 일으켜 신경근에 혈액순환장애가 생겼던 것이다.

  경막외강차단은 충분한 신경학적 검사와 영상검사를 거친 후에 위에서 거론된 질환들이 경막외강에서 통증을 일으키는 원인으로 작용한다고 의심될 때 시술이 필요하다.

  첫 번째 시험적 시술을 해서 현저한 치료효과가 인정되지만, 한 번의 시술로 100% 만족스러운 결과를 얻지 못할 때에 한해서 일주일 후에 제2차 시술의 적응이 된다. 첫 번째 시술에서 효과가 인정되지도 않는데 반복해서 시술하는 것은 무모한 행위이고, 특히 원인불명의 요통환자에게 반복적인 경막외강차단은 백해무익한 일이다.

  특정 신경근 증상이 있지만 경막외강주사로 증상의 개선이 없을 때에는 척추간공(intervertebral foramen)을 통해 약물을 주사하면 신경근의 부종을 직접 풀어주어 신경근 증상이 개선되는 경우도 있지만, 좌골신경통 환자에게 남발은 피하는 것이 좋을 듯하다.

  드물기는 하지만 경막외강차단이 유일한 진단과 치료법이 될 수 있는 요통이 있다. 심한 요통으로 거동이 불편하면서도 신경학적 검사나 MRI상에서 이상소견이 발견되지 않는 환자가 있다. 그중에서 요추 몇 군데

▣ 척추강에서 통증을 일으킬 수 있는 연조직들

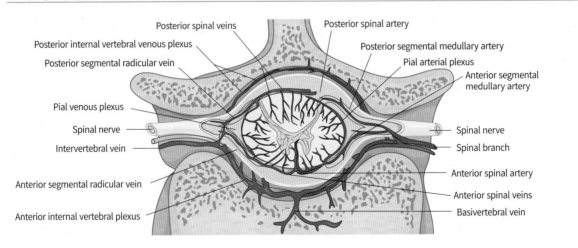

를 가볍게 타진해서 허리전체로 확산되는 통증을 가진 환자에게 경막외강차단은 즉석에서 제통효과를 볼 수 있는 유일한 방법이다. 이런 통증은 외력에 의해 척추에 충격을 받으면 척추강 내의 통증에 예민한 조직인 경막(dura)이나 후종인대(posterior longitudinal ligament), 전방경막초(anterior dural sheath)의 손상으로 부종이나 울혈을 일으켜 신경근을 거치지 않고 척추 내부에 직접 생긴 통증으로 사료된다.

통증의 원인을 고려치 않고 경막외강차단만 반복하는 것은 환자의 치료에 도움이 되지 못할 뿐 아니라, 통증 치료의학이라는 진료과목의 신뢰성마저 떨어지게 하는 결과를 초래할 것이다.

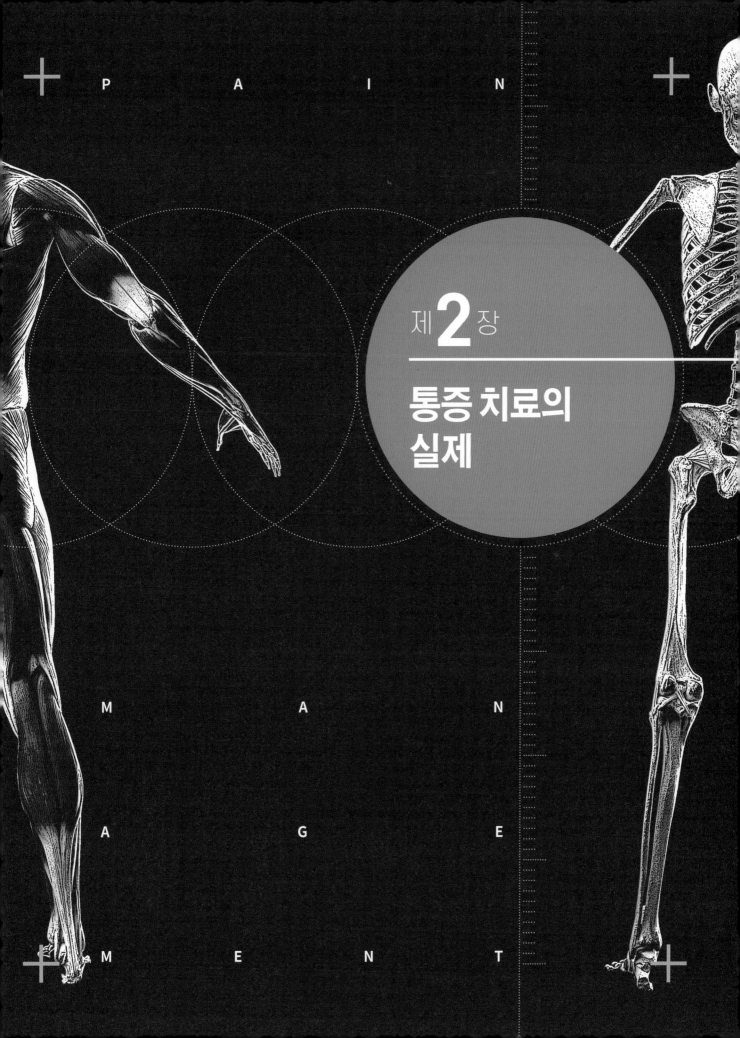

제2장

통증 치료의
실제

《도둑에게서 배울 점》

도둑에게서도 다음의 일곱 가지를 배울 수 있다.

그는 밤늦도록까지 일한다.

그는 자신이 목표한 일을 하룻밤에 끝내지 못하면

다음 날 밤에 또다시 도전한다.

그는 함께 일하는 동료의 모든 행동을

자기 자신의 일처럼 느낀다.

그는 적은 소득에도 목숨을 건다.

그는 아주 값진 물건도 집착하지 않고

몇 푼의 돈과 바꿀 줄 안다.

그는 시련과 위기를 견뎌낸다.

그런 것은 그에게 아무 것도 아니다.

그는 자신이 하는 일에 최선을 다하며

자기가 지금 무슨 일을 하고 있는가를 잘 안다.

There is no sickness but the sick

- Hippocrates -

서론 | 통증 치료의 실제

아프다는 환자는 많은데 병명이 없는 경우는 허다하다. 많은 환자들이 자기의 병명이 무엇이냐고 묻고 있지만 똑바로 대답을 못해주는 의사들의 마음은 얼마나 답답할까?

의성(醫聖) Hippocrates도 일찍이 이런 문제로 고민했던 것 같다.

여기에 소개하는 내용들은 교과서에 없는 내용들이고 잘 알려져 있지 않아 쉽게 받아들여지지 않겠지만, 치료에 가장 효용성이 높은 것만을 간추려 소개하는 것이다.

통증 치료를 위해 최선을 다했고, 그 결과 치료의 수준을 한 단계 높일 수 있었던 점에서 성공한 의사임을 자부하는 의사의 살아있는 경험에서 나온 것들이니 귀히 여겨 주셨으면 한다. 어느 문헌에서도 실린 일이 없는 새로운 내용들이 많이 있으니 좀 더 깊은 관심을 가지고 읽어보고, 반드시 **해부학 책**을 옆에 놓고 **근육과 신경의 주행경로 및 기능**들을 확인한 다음에 환자에게 시술하시기 바란다.

신경의 주행경로만 제대로 알고 시술하면 반복 시술을 하지 않고도 그 자리에서 치료 효과를 곧바로 느낄 수 있는 치료법들을 소개한다. 도둑에게서도 배울 것이 있다는데, 개원의사에 불과한 필자에게서도 배울 점이 있다면 자신과 환자를 위해 배워두는 것이 좋을 듯하다.

※ 요즘 국내의료계에는 해부학용어의 한글화작업을 하고 있다. 신세대 의사들이나 학생들은 순수한 한글용어로 해부학을 공부하고 있다 하여, **통증 치료의 실제 편**에서는 순수한 한글 이름으로 표기해보았다.

기성세대들에게는 한글 용어가 생소할 것으로 생각되어 모두 함께 볼 수 있도록 한문(漢文)식 용어를 병용하고 한자와 영문을 괄호 안에 삽입하였다. 그러나 의학용어집이나 의학사전 등에는 한글식 표기가 보편화되어있지 않아, 용어를 찾을 때에 혼돈이 예상되어 다른 항목에서는 한문식 용어를 주로 사용하였다.

이 책을 편집하면서 같은 해부용어를 한글, 한문, 한문식 한글, 영문으로 함께 표기해야 하는 우리 현실의 설움을 절실히 느꼈다.

01 두통(headache)과 편두통(migraine)의 진단과 치료

세계 인구의 80-90%는 한 번 이상의 두통을 앓아 본 경험이 있고, 그중 8-9%는 정상생활을 할 수 없을 만큼 심한 두통으로 고생하고 있다고 한다. 국내 대중매체에서 가장 많이 선전되고 있는 약품이 두통, 치통, 생리통약이지만, 이 약물들은 복용 후 일시적인 진통효과 외에 근본적인 치료까지 되었던 일은 없었다.

원인이 뇌 속에 있는 두통은 생명에 위협을 줄 수 있으므로 진단과 치료는 생명보호차원에서 급속히 이루어져야 한다. 뇌 속에 혈관종, 뇌종양, 뇌출혈 등이 있는 경우는 객관적으로 쉽게 규명할 수 있고, 대개는 수술적 감압술로 치료가능하다.

원인이 뇌 속에 있지 않은 두통은 긴장성두통(tension headache)이 80%를 차지하고, 편두통이 2-25%를, 두 가지 복합형이 30-40%를 차지한다고 한다. 원인이 두개(頭蓋) 내에 있지 않은 두통은 생명에 지장은 없지만 객관적 검사로 발견되지 않아 환자들만 고통받을 뿐이다.

긴장성 두통에 대해서는 발병기전부터 견해가 다르기 때문에 치료 방법이 정립되어 있지 않다. 고혈압을 두통의 원인으로 생각하는 경우도 있지만, 통상적인 고혈압은 두통의 원인이 되지 않는다.

두통의 증상

뒷머리가 당기듯이 아프거나, 정수리(vertex)만 아프기도 하고, 뒷머리(occiput)에서 앞이마(frontal)까지 아프기도 하고, 안구통증(eyeball pain)이나 시력장애(視力障碍)를 동반하기도 하며, 간혹은 구역(嘔逆; nausea)이나 구토(嘔吐; vomiting)를 동반하기도 한다. 두통은 양쪽으로 올 수 있지만, 한쪽으로 올 때 편두통이라고 부르고 있다.

말초신경장애에 의한 두통은 머리가 지속적으로 조이는 느낌이 있고, 혈관장애에 의한 두통은 박동성(pulsating)으로 오는 경우가 많다. 필자의 진료경험에 의하면 특정 근육의 긴장성통증유발점(trigger point)이 두피로 가는 신경이나 혈관을 압박해서 그들의 분포나 지배받고 있는 지역에 생긴 통증이 긴장성두통이라 사료된다.

두통의 발생기전

일반적으로 긴장성두통에 관여하는 근육으로 목빗근(胸鎖乳突筋; sternocleidomastoid m.), 등세모근(僧帽筋; trapezius m.), 깨물근(咬筋; masseter m.), 관자근(側頭筋; temporal m.), 머리널판근, 뒤통수-이마근(後頭-前頭筋; occipito-frontalis m.) 등이 있다고 얘기하고는 있지만, 이들이 두통을 일으키는 기전은 설명되지 못하고 있다.

진단 방법

만성두통환자의 경우엔 MRI 촬영으로 뇌 속에 병변이 없음을 먼저 확인하는 것이 좋다. 뒤통수신경의

필자가 세운 두통의 발생기전

1) 목덜미에 있는 근육인 등세모근, 머리반가시근(頭側半棘筋; semispinalis capitis m.) 상단부의 지속적 긴장이 두피의 감각신경인 큰-작은 뒤통수신경(大-小後頭神經; greater-lesser occipital n.), 셋째뒤통수신경(第3後頭神經; 3rd occipital n.)을 조이거나 압박하면 두피(頭皮)에 통증을 일으키게 되는데, 환자는 두개(頭蓋)내 있는 통증으로 착각을 일으키게 된다.

2) 머리널판근(頭板狀筋; splenius capitis m.) 상단부의 유발점이 두피로 가는 뒤통수동맥(後頭動脈; occipital a.)을 압박하면 두피에 허혈을 일으켜 두피에 허혈성통증이 나타난다.
뒤통수동맥이 압박되어 막혀 있다가 박동에 의해 혈관이 확장되면 혈관확장에 의해 박동성통증이 나타나기도 한다.

3) 머리널판근 상단부의 통증유발점이 두피로부터 내려오는 뒤통수정맥(後頭靜脈; occipital v.)을 압박하면 두피에 울혈(鬱血; congestion)을 일으켜 두피에 부종과 통증을 일으키기도 한다.

4) 머리널판근 상단의 유발점이 안면신경의 귀뒤바퀴신경(後耳介神經; posterior auricular n.) 중의 뒤통수분지(occipital br.)를 압박하게 된다. 압박받아 흥분을 일으킨 뒤통수신경이 머리덮개근(頭蓋表筋; epicranius m.) 중의 뒤통수근(後頭筋; occipitalis m.)을 수축시키고 그 결과 그 연장선상에 있는 이마근(前頭筋; frontalis m.)까지 당겨 앞이마에 통증과 안구통증까지 일으킨다.

5) 앞쪽 관자근(側頭筋; temporal muscle)의 긴장이 광대관자신경(頰骨側頭神經; zygomatico-temporal n.)의 출구를 압박하여 관자부분(temporal area)에 통증을 일으킨다.

6) 근긴장성두통이란 목덜미근육에 있는 잠복성 통증유발점이 1차적 원인이고, 정신적 스트레스, 심리적 갈등, 육체적인 과로, 음주, 여성의 생리직전, 저기압상태에 노출, 바이러스의 감염 등이 통증유발점을 활성화시켜 통증을 일으키는 2차적 요소가 된다.

주행 중에서 등세모근에 있는 통증유발점(GB21)과 머리반가시근에 있는 통증유발점(GB20)을, 얼굴신경의 뒤통수분지와 뒤통수 동-정맥의 주행과정에 있는 머리널판근에서 통증유발점(GB12)을 촉진해서 찾는다.
관자놀이 부분(側頭; temporal area)에 통증이 있을 때에는 관자근의 앞쪽에 있는 통증유발점을 찾는다.

1) **Motor point of trapezius m.**: 등세모근(僧帽筋)의 중심점에 해당하는 곳으로 이곳의 통증유발점이 작동하면 후두골 밑에서 등세모근의 부착점을 뚫고 나오는 큰뒤통수신경(greater occipital n.)을 올가미처럼 조이며 잡아당기기 때문에 그 신경의 지배영역에 통증을 일으킨다.

2) **Upper part of semispinalis capitis m.**: 머리반가시근(semispinalis capitis m.)이 머리뼈에 부착되는 곳인데, 이곳에서 머리반가시근과 등세모근을 뚫고 큰뒤통수신경이 두피로 나온다. 여기에 통증유발점이 생기면 큰뒤통수신경을 조여 두통이 발생한다.

3) **Insertion point of splenius capitis m.**: 머리널판근(splenius capitis m.)이 꼭지돌기(乳樣突起; mastoid process)에 부착되는 곳의 약간 아래 지점이다. 이 밑으로 뒤통수동맥과 정맥이 지나가는데, 이곳에서 동맥이 눌려 막히면 두피에 허혈(虛血)이 생기고, 정맥이 압박당하면 두피에 울혈이 생긴다.

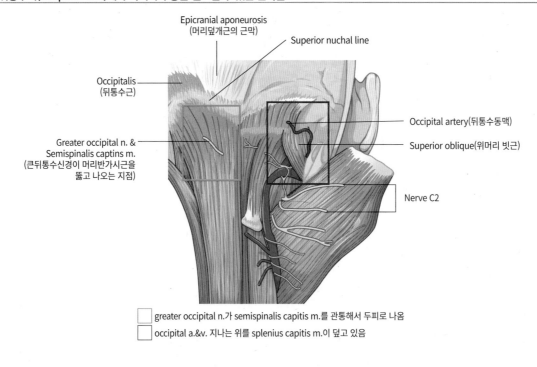

Epicranial aponeurosis
(머리덮개근의 근막)

Superior nuchal line

Occipitalis
(뒤통수근)

Occipital artery(뒤통수동맥)

Greater occipital n. &
Semispinalis captins m.
(큰뒤통수신경이 머리반가시근을
뚫고 나오는 지점)

Superior oblique(위머리 빗근)

Nerve C2

☐ greater occipital n.가 semispinalis capitis m.를 관통해서 두피로 나옴
☐ occipital a.&v. 지나는 위를 splenius capitis m.이 덮고 있음

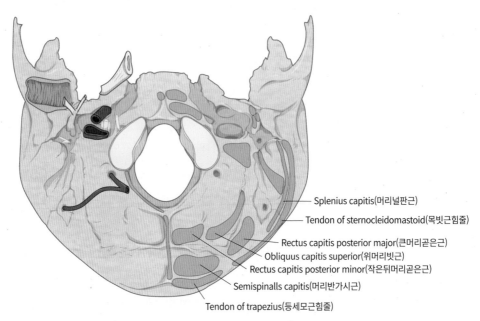

Splenius capitis(머리널판근)

Tendon of sternocleidomastoid(목빗근힘줄)

Rectus capitis posterior major(큰머리곧은근)
Obliquus capitis superior(위머리빗근)
Rectus capitis posterior minor(작은뒤머리곧은근)

Semispinalls capitis(머리반가시근)

Tendon of trapezius(등세모근힘줄)

얼굴신경(facial nerve)의 뒤귀바퀴신경(後耳介神經; posterior auricular n.)의 뒤통수분지(occipital br.)가 이곳을 통과하다가 압박당하기도 한다. 외견상으로는 꼭지돌기의 후-하방의 오목하게 들어간 부위에 해당한다.

4) **Anterior part of temporal m.**: 안와(眼窩)의 외측과 눈썹(eye brow)의 외측 중간지점에서 바깥쪽(外側)으로 약 2 cm 정도 떨어진 지점(extra-meridian point).

■ 광대관자신경과 관자근: zygomatico-temporal n. & temporal m.

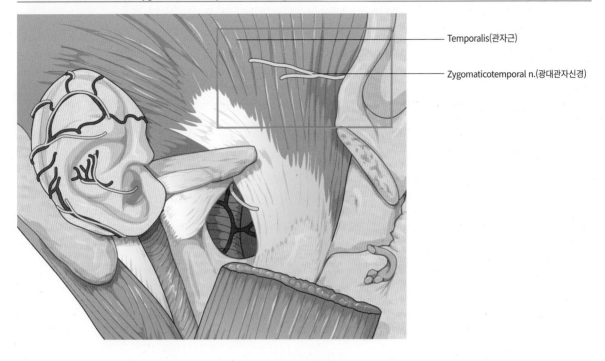

Temporalis(관자근)

Zygomaticotemporal n.(광대관자신경)

■ 두통의 치료점

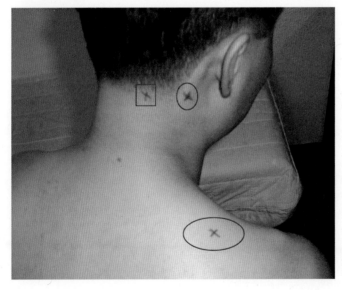

위쪽 ◯ 표: 뒷머리동맥과 정맥이 압박당하는 머리널판근의 통증유발점
위쪽 ☐ 표: 큰뒤통수신경이 조여지는 머리반가시근의 통증유발점
아래쪽 ◯ 표: 큰뒤통수신경을 당기는 등세모근의 통증유발점

광대관자신경(zygomatico-temporal n.)이 광대관자구멍(zygomatico-temporal foramen)을 나와서 광대활(頰骨弓; zygomatic arch) 상부를 지나 관자근(側頭筋)의 앞을 타고 올라가 관자뼈 (temporal bone)의 피부에 분포된다. 광대관자신경이 강직되어 있던 관자근(temporal m.)에 압박을 받으면 관자놀이 부분에 통증을 일으키게 된다.

각 유발점에 0.5% 리도카인 3-4 mL씩을 주사해주면 두통이 금방 사라지는 것을 확인할 수 있다. 등세모근과 머리반가시근의 유발점에 주사하면 큰뒤통수신경의 조임을 풀어주고, 머리널판근의 통증유발점에 주사하면 뒤통수동맥과 정맥을 풀어 주고, 얼굴신경의 뒤통수가지를 풀어주는 효과가 있다.

관자근의 통증유발점에 주사하는 것은 광대관자신경(zygomatico-temporal n.)의 압박을 풀어주는 효과가 있다.

만성화된 경우에는 각 부위에 10 mg의 steroid를 혼합해서 사용하면 치료 효과가 더 좋지만, 극히 만성화되고 반복되는 두통의 통증유발점에는 각 지점에 약 15-20 U.의 Botulinum Toxin을 함께 주사하면 반영구적인 치료 효과를 보는 경우가 많다. 머리반가시근은 머리를 신전시키는 기능이 있어 이 근육의 양쪽 동시에 BOTOX를 주사하면 머리가 앞으로 처지는 현상이 발생함으로 피하는 것이 좋다.

반복해서 여러 차례 시술하는 성상신경절차단(SGB)과는 달리 이렇게 신경의 압박이나 포착(捕捉; entrapment)을 풀어주면 당장 그 자리에서 두통이 없어지는 것을 확인할 수 있다. 원인만 올바로 찾게 되면 통증유발점주사와 물리치료를 단 일 회만 해주어도 두통은 없어질 수 있지만, 반복적인 치료로 통증유발점을 없애주어야 두통을 완치시킬 수 있다.

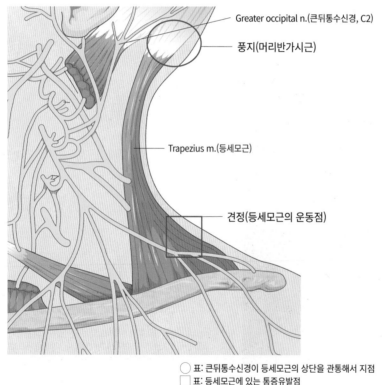

Greater occipital n.(큰뒤통수신경, C2)

풍지(머리반가시근)

Trapezius m.(등세모근)

견정(등세모근의 운동점)

◯ 표: 큰뒤통수신경이 등세모근의 상단을 관통해서 지점
▢ 표: 등세모근에 있는 통증유발점

마취과적으로는 큰뒤통수신경을 차단하는 법이 소개되고 있지만 신경을 직접차단하면 마취효과에 의해 일시적인 통증완화는 있을 수 있지만, 오히려 두피에 감각마비를 일으키는 단점이 있다.

급성 두통의 경우에 치료시설이 없는 환경에서는 유발점을 찾아 깊숙이 마사지만 해주어도 신경의 압박이 풀리면서 진통제를 복용한 것보다 두통은 쉽게 없어진다.

■ 뒤통수근에 분포되는 얼굴신경의 뒤통수근가지

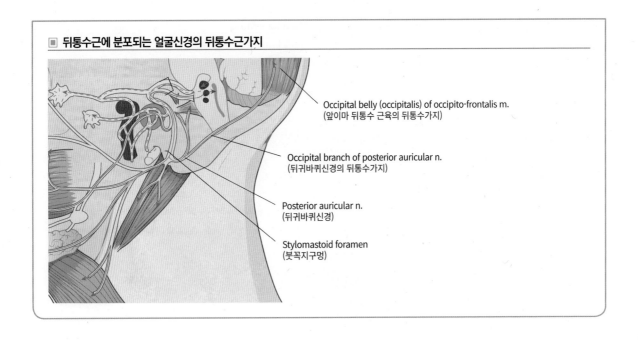

Occipital belly (occipitalis) of occipito-frontalis m.
(앞이마 뒤통수 근육의 뒤통수가지)

Occipital branch of posterior auricular n.
(뒤귀바퀴신경의 뒤통수가지)

Posterior auricular n.
(뒤귀바퀴신경)

Stylomastoid foramen
(붓꼭지구멍)

치료 방법

두통이 한쪽으로 있으면 편두통이라 부르고, 통상적인 치료법으로 내과적으로는 혈관수축제인 ergota-mine을 복용시키고, 마취과적으로는 성상신경절차단(SGB)을 반복하고 있다.

어떤 방법이 더 효과적일지는 알 수 없으나 혈관수축제를 투여하는 것과 혈관확장 목적의 성상신경절차단은 근본적으로 상반되는 개념이다. 성상신경절차단으로 두통 치료를 시도하는 경우에는 몇 차례로 끝나는 것이 아니고 수십 차례를 시술한다고 하지만 효과는 기대에 미치지 못하고 있다.

02 턱관절증후군(TMJ Syndrome)의 진단과 치료의 실제

턱관절의 통증 때문에 음식 씹기가 불편하고, 턱에서 소리가 나기도 하며, 입을 벌리는데 장애가 있고, 때로는 귓속까지 통증이 있다고 느낄 때 턱관절증후군(TMJ syndrome)이라 한다. 귓속이 아프다고 이비인후과질환을 의심하거나, 어금니가 아프다고 느끼면 충치를 의심하여 치과진료를 먼저 받게 되는 경우도 있다.

이러한 증상의 대부분은 관절 내부의 고장이나 치아의 교합(malocclusion of teeth)이 잘못되어 생긴 것이라고 간주되어 주로 치과영역의 진료대상이 되어 왔다. 이에 관한 연구도 치과계열에서 많이 해왔지만 확실한 원인과 치료법은 찾지 못하고 있다.

일반적으로 정형외과에서는 턱관절 내부의 관절염으로 간주하여 관절에 스테로이드주사를 해주고, 치과에서는 수개월씩 입안에 보조기(splint)를 착용시키거나 치아교정을 하고 있는데 명쾌한 치료법이 되지 못하고 있다.

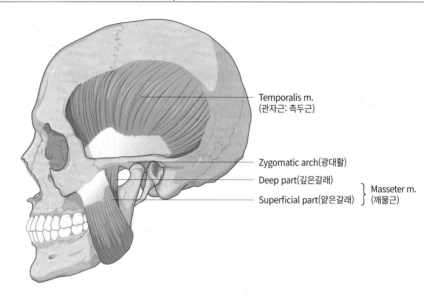

Temporalis m.
(관자근: 측두근)

Zygomatic arch(광대활)

Deep part(깊은갈래)

Superficial part(얕은갈래) } Masseter m.
(깨물근)

통증의 발생기전

연구결과 턱관절장애는 그 원인이 관절내부나 치아에 있지 않고, 턱관절운동에 관여하는 근육들의 지속적 긴장이 관절기능을 방해하여 생긴 관절통증과 장애임을 알 수 있었다.

턱관절을 닫을 때 작용하는 깨물근(咬筋; masseter m.)과 관자근(側頭筋; temporal m.)에 강직성통증유발점이 생기면 근육의 탄력이 떨어져 관절 간격이 좁아지고 입을 벌리기가 불편해진다. 좌우 관절의 균형이 맞지 않기 때문에 음식을 씹을 때 관절에 장애를 일으키고, 만성화되면 관절내부의 손상도 생길 수 있다.

정상인의 경우, 휴식상태에 있을 때 윗니와 아랫니 사이가 1-3 mm 떨어져 안정공간을 유지하고 있다. 그러나 깨물근과 관자근에 긴장이 생기면 이빨 사이뿐 아니라 턱관절의 안정공간도 없어지게 된다.

깨물근과 관자근에 있는 긴장을 풀어줌으로써 턱관절의 안정공간을 확보시켜 주고 통증과 기능장애를 해결할 수 있어 턱관절증후군을 통증클리닉의 한 치료분야로 소개한다.

1) 깨물근(Masseter m.)의 해부

(1) 얕은 부위(淺部; superficial portion)

광대뼈(頰骨; zygomatic bone)의 광대돌기(頰骨突起; zygomatic process), 광대활(頰骨弓; zygomatic arch)의 하연(下椽) 전방 2/3에서 시작해서 아래턱뼈의 가지(ramus of mandible)의 아래 1/2과 아래턱뼈의 각(角)에 부착된다.

(2) 깊은 부위(深部; deep portion)

광대활(zygomatic arch)의 아래 가장자리 뒤쪽 1/3과 광대활의 안쪽 면 전체에서 기시하여 아래턱뼈가지(ramus of mandible)의 상부 1/2과 부리돌기(鉤狀突起; coronoid process)의 바깥쪽 면에 부착된다.

깨물근은 아래턱신경(mandibular n.)으로부터 깨물근신경(masseter n.)의 분포를 받으며, 아래턱을 올려 입을 닫는 역할을 하며 깊은 층 섬유는 아래턱을 뒤로 당겨준다.

(3) 관자근(Temporal m.)의 해부

관자뼈오목(temporal fossa)과 관자근막(temporal fascia)에서 기시하여 부리돌기(coronoid process)의 안쪽 면과 꼭지(apex), 그리고 앞쪽 가장자리, 아래턱뼈의 가지(ramus of mandible) 앞쪽 가장자리에서부터 제3대구치(3rd molar tooth) 근처까지 부착된다.

진단방법

환자의 입을 가볍게 벌리게 하고 환자의 양쪽 광대활(zygomatic arch)의 바로 밑에 있는 깨물근(masseter m.)을 촉진해보면 통증이 있는 쪽에 심한 압통을 확인할 수 있다. 또한 광대활(협골궁)의 바로 위쪽에서 관자근(측두근)을 촉진해보면 광범위하게 긴장되어 있음을 알 수 있다.

치료

깨물근에 있는 통증유발점에 온열치료와 마사지 등의 물리치료를 병행해서 깨물근이나 관자근의 탄성을 회복시켜주면 증상의 완화를 볼 수 있다. 급성인 경우에는 일회의 치료만으로도 효과를 볼 수 있지만, 대부분 일주일 이상은 치료해 주어야 한다.

만성 환자에게는 깨물근의 유발점에 국소마취제와 스테로이드를 소량 섞어 주사해야 하는 경우도 있고, 극히 만성화된 경우에 소량의 Botulinum Toxin주사는 더 좋은 효과를 발휘한다.

치과에서 구강 내에 착용시키는 보조기splint는 상하치아의 간격을 넓혀서 간접적으로 깨물근을 신장(stretching)시켜 주도록 고안된 것이라 생각되지만 치료기간이 너무 길다는 단점이 있다.

운동요법으로 입을 최대한 크게 벌리는 동작을 반복하면서 근육을 마사지해주면 치료기간을 단축시킬 수 있다.

03 얼굴신경마비(Facial nerve palsy)의 진단과 치료

입이 틀어지고 한쪽 눈이 잘 감기지 않으며, 한쪽 얼굴의 표정 짓기가 되지 않을 때 얼굴신경마비라 부르고 있지만 그 원인에 대해서는 여러 가지 이론만 있을 뿐 확실한 정설은 없다.

현대의학에서는 그 원인을 바이러스감염 때문에 생긴 것이라 설명하고, 치료는 다량의 steroid를 투여하거나, 항바이러스제를 투여하기도 한다. 그러나 치료를 받지 않고도 자연 치유되는 환자도 없지 않아, 자연치유된 환자마저 자기의 치료 덕분에 좋아진 것으로 오해하는 의료인들이 있다.

한의학에서는 반복된 침술에 의존하고 있고, 마취과적으로는 혈액순환을 개선시켜 신경의 변성을 막아 준다고 해서 반복적인 성상신경절차단(SGB)을 하기도 한다. 그러나 필자가 보기에 이제까지 소개된 치료법 중에는 얼굴신경마비를 완벽하게 치료할 수 있는 치료법은 있어 보이지 않는다.

얼굴신경은 운동신경과 감각신경의 두 가지로 이루어져 있는데, 얼굴신경 중 순수한 운동신경의 장애가 말초에서 생겼을 때 **Bell's Palsy**라 부르고, 대상포진처럼 수두바이러스(chicken pox virus)의 얼굴신경에 감염되어 생긴 것을 **Ramsay Hunt's Syndrome**이라 한다.

만일에 혀의 앞쪽 2/3에 맛을 구별하지 못하는 감각장애까지 겹쳤다면 이는 뇌 속에서부터 생긴 얼굴신 경의 장애를 의심해야 할 것이다.

발병기전

얼굴신경이 붓꼭지구멍(莖狀乳突孔; stylomastoid foramen)을 통해서 머리뼈 밖으로 나오는 출구에 두힘살근(顎二腹筋)의 뒤힘살(posterior belly of digastric m.)이 얼굴신경과 인접해 있다. 얼굴신경마비 환자의 신경주행을 추적해보면 두힘살근의 뒤힘살이 꼭지돌기(乳樣突起; mastoid process)에 부착하는

■ **얼굴신경과 두힘살근의 뒤힘살의 관계**

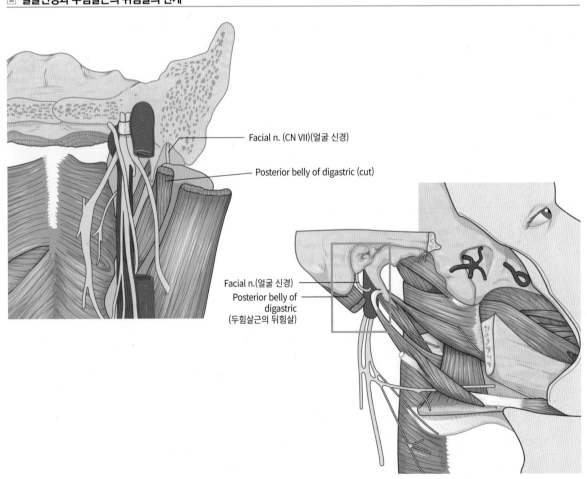

Facial n. (CN VII)(얼굴 신경)

Posterior belly of digastric (cut)

Facial n.(얼굴 신경)
Posterior belly of digastric
(두힘살근의 뒤힘살)

근처에서 비후(肥厚)되어 있거나 통증유발점이 생기면 얼굴신경을 압박하는 원인으로 작용하게 된다.

얼굴신경 압박의 초기엔 귓속이 아프거나 귀의 뒤쪽부근에 심한 통증이 있다가 점차 안면근육이 마비되면서 얼굴표정이 틀어지고, 눈물이 나오고 이마엔 주름살이 없어지게 된다.

얼굴마비의 발병 직전이나 초기에 귀 뒤쪽에 두통이 생기기도 하는데 그 이유는 얼굴신경 중의 뒤귀바퀴신경(後耳介神經; posterior auricular n.)이 흥분을 일으켜 귀바퀴근(耳介筋; auricular m.)을 긴장시켜서 통증을 일으켰던 것인데, 시간이 경과하면 신경이 마비되면서 통증은 없어진다.

대부분의 운동신경들은 오랫동안 압박되어 있다가도 원인만 제거해주면 쉽게 기능이 정상으로 돌아오지만, 얼굴신경은 치료시기가 늦어지면 완전 회복이 어렵다. 일반적으로 15일 이상 지나면 신경의 변성으로 후유증이 생기거나 영구적 장애로 남을 수 있다고 알려져 있으므로, 원인을 알지도 못한 상태에서 자연치유를 기다리며 그대로 방치했다가는 영원한 후유장애를 남길 수도 있다.

진단

증상으로 보아 뇌 속에 생긴 중추성 원인인지, 말초성 원인인지부터 먼저 가려야 한다. 중추성인 경우에는 마비된 쪽 이마에 정상적으로 주름이 잡히지만, 말초성인 경우에는 이마에 주름이 잡히지 않는 것이 특징이다. 그리고 얼굴신경이 뇌 속에서 장애를 일으켰을 경우에는 혀끝의 맛을 구별하는 능력까지 마비됨으로 구별이 가능하다.

말초성인 경우에는 촉진으로 귀 뒤에 있는 꼭지돌기 앞쪽의 바로 밑 부분을 압박해 보면 심한 압통을 호소하는 것을 볼 수 있다. 여기가 두힘살근의 뒤힘살이 꼭지돌기의 안쪽에 부착하는 점인데, 여기에 유발점이 생기면 얼굴신경을 압박하는 원인으로 작용한다.

치료

이 유발점에 일주일 간격으로 국소마취제와 스테로이드 주사를 해주고 물리치료를 해주어 압통이 없어지면 얼굴마비는 서서히 풀리게 된다. 얼굴신경의 차단이 아니고 신경의 압박을 풀어주는 신경치료라고 보는 것이 옳다. 이 치료점은 섬유화나 유착이 생기지 않은 경우에 해당하므로 Botulinum Toxin을 주사하면 반복주사를 하지 않고도 더욱 쉽게 풀어지게 된다.

만성화된 경우에는 치료 효과를 조급하게 기다리지 말고, 원인만 제거해주고 기다리다 보면 서서히 회복되는 것을 볼 수 있다. 조기치료를 받지 못한 대부분의 환자들은 외견상으로 완치된 후에도 수년 이상 자각증상으로 미세한 불편감을 가지고 있게 된다.

※ **안면경련(Facial Spasm)**이란 얼굴근육들이 본인의 의지와 상관없이 경련을 일으키는 상태를 말하는 것인데, 얼굴신경마비와는 반대로 운동신경인 얼굴신경이 비정상적인 흥분을 일으킨 상태라고 보여진다.

예전에는 그 원인이 밝혀지지 않아 안면신경의 출구인 붓꼭지구멍(stylomastoid foramen) 안에 바늘을 잠시 동안 꽂아두어 얼굴신경을 압박해서 일시적으로 마비시켰다가 회복되는 과정을 거치면서 몇 개월간의 증상완화를 보는 방법을 시행했었다.

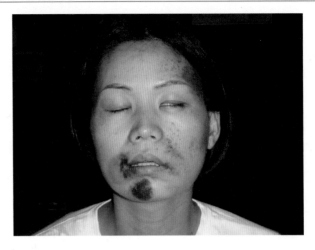

운동신경은 가볍게 압박당하면 오히려 흥분을 일으켜 근 경련을 일으키고, 과도하게 압박받으면 마비를 일으킨다. 얼굴신경차단법은 신경을 2주 내지 2개월간 완전히 마비시켰다가 서서히 회복되면서 얼굴신경의 기능이 정상으로 돌아오게 하는 치료 방법이다.

필자는 안면경련은 얼굴신경의 압박이 가볍게 생겼을 때 나타날 수 있는 증상으로 간주하고 얼굴마비의 치료와 같이 두힘살근의 뒤힘살에 있는 통증유발점에 국소마취제와 스테로이드 또는 Botulinum Toxin을 주사하여 신경의 압박을 풀어주어 어렵지 않게 치료 효과를 볼 수 있었다.

근년에 들어서 안면경련은 뇌간(腦幹; brain stem)에서 얼굴신경이 근처에 있는 혈관에 의해 압박받아 생기는 증상인 것이 알려지고, 치료법은 미세수술로 압박을 풀어줌으로써 좋은 효과를 보고 있다.

안면경련이나 가벼운 마비는 필자와 같이 두힘살근에서 치료해 보아도 효과가 없거나 재발되면, 뇌간에서 혈관에 의해 압박당했다고 생각하고 반복적인 신경차단에 의존하지 말고 수술을 권유하는 것이 좋을 듯하다.

04 얼굴의 통증과 신경장애

도르래위신경(滑車上神經; supratrochlear n.)의 장애에 의한 눈썹활사이(眉間)의 통증
증상 눈썹의 안쪽에서 이마 쪽으로 올라가는 통증으로, 주로 편측으로 잘 생긴다.
원인 도르래위신경(supratrochlear n.)은 삼차신경(trigeminal n.) 중 안신경(眼神經; ophthalmic n.)의 이
　　　마신경(frontal n.)에서 갈라진 가지로서 결막(conjunctiva)과 위쪽 눈꺼풀(upper eyelid)에 안쪽피부
　　　감각가지를 보내고 **눈썹주름근(皺眉筋; corrugator supercilii m.)**과 이마근(frontalis m.)의 밑으로

올라가 이마 아래쪽의 내측피부감각을 담당한다.

도르래위신경이 눈썹주름근의 밑과 안와궁(眼窩弓; orbital arch) 사이로 올라가다가 눈썹주름근에 있는 유발점에 의해 압박당했을 때 눈썹의 내측에서 이마로 올라가는 통증이 생긴다.

※ 눈썹주름근(皺眉筋; corrugator supercilii m.): 눈썹의 안쪽에 있는 작고 가느다란 삼각형의 근육인데, 눈썹활(眉弓; superciliary arch - 안와 가장자리 약간 위에서 미간으로부터 외상방으로 호를 그리는 융기)의 내측에서 시작하여 외측 상방으로 올라가 안와궁(orbital arch)의 중간 위쪽에 있는 피부의 깊은 곳에 부착된다. 기능은 눈썹을 아래와 안쪽으로 당겨 이마를 수직으로 주름지게 한다.

진단 눈썹의 안쪽 하방을 촉진해보면 심한 압통이 발견된다.

치료 초기에는 눈썹주름근을 가볍게 마사지해주어 강직을 풀어주면 통증이 없어지지만, 만성화된 경우에는 눈썹주름근에 직접 리도카인과 스테로이드나 Botulinum Toxin을 혼합해서 주사한다. 근육이 작기 때문에 약물은 0.3-0.5 cc 정도로 만들어가는 바늘을 사용해서 눈썹주름근에 직각방향으로 찔러 주사하고 물리치료를 해주면 통증은 금방 사라진다.

눈확아래신경(眼下神經; infra-orbital n.) 장애에 의한 통증

증상 눈 밑에서부터 코의 옆과 입 가장자리까지 통증이 있거나 감각장애를 느낀다. 때로는 윗니의 송곳니(犬齒; canine)에서부터 앞쪽이빨(切齒; incisor)까지 통증을 일으키기도 한다.

원인 위턱신경(上顎神經, V2; maxillary n.)의 가지인 눈확아래신경(infraorbital n.)의 감각신경분지는 눈확아래구멍(眼窩下孔; infra-orbital foramen)을 뚫고 나와 눈 밑에서부터 코의 옆과 입 가장자리의

■ **눈확아래신경과 윗입술올림근**

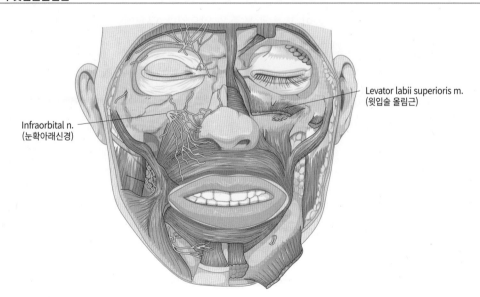

Levator labii superioris m.
(윗입술 올림근)

Infraorbital n.
(눈확아래신경)

감각을 맡고, 앞위이틀가지(前上齒槽神經; anterior superior alveolar n.)는 눈확아래관(infra-orbital canal)에서 위쪽 송곳니와 앞니 두 개의 뿌리에 감각을 담당한다.

피부감각신경이 피부로 나오는 눈확아래구멍(infra-orbital foramen)의 출구 근처에서 윗입술올림근(上口脣擧筋; levator labii superioris m.)에 있는 통증유발점에게 압박받으면 감각신경의 장애를 일으킨다. 그러나 신경이 어떤 원인에 의해 위턱뼈에 있는 터널 안에서 압박받으면 위쪽 송곳니와 앞니에까지 통증을 일으키게 된다.

> ※ 윗입술올림근(levator labii superioris m.): 눈확아래구멍의 바로 위쪽의 눈확(orbital fossa) 가장자리와 부분적으로는 위턱뼈, 광대뼈에서 기시하여 입술가장자리에 있는 입둘레근(orbicularis oris m.)에 부착된다. 얼굴신경 볼가지(buccal br.)의 지배를 받으며 윗입술을 올려주는 역할을 한다.

진단 눈확아래구멍의 주위를 가볍게 촉진했을 때 심한 통증이 있으면 강직이 있는 윗입술올림근에 의해 눈확아래신경이 압박당한 것을 알 수 있다. 위쪽송곳니를 두드려보아 통증이 악화되면 상악골의 눈확아래관 안에서 신경의 통로가 막혀있음을 의심할 수 있다.

치료 피부감각분지의 장애만 있는 경우에는 윗입술올림근에 있는 압통점을 치료해주면 쉽게 통증 치료가 된다. 치아의 감각신경장애가 동반되었을 때에는 눈확아래구멍 속으로 25 G 주사침을 찔러 넣어 터널 안에 소량의 스테로이드를 혼합한 국소마취제를 주입하면 즉시 통증이 없어지는 것을 볼 수 있다.

광대관자신경(觀骨側頭神經; zygomatico-temporal n.)장애에 의한 옆머리(側頭)통증

증상 옆머리 부분 앞쪽에 통증이 있고, 편측으로 있을 때에는 일종의 편두통으로 생각되기도 한다.

원인 위턱(上顎; V2)신경에서 나오는 광대관자신경(觀骨側頭神經; zygomatico-temporal n.)이 눈가장자리와 눈썹가장자리사이의 외측으로 2 cm가량 떨어진 곳에서 피부로 나오다가 긴장된 관자근(temporal m.)에 의해 압박당하면 관자놀이 부분에 통증을 일으킨다. 구체적인 이유는 알 수 없지만 질긴 음식을 오래 씹다 보면 관자근이 긴장하거나 통증유발점을 형성하는 것으로 추측된다.

진단 광대관자신경과 관자근이 교차하는 지점을 촉진해보면 관자근의 앞쪽 부분에 굳어있는 압통점을 발견하게 된다.

치료 관자근과 광대관자신경이 교차하는 부위의 관자근에 소량의 국소마취제를 주사하고 마사지해주면 통증은 쉽게 완화된다.

광대얼굴신경(觀骨顔面神經; zygomatico-facial n.) 장애에 의한 통증

증상 광대뼈(zygomatic bone) 부분의 감각신경장애로 피부감각이 무뎌지거나 이상감각을 느끼거나 통증이 있을 수도 있다.

원인 광대뼈 주위의 피부감각을 맡고 있는 신경이 삼차신경의 위턱신경(maxillary n.; V2)에서 나오는 광대

얼굴신경인데, 광대뼈의 상부외측부분에서 광대뼈에 있는 구멍을 통해 피부로 나온다. 광대얼굴신경의 출구가 어떠한 원인에 의해 막히는 일이 생기면 이러한 증상을 일으키게 된다.

진단 광대뼈의 외측가장자리 앞에 있는 광대얼굴신경의 출구를 만져보면 압통이 느껴진다.

치료 촉진으로 광대뼈에 있는 신경의 출구를 찾아 여기에 소량의 스테로이드를 혼합한 국소마취제를 주사해주고 물리치료를 해주면 쉽게 치료된다.

눈꺼풀경련(안검경련; blepharospasm) 및 얼굴근육 파동증(facial myokymia)

증상 눈꺼풀이나 얼굴 근육의 일부분이 불규칙적으로 미세하게 떨리는 증상을 말한다. 긴장하면 증상이 더 심해지기도 하기 때문에 심리적인 병으로 오인하기도 한다.

원인 얼굴(顔面)신경이 머리뼈(頭蓋)에서 붓꼭지구멍(莖乳突孔; stylomastoid foramen)을 통해 빠져나오자마자 두힘살근(顎二腹筋; digastric m.)의 뒷힘살(後腹; posterior belly) 밑을 지나게 된다. 두힘살근이 긴장하여 가볍게 얼굴신경을 압박하면 신경이 흥분을 일으키면서 그 지배받는 근육을 자극하여 눈꺼풀이나 얼굴근육들을 불수의적으로 움직여주게 된다.

진단 귓바퀴의 뒤쪽과 꼭지돌기(乳樣突起) 아래 사이에 있는 근육을 촉진해서 비교해보면 환측에 더 심한 압통과 근육이 굳어져 있음을 알 수 있다.

치료 얼굴신경마비와 같이 두힘살근의 뒤힘살을 치료해 준다.

앞이마에 있는 통증(forehead pain)

증상 앞이마 쪽과 두피의 앞쪽 부분이 긴장하면서 팽팽하게 당기거나 조이는 통증이다.

원인 이마근(前頭筋; frontalis m.)이 긴장하면서 눈확윗신경(眼窩上神經; supraorbital n.)을 조이면서 생기는 통증이지만, 주 원인은 얼굴신경의 뒷머리가지(occipital br.)가 머리널판근(頭板狀筋; splenius capitis m.)에게 압박당해서 흥분을 일으켜 뒷머리근(後頭筋)을 긴장시키면, 그 연장선상에 있는 이마근을 잡아당기면서 생기는 통증이다.

진단 그 원인을 앞이마에서 찾지 않고 꼭지돌기 후하방의 머리널판근에 있는 통증유발점을 찾는다. 머리널판근의 유발점은 혈관성두통을 일으키기도 하지만, 뒷머리근(後頭筋; occipitalis m.)을 지배하는 얼굴신경의 가지를 압박해서 앞이마와 안구에 통증을 일으키기도 한다.

치료 꼭지돌기 후하방에 있는 머리널판근의 유발점에 주사해주면 즉시 통증의 완화를 보게 된다. 간혹 이 통증의 기전을 잘못 알고 있는 사람들이 앞이마 쪽에서 눈확윗신경(眼窩上神經)을 직접 차단하는 경우가 있는데, 이는 뒷머리 통증 환자에게 큰뒤통수신경(大後頭神經)을 차단해서 감각마비를 일으키는 것과 같이 치료의 의미는 없다.

05 목덜미와 어깻죽지 통증의 진단과 치료의 실제

뒷목덜미가 뻣뻣하고 어깻죽지가 무겁고 뻐근하며 목을 전후좌우로 움직이기가 불편하다는 환자들이 많고, 그 숫자는 날로 더 늘어가고 있다. 그들의 대부분은 통증이 있는 목과 어깻죽지부위에 습포제를 부착하거나, 지압, 안마, 침, 부항, 뜸을 뜨거나, 요즘에는 그곳에 IMS, prolotherapy(인대증식요법)까지 하고 있지만 완치효과를 본 일은 없었다.

필자는 치료 방법들의 효과 유무와는 상관없이 대부분 그 통증의 원인을 알지 못해, 치료 점을 잘못 선정했기 때문이라고 생각되어 그 통증의 원인과 치료 점을 찾아 소개한다.

대부분의 환자들은 이러한 증상들을 병이라 여기지 않고, 단순피로나 근긴장 또는 스트레스에 의한 근육통 정도로 여기고 있다. 간혹 급성환자의 경우에는 잠자는 자세가 잘못되어 생기거나 작업자세가 나빠서 생긴 통증이라 생각하기도 한다.

이러한 통증은 육체노동자보다는 정신근로자에게 많은데, 컴퓨터의 도입으로 운동량은 적어지고, 정신집중을 많이 해야 하는 사무직종사자에게 더 많이 발생하고 있다. 근년에 들어서는 스마트폰의 보급으로 어린 청소년까지 고개를 숙이고 한곳에 시선을 집중하고 있기 때문에 환자의 숫자는 더욱 늘어 날 전망이다.

컴퓨터를 많이 사용하는 사람들에게 많다보니 **단말기증후군(VDT syndrome)**이란 별명까지 붙이고 있지만 컴퓨터와 직접 관련이 있는 통증은 아니다. 최근에는 컴퓨터를 오래 사용하면 77% 이상이 이러한 증상이 온다고 얘기하는 의사도 있었지만, 그 통증의 기전은 설명하지 못하고 있다.

이런 증상을 가진 환자들에게 **근-근막통증증후군**이라는 진단을 붙여주고 환자들이 아프다고 호소하는 부위에 물리치료를 하거나 다발적으로 국소마취제를 주사하고 있는데, 이러한 진료행위들은 한결같이 이 통증의 기전을 알지 못하는 데서 나온 것이다.

이러한 증세가 한쪽으로 올 때는 목 틀어지는 병(斜頸; Torticollis)이라 부르고 있지만 대부분 그 발생기전도 알려져 있지 않다. 간혹은 X선이나 MRI 소견에 의해 다발성경추추간판탈출증이라는 진단을 내리거나, 경추의 **직선화** 자체를 원인으로 진단하는 경우도 있다.

X선 소견에 목뼈의 직선화가 있으면서 앞으로 기울어 있으면 "거북목증후군(turtle neck syndrome)"이라는 병명을 붙이고 있지만, 그 원인의 규명이나 치료법이 제시된 바 없다.

이러한 환자들에게 통증클리닉 의사들이 가장 많이 하고 있는 치료 방법은 경추경막외강차단(cervical epidural block)이나 IMS가 아닌가 생각된다.

통증의 기전

목에는 좁은 공간에 신체 각 부위로 분포되는 신경들이 많이 밀집해 있기 때문에, 여러 부위에 통증을 일으킬 수 있는 요소들을 많이 가지고 있다.

이웃나라의 어느 의사는 자신의 저서에서 변형성경추증(cervical spondylitis deformans), 경추추간판탈출증(cervical HNP), 경추후관절증후군(cervical facet syndrome), 외상성경추증후군(traumatic cervical spondylopathy), 흉곽출구증후군(thoracic outlet syndrome) 등을 이 통증의 원인으로 지적하였다. 또한 많은 의사들이 그렇게 생각하고 있는 것 같지만, 실제로 이것들은 목덜미와 어깻죽지의 통증과는 아무런 관계없는 병명들이었다.

뒷목덜미의 통증은 어깨올림근(肩胛擧筋; levator scapulae m.)에 있는 긴장성 통증이고, 어깨부위에 있는 통증은 등세모근(僧帽筋; trapezius m.)에 있는 긴장성통증이었다.

그 원인은 어깨올림근과 등세모근의 운동신경인 등쪽어깨신경(肩胛背神經; dorsal scapular n.)과 척추더부신경(脊椎副神經; spinal accessory n.)들의 과도한 흥분 때문이었다.

▣ 목뼈의 거북목증후군 현상

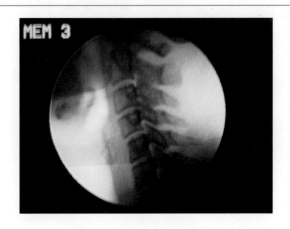

▣ 척추더부신경의 시발점

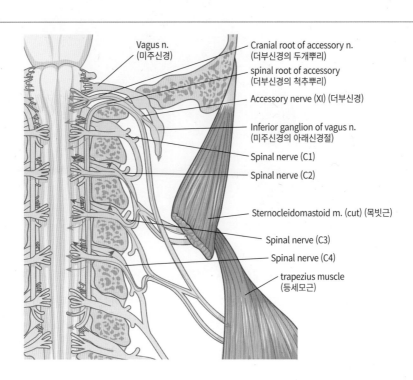

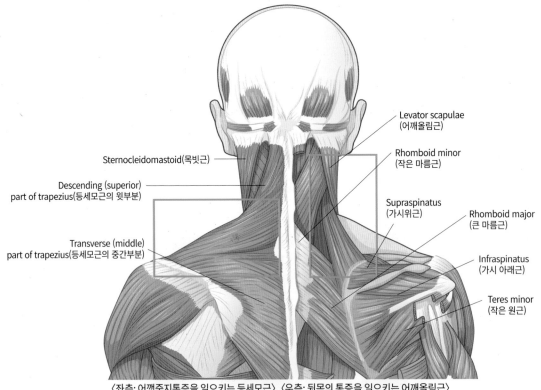

Levator scapulae
(어깨올림근)

Sternocleidomastoid(목빗근)

Rhomboid minor
(작은 마름근)

Descending (superior)
part of trapezius(등세모근의 윗부분)

Supraspinatus
(가시위근)

Rhomboid major
(큰 마름근)

Transverse (middle)
part of trapezius(등세모근의 중간부분)

Infraspinatus
(가시 아래근)

Teres minor
(작은 원근)

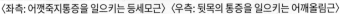

〈좌측: 어깻죽지통증을 일으키는 등세모근〉〈우측: 뒷목의 통증을 일으키는 어깨올림근〉

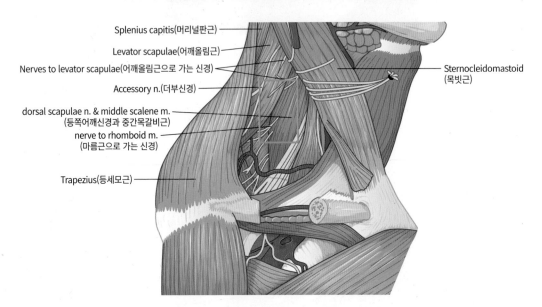

Splenius capitis(머리널판근)

Levator scapulae(어깨올림근)

Nerves to levator scapulae(어깨올림근으로 가는 신경)

Accessory n.(더부신경)

Sternocleidomastoid
(목빗근)

dorsal scapulae n. & middle scalene m.
(등쪽어깨신경과 중간목갈비근)

nerve to rhomboid m.
(마름근으로 가는 신경)

Trapezius(등세모근)

어깨올림근을 조절하는 등쪽어깨신경은 주행도중에 중간목갈비근(中斜角筋; scalenus medius m.)을 관통하고, 등세모근과 목빗근(胸鎖乳突筋; SCM m.)을 지배하는 척추더부신경은 꼭지돌기의 약 3 cm 하방에서 목빗근의 뒤쪽을 관통하거나 밑을 지나게 된다.

중간목갈비근이나 목빗근에 있던 통증유발점들이 활성화되면 이 근육들을 관통하고 있던 신경들을 압박하게 된다. 이 운동신경들이 압박받아 과도하게 흥분을 일으키면 자기들이 지배하는 근육들을 긴장시키면서 허혈을 일으켜 통증과 운동장애를 일으키게 된다.

이 근육들에 유발점이 생기는 것은 직업적으로 책상 앞에 앉아서 생활하는 사람들이 평소에 목근육의 유연성 운동을 하지 않았기 때문에 근육의 탄력이 떨어져 생기는 것이다.

진단

X선 소견상에 목뼈의 직선화를 보이고 있는데, 그러한 소견은 나타난 결과일 뿐 통증의 원인을 설명하는데 도움이 되지 못한다. 목뼈의 직선화를 일으키는 원인은 목 뒤에 있는 어깨올림근이 등척성 긴장(isometric contraction)을 일으키면서 목뼈를 뒤에서 작대기처럼 받치고 있기 때문이다.

이 통증의 진단은 객관적 검사로는 할 수 없고, 오직 손가락으로 촉진해야만 확인 가능할 뿐이다. 이 통증의 원인은 환자가 아프다고 호소하는 부위에 있지 않고 목의 옆쪽에 있는 중간목갈비근과 목빗근에 있다.

중간목갈비근의 통증유발점은 제5번 목뼈 가로돌기(橫突起; transverse process)의 뒤결절(後棘; posterior tubercle)부위에 있고, 목빗근(SCM m.)의 통증유발점은 꼭지돌기(乳樣突起; mastoid process)에서 복장뼈(胸骨; sternum) 방향으로 약 3 cm 아래쪽에 있다.

치료

각 통증유발점에 3-4 mL의 국소마취제를 주사해주면 즉시 증상의 완화를 볼 수 있다. 중간목갈비근의 통증유발점은 등쪽어깨신경의 치료점이 되고, 목빗근의 통증유발점은 척추더부신경(spinal accessory n.)의 치료점이 된다. 마취과적으로는 신경차단이라는 용어를 사용하고 있지만 신경차단이 아니고 신경의 억압을 풀어주는 주사이고, 이 주사는 진단의 마지막 단계이자 치료의 시작이라 할 수 있다.

압통점에 있는 통증이 없어질 때까지 통증유발점의 치료법에 따라 물리치료를 하면서 마사지해준다. 만

▦ **우측 척추더부신경의 주사치료**

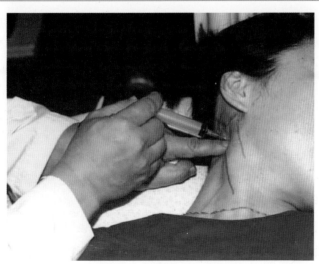

성화된 경우에는 국소마취제의 반복주사보다는 스테로이드나 Botulinum Toxin을 혼합주사하면 효과의 극대화를 얻을 수 있다.

치료점의 선정이 잘못되면 치료 효과를 전혀 얻을 수 없고, 약물이 과다 투여되면 더부신경이나 등쪽어깨신경이 직접 차단되어 일시적인 운동장애를 일으켜 목의 균형 잡기가 힘들어지는 수가 있지만 국소마취제의 약효가 없어지면 쉽게 회복된다.

06 목뼈의 채찍손상(鞭打損傷; whiplash injury of cervical spine)의 진단과 치료

자동차의 숫자가 늘어나면서 도회지에서 일어나는 교통사고는 사소한 접촉이나 추돌(追突)사고에 의한 교통사고가 많아지고 있다. 교통사고 후에는 목덜미가 아프고 뻣뻣하며 목운동이 불편하고, 어깻죽지가 무겁고 뻐근하다는 환자가 많이 생겨났다.

통상적으로 이들에게 채찍손상(whiplash injury)이라는 진단을 붙이고 있으나, 대부분 경추의 염좌(捻挫; sprain), 즉 척추 뼈를 연결하고 있는 인대의 손상 정도로 취급되고 있다. 손상의 기전이 알려진 바 없어 치료원칙이 없고, 각자의 경험에 의존하고 있을 뿐이다. 때문에 많은 부상자들이 방치되거나 잘못 치료되고 있고, 심지어는 꾀병환자로 취급당하기도 한다.

대부분의 의료기관에서는 교통사고로 목 부상을 입으면 X선 소견으로 척추의 골절이나 탈구(dislocation)만을 찾고자 노력하고 뼈에는 이상이 없다는 진단을 내리고 있다.

목뼈의 인대와 피막조직들은 약간의 탈구를 일으킬 정도까지는 정상적으로 움직일 수 있는 허용치를 가지고 있어, 이 허용치를 넘어서야 염좌(sprain)나 아탈구(亞脫臼; subluxation) 정도의 손상이 있을 수 있다.

증상만 있고 객관적인 소견이 없을 때 정확히 어느 조직에 손상이 있는지를 밝히지 못한 상태에서 치료는 대부분 대증요법에만 의존하고 있다.

일본의 어느 의사는 "통증해방"이라는 자신의 저서에서 채찍손상(whiplash injury)이란 없다고 주장하고 있다. 소위 채찍증이라는 것은 언론에서 선동하고 있는 병명으로서, X-ray나 MRI 등에 나타나지 않고 신경기능에도 이상이 없는 경추의 가벼운 염좌(sprain)라고 얘기하고 있다.

증상과 발생기전

채찍손상 환자의 공통적인 호소는 목덜미와 어깻죽지의 통증과 근육이 굳어지는 증상이었는데, 뒷목덜미의 통증은 어깨올림근(肩胛擧筋; levator scapular m.)의 긴장성통증이고 어깻죽지의 통증은 등세모근(僧帽筋; trapezius m.)의 긴장성통증이었다.

어깨올림근과 등세모근의 긴장은 이들을 지배하는 운동신경인 등쪽어깨신경과 더부신경이 중간목갈비근(中斜角筋)과 목빗근(胸鎖乳突筋)을 통과하다가 이 근육들에 의해 포획을 당해서 흥분을 일으켜 2차적으로 생기는 것임을 알 수 있었다.

평상시 잠복해 있던 유발점들이 활성화를 일으켜 증상을 나타내는 경우가 많고, 약화되어 있던 근육들이 자동차의 후방추돌로 채찍손상을 당해 근섬유들이 파열을 일으켜 유발점을 형성해서 통증을 일으키는 수도 있다.

추돌사고 직후에 통증이 생겼다면 잠복해있던 통증유발점이 활성화되어 나타난 것이고, 시간이 경과한 후에 생긴 통증이라면 후방추돌로 근섬유들이 손상받아 통증유발점을 형성해서 생긴 것이라고 보아야 할 것이다.

진단

촉진으로 제5번 목뼈가로돌기(transverse process; 橫突起)의 뒤결절(posterior tubercle; 後棘) 근처에서 중간목갈비근에 있는 통증유발점과 목빗근의 꼭지돌기에서 3 cm 하방에 있는 통증유발점을 찾아낸다.

치료

중간목갈비근과 목빗근에 있는 통증유발점에 국소마취제를 3-4 mL가량 주사하고 물리치료를 한다. 급성 손상 환자의 경우에는 단 1회의 치료로 증상의 완화를 볼 수도 있다.

객관적으로 규명이 되지 않은 경추의 염좌나 아탈구가 있을 수 있으므로 손상초기에는 통증이 없어졌더라도 목뼈의 불안정성이 없어질 때까지 목 보호대 착용으로 목을 보호해주거나 목뼈를 견인시켜주어 눈에 보이지 않는 신경의 손상을 예방해주어야 한다.

07 어깨관절통증(Shoulder Joint Pain)의 진단과 치료 4가지

어깨관절이 아파서 활동이 불편하고, 아프고 불편해서 어깨를 움직이지 않아 어깨관절이 굳어지는 어깨관절장애를 한국이나 일본에서는 통상적으로 오십견(五十肩)이라 부르고 있다. 영어를 사용하는 나라에서는 동결견(frozen shoulder)이라 부르고 있다. 교과서에는 외상에 의하지 않는 어깨통증은 퇴행성으로 간주하고 있고 이에 따른 여러 가지 치료법들이 소개되고 있다.

많은 환자들이 아프다고 느끼는 부위에 습포제 부착, 침술, 물리치료를 받고 있으나, 오히려 어깨관절의 통증이 더 심해지거나 굳어져 못쓰게 되는 경우까지 생긴다. 대부분의 환자들이 정형외과나 재활의학과에서 치료받고 있지만 완치되지 않는 것을 보면, 아직까지 이들 진료과에서도 이 통증에 대한 체계적인 이론이 세워져 있지 않은 것 같다.

마취과적으로는 반복적인 어깨위신경차단(肩胛上神經遮斷; SSNB)을 많이 해주고 있는데 실제로는 그 적응대상이 별로 많지 않다. 혈액순환을 개선시킨다고 해서 별신경절차단(星狀神經節遮斷; SGB)을 시행한다고 하는데 아무런 의미가 있어 보이지 않는다.

객관적소견이 없는 어깨통증을 객관적으로만 찾으려 하다가 통증의 원인이나 그 기전을 밝히지 못한 상태에서 대증요법에만 의존하고 있기 때문에 치료 효과를 보지 못하는 것이다.

작은원근(小圓筋; teres minor m.)의 장애에 의한 어깨통증

한국동란 시에 의약품이 부족했던 군의무실에서는 복통을 가진 병사에게 위생병들이 복벽에 외상환자의 상처소독제로 쓰이던 약품을 발라주었다는 농담 같은 일이 있었다고 한다.

의료수준이 높아졌다는 현재까지도 그러한 형태의 진료가 행해지고 있다면 믿어지지 않을 것이나, 그러한 진료를 해주는 의사나 진료를 받은 환자 모두가 그 사실 자체를 모르고 있다는 것이 문제이다.

필자는 교과서적인 치료법을 떠나 다른 각도에서 견갑관절통증의 원인을 찾아 치료해줌으로써 탁월한 치료 효과를 볼 수 있었다.

증상

어깨의 통증 때문에 팔을 들어올리기(flexion)나 뒤로 당기기(extension)가 힘들고, 어깨관절의 내회전(internal rotation)이나 외회전(external rotation)이 어렵다. 급성으로 심하게 생긴 경우에는 팔을 뻗어 수평자세까지 올리지 못하는 경우도 있다.

초기에는 통증 때문에 운동이 불편했지만 만성화되면 어깨관절피막이 유착을 일으키거나 근육들이 위축을 일으켜 운동장애가 생긴다. 만성 환자는 운동을 하지 않는 취침 시에 통증이 더 심하다. 취침 시에는 통증이 있는 어깨를 아래로 하고 옆으로 누우면 통증이 심해 깊은 잠을 못자는 경우가 있다. 드물게는 삼각근 주위에 감각신경의 장애로 어깨관절 주위가 시리거나 차갑다는 호소를 하기도 한다.

통증의 기전

어깨관절통의 초기증상은 관절을 감싸고 있는 어깨세모근(三角筋; deltoid m.)의 긴장에 의한 허혈성통증이다. 그 원인은 어깨세모근의 운동신경인 겨드랑신경(腋窩神經; axillary n.)이 어깨돌림근(回旋筋介; rotator cuff) 중의 하나인 작은원근(小圓筋; teres minor m.)에 생긴 통증유발점에 의해 압박받기 때문이다.

겨드랑신경이 어깨세모근과 작은원근의 운동을 담당하고 있는데, 작은원근에 의해 압박받은 겨드랑신경이 흥분을 일으키면 작은원근을 더욱 긴장시켜 겨드랑신경과 작은원근 사이에 악순환의 고리(vicious cycle)를 형성하게 된다. 압박받아 흥분된 겨드랑신경의 지배를 받는 어깨세모근에 긴장과 허혈이 생겨 통증과 운동장애를 일으키게 된다.

취침 시에 통증이 심해지는 이유는 잠자는 동안에는 골격근들이 운동을 하지 않기 때문에 근육에 혈액순환이 부족할 수 있기 때문이다. 또한 옆으로 누워 자다보면 작은원근과 어깨세모근이 압박받아 겨드랑신경과 혈관(axillary circumflex a.)이 동시에 조여질 수 있는 기회가 많기 때문이다. 위팔 위쪽 바깥 감각신경(upper lateral cutaneous nerve of arm)과 혈관의 압박으로 어깨세모근 근처가 시리거나 차가움을 호소하는 경우도 생긴다.

진단

이학적 검사에서 능동적 외전(active abduction)과 능동적 외회전(active external rotation) 시 어깨에 통증이 있고, 수동적 내회전(passive internal rotation)을 할 때에 어깨뒤쪽에 통증이 심하다. 결정적인 진단은 환자를 엎드리게 하고 어깨뼈(肩胛骨; scapula) 바깥쪽 가장자리의 제일 상부를 촉진해서 작은원근(teres minor m.)에 있는 통증유발점을 찾는 것이다.

치료

작은원근에 생긴 통증유발점에 주사를 해준 다음 물리치료를 해준다. 주사 후에 겨드랑신경의 압박이 풀리면 곧바로 통증 완화와 기능의 정상화를 느낄 수 있다. 그러나 겨드랑신경이 직접 차단되면 어깨세모근의 기능이 마비될 수 있으므로 겨드랑신경을 직접 차단할 필요는 없다.

관절피막의 구축으로 관절운동의 제한이 있는 경우에는 수동적 운동(passive excercise)으로 외전(abduction), 내회전(internal rotation), 외회전(external rotation)을 시켜 운동범위를 늘려 주어야 한다.

이 치료법이 견갑관절통증 치료의 전부라 할 수는 없겠지만, 80% 이상의 통증이 이러한 기전에 의한 것이었고 치료에 효과가 있었다. 관절의 통증이 없어진 후에도 관절피막의 구축이 심해서 수동적 운동으로 관절운동범위가 늘어나지 않을 때에는 관절경(arthroscopy)을 이용해서 관절피막의 유착을 박리해주면

■ 견갑관절통증을 일으키는 겨드랑신경과 작은 원근과의 관계

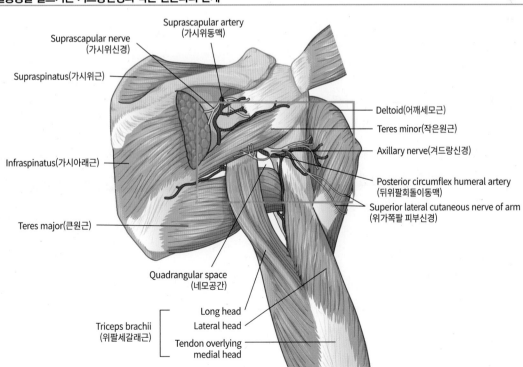

운동량을 늘려줄 수도 있다.

가시위근(supraspinatus m.)의 장애에 의한 어깨통증

어깨뼈(scapula) 위에 있는 가시위근(棘上筋; supraspinatus m.)의 긴장성통증유발점에 의해 어깨위신경(suprascapular n.)이 압박받아 가시위근과 가시아래근(棘下筋)을 긴장시켜 어깨관절통과 운동장애를 일으킨다. 이 경우에는 어깨위신경차단(肩胛上神經遮斷; SSNB)으로 효과를 보는 수도 있지만 소수에 한정될 뿐이다.

어깨위신경장애에 의한 증상의 기전

어깨위신경은 목뼈 5, 6번 신경뿌리로 이루어진 신경으로 견갑절흔(suprascapular notch)을 지나서 가시위근과 가시아래근의 운동기능을 담당하고, 일부의 감각분지가 견갑관절, 봉우리빗장뼈관절, 어깨위혈관에 분포되고 있다.

어깨위신경이 견갑절흔을 지나 가시위근의 밑을 지나는데, 가시위근에 통증유발점이 있으면 압박받아 신경과 근육 사이에 악순환의 고리를 형성하게 된다. 가시위근이 신경을 압박해서 신경을 흥분시키면 신경이 가시위근과 가시아래근을 더욱 긴장시켜 허혈성통증을 일으키고 근육의 긴장으로 운동능력이 떨어진다.

증상

이때의 증상은 어깨의 심한 통증보다는 가시위근의 긴장으로 팔을 수평상태에서 그 이상 들어 올리는 힘이 약화되거나 기능이 상실되어 있다. 팔을 수평 이상으로 올리려고 할 때 팔을 시술자가 누르면 어깨관절 부위에서 통증을 느끼면서 팔이 처지게 된다.

치료

가시위근에 국소마취제를 주사해서 근긴장을 풀어주면 자연스럽게 어깨위신경의 흥분이 가라앉으면서 힘이 돌아온다.

어깨위신경을 차단하기위해 신경자극기(nerve stimulator)나 초음파를 이용하는 경우가 있는데, 운동신경인 어깨위신경을 직접 차단하게 되면 신경기능의 마비로 팔을 올리는 힘이 더 떨어지게 된다. 어깨위신경을 직접차단하려고 노력하지 말고 가시위근의 통증유발점에 골고루 주사해서 근육의 긴장을 풀어주면 즉시 운동기능이 회복되는 것을 보게 된다.

위팔두갈래근건염(bicipital tendinitis)에 의한 어깨통증

어깨의 앞쪽에 생기는 통증에는 위팔두갈래근건염(二頭筋腱炎)에 의해 생기는 것도 있다.

직립자세에서 어깨운동을 많이 하게 되면 결절사이고랑(intertubercular sulcus)을 형성하는 위팔뼈의 큰 결절(greater tubercle)과 작은 결절(lesser tubercle)이 마모되어 결절사이고랑이 얕아지게 된다.

■ **견갑관절통증 환자의 작은 원근에 주사치료**

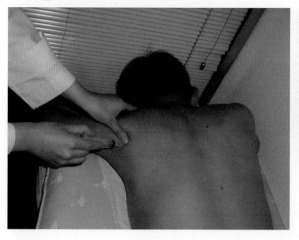 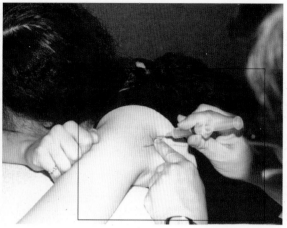

■ **어깨위신경과 가시위근, 가시아래근**

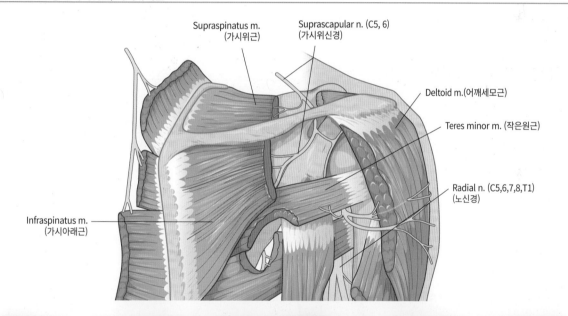

Supraspinatus m.
(가시위근)

Suprascapular n. (C5, 6)
(가시위신경)

Deltoid m.(어깨세모근)

Teres minor m. (작은원근)

Radial n. (C5,6,7,8,T1)
(노신경)

Infraspinatus m.
(가시아래근)

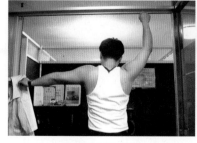
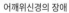
어깨위신경의 장애

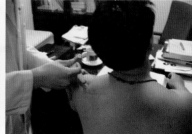
어깨위신경치료

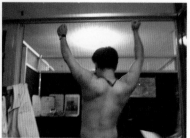
어깨위신경치료 직후에 팔올리기

　따라서 위팔두갈래근의 힘줄이 겉으로 노출되고 지속적인 장력(tension)을 받으면 힘줄에 퇴행성 변화나 부종이 생기면서 통증을 일으키는데, 직립생활을 하는 인간에게만 생길 수 있는 퇴행성장애라 한다.

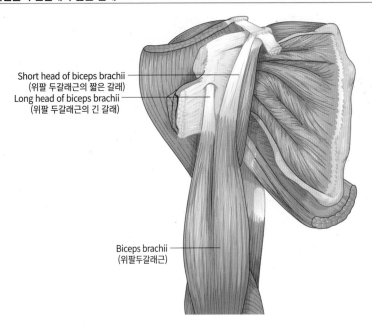

Short head of biceps brachii
(위팔 두갈래근의 짧은 갈래)
Long head of biceps brachii
(위팔 두갈래근의 긴 갈래)

Biceps brachii
(위팔두갈래근)

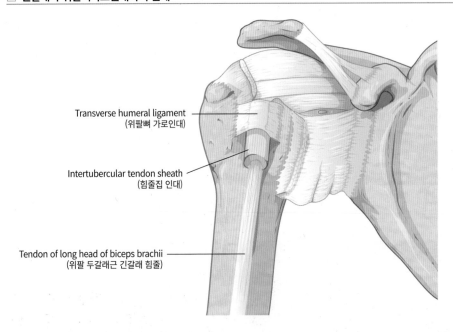

Transverse humeral ligament
(위팔뼈 가로인대)

Intertubercular tendon sheath
(힘줄집 인대)

Tendon of long head of biceps brachii
(위팔 두갈래근 긴갈래 힘줄)

그러한 퇴행성 변화가 아니더라도 윗팔두갈래근(brachial biceps m.)의 긴 갈래(long head)가 위팔뼈 가로인대(transverse humeral ligament)의 밑으로 지나는데 위팔뼈가로인대가 손상 후에 염증과 유착을 일으키면 그 밑으로 지나가는 힘줄과 힘줄 집을 압박하여 염증과 부종을 일으켜 어깨 앞쪽에 통증이 생기는 수가 있다.

진단은 환자를 똑바로 눕힌 상태에서 팔을 90도 정도 외전과 외회전시켜 놓고 윗팔뼈의 상단에서 이두근고

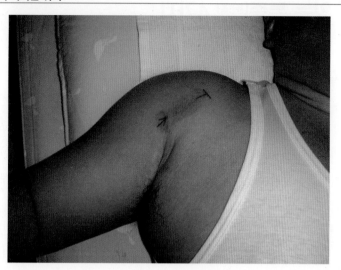

랑(bicipital groove)을 촉진해보면 압통과 함께 부어있는 긴갈래힘줄과 힘줄 집을 만질 수가 있다.

치료는 힘줄과 힘줄 집 사이에 주사해주고 물리치료를 해주어 힘줄의 억압을 풀어주거나 부종을 가라앉혀주면 쉽게 치료될 수 있다.

어깨세모근육아래 활액낭염(subdeltoid bursitis)

가장 드문 경우에 해당하지만 어깨세모근(三角筋) 자체 때문에 어깨관절에 통증을 일으키기도 한다. 겨드랑신경(腋窩神經)의 장애로 어깨세모근(三角筋)이 장기간 긴장해 있거나 근육이 직접 손상받아 굳어있게 되면 어깨세모근이 기시부 중의 하나인 어깨관절의 봉우리(肩峰; acromion)를 잡아당겨 골막자극으로 인한 어깨통증을 일으킨다.

흔히 삼각근하활액낭염(subdeltoid bursitis)이라고 부르고 있지만 그 실체는 있어 보이지는 않는다. 어깨세모근이 오랫동안 굳어있다 보면 2차적으로 유발점으로 작용하여 근육의 골막을 당겨서 생기는 통증일 뿐이다.

진단은 어깨세모근에 딱딱하게 굳어져 띠(band)처럼 만져지는 부분을 촉진으로 확인한다.

치료는 통증유발점주사법에 의해 굳어져 있는 어깨세모근을 찾아 국소마취제와 스테로이드를 혼합해서 주사해주고 물리치료해서 근긴장을 풀어 준다.

08 가슴에 있는 통증(胸痛) 4가지

가슴앞쪽에서 바깥쪽으로 뻗치는 흉통

증상

가슴에 직접 외상을 받은 일이 없는데 한쪽 가슴의 바깥쪽이나 등 쪽까지 결리고 쑤시며, 크게 숨 쉬거나 기침을 하면 통증이 더 심해지는 경우가 있다. 대부분의 환자들은 갈비뼈(肋骨)의 골절을 걱정하지만 X-ray촬영을 해보아도 이상소견을 찾을 수 없고, 가슴이 아프다는 것 외에는 특정부위에서 객관적인 소견을 발견할 수 없다.

간혹 한쪽 가슴의 통증 때문에 심장병(heart disease)을 의심하여 심전도검사(EKG check)까지 해보지만 그 원인은 나오지 않는다. 모든 환자가 골프와 관련되는 것은 아니지만, 골프 인구가 늘어가고 있는 근래에 들어서는 골프 초보자에게서 많이 발생하는 것을 보기도 한다.

더러는 운동하다가 넘어진 후에 흉통이 생기면 갈비뼈골절을 의심하기도 하지만, X-ray상에 골절이 없다는 것 외에는 그 확실한 원인을 설명해주지 못하는 경우가 많다.

이 통증을 갈비사이근(肋間筋; intercostal m.)의 손상 때문에 생긴 것이라고 설명하는 의사들도 있지만, 이 통증의 기전을 이해하지 못한 데서 나온 얘기이고 갈비사이근과는 전혀 관계없는 통증이다.

통증의 발생기전

이 통증은 가슴의 앞쪽에서 옆-뒤쪽으로 뻗치는 경우가 많은데, 이러한 통증은 제1번부터 제9번 갈비뼈를 감싸고 있는 앞톱니근(前鋸筋; serratus anterior m.)의 긴장 때문에 생기는 통증이다.

앞톱니근은 위쪽 8-9개의 갈비뼈 위쪽가장자리에서 시작해서 어깨뼈(肩胛骨; scapula) 앞면의 등뼈 쪽 가장(thoracic vertebral side)자리에 부착되고, 기능은 어깨뼈를 아래쪽과 앞쪽으로 당겨준다. 앞톱니근들의 긴장은 이 근육들의 운동신경인 긴가슴신경(長胸神經; long thoracic n.)이 흥분을 일으킬 때 생기게 된다.

긴가슴신경은 목뼈 제5-7번 신경뿌리로 이루어져 있는데 제5-6번 신경뿌리는 목뼈에서 나와 중간목갈비근(中斜角筋; scalenus medius m.)의 아래 부분을 관통한 다음에 가슴앞쪽으로 내려간다. 제7번 신경뿌리는 빗장뼈(鎖骨; clavicle)의 아래를 지나 제5, 6번 신경뿌리와 합류한다.

긴가슴신경이 중간목갈비근의 하단을 관통하다가 중간목갈비근에 있던 통증유발점에게 조여지게 되면 신경이 흥분을 일으켜 앞톱니근을 긴장시켜 허혈성 통증을 일으킨다.

이런 가슴의 통증이 초보골퍼들에게 많은 이유는 초보자들이 골프연습을 할 때에 심한 헤드업(head up)을 자주 하게 되면 왼쪽의 중간목갈비근이 손상을 받는다. 그중에서도 중간목갈비근의 아래 부분에 유발점이 생기면 긴가슴신경을 조여서 흉통을 일으키게 된다.

간혹은 운동하다 넘어지고 나서 날짜가 한참 지난 다음에 흉통이 생기는 경우가 있는데 넘어지면서 손상받았던 중간목갈비근에 날짜가 지난 후에 통증유발점이 형성되어 긴가슴신경을 조이기 때문에 넘어진 직후보다 날짜가 한참 지난 후에 통증이 나타나는 것을 볼 수도 있다.

진단

환자들은 갈비뼈가 아프다고 호소하지만 정확한 통증의 위치를 설명하지 못하는 환자들이 많다. 촉진을 잘해보면 실제로 통증을 느끼는 곳은 갈비뼈가 아니고 갈비뼈를 감싸고 있는 앞톱니근(前鋸筋; serratus anterior m.)에 있는 통증임을 알 수 있다.

환자를 똑바로 눕히고 혼자서 윗몸일으키기 운동(active exercise)을 시켜본 다음, 환자의 목뒤를 손으로 받쳐주고 윗몸일으키기 동작(passive exercise)을 반복시키면서 가슴통증을 비교해 본다. 혼자서 운동할 때에는 통증이 심하지만 목뒤를 받쳐주었을 때에는 통증이 없거나 현저히 감소한 것을 알 수 있다.

이 검사로 가슴통증이 목 앞에 있는 근육의 긴장 때문에 생긴 것임을 알 수 있다. 환자를 똑바로 눕힌 상태에서 촉진해서 좌우를 비교해가면서 빗장뼈의 바로 위에 있는 중간목갈비근(scalenus medius m.)의 하단에 있는 통증유발점을 찾는다.

치료

환자를 똑바로 눕힌 상태에서 빗장뼈의 바로 위쪽에서 중간목갈비근의 아래 부분에 있는 통증유발점에 4 mL 정도의 국소마취제를 주사하고, 깊은 숨 들이마시기와 큰 기침을 시켜보거나, 혼자서 누웠다 일어나는 운동을 시켜보면 통증이 많이 완화되었음을 볼 수 있다.

계속해서 통증유발점의 치료법에 따라 치료를 해주면 수일 내에 완치될 수 있다. 다른 통증유발점에 비해 비교적 쉽게 풀려 통증 치료 효과도 높다.

▣ **긴가슴신경과 & 중간목갈비근, 앞톱니근의 관계**

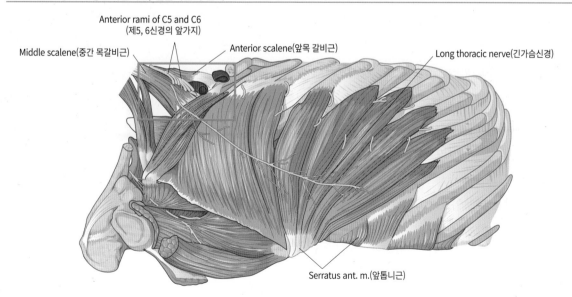

Middle scalene(중간 목갈비근)
Anterior rami of C5 and C6
(제5, 6신경의 앞가지)
Anterior scalene(앞목 갈비근)
Long thoracic nerve(긴가슴신경)
Serratus ant. m.(앞톱니근)

가슴 한가운데가 조여드는 흉통

서론

필자는 개원초기에 가슴의 한가운데에 통증이 있는 환자를 진료할 기회를 가졌는데, 이 통증은 복장뼈 (胸骨; sternum)에 부착되는 큰가슴근(大胸筋; pectoralis major m.)의 긴장으로 복장뼈에 생긴 통증으로 착각하고 큰가슴근을 치료하려다가 실패한 경험이 있었다.

가슴의 가운데가 아픈 사람을 보면 대부분 심장병(heart disease)이나 식도염(esophagitis), 위장병 (gastritis)을 의심하고, 심장이나 위장에 관계되는 검사를 하고 거기에서도 원인을 찾지 못하면 무차별적으로 각종 검사를 해보지만 그 원인을 밝히지 못하는 경우가 있다.

증상

환자 자신들의 표현에 의하면 증상이 나타나기 시작하면 한쪽 가슴에 통증이 있거나, 가슴중앙 (mid-sternal area)에 통증과 함께 가슴이 조여들어 숨쉬기도 불편하고, 심장이 조여들어 멈춰버릴 것 같은 느낌이 든다고 한다.

환자들은 흉곽의 내부 장기에 있는 통증인지 복장뼈에 있는 통증인지 구별하지 못하고, 숨을 크게 쉬거나 기침을 하면 통증은 악화된다. 한쪽 가슴의 통증을 호소하기도 하지만 양쪽으로 있을 때에는 가슴의 정중앙에 통증을 호소하기도 한다.

통증의 기전

가슴중앙에 있는 통증은 분명히 복장뼈에서 느끼는 통증이지만 복장뼈 자체의 병변에 의한 것이라기보다는 복장뼈의 양쪽에 부착된 큰가슴근들이 긴장을 일으켜 복장뼈 측면의 골막을 잡아당기면서 생기는 통증이다.

큰가슴근은 제2-6번 갈비뼈연골, 빗장뼈 안쪽 1/2의 앞, 복장뼈의 앞쪽 옆에서 기시하여, 위팔뼈(humerus) 큰거친면(greater tuberosity)의 능선(隆線; crest)에 부착된다.

신경은 팔신경얼기(上腕神經叢; brachial plexus)의 가쪽다발(外側索; lateral cord)에서 나오는 가쪽가슴신경(外側胸筋神經; lateral pectoral n.)이 위쪽을 지배하고, 안쪽다발(內側索)에서 나오는 안쪽가슴신경(內側胸筋神經; medial pectoral n.)이 아래쪽 큰가슴근을 지배한다. 큰가슴근의 기능은 위팔뼈를 내전(adduction), 굴곡(flexion) 그리고 내회전(medial rotation)을 담당한다.

직접손상이 없는 큰가슴근이 전체적으로 긴장될 수 있는 원인은 이 근육의 운동신경인 가슴신경(pectoral n.)의 흥분 때문이었고, 그 신경의 근원지인 팔신경얼기에서 원인을 찾아야 한다.

팔신경얼기는 앞목갈비근(前斜角筋; scalenus anticus m.)과 중간목갈비근(中斜角筋) 사이의 도랑 (groove)을 타고 내려오는데, 빗장뼈의 바로 위에 있는 앞목갈비근에 있는 통증유발점이 팔신경얼기를 압박하는 원인으로 작용하게 된다.

앞목갈비근(scalenus anticus m.)의 통증유발점이 팔신경얼기(brachial plexus)에서 위쪽에 위치하는

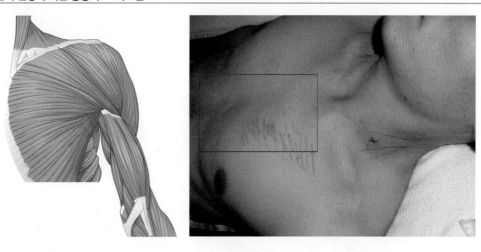

가쪽다발(lateral cord)을 압박하면 팔과 손이 저리게 되고, 그중에서도 가쪽가슴신경(lateral pectoral n.)이 압박당하면 큰가슴근을 긴장시켜 복장뼈 옆의 골막을 잡아당겨 가슴의 중앙에 통증이 생긴다.

고찰

큰가슴근을 지배하는 안쪽가슴신경(medial pectoral n.)은 작은가슴근(小胸筋; pectoralis minor m.)을 관통한 다음에 큰가슴근의 아래 부분에 분포된다. 작은가슴근에 강직성 통증유발점이 생기면 안쪽가슴신경의 포착을 일으켜 큰가슴근을 긴장시켜 가슴중앙의 아랫부분에 통증을 일으킬 수도 있다.

그러나 가쪽가슴신경(lateral pectoral n.)은 팔신경얼기(brachial plaxus)의 가쪽다발(lateral cord)에서 갈라져 나오는데 앞목갈비근에 통증유발점이 생기면 팔신경얼기가 함께 압박받기도 하지만, 그 단독으로 압박받아 증상을 일으키는 경우도 있다.

해부학적 고찰을 통해서도 가쪽가슴신경이 단독으로 앞목갈비근에 의해 압박당할 수 있는 기전은 설명할 수는 없지만 앞목갈비근의 통증유발점을 풀어줌으로써 복장뼈에 있는 통증이 쉽게 없어지는 것을 볼 수 있다. 대부분의 통증은 한쪽으로 나타나지만, 양쪽에 동시에 생길 때에는 가슴 한가운데가 조여지는 것 같은 통증이 생기게 된다.

진단

대부분의 환자들이 증상으로 보아 내과적인 병으로 생각하기에 내과적으로 각종 검사를 해보고 나서 몇 달이 지난 다음에 통증클리닉을 찾는 것을 볼 수 있다.

이런 환자들은 각종 내과적 검사인 심전도, 심장초음파, 흉추의 MRI, 위내시경을 마치고도 정확한 원인을 찾지 못하고 막연히 통증부위에 대증요법만을 받고 있었다.

복장뼈의 양측에 있는 큰가슴근을 촉진해보면 대부분 통증이 있는 쪽의 큰가슴근이 심하게 긴장되어 있음을 알 수 있었고, 드물게 양측에서 발견되기도 한다. 복장뼈의 양측 가장자리에 있는 큰가슴근을 촉

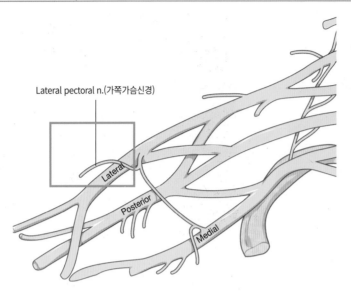

진해보면 전체적인 근긴장은 있어도 특정부위에 압통점이 없어 그 통증의 원인은 큰가슴근 자체에 있지 않음을 알 수 있다.

복장뼈 자체에 손상이 없는지 먼저 확인한 다음 빗장뼈의 바로 위에서 앞목갈비근을 촉진해서 통증유발점을 찾는다. 진단과 치료를 겸해 앞목갈비근에 있는 유발점에 0.5% 리도카인 4 mL를 주사해주고 바로 확인해 보면 시술받은 쪽이 금방 편안해졌음을 확인할 수 있다.

치료

예상했던 진단이 맞은 것으로 확인되면 해당 지점에 물리치료를 해주고 소염진통제와 근이완제를 투여해서 앞목갈비근에 있는 통증유발점을 풀어준다. 만성화된 경우에는 국소마취제의 약효가 지나면 다시 통증이 생길 수 있으므로 이때에는 스테로이드를 혼합하여 주사하거나 Botulinum Toxin을 약간만 혼합 주사해준다.

결론

가슴의 한가운데(mid-sternal area)에 있는 통증은 큰가슴근의 운동신경인 가쪽가슴신경이 양쪽 앞목갈비근에 의해 압박받아 생긴 것임을 알 수 있었다.

갈비뼈(ribs)의 아래쪽 측면(lower lateral side)에 있는 통증
증상

젖꼭지(乳頭; nipple)의 아래 바깥쪽 갈비뼈에 통증을 호소하는데, 환자들은 스스로 갈비뼈에 손상을 입어 갈비뼈의 골절을 의심한다. 이 부위는 갈비뼈와 갈비뼈를 연결하는 연골(costo-costal junction)로 이루어져 있어, 골절이 잘 생기지도 않을뿐더러, 만일에 골절이 있다고 해도 X선 검사에서 나타나지 않는 곳이다.

통증의 기전

배바깥빗근(外腹斜筋; external oblique abdominis m.)은 아래쪽 8개의 갈비뼈와 연골 부위에서 시작해서 복벽의 배곧은근(rectus abdominis m.)과 골반의 엉덩뼈능선(腸骨稜; iliac crest)에 부착된다. 이 근육이 손상받아 탄성을 잃으면 척추를 신전시키거나 회전시킬 때에 갈비뼈를 잡아당기기 때문에 갈비뼈의 하단에 통증을 일으킨다.

▣ **갈비뼈에 부착되는 배바깥빗근**

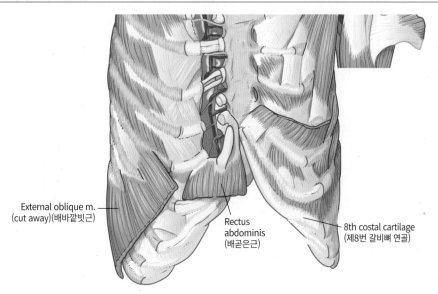

External oblique m.
(cut away)(배바깥빗근)

Rectus
abdominis
(배곧은근)

8th costal cartilage
(제8번 갈비뼈 연골)

▣ **갈비뼈의 통증과 배바깥빗근의 치료**

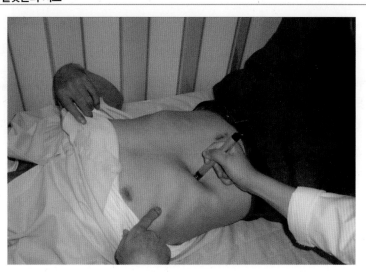

갈비뼈의 외상 때문에 생긴 통증이라면 날짜가 경과하면서 점점 완화를 보일 것이다. 그러나 배바깥빗근의 만성적인 손상이 누적되면 날짜가 경과할수록 근육이 점점 더 탄력을 상실하여 갈비뼈를 잡아당기기 때문에 통증은 점점 더 심해진다.

진단

환자를 똑바로 눕히고 배곧은근의 바깥쪽에서 갈비뼈의 바로 밑에 있는 배바깥빗근을 촉진해보면 통증이 있는 쪽의 근육이 반대편에 비해 심하게 굳어 있고 압통이 있음을 보게 된다. 배에 힘을 주어 혼자 누웠다 일어나는 운동을 반복시켜보면 통증이 심해지는 것을 보고도 알 수 있다.

치료

압통이 있는 배바깥빗근을 치료해서 근육의 긴장을 풀어주면 가슴에 있는 통증은 쉽게 사라진다. 특정 부위에 생긴 통증유발점이 아니라 넓은 범위에 생긴 근긴장이지만 갈비뼈의 밑을 따라 배바깥빗근의 주행에 수직방향으로 국소마취제를 주사하고 물리치료를 해주면 근긴장은 잘 풀어진다.

젖꼭지(乳頭)의 아래쪽 갈비뼈에 있는 통증

증상

앞쪽 가슴에서도 젖꼭지의 아래쪽에 있는 갈비뼈 근처에 국한되어 통증이 있다. 특별히 부상당한 일은 없고 분명히 통증은 갈비뼈의 아래 부분에 있지만 통증의 원인은 갈비뼈에 있지 않다.

기침이나 재채기를 할 때면 가슴이 심하게 결리고 누웠다가 혼자서 일어날 때에는 몹시 통증이 심하지만, X선 검사에서도 나오지 않고 통증이 있는 부위를 촉진해도 압통만 있을 뿐 그 원인이 확인되지 않아 진단하는데 어려움을 겪는 통증이다.

통증의 기전

복벽에 있는 배곧은근(腹直筋; rectus abdominis m.)은 골반뼈에서 시작해서 위로 올라가 복장뼈 옆의 제5번-제7번 갈비뼈에 붙는다. 상복부에 있는 배곧은근이 손상 후에 굳어지면 근육의 탄력이 떨어져서 근육이 늘어나야 할 때 늘어나지 못해 근육의 부착점인 갈비뼈의 골막을 잡아당기게 되어 아래쪽 갈비뼈에 통증이 생기는 것이다.

평소에 운동부족으로 탄력이 좋지 않던 근육이 윗몸일으키기, 골프연습, 테니스 등을 할 때 무리한 상체 회전운동을 하다가 복벽의 근육이 손상받아 굳어져 생길 수 있다고 사료된다.

진단

우선 통증을 호소하는 위치가 유두의 아래쪽 제5-7번 늑골에 있는가를 먼저 살펴본다. 먼저 환자 혼자서 누웠다가 일어났다 하는 운동을 반복시켜본다. 혼자서 움직일 때 가슴이 결리고 아프다고 하면 뒷목이나

■ 배곧은근의 유발점에 의한 하부갈비뼈의 통증

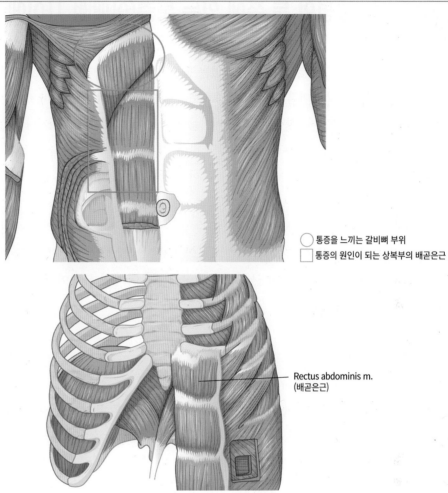

○ 통증을 느끼는 갈비뼈 부위
□ 통증의 원인이 되는 상복부의 배곧은근

Rectus abdominis m.
(배곧은근)

몸통을 받쳐주고 일으켜본다.

뒷목을 받쳐주었을 때 통증이 현저히 감소하면 목에서 이상이 생겨 가슴통증이 생긴 것이고, **몸통**을 받쳐주고 상체를 일으켰을 때에 통증이 감소하면 복부 근육에 이상이 있음을 짐작할 수 있다.

복부의 근육에 이상이 있는 것이 의심되면 환자를 눕혀놓고 통증이 있는 쪽과 반대편의 배곧은근을 비교해가며 촉진해보면 분명히 통증부위의 배곧은근에서 심한 압통을 발견할 수 있다.

치료

환자는 가슴 아래쪽이나 갈비가 아프다고 호소하지만 치료해야 할 곳은 상복부에 있는 배곧은근(腹直筋)에 있다. 배곧은근에 원인이 있을 때는 근육을 물리치료 해주어야 하며 물리치료로 잘 풀리지 않으면 근육을 풀어주기 위해 국소마취제와 스테로이드를 주사하기도 한다.

09 상세불명의 등 쪽에 있는 통증(어깨뼈 사이에 있는 통증)

아니 땐 굴뚝에 연기 날 리 없듯이 원인 없는 통증도 있을 수 없다. 원인도 모르게 어깨뼈(肩胛骨; scapula) 사이가 뻐근하거나 찢어질 것 같은 통증으로 고통받는 사람이 적지 않다.

이러한 증상에 대해 흔히 한방의료기관에서는 견비통(肩臂痛)이라고 하거나 담(痰)이 들었다고도 한다. 치료는 아픈 부위에 침을 놓거나 뜸을 뜨기도 하며, 때론 다발적으로 바늘을 찔러 나쁜 피를 뽑는다고 하기도 하지만 그 통증이 없어진 일은 없었다. 흔히 약국에서는 통상적으로 근육이 굳어졌다고 하며 습포제(patch)를 권해주고 있다.

환자 자신도 아픈 위치를 정확하게 지적할 수 없는 막연한 통증으로 머리를 숙이고 장시간 앉아서 글을 쓰거나 읽을 때에 주로 불편하고 취침 시에는 몸의 자세를 바꿀 때 통증 때문에 잠을 깨는 수가 많다.

물론 골격근에 있는 통증이지만 근육 자체의 고장 때문에 생긴 통증이 아니고, 운동신경의 장애로 인해 생겼기 때문에 신경통이라고 볼 수 있다.

해부학적 고찰

1) 중간목갈비근(中斜角筋; middle scalene m.)

아래쪽 6개 목뼈의 가로돌기(橫突起; transverse process)의 뒤결절(後棘; posterior tubercle)에서 기시하여 제1번 갈비뼈의 윗면에 부착되고 목신경들(cervical nerves)의 분포를 받으며, 제1번 갈비뼈를 들어 올리거나 목을 숙이고 돌리는 데 관여한다.

2) 마름근(菱形筋; rhomboid m.)

목덜미인대(項靭帶; ligamentum nuchae)의 아래쪽 부분과, 제7목뼈부터 가슴뼈(胸椎) 제5번까지의 가시돌기(棘突起; spinous process)에서 시작하여 어깨뼈(scapula) 뒷면의 척추 쪽 가장자리에 부착된다. 등쪽어깨신경의 지배를 받으며 어깨뼈의 안쪽 부위를 올려 어깨뼈관절오목(肩胛關節窩; glenoid fossa)을 아래쪽으로 회전시키는 작용을 한다.

3) 등쪽어깨신경(肩胛背神經; dorsal scapular n.)

목뼈 제5번 신경으로 되어 있으며 중간목갈비근을 뚫고 나와 어깨올림근(肩胛擧筋; levator scapular m.) 밑으로 내려와 마름근과 어깨올림근에 분포되는 운동신경이다.

편의상 마름근에 있는 통증을 등 쪽에 있는 통증이라고 표현했는데, 마름근은 어깨뼈의 운동에 관여하기 때문에 광범위한 의미에서는 **어깨통증**이라고 하는 것이 옳은 표현일 것이다.

통증의 발생기전

이 통증은 가슴뼈(胸椎; thoracic vertebrae)와 어깨뼈를 뒤쪽에서 연결하고 있는 마름근에 있는 것으로, 마름근의 운동신경인 등쪽어깨신경의 흥분 때문에 생긴 것이다. 등쪽어깨신경이 중간목갈비근을 뚫고 지나다가 중간목갈비근에 있는 통증유발점에 의해 조여지게 되면 흥분을 일으킨 신경이 마름근을 긴장시켜 근육에 허혈을 일으켜 생긴 통증이다.

마름근에 있는 통증을 Travell은 마름근에 있는 통증유발점 때문에 생기는 것이라고 설명하고 있다. Botulinum Toxin을 이용한 통증 치료의 시범을 보인 어느 미국의사도 마름근에 주사하는 것을 보았지만, 실제로 이 통증은 중간목갈비근이나 어깨올림근의 통증유발점 때문에 등쪽어깨신경이 압박받아 생기는 방사통(放射痛; radiating pain)인 것이다.

이런 통증이 초보골퍼에게 잘 생기는 이유는 초보자들은 골프연습하면서 반복적인 head-up를 함으로써 왼쪽 중간목갈비근에 손상을 주어 통증유발점을 형성하기 때문이기도 하다.

진단

중간목갈비근에 있는 유발점을 먼저 찾아야 한다. 환자를 바로 눕혀놓고 방패연골(甲狀腺軟骨; thyroid cartilage)의 측방을 따라 촉진해 가다보면 중간목갈비근과 등쪽어깨신경이 교차하는 곳에 유발점이 있다. 정확한 위치는 제5목뼈의 가로돌기의 뒤결절(posterior tubercle of transverse process) 근처로 중간목갈비근의 일부근섬유가 기시되는 점이다.

■ **등쪽어깨신경과 어깨올림근, 마름근**

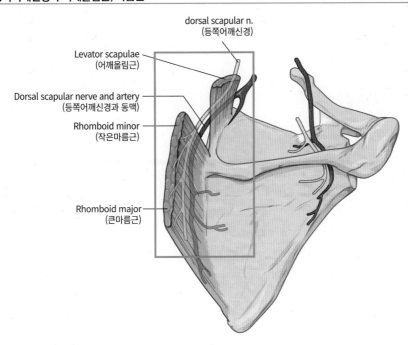

dorsal scapular n.
(등쪽어깨신경)

Levator scapulae
(어깨올림근)

Dorsal scapular nerve and artery
(등쪽어깨신경과 동맥)

Rhomboid minor
(작은마름근)

Rhomboid major
(큰마름근)

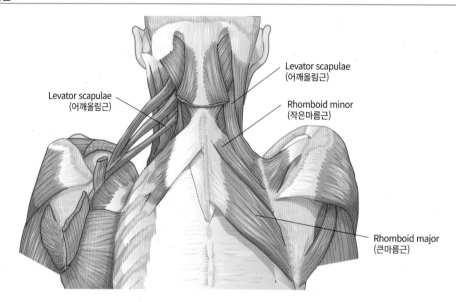

Levator scapulae
(어깨올림근)

Levator scapulae
(어깨올림근)

Rhomboid minor
(작은마름근)

Rhomboid major
(큰마름근)

■ 마름근의 통증에 어깨뼈의 가장자리를 따라 침술 치료받은 흔적

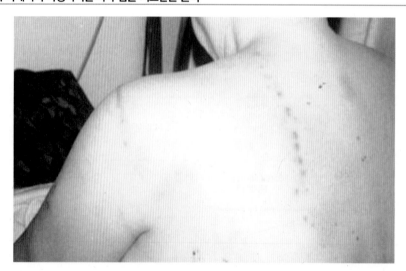

치료

중간목갈비근의 정확한 통증유발점에 4 mL의 국소마취제를 주사해주면 근이완이 되면서 즉석에서 통증 완화를 보게 된다. 이것으로 치료가 끝나는 것이 아니라 진단의 끝이고 치료의 시작이다. 유발점 주사 후에도 압통이 없어질 때까지 반복주사와 물리치료를 해준다.

※ 드물게는 어깨올림근이 어깨뼈(肩胛骨)에 부착하는 지점에 통증유발점이 생겨 마름근으로 가는 등쪽어깨신경을 압박하는 원인으로 작용하는 경우도 있다. 이때에는 어깨뼈의 안쪽상방에서 어깨올림근에 있는 유발점을 찾아 주사해주면 등쪽어깨신경이 쉽게 풀리게 된다.

10 목뼈추간판탈출증^(cervical HNP)의 진단과 치료

증상

어깨, 팔, 손이 아프거나 저리며 감각이상이 있고 근력이 떨어지면 목신경(頸椎神經; cervical nerve)의 장애를 생각할 수 있다. 그중에서도 대표적으로 꼽히는 것이 목뼈추간판탈출증(頸椎椎間板脫出症; cervical HNP)이다.

목신경은 모두 8개가 있지만 각각 기능이 다르기 때문에 신경장애가 있으면 그 위치에 따라 나타나는 증상이 다르다. 목뼈추간판탈출에 의한 신경증상은 제6, 7번 목신경근에 의한 것이 대부분을 차지한다.

목뼈 제5-6번 사이의 추간판탈출에 의한 증상은 **엄지(thumb)에 감각장애**가 있고, 제6-7번 사이의 추간판탈출에 의한 증상은 **검지(人指)와 중지(index & middle finger)의 감각장애**이며, 극히 드물지만 목뼈 제7번-흉추 제1번 사이의 추간판탈출에 의한 증상은 **약지와 새끼손가락(4th & little finger)에 오는 감각장애**가 대표적이다. 팔이 아프고 저리다고 모두가 목뼈추간판탈출증은 아니다.

진단

대부분 저리고 당기고 아픈 증세가 비슷해서 정확한 신경학적 검사에 의하지 않고서는 오진이 많을 수 있다. 단순 X선 소견만으로는 진단내릴 수 없고, 본인의 신경뿌리증상과 MRI 소견이 일치될 때에만 확진이 가능하다. 환자의 자각증상과 일치하지 않는 MRI 소견은 무의미한 것이다.

치료

대부분 보존요법으로 목 칼라착용으로 목을 고정시켜주면서 소염진통제와 근이완제를 투여하고, 목의 견인치료를 하기도 한다. 2주일 정도 치료 후에도 증상의 개선이 없으면, 수술을 고려한다고 한다.

통증클리닉에서는 목뼈추간판탈출이라고 의심되면 모든 치료에 앞서 진단과 치료를 겸해서 경막외강주사를 시행한다. 스테로이드 30-40 mg을 혼합한 0.5% 리도카인을 8 mL가량 경막외강에 주사한다. 이 차단법의 적응대상 환자에게는 즉시 증상의 개선효과를 볼 수 있어, 목뼈추간판탈출의 확인과 치료까지 겸할 수 있는 유일한 방법이라 할 수 있다.

적응대상이 된다고 생각되면 경막외강주사를 최후의 수단으로 미루지 말고 최우선적으로 시행하는 것이 좋다. 경막외강주사에 효과가 없을 때에는 더 이상 보존요법에 의존하거나 반복차단하지 말고 수술요법으로 그 원인을 제거해야만 할 것이나 경추의 추간판탈출증으로 수술까지 하는 경우는 극히 드문 일이다.

경막외강주사에 분명히 효과가 있다고 인정되지만 결과가 만족스럽지 않을 때에는 1주일 간격으로 반복차단을 할 수 있다. 경막외강주사법은 마취과 전문의로서 통증클리닉을 공부한 의사들에게 익숙한 수기(手技)이기는 하지만, 효과가 인정되지 않을 때에는 경막외강주사를 반복적으로 하는 것은 삼가야 할 일이다.

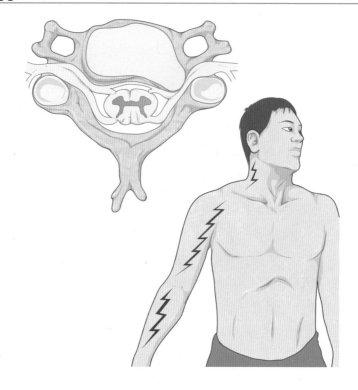

■ 목뼈 추간판탈출 시의 신경근 증상

Level	운동능력(약화)	반사작용	감각장애
목뼈 5번	어깨세모근	0	
목뼈 6번	위팔 두갈래근	위팔 두갈래근 없거나 약함	
목뼈 7번	위팔 세갈래근	위팔 세갈래근 없거나 약함	
목뼈 8번	뼈사이근	Homer's syndrome	

11 앞목갈비근증후군(anterior scalene syndrome)에 의한 팔의 통증

증상

팔의 바깥쪽(lateral side)으로 내려가면서 저리고 아프며, 팔과 손의 힘이 약해지거나 손목뒤쪽이나 손끝이 아프다고 호소하는 환자들이 있는데, 증상이 경추추간판탈출증과 비슷해서 구별을 잘 못하는 수가 있다.

추간판탈출증에서 볼 수 있는 전형적인 신경뿌리증상(nerve root sign)만 없을 뿐 증상이 비슷해서 흔히 추간판탈출증으로 오진하여 경추경막외강주사(cervical epidural injection)를 하는 경우가 있다.

X-ray, CT, MRI 촬영에서도 이상소견이 발견되지 않으면 별 이상이 없다는 진단을 받는 수도 있다. 객관적 검사로 원인을 찾지 못하면 우선적으로 앞목갈비근(anterior scalene m.)에 생긴 통증유발점에 의한 팔신경얼기(上腕神經叢; brachial plexus)의 장애를 고려할 필요가 있다.

통증의 기전

팔신경얼기는 앞목갈비근과 중간목갈비근의 근막으로 만들어진 통로를 타고 팔로 내려오는데 앞목갈비근에 통증유발점이 생기면 팔신경얼기의 윗부분을 압박하게 된다.

그 결과 근육피부신경(筋皮神經; musculocutaneous n.), 정중신경(median n.), 노신경(橈骨神經; radial n.)의 장애를 일으켜 위팔두갈래근(二頭膊筋; biceps brachi m.)의 약화, 팔의 바깥쪽 감각이상, 손가락의 쥐는 힘의 약화, 손목 구부리는 힘의 약화, 엄지부터 약지의 절반까지의 손바닥 쪽의 감각이상, 손가

■ 팔신경얼기와 앞목갈비근

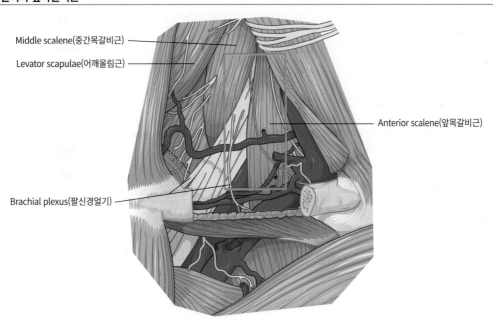

Middle scalene(중간목갈비근)

Levator scapulae(어깨올림근)

Anterior scalene(앞목갈비근)

Brachial plexus(팔신경얼기)

락 신근들의 강직 등을 일으킨다.

앞목갈비근(Anterior scalene muscle)의 해부

앞목갈비근은 제3-6번 목뼈의 가로돌기(橫突起; transverse process)의 앞결절(前棘; anterior tubercle)에서 시작해서 제1번 갈비뼈의 위쪽 면에 부착된다. 아래쪽 목신경(頸椎神經)으로부터 운동신경을 분포받으며, 기능은 첫 번째 갈비뼈를 끌어올려 주거나, 목을 구부리거나 약간 돌리는 운동을 시켜준다.

진단 방법

Adson Test

"머리를 증상이 있는 쪽으로 돌린 상태에서 목을 뒤로 젖히고 팔을 밖으로 벌리면서 숨을 깊게 들어 마시면 손목에 있는 동맥의 맥박이 없어질 때 양성반응이다" 그러나 이 검사에 반응하지 않는 경우가 많이 있으므로 이 검사에만 의존할 수는 없다.

촉진으로 앞목갈비근에서 긴장성 압통점을 찾는 것이 가장 손쉬운 진단법이다. 빗장뼈(鎖骨) 중앙의 바로 위쪽에서 앞목갈비근과 중간목갈비근사이의 도랑(interscalene groove)을 만질 수 있는데, 빗장뼈 상부 약 3 cm 정도 높이에서 도랑의 **앞쪽**에 촉진되는 압통점이 앞목갈비근의 통증유발점이다.

통증유발점은 오로지 촉진으로만 발견이 가능하기 때문에 객관적인 검사에서 원인을 찾을 수 없다. 경험 많은 전문가의 손을 빌림으로써 진단과 치료를 쉽게 할 수 있을 뿐이다.

치료

앞목갈비근에 있는 통증유발점에 0.5% 리도카인 4 cc가량 주사해주면 대부분의 경우 금방 증상의 개선을 보게 된다. 앞목갈비근의 통증유발점을 지속적으로 물리치료를 해주고 필요하다고 생각되면, 며칠 후에 다시 주사할 수 있는데, 주사제는 단순국소마취제로 확인된 다음에는 스테로이드 20 mg 정도 혼합하거나 소량의 Botulinum Toxin을 함께 사용할 수도 있다.

12 노(橈骨)신경통의 진단과 치료

노신경통(橈骨神經痛)이란 노신경(橈骨神經; radial n.)에 기능적 장애가 생겼을 때 나타나는 증상들에게 필자가 편의상 붙여 놓은 병명이다.

증상

부상당한 일은 없는데 손목과 손등에 있는 통증 때문에 손을 짚을 수가 없고, 때로는 손가락 끝까지 저리고 아파서 손을 쥐기가 불편하기도 하며, 간혹은 아래팔이나 팔꿈치 뒤쪽에 통증이 생기기도 한다.

외상 경력이 없고, 통증 부위에 국소적 염증이 없으며, 통증의 양상이 확실하지 않아 환자 자신도 표현하기 어려워 그 원인을 찾기가 쉽지 않다. 통증 부위에 압통이나 근강직이 있을 수는 있지만 그것은 원인이 아니고 결과로 나타난 현상일 뿐이다.

해부

면밀히 신경학적 검사를 해보면 그 증상들은 노신경(radial n.)의 지배를 받고 있는 부위에 생긴 증상임을 알 수 있다.

노신경은 C5-T1의 신경뿌리로 이루어져 있으며 팔신경얼기의 뒤쪽다발(後側索; posterior cord)에서 분지되어 나온다. 위팔에서는 위팔세갈래근(上腕三頭筋; triceps brachi m.)에, 아래팔에서는 주로 손목과 손가락의 폄근(伸筋)에 운동신경을 공급하고, 위팔과 아래팔의 뒤쪽, 그리고 엄지 쪽 손등과 엄지 쪽 세 개 손가락 뒤쪽에 감각신경의 분포를 맡고 있다.

통증의 기전

노신경이 압박으로 흥분을 일으키면 그 지배를 받고 있는 손목과 손가락 폄근들이 긴장하면서 각종 통증과 이상감각을 일으키게 된다. 노신경은 여러 개의 신경뿌리로 이루어져 있어 경추추간판탈출 때나 앞목갈비근증후군 때에도 증상이 비슷하게 나타날 수 있으므로 감별진단을 잘하지 못하면 구별이 잘 되지 않는다.

노신경이 팔로 내려갈 때 위팔뼈(humerus)와 위팔세갈래근의 긴갈래(上腕三頭筋長頭; long head of triceps m.)의 사이를 지나는데, 위팔세갈래근의 긴갈래에 강직성통증유발점이 생기면 노신경을 압박해서

■ 노신경과 위팔세갈래근의 긴갈래

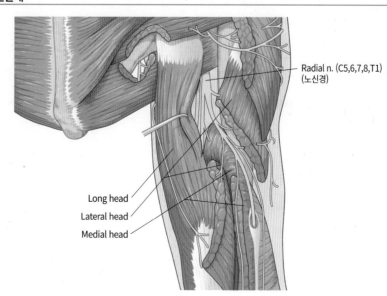

Radial n. (C5,6,7,8,T1)
(노신경)

Long head
Lateral head
Medial head

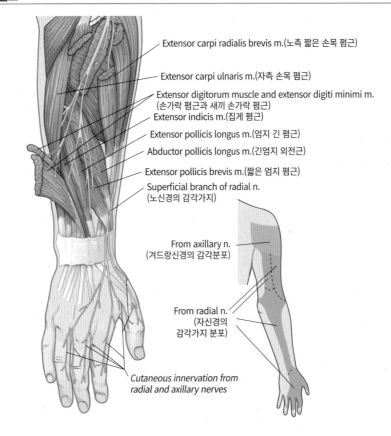

Extensor carpi radialis brevis m.(노측 짧은 손목 폄근)

Extensor carpi ulnaris m.(자측 손목 폄근)

Extensor digitorum muscle and extensor digiti minimi m.
(손가락 폄근과 새끼 손가락 폄근)
Extensor indicis m.(집게 폄근)

Extensor pollicis longus m.(엄지 긴 폄근)
Abductor pollicis longus m.(긴엄지 외전근)

Extensor pollicis brevis m.(짧은 엄지 폄근)
Superficial branch of radial n.
(노신경의 감각가지)

From axillary n.
(겨드랑신경의 감각분포)

From radial n.
(자신경의
감각가지 분포)

*Cutaneous innervation from
radial and axillary nerves*

이러한 증상을 일으키게 된다.

때로는 앞목갈비근에 의해 팔신경얼기가 압박받아도 노신경의 압박증상만 나타나는 경우도 있다. 위팔세갈래근의 긴갈래는 어깨뼈(肩胛骨)의 바깥쪽 위 가장자리에서 시작해서 위팔뼈로 내려올 때 작은원근(小圓筋; teres minor m.)과 큰원근(大圓筋; teres major m.) 사이에 끼어 있기 때문에 어깨 운동 도중에 손상을 받기 쉬워 통증유발점이 잘 생긴다.

노신경이 심하게 압박받으면 마비를 일으켜 손목이 쳐지고 팔이 안쪽으로 뒤틀리는 현상이 나타난다 **(waiter's tip position)**. 흔히 주말에 과음한 사람이 엎드려 한쪽 팔을 베고 잠든 상태로 시간이 오래 경과했을 때 생긴다 해서 **Saturday night palsy**라 부르고 있다.

진단

목뼈질환을 의심하여 X선이나 MRI검사를 해보지만 별 이상이 없다는 진단을 받기 쉽고 위양성(僞陽性; false positive finding) 소견이 있을 경우에는 잘못된 치료를 받는 수가 있다.

자각증상과 신경학적 검사를 통해 노신경의 장애임이 의심되면, 위팔세갈래근의 긴갈래에서 통증유발점을 찾아 확인한다. 위팔뼈의 상단뒤쪽에서 위팔세갈래근의 긴갈래를 두 손가락 사이에 끼우고 눌렀을 때 심한 압통을 느끼면 통증유발점이 있음을 알 수 있다.

진단목적으로 여기에 약 6 cc가량의 국소마취제를 주사하고 나서 증상이 즉시 완화되면 진단이 확실하다. 앞목갈비근(scalenus anticus m.)에 의한 팔신경얼기(上腕神經叢; brachial plexus)의 압박증상과 유사하기 때문에 압통점이 앞목갈비근과 위팔세갈래근에 동시에 나타날 때에는 우선순위를 위쪽(upper level)에 있는 앞목갈비근에 두는 것이 좋다.

치료

압통점이 앞목갈비근과 위팔세갈래근에 함께 있을 때에는 앞목갈비근에 먼저 시험적 주사를 해준다. 주사에 대한 반응이 없으면 곧바로 위팔세갈래근의 긴갈래에 병변이 있음을 의심하고 여기에 약물주사를 해보면 즉석에서 증상의 완화를 확인할 수 있다.

통증유발점의 치료법에 따라 치료하면 쉽게 완치효과를 보게 된다. 다른 신경통에 비해 훨씬 치료에 대한 효과는 좋지만, 진단이 잘못되어 치료에 어려움을 겪을 뿐이다.

13 작은가슴근증후군(小胸筋症候群; pectoralis minor syndrome)의 진단과 치료

증상

팔꿈치 내측에 통증이 있거나 아래팔의 안쪽에 근육통이 있기도 하고 새끼손가락을 쥐는 힘이 약해져 있기도 한다. 손의 안쪽이 저리거나 무디기도 하고, 네 번째 손가락의 자뼈쪽(尺骨; ulnar side) 절반과 다섯 번째 손가락의 감각이 무디어 있다. 손가락을 부채살 모양으로 활짝 펼치는 힘도 약하고, 손가락들을 가운데로 함께 모으는 힘도 약하다.

손목의 내측에 국소적인 통증을 일으키기도 하여 통증부위를 확인해보면 손목뼈들 중에서 콩알뼈(두상골; pisiform bone)에 통증을 호소하는 경우도 있다.

이러한 증상을 가진 환자들에게 마땅히 붙여줄 만한 병명이 없어 편의상 필자가 소흉근증후군(小胸筋症候群)이라 이름 지어 보았다.

해부 및 통증의 기전

목뼈 추간판탈출증으로 오진하기 쉽지만, MRI와 같은 검사에서도 그 원인은 나타나지 않는다. 팔신경얼기(上腕神經叢; brachial plexus), 겨드랑동맥(腋窩動脈; axillary a.), 겨드랑정맥(腋窩靜脈; axillary v.)이 함께 겨드랑이에서 팔로 내려올 때 흉곽(chest wall) 최상부의 갈비뼈 위를 통과하는데 작은가슴근(pectoralis minor m.)이 그 위를 덮고 있다.

작은가슴근(小胸筋)은 3, 4, 5번 갈비뼈의 앞쪽 중간에서 시작해서 부리돌기(烏喙突起; coracoid pro-

cess)에 부착된다. 자신경의 얇은가지는 자쪽손목굽힘근(flexor digitorum ulnaris m.), 깊은손가락굽힘
근(flexor digitorum profundus m.)의 내측부분의 운동기능을 담당하고, 손과 손가락 내측 1/3의 피부
감각을 맡고 있다.

　　자신경의 깊은 가지는 새끼손가락의 벌림근(abductor m.)과 굽힘근(flexor m.)을 지배하고 새끼맞섬근
(opponens digiti minimi m.)을 지배한다. 손바닥에서는 3, 4번 벌래근(蟲樣筋; lumbricalis m.)과 뼈사
이근(骨間筋; interossei m.)에 운동 가지를 보내고, 엄지모음근(內轉筋; adductor pollicis m.)과 짧은엄
지굽힘근(短拇指屈筋; flexor pollicis brevis m.)에서 끝난다.

■ 손에 분포되는 자신경(尺骨神經)

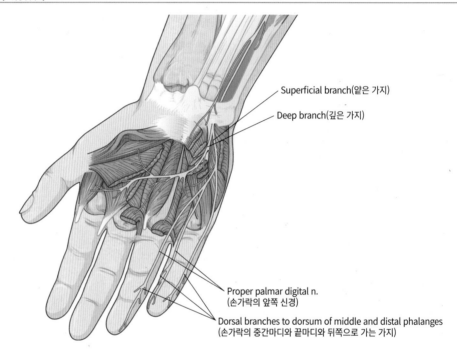

Superficial branch(얇은 가지)

Deep branch(깊은 가지)

Proper palmar digital n.
(손가락의 앞쪽 신경)

Dorsal branches to dorsum of middle and distal phalanges
(손가락의 중간마디와 끝마디와 뒤쪽으로 가는 가지)

■ 손가락에 분포되는 자신경

Cutaneous innervation (피부감각)

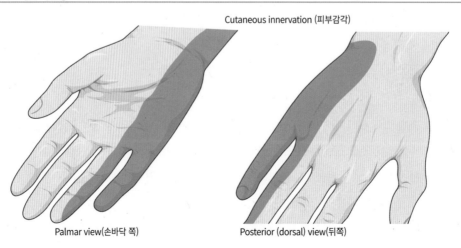

Palmar view(손바닥 쪽)　　　　　　Posterior (dorsal) view(뒤쪽)

■ 작은가슴근과 팔신경얼기

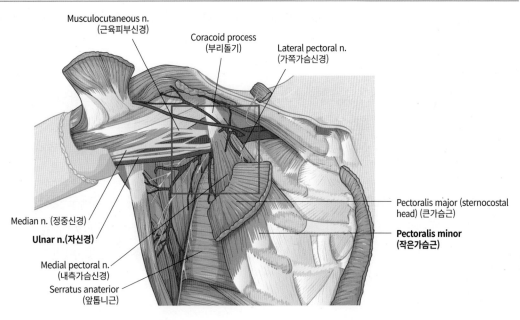

Musculocutaneous n.
(근육피부신경)

Coracoid process
(부리돌기)

Lateral pectoral n.
(가쪽가슴신경)

Median n. (정중신경)

Ulnar n.(자신경)

Medial pectoral n.
(내측가슴신경)

Serratus anaterior
(앞톱니근)

Pectoralis major (sternocostal head) (큰가슴근)

**Pectoralis minor
(작은가슴근)**

작은가슴근이 손상을 받아 통증유발점이 생겨 잠복상태에 있다가 활성화되면 이 근육과 갈비뼈 사이에서 팔신경얼기 중의 가장 아래 부분에 해당하는 자신경(尺骨神經; ulnar n.)과 혈관들이 압박받아 증상을 일으킨다.

자신경이 압박받으면 얕은 가지 증상으로 자쪽손목굽힘근과 깊은손가락굽힘근을 긴장시켜 근육통을 일으키거나 손가락의 힘의 감퇴를 일으키기도 하고, 네 번째 손가락의 자쪽 절반과 새끼손가락의 감각의 둔화를 일으키기도 한다. 깊은 가지의 증상으로는 손가락을 부채살 모양으로 펴는 힘이 약하거나 가운데 손가락으로 모으는 힘이 약해지기도 하고 엄지와 새끼손가락으로 집는 힘이 약해진다.

진단

자쪽손목굽힘근(flexor carpi ulnaris m.)과 깊은손가락굽힘근(flexor digitorum profundus m.)의 내측 부분(medial portion)을 촉진해 보면 강직이 있고 팔꿈치의 내측에 통증을 일으키기도 한다. 팔꿈치 내측상과염(golfer's elbow)이나, 새끼손가락의 감각장애 때문에 제7번 목뼈와 제1번 흉추 사이의 추간판탈출증과 증상이 같기 때문에 추간판탈출과 감별을 해야 한다.

감각기능검사로는 바늘로 가볍게 찔러 양쪽 손의 제4지의 내측과 제5지의 피부감각을 비교해 본다. 환측 손의 제4지 내측절반과 제5지 전체의 감각이 반대편에 비해 둔화가 있음을 확인할 수 있다.

운동기능검사는 손가락 사이에 종이를 끼워 꼭 잡게 하면 힘이 없어 쉽게 빠져나가는 것을 보거나, 엄지와 새끼손가락으로 물건을 집어보게 하면 환측에 힘의 약화가 있음을 볼 수도 있다(pinching test).

팔을 들어 올려 뒤로 젖히면서 작은가슴근을 신장(stretching)시키면 자신경이 압박되거나 노동맥(橈骨動脈)이 막히면서 같은 증상이 재현되기도 한다. 촉진으로 부리돌기의 바로 아래 있는 작은가슴근에서 압통점을 찾는 것이 더 확실한 진단법이다. 팔꿈치의 자신경도랑(ulnar groove)에서 자신경이 압박받아 생기는 경우가 더 많다고 알려지고 있지만, 실제로는 드문 일이고 증상이 같기 때문에 특별히 감별진단을 요한다.

치료

작은가슴근을 신장(stretching)시켜 주고, 웅크린 자세를 똑바로 잡아 펴주고 작업환경을 개선시켜주면서 작은가슴근의 유연성을 길러 주어야 한다. 좀 더 적극적인 치료 방법으로는 작은가슴근에 있는 통증유발점을 찾아 직접 국소마취제와 스테로이드를 혼합주사하거나 Botulinum Toxin을 주사해주면 증상개선 효과가 빠르다.

통증은 치료에 쉽게 그 효과가 나타나지만, 감각의 둔화는 원인치료가 된 후에도 상당기간이 지나서 회복된다. 평상시에 맨손체조를 하면서 가슴운동을 꾸준히 해주면 이런 증상이 일어나지 않을 것이다.

작은가슴근을 치료해도 증상의 개선이 없으면 MRI검사를 해서 경추7번과 흉추1번 사이의 추간판탈출 여부를 가려야할 것이다.

14 근육피부신경(筋皮神經; musculocutaneous n.)의 장애에 의한 통증

증상

위팔두갈래근(上腕二頭筋; biceps brachi m.)에 강직과 통증이 있고, 팔꿈치를 구부려 무거운 것을 들어 올리는 힘이 약화되어 있다. 대부분 환자 본인은 감지하지 못하고 있지만 아래팔의 바깥쪽(lateral side) 피부감각의 둔화나 감각장애를 동반하기도 한다.

때로는 위팔두갈래근의 긴장으로 어깨관절의 신전운동(extension) 시에 어깨관절의 앞쪽에 통증을 일으키기도 한다.

주로 위팔두갈래근을 많이 사용하는 운동이나 노동을 한 후나, 또는 너무 무거운 운동기구를 들고 팔운동을 한 후에 잘 발생할 가능성이 높다. 손상받은 직후에 증상이 나타나는 것보다는 한참 시간이 경과한 후에 나타나기 때문에 본인이 기억을 하지 못할 뿐이다.

통증의 기전

근육피부신경(筋皮神經)은 부리위팔근(烏喙腕筋; coracobrachialis m.)을 관통한 후에 위팔두갈래근, 위팔근(上腕筋; brachialis m.)과 부리위팔근에 운동신경을 보내고 아래팔 바깥쪽의 피부감각을 담당한다.

위팔두갈래근이 심한 운동하다가 위팔두갈래근의 짧은 갈래와 주행을 함께하던 부리위팔근의 위쪽 부분의 손상받아 통증유발점이 생기게 되면 부리위팔근을 관통하던 근육피부신경이 조여지게 된다.

▣ 근육피부신경통과 그 증상

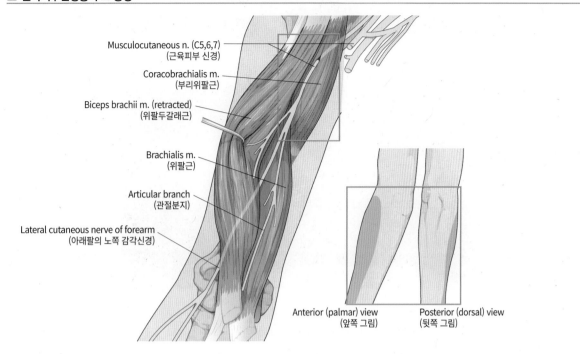

Musculocutaneous n. (C5,6,7)
(근육피부 신경)

Coracobrachialis m.
(부리위팔근)

Biceps brachii m. (retracted)
(위팔두갈래근)

Brachialis m.
(위팔근)

Articular branch
(관절분지)

Lateral cutaneous nerve of forearm
(아래팔의 노쪽 감각신경)

Anterior (palmar) view
(앞쪽 그림)

Posterior (dorsal) view
(뒷쪽 그림)

▣ 근육피부신경과 부리위팔근의 관계

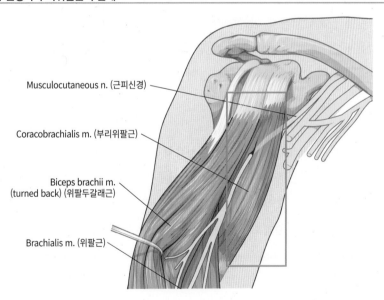

Musculocutaneous n. (근피신경)

Coracobrachialis m. (부리위팔근)

Biceps brachii m.
(turned back) (위팔두갈래근)

Brachialis m. (위팔근)

부리위팔근에 있는 통증유발점과 근육피부신경이 서로 악순환의 고리(vicious circle)를 형성하게 되며, 그 결과 위팔두갈래근에 근긴장에 의한 허혈성통증과 아래팔의 바깥쪽에 피부감각장애를 일으킨다.

진단

본인의 자각증상을 청취하고 이학적 검사로 위팔두갈래근의 강직과 아래팔 바깥쪽의 감각둔화를 확인

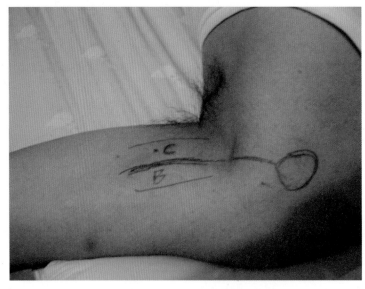

B-위팔두갈래근의 짧은 갈래
C-부리위팔근

한다. 피부감각은 개인차가 심하기 때문에 현저하게 나타나지 않을 수도 있다.

부리돌기(烏喙突起)에서부터 위팔두갈래근의 짧은갈래(short head of biceps brachi m.)와 함께 내려오는 부리위팔근의 팽대부에서 강직성 통증유발점을 촉진으로 찾는다.

팔꿈치를 굴곡시켜 위팔두갈래근을 단단하게 한 상태에서 위팔두갈래근의 짧은 갈래의 안쪽에서 부리위팔근을 만져서 팽대부에 있는 압통점을 찾을 수 있다. 진단목적으로 통증유발점에 4 mL의 국소마취제를 주사해보면 즉석에서 증상의 완화를 얻음으로써 확인가능하다.

치료

통증유발점 치료법중의 Injection & Stretch Method로 치료하면 쉽게 효과를 볼 수 있다. 진단목적으로 국소마취제를 주사했던 자리를 치료하되, 통증이나 근강직이 쉽게 사라지지 않으면 스테로이드나 Botulinum Toxin을 혼합해서 주사해주면 빠른 효과를 볼 수 있다. 다른 근육의 통증유발점에 비해 비교적 증상개선효과나 치료 효과가 빨라 수일 내에 완치효과를 보게 된다.

15 테니스엘보우(Tennis Elbow)의 진단과 치료

증상

팔꿈치의 바깥쪽에 통증이 있을 때 통상적으로 테니스엘보우(Tennis Elbow)라 부른다. 일상생활 중에 손목을 사용해서 물건을 집어 올릴 때 팔꿈치 바깥쪽에 통증이 심하다.

아직까지 구체적인 그 통증의 발생기전을 밝히지 못하고 있어 올바른 치료법이 나오지 않고 있어 대부분 통증이 있는 팔꿈치(lateral epicondyle of humerus)에 스테로이드를 주사하거나 물리치료를 하기도 하고 인대강화주사까지 하고 있지만, 완치효과를 보았다는 환자는 없었다. 주사제의 남용으로 인한 부작용 때문에 의사들은 스테로이드의 반복주사를 피하려고 하지만 진료기관을 옮겨 다니면서 주사맞는 환자도 적지 않다.

치료 효과를 보지 못한 환자들은 의료기관을 찾아서 돌아다니고 있지만, 자기가 진료했던 환자는 완치된 것으로 믿고 있는 의사가 있다는 것이 문제다. 진단이 잘못되었기에 치료를 제대로 해주지 못했다는 사실을 모르고 있기에, 이처럼 간단한 통증을 해결 못하고 고질화(痼疾化)시키고 있는 것이다.

Tennis Elbow는 팔꿈치 바깥쪽에 통증이 있는데, 손목의 억제된 신전(resisted dorsiflexion of wrist)을 했을 때에 심하게 아프고, 아래팔, 손목, 손등 쪽으로 연관통(聯關痛; referred pain)이 있는 경우도 있다. 일상생활 중에는 주먹을 쥐거나, 열쇠를 열기 위해 힘주어 손목을 돌릴 때, 손바닥을 아래로 향하고 물건을 집어 올릴 때, 빨래를 쥐어 짤 때 심하게 아프다.

통증의 발생기전

Tennis player가 back stroke을 할 때에 손목을 뒤로 꺾어치게 되면 공과 라켓이 부딪치는 순간 반대방향으로 강한 충격을 받게 되어 손목을 뒤로 젖히는 근육인 노쪽손목폄근(橈側手筋伸筋; extensor carpi radialis m.)이 손상당하게 된다.

평소에 약화되어 탄력이 좋지 않던 근섬유가 운동을 하면서 반복된 손상을 입고, 치유과정에서 손상부위에 섬유화(fibrosis)와 유착(adhesion)을 일으키면 강직성통증유발점을 형성하게 된다.

이미 통증유발점이 형성된 노쪽손목폄근(extensor carpi radialis m.)이 손목을 뒤로 꺾는 근수축운동을 하다가 반대방향의 강한 충격을 받으면 탄성이 떨어져 있던 이 근육은 신속하게 늘어나지 못하게 된다. 근육이 늘어나지 못하면 근긴장이 곧바로 힘줄-골막접합부(teno-periosteal junction)로 전달되어 골막을 자극하거나 손상을 주게 된다.

초기에는 골막자극에 의한 통증만 있다가 충격이 반복되면 힘줄과 골막의 접합부에 파열이 생기거나 위팔뼈(上腕骨)의 가쪽관절융기(外側髁; lateral epicondyle)의 골막 밑에 혈종(血腫; hematoma)까지 생길 수도 있다.

의학적으로는 상완골외측상과염(上腕骨外側上顆炎; lateral epicondylitis of humerus) 또는 상완골외측상과골막염(periostitis of lateral epicondyle of humerus)이라고 부르는 것이 그 통증의 기전을 설명하는 데 도움이 되는 정확한 병명이 될 것이다.

초보골퍼들의 경우엔 back swing의 정점에서 cocking 상태에 있던 왼쪽손목이 down swing 시에 뒤로 꺾으면서 내려오다가 impact 순간에 반대 방향의 강한 충격을 받으면 왼쪽 노쪽손목폄근에 손상이 생겨 왼쪽 팔꿈치에 통증을 일으킨다.

경력이 많은 골퍼들의 경우에는 back swing의 정점에서 cocking을 너무 빨리 풀어주다가 오른쪽 노쪽손목폄근이 반복된 스트레칭을 당하면서 손상받거나, 골프공에 back spin을 주기 위해 오른쪽 손목을 급하게 꺾어 치다가 근육 손상이 오는 것을 볼 수 있다.

스포츠와 관련 없는 가정주부에게도 무거운 조리기구의 사용이나 빨래를 하다가 손상받아 통증이 생기는 수가 있다.

진단

이학적 검사만이 유일한 진단법이다. 환자에게 힘을 주어 손목을 뒤로 젖히게 하고 시술자가 환자의 손목을 강제로 앞으로 굴곡시키면(resisted dorsiflexion of wrist) 환자는 바깥쪽 팔꿈치에서 통증을 느낀다.

촉진해보면 노쪽손목폄근의 팽대부에 압통이 있고, 위팔뼈의 가쪽관절융기(lateral epicondyle ridge)에도 압통이 있다. 정확한 치료점을 찾으려면 근팽대부에 시술자의 손가락을 올려놓고, 인지, 중지, 손목들을 움직여 가면서 근육의 움직임과 압통점을 촉진하면 잘 알 수 있는데, 노뼈머리(radial head)에서 약 3개 손가락 폭(3 finger breadth)의 아래 부분에 해당한다.

D/Dx

위팔세갈래근의 긴갈래에 의해 노신경이 압박되어 팔꿈치의 뒤쪽에 통증이 생기게 되면 Tennis Elbow에 의한 통증과 감별이 필요하다. 노신경장애에 의한 통증은 팔꿈치의 바깥쪽에 국소적인 통증이 있지 않고, 팔꿈치 뒤쪽의 팔꿈치머리(olecranon)에 통증이 있고, 손목의 억제된 신전에 대해 팔꿈치에 통증이 없으므로 감별이 가능하다.

치료

통증이 어디에 있던지 일차적인 병소인 노쪽손목폄근의 팽대부(膨大部; muscle belly)를 치료하여 상실된 근육의 탄력(elasticity)을 먼저 찾아 주어야 한다. 근 팽대부가 정상기능을 찾으면 힘줄-골막접합부(tenoperiosteal junction)에 오는 긴장이 사라지게 되므로 통증도 자연히 없어지게 된다.

근 팽대부의 압통이 완전히 없어진 후에도 팔꿈치에 통증이 있으면 힘줄-골막접합부에 자극으로 인한 염증을 의심하여 국소적으로 극소량의 스테로이드를 침윤주사해주면 소염효과로 통증이 쉽게 없어질 수 있다.

■ Tendon이 파열되었다는 이론

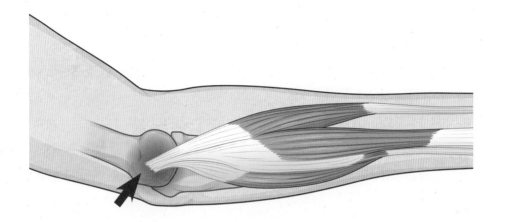

■ 팔꿈치의 통증과 그 치료점

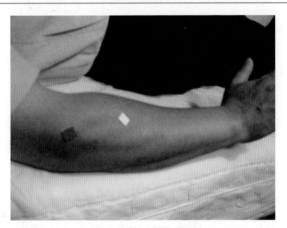

붉은색: 통증점, 노란색: 치료점

근 팽대부의 치료는 통상적인 물리치료를 시행하면서 깊숙이 마사지를 해주면 효과를 볼 수 있지만, 유착되었다고 생각될 때에는 통증유발점주사법에 따라 치료를 한다.

일반적인 치료법으로 위팔뼈의 가쪽관절융기에 스테로이드를 주사하고 있는데, 일시적인 소염효과로 통증은 가라앉지만 원인치료는 되지 못한다. 스테로이드가 건-골막사이의 괴사로 건의 파열을 일으킬 염려가 있으므로 원칙적으로 위팔뼈의 가쪽관절융기에 주사를 해서는 안 되며 특히 반복주사는 삼가야 한다.

비수용성스테로이드가 근육 내에 축적되면 근섬유를 파열시킬 수 있으므로 근육에 스테로이드를 주사할 필요가 있을 때에도 원액을 사용하지 말고 최소한 10 mg/mL 이상으로 희석하여 환부에 골고루 조심스럽게 침윤시켜야 한다.

주사치료 후에는 본인이 손목을 최대한 굴곡시킨 상태에서 회내운동(pronation)시킨 후에 손목을 신전시키는 운동을 반복하여 요측수근신근을 스트레칭시켜 주는 것이 좋다.

결론

현재까지도 Tennis Elbow의 치료는 대부분 원인요법이 아닌 대증요법에 의존하고 있는 실정이다. 필자의 연구결과 Tennis Elbow는 노쪽손목폄근의 팽대부에 생긴 근육의 과긴장이 위팔뼈의 가쪽관절융기의 골막에 이차적인 손상을 주어 생긴 통증임을 알게 되었다.

팔꿈치의 바깥쪽에 있는 통증이지만 노쪽손목폄근의 팽대부에 있는 근긴장을 풀어줌으로써 만족할 만한 치료 효과를 볼 수 있는 것이다.

근래에 들어 인대증식치료(prolotherapy)가 도입되면서 힘줄-골막접합부의 부분적인 파열을 염두에 두고 스테로이드 주사 대신에 인대증식치료를 하는 의사들이 있다. 그러나 이런 방법은 주 치료라기보다는 통증의 원인이 되는 노쪽손목폄근의 탄력을 찾아준 다음에 해줄 수 있는 보조적인 치료 방법이라 생각된다.

16 수근관증후군(carpal tunnel syndrome)의 진단과 치료
- 정중신경(median nerve)의 장애에 의한 손의 저림

증상

엄지, 인지, 중지의 세 손가락이 저리거나 아프며, 손의 그 쪽 부위의 감각이 무뎌지고 엄지두덩근(thenar eminence)의 위축(dystrophy)까지 오며, 더러는 세 개의 손가락 힘이 약화되기도 한다.

이러한 증세는 정중신경(median n.)의 손바닥가지가 손목의 앞쪽 인대인 가로손목인대(屈筋地帶; flexor retinaculum)와 손목뼈(carpal bone) 사이에서 압박당해 생긴다고 해서 손목굴증후군(手筋管症候群; carpal tunnel syndrome)이라고 한다. 손이 저리고 따끔따끔한 이상감각 때문에 깊은 밤잠을 잃기도 하고, 손이 뜨겁다고 느끼기도 하고, 손가락에 힘이 없어 미세한 작업이 곤란하고 물건을 떨어뜨리기도 한다.

통증의 기전

대부분 이러한 모든 증상을 수근관증후군이라고 정의하고 있지만, 손의 감각장애만 있는 경우와 근력까지 떨어지는 경우를 구분해야 한다. 정중신경은 운동신경과 감각신경의 두 기능을 가지고 있다.

손목굴(手筋管; carpal tunnel)의 밑으로 지나는 정중신경은 엄지두덩근으로 가는 운동신경을 제외하고는 모두가 감각신경이고, 손가락의 운동에 관여하는 근육들은 수근관의 밑을 지나서는 이미 힘줄(腱)이 되어 있다. 때문에 손목굴이 정중신경을 압박했다고 해도 근육의 힘까지 약화되지는 않는다.

• 감각장애뿐 아니라 손가락의 근력약화까지 있을 때에는 손목보다 더 위쪽에서 신경이 압박받아서 생긴 증상이다. 정중신경이 팔꿈치 앞쪽에서 아래팔로 내려올 때 얕은손가락굽힘근(淺指屈筋; flexor digitorum superficialis m.)을 관통한다. 이 근육에 유발점이 생기면 정중신경이 압박받아 운동능력과 감

■ 수근관증후군의 증상

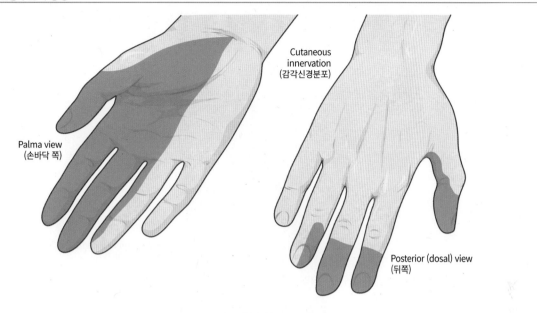

Cutaneous
innervation
(감각신경분포)

Palma view
(손바닥 쪽)

Posterior (dosal) view
(뒤쪽)

■ 수근관증후군의 원인

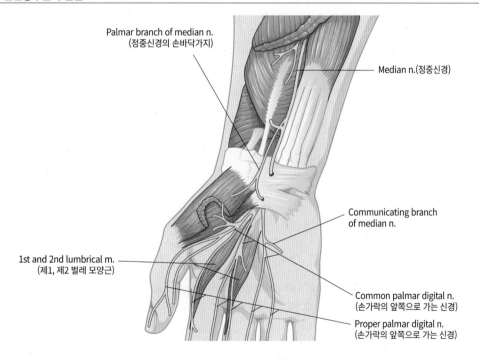

Palmar branch of median n.
(정중신경의 손바닥가지)

Median n.(정중신경)

Communicating branch
of median n.

1st and 2nd lumbrical m.
(제1, 제2 벌레 모양근)

Common palmar digital n.
(손가락의 앞쪽으로 가는 신경)

Proper palmar digital n.
(손가락의 앞쪽으로 가는 신경)

각기능에 지장을 초래할 수 있다.

수근관증후군의 발병기전은 알려진 바 없지만 손에 반복적이고 과도한 힘을 가함으로써 앞팔(forearm)에 있는 손가락뼈(指骨)의 굴근들이 비후되거나 굳어지면서 손목굴에 손상을 주어 부종을 일으키거나, 손

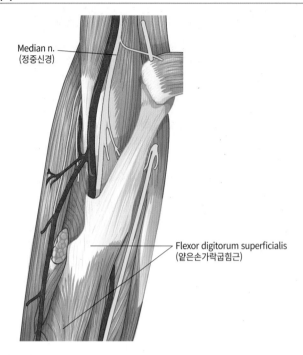

Median n.
(정중신경)

Flexor digitorum superficialis
(얕은손가락굽힘근)

목굴 밑의 힘줄들이 비후되어 그 사이에 있던 정중신경의 감각분지가 압박당하는 것이 원인인 것으로 사료된다.

진단

손목을 충분히 꺾은 채로 수분간 있으면 증상이 재발하거나, 혈압계로 압박해서 혈류를 차단시켜 증상을 유발시킨다. 손목 앞에서 정중신경을 두드려서 증상을 유발시키는 Tinel sign이 있기는 하지만 본인의 자각증상을 참조하는 것 외에는 완벽한 검사법은 없어 보인다.
• 감각장애와 운동기능 장애까지 생겼을 때에는 팔꿈치 앞쪽 약 5 cm 하방에서 얕은손가락굽힘근에 있는 압통점을 찾으면 된다.

치료

보존적 요법으로 2주 정도 손목을 사용하지 않고 안정하면 부종이 가라앉으면서 치료 효과를 보기도 하지만, 손목굴 내에 스테로이드를 주사해서 염증과 부종을 가라앉혀 주기도 한다. 그래도 반응이 좋지 않은 경우엔 수술을 해서 손목굴을 절개해 주어 신경의 압박을 풀어주면 쉽게 감각기능의 정상회복을 볼 수 있다.
• 감각장애와 **운동장애**가 함께 있을 때에는 위쪽에 있는 얕은손가락굽힘근에 있는 통증유발점을 찾아 치료해주어야 한다.

17 서경(書痙; writer's cramp)의 진단과 치료의 새로운 방법

서론

서경이란 지속적인 손놀림에 의해 손의 힘이 약해지고 팔에 통증이 있는 상태로서 주로 글씨 쓰기가 불편하므로 붙여진 이름이다. 그 원인에 대해서는 몇 가지의 가설만 있을 뿐 확실히 알려진 것은 없다.

그 원인으로 칼슘대사장애, 첫째 등쪽뼈사이근(第1背側骨間筋; first dorsal interosseous m.)에 흔히 발생하는 신경의 압박증후군, 심신증(psychosomatic disorder) 중의 하나라는 견해들이 있지만 확실한 근거는 아무 것도 없다.

증상

주로 글씨 쓰기가 불편하고, 젓가락질, 바느질, 피아노 연주에 지장을 주며 장시간 이런 활동을 계속하면 손과 팔에 통증이 생긴다.

발병의 기전

다섯 손가락 중에서 가장 중요한 역할을 하는 것이 엄지인데, 이 엄지를 움직이는 근육 중에서 긴엄지굽

■ 서경을 일으키는 긴엄지굽힘근(장무지굴근)

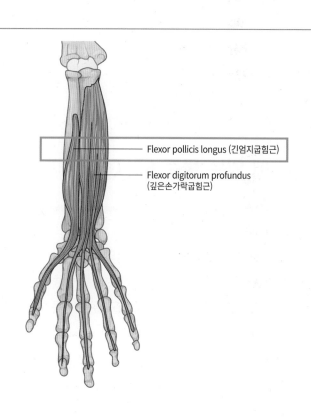

Flexor pollicis longus (긴엄지굽힘근)

Flexor digitorum profundus
(깊은손가락굽힘근)

힘근(長拇指屈筋; flexor pollicis longus m.)에 생긴 긴장성 병변이 글씨 쓰기, 바느질, 젓가락질 등의 기능장애를 초래한 것이 서경이라 생각된다.

긴엄지굽힘근(flexor pollicis longus m.)은 엄지의 끝마디(distal phalanx)를 굴곡시키는 것이 주 기능이고, 엄지의 첫째마디(proximal phalanx)를 굴곡시키거나 손허리뼈(中手骨; metacarpal bone)를 굴곡과 내전시키는 것이 보조적 기능이다.

긴장성 통증유발점 때문에 약화되어 있던 긴엄지굽힘근을 지속적으로 사용하다 보면 근경련이나 근마비가 생겨 엄지의 기능장애가 생기게 된다. 엄지가 기능을 제대로 하지 못하면 나머지 네 개의 손가락으로는 연필이나 바늘을 잡을 수 있는 정상적인 손의 기능을 발휘할 수 없게 된다.

진단

정확한 원인이 밝혀지지 않아 진단방법도 정립되지 않았다. 의심되는 몇 가지 질환을 배제하기 위해 신경검사나 근전도등을 검사하지만 이 질환을 찾는데, 직접 도움되는 것은 없다.

요골의 앞쪽 중간 높이에서 긴엄지굽힘근의 팽대부에서 촉진으로 강직성 통증유발점을 찾아내는 것이 유일한 진단법이다.

치료

진단과 치료를 겸해 통증유발점에 0.5% 리도카인 4 cc를 주사하면 수분 내에 손과 팔의 통증이 감소되어, 편안함을 느끼며 손의 쥐는 힘도 생기는 것을 볼 수 있다. 만성적인 경우에는 스테로이드를 혼합해서 주사해주고 통상적인 근육의 유발점 치료법에 따르면 완치효과를 볼 수 있다.

※ 그러나 근년에 들어서는 컴퓨터의 많은 보급으로 수기(手記)로 글을 쓰는 사람이 거의 없어 이러한 증상을 가진 환자를 보기 힘들어졌다.

18 손목에 있는 통증 5가지

손목이 아픈데 목에서 치료해야 하는 경우

넘어지면서 손목을 잘못 짚은 후에 손목의 등 쪽에 통증이 있는 경우에 누구나 손목인대손상이나 골절, 탈구를 걱정하게 된다. 그렇지만 넘어지지 않고도 손목에 통증을 호소하는 환자들을 자주 만나게 된다.

모든 환자들이 손목 뒤쪽에 있는 폄근지지띠(extensor retinaculum) 자체에 손상이 있거나 심한 경우에는 손목뼈(carpal bone)의 배열이 틀어질 수도 있겠지만, 대부분 손가락폄근(extensor digitorum m.)들의 긴장이 신근지대를 당기면서 생기는 통증들이었다.

손목에 있는 통증이지만 목에 있는 앞목갈비근(scalenus anticus m.)에서 그 원인을 찾아 치료해줌으로써 신속한 치료 효과를 볼 수 있었기에 소개한다.

증례

(1) 나이 30세 되는 직장 여성이 오른쪽 손목에 6개월 전부터 통증이 있어 왔다. 손등도 약간 뻐근하면서 손목을 뒤로 젖히면 손목의 등 쪽이 아파서 두 손을 짚고 일어서지 못한다.

손목 뒤쪽과 노쪽손목폄근과 손가락폄근, 자쪽손목폄근들의 팽대부와 상완삼두근(triceps brachii m.)의 팽대부를 촉진해보니 근육들이 굳어 있었고, 쇄골의 바로 위에서 앞목갈비근을 촉진해보니 심한 압통이 발견되었다.

이 통증은 팔신경얼기(상완신경총)이 앞목갈비근에게 압박당해서 생긴 것 같은데, 목의 앞쪽에 있는 신경을 치료해야 할 것 같다고 설명했더니 환자는 손목이 아픈데 왜 목에서 치료해야 하느냐면서 믿으려 하지 않는다. 손목 자체에 이상이 생겨 손목에 통증이 생긴 것이 아님을 설명한 후에 **앞목갈비근**에 4 mL의 국소마취제를 주사하고 물리치료를 해주었다.

치료 후에 손목의 통증은 감쪽같이 없어졌지만 갑자기 오른쪽 견갑골 안쪽에 통증이 생기기 시작했는데 혹시 조금 전에 목에 주사한 것 때문에 생긴 통증이 아니냐는 것이다. 다시 촉진해보니 목덜미, 어깨뼈의 안쪽과 등세모근에 통증을 일으킬 만한 이유가 따로 있었다.

어깨올림근과 마름근을 지배하는 견갑배신경이 중사각근에 의해 압박받고 있고, 등세모근을 지배하는 더부신경이 목빗근(SCM m.)에 의해 압박당하고 있었기 때문이다. 평소에 목덜미와 어깻죽지가 뻐근하지 않았느냐고 물으니 약간의 통증은 있었는데, 그런 정도의 통증은 누구에게나 있는 것이 아니냐고 반문하면서 그러나 견갑골 사이에 통증은 없었다고 한다.

필자가 치료를 잘못해서 통증이 생긴 것이 아니고, 그럴 만한 병이 있어서 그런 것이라고 설명했지만 조금 전까지만 해도 아프지 않았는데, 주사 맞고 나서 갑자기 아파진 것은 무언가 잘못된 것이 아니냐는 것이다.

아무리 설명해주어도 이해할 것 같지 않아 약을 복용하고 하루 지내보자고 얘기하고 소염진통제를 처방해서 보냈다. 다음날 왔을 때에 물으니 손목의 통증도 없을 뿐만 아니라 이제는 등 쪽의 통증도 없단다.

다시 촉진해서 양쪽 중간목갈비근과 목빗근의 통증유발점을 찾아 설명해주고, 지금은 아프지 않지만 언제든지 아플 수 있는 통증의 원인이 그곳에 있는 것이라고 설명해주었더니 그제야 이해를 한 모양이다.

중간목갈비근과 목빗근의 통증유발점까지 주사를 맞고 목덜미나 어깻죽지, 어깨뼈의 안쪽이 가벼워진 것을 보고 나서 필자의 명함을 몇 장 챙겨들고 가더니, 다음 날부터는 고분고분하게 필자의 말을 잘 듣고 치료에 응했고 친구들을 소개하기도 했다.

(2) 28세의 남자 환자는 스케이트를 타다 넘어진 후에 손목에 통증이 심해서 침을 5회 맞았는데 일주일이 지나도 통증이 없어지지 않는단다. 손목의 등 쪽에 통증이 있어서 손목을 제대로 움직이거나 손을 짚을 수 없다고 한다.

촉진해보니 손목의 폄근지지띠에 통증이 심해 인대의 손상은 물론 손목뼈에 손상을 의심하게 했다. 아래팔에서 손가락폄근(extensor digitorum m.)들을 눌러보니 왼쪽에 통증이 더 심하고, 위팔뒤쪽의 위팔세갈래근을 눌러보니 좌측의 통증이 심하다. 양쪽 앞목갈비근들을 촉진해보니 왼쪽에 심한 압통이 발견되었다.

양쪽손목을 C-Arm투시기로 확인해보니 관절내부에는 이상을 찾을 수 없었다. 손목인대의 손상에 의한 통증과 앞목갈비근에게 노신경이 압박당해서 생긴 통증이 겸해있는 것이 의심되었다.

환자에게는 목에 있는 신경장애에 의한 통증과 손목폄근지지띠의 손상이 겹쳐있는 것 같으니 우선 신경을 먼저 치료한 다음에 손목인대도 치료하자고 얘기해두었다. 왼쪽 앞목갈비근에 있는 통증유발점에 0.7% 리도카인 4 mL를 주사한 다음에 두 손을 짚고 팔굽혀펴기를 시켜보고 손목을 꺾으면서 움직여보게 하였더니 통증이 많이 감소했다.

소염제를 투여하면서 앞목갈비근의 통증유발점만 치료하였더니 손목 자체는 치료하지 않고도 5일 만에 통증이 말끔히 나았다.

고안

환자가 호소하는 통증은 분명히 손목뒤쪽의 폄근지지띠(伸筋支帶; extensor retinaculum)에 있었지만 직접 폄근지지띠가 손상을 받은 것은 아니다. 폄근지지띠 밑을 지나는 손목폄근들이 긴장을 하면서 폄근지지띠를 잡아당기면서 긴장(tension)을 가하기 때문에 생긴 기능적 통증인 것이다.

노신경이 위팔에서는 위팔세갈래근과 아래팔에서는 요측손목폄근(extensor carpi radialis m.), 손가락폄근(extensor digitorum m.)의 운동기능을 맡고 있다. 팔신경얼기중의 노신경이 앞목갈비근의 통증유발점에 의해 압박받아 흥분을 일으키면 이 근육들을 긴장시켜 폄근지지띠의 밑을 지나는 손목폄근의 건들이 폄근지지띠를 잡아당기고 자극하여 통증을 일으키는 것이다.

그 원인은 평소에 앞목갈비근에 잠복해있던 통증유발점이 어떤 원인에 의해 활성화되면서 증상을 일으킨 것인데, 넘어지면서 앞목갈비근이 충격을 받아 통증을 촉발시킬 수 있는 요인으로 작용했던 것이다.

대부분의 환자들은 넘어지면서 손목을 다쳤다고 생각하는 경우가 많지만, 넘어지면서 목에 있는 근육이 손상받을 수 있는 기회가 더 많다는 사실을 환자들이 알 리가 없다.

넘어지면 목의 앞쪽 근육들이 주로 손상을 받는데, 넘어질 때에 머리의 손상을 방지하기 위해 반사적으로 목근육이 긴장을 일으켰던 것으로 사료된다. 앞목갈비근이 손상받으면 팔신경얼기가 압박당하면서 팔이나 손목에 통증을 일으키고, 중간목갈비근이 손상받으면 긴가슴신경이 조여져서 흉곽의 외측 벽에 통증을 일으키게 된다.

객관적인 소견이 나올 리 없겠지만 방사선 검사라도 해서 통증을 호소하는 부위에 이상이 없음을 먼저 확인시켜주지 않으면 환자는 믿지 않는다. 다음에 이학적 검사로 신근지대, 요측수근신근, 상완삼두근을 촉진해서 압통과 근강직이 있음을 확인한 다음 전사각근을 촉진해서 통증유발점을 찾아낸다.

검사 겸 치료는 모든 통증유발점의 치료 방법에 따라 국소마취제를 주사하고 손목운동을 시켜보면 그 자리에서 통증이 많이 완화되고 주먹 쥐는 힘이 강해진 것을 알 수 있다. 통증유발점의 특성상 일회성으로 완치되는 것이 아니므로 물리치료를 해주거나 스테로이드를 혼합해서 주사해야 하는 경우도 있다. 이렇게 손목에 통증이 있다는 환자들의 경우에는 다른 통증에 비해 비교적 쉽게 치료 효과를 볼 수 있다.

결론

한국인들은 정서적으로 통증이 생기면 우선 침을 맞도록 되어 있는 것 같다. 대부분 침을 맞고 다니다가 효과가 없다고 생각되면 통증클리닉을 찾는데, 아픈 원인이 무엇이라는 설명을 들었느냐고 물으면 아무 말 없이 침만 놔주더라고 한다.

한의원에서는 아무런 설명이 없어도 한 달 이상 치료받는 환자가 많은데, 현대의료기관을 찾아오면 환자들은 질문도 많고 따지는 것도 많고 치료기간을 단축해달라고 보채기 일쑤다. 한약을 복용할 때에는 이것저것 먹지 말라는 금기사항을 주면 꼼짝없이 그것을 지키려고 애쓴다.

그러나 현대의료기관에 오게 되면 치료기간 동안에 술을 먹지 말라고 하면 오늘은 회식이 있어서 그렇고 사업상 피할 수 없는데 과음만 하지 않으면 되지 않겠느냐고 금기사항을 에누리하려 든다.

필자는 구체적이고 자세하게 설명해주는데도 그 설명을 믿지 못하는 환자들이 없지 않은데, 이 사람들이야말로 스스로 불행을 자초하는 사람일 것이다.

필자의 말을 반신반의하면서도 치료를 맡겼다가 치료 효과를 보고서야 필자를 믿는 환자는 그나마 다행인 것이다.

2002. 4. 17

위팔노근(상완요골근)의 긴장에 의한 손목요골앞쪽의 통증
서론

필자가 20년가량 통증 치료를 하면서도 흔히 경험할 수 없었던 위팔노근(brachioradialis muscle)의 긴장 때문에 손목에 통증이 생긴 환자를 만날 기회가 있었는데, 흔치는 않지만 적지 않게 만나게 되는 통증이다.

증례

2005년 1월 7일, 26세의 여자 환자가 찾아왔는데, 근처의 치과의원에 근무하는 치과위생사로서 본인의 주 호소는 3주 전부터 오른쪽 손목의 앞쪽에 통증이 생겼다고 한다. 몇 개월 전에도 똑같은 통증이 있어 정형외과에 가서 손목관절염이란 진단받고 손목에 스테로이드를 주사 맞은 일이 있었다고 한다. 본인의 얘기로는 손목에 외상 입은 일은 없었지만 자신이 손목과 팔꿈치를 많이 사용하기 때문에 손목 안에 고장이 생긴 것 같다고 한다.

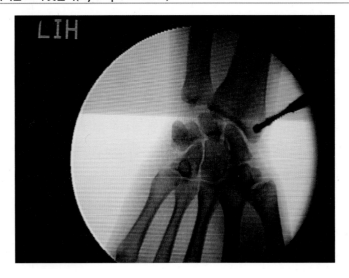

육안으로는 부종이나 색깔의 변화는 찾을 수 없었고, 촉진으로 손목의 굴근지대나 신근지대에 아무런 압통점이 없었다. 요골 측이나 척골 측의 곁인대(collateral ligament)에도 압통점은 발견할 수 없었다. 양손으로 탁자를 짚고 힘을 주면 오른쪽 손목의 앞쪽에 통증이 있다고 한다.

위팔신경얼기(brachial plexus)의 장애나 노골신경의 장애로 오는 신경통이 아닌가 싶어 신경의 주행로인 앞목갈비근이나 위팔세갈래근의 긴갈래를 촉진해도 통증유발점을 의심할 만한 곳이 없었다.

본인이 호소하는 통증의 위치를 자세히 찾아보니 노뼈의 붓돌기(styloid process of radius)의 앞면에 노동맥의 **박동**이 만져지는 부근에 압통점이 있다. 이곳에 부착되는 조직들을 찾아보니 위팔노근(brachi-oradialis m.)의 힘줄(腱) 외에는 다른 것을 찾을 수 없었다.

위팔노근의 주행을 따라 손목에서부터 위로 촉진해가다보니 노뼈목부위(neck of radius) 하방의 측면에 있는 **위팔노근**의 팽대부 근육이 강하게 굳어져 있는 압통점이 만져진다. 좌우를 비교해보니 오른쪽에만 심한 압통이 있다. 가장 압통이 심한 곳을 통증유발점으로 가정하고, 이 지점에 통증유발점주사를 하기로 하고 0.5% 리도카인을 4 mL를 주사했다. 이곳에 주사를 해주고 마사지를 해준 다음 손목을 짚어보게 했더니 예상했던 대로 통증이 없어졌다.

다음날 왔을 때에는 통증은 감소했지만 주사 맞은 자리가 더 아프다고 한다. 스테로이드 20 mg을 0.7% 리도카인에 섞어 4 mL로 만들어 주사하고 물리치료를 해준 다음 소염제진통제(NSAIDS)와 근이완제를 처방해서 보냈다. 며칠이 지나도록 다시 오지 않아 전화로 확인해보니, 지금은 아프지도 않고 바빠서 가지 못했는데, 다시 아프면 찾아오겠단다. 완치시켜 주지는 못했을지라도 통증의 정확한 원인은 찾은 셈이다.

통증의 기전과 위팔노근(Brachioradialis m.)의 해부

위팔노근은 아래팔의 노뼈쪽에서 가장 표층에 있는 근육으로서 위팔뼈 가쪽위팔융기(lateral supra-condylar ridge)의 상부 2/3과 가쪽근육중격(lateral muscular septum)에서 기시한다. 전박의 중상부

▣ 위팔노근의 해부

위팔두갈래근힘줄(Biceps brachii tendon)

노동맥(Radial artery)

위팔두갈래근널힘줄(Bicipital aponeurosis)

위팔노근(Brachioradialis m.)

긴노쪽손목폄근
(Extensor carpi radialis longus m.)

짧은노쪽손목폄근
(Extensor carpi radialis brevis m.)

긴엄지굽힘근과 힘줄
(Flexor pollicis longus muscle and tendon)

노동맥(Radial artery)

정중신경(Median n.)

손바닥손목인대(계속해서 폄근지지대와 합쳐짐)
[Palmar carpal ligament
(continuous with extensor retinaculum)]

엄지두덩근(Thenar m.)

위팔뼈안쪽위관절융기(Medial epicondyle of humerus)

온굽힘근힘줄(Common flexor tendon)

원엎침근(Pronator teres m.)

노쪽손목굽힘근(Flexor carpi fadialis m.)

긴손바닥근(Palmaris longus m.)

자쪽손목굽힘근(Flexor carpi ulnaris m.)

얕은손가락굽힘근(Flexor digitorum superficialis m.)

긴손바닥근힘줄(Palmaris longus tendon)

자신경손등가지(Dorsal branch of ulnar n.)

자동맥과 신경(Ulnar artery and n.)

얕은손가락굽힘근힘줄(Flexor digitorum superficialis tendons)

콩알뼈(Pisiform)

정중신경손바닥가지(Palmar branch of median n.)

100
·
101

▣ 위팔노근의 부착점인 노뼈 붓돌기

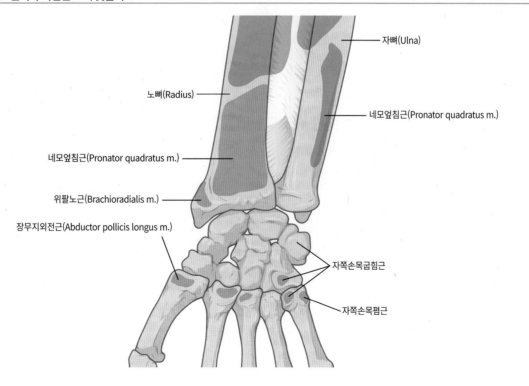

자뼈(Ulna)

노뼈(Radius)

네모엎침근(Pronator quadratus m.)

네모엎침근(Pronator quadratus m.)

위팔노근(Brachioradialis m.)

장무지외전근(Abductor pollicis longus m.)

자쪽손목굽힘근

자쪽손목폄근

(中上部)에서 납작한 힘줄로 바뀌어 노뼈 붓돌기의 저부(底部; base)의 앞-옆면에 부착된다.

위팔노근의 힘줄은 요골에 부착하기 직전에 긴엄지벌림근(장무지외전근)과 짧은엄지폄근(단무지신근)의 힘줄 밑으로 교차해서 지나가며, 힘줄이 부착하는 지점의 내측에는 노동맥이 지나간다. 신경은 제5, 6번 목뼈신경으로부터 노골신경의 분포를 받으며, 아래팔을 굴곡시키는 역할을 맡고 있다.

이 통증의 발생기전은 업무적으로 팔꿈치를 굴곡시키는 작업을 반복적으로 하다가 **위팔노근**의 피로가 누적되거나 근섬유가 손상받았다고 생각된다.

근육의 팽대부에 통증유발점이 생기면 탄력을 상실한 근육이 그 말단의 힘줄이 부착되는 노뼈붓돌기(styloid pr. of radius)의 저부(低部; base)에 있는 골막을 잡아당겨 손목의 전방에 통증을 일으켰던 것이다.

결론

손목의 앞쪽 요골동맥 외측에 있는 통증의 원인으로 위팔노근의 팽대부에 생긴 통증유발점을 찾아 치료함으로써 쉽게 치료할 수 있었지만 흔치 않은 통증이지만 가끔 만날 수 있는 통증이었다.

Reversed Tennis Elbow에 의한 손목의 통증

최근에 손목에 통증을 호소하는 환자 중에 제5손허리뼈(手掌骨; 5th metacarpal bone)의 상단부 뒤쪽에 있는 통증은 그 원인이 Tennis Elbow와 같은 기전에 의해 생긴 것을 알게 되어 reversed tennis elbow

---

■ **자쪽손목폄근의 기시점과 기착점**

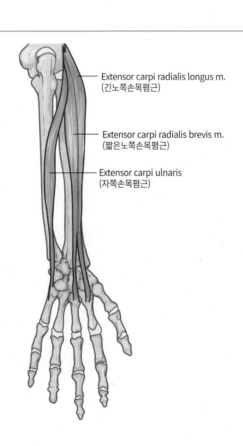

Extensor carpi radialis longus m.
(긴노쪽손목폄근)

Extensor carpi radialis brevis m.
(짧은노쪽손목폄근)

Extensor carpi ulnaris
(자쪽손목폄근)

라 이름 붙이고 치료해보았다.

증례

골프경력 4년째라는 48세의 남자 환자는 1년 전부터 오른쪽 손목에 통증이 있어 골프하는데 지장이 많다고 한다. 영상검사에서도 이상 소견을 찾을 수 없었고 촉진에서도 인대의 손상을 찾을 수 없었다.

본인은 손목의 자뼈 쪽의 측부인대의 손상으로 생각하고 있었고 6개월 동안 한의원에 다녔는데 인대가 늘어났다면서 통증이 있다고 생각되는 부위에 뜸을 떠주고 팔다리의 어느 곳에 침을 놔주더라고 한다.

손목의 굽힘근지지띠, 폄근지지띠, 노뼈쪽과 자뼈쪽 곁인대를 촉진해보았지만 어디에서도 압통점은 없었다. 본인의 호소내용을 자세히 점검해보니 **제5손허리뼈(metacarpal bone)의 상단 뒤쪽**에 통증이 있는 것으로 확인되었다.

이곳에 부착되는 근육이 위팔뼈 가쪽위관절융기(lateral epicondyle)에서 시작되는 손목폄근이라 사료되어 팔꿈치 근처에서 손목폄근을 촉진해보니 Tennis elbow 환자를 진찰할 때처럼 압통이 몹시 심하다. 자세히 만져보니 그중에서도 자뼈 쪽으로 내려오는 자쪽손목폄근(extensor carpi ulnaris m.)의 팽대부에 압통이 심한 것을 알 수 있었다.

시험적으로 이곳에 0.7% 리도카인 5 mL를 주사하고 물리치료를 해주고 손목의 통증여부를 물어보니 감쪽같이 통증이 없어졌다. 다음날 다시 왔을 때 물어보니 하룻밤 지나고 나니 괜찮다 싶어 골프채를 휘둘러보니 다시 손목이 당기고 아팠다고 한다.

일주일 후에 골프여행 계획이 있는데 빨리 나을 수 있도록 서둘러 치료해달라고 한다. 같은 장소에 리도카인에 스테로이드 15 mg과 Botulinum Toxin 20 U를 혼합해서 주사해주었는데, 다음날 와서는 통증이 없다고 하며 물리치료를 받고 가더니 다시 찾아오지 않는다.

고안

자쪽손목폄근은 위팔뼈의 가쪽위관절융기에서 손목폄근의 안쪽에서 기시하여 제5번 손바닥뼈의 상단의 자뼈 쪽(ulnar side) 뒷면에 부착된다. 노신경의 지배를 받으며 손목을 신전(dorsiflexion)시키는 데 관여한다.

골프 도중 임팩트(impact) 전에 왼쪽 손목을 뒤로 꺾다가 임팩트 순간에 자쪽손목폄근이 반대 방향의 충격을 받으면 근육 손상으로 통증유발점이 생기면서 근육의 탄력을 상실하게 된다. 오른쪽의 경우에는 골프공에 백스핀을 주기 위해 downward swing 시에 손목의 cocking을 갑작스럽게 풀다보면 수근신근이 손상받을 수 있다.

통상적으로 자쪽손목폄근에 통증유발점이 생기면 그 근육의 기시점인 상박골의 외측상과의 골막을 자극해서 Tennis Elbow를 일으키게 된다. 자쪽손목폄근이 손상받아 통증유발점이 생겨 근육의 탄력을 상실하면 그 근육힘줄의 기착점인 5번째 손바닥뼈의 상단을 자극하여 통증을 일으키는 경우가 있다.

환자 자신이 손목에 통증을 호소하고 있기 때문에 원인을 찾기가 쉽지 않다. 그러나 손목관절 주위를 골고루 촉진해보면 제5손바닥뼈의 상단에서 심한 압통점을 발견하게 되고, 그곳에 부착되는 자쪽손목폄근을 따라 상부로 올라가 촉진해보면 근팽대부에 통증유발점을 찾을 수 있다.

치료는 다른 통증유발점의 치료에 따르면 반응을 잘하지만 그 원인을 찾는 것이 쉽지 않아 치료를 못했던 것으로 사료된다. 흔히 있는 통증은 아니지만 통증 치료를 하는 의사들이 반드시 알아두면 도움이 되겠다 싶다.

2006. 4. 14.

Reversed golfer's elbow에 의한 손목의 통증

서론

통증 치료를 하다보면 손목이 아프다는 환자들은 있는데 객관적 소견이 없어 고민해야 하는 경우가 가끔 있다. 임상경험에서 팔꿈치내측상과에 있는 자쪽손목굽힘근의 통증유발점이 손목(wrist)의 자뼈 쪽(ulnar side)에 통증을 일으킬 수 있는 것을 알게 되었다. 실제로 이러한 병명이 존재하지는 않지만 편의상 reversed golfer's elbow라 이름 붙이고 또 하나의 치료법으로 소개하는 바이다.

증례

40대 초반의 남자 환자는 업무상 일주일에 두세 번은 골프를 치는 사람이었다. 보름 전에 3일 동안 연속해서 골프를 하고 난 후에 왼쪽 손목에 통증이 있어서 정형외과에 갔다가 인대가 늘어났다는 진단을 받고 손목보호대를 착용하고 왔다.

3일 후에는 또 업무상 골프를 나가야 하는데 빨리 나을 수 있는 방법이 없겠냐는 것이다. 진단도 내리기 전에 확답은 할 수는 없지만 어렵지 않겠느냐고 대답해 주고 진찰에 들어갔다. C-Arm 투시기로 보면서 손목의 상태를 점검해보았지만 골절이나 손목뼈(carpal bone)들의 배열이 흩어져 있지는 않았다.

◼ **콩알뼈(pisiform bone)의 위치**

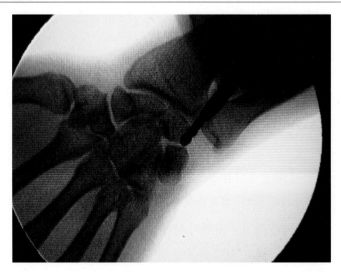

손목을 자세히 촉진해보니 인대손상에 의한 통증은 아니고 왼쪽 손목 앞쪽의 척골 쪽에 심한 압통이 있어 C-arm 투시기로 확인해보니 손목뼈 중의 콩알뼈(豆狀骨; pisiform bone)에 있는 통증이지만 그 뼈 자체에서는 이상소견을 찾을 수 없었다.

압통으로 보아서는 콩알뼈가 직접 타박받은 것 같아 보였지만 환자 자신은 손목에 직접 외상을 당한 일이 전혀 없다고 한다. 콩알뼈를 자세히 촉진해보니 뼈 자체보다는 골막자극에 의한 통증이라는 생각이 들었다. 손목을 구부리고 펴는 운동을 반복시키면서 팔꿈치의 내측에 있는 상박골의 안쪽위관절융기(medial epicondyle) 근처를 촉진해보니 심한 압통이 발견되었다.

■ 콩알뼈에 부착되는 자쪽손목굽힘근

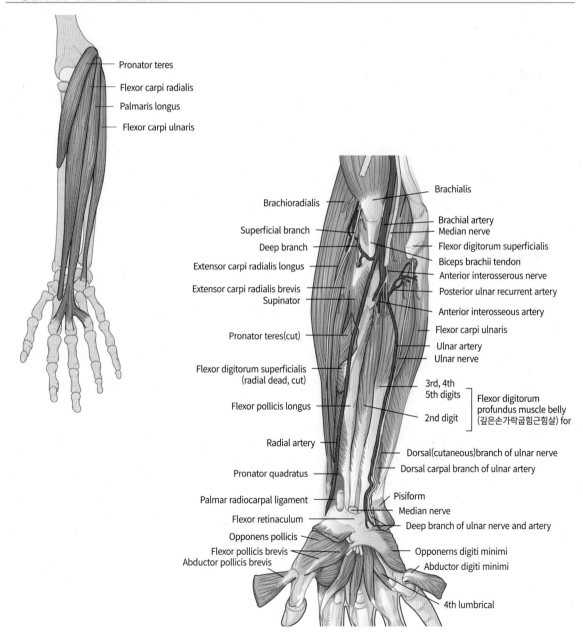

손가락을 편 채로 손목을 구부리게 하고 강제로 손목관절을 뒤로 꺾으니 콩알 뼈에서 통증이 심하다고 한다. 팔꿈치의 내측상과 근처의 자쪽손목굽힘근(flexor carpi ulnaris m.)을 촉진해서 가장 심한 압통점에 0.5% 리도카인에 스테로이드 20 mg을 혼합하여 주사하고 물리치료해준 다음에 억제된 손목의 굴곡운동(resisted wrist flexion)을 시켜보니 통증이 많이 줄었다.

다음날 왔을 때에는 원래 아프던 손목에는 통증이 없는데 주사 맞은 자리가 아프다고 한다. 하루 더 물리치료하고 소염제주사를 하고 보냈다. 3일째 날은 아침 골프를 마치고 오후에 치료를 받으러 왔는데, 팔꿈치에 약간 통증은 있었지만 골프하는 데는 지장이 없었다고 한다. 하루 더 치료하고 3일 만에 손목에 있던 통증 치료를 마칠 수 있었다.

고찰

골프를 자주하는 사람에게 많이 발생하지만, 가끔은 골프와 상관없는 사람들에게서도 이런 통증을 발견하게 된다. 환자가 손목 내측에 통증을 호소하면 흔히 안쪽 손목곁인대(medial collateral lig.)의 손상을 먼저 의심하게 된다. 그러나 이 경우는 인대의 손상은 없었고, 관절 내측의 앞에 있는 콩알뼈(pisiform bone)에 있는 통증이었다.

노쪽손목굽힘근, 긴손바닥근(長掌筋; palmaris longus m.), 얕은손가락굽힘근, 자쪽손목굽힘근이 위팔뼈의 안쪽위관절융기에서 공동으로 기시된다.

그중에서 자쪽손목굽힘근은 손목 관절의 자뼈 앞에 있는 콩알뼈의 앞면과, 갈고리뼈 갈고리(hook of hamate), 제5번 손바닥뼈의 상단 앞에 부착되며 자신경 운동가지의 지배를 받고 손목을 자뼈 쪽으로 굽히는 역할을 담당한다.

자쪽손목굽힘근은 주로 손목을 많이 사용하는 사람들이 많이 사용할 것으로 생각된다. 이 근육의 기시점 근처에서 손상을 받아 통증유발점을 형성하면 탄력을 상실하게 되어 근육이 수축 시에 근육의 말단인 콩알뼈의 골막을 잡아당겨 골막자극으로 인한 통증을 일으킨 것이다.

손목을 자뼈 쪽으로 꺾는 무리한 운동을 반복하게 되면 손목굽힘근들이 누적된 손상을 받을 것이다. 손목굽힘근 중에서 가장 안쪽에 있는 자쪽손목굽힘근이 반복손상을 받으면 위팔뼈 안쪽위관절융기 근처에 긴장성유발점을 형성되게 된다.

※ 이런 통증의 진료 초기에는 손목의 콩알뼈에 있는 통증은 reversed golfer's elbow에 의한 것으로만 생각했는데, 진료경험을 쌓다 보니 작은 가슴근에 있는 유발점이 자신경을 압박해서 생기는 통증이 더 많다는 사실을 깨닫게 되었다.

이런 경우는 작은가슴근에 있는 통증유발점이 자신경을 압박해서 그 조절을 받고 있는 자쪽손목굽힘근을 긴장시켜 팔꿈치내측과 손목에 통증을 일으키는 것으로서 작은가슴근에 있는 유발점을 풀어주면 팔꿈치와 손목통증이 동시에 사라지는 것을 볼 수 있다.

골프 스윙 시에 어깨관절을 회전시키지 않고, 과도하게 외전시키는 동작을 취함으로 인해 가슴에 있는 작은가슴근에 stretching injury받아 자신경을 압박하게 되는 것으로 보인다.

결론

Reversed golfer's elbow는 긴 머리카락을 당기면 두피에 통증이 있듯이, 내측 팔꿈치 근처에 있는 자쪽손목굽힘근에 생긴 근긴장이 그 말단에 있는 콩알뼈을 잡아당겨 통증을 일으키는 것이었다.

또 한 가지는 흉곽에 있는 작은가슴근의 유발점이 척골신경을 압박해서 자쪽손목굽힘근을 긴장시켜 그 근육의 말단에 있는 콩알뼈를 당겨서 생기는 연관통(referred pain)이었다.

요골경상건초염(de Quervain's disease)에 의한 손목통증

증상

손목에 특별한 외상을 받은 일이 없는데 손목 바깥쪽(radial side)에 통증이 심하고 손목의 활동이 몹시 불편하다. 특히 엄지손가락을 구부리면서 손을 쥘 때에 손목이 많이 아프다. 수유기(授乳期)에 있는 젊은 주부들에게서 많이 볼 수 있기는 하지만 누구에게나 있을 수 있는 증상이다.

통증의 기전

엄지를 움직이는 근육 중 짧은엄지폄근(extensor pollicis brevis m.)과 긴엄지벌림근(abductor pollicis longus m.)의 힘줄(腱)들이 같은 힘줄집(腱鞘; tendon sheath) 속을 통과하는데, 힘줄집이 염증으로 비후되거나 힘줄(腱)들의 염증에 의해 부종을 일으키면 힘줄과 힘줄집 사이에 부조화가 생기고 운동을 방해해서 엄지 쪽 손목에 통증을 일으킨다.

■ 요골경상건초염

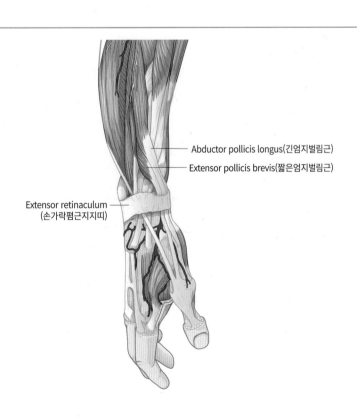

Abductor pollicis longus(긴엄지벌림근)
Extensor pollicis brevis(짧은엄지벌림근)
Extensor retinaculum
(손가락폄근지지띠)

진단

엄지를 맨 먼저 안으로 접고 주먹을 쥔 상태에서 손목을 잡아 척골(ulna) 쪽으로 꺾으면서 반대편 손목과 비교해보면 환측(患側)에서 심한 통증을 발견할 수 있다(Finkelstein Test).

치료

급성인 경우에는 통증 부위에 물리치료를 해주고 소염진통제를 투여하면 증상의 완화를 볼 수 있다. 만성화되어 통증이 심해 치료 효과가 없다고 생각되면 힘줄과 힘줄집 사이에 직접국소마취제와 스테로이드를 혼합해서 소량 주사하면 소염효과와 유착박리효과를 동시에 볼 수 있다.

힘줄집 안의 염증이 아니면서 유사한 증상을 가진 환자의 힘줄집 안에 스테로이드주사를 반복하면 힘줄집의 괴사(necrosis)를 일으킬 수 있으므로 진단에 주의를 해야 한다.

19 방아쇠손가락(Trigger Finger)

증상

통증이라기보다는 손가락의 운동기능장애라고 보는 것이 옳다. 대부분 손가락 끝마디관절이나 중간마디관절(DIP or PIP joint)에 잘 생기는 운동기능장애로서, 손가락을 구부릴 때 어느 지점에서 멈춰서 더 이상 자발적으로 구부러지지 않는다.

수동적으로 손가락을 구부리면 통증이 생기면서 어느 지점에서 딸깍하고 걸리다가 구부러진다. 완전히 구부렸을 때에도 손가락을 자의적으로 펴려고 하면 어느 지점에서는 더 이상 펴지지 않는다. 이때에도 수동적으로 펴주면 딸깍하고 걸렸다가 펴지는 현상이 생긴다. 권총의 방아쇠처럼 딸깍하고 걸렸다가 더 힘을 가하면 움직인다고 해서 방아쇠손가락이라는 이름이 붙여졌다.

발생기전

특정 손가락이 아닌 열 개 손가락 중 어느 곳에도 생길 수 있다. 평소에 자주 하지 않던 망치질, 괭이질, 삽질, 골프, 테니스 등을 하고 나서 생기는 경우가 많다. 손바닥에 딱딱한 손잡이를 강하게 쥐고 작업을 하다가 보면 손바닥을 지나던 손가락굽힘근(flexor digitorum profundus와 superficialis m.)의 힘줄들이 딱딱한 손잡이에 의해 충격을 받아 부종, 유착, 결절이 생겨 힘줄집(腱鞘)과 힘줄 사이에 부조화가 생겨 운동기능장애를 일으킨 것이다.

직업적으로 그러한 작업이나 동작을 오랫동안 해왔던 사람보다는 모처럼 이러한 작업을 몇 번 하거나 골프나 테니스 초보자에게 잘 생기는 현상이지만, 요령 부족으로 반복적인 손상을 받는 사람도 없지는 않다.

■ 힘줄과 힘줄막 사이에 주사하는 지점

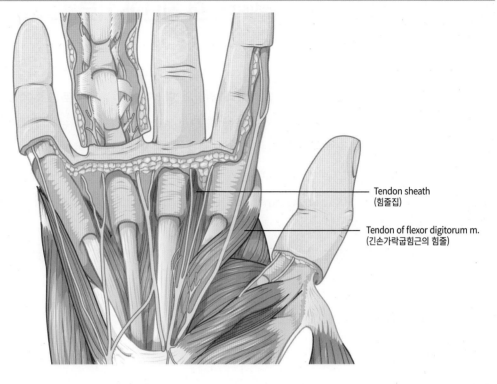

Tendon sheath
(힘줄집)

Tendon of flexor digitorum m.
(긴손가락굽힘근의 힘줄)

진단

환자의 호소내용만 듣고도 알 수 있지만, 환자에게 손가락을 운동시켜 보면 90도 가량 굴곡해야 할 관절들이 대부분 자발적으로는 90도까지 굴곡운동을 할 수 없다. 촉진해보면 손허리손가락관절(M-P Joint) 근처에 있는 손가락 굴곡근의 힘줄에 부종이나 결절이 만져진다.

엄지를 제외한 4개의 손가락의 손바닥을 가로지르는 손금에 해당하는 부위에서 딱딱한 결절이 만져진다. 엄지의 경우는 엄지가 접혀지는 부위에서 쉽게 만져지는 것을 알 수 있다.

치료

유착이나 결절까지 생기지 않고 힘줄의 부종만 있는 경우에는 부종이 있는 곳에 온열치료를 해주고 소염제만 투여해서 부종을 가라앉혀 주면 쉽게 운동기능장애가 없어질 수 있다.

만성화되어 유착이 있거나 힘줄 자체에 결절이 생겨있는 경우에는 물리치료만으로는 풀어지지 않는다. 국소마취제에 스테로이드 10 mg 정도 혼합해서 1-1.5 mL로 만들어 25 G 주사바늘로 손바닥을 가로지르는 손금의 바로 상방에서 힘줄집과 힘줄 사이에 주사해주면 대부분 통증이 가시면서 서서히 운동장애도 없어진다.

힘줄에 결절이 만성화되어 굳어있으면 수술을 해서 제거해주는 경우까지 있다고 하지만, 실제로 수술까지 하는 경우를 필자는 경험한 일이 없었다.

20 가성 위장통(pseudo-gastric pain)의 진단과 치료

환자는 있지만 병명이 없는 경우가 많은데, 구조적인 병은 없고 기능장애만 있는 통증 환자들이 여기에 해당하여 진단과 치료에 많은 어려움을 겪고 있다. 위장의 만성적인 기능장애로 고통을 받는 환자 중에는 첨단장비를 이용한 검사로도 원인규명을 하지 못한 채 평생 위장병 환자로 지내는 사람들이 있다.

대부분 기능성 위장병의 원인으로 스트레스, 운동부족, 불규칙한 식사습관과 음주와 흡연 등을 원인으로 들고 있다. 그리고 치료법으로는 약물보다는 생활습관을 바꾸고, 성격에 의한 신체반응을 차단하여 스트레스를 줄이는 행동조절요법(behaviour modification)을 권장하고 있지만 실천이 쉽지 않고 효과도 기대하기 힘든 방법이라 생각된다.

이러한 위장병 환자의 소원은 맘껏 배불리 먹어보는 것이다. 위장에 특별한 질환 없이 기능적 장애만 있는 위의 장애를 가성위장통(假性胃腸痛; pseudo-gastric pain)이라 이름 붙이고 그 원인규명과 치료법을 강구해 보았다.

증상

식욕부진이 있고 식사 후 상복부의 통증과 팽만감, 소화불량(dyspepsia), 구역, 구토 등이 있고, 식후의 불편감 때문에 환자 스스로 식사량을 줄이고 있어 자연히 소식(小食)하게 되고 만성 환자의 경우에는 영양실조로 몹시 야위게 된다.

가끔은 식사 후에 위경련(gastric cramp) 증상이 나타나면 급체했다고 생각하고 소화제를 복용하기도 한다. 대부분 정밀검사를 받아보기보다는 위장이 약하다고 자처하고 소화제 같은 약물에 의존하는 사람이 많으나, 위 투시검사를 받아 본 사람도 이상소견을 발견하지 못하고 있다.

통증의 기전

배곧은근(腹直筋; rectus abdominis m.)은 위쪽으로는 제5-7번 갈비뼈의 연골에 부착되며 아래쪽으로는 두덩뼈능선(恥骨稜; pubic crest)에 따라 부착된다. 제7-9번 갈비뼈신경(肋間神經)의 지배를 받고, 그 기능은 요추를 굴곡시키고 복벽을 긴장시켜서 복강내압을 올려준다.

상복부의 복근에 긴장성 통증유발점이 있으면 내장반응(visceral response)과 체성반응(somatic response)을 모두 나타낼 수 있는데, 체성반응으로 나타나는 연관통(referred pain)은 주로 복부의 같은 편에 나타난다. 통증유발점이 배곧은근에서 칼돌기(劍狀軟骨; xiphoid process)의 아래쪽에 있을 때에는 복부팽만감, 속쓰림, 소화불량, 구역, 구토 등의 내장반응이 나타난다.

복근에 강직성 통증유발점이 생기면 복강의 용적을 감소시키고, 복강내압을 높게 되는데 이 상태에서 음식물이 위장 내로 들어가면 위 내용물에 의한 위장내압의 상승과 복근이 압박하는 이중효과로 위벽은 늘어나지 못하고 허혈을 초래한다.

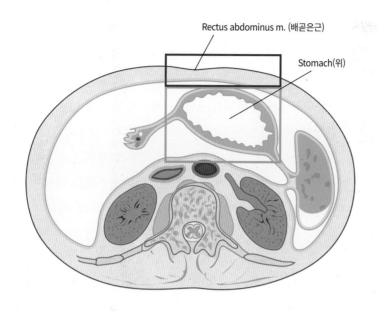

Rectus abdominus m. (배곧은근)

Stomach(위)

☐ 배곧은근
rectus abdominis m.

☐ 복강내에서 위장의 위치
stomach in the abdominal cavity

위장(胃腸; stomach)은 일반적으로 1,000 mL까지는 아무 부담 없이 팽창할 수가 있다. 복근에 있던 유발점이 활성화된 상태에서 일정량 이상의 음식물이 위장으로 들어오면 그 자체가 유해자극이 되어 교감신경의 구심성섬유(afferent fiber)를 자극해서 위장에서 통증을 느끼게 한다.

유해자극이 교감신경의 원심성 섬유를 자극하면 위장의 날문구멍조임근(幽門部括約筋; pyloric sphincter)이 긴장되어 위 내용물이 저류(stagnation)되고, 위벽이 충분히 팽창되지 못하므로 위산분비가 감소하는 등의 각종 내장반응을 일으킨다.

음식물의 유입으로 위장이 늘어나면 복벽의 통증유발점을 자극, 활성화시켜 체성반응으로 복벽에 통증을 느끼는 것이지, 위장질환이 복벽의 유발점을 활성화시키지는 않는다. 만성통증유발점은 근육을 위축시키고 탄력을 떨어뜨려 복강용적을 점점 감소시키고 따라서 위(胃)의 용량도 감소되므로 자연히 소식(小食)을 하게 된다.

이러한 상황에서 환자가 느끼는 통증은 위장에서 느끼는 진성내장통과 복벽에서 느끼는 체성통증의 두 가지가 될 것이다. 내장을 조작하거나 잘라내어도 통증이 없지만, 내장을 과신장(overstretching)시키거나 풍선처럼 팽창(over-distension)시키면 심한 통증을 일으킨다.

내장에 통증을 일으킬 수 있는 이러한 자극들을 Hurst가 **"Adequate stimuli"**란 말로 표현했는데 그 내용은 다음과 같다.

① 장관(hallow viscus)내 평활근(smooth m.)의 수축(constriction), ② 위, 장관이나 비뇨생식관의 등척성 수축(isometric contraction), ③ 내장기관의 갑작스럽고 비정상적인 확장, 신장, 파열, ④ 간, 비장 같은 장기피막의 갑작스런 신장, ⑤ 내장기관에 생긴 갑작스런 허혈, ⑥ 장관피막의 염증, ⑦ 염증성 장관점막에 가해진 화학적, 기계적 자극. ⑧ 장간막, 혈관, 인대 등의 견인, 압박, 뒤틀림, ⑨ 장관의 괴사

이상과 같은 자극 없이 위장에서 통증을 느꼈다면 이는 내장성 원인이 아닌 복벽의 원인에 의한 가성 내장통(pseudo-visceral pain)이라 할 수 있다.

진단

병력청취와 위장 조영술, 위 내시경검사 등으로 위궤양이나, 위염, 종양 등이 없음을 확인하고, 촉진으로 복근(腹筋)에서 통증유발점을 찾는다.

환자를 똑바로 눕히고 복부를 촉진해서 상복부에서 압통이 있으면 그 원인이 복벽에 있는 것인지 복강 내에 있는 것인지를 구별하기 위해 면밀히 관찰해야 한다.

통상적으로 위장을 진찰할 때 촉진해서 우측상복부에 압통이 있으면 이 압통의 원인은 당연히 위장 내의 어느 곳에 있는 것으로 간주되어 왔다. 복강 안에 어떤 병소가 있으면 초음파나 CT 또는 내시경 같은 검사에 반드시 나타나지만, 복근에 있는 유발점은 손으로 촉진해야만 확인할 수 있을 뿐이다. 대부분 우측 상부의 배곧은근에서 유발점이 촉진된다.

치료

모든 근육에 있는 통증유발점의 치료와 같다. 복근의 유발점에 주사를 시행하고, 온열치료, 초음파치료, TENS, 마사지 등을 시행한다. 단순강직에 의한 초기증상에는 온열치료와 마사지만 해주거나, 국소마취제만 주사해도 효과를 보는 수가 있지만, 만성화되어 섬유화까지 일으킨 경우에는 스테로이드와 Botulinum Toxin을 혼합주사해야 할 때도 있다.

효과

과반수의 환자가 단 일회의 치료에도 현저한 증상의 개선 효과를 느끼고, 대다수의 환자는 3회 정도의 치료에도 75% 이상의 증상 개선 효과를 볼 수 있다. 활동성유발점이 잠복성으로 변하면 금방 증상의 개선효과를 볼 수 있지만 근본적인 치료를 위해서는 상당 기간의 치료가 요구될 것으로 사료된다.

어린 아이들이 배가 아플 때 엄마나 할머니의 따뜻한 손으로 배를 만져주면 금방 나았던 약손의 효과를 생각해보면, 그 손이 마사지 효과로 복벽의 긴장을 풀어 주었던 것이지 위장 내의 병을 치료해준 것이 아니었음을 알 수 있다.

※ 2007년 가을 대한통증학회에서 만성복통환자에게 복직근에 있는 통증유발점을 치료했다는 2건의 증례보고가 있었음은 괄목할 만한 일이다.

21 등과 허리 사이의 통증

허리 아래 부분이 아픈 것도 아니고, 그렇다고 등에 통증이 있는 것도 아니면서 애매하게 중간 부분에 통증을 호소하는 환자들이 있다. X-ray는 물론 MRI와 같은 객관적인 검사를 하여도 아무런 이상소견을 발견할 수 없는 통증들이다.

대부분 운동장애는 별로 심하지 않으면서 주로 통증만을 호소하게 된다. 이학적 검사에서 등뼈와 허리뼈 사이에서 압통을 발견할 수 있는 경우와 등뼈 제10번 부근에 압통이 있는 두 가지의 원인을 가지고 있다.

등뼈와 허리뼈 사이에 걸쳐있는 경우는 아래뒤톱니근(下後擧筋: serratus posterior inferior m.)의 긴장성 통증이고, 하부등뼈에 있는 경우는 등가장긴근(longissimus thoracis m.)의 일부분에 생긴 긴장성 통증이다.

해부

1) 아래뒤톱니근(Serratus posterior inferior m.): 등뼈와 허리뼈 사이에 위치하는 근육으로, 등뼈 제11-12번과 허리뼈 제1-2번의 가시돌기와 가시위인대(supraspinous ligament)에서 기시하여 마지막 4개의 갈비뼈각(angle)을 약간 지나 갈비뼈 아래 가장자리에 부착된다. 등뼈 제11번과 제12번 신경의 앞가지 분포를 받고 갈비뼈를 아래쪽과 외측으로 당겨주는 역할을 한다.

2) 가장긴근육(最長筋): 허리뼈 부위에서 허리엉덩갈비근(腸肋筋; iliocostalis m.), 가시돌기근(spinalis m.)과 함께 섞여 허리뼈의 가로돌기(橫突起), 덧돌기(副突起; accessory process)의 뒷면, 허리뼈갈비뼈사이근막(lumbocostal aponeurosis) 앞쪽에서 기시한다.

등뼈부위에서는 모든 등뼈의 가로돌기 끝에 동그란 힘줄 형태로 되어 부착되기도 하고, 근육 그 자체로 아래쪽 9개 내지 10개의 갈비뼈돌기(tubercle)와 갈비뼈 각 사이에 부착되기도 한다. 흉추신경의 뒤쪽가지

■ **아래뒤톱니근의 해부와 유발점**

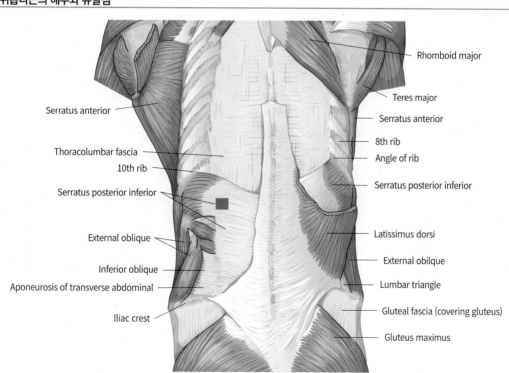

Rhomboid major

Teres major

Serratus anterior

Serratus anterior

8th rib

Angle of rib

Thoracolumbar fascia

10th rib

Serratus posterior inferior

Serratus posterior inferior

Latissimus dorsi

External oblique

External obilque

Inferior oblique

Lumbar triangle

Aponeurosis of transverse abdominal

Gluteal fascia (covering gluteus)

Iliac crest

Gluteus maximus

(dorsal primary division)에서 신경분포를 받고, 척추를 세우거나 옆으로 구부리는데 관여하며, 갈비뼈를 아래로 당겨주기도 한다.

통증의 기전

두 개의 근육들이 모두 독자적으로 능동적 운동을 하지 않기 때문에 통증의 발생기전은 알 수가 없다. 단지 부적절한 허리 동작 때문에 근육이 손상을 받거나 긴장하면서 운동신경과 근육 사이에서 서로 압박하고 조이는 악순환의 고리를 형성하여 생기는 통증으로 생각될 뿐이다.

아래뒤톱니근(下後擧筋)에 있는 통증은 척추중앙보다는 양쪽 측방의 갈비뼈에 있는 통증이다. 등쪽가장긴근 자체에 의한 통증은 가장 두꺼운 부분에 해당하는 등뼈의 제10번 높이에 있는 근육의 과긴장으로 생긴 근육통으로 다른 부위로의 전이성 통증은 없다.

진단

객관적인 검사에서는 전혀 그 원인을 찾을 수 없다. 환자의 호소내용과 이학적 검사로 해당 부위에서 통증유발점을 찾는 방법 외에는 달리 방법이 없다. 베개를 복부에 대고 환자를 엎드리게 한 다음 흉추와 요추 사이를 엄지로 촉진해서 압통점을 찾는다.

아래뒤톱니근에 의한 통증은 등뼈와 허리뼈의 접합부에서 외측 상방으로 엇비슷하게 올라가는 근육에

■ **등쪽 가장긴근의 해부와 유발점**

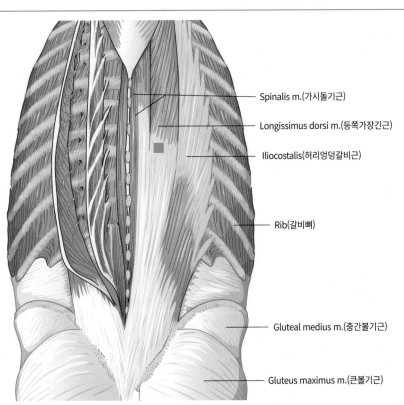

Spinalis m.(가시돌기근)

Longissimus dorsi m.(등쪽가장긴근)

Iliocostalis(허리엉덩갈비근)

Rib(갈비뼈)

Gluteal medius m.(중간볼기근)

Gluteus maximus m.(큰볼기근)

압통이 있는데, 압통이 특정 부위에 국소적으로 있지 않고 근육 전체에 널리 퍼져 있다.

가장긴근 자체에 의한 통증은 등뼈와 허리뼈의 접합부에서 약 2척추분절(segment)가량 높은 곳, 즉 아래뒤톱니근의 바로 위에 있는 등뼈의 가시돌기 측방에서 강한 압통이 촉진된다.

치료

일반적인 근육의 통증유발점의 치료법에 따르면 효과는 다른 통증에 비해 탁월한 편이다. 아래뒤톱니근은 비교적 표층에 있고 넓기 때문에 주사할 때에 바늘을 수직으로 찌르지 않고 피부의 바로 밑으로 얕게 찔러 거의 수평으로 삽입해야 한다. 척추와 약 45도가량 기울여 아래에서 상방내측으로 바늘을 진입시켜 근육의 주행방향과 직각방향으로 약물을 주입한다.

등쪽 가장긴근육 자체에 생긴 통증은 아래뒤톱니근의 바로 위쪽에 있는 것으로 근육이 두껍고 깊은 곳에 있기 때문에 압통이 가장 심한 위치를 찾아 바늘을 수직으로 찔러 약물을 주입한다.

주사 후에 물리치료를 해주고 나면 그 자리에서 곧 바로 통증이 없어지는 것을 확인할 수 있지만, 통증유발점의 특성상 압통이 없어질 때까지 치료를 더 해주는 것이 좋다.

22 등뼈 제12신경의 장애에 의한 허리통증

서론

허리통증의 원인은 수없이 많지만 임상의사의 입장에서 그 많은 원인을 감별해서 정확한 진단을 내린다는 것은 결코 쉬운 일이 아니다. 허리통증의 원인으로 소개된 많은 것들 중에 척추 뼈와 관련된 질환들이 주종을 이루고 있어 치료에 어려움이 있는 것으로 알려져 왔다.

근육성 허리통증이 80% 이상을 차지한다고 알려지고는 있지만, 객관적으로 규명이 되지 않아 올바른 진단도 내리지 못했고 치료는 통증있는 부위에 대증요법에 의존하는 수준에 그쳐 왔다.

동서고금을 막론하고 허리 부근에 통증이 있으면 허리의 아래쪽에서 그 원인을 찾기 위한 검사를 해왔고 그 검사결과에 합리화시킨 진단을 내려왔다. 필자는 허리통증의 가장 많은 원인으로 제12번 등뼈신경(12th thoracic n.)의 장애가 허리띠 부위에 통증을 일으킨다는 사실을 알게 되었다.

증상

허리띠의 착용부위에 해당하는 제4, 5번 허리뼈와 엉덩뼈능선(腸骨稜; iliac crest) 근처에 통증이 있는데, 장시간 방바닥에 앉아 있을 때 통증이 심하며 앉아 있다가 일어설 때나, 아침에 잠자리에서 일어나서 허리를 구부릴 때 특히 아파서 허리가 구부려지지 않는다.

간혹은 무거운 짐을 들어 올리다가 삐었거나 세수하려고 허리를 구부리다가 삐었다고 생각하기도 한다. 많은 여성의 경우에는 생리 직전에 요통이 심하다고 하는 사람들이 많다. **통상적으로 외래 환자 허리 통증의 90% 이상이 여기에 해당된다.**

통증의 기전

허리 통증 환자의 90% 이상이 요추 제4-5번 높이의 허리에 통증을 호소하기 때문에 대부분의 의사들이 그 부위에서 원인을 찾으려고 한다. 그러나 허리뼈 제4-5번 추간판탈출이 있을 때 압박받을 수 있는 제5번 허리신경뿌리는 궁둥신경(坐骨神經; sciatic n.)에 합류되기 때문에 요통이 아닌 궁둥신경통(坐骨神經痛; sciatica)을 일으킨다. 또한 제4, 5번 허리뼈 근처의 감각은 허리뼈신경이 아닌 등뼈 제12신경의 지배를 받는다.

제12번 등뼈와 허리뼈 사이의 척추사이구멍(椎間孔; vertebral foramen)을 통해서 척추강을 나온 제12번 등뼈신경 뒷가지(後肢; dorsal primary division of T12 n.)의 안쪽가지(medial br.)는 척추세움근(脊椎起立筋; erector spinae m.)을 뚫고 들어가 이 근육들에 운동신경을 보내고, 바깥쪽가지(lateral br.)는 근육을 관통한 후에 엉덩뼈능선 쪽으로 내려가서 감각분지가 되어 분포된다.

만일에 척추세움근 중에서 가장긴근(最長筋; longissimus m.)이 등뼈와 허리뼈의 접합부에 통증유발점을 가지면 이 근육을 관통하던 등뼈 제12번신경이 압박받는다. 그중 감각신경분지는 뒤엉덩뼈능선(posterior iliac crest)에 통증을 일으키고, 운동신경분지는 가장긴근육을 더욱 긴장시키는 악순환을 거듭하게 된다. 신경의 흥분으로 척추세움근(erector spinae m.)이 등척성 수축을 하게 되면 요추의 평편화(straightening)까지 일으키기도 한다.

등뼈와 허리뼈의 접합부위는 구조적으로 몸통의 굴곡과 회전운동이 가장 많은 부위이다. 따라서 일상생

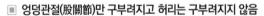

▣ **엉덩관절(股關節)만 구부려지고 허리는 구부려지지 않음**

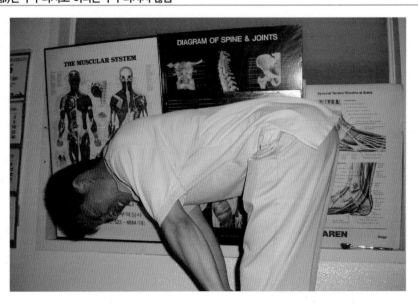

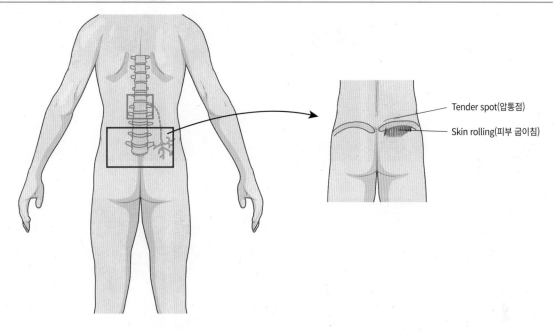

Tender spot(압통점)
Skin rolling(피부 굽이침)

활이나 스포츠 도중에 그 부위가 손상받기 쉽고, 근육도 뒤틀리는 손상을 받아 통증유발점이 잘 생긴다. 대부분의 통증은 근육 내에 만성적으로 가지고 있던 잠복성 통증유발점이 활성화되면서 통증을 일으키는 것이지 급성으로 생긴 병은 아니다.

대부분의 학자들이 허리뼈추간판탈출(lumbar HNP)이 허리통증의 가장 중요한 원인이라고 잘못 생각하고 있다. 척추신경되돌이뇌막가지(回歸性硬膜神經; recurrent n. of Luschica)는 구심성체신경(感覺神經; afferent sensory n.)과 교감신경으로 이루어져 있는데, 척추사이구멍을 통해 척추 내로 다시 들어가 상하로 갈라져 뒤세로인대(後從靭帶; posterior longitudinal lig.), 전방경막초(anterior dural sheath)에 분포된다.

대부분의 의사들이 추간판탈출(HNP)이 생겨 척추강 안에서 신경뿌리(nerve root)를 압박하면 그 가지인 척추신경되돌이뇌막가지(回歸性硬膜神經)를 자극해서 허리통증을 일으킨다고 생각하고 있다. 그러나 추간판탈출이 척추신경뿌리의 앞가지(前枝)를 자극해서 엉덩신경통(坐骨神經痛)을 일으키지는 않고 신경뿌리 중에 가장 작은 경막신경(meningeal nerve)을 자극해서 요통을 일으킨다는 것은 쉽지 않은 일이다.

요통의 원인이 척추강 안에 있는 경우로는 첫째, 추간판의 심한 팽융(bulging)이나 척추몸통의 골극이 뒤세로인대를 신전시키면서 경질막신경을 자극해서 국소적인 통증이 생길 수 있고, 둘째로 척추에 충격을 받으면 내부의 연조직인 경질막이나 뒤세로인대에 염증과 부종이 생겨 이로 인한 혈액순환장애로 울혈이 생겨 광범위한 요통이 발생하는 것이다.

이때의 요통은 교감신경을 차단할 수 있는 정도의 농도인 0.5% 리도카인을 경막외강에 주사해주면 즉시 통증이 없어지는 것을 보면 알 수 있다.

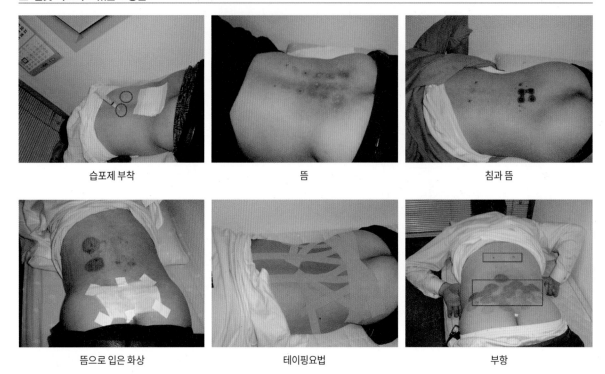

습포제 부착　　　　　　　　뜸　　　　　　　　침과 뜸

뜸으로 입은 화상　　　　　테이핑요법　　　　　　　부항

진단

　대부분 아프다고 호소하는 곳에서 통증의 원인을 찾으려 하지만, 이 요통은 등뼈와 허리뼈의 접합부에서 가장긴근에 있는 통증유발점을 찾는 것이 유일한 진단법이다. 환자를 엎드리게 하고 촉진해서 제12번 등뼈의 가시돌기(棘突起; spinous process)를 먼저 찾는다. 가시돌기의 하단에서 약 3-4 cm 외측의 가장긴근을 압박했을 때 "jump sign"이 나타나는 곳이 치료점이다.

　등뼈와 허리뼈 사이의 위치는 척추의 가시돌기를 더듬어 올라가면서 찾는 방법보다 간편한 방법이 있다. 환자의 키에 따라 다르기는 하겠지만 환자를 엎드리게 하고 양쪽 엉덩뼈능선(iliac crest)에 손을 대고 손바닥으로 환자의 허리를 감싸면서 엄지를 위로 뻗어 엄지의 끝이 닿는 부분이 대충 흉추와 요추의 접합부위에 해당하는 것을 알 수 있다.

　이 유발점은 X선 촬영, 척추강조영술, MRI검사로도 규명이 되지 않기 때문에 이상이 없다거나, 허리뼈의 염좌(sprain) 정도로 진단받기 쉽다. 때로는 위양성 검사소견(false positive finding)에 의해 제4-5번 허리뼈 또는 제5번 허리뼈-제1번 엉치뼈(薦椎) 사이의 추간판탈출증이나 퇴행성 척추염에 의한 요통으로 진단받는 수도 있다.

치료

　허리 아래 부분에 있는 통증이지만 등뼈와 허리뼈의 접합부 높이에서 가장긴근에 있는 통증유발점을 치료한다. 마취과적으로 제12번 등뼈신경의 뒤쪽가지를 직접 차단해주면 즉석에서 제통효과를 볼 수 있지만 신경차단의 특성상 약물작용시간이 지나면 수시간 내에 요통이 재발할 수 있다.

제12번 등뼈 신경뿌리를 직접 차단해주면 엉덩뼈능선 주위에 감각마비가 생겨 환자들이 불쾌감을 호소하기도 한다. 번거롭게 신경뿌리에 직접 주사하는 것보다는 임상에서는 통증유발점 한쪽에 약물을 5 mL씩 주사해주어 신경의 압박을 풀어준다. 심한 통증으로 허리를 구부리거나 펴지 못했던 환자들은 주사 후 신경의 압박이 풀리게 되면 즉시 통증의 완화를 보게 된다.

주사 후에 온열치료, 마사지, 전기자극치료(TENS) 등을 병행하여 근육의 정상기능을 찾아줌으로써 완치효과를 거둘 수 있다. 약품이나 치료 장비를 이용할 수 없는 응급상황에서는 치료 점을 손바닥으로 깊게 압박(ischemic compression)만 몇 차례 해주어도 환자가 금방 통증의 완화를 느끼는 수도 있다.

23 척추세움근 중 엉덩갈비근(Iliocostalis m.)의 긴장에 의한 요통
- 척추기립근 중 장늑근의 긴장에 의한 요통

서론

척추세움근(脊椎起立筋; erector spinalis m.)인 가장긴근(最長筋; longissimus m.), 엉덩갈비근(腸肋筋; iliocostalis m.), 가시근(棘筋; spinalis m.) 3가지 중에서 등뼈-허리뼈 사이의 가장긴근에 있는 통증유발점이 허리 통증의 가장 많은 원인이 되고 있지만, 드물게 엉덩갈비근에 의한 허리통증이 발생할 수도 있다.

Travell은 엉덩갈비근에 유발점이 있으면 위로는 갈비뼈와 등 쪽까지, 아래로는 둔부의 중앙에 그리고 앞쪽으로는 복벽에 연관통(referred pain)을 일으킨다고 했지만, 필자는 엉덩갈비근의 유발점이 그러한 연관통을 일으키는 것을 본 일이 없었다.

허리통증의 대부분의 원인은 등뼈와 허리뼈 사이에 있는 가장긴근에 있는 통증유발점이었다. 그러나 가장긴근에 있는 통증유발점을 풀어주고 난 후에도 허리통증이 남아있는 경우가 있는데, 이때에는 엉덩갈비근의 긴장 때문에 허리 통증이 있는 것을 볼 수 있다.

이러한 현상은 등뼈-허리뼈 사이의 가장긴근에 생긴 통증유발점 때문에 엉덩뼈능선(iliac crest) 부위에 일으킨 통증과 엉덩갈비근의 긴장에 의해 생기는 요통이 겹쳐 있는 경우이다. 위쪽에 있는 가장긴근의 유발점 치료로 통증이 없어지고 나면 아래에 있는 엉덩갈비근의 긴장성통증이 발견되는 것으로 보인다.

통증유발점이 통증을 일으키는 기전에 따르면 엉덩갈비근에 유발점이 생기면 근육의 기시점인 엉덩뼈능선이나 근육의 말단 부위인 갈비뼈의 골막을 당겨 갈비뼈에 통증을 일으키는 것으로 생각할 수 있을 것이다.

그러나 허리뼈 부위의 엉덩갈비근에 있는 통증유발점이 둔부중앙이나 복벽에 연관통을 일으킨다는 것은 어떠한 이론으로도 설명이 되지 않는다.

증상

엉덩갈비근에 생긴 통증유발점이 등척성 수축을 하게 되면 긴장된 근육이 요추를 뒤에서 밀기 때문에 허리의 직선화를 일으키게 된다.

엉덩갈비근에 있는 과긴장은 연관통을 일으키지 않고 근육 자체에 있는 긴장과 허혈성 통증을 일으킨다. 따라서 근근막증후군에서 얘기하는 통증유발점이라기보다는 단순한 근육의 긴장이라고 보는 것이 옳을 듯하다. 이러한 근긴장이 한쪽에만 있을 때 환자들은 허리의 통증보다는 옆구리가 아프다고 호소하고, 이때에는 척추의 측만증을 나타내기도 한다.

진단

척추세움근 중 가장긴근과 엉덩갈비근에 통증유발점이 동시에 있을 수가 있는데, 상부에 있는 원인을 제거하고 나면 아래 부분인 엉덩갈비근에 의한 통증을 발견하게 되는 경우가 있다.

환자를 엎드리게 해놓고 갈비뼈의 가장 아래연골(12th costal cartilage) 바로 아래(제3허리뼈의 가로돌기 근처)에 있는 근육들을 촉진해보면 심한 압통과 함께 근육이 심하게 굳어있는 것을 찾을 수 있다. 근육이 어떤 신경을 압박하거나 포착을 일으켜 생긴 연관통이 아니고 근육 자체의 긴장에 의한 허혈성통증이다.

치료

근육의 강직만 있고 섬유화나 유착은 별로 없기 때문에 다른 통증유발점에 비해 치료에 대한 반응은 월등히 좋은 편이다. 통증유발점의 치료법에 따르되 주사요법을 시행할 때에는 다른 부위에 비해 비교적 다량의 약물주사를 요한다.

한쪽 근육에 0.6% 리도카인 7 mL에 스테로이드 20 mg을 혼합하여 주사하고 물리치료와 깊게 마사지를 해주면 통증은 그 자리에서 없어지는 것을 볼 수 있으나 근육질환의 특성상 며칠간의 물리치료를 계속해 주는 것이 좋다.

24 돌기사이관절증(椎間關節症; Facet Syndrome)에 의한 허리통증

서론

허리통증 원인의 20% 미만이 뼈와 관절의 이상에 의한 것이라고 한다. 돌기사이관절증(椎間關節症)은 요통원인의 극히 일부분을 차지하고 있지만 숫자상으로는 적지 않은 환자가 고통받는 것으로 추정된다.

현재까지도 돌기사이관절증은 객관적 진단법이 없고, 오직 치료 겸 진단목적의 관절차단에 의존하고 있다. 관절차단은 관절신경을 차단하는 법과 돌기사이 관절 안에 주사하는 두 가지 방법이 있는데, 적응대상 선정은 오직 환자의 주관적 호소에 따를 뿐 객관적인 기준은 없다.

돌기사이관절증이 허리통증의 원인이라고 생각되는 환자에게는 관절 안에 steroid의 주사, 경피적신경응고술(trans-cutaneous nerve coagulation), 수술적인 신경절제술 중의 한 가지가 고려되고 있다. 그러나 이 방법들 모두가 일정기간의 통증해소 효과만 있었을 뿐 대다수의 환자가 짧게는 수주에서 길게는 2년 후에 통증이 재발되었다고 보고되고 있다.

현재까지 어느 것도 돌기사이관절증의 완벽한 치료법이 되지 못하고 있는데, 간혹 치료자들 중에는 어떤 시술 후에 통증이 없어지면 그 통증의 원인까지 완치시킨 것으로 그 효과를 과대평가하는 경우가 있다. 지금까지 알려진 돌기사이관절증의 치료법은 발병기전을 고려하기보다는 통증 자체만을 제거하려고 노력해왔던 것이다.

신경차단이나 신경절제 등으로 통증은 없앨 수 있었지만 그 원인은 방치된 채로 있어 시간이 지나면 통증은 재발되었고, 통증을 느끼지 못하는 기간에는 몸을 함부로 사용하여 원인 자체를 더욱 악화시킬 수 있었을 것이다.

통증의 기전

관절은 두 개 이상의 뼈와 연결인대들로 구성되어 있고, 그 운동에 관여하는 근육의 수축과 이완 작용에 의해 관절운동이 이루어진다. 관절 사이를 연결하고 있는 근육들이 긴장을 일으켜 관절간격을 좁히면 관절 안의 연골이 압박받아 마모되거나, 관절내부의 조직이 손상당하게 된다.

돌기사이관절은 해부학적으로 체중이 실리는 관절이 아니다. 따라서 관절상하를 연결하고 있는 근육이 관여하지 않고서는 관절 스스로 손상이나 마모가 일어날 수가 없다. 관절간격이 좁아지면 조직이 손상받기 이전에 관절신경들이 자극받아 통증을 일으키게 된다.

그동안 필자의 임상경험에서 돌기사이관절을 연결하고 있는 여러 개의 근육 중에서 뭇갈래근(多裂筋; multifidus m.)의 긴장이 직접적으로 관절간격을 좁혀 증상을 일으키는 것을 알 수 있었다.

대부분 돌기사이관절증이 의심되면 근육의 긴장이라는 생각은 하지 않고, 관절의 퇴행성 변화나 관절피막염(joint capsulitis)으로 간주하고 관절 신경의 차단에만 의존해 왔다.

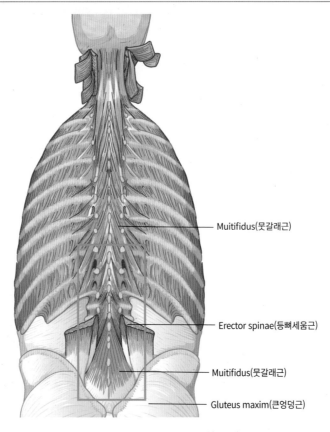

- Muitifidus(뭇갈래근)
- Erector spinae(등뼈세움근)
- Muitifidus(뭇갈래근)
- Gluteus maxim(큰엉덩근)

■ 이중 신경분포를 받고 있는 돌기사이관절신경

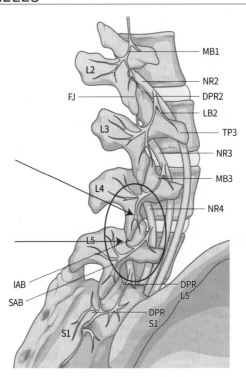

- MB1
- L2
- NR2
- FJ
- DPR2
- LB2
- L3
- TP3
- NR3
- MB3
- L4
- NR4
- L5
- DPR L5
- IAB
- SAB
- DPR S1
- S1

진단

환자는 허리를 뒤로 젖힐 때나 옆으로 구부릴 때 허리에 심한 통증을 호소한다. 이학적 검사로는 환자가 엎드린 상태에서 척추의 가시돌기(棘突起) 사이(inter-spinous space)를 시술자의 손바닥으로 압박했을 때 심한 통증이 나타나면 바로 그 부위의 돌기사이관절증을 의심한다.

좌우양쪽에서 돌기사이관절 부위를 엄지로 깊숙이 압박해서 그중의 어느 한쪽에서 국소적 압통이 있으면 그 부위에 있는 관절증으로 진단내릴 수 있다.

척추의 CT촬영 소견에서 관절의 비대칭(asymmetry of joint), 관절의 좁아짐, 연골하경화증(sub-chondral sclerosis) 및 침식(erosion), 관절의 비후화(hypertrophy) 등을 보이는 수가 있다지만 이러한 소견들이 반드시 관절의 통증을 일으킨다는 근거는 없다.

역학조사결과 척추통증의 진단기준으로 믿어 왔던 방사선 소견상의 퇴행성 변화가 허리통증 환자와 정상인에서 거의 같은 비율로 나타났다는 것으로 보아 허리통증과 퇴행성 변화는 상관관계가 없어 보인다.

치료

C-arm을 이용해서 돌기사이관절 차단을 시도하는 것보다는 돌기사이관절을 연결하고 있는 근육 중에서 뭇갈래근이나 돌림근(回旋筋; rotator m.), 가시사이근(棘間筋; interspinalis m.)들에서 통증유발점을 찾아 주사로 강직을 풀어주면 관절간격이 넓어지면서 통증 치료 효과를 훨씬 쉽게 보게 된다. 그중에서도 뭇갈래근의 긴장은 관절간격을 좁히는 가장 큰 원인으로 작용하고 있다.

진단 시에 가장 심한 압통점을 찾아 표시해두었다가 국소마취제 6-8 mL를 골고루 주사해 준 다음 확인해보면 통증이 없어진 것을 확인할 수 있다. 국소마취제의 약효가 지나고 통증이 재발하면 스테로이드를 함께 주사해주고 이 점에 물리치료 등으로 근육을 풀어주면 쉽게 치료된다.

근육에 있는 통증유발점을 치료한 후에도 관절에 통증이 있으면 추가적인 조치로 관절 내에 주사해보는 것도 좋겠지만 처음부터 관절 안에 주사를 해야 할 이유는 없을 것이다.

필자는 1989년 개원한 이후로 통증 환자만을 치료하고 있고, 돌기사이관절증 환자를 적지 않게 보아왔지만 단 한번도 관절 내에 주사해야 할 필요성을 느낀 일이 없었다.

참고문헌

추간관절증후군의 치료(대한 통증학회지 제 7권2호.1994.)

25 큰허리근^(大腰筋)의 긴장에 의한 허리통증

서론

허리통증의 원인은 수십 가지에 이르며 근육계 질환이 80% 이상 차지한다고 알려져 있지만 구체적으로 어느 근육에 어떠한 병변이 허리통증을 일으킨다는 것은 알려진 바 없다. 대부분 척추 뒷부분에 있는 근육 몇 가지에 의한 통증으로 알려지고 있을 뿐, 근육과 허리통증의 관계가 명쾌하게 설명된 일은 없었다.

척추후근육군(back muscles)이나 척추의 기능적 단위(functional unit)에서 전혀 이상소견을 찾을 수 없는 허리통증 환자에게서 허리뼈몸통(body of lumbar spine)의 측-전방에 있는 큰허리근(大腰筋)의 긴장이 허리 통증의 중요 원인의 하나로 작용하고 있음을 알 수 있었다.

증상

앉아있을 때보다는 똑바로 장시간 서 있거나, 허리를 앞으로 구부릴 때보다 뒤로 젖힐 때 허리통증이 나타난다. 특히 취침시간이나 침상에 누워있을 때에는 다리를 뻗고 똑바로 누워있으면 허리에 통증이 생기면서 자세가 편치 않은데, 무릎을 세우거나 옆으로 돌아누우면 편해진다. 대부분의 환자들은 옆으로 누워 자는 것이 자신의 병이라 생각하지 않고 단순히 자신의 잘못된 수면습관 때문이라고 생각하고 있다. 외견상 허리뼈 전만증(前彎症; lordosis)의 체형을 가진 사람들에게서 흔히 볼 수 있다.

진단

통상적인 이학적 검사나 영상검사는 진단에 도움이 되지 못한다. 환자를 엎드리게 하고 시술자의 손바닥으로 허리뼈를 압박하거나 두들겨보면 특정부위에는 압통이 없고 허리뼈마디 전체에서 통증이 발견될 수도 있는데 잘못 해석하면 돌기사이관절증(facet joint syndrome)으로 오진할 수 있다.

환자를 똑바로 눕히고 무릎을 세우게 한 다음 배꼽 옆의 배곧은근(腹直筋; rectus abdominis m.) 외측 가장자리를 깊숙이 압박해서 배곧은근의 외측후방에서 심한 압통을 호소하게 되면 바로 큰허리근에 긴장이 있음을 알 수 있다.

통증의 기전

큰허리근은 전체 허리뼈의 가로돌기(transverse process) 앞면과 척추몸통(vertebral body)의 옆쪽, 등뼈 제12번에서부터 제5번 허리뼈의 추간판 옆쪽에서 기시하여, 넙다리뼈(大腿骨; femur)의 작은돌기(小轉子; lesser trochanter)에 부착된다.

주 기능은 넙다리뼈를 굴곡시키는 일이지만, 직립자세에서 양쪽이 동시에 작용하면 하부 허리뼈를 앞으로 굴곡시키는 데 보조적으로 작용하고, 한쪽에서 작용하면 허리뼈를 옆으로 굴곡시키기도 한다. 큰허리근

■ **긴장으로 허리통증을 일으키는 큰허리근**

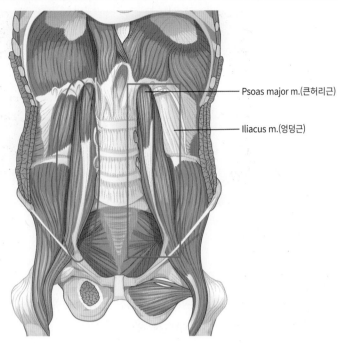

Psoas major m.(큰허리근)

Iliacus m.(엉덩근)

은 정상적인 허리뼈를 가진 사람이 똑바로 서 있을 때에는 허리뼈를 앞쪽으로 당기면서 전만증(前彎症)을 일으키는 기능도 가지고 있다.

유아들이 기어 다니다가 일어서서 걷기 시작한 초기에는 허리뼈의 전만(lordosis) 현상 보이게 된다. 그 이유는 고관절을 구부리고 기어 다니다 어느 날부터 직립자세를 취하게 된 초기에는 엉덩관절(股關節)이 신전될 때 큰허리근이 충분히 늘어나지 못하기 때문에 요추의 중간 부분을 앞쪽으로 당기면서 전만증을 일으키는 것이다.

평소 건강상태가 좋지 않거나 자세불량으로 큰허리근들이 신축성을 잃으면 성인에게도 허리뼈전만증을 일으킬 수도 있다. 고관절이 신전된 상태에서 요추의 전-측면에 부착된 큰허리근이 긴장을 일으키면 요추의 중간부위를 앞으로 당기면서 허리를 뒤로 젖히게 되어 체중이 뒤쪽의 돌기사이관절 쪽으로 기울면서 활액면(synovial membrane)에 압박을 주게 된다.

평상시에는 돌기사이관절의 활액면이 서로 닿거나 압박받지 않는데, 지속적인 척추전만증이 있으면 관절면이 만성적인 압박을 받아 관절에 통증을 일으키게 된다. 간혹은 한쪽 큰허리근이 과도한 긴장을 하면 요추를 반대쪽으로 굴곡시켜 요추의 측만증(側彎症)을 일으키기도 한다.

큰허리근에 생긴 긴장은 근육의 특정부위에 생긴 통증유발점이 아니고 근팽대부 전체가 굳어져 탄력이 상실되어 있는 병변으로 근육의 특정 부위에 국소적으로 생긴 통증유발점과는 성격이 다르다.

Travell도 엉덩허리근(腸腰筋; iliopsoas m.)에 통증유발점이 있으면 넙다리의 앞면과 요추 부위에 수직방향의 연관통을 일으킨다고 했는데 그 이유를 설명하지는 않았지만, 이러한 기전에 의해 통증이 발생하는 것을 얘기했던 것으로 사료된다.

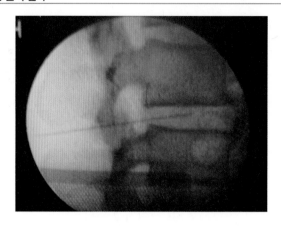

통증의 관리

이러한 허리통증은 평소 가지고 있던 생활자세의 개선만으로도 통증은 줄일 수 있다. 허리를 편 상태에서 오랫동안 서있는 자세를 취하는 것을 피하되, 장시간 서있어야 할 일이 있을 때에는 허리를 앞으로 약간 숙여 전만증을 일으키지 않도록 자세를 취하도록 해야 한다.

잠잘 때에는 베개를 낮게 하지 말고 두 개 정도 높이의 베개를 목뒤에 받쳐주어 상체를 약간 올려주거나, 무릎 밑에 베개를 받쳐주어 아래허리뼈가 침상에서 떠있는 것을 방지해주면 편한 잠을 잘 수 있다.

치료 방법

큰허리근에 허리뼈 측방접근법으로 주사한다. 환자를 척추마취 때처럼 옆으로 구부린 자세로 눕히고, 큰허리근의 팽대부에 해당하는 허리뼈 제3-4번 사이의 정중선에서 측방으로 약 5-6 cm 떨어진 곳에 22 G, 길이 10 cm의 주사침으로 약 4-5도 정도 내측방향을 향해 깊게 찌르면 제4번 허리뼈가로돌기의 끝에 닿는 촉감을 느끼는 경우가 있다.

바늘을 전진시키는데 방해가 있으면 바늘을 뽑아 방향을 약간 바꿔주고 방해가 없으면 계속 전진시키다가 큰허리근의 근막을 관통하는 감촉을 느낀 다음 약 2 cm 정도 더 진행시킨다.

큰허리근고랑차단(大腰筋溝遮斷; psoas compartment block) 시에는 바늘 끝이 큰허리근의 뒤에 있지만 이때에는 큰허리근의 중심부쯤에 이르게 된다. 체격에 따라 차이는 있겠지만 보통 피부에서 약 8.5±1 cm 정도의 깊이에 해당한다. 혈액흡인이 없음을 확인한 다음 0.5% 국소마취제와 스테로이드 40 mg을 혼합하여 15-20 mL를 주입해주면 확인이 가능하다.

C-arm조영장치를 이용할 경우엔 척추를 측면에서 투시하면서 제3-4번 허리뼈 사이로 접근해서 척추몸통의 중간쯤 되는 깊이에 주사침을 놓고, 조영제를 혼합해서 주사하면 큰허리근의 근막 내에서 약물이 확산되는 psoas shadow를 관찰할 수 있다.

근육의 특정 부위에 생긴 통증유발점과는 달리 큰허리근의 팽대부가 탄력을 상실한 상태라고 생각되지만 약물주사에 대한 반응은 신속하고 탁월하다. 만성화된 경우에는 흔히 대퇴신경통을 동반하게 되는데 이런 경우에는 Botulinum Toxin을 함께 투여하면 효과의 극대화를 얻을 수 있다.

통증 치료 효과를 구체적 수치인 VAS (visual analogue scale)로 나타내고 있지만, 이 경우에는 단 1회의 주사요법으로도 즉석에서 완벽한 증상완화효과를 볼 수 있다. 약물주입 후에 고관절(hip joint)을 신전시킨 채로 환자를 똑바로 눕혀보면 요통이 없어지고 편안해진 것을 보고 효과를 알 수 있다.

일단 주사로 근육이 풀어져 통증이 없어지고 난 후에는 허리의 충분한 신전운동과 고관절의 굴곡과 신전운동을 꾸준히 반복해주는 것으로 큰허리근을 스트레칭시켜 근육의 탄성을 길러주어야 큰허리근의 긴장으로 인한 요통의 재발을 방지할 수 있다.

26 꼬리뼈통증(尾骨痛; coccygeal pain)의 진단과 치료

서론

특별히 다친 일은 없지만 꼬리뼈의 만성적인 통증 때문에 앉아 있기가 불편하다는 사람들이 있는데, 통상적으로 X선 촬영 후에 뼈에는 이상이 없다는 답변을 들을 수 있을 뿐이다.

장시간 앉아서 근무하는 사람들에게나 장시간 앉아 여행을 했던 사람들에게 더러 있을 수 있는 통증이기도 하다. 간혹은 넘어지면서 엉덩방아를 찧은 후에 꼬리뼈에 부상당했다고 생각되는 경우도 있다.

▣ **꼬리뼈통증을 일으키는 큰볼기근(gluteus maximus m.)의 하부, 우측**

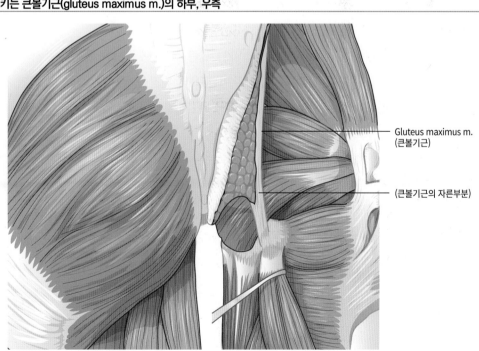

Gluteus maximus m.
(큰볼기근)

(큰볼기근의 자른부분)

통증의 기전

환자가 아프다는 곳을 촉진해서 압통이 나타나면 이 압통점이 해부학적으로 어떤 조직이며 어떠한 의미를 가지고 있는가를 가리려는 노력이 없었기에 올바른 진단이 나오지 않았던 것이다.

통증을 일으키는 부위는 꼬리뼈가 아니고 꼬리뼈의 양측 끝에 부착되어있는 근육으로서 큰볼기근(大臀筋; gluteus maximus m.) 중에서도 가장 두꺼운 부분에 해당한다. 우리인체에서 가장 낮은 부분에 해당하는 곳이 꼬리뼈로서, 바로 앉아 있을 때에는 방바닥에 닿을 수 있기 때문에 닿지 않도록 두꺼운 큰볼기근이 방석처럼 꼬리뼈를 감싸 보호해주고 있다.

큰볼기근의 맨 아래 부분이 어떤 원인에 의해 손상받아 굳어지면 탄력을 상실한 근육이 꼬리뼈의 골막을 당기면서 자극하기 때문에 꼬리뼈에서 통증을 느끼게 된다. 앉아있을 때에는 근육이 직접 방바닥에 닿으면서 압박되기 때문에 통증이 있다.

진단

베개를 하복부에 대고 환자를 엎드려서 다리를 벌리게 한 다음 꼬리뼈 부위를 촉진한다. 꼬리뼈의 밑 부분의 좌우를 가볍게 눌러보면 그중에서도 강한 압통을 느끼는 부위가 있다. 환자본인은 통증이 한 가운데에 있다고 생각하지만, 대부분의 압통점은 한쪽에 치우쳐있기 마련이고 이곳이 통증의 원인이고 치료해야 할 지점이다.

극히 드물게는 미추강 내에 손상, 염증, 부종 등에 의한 꼬리뼈 통증이 있을 수도 있는데, 이때에는 촉진으로 이러한 압통점을 찾을 수 없고 미추강 내에 스테로이드 주사로 쉽게 효과를 볼 수 있다. 그러나 대부분의 꼬리뼈통증은 원인이 분명치 않아 많은 의사들을 당황케 하고 있다.

치료

꼬리뼈의 가장자리를 따라 올라가면서 긴바늘로 큰볼기근에 국소마취제를 주사하고 나면 통증이 없어진 것을 금방 확인할 수 있다. 물리치료를 해주어 근육의 긴장을 풀어주는데 만성화된 경우에는 steroid나 Botulinum Toxin을 함께 주사하면 통증은 쉽게 완치시킬 수 있다.

27 허리뼈 추간판탈출증에 의한 궁둥신경통(sciatica)

증상

허리에 추간판탈출증(herniated nucleus pulposus, HNP)이 있으면 허리가 아프지 않고, 다리로 뻗치는 궁둥신경통(坐骨神經痛; sciatica)이 생긴다. 허리와 다리에 통증이 동시에 있을 때는 요하지통이라 부르고 대부분 추간판탈출에 의한 증상으로 간주하고 있지만, 허리통증과 다리통증은 엄연히 구분되어야 한다.

허리뼈의 추간판탈출은 허리뼈 제4-5번 사이와 제5번 허리뼈와 제1번 천추 사이에서 일어나는 것이 보편적이다. 각각의 신경뿌리에 따라 고유의 신경증상으로 통증, 감각이상, 운동장애 등이 나타나게 되지만, 모든 경우에서 증상이 일치되는 것은 아니기 때문에 혼돈을 일으키는 수가 있다.

하지 직거상 검사(SLR), 엄지발가락의 신전력 검사(power of Great toe extensor), 아킬레스건 반사검사(ankle jerk), 감각분포(dermatome), 발뒤꿈치로 걷기, 발뒤꿈치 들고 걷기 등의 신경학적 검사로 미루어 짐작은 가능하다. 확진은 MRI 소견과 신경증상이 일치해야 하지만 MRI 소견이 절대적인 것은 아니므로 객관적 소견에 너무 의존하지 않는 것이 좋다.

하지직거상 검사에서 양성으로 나오면 경질막증상(dural sign)이라 하여 신경뿌리가 아닌 경막(dura)이

■ 추간판탈출 시의 통증의 발생기전

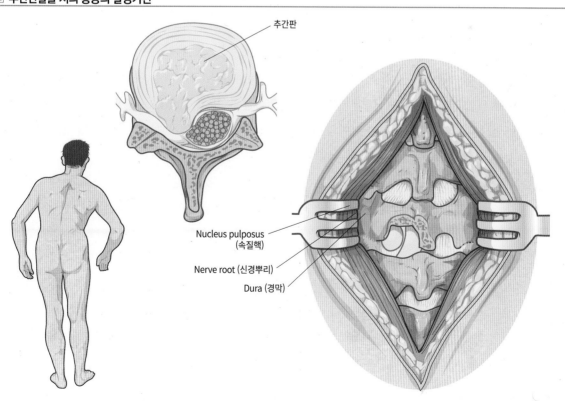

추간판

Nucleus pulposus
(속질핵)

Nerve root (신경뿌리)

Dura (경막)

신경뿌리	통증	감각장애	근력의 약화	근위측	반사작용
			엄지와 발을 뒤로 젖히는 힘이 약화, 발뒤꿈치로 걷지 못함	미미함	
			엄지와 발을 앞으로 젖히는 힘이 약화, 발가락 끝으로 걷지 못함	장단지 근육의 위축	아킬레스건 반사의 감소 또는 소실

자극받고 있음을 의미한다. 엄지의 신전력(extensor power)이 감소되었다는 것은 제4-5번 허리뼈사이의 추간판탈출에 의한 제5번 허리뼈 신경뿌리의 장애를 의심할 수 있고, Achilles건 반사기능이 떨어져 있다는 것은 제5번 허리뼈와 제1번 엉치뼈 사이의 추간판탈에 의한 제1번 엉치뼈 신경뿌리의 장애를 의심할 수 있다.

추간판탈출(椎間板脫出)에 의한 궁둥신경통은 한쪽으로 오는 것이 원칙이고, 양측으로 동시에 올 때는 척추관협착(脊椎管狹窄; spinal stenosis)이나 척추탈위증(spondylolisthesis)을 의심해야 한다.

치료 방법

1) 보존요법으로 소염진통제를 투여하면서 약 2주 안 절대적인 안정을 시키면 초기에는 염증과 부종이 가라앉으면서 치료 효과를 보는 수도 있다.

2) 고통이 심하면 진단과 치료를 겸해서 2주일 간의 안정을 기다릴 필요 없이 초기에 0.5% 리도카인과 스테로이드 40 mg을 혼합해서 약 10 mL를 경막외강에 주사해 준다. 주사 후에 즉시 통증이 완화되면 좋은 치료 효과를 기대할 수 있다.

3) 분명히 신경근 증상이 있지만 경막외강에 주사해서 효과를 볼 수 없을 때에는 척추사이구멍을 통해 신
경근출구에 직접 약물을 주사해서 풀어주는 방법을 고려해 볼 수 있다.

이러한 시술을 신경근차단이라고 부르고 있지만, 신경근의 부종이나 염증을 치료해준다는 점에서 신경
근의 치료라고 부르는 것이 옳다.

치료 효과가 기대되는 환자는 일주일 경과 후 효과판정을 해서 완치여부를 가린다. 분명히 치료 효과는
있었지만 불완전하다고 판단되면 반복해서 시술할 수 있다. 추간판(椎間板)의 퇴행성 변화로 나타난 증
상이 아니고 추간판탈출의 초기에 나타난 증상인 경우에는 치료효율이 높아 80% 이상의 성공률을 볼
수 있다.

4) 경막외강주사나 신경근출구에 주사해서도 전혀 효과가 없는 환자에게는 반복적인 시술을 해도 치료
효과를 기대할 수 없을 것이므로 수술요법을 추천해야 한다.

경막외강주사의 효능

0.5% 농도의 리도카인을 경막외강에 주사해서 효과를 볼 수 있는 것은 이 약물들이 추간판탈출 자체를
없애주는 것이 아니고 척추강내의 교감신경의 차단으로 척추강내의 혈액순환장애나 CSF의 순환장애를 풀
어주는 효과로 해석할 수 있다.

28 궁둥구멍근증후군에 의한 궁둥신경통

서론

엉덩이와 허벅지, 다리 부위에 통증, 저림, 당김, 마비, 이상감각 등이 있다. 통상적으로 좌골신경통이라는
진단을 내리고는 있지만, 그 원인은 흔히 추간판탈출에 의한 신경통 정도로 취급되는 경우가 많다.

통증의 기전

궁둥구멍근(梨狀筋; piriformis m.)에 생긴 긴장이나 비대로 인해 궁둥신경(坐骨神經; sciatic n.)이나
볼기신경(臀筋神經; gluteal n.)이 압박받아 신경분포지역에 일으킨 신경통을 궁둥구멍근증후근(梨狀筋症
候群; piriformis syndrome)이라 한다.

궁둥구멍근은 엉치뼈(薦骨; sacrum)의 앞쪽과 엉치엉덩관절(薦腸關節; sacroiliac joint)의 앞쪽에서 일
어나 큰궁둥구멍(大坐骨孔; greater sciatic foramen)을 지나 넙다리뼈(大腿骨; femur)의 큰돌기(大轉子;
greater trochanter)의 상단 내측에 부착되는 피라미드 모양의 골격근으로서 엉치뼈 제1, 2번 신경뿌리로부
터 운동신경의 분포를 받는다. 엉덩관절(股關節; hip joint)이 신전상태에 있을 때는 넙다리뼈를 외회전시키

고, 엉덩관절이 90도 정도 굴곡상태에 있을 때는 넙다리뼈를 외전시키는 기능을 가지고 있다.

궁둥신경은 인체에서 가장 큰 신경으로서 허리뼈 제4, 5번과 엉치뼈 제1, 2, 3번 신경뿌리로 이루어져 있으며 넙다리뼈큰돌기(大轉子; greater trochanter)와 궁둥뼈결절(坐骨組面; ischial tuberosity) 사이에 있는 근육층으로 이루어진 터널을 타고 엉덩이를 지나 넙다리뼈로 내려온다. 궁둥신경과 궁둥구멍근의 관계는 보고자에 따라 약간의 차이는 있으나 거의 대동소이하다.

해부학적으로 궁둥신경이 궁둥구멍근을 직접 관통하는 경우에 잘 생길 수 있다고 추측되지만, MRI 같은 정밀검사에서도 그 원인을 찾을 수 없어 정확한 진단을 내리지 못해 올바른 치료를 받지 못하는 환자가 많다.

증세로 보면 유사하지만 자세히 보면 궁둥구멍근증후군과 추간판탈출증은 분명히 구분되는데도 많은 의료인들이 추간판탈출증으로 오진하고 있다. 궁둥구멍근증후군이 추간판탈출에 의한 궁둥신경통과 다른 점은 궁둥신경 자체의 증상은 있지만 신경뿌리 하나하나에 의한 증상(nerve root sign)은 없는 것이다.

즉, 허리뼈 제5번의 신경증상인 엄지 신전력의 약화나, 엉치뼈 제1번 신경 증상인 아킬레스건 반사(ankle jerk)의 저하 등 전형적인 신경뿌리 증상이 없다.

또한 경질막증상(dural sign)인 하지직거상 검사(SLR test)에 양성반응이 나타나지 않는다. 하지의 이상 감각도 특정 부위가 아닌 광범위한 곳에서 나타난다. 젊은 여자 환자의 경우에는 성교불쾌증(dyspareunia)이 있을 수도 있다.

■ **궁둥신경과 궁둥구멍근과의 관계**

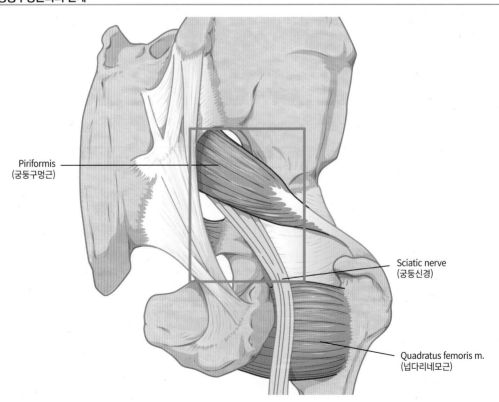

Piriformis
(궁둥구멍근)

Sciatic nerve
(궁둥신경)

Quadratus femoris m.
(넙다리네모근)

진단

촉진에 의해 둔부의 깊숙이 있는 궁둥구멍근에서 압통점을 찾는다. 기혼 여성의 경우에는 촉진으로 질벽의 외측(外側)에서 압통점을 확인하는 것이 쉽고 확실하다. 환자가 다리를 뻗고 누운 자세에서 발끝을 보면 아픈 쪽의 발끝이 바깥쪽으로 회전되어 있는 것도 보조적인 징표가 되기도 한다. MRI검사로 척추에 이상이 없다는 것을 먼저 확인하는 것도 진단하는 데 도움이 될 수 있다.

치료

궁둥구멍근의 치료점 선정은 환자를 엎드리게 한 자세에서 촉진으로 넙다리뼈의 큰돌기의 상단과 위뒤엉덩뼈가시(後上腸骨棘; PSIS)를 확인하여 두 곳을 연결하는 선을 긋는다. 이 선이 궁둥구멍근과 주행이 비슷하며 궁둥구멍근의 상연에 근접한 선이다.

체격에 따라 차이가 있지만 이 선이 보통 16-17 cm 정도 되는데 이 선의 중간점을 취하고 이 점에서 수직으로 선을 내려 그어서 약 1.5 cm 내측하방을 치료점으로 택한다. 22 G, 6 cm 길이의 주사바늘로 수직으로 찔러서 볼기근(臀筋; gluteal m.)을 통과한 다음 궁둥구멍근의 근막을 뚫는 느낌을 확인하면 된다.

이 지점에 바늘이 들어가면 정상적인 근육에서 느낄 수 있는 부드러움 대신, 촉감이 딱딱한 고무지우개나 왁스(wax)에 바늘을 찌르는 것 같은 느낌을 받게 된다. 환자의 체격과 피하지방층, 큰볼기근(大臀筋)의 두께에 따라 차이가 크기 때문에 깊이를 숫자로 나타낼 수는 없다.

■ **궁둥구멍근의 치료점**

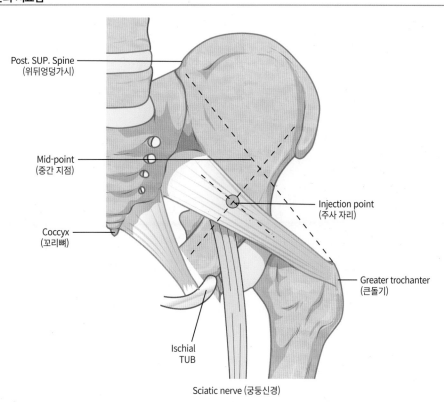

Post. SUP. Spine
(위뒤엉덩가시)

Mid-point
(중간 지점)

Coccyx
(꼬리뼈)

Injection point
(주사 자리)

Greater trochanter
(큰돌기)

Ischial
TUB

Sciatic nerve (궁둥신경)

궁둥구멍근에 약물을 주입하고 비(非)침습법으로 심부열치료(極超短波, 超音波治療), 심부 마사지 등을 해주고 엉덩관절을 굴곡시킨 상태에서 수동적인 내전과 내회전을 반복시켜 궁둥구멍근의 신전을 도모한다.

효과판정

확진 겸 치료의 효과판정은 둔부와 뒷다리에 당기고 아프던 자각증세의 소실여부를 알아보면 된다. 주사 후 수분 내에 현저한 자각증상의 감소를 확인할 수 있지만 궁둥구멍근에 있는 통증유발점은 지속적인 치료를 요하며, 만성화된 통증유발점이라 생각되면 Botulinum Toxin을 혼합해서 주사함으로써 빠른 완치 효과를 기대할 수 있다.

29 넙다리신경통(大腿神經痛; Femoral Neuralgia)의 진단과 치료

서론

샅고랑(鼠蹊部; inguinal area)과 넙다리(thigh) 앞쪽의 통증, 넙다리 앞쪽근육의 약화 무릎통증과 부종, 넙다리 앞쪽과 종아리 안쪽에 감각둔화 등이 있는 환자에게 의료계는 아직까지 아무런 병명도 붙여주지 못하고 있다.

필자는 이상과 같은 증상을 가진 환자들을 대상으로 연구해본 결과 넙다리신경의 분포를 받는 지역에

■ 넙다리신경과 큰허리근, 엉덩근과의 관계

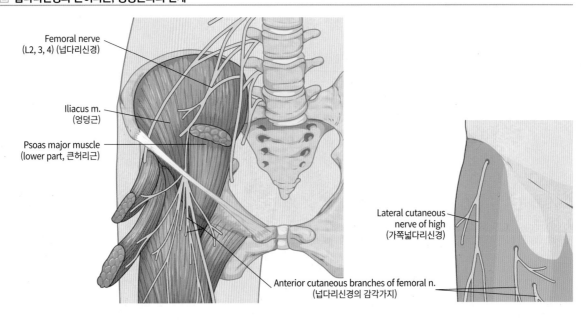

한정된 통증이라 사료되어 **넙다리신경통(大腿神經痛; femoral neuralgia)**이라 이름 붙이고, 해부학적인 고찰을 통해서 그 원인과 치료법을 찾게 되었다.

특히 **무릎통증은 계단을 걸어 올라갈 때 더 심하고,** 무릎을 구부릴 때에는 관절에서 염발음(捻髮音, crepitus)이나 굴곡장애가 있어 슬개골연화증(膝蓋骨軟化症; chondromalacia)이라는 진단을 붙여주기도 한다. 많은 경우에 무릎관절내의 병변을 의심해서 관절경(arthroscope) 검사나 MRI 촬영을 하고도 그 원인을 찾지는 못하고 있다.

넙다리신경(大腿神經; femoral nerve)

넙다리신경은 허리뼈 제2-4번 신경의 앞가지(前枝; ventral primary ramus)로 이루어져 있는데, 허리 부위에서는 제3, 4, 5번 허리뼈의 가로돌기(橫突起; transverse process)와 허리네모근(腰部方形筋; quadratus lumborum m.)이 뒤쪽에 위치하고, 골반강(pelvic cavity)으로 내려와서는 엉덩근(腸骨筋; iliacus m.)이 뒤쪽에 있다.

앞쪽으로는 허리에서부터 샅고랑을 나올 때까지 큰허리근(psoas major m.)이 덮고 있다. 골반강 안에서 운동분지를 내어 큰허리근과 엉덩근을 지배하고, 샅고랑인대(鼠蹊部靭帶) 밖으로 나와서 관절분지, 운동신경분지, 감각신경분지로 갈라진다.

넙다리신경의 분지

① 운동신경분지: 엉덩근(腸骨筋; iliacus m.), 두덩근(恥骨筋; pectineus m.), 넙다리빗근(縫工筋; sartorius m.), 넙다리네갈래근(大腿四頭筋; quadriceps femoris m.) 지배

② 감각신경분지: 넙다리 앞쪽의 감각신경분지와 두렁신경(伏在神經; saphenous n.)으로 갈라짐

③ 관절신경분지: 엉덩관절(股關節)과 무릎관절에 분포

넙다리신경통의 발생기전

이론적으로는 허리신경얼기(腰部神經叢; lumbar plexus)에 영향을 미칠 수 있는 질환들이 원인으로 열거되고 있다.

척추관 내에 있는 원인으로는 척수(spinal cord)로 전이된 악성종양, 경막외농양, 경막외종양, 경막내농양, 수핵탈출증(HNP), 척추관협착증을 들 수 있다.

척추관외(extra-spinal canal)에 있는 원인으로는 허리신경얼기(腰部神經叢; lumbar plexus) 주위의 림프종(lymphoma), 전이성 복강내 종양, 비뇨생식기의 종양, 큰허리근의 농양들이 넙다리신경을 압박해서 이런 증상들을 일으킬 수 있다.

이러한 질환들은 척추관, 골반강, 후복막강(retroperitoneal cavity)에서 영상검사로 충분히 찾아낼 수 있다. 그러나 대부분 통증과 기능장애만 있을 뿐 객관적으로 찾을 수 있는 원인질환을 가지고 있지 않은 넙

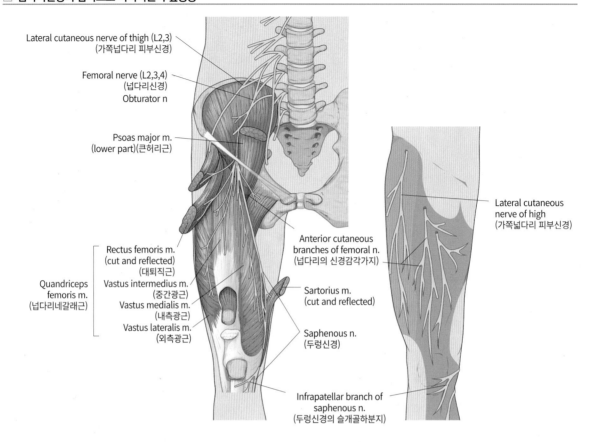

Lateral cutaneous nerve of thigh (L2,3)
(가쪽넙다리 피부신경)

Femoral nerve (L2,3,4)
(넙다리신경)
Obturator n

Psoas major m.
(lower part)(큰허리근)

Rectus femoris m.
(cut and reflected)
(대퇴직근)

Quandriceps
femoris m.
(넙다리네갈래근)

Vastus intermedius m.
(중간광근)

Vastus medialis m.
(내측광근)

Vastus lateralis m.
(외측광근)

Anterior cutaneous
branches of femoral n.
(넙다리의 신경감각가지)

Sartorius m.
(cut and reflected)

Saphenous n.
(두렁신경)

Infrapatellar branch of
saphenous n.
(두렁신경의 슬개골하분지)

Lateral cutaneous
nerve of high
(가쪽넓다리 피부신경)

다리신경통 환자들뿐이었다.

Travell 등은 엉덩근과 큰허리근에 유발점이 있으면 엉덩허리근증후근(Iliopsoas Syndrome)이라 하여, 허리뼈-엉치뼈(lumbosacral spine)를 따라 수직으로 내려가서 엉치엉덩관절(薦腸骨關節; sacroiliac joint), 같은 쪽 샅고랑, 넙다리 앞쪽에 전이(轉移; referred)된 통증이 생긴다고 하였다.

대다수의 근근막증후군(myofascial syndrome)에서 보듯이 여기에서도 통증의 발생과 전달기전에 대한 설명이 없어 그 이론을 액면 그대로 받아들이기엔 미흡한 점이 있다.

필자는 이러한 통증의 발생 원인을 규명하고 치료 방법을 강구하기 위해 해부학적인 고찰을 해보았다. 그 결과 넙다리신경은 엉덩근과 큰허리근 사이를 타고 샅고랑(鼠蹊部)으로 내려오는데, 큰허리근이나 엉덩근에 강직이 생기면 넙다리신경이 압박당해 넙다리신경의 분포지역에 각종 증상을 일으키는 것을 알게 되었다.

넙다리네갈래근(大腿四頭筋; quadriceps femoris m.)에 강직이나 약화가 있을 때 무릎관절을 과도하게 굴곡 운동하게 되면 근육의 손상으로 근육의 내출혈(內出血)이나 근육단백(myoglobulin)이 유출되어 무릎관절로 내려와 부종이 생기기도 한다. 이러한 사실을 모르는 의료기관에서는 관절염이나 관절의 손상으로 오진하여 주사기로 무릎관절에 있는 내용물만을 뽑아주고 있다.

이렇게 약화된 넙다리네갈래근을 오래 방치하면 다리의 힘이 없어져 계단을 오를 때에는 두 다리를 교대로 걷지 못하고 건측(健側)의 다리가 올라간 다음 그 뒤를 따라 올라가게 된다. 더 만성화되면 환측의 다리는 고관절의 굴곡이 되지 않은 상태로 걷기 때문에 다리를 끌고 걷는 걸음걸이를 하다가 문턱이나 낮은 장애물에도 걸려 넘어지는 일이 자주 발생한다.

진단

자각증상 외에 객관적 검사로 진단할 수 있는 방법이 없다. 확진을 내리기 위해서는 척추강, 후복막강, 골반강, 엉덩관절 및 무릎관절 등에서 객관적 검사로 찾을 수 있는 질환은 미리 배제(R/O)되어야 한다.

촉진상으로는 넙다리네갈래근의 강직이나 압통을 볼 수 있고, 만성 환자에게서는 넙다리네갈래근이 현저히 위축되어 있는 것을 보기도 한다. 대퇴부 앞쪽의 감각이 둔화된 것도 볼 수도 있다.

큰허리근과 엉덩근에 있는 통증유발점을 직접 촉진해서 찾아야 한다. 큰허리근의 촉진은 환자를 똑바로 눕힌 상태에서 환자의 배꼽근처의 배곧은근(腹直筋; rectus abdominis m.) 바로 외측(lateral edge)을 시술자의 가운데 세 개의 손가락으로 깊숙이 내측으로 압박하면 큰허리근의 팽대부에서 압통을 찾을 수 있다.

엉덩근의 촉진은 위앞엉덩뼈가시(前上腸骨棘; ASIS)의 안쪽하방을 엄지로 압박하면 심한 압통을 찾을 수 있다.

치료

넙다리 이하에 있는 통증이지만 큰허리근과 엉덩근에 있는 근강직을 이완시켜 넙다리신경의 압박을 풀어주는 데에 치료의 목표를 두고 있다. 주사법으로 강직되어 있는 2개의 근육에 약물을 직접 주입해서 근육의 이완을 도모한다.

1) 샅고랑(鼠蹊部)접근주사법: 샅고랑접근주사법을 시술해서 증상이 완화되면 허리신경얼기 주위의 림프종, 전이성 복강내 종양, 비뇨생식기의 종양, 큰허리근의 농양 등이 없다는 것이 확인되는 것이다.

환측의 위앞엉덩뼈가시(ASIS)의 내측하방에 있는 엉덩근(iliacus m.)에 약 5-6 mL의 약물을 주입한다. 넙다리신경의 차단이 아니므로 넙다리신경을 직접 겨냥할 필요는 없고, 넙다리동맥(大腿動脈)이나 정맥에 주사침이 들어가지 않아야 한다.

넙다리신경에 약물이 유입되어 신경차단효과로 감각장애나 근육의 마비가 있더라도 염려할 필요는 없지만 시술자로서 예견하고 있어야 한다.

2) 허리측방접근주사법: 샅고랑인대접근법으로 큰허리근과 엉덩근에 원인이 있는 것으로 확인한 다음에 C-Arm투시기로 주사바늘의 진행방향을 보면서 정확한 위치에 주사하는 것이 좋다.

허리뼈 제3-4번 사이의 측방으로 5-6 cm 떨어진 곳에서 후방으로 접근해서 큰허리근의 근 팽대부에 15-20 mL의 국소마취제와 스테로이드 또는 Botulinum Toxin을 주입하는 법이다. 큰허리근의 긴장에 의한 허리 통증 치료시의 주사방법과 동일하다.

엉덩근과 큰허리근의 긴장 때문에 생긴 증상이라면 엉덩근이 약 20%를 차지하고, 큰허리근이 약 80%를 맡고 있지 않나 생각된다.

진단이 확실하고 정확한 위치에 주사하면 주사 후 즉시 다리의 힘이 생기고 모든 증상이 없어지며 편안함을 느끼게 된다. 시술하기 전과 후에 계단을 올라가는 힘을 비교해보면 주사 후에는 다리를 교대로 올리면서 계단을 쉽게 올라갈 수 있는 것을 보게 된다.

근육질환의 성격상 근강직이 다시 올 수 있기 때문에 통증이 없어졌다고 해서 완치된 것으로 간주해서는 안 된다. 건강하던 근육에 급성으로 생긴 긴장이나 강직이 생긴 경우에는 단 일 회의 주사요법으로도 완치 효과를 기대할 수 있다.

만성적으로 반복손상받은 후에 근섬유의 유착으로 근육에 섬유성 band나 결절이 형성되어 있는 경우에는 반복적인 주사요법과 근육을 스트레칭시켜 주어야 한다.

약물주사로 통증이 없어지고 난 후에는 엉덩관절(股關節)의 굴곡운동과 신전운동을 꾸준히 반복시켜 주어 큰허리근과 엉덩근의 탄성을 늘려주어야 재발을 방지할 수 있다.

30 척추관협착증(spinal stenosis)의 진단과 치료

척추관협착증이란 척추의 퇴행성 변화로 노인들에게 주로 발생하는데 척추관이 좁아져 그 안에 있는 신경다발(말총; cauda equina)이 압박되어 나타나는 증상이다. 척추사이원반의 퇴화, 추간관절의 비후화, 허리뼈 몸통의 연골이 닳아지면서 옆으로 밀려나오거나 척추탈위증 등으로 척추관이 좁아져 있는 상태를 말한다.

증상

척추관협착증의 증상으로 많은 사람들이 요통과 하지통을 나타낸다고 주장하지만, 해부학적으로 볼 때 척추관협착은 허리뼈의 아래 부분에서 주로 생기고 이때에 압박당한 신경들은 모두 다리로 내려가기 때문에 요통을 일으키는 데 거의 관여하지 않는다.

다리로 전이된 통증을 신경뿌리(nerve root)의 압박에 의한 것으로 생각하는 의사들이 있으나 척추관이 좁아지면서 부분적으로 특정 신경뿌리를 압박하는 것이 아니고 좁아진 아래 부분의 말총(馬尾叢; cauda equina)을 조이게 되는 것이다.

따라서 증상으로는 특정 신경뿌리 증상이 아닌 엉덩이에서 다리로 내려가는 궁둥신경통(坐骨神經痛)을 일으킨다. 궁둥신경통도 편측으로 생기지 않고 주로 양쪽으로 생기기 때문에 양측으로 발생한 엉덩구멍근 증후군으로 오진하기 쉽다.

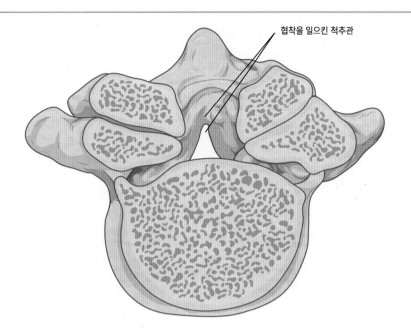

협착을 일으킨 척추관

통증의 발생기전

퇴행성 척추관협착증이 아닌 경우에도 척추탈위증이 생기면 척추관이 좁아지면서 협착증과 똑같은 증상을 일으키게 된다. 척추탈위증 때에도 급성으로 발생하여 척추의 불안정이 있을 때에는 운동 시에 돌기사이관절(facet joint)에서 통증을 일으킬 수 있지만 만성화되어 관절의 융합이 있는 경우에는 요통을 일으킬 수 없다.

척추관협착증이 생기면 척추사이원반탈출 때와 마찬가지로 직접 압박당해서 신경부종이 생기는 것 보다는, 척추관 내의 혈액순환 장애로 인한 신경들의 허혈, 신경독소의 유출, 척추관내 조직들의 유착 때문에 간접적으로 신경의 부종과 염증을 일으키는 것이다.

외과계열에서는 좁아진 척추관이 신경을 직접 압박해서 증상을 일으키는 것으로 생각하기 때문에 수술적 감압술을 먼저 고려하게 되고, 환자의 여러 가지 여건 때문에 수술을 할 수 없을 때에는 치료를 포기하게 된다.

진단

척추관이 50% 이상 좁아지기 전에는 신경증상을 일으키는 일은 거의 없다. 노인환자들이 X선 검사나 MRI검사에서 경미한 협착소견이 보이면 척추관협착증이라는 진단을 붙여주는 경우가 있는데, 그 정도의 소견이 신경증상을 일으킨 것이라고 확진해서는 안 될 것이다.

양쪽 엉덩이에서 다리로 내려가는 통증과 저림, 마비증상을 일으킨다. 특정신경뿌리 증상이 아니고 궁둥신경의 증상을 일으키기 때문에 궁둥구멍근증후군(piriformis syndrome)과 유사하다.

둔부에서 엉덩구멍근(梨狀筋)을 촉진해보면 심한 압통을 느끼는데, 대부분 한쪽이 아닌 양쪽에 똑같은 증상이 있기 때문에 양쪽에 생긴 이상근증후군인지 척추관협착인지 구별되지 않는다. 감별진단을 위해 엉덩구멍근에 국소마취제를 주사해서 증상의 개선이 있으면 이상근증후군으로 진단내릴 수 있지만 효과가 없으면 척추관에서 생긴 신경증상임을 알 수 있을 것이다.

치료

보존적 치료와 수술적 치료로 구분할 수 있다.

보존적 치료 중에 약물요법, 물리치료, 체중감량 등이 거론되고 있지만 실효성 없는 얘기이고, 통증클리닉의 관점에서는 경막외강주사법이 최선의 방법이라 생각된다.

약물요법 중에는 lipo-prostaglandin E1 (opalmon)이 혈관확장, 적혈구 변형능 개선작용, 혈소판 응집억제작용, 활성산소 생산억제작용을 가지고 있어 정맥이나 경구투여로 말초의 혈류량 증가와 보행능력과 저린감의 개선효과를 보이고 있어 수술이 어려운 환자에게 도움이 될 것이라 한다.

진통제나 비스테로이드성 소염제를 투여하면 일시적으로 증상의 개선효과는 있을지 모르지만 치료 효과까지 있다고 생각되지는 않는다.

경막외강에 국소마취제와 스테로이드 주사는 일시적으로 증상 완화시키는 마취효과로 알고 있는 의사들이 많은데, 많은 통증들이 항구적인 치료 효과를 보고 있다는 사실을 모르기 때문이다.

0.5% 리도카인은 교감신경의 차단으로 저류(congestion)된 혈류를 개선시켜 즉석에서 통증을 완화시켜 주고, 스테로이드의 항염 효과는 척추강 내의 여러 조직들의 부종과 염증을 가라앉혀 주어 지속적인 치료 효과를 발휘하고 있어 모든 치료에 앞서 추천되는 치료법이다.

0.5% 리도카인에 40 mg의 스테로이드를 혼합해서 경막외강에 주사하면 즉석에서 모든 증상의 개선효과를 볼 수 있다. 효과는 인정되지만 시간이 지나면서 효과가 감소하여 만족스럽지 않을 때에는 일주일 후에 반복해서 주사할 수 있다. 그러나 전혀 효과가 없다고 생각될 때에는 반복 주사하는 것은 의미가 없어 보인다.

협착을 제거하지 않은 상태에서 경막외강주사로 항구적인 효과를 기대하기는 어려울지 모르지만, 일 회의 주사로 증상의 개선효과를 볼 수 있었다면 몇 개월 후에 재발했을 때 반복주사해 주는 것이 수술하는 것보다 나을 것이다. 척추관협착이라고 의심되면 여러 가지 보존요법에 앞서 최우선적으로 경막외강주사를 해주면 진단과 치료를 쉽게 할 수 있다.

수술적 치료는 보존적 치료에 효과가 없고 통증이 격심해서 견딜 수 없을 때 고려해야 한다. 첫째는 감압술이고 다음에는 척추의 불안정성을 없애기 위해 척추고정술까지 시행하는 수가 있다. 어느 보고에 의하면 감압술만 했던 경우와 고정술까지 했던 경우를 2년간 추적 조사했더니 약 60% 정도에서 통증개선효과를 보였는데 둘 사이에는 결과에 별 차이가 없었다고 한다.

보존적 치료가 만족스럽지 못할 때 수술을 고려해야 하지만 완벽한 결과를 기대해서는 안 될 것이며, 수술에 만족스럽지 못한 경우에도 경막외강주사법의 효과는 여전히 기대된다.

결론

경막외강에 국소마취제와 스테로이드의 투여로 근본적 원인인 척추관의 협착자체를 해결해주지 못했기 때문에 언젠가는 재발이 있을 수 있다고 생각된다. 그러나 필자에게 척추관협착증이나 척추탈위증으로 경막외강주사법으로 치료받고 효과가 있었던 환자 중에서 18년간의 진료 기간 동안 재발되어 다시 찾아온 환자는 없었다.

막혔던 하수구를 뚫어주었지만 사용하다 보면 언젠가는 다시 막힐 수 있듯이 경막외강주사로 풀렸지만 척추관내부의 부종, 염증, 유착도 언젠가는 다시 생길 수도 있을 것이나 재발을 염려하여 치료를 하지 않고 방치할 수는 없는 일이다.

환자 중에는 매일 투석 받으면서 살아가는 사람들도 많은데, 경막외강주사 받고 통증이 없으면 그만이지면 훗날에 재발해서 다시 주사해야 할지도 모른다는 염려까지 할 필요는 없을 것이다.

31 이상지각성대퇴신경통(Meralgia paresthetica)의 진단과 치료

넙다리의 바깥쪽에 통증을 호소하거나, 감각과민 반응으로 찌릿찌릿함을 느끼기도 하고, 감각의 둔화가 있거나 전혀 감각을 느끼지 못할 정도로 감각마비가 있는 경우도 있다.

이 증상은 가쪽넙다리피부신경(大腿外皮神經; lateral femoral cutaneous n.)이 샅고랑에서 넙다리로 나오는 근처에서 압박받아 생기는 것으로 **이상지각성대퇴신경통(meralgia paresthetica)**이라 부르고, 이 신경이 가볍게 눌려 자극을 받으면 통증이나 지각과민이 생기고, 심하게 압박되면 지각감퇴(知覺減退; hypoesthesia)가 온다.

병태생리 및 해부: Pathophysiolgy & anatomy

가쪽넙다리피부신경은 요추 제2-3번 신경으로 형성되어, 골반강(peivic cavity)의 외측 벽에 있는 엉덩근(腸骨筋; iliacus m.) 앞쪽을 타고 위앞엉덩뼈가시(前上腸骨棘; ASIS)의 내측을 지나 샅고랑인대(鼠蹊部靭帶; inguinal lig.)와 엉덩근 사이를 뚫고 골반강을 빠져 나와 넙다리의 바깥쪽 피부에 분포된다.

이 신경통은 가쪽넙다리피부신경이 샅고랑인대에 의해 압박받아 생기는 증상으로, 자연치유가 가능하기도 하고, 치료 방법은 이 신경을 직접 차단하는 것으로 알려지고 있다. 이 신경통은 심하게 조이는 코르셋을 착용하거나, 골반에 걸치는 좁은 바지를 착용한 사람, 심한 복부비만으로 배가 밑으로 처지는 사람에게 잘 발생한다고 알려져 있으나, 우리 국내에는 그렇게 심한 비만 때문에 생기는 환자는 없다.

해부학적으로 볼 때 필자는 특별한 기능이 없는 샅고랑인대의 염증이나 부종 때문이 아니라, 엉덩근(Iliacus m.)의 긴장, 부종, 강직들이 신경을 압박할 가능성이 높다고 가정하고 치료의 초점을 그곳에 두게 되었다.

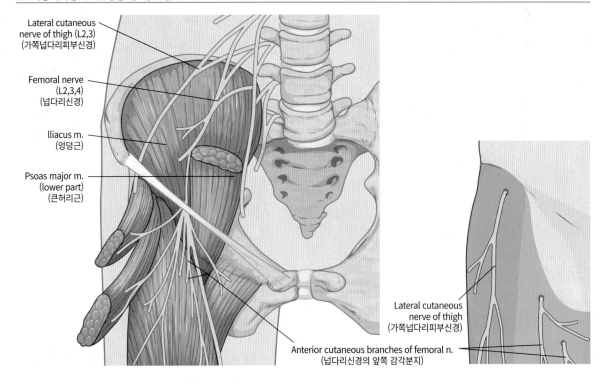

Lateral cutaneous
nerve of thigh (L2,3)
(가쪽넙다리피부신경)

Femoral nerve
(L2,3,4)
(넙다리신경)

Iliacus m.
(엉덩근)

Psoas major m.
(lower part)
(큰허리근)

Lateral cutaneous
nerve of thigh
(가쪽넙다리피부신경)

Anterior cutaneous branches of femoral n.
(넙다리신경의 앞쪽 감각분지)

진단

본인의 자각증상 이외에 도움이 될 만한 진단 방법이 없다. 촉진으로 허벅지 외측의 피부감각의 둔화나 이상감각을 확인한다. 환자를 똑바로 눕힌 상태에서 시술자의 엄지(拇指)로 환자의 위앞엉덩뼈가시(ASIS)의 안쪽을 눌러서 엉덩근에 있는 압통점을 확인한다. 그러나 이 압통점이 정확히 엉덩근에 국한된 것인지 샅고랑인대에 있는 것인지 구별하기는 힘들다.

치료

긴장되어 있는 엉덩근을 이완시켜서 가쪽넙다리피부신경의 압박을 풀어주도록 한다. 일반적으로 알려진 치료법들은 샅고랑인대의 안팎에 국소마취제를 주사해서 가쪽넙다리피부신경을 반복 차단해준다고 알려져 있다.

신경차단만을 반복한다는 단순논리를 피해 위앞엉덩뼈가시의 안쪽 아래로 1.5 cm 위치에서 엉덩근의 내부에 국소마취제와 스테로이드의 혼합액 약 5 mL의 약물을 주입하고 물리치료를 해준다. 그렇게 치료해주면 감각신경마비 없이 신경기능이 정상으로 돌아올 수 있어 신경차단으로 인해 환자가 느낄 수 있는 불쾌감 없이 치료할 수 있다.

32 넙다리근막긴장근(Tensor fascia lata m.)의 긴장에 의한 넙다리측방의 통증

넙다리의 바깥쪽에 위에서 밑으로 잡아당기는 긴장성통증이 있다. 그 원인의 대부분은 넙다리근막긴장근(大腿筋膜緊張筋; Tensor fascia lata m.)의 긴장에 의해 엉덩정강근막띠(腸脛靭帶; iliotibial tract)가 견인되면서 생기는 통증이다. 엉덩관절을 굴곡시키고 있을 때에는 통증이 없지만, 엉덩관절을 신전시키고 똑바로 서게 되면 바지의 옆선을 따라 통증이 아래로 뻗치는 통증이 생기게 된다.

증례를 들어 치료과정을 설명해 본다.

증례

53세의 남자 환자는 20년 경력의 자가용운전기사였는데 10년 전부터 목, 어깨, 허리에 통증이 다발적으로 많이 있었지만 각종검사를 해도 이상소견이 나오지 않았다. 직장에서 상사를 모시고 다니는 운전기사라 좀처럼 시간을 낼 수 없어 틈틈이 의료기관을 다녀 보았지만 전혀 치료 효과를 볼 수 없었다고 한다.

6개월 전부터는 오른쪽 엉덩이에서 넙다리 뒤쪽으로 내려가는 통증과 앉았다가 일어서면 우측 넙다리 앞-옆쪽과 무릎에 통증이 심하다고 한다. 필자에게 처음 내원할 때에는 오른쪽 넙다리 앞, 뒤, 옆쪽에 습포제를 잔뜩 붙이고 왔다(2006년 9월 27일).

볼기를 촉진해보니 궁둥구멍근(梨狀筋)에 압통이 있었고, 오른쪽 넙다리네갈래근(大腿四頭筋)을 촉진해보니 근강직이 있고 넙다리근(大腰筋)과 엉덩근(腸骨筋)을 촉진해보니 압통이 있었다. 궁둥구멍근증후군(梨狀筋症候群)에 의한 궁둥신경통(坐骨神經痛)과 큰허리근과 엉덩근의 강직에 의한 넙다리신경통(大腿神經痛)으로 추측되었다.

여러 가지 통증 중에서도 넙다리 앞쪽과 옆쪽의 통증이 가장 심하니 우선 그것부터 해결해 달라고 한다. 넙다리신경통의 확인을 위해 엉덩근의 압통점에 0.7% 리도카인을 6 mL 주사하고 일어나게 했더니 통증이 감소했다고 한다. 일단 예상이 맞았다고 생각하고 이곳에 물리치료를 해주고 20분쯤 후에 일으켜 세워보니 넙다리 앞쪽 통증은 감소했지만 넙다리옆 쪽의 통증은 여전히 그대로 남아 있다고 한다.

대퇴부 옆쪽에 있는 엉덩정강근막띠(iliotibial tract)를 만져보니 근막으로 된 띠(tract)가 긴장되어 밧줄처럼 딱딱하게 굳어져 있는 것을 알 수 있었다. 위쪽으로 올라가서 양쪽 엉덩뼈능선(腸骨稜)의 앞쪽과 위앞엉덩뼈가시(前上腸骨棘; ASIS)의 바깥쪽에 있는 넙다리근막긴장근을 촉진해보니 우측에서만 근강직이 나타났다.

오른쪽의 대퇴근막긴장근의 통증유발점이 장경인대를 당기고 긴장시켜 생긴 증상으로 추정되었다. 0.7% 리도카인을 대퇴근막긴장근에 6 mL 주사하고 물리치료 한 다음 걸어보게 하였더니 통증이 약간 줄어서 걸을 만하단다. 소염진통제와 근이완제를 처방해서 귀가시켰는데, 다음날 왔을 때에는 치료받기 전보다는 통증이 감소했지만 아직도 통증이 많이 남아있단다.

이번에는 같은 양의 국소마취제에 스테로이드 20 mg을 혼합해서 주사했는데, 다음 일주일 후에 왔을 때에는 통증이 다시 원상태로 돌아간 것 같단다. 넙다리근막긴장근에 있는 강직은 그 자체에 통증유발점이 있는 것이 아니라는 것을 직감할 수 있었다.

2주 후에는 오른쪽 궁둥구멍근(梨狀筋, piriformis m.)에 있는 통증유발점 때문이 아닌지 의심되어 국소마취제를 10 mL 주사하고 나서 걸어보게 했더니 한결 통증이 감소되었다. 이틀 후에 왔을 때 보니 통증이 있기는 하지만 다른 곳에 치료했을 때보다는 더 낫다고 한다.

다시 이틀 후에는 궁둥구멍근의 통증유발점에 의한 넙다리 옆쪽의 통증임을 확신하고 같은 지점에 스테로이드 20 mg을 혼합한 국소마취제를 10 mL 주사하고 물리치료를 해주었더니 넙다리 옆의 통증과 함께 뒤쪽에 있던 궁둥신경통 증상이 함께 많이 감소했다.

궁둥구멍근을 집중적으로 치료해서 완치시켰으면 좋겠는데, 통증이 줄어 지낼 만하면 완치된 것으로 생각했다가 통증이 다시 생기면 간헐적으로 와서 물리치료만 받고 가니 궁둥구멍근의 완치효과를 볼 수 없는 것 같았다. 한 달 만인 10월 26일에 드디어 궁둥구멍근에 Botulinum Toxin 30 U와 스테로이드 40 mg을 혼합한 국소마취제 10 mL를 주사하였다.

4일 후에 다시 왔을 때에는 대퇴부 옆쪽의 통증은 없어져 지낼 만하니 허리의 통증을 치료해달라고 한다. Botulinum Toxin의 효과가 나타나면 차츰 더 좋아질 것으로 기대하고 요통치료에 들어갔다.

엉덩정강근막띠(장경인대; Iliotibial tract)의 해부

넙다리근막긴장근의 위쪽은 위앞엉덩뼈가시(ASIS)와 엉덩뼈능선(Iliac crest)의 앞쪽에서 시작해서 아래쪽으로 내려와 엉덩정강근막띠에 연결된다. 엉덩정강근막띠는 넙다리근막긴장근에서 시작해서 정강뼈(tibia)의 가쪽관절융기에 부착된다.

엉덩정강근막띠는 L4 & 5 신경뿌리로 이루어진 위볼기근신경(上臀筋神經; superior gluteal n.)의 분포를 받으며 넙다리를 외전, 내회전, 그리고 굴곡시킨다.

통증의 발생기전

엉덩정강근막띠는 엉덩뼈(腸骨; iliac bone)와 정강뼈(脛骨; tibia)의 측방을 연결하는 인대로서, 상단의 근육 일부를 제외하고 하부 4/5 이상은 탄력이 거의 없는 두꺼운 근막형태로 되어있다.

신축성을 가진 위쪽의 넙다리근막긴장근은 위앞엉덩뼈가시(ASIS)의 앞-위쪽과 엉덩뼈능선(腸骨稜)의 앞쪽에서 기시된 골격근으로서 이 근육이 긴장을 일으키면 아래 부분에 연결된 엉덩정강근막띠를 잡아당겨 대퇴부 옆쪽에 긴장성통증이 생기게 된다. 이러한 통증의 대부분은 넙다리근막긴장근의 과긴장이 원인이고 근육의 긴장을 풀어주면 통증은 쉽게 사라지게 된다.

그러나 이 환자의 경우는 넙다리근막긴장근의 긴장은 있었지만, 근육의 긴장은 그 자체에 원인이 있는 것이 아니고 이 근육을 지배하는 위볼기근신경(上臀筋神經; superior gluteal n.) 때문임을 알 수 있었다.

허리뼈 제4, 5번 신경뿌리들이 볼기의 궁둥구멍근 밑에서 위볼기근(superior gluteal n.)과 아래볼기

■ **넙다리근막긴장근과 엉덩정강뼈근막띠(iliotibial tract)**

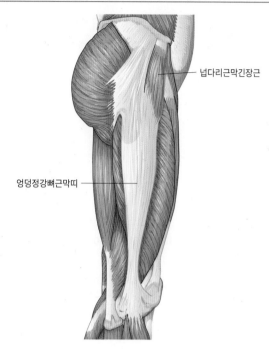

넙다리근막긴장근

엉덩정강뼈근막띠

근신경(inferior gluteal n.)으로 갈라지게 된다. 위볼기근신경이 궁둥구멍근(梨狀筋)에 생긴 통증유발점에게 압박받으면 중간볼기근(gluteus medius m), 작은볼기근(gluteus minimus m.), 그리고 넙다리근막긴장근을 긴장시키게 된다.

궁둥구멍근의 통증유발점에게 압박받은 위볼기근신경이 넙다리근막긴장근을 긴장시키면, 넙다리근막긴장근이 이차적으로 엉덩정강근막띠를 잡아당겨 넙다리옆쪽 아래에 긴장성 통증이 생겼던 것이다.

엉덩정강근막띠의 통증은 넙다리근막긴장근의 탄력이 떨어져 생긴 것이고, 넙다리근막긴장근의 긴장은 위볼기근신경의 흥분이 일으킨 것이고, 위볼기근신경의 흥분은 궁둥구멍근에 생긴 통증유발점에 의해 압박받은 것 때문이었다. 즉 이 환자의 엉덩정강근막띠의 긴장성통증은 통증부위보다 3단계 높은 곳에 그 원인이 있었던 것이다.

대부분의 치료는 넙다리근막긴장근에 있는 긴장을 풀어주면 쉽게 나을 수 있었지만, 증례의 환자는 그러한 치료에 반응하지 않고 그보다 한 level 위에 있는 궁둥구멍근에 있는 통증유발점을 치료함으로써 치료효과를 볼 수 있었다.

결론

눈에 보이지 않는 통증을 치료한다고 아픈 곳에 습포제를 부착하는 것은 환자의 수준이고, 통증 있는 곳에 물리치료를 해주는 것은 의과대학은 나왔지만 수련을 받은 일이 없는 의사들의 진료수준이라 할 것이다.

한 단계 높은 부위에 있는 통증유발점을 찾아 치료해주는 것은 초급단계의 통증 치료라 할 것이고, 이 환자의 경우처럼 3단계의 상위에서 통증의 원인을 찾아 치료해주는 것이 진정한 통증 치료의 본질이라 할 것이다.

　전혀 객관적 소견이 없는 통증 치료를 하다보면 한두 번의 시행착오는 있을 수 있지만, 반복된 시행착오를 해서는 안 될 것이다. 증례의 환자에서 보았듯이 필자도 시행착오가 있기는 했지만 통증이 있는 곳에 연연하지 않고 몇 단계 높은 곳에서 원인을 찾아 치료할 수 있었고, 그 후로는 그러한 통증을 가진 환자는 가끔 만날 수 있었고 대다수의 환자는 넙다리근막긴장근의 팽대부를 치료함으로써 쉽게 통증 치료 효과를 볼 수 있었다.

2010. 10. 30.

33 외측장딴지피부신경(Lateral sural cutaneous nerve)의 장애에 의한 통증

　21년간 개원하면서 수많은 통증을 경험하면서 지내왔지만, 가끔은 책에서 본 일이 없고 진료현장에서 경험해보지 못했던 통증을 만나는 일이 있으면 고민하게 되고, 궁리 끝에 그것을 해결하는 재미로 살아왔던 것으로 생각된다. 흔치 않은 경우이지만 하퇴부의 무릎의 바로 아래 측방에 감각과민성 통증을 호소하는 환자를 만나 그 원인을 찾아 치료하고 나서 그 발병기전을 밝혀 소개한다.

증례

　2010년 7월 초에 필자를 찾아온 60대 초반의 남자는 매주 등산을 자주 하고 있는데, 3-4개월 전부터 산에서 내려올 때에 우측 종아리의 바깥쪽 피부에 통증이 생기기 시작했는데, 점차 심해져 근래에는 옷깃만 스쳐도 피부에 통증이 몹시 심하다고 한다.

　혹시 피부병이 아닌가 싶어 피부과에 갔었지만 증상으로 보아서는 대상포진(herpes zoster) 비슷한데 포진이 전혀 없고 피부에 나타나는 외적인 증상이 전혀 없어 알 수가 없다고 통증클리닉으로 가보라고 하더란다.

　필자에게 다녀간 친지의 소개로 혹시나 해서 찾아왔다고 한다.

　통증이 있는 위치를 확인해 보니 종아리 외측후방(postero-lateral side) 상부에 손바닥 넓이만큼의 피부에 손으로 문지르기만 하여도 쓰라린 통증을 호소한다.

　피부감각을 확인하기 위해 붓으로 가볍게 문질러보니 얕은종아리신경(superficial peroneal n.)의 분포지역의 감각에는 이상이 없었지만, 바로 그 윗부분에 약간의 감각둔화가 있었으나 약간 강한 자극에 대해서는 매우 민감한 통증반응을 보였다.

　감각분포를 확인해보니 외측장딴지피부신경(外側腓腹皮神經; lateral sural cutaneous n)의 분포를 받는 부분인 것을 알 수 있었지만 그 통증의 원인을 알 수가 없었다. 확실치는 않지만 의심되는 바가 있어 환자를 엎드리게 하고 양쪽 넙다리두갈래근(biceps femoris m.)의 하부를 촉진해보니 우측에만 압통을 호소한다. 넙다리두갈래근에 생긴 유발점이 외측장딴지피부신경을 압박해서 생기는 통증이 아닌가 하는 의심이 생겼다.

진단 삼아 주사 해보기로 하고 환자에게도 검사 삼아 주사하는 것임을 주지시키고 넙다리두갈래근의 긴 갈래에 있는 압통점에 0.7% 리도카인 5 mL에 스테로이드 20 mg을 혼합해서 주사해주고 물리치료를 한 후에 다시 확인해보니 가지고 있던 통증도 없어졌고 넙다리두갈래근의 압통이 많이 감소한 것을 알 수 있었다.

그 부위에 물리치료를 해주고 소염진통제와 근이완제를 3일분 처방해서 보냈는데 다시 찾아오지 않더니 일주일 후에 다시 찾아왔다. 다시 주사하고 물어보니 감쪽같이 통증이 없어졌다고 한다. 통증이 없어졌다고 완치되었다고 생각하지 말고 주사한 자리에 압통이 없어질 때까지 치료를 받아두도록 일러주었다. 3주일에 걸쳐 세 번 주사하고 치료를 마칠 수 있었다.

고안

신경의 주행경로를 찾아 상부로 올라가면서 해부학적인 고찰을 해보았다.

궁둥신경(sciatic n.)은 무릎의 후방 위쪽에서 정강신경(tibial n.)과 온종아리신경으로 갈라져, 온종아리신경(common peroneal n.)은 넙다리두갈래근(biceps femoris m.)의 하부 근처에서 무릎관절신경을 분지시켜 무릎관절외측의 감각을 담당하고, 외측장딴지피부신경(lateral sural cutaneous n.)을 분지시켜 종아리뼈(fibula) 외측상부의 피부감각을 맡게 한다.

나머지 온종아리신경(總腓骨神經)은 종아리뼈의 상단 옆으로 돌아 종아리의 앞쪽으로 내려와 깊은종아리신경과 얕은종아리신경으로 갈라져 종아리 측면부터 발등까지 피부감각과 종아리 앞쪽 근육의 운동기능을 맡게 된다.

무릎가쪽관절신경이 넙다리두갈래근의 긴갈래(長頭) 밑으로 통과하다가 넙다리두갈래근에 생긴 유발점에게 압박받아 무릎에 통증을 일으키는 경우는 흔히 경험하는 일이 있었지만, 외측장단지피부신경까지 넙다리두갈래근의 압박을 받게 되는 줄은 미처 알지 못했던 것이다. 한번 치료경험을 하고 나니 이러한 통증환자가 적지 않게 있음을 볼 수 있었다.

결론

필자도 그동안 경험하지 못했던 통증이었지만 만(萬)에 하나라도 환자의 통증을 해결해주지 못하면 환자에게는 실망이 클 것이고 통증의학에 대한 신뢰가 떨어질 것으로 생각되어 통증의 기전과 치료경험을 해부학적 고찰을 거쳐 소개하는 바이다.

2010. 9. 10.

34 무릎관절(膝關節)신경통의 진단과 치료

첨단진단장비가 발달되었다는 오늘날까지도 외상이나 퇴행성 변화가 없는 무릎관절의 통증에 대해 아직까지 확실한 원인규명이나 치료법이 마련되지 못한 채 대증요법(對症療法)으로 무릎 앞쪽만을 치료해 주고 있다.

이학적 검사나 X선 검사소견에 따라 이상이 없다 하거나, 인대가 늘어났다든지, 퇴행성 관절염(degenerative arthritis)이 생겼다는 막연한 진단밖에 내려주지 못하고 있다. 간혹은 퇴행성 관절이라는 진단으로 인공관절대치수술(人工關節代置手術; knee joint replacement)을 받고도 무릎이 아프다는 환자를 본 적이 있는데, 이런 환자들은 수술이 잘못되기보다는 진단이 잘못되었던 것이 아닌가 생각된다.

필자는 무릎관절의 통증은 관절 내부의 손상이나 병변 때문에 생긴다는 기존 개념만 가지고는 통증 치료에 도움이 되지 못한다고 생각되어 다른 각도에서 통증의 원인을 추적해 보았다. 그 결과 무릎 뼈의 연골이 닳아서 관절 간격이 좁아지면 통증이 생기는 것으로 알려져 있지만, 뼈 자체에는 감각신경이 없기 때문에 연골이 마모된 그 자체로는 무릎에 통증이 생길 이유가 없다.

관절의 퇴행성 변화가 있더라도 연골의 마모로 인한 골극(骨棘; spur) 형성이 있어야 통증을 일으키는데, 그 이유는 뾰족한 골극들이 관절의 피막인 골막을 자극해서 통증을 일으키기 때문이다. 고로 관절피막(關節皮膜)의 비후가 있거나 관절연골이 닳아있어도 골극이 없는 퇴행성 관절은 운동장애만 있고 통증을 일으키지 않는다.

아직도 퇴행성 관절염 환자의 무릎관절에 스테로이드를 주사하는 경우가 없지 않은데, 이 통증의 기전을 알고 주사하는지는 모르지만 반복적인 주사는 피해야 할 것이다. 이 주사로 골극(骨棘)에 의해 자극받아 생긴 골막의 염증이 소염효과로 일시적인 통증완화가 있었을 뿐 퇴행성 관절염 자체를 치료해준 것은 아니었다. 오히려 스테로이드를 반복주사함으로써 치료보다는 퇴행성 변화를 조장하게 되고, 많은 부작용을 일으키게 되므로 주의를 요한다.

그러나 골극도 없고 관절손상도 없는 건장한 사람들도 무릎통증으로 고생하는 경우가 있는데, 진단이 제대로 내려지지 못해 올바른 치료가 되지 못하고 있다. 대부분의 환자들은 무릎 앞쪽에 통증을 호소하며, 계단을 올라갈 때보다는 내려갈 때 통증이 더 심하다고 한다.

근래에 들어서는 퇴행성 관절염으로 진단받은 환자에게 스테로이드보다는 연골을 재생시킨다는 sodium hyaluronate(상품명 Hyal 또는 Hyruan) 주사를 많이 하고 있는 추세에 있으나, 그 약제의 치료 효능 여부를 떠나 대부분 진단이 잘못되었기에 치료 효과를 보지 못하는 것 같다.

통증의 기전

통증을 담당하는 무릎안쪽관절신경(內側膝關節神經; medial articular br.)은 궁둥신경의 정강신경(脛骨神經)과 함께 넙다리의 뒤로 내려오다가 안쪽위관절융기(medial epicondyle)의 약간 상부에서 갈라져

■ 반막모양근과 넙다리두갈래근

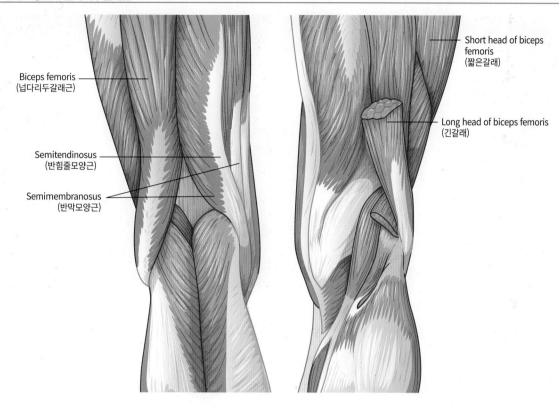

Biceps femoris
(넙다리두갈래근)

Semitendinosus
(반힘줄모양근)

Semimembranosus
(반막모양근)

Short head of biceps femoris
(짧은갈래)

Long head of biceps femoris
(긴갈래)

■ 무릎관절신경과 근육들과의 관계

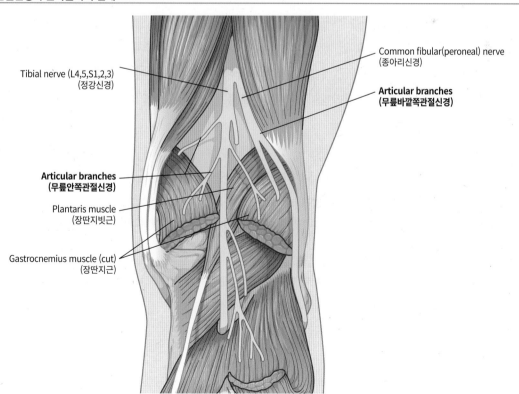

Tibial nerve (L4,5,S1,2,3)
(정강신경)

Common fibular(peroneal) nerve
(종아리신경)

Articular branches
(무릎바깥쪽관절신경)

Articular branches
(무릎안쪽관절신경)

Plantaris muscle
(장딴지빗근)

Gastrocnemius muscle (cut)
(장딴지근)

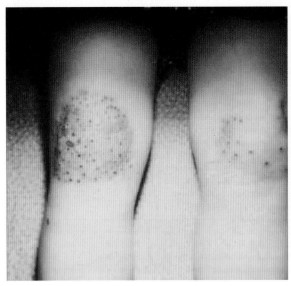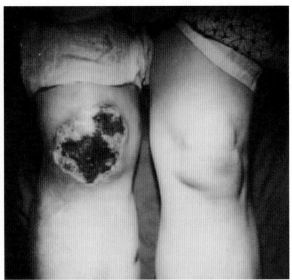

무릎 앞쪽으로 넘어와 무릎관절피막의 안쪽에 망상으로 분포된다.

무릎바깥쪽관절신경(內側膝關節神經; lateral articular br.)은 궁둥신경의 종아리신경(腓骨神經)과 함께 내려오다가 가쪽위관절융기(外側上顆; lateral epicondyle)의 약간 위쪽에서 갈라져 무릎앞쪽으로 넘어와 무릎관절피막의 바깥쪽에 망상으로 분포된다.

무릎의 관절신경은 관절 안쪽의 활액면에 분포된 것으로 오인하고 있어 활액면이 닳으면 곧 관절에 통증이 생기는 것으로 생각하고 있는 것이다.

관절의 감각신경들이 망상으로 갈라지기 전에 넙다리뼈(大腿骨)의 양쪽 위관절융기의 뒤쪽에서 반막모양근(半膜樣筋)이나 넙다리두갈래근(大腿二頭筋)의 아래 부분의 밑을 지나 앞으로 간다. 이 근육들에 통증유발점이 생기면 관절신경들이 압박받아 신경의 분포를 받고 있는 무릎 앞쪽 피막에 통증을 일으킨다.

진단

영상검사나 이학적 검사로 무릎관절 내부의 인대나 연골판(meniscus) 등에 손상이 없음을 먼저 확인한다. 환자를 엎드리게 하고 뒤쪽에서 넙다리뼈 하단의 안쪽위관절융기(內側上顆; medial epicondyle)와 가쪽위관절융기(外側上顆; lateral epicondyle)의 약간 상부를 촉진해보면 강한 압통점과 "jump sign"이 나타난다.

안쪽의 압통점은 무릎안쪽관절신경을 압박하는 반막모양근(半膜樣筋; semimembranosus m.)에 있는 통증유발점이고, 바깥쪽의 압통점은 무릎바깥쪽관절신경을 압박하는 넙다리두갈래근(大腿二頭筋; biceps femoris m.)에 있는 통증유발점이다.

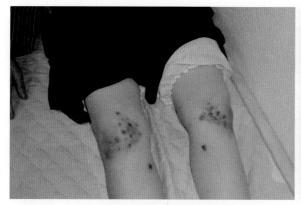

침술과 뜸으로 치료받은 무릎관절통환자

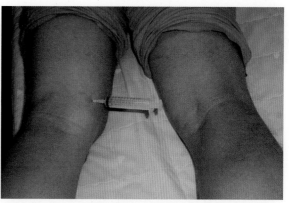

무릎내측관절신경의 주사치료

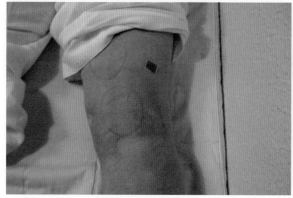

가쪽 무릎관절 신경 치료점

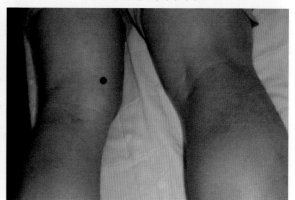

안쪽 무릎관절신경 치료점

치료

통증유발점에 약 4 mL의 국소마취제를 주사하고 계단을 걸어 내려가 보도록 하여 주사하기 전과 후의 통증을 비교해보면 치료 효과를 알 수 있다.

약 90% 정도가 반막모양근의 병변이고, 약 10% 정도가 넙다리두갈래근의 통증유발점에 의한 것인데, 주사하고 나면 거의 모두가 즉석에서 통증완화 효과를 확인할 수 있다. 통증유발점에 있는 압통이 없어질 때까지 물리치료와 스테로이드, Botulinus Toxin을 주사해주면 무릎의 통증은 오래지 않아 완치효과를 볼 수 있다.

* 드물기는 하지만 거위발(Pes ansernius), 무릎인대(膝蓋骨靭帶; patellar lig.), 무릎 위의 넙다리곧은근 힘줄 (tendon of rectus femoris m.), 무릎 뒤쪽의 장딴지빗근(足蹠筋; plantaris m.) 등이 무릎 통증의 원인으로 작용할 수도 있다.

※ 이런 부위에 직접 손상은 없었지만 만성적이고 반복적인 손상이 누적되어 통증유발점을 형성하고 있다가 어 느 날 갑자기 통증을 일으킬 수 있다. 이런 경우에는 통증을 호소하는 부위와 통증유발점의 위치가 일치하기 때문에 진단이나 치료에 어려움이 없다.

35 종아리신경통(腓骨神經痛; Peroneal neuralgia)의 진단과 치료

하퇴부의 앞쪽측면에서 발목과 발등까지 내려가는 통증, 저림, 감각장애나 운동장애가 있는 증상은 온종아리신경(總腓骨神經; common peroneal n.)의 장애 때문에 생긴 증상이라 사료되어 편의상 **종아리신경통**이라 이름 지었다.

온종아리신경(總腓骨神經, L4-S2)의 해부

무릎뒤쪽의 오금(膝窩; popliteal fossa) 근처에서 궁둥신경이 정강신경(tibial n.)과 온종아리신경으로 갈라진다. 궁둥신경에서 갈라진 온종아리신경은 오금의 바깥쪽을 따라 넙다리두갈래근의 힘줄과 함께 내려온다.

종아리뼈목(腓骨頸部; fibular neck) 뒤쪽에 이르러 긴종아리근(長腓骨筋; peroneus longus m.)과 종아리뼈 목 사이를 타고 종아리뼈의 앞쪽으로 넘어 온 직후에 정강이 바깥쪽 상부 1/3에 감각신경(lateral sural cutaneous n.)을 보내고, 얕은종아리신경(superficial peroneal n.)과 깊은종아리신경(deep peroneal n.)으로 갈라진다.

얕은종아리신경(淺腓骨神經; superficial peroneal n.)

긴발가락폄근(extensor digitorum longus m.)과 긴종아리근(peroneus longus m.)의 사이를 타고 내려와 긴종아리근과 짧은종아리근(短腓骨筋; peroneus brevis m.)에 운동신경을 보내고, 정강이의 외측 하부 2/3의 감각과 발등감각의 대부분을 맡고 있다.

깊은종아리신경(deep peroneal n.)

종아리뼈의 목에서 긴종아리근과 긴발가락폄근의 밑을 지나서 다리의 앞쪽으로 내려온다. 앞정강근(前脛骨筋; tibialis anterior m.), 긴발가락폄근, 긴엄지폄근(長拇指伸筋; extensor hallucis longus m.), 짧은엄지폄근(短拇指伸筋; extensor hallucis brevis), 셋째종아리근(第3腓骨筋; peroneus tertius m.) 등에 운동신경과 발목관절에 관절신경을 낸다. 깊은종아리신경에서 유일한 피부감각신경은 첫째와 둘째 발가락 사이의 감각을 담당하는 등쪽발가락신경(足背指神經; dorsal digital n.)이다.

1) 얕은종아리신경통(천비골신경의 장애에 의한 통증)
증상

정강이의 앞-바깥쪽에 근육통이 있고, 당기거나 저리고 감각장애가 동반되기도 한다. 심한 경우에는 발의 외번(外翻; eversion) 기능이 마비되어 발이 내번(內翻; inversion) 상태에 있을 수도 있다.

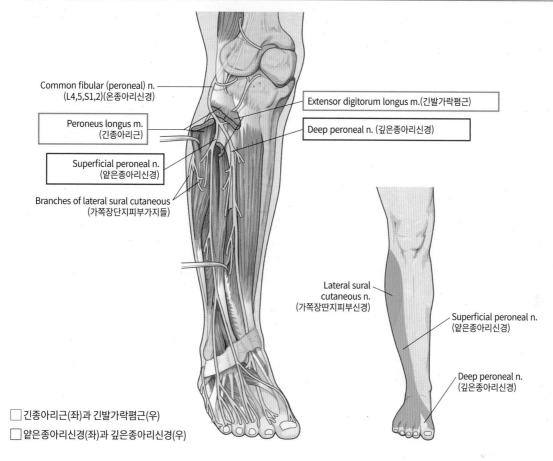

Common fibular (peroneal) n.
(L4,5,S1,2)(온종아리신경)

Peroneus longus m.
(긴종아리근)

Superficial peroneal n.
(얕은종아리신경)

Branches of lateral sural cutaneous
(가쪽장단지피부가지들)

Extensor digitorum longus m.(긴발가락폄근)

Deep peroneal n. (깊은종아리신경)

Lateral sural
cutaneous n.
(가쪽장단지피부신경)

Superficial peroneal n.
(얕은종아리신경)

Deep peroneal n.
(깊은종아리신경)

☐ 긴종아리근(좌)과 긴발가락폄근(우)
☐ 얕은종아리신경(좌)과 깊은종아리신경(우)

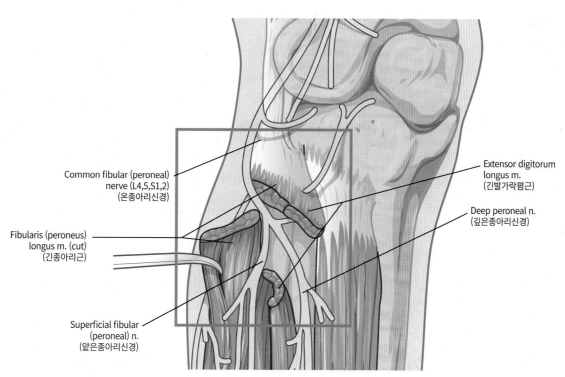

Common fibular (peroneal)
nerve (L4,5,S1,2)
(온종아리신경)

Fibularis (peroneus)
longus m. (cut)
(긴종아리근)

Superficial fibular
(peroneal) n.
(얕은종아리신경)

Extensor digitorum
longus m.
(긴발가락폄근)

Deep peroneal n.
(깊은종아리신경)

통증의 기전

긴종아리근과 짧은종아리근의 운동신경이며 종아리 앞-옆쪽의 피부감각신경인 얕은종아리신경이 주행 도중에 압박당하면 이 골격근들에 허혈성통증과 피부에 감각장애를 일으킨다. 긴종아리근의 통증유발점이 원인으로 작용하여 긴종아리근과 얕은종아리신경 사이에 악순환의 고리가 형성되면 이 신경의 지배를 받고 있는 근육과 피부에 신경증상을 일으킨다.

진단

양쪽정강이 바깥쪽의 피부감각을 비교해보면 감각의 둔화를 알 수 있다. 피부감각을 점검할 때에 대충 만져보아서는 감각 차이를 느끼지 못하는 경우가 있다. 처음에는 가벼운 솜털로 문질러보고 다음에는 손으로 가볍게 만져보고 다음에는 바늘로 가볍게 긁어보고 그 다음에는 바늘로 찔러가면서 자극의 강도를 점차 늘려가면서 미묘한 감각의 차이를 찾아내야 한다.

그러나 특정 신경뿌리에 의한 감각장애가 아니고 L4, 5, S1, 2로 된 신경장애여서 범위가 넓다. 엄지손가락으로 촉진해보면 종아리뼈머리(fibular head)의 약 3 cm 하방에서 긴종아리근의 통증유발점을 촉지할 수 있다.

2) 깊은종아리신경통(심비골신경의 장애에 의한 통증)
증상

발목의 앞쪽과 발등, 발가락 끝까지 당기면서 모호한 통증과 불편함을 호소한다.

통증의 기전

골격근의 운동신경인 깊은종아리신경이 긴발가락폄근(長指伸筋; extensor digitorum longus m.)의 밑으로 지나가다가 이 근육에 생긴 통증유발점에 의해 압박받으면, 이 신경이 지배하는 여러 근육들에 등척성수축(isometric contraction)을 일으킨다.

신축성을 잃은 골격근들이 발목운동을 할 때 늘어나지 못하고 근육의 끝에 있는 힘줄들을 잡아당긴다. 힘줄들이 잡아당겨지는 힘에 의해 발목 앞에 있는 발의 폄근지지띠(伸筋支帶; extensor retinaculum)를 자극하거나 손상을 주고, 힘줄들이 부착되는 부위의 골막을 자극해서 발등 부위에 통증을 일으킨다.

유일하게 감각을 맡고 있는 등쪽발가락신경(dorsal digital n.)이 압박받아 마비를 일으키면 엄지와 둘째 발가락 사이의 감각둔화를 초래한다.

통상적으로는 발목 염좌를 당했던 환자들이 걸을 때 발의 앞부분을 들고 뒤꿈치로 장기간 걷다가 보면 긴발가락폄근이 긴장을 일으켜 그 밑을 통과하는 깊은종아리신경을 압박해서 생기는 경우가 많다.

진단

환자의 호소가 명확하지 않아 진단이 쉽지 않다. 자세한 병력청취 후에 이 신경의 감각분포지역인 엄지와 둘째 발가락 사이의 감각을 점검해서 감각둔화가 있으면 깊은종아리신경의 장애를 의심할 수 있다. 엄지손가락으로 촉진해서 긴종아리근의 내측에 있는 긴발가락폄근의 상단에서 통증유발점을 찾아낸다.

종아리신경통의 치료

얕은종아리신경의 장애는 긴종아리근에 있는 통증유발점에 4 mL의 약물을 주사하고 통증유발점의 치료법에 따른다. 치료에 대한 반응이 빨라서 쉽게 통증의 완치효과를 볼 수 있다.

깊은종아리신경의 장애는 긴발가락폄근의 상단에 있는 통증유발점에 주사하고 치료해준다.

간혹은 허리디스크나 궁둥구멍근증후군에 의한 궁둥신경(坐骨神經)과 종아리신경의 장애가 동시에 있을 때가 있는데, 이때에는 진단에 상당히 혼동을 일으키는 수가 있다. 위쪽에 있는 원인을 먼저 치료한 후에도 증상이 계속 남아 있으면 아래쪽의 병변을 치료해준다.

36 장딴지근육 경련의 진단과 치료

갑자기 장딴지근육(calf m.)이 굳어지면서 격심한 통증이 오고 운동장애가 생길 때 통상적으로 쥐가 났다는 말을 하고 있는데, 의학적으로는 근육경련(muscle cramp)이라고 부른다.

종아리 안쪽에서 시작하여 발바닥과 발가락까지 뻣뻣해지고 당기면서 뒤틀리는 통증이 있어 제자리에 서 있을 수조차 없다. 대부분 달리기하거나, 수영 도중에, 또는 잠자리에서 기지개를 켜다가 자주 발생하기도 한다. 한번 발병했던 경험이 있는 사람은 같은 상황에 놓이게 되면 같은 증상이 자주 재발하게 된다.

통증의 기전

근육 중에는 수의근(隨意筋; voluntary m.)과 불수의근(不隨意筋; involuntary m.)이 있는데, 골격근은 수의근으로서 운동신경의 조절을 받아 자신의 의지에 따라 수축과 이완운동을 하도록 되어 있다. 그러나 골격근에 생긴 통증유발점들이 운동신경의 조절을 받지 않고 우발적으로(unexpectedly) 근수축을 일으키는 시발점으로 작용하는 수가 있다.

불수의근인 심장근육이 우발적으로 박동을 촉발시켜 부정맥(arrhythmia)을 일으키는 것과 같다. 이러한 비정상적인 근수축이 안정 시에는 잠복상태에 있다가 근육이 수축운동을 하려는 시점에서 갑자기 작동하면서 극심한 근경련을 일으켜 통증과 운동장애를 일으킨다. 깊은 물속에서 수영하다가 이러한 발작을 일으키면 생명에 위협을 줄 수도 있다.

종아리 뒤쪽의 장딴지근안쪽갈래(腓腹筋內側頭; medial head of gastrocnemius m.)와 긴발가락굽힘근(長指屈筋; flexor digitorum longus m.)의 근섬유들이 반복손상을 받은 후에 통증유발점을 형성하여 비정상적인 시발점(ectopic motor point)으로 잠복해 있다가 이 근육들이 수축할 때에 작동하면서 증상을 일으킨다.

간혹은 약화되어 있던 이러한 근육들이 갑작스럽게 과격한 운동을 하다가 근육의 파열을 일으켜 내출혈이 생기거나 근막이 파열되는 수도 있다. 골프나 테니스 도중에 이러한 일이 생기면 뒤에서 날아온 돌이나 공(ball)에 맞았다는 착각을 느끼게 된다. 이때에는 Tennis leg라는 별명을 붙이고 있다.

치료

급성으로 근막이나 근섬유가 파열되었을 때에는 응급조치로 발목을 뒤로 젖히면서(dorsiflexion) 장딴지근육을 신전(stretching)시켜 얼음찜질이나 냉각분무(cold spray)로 허혈상태에 있는 근육의 산소소모량을 감소시켜준다. 내출혈이 생기면 부종이 생길 수 있으므로 탄력붕대로 장딴지를 압박하여 출혈을 막아준다.

일단 통증이 완화된 다음에는 온열요법과 초음파, 마사지 등을 해주어 근이완을 시켜야 한다. 본인에게 이러한 증세가 있다는 사실을 알게 되면 예방조치로 평상시에도 종아리 근육의 스트레칭 운동을 습관화해야 하며, 특히 기지개를 켤 때에는 발목을 뒤로 젖혀서 종아리근육에 경련이 일어나지 않도록 유의해야 예방할 수 있다.

근경련이 풀린 후에도 상당 기간 동안 통증이 지속되므로 소염진통제와 근이완제의 투여가 필요하며, 통증유발점이 남아있다고 생각되면 통증유발점주사를 하면서 치료해주어야 한다.

2-3일이 지나 출혈이 멈추면 근육 내에 있는 혈액 중의 혈장성분은 흡수되고 고형성분만 근섬유 사이에 남아 있어 근수축과 탄력을 떨어뜨린다. 온열치료와 마사지 등으로 근육에 있는 혈액의 고형성분이 풀어져 흡수될 수 있도록 도와주어야 한다.

37 발뒤꿈치 통증(踵骨腱炎; calcaneal tendinitis)의 진단과 치료

증상

발꿈치힘줄(calcaneal tendon, Achilles tendon)이 부착되는 발꿈치뼈(踵骨; calcaneus) 뒤쪽에 통증이 있어 걸을 때에 심한 불편을 초래한다. Paratenon이라고 부르는 힘줄(腱) 주위의 결체조직에 생긴 염증이 통증을 일으키며, 그 원인은 외상이나 스트레스라고 알려져 있을 뿐 그 통증의 확실한 기전은 알려져 있지 않다. 모든 힘줄, 인대, 관절의 피막 등이 뼈에 부착하는 부위에 병변이 있을 때 **Enthesitis(골부착부염)**라고 부르고 있다.

치료법으로는 4주간의 발목고정, 건의 밑에 스테로이드주사, 또는 염증 있는 조직의 수술적인 제거 등이 소개되고 있지만 발병기전이 확실치 않아 치료 효과도 미지수이다.

통증의 기전

통증은 발꿈치뼈(踵骨; calcaneus)의 뒤쪽 상부에 있지만 그 원인은 그보다 훨씬 위쪽의 근육에 있다. 장딴지근(腓腹筋; gasrocnemius m.)과 가자미근(soleus m.)이 합쳐져 공동으로 발꿈치힘줄을 형성한다. 장딴지의 중간쯤에서 근육들이 힘줄로 변하게 되는데, 근육-힘줄접합부의 상부에 있는 근육에 무리한 운동으로 근섬유가 손상받으면 통증유발점을 형성하게 된다.

통증유발점 때문에 근육이 신축성을 잃으면 운동할 때 근육이 늘어나지 못하고 발꿈치힘줄을 잡아당겨서 힘줄(腱)이 부착되는 발꿈치뼈의 골막에 자극을 주어 통증을 일으킨다. 골막에 자극이 지속적으로 반복되면 골막과 힘줄집(腱鞘) 그리고 주변의 결체조직에 염증이 생길 수도 있다.

긴 머리카락의 끝을 잡아당기면 두피에서 통증을 느끼는 것과 같은 원리이다.

진단

환자가 통증을 호소하는 곳을 촉진하면 압통이 있기 때문에 발꿈치 힘줄 자체에 있는 통증과 발꿈치힘줄의 앞에 있는 발꿈치활액낭염(calcaneal bursitis)에 의한 통증이 구별되지 않는다.

환자를 엎드리게 하고 촉진해서 장딴지의 아래 1/3쯤에 근육-힘줄이 접합하는 바로 상부에 있는 근육에서 통증유발점을 찾는다. 대부분의 환자들이 장딴지의 근육에 통증유발점을 가지고 있다.

만일에 상부의 근육에 통증유발점이 없다면 발뒤꿈치에서 그 원인을 찾아 치료해야 하겠지만, 외상에 의하지 않고서는 발뒤꿈치에 원인이 있는 경우는 거의 없다.

■ 발뒤꿈치의 통증과 그 원인

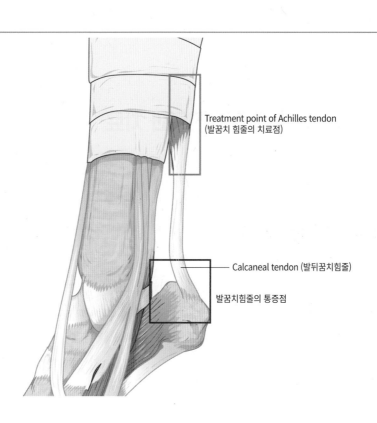

Treatment point of Achilles tendon
(발꿈치 힘줄의 치료점)

Calcaneal tendon (발뒤꿈치힘줄)

발꿈치힘줄의 통증점

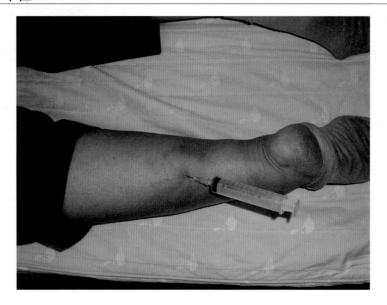

치료

근육-힘줄접합부(musculo-tendinous junction) 근처에 있는 통증유발점에 국소마취제와 스테로이드를 주사한 다음 걷게 해보면 통증이 없어진 것을 확인하게 된다. 다른 근육과 마찬가지로 통증유발점을 치료해서 근육의 긴장을 풀어주면 쉽게 통증 완화를 볼 수 있지만 주사한 부위에 post-injection pain이 24-28시간 있을 수 있다. 발목을 뒤로 젖히는(dorsiflexion) 운동을 반복해주어 장딴지 근육의 탄력을 길러줌으로써 치료와 예방을 겸할 수 있다.

38 발뒤축 신경통의 진단과 치료

서론

발뒤꿈치 바닥(heel pad)의 통증으로 고통받는 사람들이 적지 않은데, 현대의학은 아직도 그러한 환자들에게 극히 교과서적인 진단만을 붙여주고 있다.

일반적으로 알려진 발뒤축에 통증을 일으키는 원인은 ① 발꿈치뼈(踵骨; calcaneus)에 부착되는 족저근막염(plantar fasciitis), ② 발꿈치뼈의 골극형성(calcaneal spur formation), ③ 발뒤꿈치의 충격흡수를 맡고 있는 발꿈치뼈 패드가 노화로 탄력을 상실해서 생긴 것이라 한다.

그 통증의 원인을 발바닥이나 발뒤축에 생긴 것이라고 간주하고, 발뒤꿈치 밑에 주사하거나 물리치료를 하고 심지어 체외충격파로 치료받았다는 환자도 있었지만 치료 효과를 본 사람은 없었다.

■ **발뒤축통증의 기전과 해부**

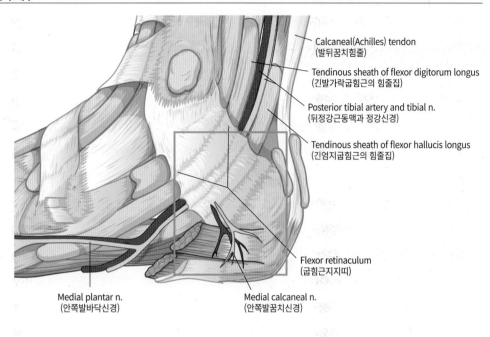

- Calcaneal(Achilles) tendon
  (발뒤꿈치힘줄)
- Tendinous sheath of flexor digitorum longus
  (긴발가락굽힘근의 힘줄집)
- Posterior tibial artery and tibial n.
  (뒤정강근동맥과 정강신경)
- Tendinous sheath of flexor hallucis longus
  (긴엄지굽힘근의 힘줄집)
- Flexor retinaculum
  (굽힘근지지띠)
- Medial plantar n.
  (안쪽발바닥신경)
- Medial calcaneal n.
  (안쪽발꿈치신경)

■ **발뒤축통증의 치료점**

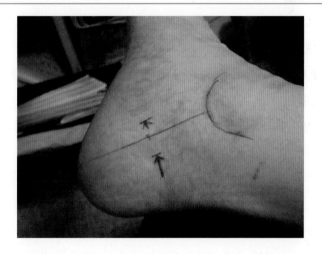

    이 통증은 발뒤축(종골의 밑바닥)에 분포되는 감각신경인 안쪽발뒤축신경(內側踵骨神經; medial cal-caneal n.)의 장애 때문에 생기는 것이라 생각되어 신경의 압박을 풀어줌으로써 좋은 치료 효과를 볼 수 있었기에 그 통증과 관련된 해부와 통증의 기전을 추적하여 보았다.

    정강신경(脛骨神經; tibial n.)이 발목 터널 안에서 발바닥신경(足蹠神經; plantar n.)과 발뒤축신경(calcaneal n.)으로 갈라진다. 발바닥신경은 발바닥으로 가서 발바닥에 있는 많은 근육들에 운동신경을 보내고 발가락들의 감각신경이 된다. 발뒤축신경은 발뒤축 바닥의 감각을 맡고 있는데, 발뒤축신경은 정강신경(tibial nerve)에서 나와 안쪽발뒤축신경(medial calcaneal br.)과 외측발뒤축신경(lateral calcaneal br.)으로 갈라지고 외측발뒤축신경은 장딴지신경(腓腹神經; sural n.)에서 갈라져 나온 신경가지와 문합

(anastomosis)을 이룬다.

발목터널(tarsal tunnel) 안에는 뒤정강근(後脛骨筋; tibialis posterior m.)의 힘줄, 긴발가락굽힘근(長指屈筋; flexor digitorum longus m.)의 힘줄, 뒤정강동맥과 정맥(posterior tibial a. & v.), 긴엄지굽힘근(長拇指屈筋; flexor hallucis longus m.)의 힘줄과 정강신경이 함께 지나간다.

발목터널 안에서 갈라져 나온 안쪽발꿈치신경은 발목터널을 덮고 있는 굽힘근지지띠(屈筋支帶; **laciniate lig.**= flexor retinaculum)를 관통해서 발뒤꿈치 바닥으로 가서 감각을 맡는다.

굽힘근지지띠를 이루고 있는 인대가 손상받아 염증과 부종이 생기거나 인대의 섬유끼리 유착이 생기면 굽힘근지지띠를 하는 안쪽발뒤축신경이 압박받게 되어 발뒤축 밑에 염증이 있는 것과 같은 통증을 일으키게 된다. 이때의 통증은 발뒤축이 땅바닥에 닿고 걸을 때에만 아프고 걷지 않을 때에는 전혀 통증이 없다.

진단

물론 문헌상에 나오는 다른 질환을 먼저 배제(R/O)시켜야 할 것이다. 일반적으로 발목의 염좌 때에 흔히 손상받을 수 있는 인대들을 먼저 점검한다. 그런 다음 안쪽 복사뼈의 후-하방에 있는 굽힘근지지띠를 촉진해서 양쪽 압통의 정도를 비교해보면 환측의 굽힘근지지띠에서 압통을 호소한다. 객관적인 소견이 없기 때문에 압통 하나만으로 잠정진단 내릴 수 있다.

치료

치료제로는 0.5% 리도카인에 스테로이드를 20 mg을 섞어 약 4 mL로 만들어 놓는다. 안쪽 복사뼈(malleola)와 발꿈치뼈(calcaneus)의 가장 뒤끝을 연결하는 선을 그어놓는다. 그 선상의 중간 지점에서 그 선에 직각 방향으로 굽힘근지지띠의 후방에서 전방으로 주사바늘을 약 3 cm 정도의 폭으로 찌른 다음 바늘을 뽑으면서 서서히 약물을 주사한다.

신경을 직접 차단하는 것이 아니고 신경을 압박하고 있는 인대의 염증을 풀어주기 위해 주사하는 것이지만, 약제가 직접 신경에 닿으면 일시적으로 발뒤축신경의 마비까지 일으키는 수가 생긴다. 크게 문제될 것은 아니지만 환자에게 사전에 그럴 수 있음을 설명해두는 것이 바람직하다.

급성손상으로 생긴 부종 때문에 통증이 생겼을 때에는 물리치료만으로 비교적 쉽게 효과를 볼 수 있지만, 만성화된 경우에는 치료에 반응이 좋지 않다. 만성화된 경우에는 국소마취제만으로는 효과를 볼 수 없어 반드시 스테로이드를 혼합해서 주사해주면 다른 치료에 비해 신속한 효과를 볼 수 있다.

39 발목외측 복사뼈 밑의 통증(peroneus brevis syndrome)

증상

바깥쪽 복사뼈(malleola of fibula) 밑에서부터 발의 바깥쪽 중간까지 당기면서 통증이 있다. 외상 경력도 없고 객관적 소견이 없어 진단내리기가 어려운 증상인데, 필자가 편의상 짧은종아리근증후군(peroneus brevis syndrome)이라 이름 지어 보았다.

통증의 기전

짧은종아리근(短腓骨筋; peroneus brevis m.)은 종아리뼈(fibula)의 아래 2/3의 바깥쪽에서 생겨 힘줄상태로 되어 가쪽복사뼈(腓骨顆; lateral malleolus)의 뒤로 돌아 발꿈치뼈(踵骨; calcaneus) 외측을 타고 내려가 제5번째 발허리뼈(中足骨)의 상단 외측에 부착된다.

짧은종아리근의 근섬유에 반복된 손상으로 통증유발점이 생기면, 근신축성이 없어져 발목운동 시에 근육이 늘어나지 못하고 힘줄의 부착점인 발허리뼈의 골막을 당겨 통증을 일으키고, 힘줄이 종아리뼈 가쪽복

■ 가쪽 복사뼈 밑의 통증을 일으키는 짧은종아리근과 힘살

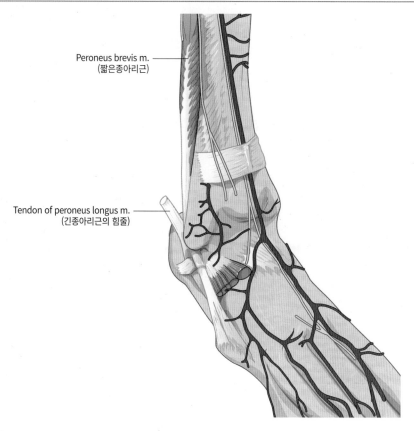

Peroneus brevis m.
(짧은종아리근)

Tendon of peroneus longus m.
(긴종아리근의 힘줄)

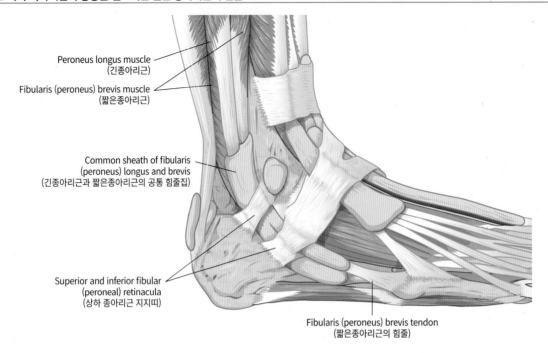

Peroneus longus muscle
(긴종아리근)

Fibularis (peroneus) brevis muscle
(짧은종아리근)

Common sheath of fibularis
(peroneus) longus and brevis
(긴종아리근과 짧은종아리근의 공통 힘줄집)

Superior and inferior fibular
(peroneal) retinacula
(상하 종아리근 지지띠)

Fibularis (peroneus) brevis tendon
(짧은종아리근의 힘줄)

사뼈의 뒤쪽을 마찰하여 통증이나 불쾌감을 일으킨다.

또한 힘줄이 위종아리근지지띠(上腓骨筋地支帶, superior peroneal retinaculum)를 자극하여 발꿈치뼈의 바깥쪽에 통증을 느끼기도 한다.

진단

환자가 엎드린 상태에서 종아리 뒤쪽의 바깥부분에서 짧은종아리근에 있는 통증유발점을 찾는다. 종아리 바깥쪽에 있는 종아리뼈의 중간지점에 압통점이 촉진되면 반대편과 비교해서 확인한다.

치료

짧은종아리근의 통증유발점에 국소마취제를 주사하면 당장 증상의 완화를 볼 수 있다. 통증유발점을 계속 치료해서 근육의 신축성을 찾아주어야 한다.

40 발목안쪽 복사뼈 밑의 통증(tibialis posterior syndrome)

증상

발목의 안쪽복사뼈(malleola of tibia) 밑에서부터 발의 안쪽 중간까지 당기는 통증이 있다. 특별히 발목에 부상 입은 경력은 없고 객관적 소견이 없어 진단이 내려지기 어려운 증상인데 편의상 뒤정강근증후군(tibialis posterior syndrome)이라 이름 지어 보았다.

통증의 기전

뒤정강근(tibialis posterior m.)은 종아리의 가장 깊은 곳에 위치하는 근육으로서, 정강뼈(tibia) 뒷면의 바깥쪽과 종아리뼈(fibula)의 상부 안쪽 2/3, 그리고 골간막(interosseous membrane) 후면에서 기시한다.

아래로 내려오다가 종아리뼈(fibula)의 아래 1/4쯤에서 힘살로 되어 긴발가락굽힘근 힘줄과 교차하여 앞쪽으로 가서 안쪽복사뼈(脛骨顆; medial malleolus)의 뒤로 돌아 굴근지대의 바로 밑을 지나 발배뼈(足舟狀骨;navicular bone)의 거친면(粗面; tuberosity)에 부착된다.

기능은 발목의 내번(內飜; inversion)과 전방굴곡(plantar flexion)을 시킨다.

뒤정강근의 근섬유에 반복된 손상으로 통증유발점이 생기면, 근 신축성이 없어져 발목운동 시에 근육이 늘어나지 못하고 힘줄의 부착점인 발배뼈(navicular)의 골막을 당겨 통증을 일으키고, 힘살(腱)이 내측복

■ 안쪽 복사뼈 밑의 통증을 일으키는 뒤정강근과 힘줄

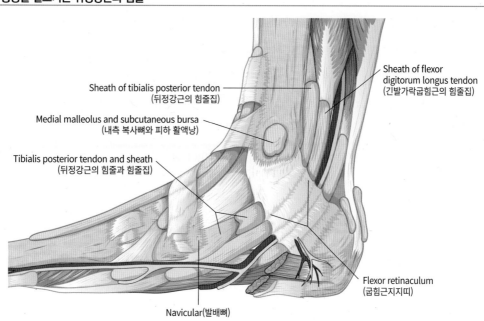

Sheath of tibialis posterior tendon
(뒤정강근의 힘줄집)

Medial malleolus and subcutaneous bursa
(내측 복사뼈와 피하 활액낭)

Tibialis posterior tendon and sheath
(뒤정강근의 힘줄과 힘줄집)

Sheath of flexor digitorum longus tendon
(긴발가락굽힘근의 힘줄집)

Flexor retinaculum
(굽힘근지지띠)

Navicular(발배뼈)

사뼈의 밑을 마찰하여 통증이나 불쾌감을 일으킨다.

진단

환자가 엎드린 상태에서 종아리 뒤쪽 내측에서 뒤정강근의 통증유발점을 찾는다. 종아리 안쪽에서 있는 종아리뼈의 중간지점에 긴발가락굽힘근의 깊숙이 있는 압통점을 촉진해서 반대편과 비교해서 확인한다.

치료

뒤정강근의 통증유발점에 주사하면 당장 증상의 완화를 볼 수 있지만, 통증유발점은 깊은 곳에 있는 근육에 있는 것이기 때문에 계속 치료해서 근육의 신축성을 찾아주어야 한다.

41 발바닥통증의 진단과 치료

증상

이유 없이 발바닥에서 발가락 끝까지 당기거나 오그라드는 감이 들면서 통증이 있거나 저린 감이 있기도 한다. 발바닥에서 통증을 느낄 뿐 발바닥의 특정부위에서 이상소견은 찾을 수 없다.

통증의 기전

장딴지의 뒤쪽에 있는 긴발가락굽힘근(flexor digitorum longus m.)의 팽대부(belly)에 잠복성으로 있던 통증유발점이 활성화되면 근육이 긴장을 일으키면서 발바닥 전체에 퍼져있는 긴발가락굽힘근의 힘줄들을 잡아당겨 발바닥에 통증을 일으킨다(referred pain).

발바닥신경(plantar n.)들이 굽힘근지지띠(flexor retinaculum)를 지나 발바닥 내측에 있는 엄지벌림근(拇指外轉筋; abductor hallucis m.)의 밑을 통과하는데, 이 근육에 통증유발점이 생기면 발바닥신경들이 압박당한다. 발바닥에 있는 근육에 운동신경을 보내고, 발바닥의 감각을 맡고 있는 발바닥신경이 눌리면 그 지배를 받는 조직에 통증을 일으킨다(radiating pain).

진단

환자가 엎드린 상태에서 장딴지 중간 높이의 바로 아래 안쪽에서 압통점을 찾는다. 아킬레스건(Achilles tendon)이 형성되는 높이에서 가자미근(soleus m.)의 안쪽 깊은 곳에 있는 긴발가락굽힘근의 압통점을 촉진해서 찾아낸다. 또한 발목터널의 바로 밑에 있는 엄지벌림근(abductor hallucis m.)을 촉진해서 압통점을 찾는다.

■ 발바닥통증을 일으키는 긴발가락굽힘근

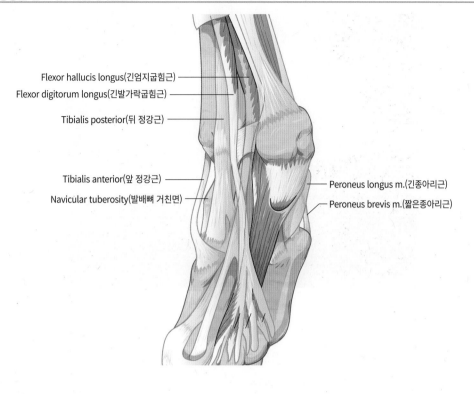

Flexor hallucis longus(긴엄지굽힘근)
Flexor digitorum longus(긴발가락굽힘근)
Tibialis posterior(뒤 정강근)
Tibialis anterior(앞 정강근)
Navicular tuberosity(발배뼈 거친면)
Peroneus longus m.(긴종아리근)
Peroneus brevis m.(짧은종아리근)

■ 발바닥통증을 일으키는 발바닥신경

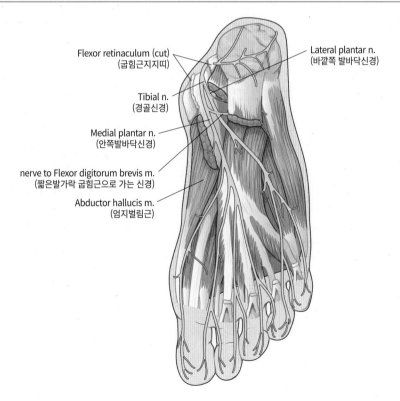

Flexor retinaculum (cut)
(굽힘근지지띠)
Tibial n.
(경골신경)
Medial plantar n.
(안쪽발바닥신경)
nerve to Flexor digitorum brevis m.
(짧은발가락 굽힘근으로 가는 신경)
Abductor hallucis m.
(엄지벌림근)
Lateral plantar n.
(바깥쪽 발바닥신경)

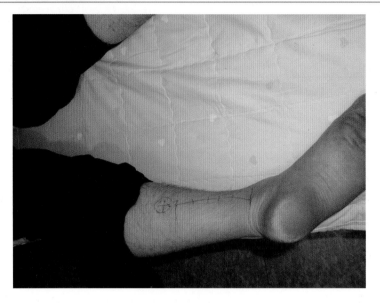

치료

긴발가락굽힘근이나 엄지벌림근 있는 통증유발점에 국소마취제와 스테로이드를 주사해서 근긴장을 풀어주면 즉시 통증이 없어지는 것을 알 수 있다. 압통이 없어질 때까지 온열치료, 초음파치료, 마사지 등의 물리치료와 스트레칭을 해주어 근육의 신축성을 찾아준다.

42 발목 염좌(ankle sprain)의 진단과 치료

관절을 연결하고 있는 인대의 일부가 그 탄성의 한계를 넘어서서 손상을 받은 상태를 염좌(sprain)라 하며, 인대가 손상당하면 관절이 불안정해져 운동장애를 초래하고 인대의 약화 때문에 반복된 손상을 당하게 된다.

발목의 부상은 주로 내번(內飜; inversion)에 의한 손상이 대부분인데, 이때에는 90% 이상이 앞목말종아리인대(前距骨髀骨靱帶; anterior talofibular lig.)의 손상이고 간혹은 위종아리근지지띠(上髀骨筋支帶; superior peroneal retinaculum)가 함께 손상받는 수가 있다. 두 개의 인대가 동시에 심한 손상을 받으면 가쪽 복사뼈(腓骨顆)의 골절이 일어날 수 있다.

드물지만 외번(外蕃; eversion)에 의한 발목의 염좌가 일어날 경우에는 정강발꿈치인대(脛踵骨靱帶; tibiocalcaneal lig.)나 정강발배인대(脛舟狀靱帶; tibionavicular lig.)에 손상을 받는다.

진단

X선 촬영으로 가쪽 복사뼈의 골절유무를 먼저 가린다. 가쪽 복사뼈의 앞쪽에서 앞목말종아리인대에 있는 압통점을 찾고, 복사뼈의 뒤쪽에서 위종아리근지지띠에 있는 압통점을 촉진한다.

발에 염좌가 있을 경우에는 등쪽발꿈치입방인대(背側踵立方靱帶; dorsal calcaneocuboid lig.)나 두갈래인대(二分靱帶; bifurcate lig.)의 손상이 있으므로 그곳에서 찾아낸다.

치료

염증과 부종이 있는 인대를 치료하여 유착을 예방해주고, 인대를 보호하여 반복손상을 방지해 주어야한다. 통상적으로는 인대 보호를 위해 약 4주 동안 발목을 고정시켜 발목운동을 극도로 제한시키고 있는데, 이런 방법은 환자에게 너무 장기간 활동을 제한시켜 생활에 지장을 줄 뿐 아니라 발목관절들을 굳어지게하는 단점이 있다.

새로운 치료법으로는 발목을 움직이는 고유기능은 그대로 살려둔 채로 치료한다. 손상받은 인대에 생긴부종과 통증을 없애기 위해 스테로이드와 국소마취제를 소량 주사한 다음, 발목의 내번이나 외번을 방지하고 탈-부착이 가능하도록 고안된 발목벨트를 착용시키고 치료 초기부터 정상보행을 시킨다.

발목보호대가 준비되지 않은 상태에서는 반창고를 가지고 테이핑을 해서 발목이 내번(內飜; inversion)되지 않도록 고정해주어도 되지만, 탈-부착이 되지 않거나 며칠 간격으로 자주 갈아주어야 하는 불편함이있어 응급조치 시에만 사용하는 것이 좋다.

4-5회의 물리치료를 해주고 약 4주간의 보호대 착용만 해주면 정상 활동을 하면서 합병증 없이 완치효

■ **발목이나 발의 염좌 시에 손상받기 쉬운 인대**

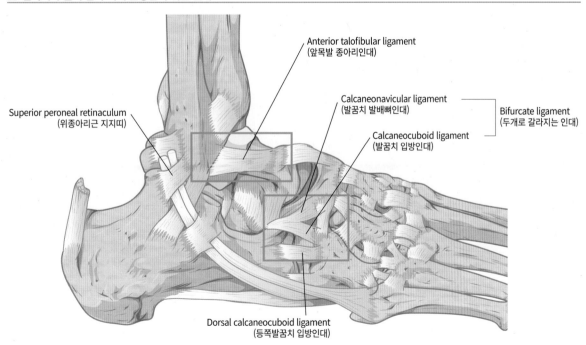

Anterior talofibular ligament
(앞목발 종아리인대)

Calcaneonavicular ligament
(발꿈치 발배뼈인대)

Bifurcate ligament
(두개로 갈라지는 인대)

Calcaneocuboid ligament
(발꿈치 입방인대)

Superior peroneal retinaculum
(위종아리근 지지띠)

Dorsal calcaneocuboid ligament
(등쪽발꿈치 입방인대)

과를 거둘 수 있다.

※ 반복된 염좌로 인대가 약화되거나 만성화된 경우에는 위에서와 같은 치료법으로는 효과를 기대할 수 없다. 보호대를 착용하여 인대를 보호해주면서 증식요법(prolotherapy)을 1주일 간격으로 6-8회 시술해주어 약화되어 있는 인대를 강화시켜 주어야 한다.

43 엄지발가락의 통증(假性 痛風; pseudo-gout)의 진단과 치료

증상
엄지발가락의 발허리발가락뼈관절(metatarso-phalangeal joint)에 있는 통증때문에 발을 땅에 디딜 수 없다. 이 상태의 관절을 무리하게 뒤로 꺾게 되면 관절 주위에 부종이 동반될 수도 있다. 통풍(痛風; gout)에 의한 관절염이라는 진단을 가장 많이 받게 되는데, 특별히 감별진단을 요한다.

통증의 기전
짧은엄지굽힘근(短拇指屈筋; flexor hallucis brevis m.)의 안쪽갈래(medial head)가 입방뼈(cuboid bone)의 발바닥 쪽 내측에서 기시하여 엄지의 첫마디(proximal phalanx) 상단의 발바닥 쪽 내측과(medial epicondyle)의 내측에 부착된다. 이 근육에 과긴장이 생기면 엄지발가락이 땅에 닿으면서 뒤로 젖혀

■ 가성통풍의 원인이 되는 짧은엄지굽힘근의 안쪽갈래

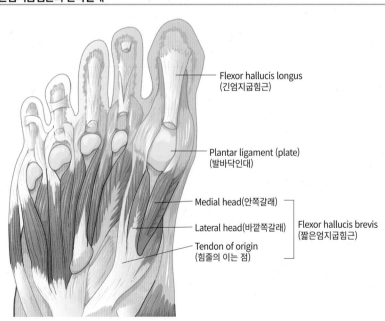

Flexor hallucis longus
(긴엄지굽힘근)

Plantar ligament (plate)
(발바닥인대)

Medial head(안쪽갈래)

Lateral head(바깥쪽갈래) Flexor hallucis brevis
(짧은엄지굽힘근)

Tendon of origin
(힘줄의 이는 점)

질 때 근육이 늘어나지 못해 근육 자체에 손상도 생기고, 근육의 부착점 골막에 손상을 주어 통증을 일으킨다.

진단

환자의 엄지발가락을 뒤로 젖히면 통증을 호소한다. 그 상태에서 엄지발가락 첫 마디의 상단 내측을 눌러보면 심한 압통을 호소한다. 이곳이 통풍성관절염의 호발 부위이고 증상도 비슷하여 혈중 요산수치(uric acid level)가 기준치에 근접할 때에는 대부분 통풍성관절염으로 오진하게 된다.

통풍 때에는 관절 내부에 병변이 있는데 관절주위가 벌겋게 달아오르고 관절 운동을 하지 않을 때에도 통증이 심하다. 이 통증의 경우엔 관절을 연결하는 근육에 원인이 있고 관절 피부색의 변화는 없으며 엄지를 뒤로 젖히는 운동을 할 때에만 통증이 있는 것이 특징이다.

치료

짧은엄지굽힘근의 안쪽 갈래에 있는 압통점을 치료하고 근육의 탄력을 확보시켜 준다. 0.5% 리도카인에 스테로이드를 희석하여 짧은엄지굽힘근의 안쪽 갈래에 약 2 mL 정도 주사해주면 주사 후 통증(post injection pain)이 없어지는 다음 날부터는 통증의 완화를 현저하게 느낄 수 있다. 근육에 염증이 없어질 때까지 물리치료를 해주고 탄력을 회복할 수 있도록 발가락을 신전운동시켜 준다.

* 필자가 가성통풍이라고 붙였던 진단명은 드물기는 하지만 오래전부터 내과교과서에 실려 있었던 것으로 pseudogout (articular chondrocalcinosis)라는 용어가 있다는 사실을 필자가 모르고 있었던 것이다.

그 병의 기전은 관절 내에 calcium pyrophosphate가 쌓여서 생기는 통증으로 통풍과 다른 점은 colchicine에 반응하지 않는다는 것이다. 진단 겸 치료는 주사기로 내용물을 뽑아주고 아스피린과 같은 진통제를 다량 복용하는 것밖에 없는데, 필자의 가성통풍(pseudo-gout)과는 완전히 그 기전이 다른 것임을 밝혀둔다.

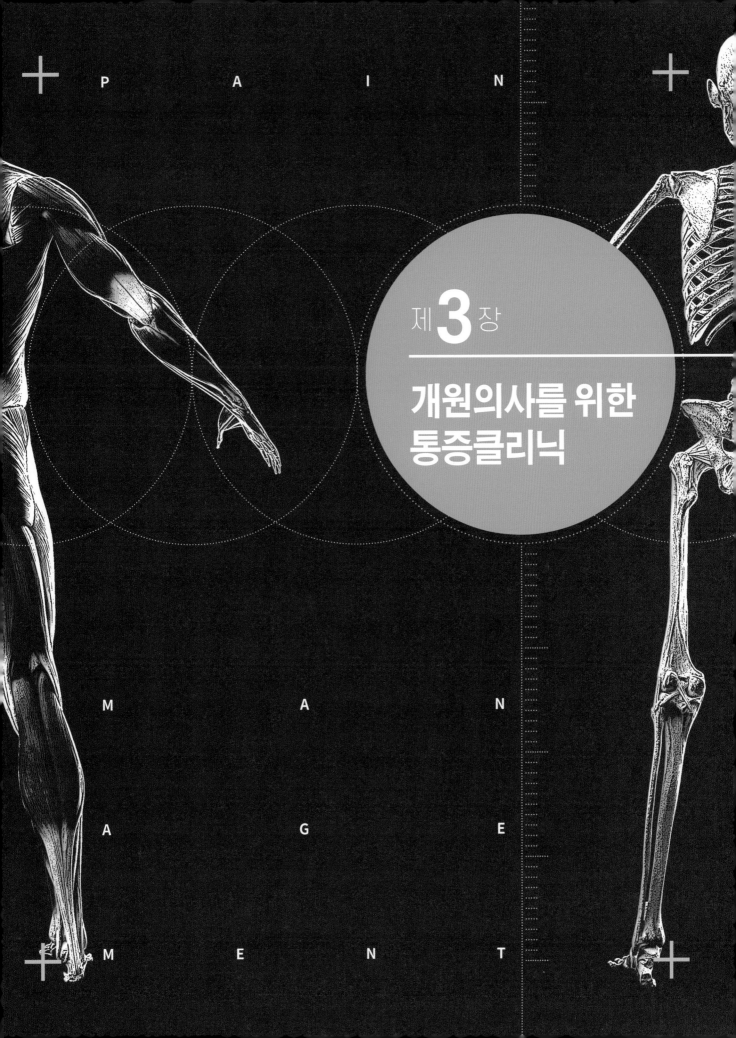

제 **3** 장

개원의사를 위한
통증클리닉

PAIN MANAGEMENT

서론

개원의사들을 위한 통증클리닉

개원의들을 위한 통증클리닉은 3개 부문으로 나누어, 제1부에 개원의사들의 필수 영양소, 제2부에 현장체험에서 배우는 통증클리닉, 제3부에는 의사들이 재미로 읽을거리로 마련했다.

개원의사들의 필수영양소 편에는 의사들이 통증 치료와 관련되어 꼭 알았으면 하는 것 중에 문헌에 없거나 잘못 알려지고 있는 것들을 바로 잡아 정리한 필자의 의견을 적었다.

현장체험에서 배우는 통증클리닉은 필자가 진료 현장에서 만난 통증의 치료경험들을 적었다. 같은 통증이지만 상황에 따라 통증의 양상이 다르게 나타날 수 있고, 환자에 따라 달리 표현하고 있어 같은 통증도 다른 질환으로 오진될 수 있다.

진료 시마다 나타나는 상황을 낱낱이 설명하다보니 반복되는 내용이 있을 것이나, 상황에 따른 진단법과 통증의 기전을 이해하는데 도움이 되리라 생각되어 반복해서 설명을 했다.

의사들이 재미로 읽을거리에는 직접 진료와 관계되는 의학 지식은 아니지만 진료실 주변에서 보고 듣고 느낀 것 중에서 의사들이 공감할 만한 것들을 골라 올려보았다.

통증 치료의 실제 편에서는 해부학용어를 한글식으로 표기했는데, 이제부터는 기성세대나 의학용어사전에서도 찾을 수 있도록 한문식 용어로 표기했다.

왜 책이름이 "개원의를 위한 통증사냥법"인가?

필자의 저서 1판을 보고 왜 "개원의를 위한 통증사냥법"이냐고 물어오는 사람이 많았다.

장님에게는 촛불이 필요 없고, 목마르지 않은 사람에게는 마실 물이 필요 없는 것이다.

무엇을 찾아 알고 싶은 눈을 가진 사람에게 책은 필요한 것이고, 해묵은 지식에 식상해있는 사람들에게 새로운 지식이야말로 갈증을 풀어주는 시원한 물이 되어 줄 것이다.

아쉬움이 없는 사람들은 다른 것을 찾을 필요성을 느끼지 않기에 새로운 것을 찾고자 하는 마음의 눈은 닫혀있는 것이다.

수련의 시절에 배운 지식만 가지고 개원해 보면 생각했던 것보다 부족함이 많은 것을 깨닫게 되어, 그 부족함을 채우지 못해 항상 목마르고 배고픈 사람들이 많다. 그나마 자신이 부족하다고 깨달은 사람은 채울 수 있는 여지가 있어 다행이지만, 그 부족함을 깨닫지 못한 사람들은 자기가 가진 것이 전부인 걸로 착각하고 있기에 더 채워질 수 없다.

필자는 교과서에 있는 신경차단법이나 유발점주사만 가지면 통증 치료가 되는 것으로 알고 통증 치료에 임했으나, 진료현장에서는 책에 있는 내용대로 치료할 수 있는 환자가 거의 없음을 오래전에 깨달았다. 그때부터 환자를 새로운 시각에서 보면서 진찰하고 치료하는 방법을 강구할 수밖에 없었고, 새로 터득하고 마련한 방법으로 환자를 치료하다 보니 호구지책의 수단이 되어주었다.

이러한 경험에서 얻어진 자료들을 모아 자신의 비방으로 삼아 살아가고 있지만, 이렇게 목마른 사람은 필자 한 사람뿐만이 아니라는 사실을 세월이 흘러가면서 깨닫게 되었다.

목마른 사람에게 시원한 물 한 모금 나누어주듯이 언제부터인가 자신의 노하우를 나누어 주기 시작하였다. 학회지를 통해서나, 인터넷을 통해서 자신이 깨닫고 얻은 진료방식을 소개하기 시작한 것이 수년에 이르게 되었다.

그것들만으로는 나눔이 부족하다 싶어 이런 자료들을 모아 책을 만들어 많은 사람들과 함께 나누고 싶었던 것이다. 일개 개원의에 불과한 필자가 자신의 노하우를 모아 펴낸 책은 자신의 부족함을 알고 있는 사람들만 보고 채우라는 것이지, 학문하면서 지식이 넘치는 사람에게까지 감히 읽어달라는 것은 아니다.

그러나 종합병원이나 대학병원에서 평생 몸담고 살던 교수님들도 재야(在野)에 나와 개원하려면 반드시이 책은 읽어야만 개원의로 살아남을 수 있을 것이다. 그렇지 않아도 바쁜 대학병원 의사들에게까지 필자의 진료방법을 권하고 싶지 않아 "개원의를 위한 통증 사냥법"이라고 제목을 붙인 것이다.

필자의 저서는 필자처럼 모자란 것이 많은 사람에게 필요한 것이고, 자신이 스스로 모자람이 없다고 생각하는 사람에게는 필요치 않은 것이다.

개원 전에 통증 치료에 전혀 관심을 가져본 일이 없던 많은 개원의들도 맨 먼저 부딪히는 것이 각종 통증환자들이고, 이들의 해결사가 되어 줄 지침서가 '개원의를 위한 통증 사냥법'인 것이다.

꼭 아쉽고 보고 싶은 사람만 보라고 이름을 그렇게 붙이기는 했는데, 궁금해 하는 사람들이 많고 이름을 바꾸었으면 좋겠다는 의견도 있어 해명 드리는 바이다.

개원의를 위한 통증사냥법 제4판을 내면서

저자 최중립

제1절 **개원의사들의 필수 영양소
(이것만은 알아둡시다)**

01 통증의학(pain medicine)과 마취과학(anesthesiolgy)이 다른 점

근년에 들어 통증클리닉을 표방하는 개원의가 많이 생겨나고 있고 환자들에게 인식도 많이 되어 있지만, 아직도 마취과 전문의들이 통증 치료를 맡고 있다고 하면 의아하게 생각하는 환자들이 있다.

수술마취만 전담하던 마취과학이 수술마취과학과 통증의학이라는 서로 다른 두 가지 기능을 가진 마취 통증의학과의 복합체로 발전하게 되었다.

필자가 수련받던 1970년대 초에만 해도 수술마취를 공부하기에 급급했고, 통증 치료라는 개념은 전혀 접할 기회조차 없었다. 필자도 수술마취만 17년 이상을 하다 보니 가끔 통증으로 고통받는 환자들을 만나게 되었고 그때마다 수술마취에서 익혔던 교과서적인 신경차단을 적용해보면 제통효과를 보는 일이 더러 있었다.

몇 년간 통증에 관한 공부를 하고 준비해서 88년도에 본격적인 통증 치료실을 개설해놓고 나서야, 신경 차단만으로는 통증 치료가 되지 않음을 깨달았다. 수술마취와 통증 치료는 근본적으로 개념이 다르다는 것을 깨닫게 된 것이다.

마취라는 개념은 정상적인 신경을 마비시켜 수술의 고통을 느끼지 못하게 하는 것이고, 그 마취효과만 끝나면 다시 신경은 정상기능을 회복하게 된다. 반대로 통증의학은 비정상적인 상태에 있는 신경기능을 정상상태로 돌려줌으로써 통증을 없애주는 특성을 가지고 있다.

신경차단(nerve block)이라는 용어는 수술마취 목적으로 신경을 마비시키는 것과 통증치료 목적의 신경치료(nerve therapy)를 혼용하고 있지만, 통증 치료 목적의 시술은 신경차단보다는 **신경치료**라고 부르는 것이 바람직할 것이다.

마취는 수술을 전제로 하는 것이기 때문에 독자적으로 수행되는 것이 아니다. 통증의학은 수술과는 관계없이 통증으로 고통받는 환자의 통증을 해결함으로써 독자적으로 임무를 수행한다.

통증의학의 성격상 내외과적 질환이나 정신과적인 결함이 없는 사람들이 치료대상이 될 수 있다. 즉 어느 장기에 생긴 질환 때문에 통증이 생겼다면 그 장기에 있는 질병을 먼저 제거해주어야 통증이 없어질 것이다.

마취는 귀중한 생명을 건지는데 기여하기도 하지만, 잘못하면 생명에 위협을 주기도 한다. 그러나 통증의학은 생명과는 관계가 없으나 삶의 질을 높여주는데 기여한다. 생명을 위협하지는 않지만 통증으로 평생을 고통스럽게 지내는 사람이 적지 않아 통증으로 고통받고 사는 것보다 오히려 죽는 것이 더 낫겠다고 생각하는 사람도 없지 않다.

통증클리닉의 진료대상은 치료받을만한 질병은 없으면서 통증으로 고통받는 사람들이다. 어떠한 질병으로 인해 통증이 심한 환자에게 진통제를 투여해서 일시적인 진통효과를 얻는 것은 통증클리닉의 본분이 아니다.

통증의학은 인공호흡기에 매달려 연명하고 있는 중환자에게 필요한 것이 아니고, 아무런 질병이 없는 건강한 사람이 신체의 어느 특정 부위에 발생한 고장 때문에 생긴 통증으로 고통받고 있을 때 필요한 치료의학이라 할 수 있다.

임종을 앞둔 말기 암 환자 중에는 심한 통증으로 고통받는 분들도 있는데, 그들의 생명을 지켜주거나 연장시켜주지는 못하더라도 남은 기간 동안만이라도 통증 없이 지내다가 편안한 죽음을 맞을 수 있도록 도와주는 것도 통증클리닉의 역할이 될 수 있는 것이다.

통증 환자들은 외견상 극히 건강해 보이면서 통증만을 호소하기 때문에 누구에게도 그 아프다는 사실을 인정받지 못하는 경우가 있다. 그 때문에 만성 통증 환자들은 아프다는 사실을 인정받지 못하는 마음의 상처 때문에 통증 자체뿐만 아니라 이차적으로 마음의 병까지 얻게 되는 수가 있다.

수술을 돕기 위해 수술마취만 하던 마취과학이 한층 up-grade되면서 통증이 주증상인 환자까지 돌보게 되었다. 수술마취와 통증 치료의 특성을 잘 알지 못하고 두 가지를 동일한 기능으로 착각하고 수술마취 실력을 가지고 통증 치료를 하겠다고 나서는 의사들이 있다.

수술을 위한 부분 마취에 대해 충분히 숙달된 다음에 통증의 발생기전을 이해하면 쉽게 통증 치료에 접할 수 있을 것이다. 그렇게 하기 위해서는 수술마취의 고정관념을 깨고 신경과 근육들에 관한 해부학을 완전히 숙지하고 있어야 한다. 수련기간 동안에 전신마취만을 배워온 실력을 가지고 통증 치료를 하겠다는 생각은 금물이다.

여러 가지 병마에 시달리고 있는 환자들보다는 통증만 치료해주면 곧장 자기의 생활전선으로 복귀할 수 있는 사람들에게 통증 치료학은 더욱 커다란 의미가 있을 것이다. 통증 치료의 대상 환자는 입원요양 중인 중환자가 아니고 생활일선에서 열심히 일하는 역동적인 사람들이다.

근년에 들어서는 다양한 레저스포츠가 많이 생겨서 스포츠손상 역시 통증 치료 영역의 한 자리를 차지하고 있으며, 컴퓨터의 많은 보급으로 사무직 직장인들의 운동부족으로 인한 통증 역시 중요한 부분을 차지하고 있다.

수련의 시절에는 수술실과 중환자실에서 환자의 생명을 지키기 위해 밤잠을 자지 못하고 일해왔는데, 통증클리닉을 하다 보니 생명을 지켜주는 보람은 잃었지만 통증으로 고통받는 사람들을 치료해서 생활전선에 돌려보내는 보람도 적지는 않다.

생명의 은인에게는 자신의 머리를 잘라 신발을 삼아주어 은혜를 갚는다는 옛 말이 있다. 그러나 필자는 진료실이 아닌 곳에서 우연한 기회에 삶과 죽음의 기로에 있는 사람을 구해준 일이 여러 차례 있었지만 그 중 한 사람에게서도 감사의 표시를 받아본 적이 없었다.

죽음에서 벗어난 사람들은 마치 잠깐 잠들었다 깨어난 것처럼 생각하고 자기가 죽음의 문턱을 넘나들었다는 사실을 실감하지 못한다. 졸릴 때 나른하게 잠드는 것처럼 죽음은 편안하게 다가오기 때문에 죽음에서 건져 주는 것을 마치 졸고 있는 사람을 흔들어 깨워준 정도로 느끼는 것 같다.

통증은 고통스럽지만, 죽음은 고통이 없다. 통증을 해결해주면 그것은 고맙게 생각하고 사례도 하지만, 생명을 구해준 사람에게 생명의 은인이라는 생각을 못한다는 것을 여러 차례의 임상 경험에서 알았다. 요샛말로 소주 한 잔 사겠다는 사람 없었다.

수술마취를 떠나 통증클리닉을 하는 이유 중의 하나가 환자에게 고맙다는 인사를 받는 재미라고 자부나 해볼까 한다.

2003. 6. 10.

02 LBP with Lower Limb pain ^(腰下肢痛)이란 무엇인가?

요통과 하지 통증을 합쳐서 **요하지통**이라 부르고, 척추에 있는 한 가지 원인에 의한 통증으로 진단내리는 경향이 있다. 이러한 용어는 **한자(漢字)**를 사용하는 동양권에서 나온 것으로 두 가지 통증을 같은 원인에 의한 것으로 간주하고 있음은 분명히 잘못된 것이다. 요통과 하지통증이 공존할 수는 있지만 분명히 그 기전은 다른 것이다.

추간판탈출(HNP), 척추강협착증(spinal stenosis), 척추탈위증(spondylolisthesis), 척추분리증(spondylolysis) 등의 척추질환을 요통의 가장 큰 원인으로 간주하고 있고, 이 원인들이 요통과 하지통을 동시에 일으키는 것으로 알려지고 있다.

LBP with Lower Limb Pain

1) LBP(요통)
   Spondylogenic .... Facet Syndrome
   Neurogenic .... LBP due to T12 dorsal nerve
   Myogenic .... LBP due to Psoas Major m. or Iliocostalis m.

2) Lower Limb Pain(하지통)
   Spondylogenic .... HNP, Spinal Stenosis, Spondylolisthesis, Spondylolysis
   Neurogeic .... Piriformis Syndrome
                   Femoral Neuralgia
                   Meralgia Paresthetica
   Myogenic .... Hamstring muscle disorder

그러나 상기한 척추질환들은 하지 통증의 원인으로 작용할 뿐 요통이 원인이 되지는 못한다. 요통을 느끼는 부위와 하지에 통증을 느끼는 부위가 연결되어 있기는 하지만 그 발병원인의 위치는 분명히 다르다.

요통과 하지통을 간략하게 열거해보면 아래와 같이 분류할 수 있다.

그중에서 대표적인 질환 몇 가지를 열거해 본다.

흉추 제12신경의 후지에 의한 요통

요통 원인의 대부분을 차지하고 있지만 객관적 소견이 없고, 의사들에게 소개되어 있지 않아 진단과 치료가 올바로 이루어지지 않고 있는 통증이다.

주로 통증을 호소하는 곳은 요추의 아래 부분인데, 특히 장골능(iliac crest) 근처(통상적으로 허리띠의 아래)에 통증이 심하다. 척추기립근(erector spinae m.)들의 강직이 있어 X선 촬영을 해보면 흔히 요추의 직선화(straightening) 현상을 보이는 수가 있다.

증상은 주로 요추를 구부릴 때나 등받이 없이 오래 앉아있을 때 통증이 심하고, 장시간 앉아 있다가 일어서면 요추가 뻣뻣해지며 곧바로 펴지지 않는 것을 볼 수 있다.

흉추 제12번 신경 후지의 내측분지는 흉추와 요추 사이의 추간공(intervertebral foramen)에서 나와서 척추기립근(erector spinae m.)에 운동신경을 보내고 장골능(iliac crest) 근처의 통증을 전달한다.

신경근이 추간공(intervertebral foramen)을 나오자마자 흉-요추사이에 있는 최장근(longissimus dorsi m.)을 관통하게 되는데, 관통하는 지점의 근육에 강직성 통증유발점이 있으면 신경을 조이게 되어 신경이 흥분을 일으키게 되고 척추기립근에 긴장을 일으키게 되어 요추하부에 통증을 일으킨다.

연조직의 변화 때문에 생긴 통증이기 때문에 X선 소견은 물론 MRI로도 원인을 찾을 수 없다. 간혹은 요추의 하부에 어떤 이상소견이 있으면 이것을 요통의 원인으로 오진하는 경우가 허다하다.

대요근(psoas major m.)의 긴장에 의한 요통

대요근의 긴장에 의한 요통은 어느 특정 부위에 있지 않고 허리 전체에서 통증을 일으킨다. 장시간 서 있거나 요추를 과신전할 때 통증이 심해지고, 침상안정 시에도 고관절을 신전시키고 누워있으면 요추에 통증이 생긴다. 직립자세에서는 요추를 전방으로 굴곡시키고, 수면 시에는 무릎 밑에 베개를 받쳐주어 고관절을 굴곡시키고 눕거나 옆으로 누우면 통증이 완화된다.

이러한 요통은 척추의 전만증(lordosis) 때문에 생기는 것인데, 요추의 전-측면에 부착되어 있는 대요근이 긴장을 일으키면 고관절이 신전상태에 있을 때는 요추를 전방으로 견인시켜 요추의 전만증을 일으킨다. 요추의 전만증으로 추간관절(facet joint)의 간격들이 좁아지면 관절면들이 맞닿으면서 통증을 일으킨다.

요추를 앞으로 구부리거나 고관절(hip joint)을 굴곡시키면 요추의 전만증이 풀리면서 추간관절간격이 넓어지면서 통증이 사라지게 된다. 통증은 요추의 뒤쪽에 있지만 그 원인은 척추의 전-측방에 있기 때문에 후방에 있는 근육이나 관절에서 그 원인을 찾을 수 없고, 원인이 근육에 있기 때문에 MRI 등의 특수검사로도 진단이 내려지지 않는다.

추간판탈출, 척추강협착, 척추탈위증에 의한 좌골신경통

요추의 추간판탈출(HNP)이나 척추강협착(spinal stenosis), 척추탈위증(spondylolisthesis) 등은 주로 요추의 하부에 잘 생기고, 이때 침해받을 수 있는 신경들은 요추 제5번 이하의 신경근이거나 그 이하 부위에 있는 마미신경총(cauda equina)이다.

이 신경들은 다리에 통증을 일으킬 뿐, 요통의 원인은 될 수 없는데 대부분의 의사들이 이러한 질환에 의한 신경장애를 요통의 주원인으로 꼽고, 다른 원인을 찾으려는 노력이 없었기에 요통의 치료에 어려움을 겪고 있다.

흔히 다리에 통증이 있으면 좌골신경통이란 진단을 붙이는데 신경통의 원인을 가리지 않는 진단명은 아무런 의미가 없다. 추간판탈출이 좌골신경통을 일으키는 원인의 한 가지가 될 수는 있으나 좌골신경통이 모두 추간판탈출 때문이라고 할 수는 없다.

추간판탈출은 특정 신경근을 압박하여 신경근 증상(nerve root sign)을 나타내고 경막(dura)까지 자극받아 경막자극증상(dural sign)까지 나타나며 편측으로 나타난다. 그러나 척추강 협착이나 척추탈위증들은 척추내강이 좁아지면서 신경근보다는 마미총(cauda equina)을 압박하여 요통보다는 양쪽 다리에 통증과 저림 증상을 나타낸다.

척추강협착은 척추의 퇴행성 변화나 척추탈위증에 의해 오는 것이지만, 척추강(spinal cavity) 내의 연조직(soft tissue)에 염증과 부종이 동반되어 제반증상이 생긴다는 생각을 하지 않기 때문에 치료에 어려움을 가지게 된다.

이상근증후군에 의한 좌골신경통

흔히 있는 좌골신경통 중의 한 가지인데 추간판탈출증 정도로 취급되고 있어 일반 의료기관에서는 거의 치료가 되지 못하고 있다.

증상은 둔부에서 하지의 뒤쪽으로 뻗치는 통증인데 추간판탈출처럼 신경근의 압박증상인 ankle jerk이나 great toe extensor의 약화 등은 없고, 좌골신경 전체가 압박당한 증세만 있다. 여성의 경우에는 성교불쾌증(dyspareunia)을 느낄 수도 있다.

둔부의 심부에 있는 이상근(piriformis m.)에서 압통을 찾는 것이 유일한 진단법이다. 기혼여성의 경우에는 질내접근법(vaginal approach)으로 질의 외측 벽에서 압통을 찾을 수도 있다.

진단적 치료로 이상근에 약 10 mL의 국소마취제를 주입하면 심한 통증이 사라지는 것을 확인할 수 있고, 만성화된 경우에는 steroid나 Botulinus Toxin을 혼합주사하고 둔부의 심층에 물리치료를 시행한다.

대퇴신경통(femoral neuralgia)

대퇴신경의 장애 때문에 생긴 통증이기에 편의상 필자가 붙여놓은 병명이다. 흔히 슬관절염(knee joint arthritis)이나 대퇴사두근(quadriceps femoris m.)에 생긴 병변으로 오진하기 쉽다.

대퇴부의 전방이나 무릎관절에 통증을 호소하며, 대퇴사두근 근력의 약화를 보이기도 하고, 감각의 둔화를 느끼기도 한다. 주로 계단을 오를 때 통증이 있고, 심해지면 위축되어 있기도 한다. 만성화된 환자는 대퇴사두근의 근섬유 파열을 일으켜 무릎 관절에 혈장이나 혈액이 고이기도 한다.

발병기전은 대퇴신경이 대요근과 장골근 사이로 내려오다가 2개의 근육 사이에서 압박당하는 일이 생기면 대퇴신경이 흥분을 일으켜 대퇴사두근을 긴장시키면서 통증과 근육의 약화를 일으킨다. 대요근과 장골근에 생긴 강직성 유발점이 그 원인이 된다.

객관적 검사소견이 없어 영상검사로는 진단이 내려지지 않는다. 이학적 검사로 대요근과 장골근에 있는 유발점을 찾는다.

무릎굴곡근의 장애(Hamstring muscle disorder)

간혹 대퇴부 후방에 통증이 있는 경우가 있는데 특히 의자에 앉아 있을 때에는 의자에 닿는 부분에 통증이 심하다고 한다. 근육성 통증이지만, 무릎굴곡근(Hamstring m.: semimembranosus m., semitendinosus m., biceps femoris m.이 합쳐진 것)들이 좌골신경을 압박하는 원인으로 작용하기도 한다.

비골신경통(腓骨神經痛: peroneal neuropathy)

장딴지의 외측에서부터 발목과 발등까지 뻗치는 통증이나 감각이상 또는 운동장애를 초래한다. 더러는 피부감각장애를 일으키기도 하는데 비골의 경부에서 앞으로 넘어오는 비골신경이 압박받았을 때에 생기는 증상으로 심비골신경과 천비골신경의 장애로 구분할 수 있다.

심비골신경 장애는 주로 장딴지 앞면 근육의 운동장애를 일으키며 발목이나 발등까지 당기는 통증을 일으킨다. 심비골신경의 유일한 감각신경기능은 엄지와 둘째 발가락 사이의 피부감각이다. 장지신근(extensor digitorum longus m.)의 가장 윗부분에서 신경이 압박당했을 때에 나타나는 증상이다.

천비골신경 장애는 주로 장딴지측면의 피부감각장애와 근육통인데 그 원인은 장비골근의 상부에 있는 유발점이 신경을 압박하고 있다.

03 경견완증후군(頸肩腕症候群)이란 무엇인가?

목에서부터 어깻죽지, 상박, 전박과 손가락까지 저림, 당김, 통증을 호소하는 환자들이 있는데, 환자는 물론 의사들까지도 대부분 한 가지 진단명에 의한 증상으로 오진하는 수가 있다.

몇 가지 이러한 증상들이 동시에 나타날 때 경견완증후군(neck-shoulder-hand syndrome)이라 이름 붙이고 있지만, 이는 단일 병명이 아니고 여러 증후군의 복합체에 붙여진 별명이라 생각된다.

대부분의 통증 치료실에서는 신경인성 통증(neurogenic pain)의 원인으로서 추간판탈출이 경추신경근을 압박해서 생긴 증상으로 간주하고, 치료는 경막외강차단에 의존하거나, 교감신경장애로 간주하고 성

NECK-SHOULDER-ARM-HAND PAIN SYNDROME

Neck Pain : Spondylogenic .... facet syndrome

           Myoneurogenic .... entrapment of dorsal scapular nerve by scalenus medius m.

                              → ischemic pain & rigidity of levator scapular m.

Shoulder Pain : Myoneurogenic

  1) Entrapment of spinal accessory n. by SCM m.

     → ischemic pain & m. rigidity of trapezius m. & SCM m.

  2) Entrapment of dorsal scapular n. by scalenus medius m.

     → ischemic pain & m. rigidity of rhomboid m.

  3) Compression of axillary n. by teres minor m.

     → ischemic pain & m. rigidity of deltoid m. sensory change on upper lateral arm

  4) Compression of suprascapular n. by supraspinatus m.

     → ischemic pain & decreased m. power of supraspinatus & infraspinatus m.

  5) Bicipital tendinitis on bicipital groove

     → pain on bicipital groove

Arm & Hand Pain :

  A) Spondylogenic .... HNP, degenerative spondylitis → Nerve root sign

  B) Myoneurogeic

    1) Brachial plexus compression by scalenus anterior m. → scalenus anticus syndrome

    2) Radial n. compression by long head of triceps brachii m. → radial nerve neuralgia

    3) Ulnar n. compression by pectoralis minor m. → pectoralis minor syndrome

    4) Entrapment of musculocutaneous n. by coracobrachialis m. → musculocutaneus n. neuralgia

    5) Median n. compression by pronator teres m. or flexor digitorum sublimis m. → median n. neuropathy

Reflex Sympathetic Dystrophy syndrome (Causalgia)

상신경절의 반복차단에 의존하는 수가 있다.

연조직에 의한 통증의 원인으로 근근막증후군을 들고 있지만, 통증유발점의 의미를 올바로 이해하지 못해 엉뚱한 곳을 치료점으로 택함으로써 원인 치료를 못하는 경우가 있다.

문헌에는 많은 원인들이 나열되어 있지만 임상의사의 입장에서 그 모두를 감별하기가 쉽지도 않고, 실제로 통증 치료실의 진료대상은 별로 없어 진료하는데 혼란을 일으키게 한다.

필자는 임상 경험에서 체험한 경견완증후군의 원인들을 통증의학 개원의들에게 도움이 될 수 있도록 간단하게 간추려 정리해 보았다.

추간관절증에 의한 경추의 통증

극히 드물기는 하지만 경추 뒤쪽의 특정 부위에 통증을 호소하는데, 경추의 뒤쪽 정중앙에 통증을 느끼는 수가 있다. 환자의 주관적 호소 외에 객관적 소견이 없어 영상검사로는 원인을 찾을 수 없다.

경추의 한쪽 추간관절에 생긴 통증으로서 관절을 연결하고 있는 다열근(multifidus m.)의 과긴장이 관절의 간격을 좁혀서 관절의 압박에 의한 통증이 생기거나, 관절에 마찰을 일으켜 관절 내부에 손상을 주어 관절염이 생길 수 있다.

본인이 통증을 호소하는 부위의 극돌기(spinous process) 사이를 압박해서 통증이 있는 척추의 높이를 확인한다. 확인된 척추높이에서 추간관절의 좌우를 촉진하면 그 중에서도 좌측이나 우측의 어느 한쪽에서 강한 압통점을 발견할 수 있다.

추간관절 사이의 압통점이 있는 근육에 국소마취제를 주사하고 근 긴장을 풀어주면 관절 간격이 넓어지면서 통증은 자연히 사라진다.

견갑배신경에 의한 목덜미의 통증

목덜미에 통증이 있고 경추가 굳어진 것처럼 전후좌우로 활동하기 곤란하다. X선 소견에서 경추의 직선화 현상을 보이거나 오히려 전방굴곡을 일으키는 경우도 있다.

이러한 증상은 견갑거근(levator scapular m.)이 등척성수축(isometric contraction)을 하면서 근내압의 상승이 생겨 근육에 허혈성 통증이 생긴 것이고, 견갑거근이 굳어져 경추를 후방에서 받치고 있기 때문에 경추의 직선화가 온다.

견갑거근의 운동신경인 견갑배신경이 중사각근을 관통하다가 중사각근에 생긴 유발점에 의해 조여지면 신경이 흥분을 일으켜 견갑거근을 긴장시킨다. 경추 후방에 있는 통증이지만 척추 자체에 있는 통증이 아니고 견갑거근에 있는 허혈성 통증이다.

X선 소견에서 경추의 직선화를 보이는 외에 객관적 소견이 없다. 촉진해서 제5번 경추의 횡돌기 후극 근처에서 중사각근에 있는 압통점을 찾는 것이 유일한 진단법이다.

중사각근과 견갑배신경이 교차하는 지점에 주사해서 신경치료 겸 유발점차단을 해준다.

어깻죽지의 통증(spinal accessory neuropathy)

경추와 견갑관절 사이에 있는 승모근(trapezius m.)에 강직이 오면서 어깻죽지가 무겁고 뻐근한 증상을 가진 환자들은 한결같이 그 부위에 습포제를 부착하거나 안마, 지압을 받고 있다.

예로부터 이 부위를 주무르거나 두드리는 것이 부모에 대한 효도의 상징이고, 부부 사이의 애정표시로 알려져 왔다. 그러한 행위가 기분은 좋고 근육의 긴장이 풀어졌다고 생각될지 모르지만 건강에 도움이 되지 않는다는 사실을 모르고 있는 것이다.

승모근이 굳어져 있다고 이 근육을 직접 주무르거나 압박하면 근육이 풀어지는 것이 아니고 근섬유가 파괴되면서 근섬유들이 서로 유착을 일으켜 점점 더 굳어지고 통증은 더욱 악화된다. 이 통증은 승모근의 긴장에 의한 허혈성 통증이다. 승모근과 흉쇄유돌근의 운동신경인 척추부신경(spinal accessory n.)이 유양돌기(mastoid process)의 3 cm 정도 하방에서 흉쇄유돌근을 관통하거나 교차하면서 그 하부를 지나가게 된다.

흉쇄유돌근이 굳어지면 그 밑을 지나던 신경을 압박하고, 압박당한 신경은 흥분을 일으켜 자기가 지배하는 승모근과 흉쇄유돌근에 등척성 수축을 일으켜 허혈성 통증을 일으킨다. 승모근과 흉쇄유돌근들의 긴장이 양측으로 생기면 승모근의 통증과 경추를 전방으로 굴곡시키는 장애를 보이지만, 편측으로 생기면 경추가 한쪽으로 돌아가는 사경(斜頸; torticollis)을 일으킨다.

유양돌기의 후-하방 3cm에서 흉쇄유돌근과 척추부신경이 교차하는 지점에서 압통점을 찾아 신경치료를 해주면 굳어진 근육들이 쉽게 이완되면서 통증이 사라진다.

견갑골 사이 등 쪽의 통증

흔히 견갑골의 후방 내측에 뻐근하고 답답함을 느끼는 통증이 있는데, 경추를 전방으로 굴곡시키고 장시간 앉아서 작업을 하다 보면 후경부에서부터 흉배부로 뻗치는 통증이 생긴다. 취침 시에도 체위를 변경하다 통증 때문에 수면에 지장을 초래하는 수가 많다. 통상적으로 환자가 통증을 호소하는 부위에 습포제를 붙이거나 물리치료를 해주고 있고 한방에서는 부항, 침, 뜸으로 치료하고 있지만, 이 통증의 원인을 올바로 이해하고 있는 의료인은 많지 않다.

견갑거근과 능형근(菱形筋)을 지배하는 견갑배신경이 중사각근에 있는 유발점에 의해 조여지면 흥분을 일으킨 견갑배신경이 견갑거근과 능형근에 등척성 긴장을 일으킨다. 견갑거근에 의한 증상은 후경부의 통증이었고, 능형근의 허혈에 의한 통증은 양측 견갑골 사이에 있는 흉배부의 통증을 일으킨다. 통상적으로 견갑거근의 긴장과 능형근의 긴장은 동일한 기전에 의해 발생하기 때문에 통증은 뒷목의 통증과 동시에 오는 수도 있지만 별도로 발생하기도 한다.

중사각근과 견갑배신경의 교차점에서 유발점을 찾아 신경과 유발점을 치료한다.

전사각근증후군에 의한 상완신경총장애

팔로 내려오는 상완신경총의 압박증상으로 상박에서부터 하박, 손목의 뒤쪽, 손가락까지 저리고 통증이 있거나 힘이 없는 경우가 있다. 객관적 검사 소견이 없기 때문에 추간판탈출로 오진하는 경우가 많지만 특정 신경근 증상이 없기 때문에 추간판탈출과는 구별이 된다.

쇄골의 상방에서 사각근구(斜角筋溝) 사이를 타고 내려오는 상완신경총을 전사각근에 있는 유발점이 압박하고 있어 증상을 일으킨다. 쇄골의 바로 위에서 사각근구의 앞쪽에 있는 전사각근을 촉진해서 압통점을 찾고 여기에 국소마취제를 주사해서 증상의 완화를 얻음으로써 확진이 가능하다.

통증유발점치료법에 따라 전사각근의 유발점을 치료해 준다.

오십견에 의한 어깨관절 통증

견갑관절에 통증이 있거나 견갑관절이 굳어져 있어 운동장애를 가진 환자에게 오십견이나 동결견이란 병명을 붙이고 있다. 그러나 실제로 통증이 있는 곳은 견갑관절이 아니고, 견갑관절을 감싸고 있는 삼각근(deltoid m.)의 통증이고, 통증 때문에 운동을 하지 않으므로 인해서 2차적으로 운동장애가 생긴 것이다. 운동장애는 견갑관절의 내회전이나 외회전의 장애가 심하다.

삼각근, 소원근의 운동과 상박의 외측 상부 피부감각을 맡고 있는 액와신경(axillary n.)이 소원근(teres minor m.)의 하부를 지나다가 소원근에 생긴 유발점에 의해 압박받게 된다. 액와신경이 압박당하면 소원근과 액와신경 사이에 악순환의 고리를 형성하고, 흥분을 일으킨 액와신경이 삼각근을 긴장시켜 허혈성 통증을 일으키고 상박의 외측상부에 감각장애를 일으키기도 한다.

견갑골의 외측 가장자리 상부에서 소원근과 액와신경의 교차점에서 유발점을 촉진으로 찾는다. 이 지점에 주사해서 유발점과 신경을 동시에 치료하고, 견갑관절의 구축증이 있을 때는 어깨의 내회전과 외회전의 반복운동과 물리치료를 병행한다.

견갑상신경의 장애에 의한 어깨관절 통증

통증 치료실에서 어깨관절 통증의 가장 많은 원인으로 꼽고 있으며 치료법으로는 견갑상신경차단을 반복하는 것으로 알려져 있다. 주증상은 어깨관절의 통증보다는 팔을 수평 이상으로 올리는 힘이 약해져 있거나 마비되는 운동장애가 특징이다.

극상근(supraspinatus m.)과 극하근(infraspinatus m.)의 운동신경인 견갑상신경이 견갑절흔(scapular notch) 위를 지나서 극상근의 아래를 지나 두개의 골격근에 분포된다.

견갑상신경이 유발점을 가진 극상근의 하부를 지나다가 압박당하면 극상근과 견갑상신경이 악순환(vicious cycle)을 일으킨다. 압박받아 흥분을 일으킨 견갑상신경은 두 개의 골격근에 등척성 수축을 일으켜 허혈성 통증을 일으키고, 근육의 운동장애를 일으켜 팔을 들어 올리지 못하게 한다.

양측 팔을 들어 올리게 하면(active arm elevation) 환측의 팔은 수평 이상으로 들어 올리지 못하거나 힘이 약화되어 있다. 검사자의 손으로 양측 팔을 아래로 누르면서 자의적으로 거상시켜보면(resisted active arm elevation) 환측의 팔을 올리는 힘이 심하게 약화되어 있고 통증을 호소한다. 운동장애에 비해 통증은 과히 심하지 않으나 촉진해보면 극상근과 극하근에 압통이 있다.

일반적으로 통증 치료실에서는 견갑상신경차단과 성상신경절차단을 병행한다고 알려지고 있으나 성상신경절차단의 목적이 무엇인지 모르겠다. 치료 목적이라면 구태여 견갑상신경을 차단할 필요는 없을 것이다.

극상근을 찾아 국소마취제를 주사해서 근 긴장을 풀어주면 신경의 압박이 풀리면서 신경기능이 쉽게 정상으로 돌아온다. 견갑상신경을 직접 차단하면 일시적이지만 신경기능의 마비로 운동능력이 저하되어 환자를 당황하게 할 수도 있다.

이두근 건염에 의한 어깨통증

상완이두근 장두(long head of biceps m.)의 건에 생긴 염증 때문에 생긴 통증으로 상박골의 골두의 앞쪽에 있는 이두근 근구(bicipital groove) 근처에 통증이 심하다. 통증은 어깨관절을 들어 올릴 때(shoulder abduction)와 내회전(internal rotation) 시에 더 심하다.

퇴행성인 경우에는 상박골의 대-소조면(greater & lesser tuberosity)이 닳아 이두근 근구의 깊이가 얕아져 이두근 힘줄이 근구(groove)의 밖으로 노출되어 건초와 마찰을 일으켜 염증을 일으킨다. 외상성인 경우는 건초나 이두근 힘줄의 부상으로 부종과 염증이 생길 수 있다.

견관절을 90도 측방으로 올린 상태에서 외회전시켜 놓고 이두근 근구를 촉진해보면 이두근 장두의 건이 노출되면서 촉진되는데, 건강한 쪽에 비해 부종이 있어 훨씬 두껍게 만져지며 압통도 심하다. 부종을 가라앉히고 통증을 없애기 위해 이두근 근구의 상방에서 이두근 힘줄과 건초의 사이에 스테로이드와 국소마취제를 주사하고 물리치료를 병행한다.

근피신경장애에 의한 통증

상박 앞쪽의 상완이두근이 굳어져 통증이 있고 팔의 힘이 없으며 하박 외측 피부감각의 둔화가 있는 경우가 있다. 이두근의 운동기능을 담당하고 하박외측의 피부감각을 맡고 있는 근피신경(筋皮神經)의 주행에 문제가 생긴 것이다. 오훼골(烏喙骨)에서부터 이두근의 단두와 함께 내려오는 오훼완근을 근피신경이 관통하는데 관통 지점에 통증유발점이 있어 근피신경을 압박하면 이두근에 허혈성통증을 일으킨다.

이두근 단두의 내측으로 함께 내려오는 오훼웨완근에서 유발점을 찾아 국소마취제를 주사하면 증상은 금방 사라진다. 유발점의 치료는 다른 근육에 있는 유발점의 치료와 같다.

Reflex Sympathetic Dystrophy (Causalgia; 작열통)

운동장애를 동반한 견대부분의 통증과 손의 부종, 통증, 뻣뻣함(stiffness), 발한, 색의 변화 등을 동반한 증상을 말하며, **shoulder hand syndrome**이라고 부르기도 한다.

교감신경의 과도한 기능항진에 의한 증상이라고 추측하고 있을 뿐 대부분 그 원인은 알려진바 없다. Molberg는 그 원인으로 심근질환, 반신마비, 외상, 대상포진, 경추추간판탈출증, 견갑관절 피막염 등을 들고 있다. 그러나 이러한 질환들의 후유증으로 남는 증상이 비슷할 뿐 직접적인 원인은 될 수 없다고 사료된다.

발병 초기에는 전형적인 교감신경의 기능항진증상 때문에 타 질환과 감별이 가능하지만, 만성화되어 갈수록 합병 증상이 늘어나 타 질환과 구분하기 쉽지 않다.

이유 없이 교감신경의 기능이 항진될 수 없다. 어떤 이유인지 모르지만 성상신경절이 직접-간접적인 손상을 입거나, 신경절전섬유(pre-ganglionic fiber)나 신경절후섬유(post-ganglionic fiber)의 손상후유증으로 교감신경 기능에 이상을 초래할 수도 있을 것이다. 신경절 주위의 병변이 신경절에 유해자극을 주어 기능항진이 생길 수도 있다고 추정된다.

교통사고나 추락사고 같은 외상이 있은 한참 후에 이러한 증상이 많이 나타나는데, 대부분 환자 자신도 사고와의 관련성을 인식하지 못하고 있다. 이러한 환자의 성상신경절의 주위에서 압통이 촉진되는 것도 무심히 보아 넘길 일은 아니다.

객관적인 검사로 확인할 방법은 없고, 오직 성상신경절차단(SGB)만이 진단과 치료를 겸할 수 있는 유일한 방법이다. SGB에 의해 증상의 개선효과가 확실히 있으면 잠정적 진단을 내리고, 반복적인 SGB와 신경절 주위에 물리치료를 병행해주는 것이 좋다.

04 기능성 통증의 주 원인은 정말 스트레스일까?

어느 일간지의 건강코너에 기질적 질환과 기능성 질환을 구분해서 설명하는 어느 교수의 기고문이 실렸다.

2004년 4월 7일

암이나 급성간염 등은 기질적 질환이고 그 원인은 감염 등의 다양한 원인에 의한다고 하며, 진단은 명확하게 내릴 수 있고 치료는 약물이나 수술 등으로 한다고 한다.

그와 대비되는 기능성 질환의 대표적인 것으로는 긴장성 두통과 기능성 위장장애등을 꼽을 수 있는데, 스트레스가 주원인이라고 한다. 매우 심한 통증이 주증상인데, 정신성으로 오진하는 경우가 많고 진단방법은 심리분석 및 행동분석을 해야 하고, 치료 방법은 스트레스 관리 및 행동치료를 해야 한단다.

이와 같은 이론은 누구나 생각할 수 있는 것으로, 극히 교과서적인 사고방식이다. 통증클리닉의 주된 진료대상이 기능성 통증인데, 객관적인 검사로 규명되지 않은 통증이라고 해서 모두 스트레스에 의한 것이라고 단정해서는 안 될 일이다.

이 기사에서 기능성 질환의 대표적인 것이 긴장성 두통과 기능성 위장장애라고 했는데, 진짜 그 통증들의 직접적인 원인이 스트레스였는가에 대해 의문을 제기하지 않을 수 없다. 이러한 통증들이 스트레스에 의한 것이라면 통증클리닉에서 해결할 문제는 아닐 것이다.

필자의 연구결과 스트레스는 통증의 직접적인 원인이 아니고 잠복성통증유발점을 활성화시키는 여러 가지 요인 중의 하나였음을 알 수 있었다. 잠복성통증유발점을 가지고 있는 환자에게 스트레스는 통증유발점을 활성화시켜 통증을 촉발시킬 수 있는 원인의 하나로 작용할 수 있는 것이다. 건강한 사람이 스트레스를 받는다고 통증이 생길 수 있는 것은 아니다.

긴장성 두통에 관해서는 아무도 그 원인을 정확하게 지적해준 학자는 없었다. 필자는 그 원인이 두피로 가는 감각신경과 운동신경 그리고 혈액순환 장애가 그 원인이고, 그 장애를 발생시키는 일차적 원인은 후경부에 있는 근육에 생긴 통증유발점에 있으며, 그 잠복성 유발점을 활성화시키는 원인 중의 하나로 스트레스가 관여하고 있음을 알아냈다.

기능성 위장장애가 있을 때에는 위 투시(UGI)와 위 내시경검사(gastroscopy)를 해보고도 원인을 밝혀내지 못하고 있다. 필자는 위장 자체에 이상소견이 없는 위장장애를 **가성 위장통**(pseudo-gastric pain)이라고 명명(命名)하고 그 원인과 치료법을 밝혀 학회에 발표하고 임상진료에 널리 활용하고 있다.

기능성 위장장애의 원인은 위장 자체에 있는 것도 아니고, 더구나 스트레스는 직접적인 원인이 되지 못한다. 기능성 위장장애의 직접적인 원인은 위장의 용적을 조절하는 우측 복직근(rectus abdomonis m.)에 있는데, 이 근육에 통증유발점이 생기면 근육의 신축성이 떨어져, 팽창되지 못하기 때문에 복강용적을 감소시키면서 아울러 위장용적까지 감소시킨다.

위장은 충분히 팽창되었을 때에 위산분비도 많아지고 위의 수축력도 좋아져 소화를 잘 시킬 수 있다. 정상인의 위장은 1,000 mL까지 팽창해도 아무런 부담을 느끼지 않는다. 외력에 의해 위장의 용적이 줄어들면 위산분비가 감소할 뿐 아니라, 음식물이 위장 내로 들어가면 위장의 팽창력과 복근의 수축력이 마주치면서 위벽을 압박해서 허혈이 생긴다. 때문에 한정된 용량 이상의 음식물이 위속으로 들어오는 것이 유해자극이 되어 교감신경의 구심성 섬유를 자극하여 위장통을 느끼게 하고, 원심성섬유를 자극하여 유문부(pylorus)의 괄약근을 긴장시켜 위 내용물을 체류시키고, 음식물을 받아들이지 못하게 하여 구토하는 일까지 생기게 한다.

장시간 위장 용적이 감소되어 있으면 위장 내벽에 염증이 생기거나 궤양을 일으킬 수도 있다. 이러한 가성 위장통 환자들은 자연히 소식(小食)을 하게 되고, 영양실조로 몸이 허약해있는 것이 일반적인 특징이다.

근육에 생긴 통증유발점은 생검(biopsy)을 해도 그 정체가 밝혀지지 않은 기능적 존재이다. 대부분 인체에 생긴 통증유발점들은 잠복상태로 존재하다가 어느 계기가 있으면 활성화되어 통증을 일으킨다. 통증유발점이 있는 근육을 지속적으로 사용할 때, 근육을 수동적으로 견인할 때, 이 지점을 압박할 때, 냉하고 습기 찬 기온에 노출 시, 바이러스 감염 시, 스트레스나 피로가 겹쳤을 때, 음주 후, 여성의 생리직전 등 잠복상태에 있던 유발점이 활성화되어 통증을 악화시킨다.

이렇게 통증유발점이 객관적인 검사로는 나타나지 않기 때문에 통증유발점에 의한 통증을 신경성, 스트레스성, 심리적인 병으로 해석하는 경우가 많았고, 진료하는 의사들에 따라 진단명이 달라왔다.

근년에 들어 여러 가지 첨단 진단장비가 개발되었지만 아직도 통증유발점에 의한 통증을 객관적으로 입증할 수 있는 방법이 정립되어 있지 않다. 통증의 간접적인 유발인자 중의 하나인 스트레스를 기능성 통증의 직접 원인으로 해석하고 있음은 크게 잘못된 것이다. 치료법도 가장 어려운 스트레스 관리라고 얘기하고 있지만 요즘 세상에 스트레스 받지 않고 살 수 있는 방법이 없기에 사실상 치료의 포기상태라 할 수 있을 것이다.

통증유발점의 특성을 이해하면 기능성 질환이나 통증의 진단과 치료는 통증유발점 차단으로 용이하게 해결할 수 있다. 그러나 대부분의 의료인들이 통증유발점의 특성을 이해하지 못하고 있어 환자가 통증을 호소하는 곳을 통증유발점으로 택하여 오진하는 경우가 많다.

기능성 위장병이나 긴장성 두통의 원인은 근육에 있는 통증유발점이었고, 통증유발점을 활성화시켜 통증을 일으키는 몇 가지 요인 중의 하나로 스트레스도 관여하고 있을 뿐이다.

05 골격근에 생긴 통증은 어떤 신경이 전달하나?

필자가 통증 치료에 관심을 가지고 공부를 시작하던 수년 동안은 통증에 관계되는 신경은 체신경(somatic n.)중의 감각신경과 자율신경중의 교감신경(sympathetic n.)뿐이라는 단순논리로 생각하고 있었다.

그런데 개원하기 1년 전에 날개 죽지 안쪽의 능형근(rhomboid m.)에 통증이 심했던 환자를 치료하다가 그 근육의 운동신경인 견갑배신경의 압박을 풀어주었더니 근육에 있던 통증이 없어지는 것을 알 수 있었다. 골격근(骨格筋)의 긴장성 통증은 대부분 운동신경의 흥분 때문에 발생한다는 것을 알고 나서 운동신경도 통증을 발생시키는데 관여하고 있음을 알 수 있었다.

통증을 전달하는 감각신경차단만을 생각해왔던 마취과적인 치료방식에서 골격근의 운동신경의 흥분을 가라앉혀 주는 것이 통증 치료에 얼마나 중요한 것인가를 터득하게 된 것이다. 아직까지도 감각신경차단이나 교감신경차단에만 의존하여 통증 치료를 하고 있는 의사들이 있다면 커다란 의식변화가 있어야 할 것이다. 일부 몇 개의 감각신경을 제외하고 대부분의 통증은 운동신경의 장애 때문에 생긴 골격근의 긴장성 통증이었음을 알아둘 필요가 있다.

체신경을 운동신경과 감각신경의 두 종류로 분류해 왔고, 골격근에는 운동신경만 분포되고 감각신경은 전혀 분포되지 않는다는 단순논리로 생각해 왔던 필자는 골격근의 긴장성 통증은 어떤 기전에 의해 전달되는지 궁금해지기 시작했다.

일반해부학에서 보면 골격근에 분포되는 신경은 운동신경만 있는 것 같지만, 실제로 순수한 운동신경이란 있을 수 없고 운동섬유와 감각섬유가 혼합되어 있는데 주 기능만을 보고 운동신경이라고 불러왔던 것이다. 골격근의 미세해부학을 통해서 골격근에는 원심성신경섬유(Efferent fiber; motor)의 조절을 받는 근섬유와 구심성신경섬유(Afferent fiber; sensory)의 분포를 받는 다수의 근육 수용체(muscle receptor)가 있음을 알게 되었다.

1) 근방추외섬유(Extrafusal muscle fiber end plates)는 **Alpha motor neuron**의 조절을 받고 있다.

2) 근방추내섬유(Intrafusal muscle fiber end plate)는 **Gamma motor neuron**의 분포를 받고 있다.

3) **Golgi tendon organs**는 건과 근육이 인접한 건에 있는데, 신경은 group Ⅰb(Aα) fiber가 분포되며, 근육의 능동적 수축(active contraction)에 의해 tendon organs가 신장반응을 일으킨다.

4) **Muscle spindles**는 groupⅠa(Aα) fiber와 groupⅡ(Aα) fiber의 구심성신경분포를 받으며 근육이 늘어날 때 신장반응을 일으킨다.

5) **Pacinian and Pacinian corpuscles**은 **groupⅡ(Aβ)** fiber의 분포를 받는 receptor인데 진동자극(vibratory stimuli)에 반응한다.

6) 통증을 담당하는 receptors는 free nerve endings로 부터 오는 group Ⅲ(Aδ)나 Ⅳ(C) fiber의 분포를 받으며 strong noxious stimuli (Pain; 통증)에 반응을 나타낸다.

Properties of different nerve fibers

type of fiber	diameter of fiber(μ)	function
A(α)	13–22	motor, muscle proprioceptors
A(β)	8–13	touch, kinesthesia
A(γ)	4–8	touch, excitation of m. spindles, pressure
A(δ)	1–4	pain, heat, cold, pressure
B	1–3	pre-ganglionic autonomic
C	0.2–1.0	pain, heat?, cold?, pressure?
		post-ganglionic autonomic

골격근에 분포되는 원심성 신경섬유가 자극을 받아 흥분을 일으키면 근육이 등척성 수축을 하게 된다. 등척성 수축으로 근 내압이 상승하게 되면 근육 내에 무산소성 대사로 불완전 연소된 대사산물들이 유해 자극으로 작용하여 근육통을 일으키는데, 그 통증은 **Aδ-fiber**나 **C-fiber**가 전달한다는 것을 알 수 있었다.

그 시점 이후로 많은 의식의 변화가 생겼고 환자를 진료하는 방향이 급진적으로 변했다. 대부분의 통증은 감각신경의 장애 때문에 발생할 것이라는 개념에서 운동신경의 흥분이 골격근에 긴장을 일으켜 통증을 더 많이 일으킨다는 사실을 터득한 것이다. 또한 골격근에는 운동신경과 감각신경이 동시에 분포된다는 것을 알고부터는 골격근에 생긴 통증은 운동신경의 압박 장애를 풀어주는 치료방식으로 전환되었다.

2004. 5. 18.

06 Botulinum Toxin의 사용법에 대한 필자의 제안

Botulinum Toxin이란 gram (+) anaerobic bacteria (Clostridium botulinum)에 의해 생산된 신경독소이다. 그 약리작용은 운동신경의 말단에서 분비되는 **acetylcholine**을 차단하는 기능을 가지고 있다.

Ach.은 신경의 **cholinergic fiber**에서 분비되어

1) Nicotinic action으로 운동신경을 자극하여 골격근을 수축시키고, 교감신경의 pre-ganglionic synapse을 자극하여 교감신경의 tone을 올려준다.
2) Muscarinic action으로 혈관 벽의 평활근을 이완시키고, 위장관의 평활근을 수축시키며, 땀샘, 침샘, 눈물샘을 자극하여 분비를 촉진시킨다.

Botulinum Toxin은 그중에서도 nicotinic action을 차단하여 골격근의 긴장이나 흥분을 가라앉혀 주는 기능을 활용하도록 개발되어 사시(strabismus), 안검경련(blepharospasm), 안면근 경련(facial spasm) 등에서 사용해 왔다. 그러나 성형외과나 피부과에서 미용 목적으로 사용하면서 일반인에게 널리 소개되었지만, 그 근본 개발 취지는 근육의 긴장에 의한 기능장애를 치료하기 위한 것이었다.

필자는 수년 전부터 통증 치료목적에 이 제품을 사용해 왔는데, 근년에 들어 국내의료계에서도 통증 치료에 사용하려는 시도가 생겨나고 있고 사용하는 의료기관도 증가하고 있다. 그러나 그 약제의 사용법이나 용량에 대한 확실한 지침이 없기에 오용과 남용을 하고 있는 사람들이 있다고 사료되어 **필자의 경험에 의한 사용법**을 소개하고자 한다.

근근막통증(Myofascial Pain)이라는 진단을 붙이고 치료하는 의사들에게서 흔히 볼 수 있는 일이지만, 대부분의 의사들이 근육에 통증이 있으면 통증이 있는 근육을 직접 치료하려고 한다. 근근막증후군이라는 진단을 받고 수차례의 국소마취제나 스테로이드 주사를 맞았지만 완치 효과를 보았던 환자는 없었다.

그 이유는 대부분의 의료기관에서 통증이 있는 곳과 통증을 유발시키는 곳이 다르다는 사실을 모르고, 근육통이 있는 바로 그 지점을 치료점으로 택했기 때문에 치료를 못해주고 있는 것이다. 근근막통증증후군(Myofascial Syndrome)을 논하고 통증유발점주사(TPI)로 환자를 치료한다고 자처하는 의사들이 근근막증후군의 본질을 알지 못한데서 나온 결과이지만, 정작 그들이 잘못 알고 있다는 사실마저 모르고 있다는 것이 문제가 된다.

어느 미국인 의사가 BOTOX (Botulinum toxin의 상품명)를 이용해서 통증 치료 시술하는 것을 보았더니 승모근(Trapezius m.)과 능형근(Rhomboid m.)에 긴장성 통증을 가진 환자에게 BOTOX 100 U짜리 한 병과 0.5% bupivacaine 20 mL를 혼합해서 승모근에 10 mL, 능형근에 10 mL씩 광범위하게 주사(infiltration)하는 것을 보았다. 그 주사를 맞은 환자의 치료효과는 둘째로 두고 골격근의 근이완효과가 탁월한 BOTOX와 작용시간이 긴 국소마취제를 대량으로 주사했으니 약효가 지속되는 기간만큼은 근이완효과로 근 긴장성 통증을 느끼지 못하고 지낼 수 있었을 것이다.

그러한 주사방법은 원인 치료가 되지 못하고 국소마취제처럼 일정기간 동안 근육의 마비를 일으켜 혈류가 개선되어 통증이 없어졌을 것이다. 그러나 상위에서부터 내려오던 운동신경의 운동능력은 그 약효가 지속되는 기간까지 보류되고 있다가 약효가 끝나면 신경기능이 살아나면서 통증이 재발할 수밖에 없는 것이다.

근긴장성 통증은 그 근육을 직접 치료하는 것이 아니고 그 근육의 운동신경을 압박하고 있는 통증유발점을 찾아 제거해주면 운동신경의 흥분이 가라앉으면서 근육에 있는 허혈성 통증을 쉽게 풀어줄 수 있다. 통증의 원인과 그 위치를 정확하게 알면 주사하는 범위가 넓지 않기 때문에 소량의 용량으로도 일시적인 통증완화효과가 아닌 근본적인 치료법이 될 수 있을 것이다.

근육이 통증을 일으키는 기전에 따라 약물의 용량은 크게 차이가 있을 수 있다. 근육의 특정 부위에 생긴 통증유발점이 신경을 압박해서 2차적으로 생긴 통증이라면 소량의 약물주사로 쉽게 효과를 볼 수 있지만, 근육 자체에 생긴 강직에 의한 통증이라면 다량의 약물이 필요할 것이다.

대부분의 근육이 특정 부위에 조그만 유발점을 가지고 있기 때문에 Botulinum Toxin을 사용할 경우에 1 point당 20 U정도의 용량이 필요하다. 대요근(psoas major m.)과 같은 경우에는 근육 자체가 크면서 특정부위의 근육이 아닌 팽대부 전체에 강직이 있는 양상을 띠고 있어 이 근육전체를 이완시키기 위해서는 다량의 Botulinum Toxin과 국소마취제가 필요하다.

필자는 대요근 한 곳의 치료에 BOTOX 제품 50 U를 혼합한 국소마취제 15-20 mL를 사용하고 있다. 몇 가지 근육에 대해 Dr. ROYAL이 사용량을 소개한 바 있는데 그 사용하는 목적과 의도가 분명치 않고 너무 다량을 사용하도록 권장하고 있음을 보게 된다. BOTOX 제조회사에서 제시한 권장 용량도 필자보다는 월등히 다량이었다.

미국인의사 Dr. ROYAL은 BOTOX를 10 u/cc로 희석하여 승모근에 20-100 U, 견갑거근(levator scapular m.)에 15-40 U, 두판상근(splenius capitis m.)에 20-50 U, 흉쇄유돌근(S.C.M. m.)에 20-100 U, 요부방형근(quadratus lumborum m.)에 20-60 U, 이상근(piriformis m.)에 30-100U, 능형근(rhomboid m.)에 20-120 U를 사용하도록 권장하였다.

재활의학과 의사인 **Martin K. Childers**가 출간한 소책자의 내용을 보면 대요근에 200 U, 요부방형근에 100 U, 비복근(gastrocnemius m.)에 200 U, 흉쇄유돌근에 50 U, 견갑거근에 50 U, 상완이두근(biceps brachi m.)에 100 U, 두판상근(splenius capitis m.)에 50 U, 사각근(scalene m.)에 35 U을 권장하고 있다.

이들은 한결같이 통증유발점이 통증을 일으키는 기전은 고려하지 않고, 근 강직이 있는 곳에 BOTOX를 주사한다는 사고를 가지고 있어 BOTOX 사용의 올바른 길잡이가 되어 주지 못하고 있다. 특별한 경우 몇 곳을 제외하고 대부분 타 부위에 생긴 유발점으로부터 오는 연관통이기 때문에 근 강직이나 통증이 있는 근육 전부가 치료점이 될 수는 없다.

Dr. ROYAL은 승모근과 흉쇄유돌근에 각각 20-100 U의 BOTOX를 주사한다고 소개하고 있는데, 승모근과 흉쇄유돌근에 있는 긴장성 통증은 흉쇄유돌근의 유발점에 BOTOX 15-20 U의 주사만으로 2개의 근육에 있는 긴장성 통증을 동시에 풀어줄 수 있다.

유양돌기 근처의 두판상근(splenius capitis m.)에 유발점이 생기면 후두동맥과 정맥, 안면신경의 후두근 분지(occipital br.)를 압박하여 두통을 일으키는 원인으로 작용한다. 두판상근에는 20-50 U를 주사한다는데, 여기에도 필자는 BOTOX는 20 U만 주사하고 있다. 또한 사각근(scalene m.)에 35 U의 BOTOX를 주사한다고 되어있는데 사각근은 전사각근과 중사각근이 통증을 일으키는 기전이 서로 다르기 때문에 전사각근에 의한 증상과 중사각근에 의한 증상을 구분하여 각 근육의 유발점에 15-20 U 정도씩 주사하면 된다.

전사각근의 통증유발점은 주로 상완신경총(brachial plexus)를 압박해서 팔에 통증과 자통, 근력약화를 일으키고, 중사각근의 위쪽에 있는 통증유발점은 견갑배신경을 포착해서 뒷목과 등 쪽에 통증을 일으키고 하단에 있는 통증유발점은 장흉신경을 포착해서 흉통을 일으킨다.

Botulinum Toxin의 사용법

통증유발점에 관해서 유의해야 할 사항은 근육이 단순히 긴장된 것을 유발점이라고 하지 않는다는 것이다. 통증유발점이란 근섬유들이 반복적인 손상과 파열 후에 근섬유 사이에 유착(adhesion)과 섬유화(fibrosis)를 일으켜 특수 상황에 처해있는 것으로 일반적인 근육의 단순 수축이나 긴장과는 근본적으로 다르다.

근육이 단순 긴장을 일으킨 상태에서는 국소마취제만 주사해 주어도 근 이완이 되면서 쉽게 통증이 해소되지만, 통증유발점은 유착과 섬유화를 일으킨 상태에 있기 때문에 근이완작용만을 가진 BOTOX만으로는 풀어지기 어려울 수도 있다. 필자는 이러한 점을 감안해서 BOTOX 주사 시에는 근이완효과 외에 항염효과와 유착박리를 함께 도모하기 위해 국소마취제와 스테로이드를 첨가하여 치료 효율을 높일 수 있었다.

BOTOX 주사의 적응대상은 통증유발점에 리도카인 주사로 통증제거 효과가 있어야 한다. 필자는 3회 이상 반복 주사해도 통증이 재발하는 환자를 BOTOX의 주사 대상으로 하였다. 통증유발점 한 곳에 0.5% 리도카인에 BOTOX 10-15 U와 스테로이드10-20 mg을 혼합하여 약 4 mL로 만들어 주사함으로써 탁월한 치료효과를 얻을 수 있었다.

주의 사항

능동적 운동에 직접 관여하는 근육에 BOTOX를 주사해서 근육이 장기간 마비를 일으키면 생활에 막대한 지장을 주기 때문에 주사할 때에는 능동적 운동을 하고 있는 수의근에 직접 주사는 것은 가능한 한 피해야 한다. 불가피하게 주사해야 할 경우에는 사전에 동일용량의 국소마취제를 주사해서 근육마비로 인한 불편한 점은 없었는지를 알아보고 운동장애 없이 안전하다고 확인된 후에 정확히 그 지점에 주사해야 한다.

대부분의 통증유발점이 골격근에 생기기는 하지만 비교적 적극적이고 능동적으로 사용하지 않는 불수의근(involuntary m.)에 있기 때문에 근 이완이 되어도 활동에 장애를 초래하지 않는 것이다.

Martin K. Childers가 발표한 자료에는 상완이두근(biceps brachi m.)에 100 U의 BOTOX를 주사하도록 권장하고 있는데, 실제로 환자에게 이렇게 다량의 BOTOX를 주사한다면 그 환자는 상완이두근의 마비로 수개월 동안 팔꿈치를 구부리지 못하게 될 것이다.

상완이두근에 긴장성 통증이 있다고 의심되면 오훼완근(coraco-brachialis m.)에서 통증유발점을 찾아 10-20 U만 주사해주면 근피신경(musculo-cutaneous n.)의 압박이 풀리면서 상완이두근에 생긴 긴장성 통증은 금방 사라지는 것을 보게 될 것이다.

상완이두근에 생기는 통증은 이 근육의 운동신경인 근피신경이 오훼완근을 관통하다가 오훼완근에 생긴 통증유발점에게 포착을 당했을 때 생기는 긴장성 통증이기 때문이다. 다량의 약제를 투여하는 것보다는 같은 약제라도 소량으로 치료할 수 있으면 그것이 양질의 진료일 것이다. Botulinum Toxin은 효과가 우수한 약품이지만, 효과 좋다고 오용이나 남용하지 말고 정확한 사용법과 적응증을 알고 사용하였으면 한다.

07 BOTOX가 두통에 탁월한 효과가 있다는 거짓말?

어느 일간신문에 게재되었던 기사를 소개해 본다.

앞이마의 주름살 제거제로 알려지고 있는 BOTOX (Botulinum Toxin 제품의 일종인 상품명)가 두통 치료에 탁월한 효과를 보였다. 미국 North Carolina에 있는 의과대학 신경학과의 Todd Troost 박사는 미국두통학회 (American Headache Society) 연례회의 개최 전에 가진 기자회견에서 BOTOX주사가 두통약(anti-cephalagic drug)에 반응하지 않은 환자의 치료에 최고 92%의 성공률을 보였다고 밝혔다.

그동안 의사들은 눈과 이마 주위의 근육, 때로는 턱에 BOTOX를 주사하여 두통을 치료하고, 통증이 머리 전체에 걸쳐있으면 목덜미의 위쪽과 어깻죽지에 추가로 주사해왔다. **BOTOX는 통증 메시지를 뇌로 중계하는 감각신경을 차단하는 작용으로 두통을 억제하는 것으로 생각되고 있다.**

Troost 박사팀은 최소 3종의 두통약을 투여하고도 효과를 보지 못한 편두통, 긴장성 두통 또는 만성두통환자 134명에게 3개월 간격으로 1-4차례의 BOTOX를 시술하고, 매 시술 후 5단계척도[1: none effect(개선 무). 2: minimal effect(다소 개선). 3: moderate effect(중간). 4: good effect(우수).5: excellent effect(탁월)]로 결과를 기술하도록 환자들에게 요청했다.

전반적으로 84%의 환자가 개선을 보고했으며, 4차례 시술을 받은 환자 중에 92%는 평균 4.3을 기록, BOTOX가 점차적으로 두통의 개선효과를 가지고 오는 것으로 나타났다. 특히 BOTOX는 다른 두통약에 비해 부작용이 적어 향후 두통의 치료 목적으로 적응증이 확대되면 미용목적 못지않은 폭발적인 인기가 예상된다.

같은 내용의 얘기인지는 모르지만 외국인 의사가 국내 어느 대학병원에 와서 "BOTOX를 이용한 두통치료"에 대한 강의를 한다는 기사를 신문에서 읽은 일이 있었다.

BOTOX는 근수축(muscle contraction)에 필요한 acetylcholine이 신경말단(nerve terminal)에서 분비되는 것을 차단하여 근육을 이완성마비(flaccid paralysis)시키는데, 오직 운동신경의 말단에만 작용하고 감각신경섬유에는 작용하지 않는다.

그런데도 신문기사에서는 BOTOX가 통증메시지를 뇌로 중계하는 감각신경을 차단해서 두통을 억제하는 것으로 해석하는 모순을 범했다. Troost 박사팀은 대상 환자에게 1회에서 4회까지의 BOTOX를 주사했다. 4회까지 주사 맞은 환자도 100% 개선효과를 본 것이 아니고 86% 정도의 통증완화효과를 본 환자가 92%였다는 보고를 한 것은 두통의 발병기전을 전혀 이해하지 못했던 것으로 생각된다.

3개월 간격으로 4회 주사를 받으려면 9개월이 넘는 기간이 소요된다. BOTOX를 4회나 주사 맞으면서 9개월이 경과했는데도 그 정도라면 결코 좋은 성적이라고 할 수 없다.

Botulinum Toxin은 두피로부터 내려오는 감각신경이나 두피로 올라가는 혈관을 조이거나 압박하고 있는 **골격근의 과긴장**을 이완시킴으로써 두통을 없애는 것이지 감각신경을 마비시켜 통증을 감지하지 못하도록 하는 것이 아니다.

Troost 박사의 주장대로라면 1회의 BOTOX주사로 감각신경이 마비되어 수개월 동안 두통이 없어지는 것은 물론 두피에 감각마비까지 있었어야 할 것이다.

BOTOX는 감각신경기능을 차단하는 것이 아니고 골격근을 이완시켜 신경의 억압을 풀어 줌으로써 신경기능을 정상화시켜 통증을 없애주는 것이다. BOTOX는 모든 골격근의 긴장에 의한 모든 통증에 치료효과가 있는 것이지, 두통에만 특효가 있는 것은 아니다.

일반적으로 통증유발점이라 부르고 있는 지점에 정확하게 BOTOX를 주사하면 두통만이 아닌 어떤 통증들도 쉽게 치료 효과를 얻을 수 있다. 그러나 치료점도 모르고 통증이 있는 부위에 주사를 한다면 아무리 여러 차례의 주사를 하고도 확실한 치료효과는 기대할 수 없을 것이다.

두통의 발생 기전을 살펴보면

대후두신경(greater occipital n.)은 두피에 분포되는 가장 큰 감각신경으로서 두통 원인의 많은 부분을 차지하는데, 대후두신경이 두측반극근(semispinalis capitis m.)을 관통하고 두피로 나오는 지점에 있는 통증유발점이 신경을 포착하면 신경의 분포지역에 통증을 느낀다.

승모근(trapezius m.)의 운동점에 있는 통증유발점이 작동하면 후두골하부에서 승모근의 근막을 뚫고 두피로 나오는 대후두신경을 잡아당겨 두통을 일으킨다. 두피에 혈류를 보내는 후두동맥과 정맥의 압박으로 혈액순환이 되지 않으면, 두피에 혈관성 두통을 일으키고, 두개표근의 운동을 맡고 있는 안면신경의 후두근 분지의 흥분이 두개표근에 긴장성 통증을 일으킨다.

유양돌기(mastoid process)에 부착되는 근육 중에 두판상근(splenius capitis m.)에 생긴 과긴장은 두피로 가는 혈관압박과 두개표근(epicranius m.)으로 가는 안면신경의 후두근 분지 압박의 두 가지 원인에 의한 두통을 일으키게 된다. 측두에 있는 측두근(temporal m.)의 긴장이 협골측두신경을 압박하면 측두부분에 통증을 일으키는데, 이 지점이 안와와 눈썹사이의 외측 약 2 cm에 해당한다.

유발점에게 압박되거나 포착되는 대후두신경, 소후두신경, 후두동맥과 정맥, 그리고 안면신경의 후두근 분지 등은 두피로 올라가서 각자 개별적으로 작용하지 않고 서로 문합을 이루고 있기 때문에 그들에 의한 증상들도 혼합되어 나타난다.

두통의 원인으로 작용하는 이상의 몇 가지 지점만 정확히 알았으면 반드시 BOTOX가 아닌 국소마취제와 스테로이드를 혼합주사해도 쉽게 치료효과를 볼 수 있거나, BOTOX를 주사하더라도 그 사용량을 훨씬 감소시킬 수 있을 것이다.

결론

BOTOX는 골격근의 긴장과 관련된 모든 통증에 치료 효과가 있는 것이지 두통에만 특효가 있는 것은 아니다. 특히 BOTOX의 통증 치료효과는 감각신경의 마비나 차단에 의한 효과가 아니고 운동신경의 기능을 정상화시켜서 통증을 치료하는 것이다.

필자는 두통 치료에 BOTOX를 사용할 때에는 정확한 치료점을 찾아 각 치료점에 15-20 U씩 단 1회만 주사하고도 탁월한 완치효과를 볼 수 있다고 생각된다.

08 BOTOX도 사용을 잘해야 명약이 된다.

근년에 들어서는 제약기술의 발달로 좋은 품질의 약들이 수없이 많이 개발되고 있지만 그 제품들의 특성을 제대로 알지 못해 오용과 남용되는 일이 많다.

성형외과나 피부과에서 얼굴의 주름살제거 목적으로 사용하고 있는 "BOTOX"란 제품이 있는데, Botulinum Toxin의 제품 중의 하나로서 원래 이 약품은 사시(strabismus)나 안검경련(blepharospasm), 안면근경련(facial spasm) 등에 사용하도록 개발되었다. 그러나 근육의 긴장을 이완시켜주는 효능 때문에 근긴장성으로 생긴 주름제거에 사용하기도 한다. 주름 중에서도 근육과 관계없이 피부가 늘어지면서 생기는 것에는 효과가 있을 수 없다.

이 약제의 특성을 잘 알고 있는 의사들은 적용대상자에게 올바로 투여해서 좋은 효과를 보고 있지만, 잘 알지 못한 사람들은 모든 주름을 펴주는 신비스런 약으로 잘못알고 있다.

BOTOX란 gram (+) anaerobic bacteria (Clostridium botulinum)에 의해 생산되는 신경독소 Botulinum Toxin의 여러 가지 상품명 중의 하나이다. 그 약리작용은 cholinergic nerve의 말단에서 분비되는 acetylcholine (Ach.)을 차단하는 기능을 가지고 있다.

Ach.은 신경의 cholinergic fiber에서 나와
1) Nicotinic action으로 운동신경을 자극하여 골격근을 수축시키고, 교감신경의 pre-ganglionic synapse을 자극하여 교감신경의 tone을 올려준다.
2) Muscarinic action으로 혈관벽의 smooth m.은 이완시키고, 위장관의 smooth m.을 수축시키며, 땀샘(sweat gland), 침샘(salivary gland), 눈물샘(lacrimal gland)을 자극하여 분비를 촉진시킨다.

Botulinum Toxin은 그 중에서도 nicotinic action을 차단해서 골격근을 이완시키는 기능을 주로 활용하도록 개발되었다. 근년에 들어 일반인에게는 주름을 제거하는 약으로 알려지고 있지만, 통증 치료 분야에서도 근육과 관련된 통증에 BOTOX를 많이 사용하고 있다.

Myofascial pain syndrome의 치료를 위해 통증유발점(trigger point)에 주사하면 근이완효과가 장기간 지속되어 통증 치료에 탁월한 효과를 발휘한다.

국내에는 BOTOX 수입회사에서 외국인 의사를 초빙해서 홍보용 강의를 개최한 일이 있었는데, BOTOX를 이용한 편두통의 치료에 대한 강의와 치료시범행사를 몇 군데에서 개최한 일이 있었다. BOTOX의 홍보

용으로 제작 배포된 미국인 의사의 통증유발점의 치료에 관한 강의와 치료시범을 보여 주는 영상자료를 입수해서 볼 기회가 있었다.

BOTOX의 약리작용과 통증유발점의 병태생리에 대한 강의에 이어 BOTOX를 이용한 통증 치료의 시범을 보여주는 내용이었다. 환자의 병력은 알 수 없었지만 어깨와 등 쪽에 통증이 있던 환자를 손가락으로 열심히 눌러가면서 승모근(Trapezius m.)과 능형근(rhomboid m.)에 주사하는 것을 보았다.

필자는 그 자료를 보면서 의문을 가지게 되었다. 그 환자는 아픈 부위가 어디였기에 승모근과 능형근에 주사했을까? 주사 맞은 그 자리에 통증이 있었던 것이었을까? 아니면 다른 곳으로 가는 연관통(referred pain)이 있었고, 그 원인되는 유발점이 그곳에 있었던 것일까?

환자가 통증을 호소하는 곳에 주사를 한 것이라면 그는 환자가 호소하는 통증과 통증유발점을 전혀 구분하지 못했던 것이고, 통증이 있었던 승모근과 능형근을 통증유발점으로 오인하여 광범위하게 주사를 했던 것으로 보인다.

승모근의 긴장성 통증은 그 운동신경인 척추부신경(spinal accessory n.)의 흥분 때문에 오는 것이고, 능형근의 통증은 견갑배신경(dorsal scapular n.)의 흥분 때문에 오는 것이다. 또한 이 신경들의 장애는 주행도중에 있는 근육에 생긴 통증유발점이 신경을 압박하거나 조여서 생기는 것이다.

치료해야 할 곳은 신경을 압박하고 있는 통증유발점인데 그것을 모르고 통증을 호소하는 부위에 주사를 했다. 이렇게 엉뚱한 곳에 주사를 했더라도 BOTOX주사 후에는 상당기간 동안 통증이 없을 수 있기 때문에 환자나 치료자는 올바른 치료를 했다고 생각할 수 있다.

그 이유는 BOTOX가 운동신경의 말단에 작용하여 골격근을 이완이나 마비시켜주기 때문에 근육의 허혈성 통증이 없어지고, 또한 그 약효가 상당히 오랫동안 지속되므로 통증이 치료된 것으로 간주할 수 있기 때문이다. 운동신경이 상위 높이에서 압박당해 흥분을 일으키더라도 그 흥분이 신경말단에서 차단되면 신경자극이 근육에 전달되지 못하고 끊기게 된다. 이때의 BOTOX 주사는 근-신경차단이었지 통증유발점의 치료는 아니었다.

시범을 보여준 의사도 통증유발점이라고 생각하고 주사했겠지만, 통증유발점이 제3의 장소에 통증을 일으키는 기전을 알았더라면 그곳에 주사하지 않았을 것이다. 이렇게 주사한 BOTOX는 근-신경접합부에 국소적으로 작용하여 근이완을 일으키고 있다가, 그 약효가 떨어지면 상위 높이에서부터 전달된 신경의 흥분으로 근 긴장성 통증은 재발할 것이다.

압통점에 주사한 BOTOX는 국소마취제가 근육을 이완시키는 것과 같은 효과를 나타내지만, 단지 BOTOX는 근육이완 작용시간이 어느 국소마취제보다 훨씬 길기 때문에 상당기간 동안 통증완화 효과가 있었을 뿐 통증유발점의 치료가 된 것은 아니었을 것이다.

많은 사람들이 통증유발점에 의한 통증을 치료하겠다고 통증이 있는 부위에서 압통점을 찾아 반복해서 주사하고 있는데, 이러한 방법은 국소마취제로 국소적인 침윤마취를 벗어나지 못한 행위일 뿐이다. 이러한 환자의 올바른 치료를 위해서는 견갑배신경의 압박 원인을 중사각근에서 찾고, 척추부신경의 압박 원인을 흉쇄유돌근에서 찾아 주사했더라면 소량의 약물로써 훨씬 좋은 치료효과를 볼 수 있었을 것이다.

치료시범에서 시술자는 환부에 있는 압통점에 100 U의 BOTOX를 bupivacaine과 섞어서 광범위하게 주사하는 것을 보았는데, 그렇게 주사 맞은 환자의 치료효과는 어떠했는지 알 수 없었다.

필자는 유발점에 BOTOX를 주사할 때는 0.5% 리도카인에 10-15 U를 혼합해서 사용함으로써 최대의 치료효과를 볼 수 있었으며 치료비도 절약할 수 있었다. 주름 펴는 미용목적으로 사용하는 것이 아닌, 통증 치료 목적으로 사용하는 BOTOX는 경제적 부담 때문에 누구에게나 쉽게 쓸 수 있는 약품은 아니다. 통증 유발점에 대한 확실한 이해 없이 BOTOX를 사용한다는 것은 약의 낭비만 있을 뿐이다.

이 홍보용 자료를 보고 BOTOX에 매력을 느껴 유발점의 치료에 이용해보고 싶은 의사들은 한 번쯤 통증유발점의 의미를 살펴 본 후에 시도해도 늦지는 않을 것이다.

약 좋은 것 자랑 말고 올바로 잘 써야 하겠다.

09 관절의 기능성 통증은 골격근의 과긴장이 일으킨다.

관절통증의 원인은 대부분 관절염이라고 알려지고 있는데, 필자는 관절염이라는 진단명을 거의 사용하지 않는다. 그 이유는 필자가 관절염에 대해 교육을 받거나 치료해 볼 기회가 없어 관절염을 잘 알지 못하기 때문인지도 모를 일이다. 소염진통제를 관절염의 특효약인 것처럼 표현하고 있는 제약회사의 선전문구도 필자는 믿지 않는다.

필자는 통증 치료를 하면서부터 지금까지 관절염이란 진단을 붙일만한 환자를 본 일이 거의 없었다. 극소수의 노인 환자에게서 관절의 비후와 골극(spur)의 형성이 있기는 했지만 통증과 운동장애는 퇴행성관절염 때문만은 아니었다.

관절이란 두 개 이상의 뼈와 이들을 연결하는 인대, 관절 사이에서 충격을 흡수해주는 연골판, 뼈들을 움직여주는 골격근, 감각을 맡고 있는 감각신경과 혈관들로 구성된 복합체이다. 관절에 통증이 발생하면 최우선적으로 뼈의 이상 여부를 생각하지만 관절구성 요소 중의 어느 한 가지에만 이상이 있어도 통증은 생길 수 있다.

관절염에는 **감염에 의한 관절염, 대사 장애로 인한 관절염, 원인을 알 수 없는 류마티스성 관절염, 외상에 의한 관절염, 그리고 노화로 인한 퇴행성관절염**으로 구분할 수 있다. 앞에 얘기한 4종류의 관절염은 관절자체의 문제보다는 제3의 원인에 의한 **관절염**들이다.

퇴행성관절염만은 관절자체의 노화로 생긴 구조적 질환이기 때문에 그 원인이 따로 있지 않다. 퇴행성관절염은 관절의 연골이 마모되어 윤활기능이 없어지고, 골극이 형성되고, 연골하골의 경화, 활막의 섬유화, 관절피막 비후 등이 있는 것을 말한다. X선 검사에서 이상소견이 있다고 반드시 통증이 있는 것은 아니지만, X선 소견에 나타날 정도의 퇴행성변화가 있다면 보존적 치료의 한계를 넘었다고 보아야할 것이다.

퇴행성관절염의 보존적 치료로는 진통제와 비스테로이드성 소염제를 투여하는 것과 온열요법과 운동요법 등의 소극적인 방법들이 있다. 수술방법으로는 관절 내에 있는 loose body의 제거, 골극의 절제술, 관절성형술, 인공관절치환술 등을 시행한다.

X선 검사에 이상이 없는 중-노년층의 관절통증 환자에게 퇴행성관절염이란 진단을 붙여주는 경우가 많은데, 실제로 퇴행성변화에 의한 통증 환자는 극소수에 불과하다. 오히려 관절신경의 장해로 생기는 신경통 환자가 대부분을 차지하고 있다고 보여진다.

무릎통증을 가진 환자들에게 관절에 소염효과를 위한 스테로이드, 통증완화를 위한 국소마취제, 해열진통제, 관절의 윤활작용을 한다는 약제들을 주사해 왔다. 이 주사들로 일시적인 진통효과 외에 완치효과를 보았다는 환자를 필자는 본 일이 없었는데 그 이유는 치료의 잘못 이전에 그 통증의 원인 진단이 잘못된 때문일 것이다.

관절의 퇴행성 변화는 관절 간격이 좁아져 관절면에 마찰이 생기면 연골의 마모가 생기면서 일어나는 일련의 변화이다. 교량의 구조물들도 서로 맞닿아있지 않고 약간의 안정공간을 가지고 있는 것처럼 관절도 적당한 안정공간을 유지해야한다. 그 안정공간이 없어지면 관절의 뼈들이 서로 마찰을 일으켜 마모되면서 퇴행성 변화를 초래할 것이다.

의료계는 현재까지 관절의 안정공간이 좁아져 있는 원인은 고려하지 않고 관절면이 닳아지는 현상을 단순히 퇴화라는 표현으로 일관해 왔다. 관절 간격은 관절을 움직여주는 골격근의 긴장성에 좌우된다. 관절운동을 맡고 있는 골격근은 관절의 상하를 연결하고 있는데, 이 근육들의 긴장성이 높아지면 자연히 관절 간격이 좁아지고 만성화되면 연골의 마모가 생겨 퇴행성 변화를 일으키게 될 것이다.

관절통증은 관절 내부에서 생기는 것으로 알고 있지만, 실제로는 관절을 감싸고 있는 근육의 긴장에 의한 허혈성 통증이거나 관절감각신경의 장애 때문에 생긴 통증이 대부분이다. 관절피막에 망상으로 분포되고 있는 관절신경이 주행 도중에 장해를 받으면 연골의 마모 없이도 통증이 생길 수 있다.

관절통의 발생기전을 정리해 보면

1) 관절의 감각신경은 대부분 관절운동을 담당하는 골격근의 밑을 지나 관절의 피막에 분포된다. 신경의 통로가 되고 있는 골격근에 있는 통증유발점이 신경의 통로를 막으면 감각신경이 압박당해 관절 앞에 있는 피막에서 통증을 일으키게 된다.

  예: ① 반막양근(semimembranosus m.)의 유발점에 의해 내측관절신경이 압박받아 무릎관절 앞쪽의 내측에 통증이 생기는 경우

  　　② 대퇴이두근(biceps femoris m.)의 유발점에 의해 외측관절신경이 압박받아 무릎관절 앞쪽의 바깥쪽에 통증이 생기는 경우

2) 관절의 상하를 연결하고 있는 근육이 상위에서 긴장을 일으키면 관절주변에 부착된 근육의 건이 골막을 당기면서 통증을 일으킨다.

  예: ① 단무지굴근(flexor hallucis brevis m.)의 내측두(內側頭)에 생긴 통증유발점 때문에 엄지발가락에 생긴 가성통풍

② 상완삼두근(triceps brachi m.)이 상부에서 긴장을 일으키면 척골(ulna)상단을 잡아당겨 팔 꿈치에 일으키는 통증

③ 요측 수근신근(extensor carpi radialis m.)의 팽대부에 유발점이 생기면 상박골의 외측상과 를 견인시켜 생기는 Tennis Elbow

3) 관절을 연결하고 있는 근육이 관절 간격을 좁히게 되면 관절의 압박으로 통증이 생기거나 관절연골의 마모가 생겨 퇴행성변화를 일으킬 수 있고, 관절 내부 조직의 손상을 줄 수도 있다.

예: ① 다열근(multifidus m.)의 과긴장으로 facet joint의 간격을 좁혀 일으킬 수 있는 facet syndrome

② Temporo-mandibular joint 턱관절의 교근(masseter m.)에 생긴 유발점 때문에 생기는 TMJ Syndrome

③ 요골신경의 흥분으로 지골신근(extensor digitorum m.)이 긴장하게 되면 손가락의 간격을 좁혀 관절에 통증도 일으키고, 만성화되면 손가락의 관절에 생기는 퇴행성 변화

4) 관절을 연결하고 있는 근육이 관절 간격을 좁히게 되면 관절연골이 마모되어 골극을 형성하거나 연골 하골의 비대화, 관절피막의 비후 등이 생기면 이것들이 관절피막을 직접 자극하여 통증을 일으킨다.

예: 전형적인 슬관절의 퇴행성관절염

5) 관절을 감싸고 있는 골격근의 운동신경이 흥분하면 근육을 긴장시켜 허혈성 통증을 일으킨다.

예: 액와신경(axillary n.)의 장애로 삼각근에 허혈성 통증이 생기는 견갑관절 통증

관절통증의 주요 원인은 뼈 자체에 있는 것이 아니고 관절운동을 담당하는 근육에 문제가 있다. 고로 관절운동을 맡고 있는 근육들이 긴장하면 관절 간격이 좁아지고 관절의 유연성이 떨어지면 관절에서 염발음(crepitus)도 생기게 된다.

기계의 치차(gear)가 일정한 간격을 유지해야 하듯이 인체의 모든 관절도 일정한 간격이 필요하며 윤활작용이 필요하다. 관절의 안정공간과 유연성을 유지하려면 관절운동에 관여하는 골격근이 탄력을 유지해야 한다. 연령이 높아져 노화를 일으키면 자연히 근육이 탄력을 상실하게 된다.

근육의 지속적 유산소운동으로 근 섬유에 산소공급을 잘 시켜주어 근육의 탄력을 유지시켜주고, 근육의 강화운동으로 근력을 키워주어야 할 것이다.

관절에 통증이 있을 때에는 아래 세 가지를 먼저 점검해 줄 필요가 있다.

1) 관절을 연결하는 근육의 강직이 있는지를 확인하고, 그 근육의 운동신경의 이상 여부를 가려서 신경장애의 원인을 먼저 풀어주어야 한다: 대퇴사두근과 대퇴신경의 관계

2) 강직이 있는 근육에 의해 관절신경이 압박당하지 않았는가를 확인해서 신경의 압박을 풀어준다: 내-외측 슬관절신경과 반막양근이나 대퇴이두근과의 관계

3) 그 후에도 통증이 있으면 MRI 등으로 관절내부 연골이나 인대의 손상여부를 확인한다.

청년기에는 근육운동으로 유연성과 근력의 강화를 동시에 도모할 수 있으나, 장-노년기에 들어서면 근섬유의 탄력이 떨어져 무리한 운동을 하면 오히려 근육에 손상을 받게 된다. 청년기에도 유연성을 길러주는 운동을 하지 않고 과격한 운동만을 계속하다보면 만성적인 근육의 손상으로 후일에 관절에 통증을 일으키는 원인으로 작용할 수 있다.

관절에 통증을 일으킬 수 있는 기전은 고려하지 않고, 퇴행성관절염이라는 진단을 내리고 관절에 hyaluronic acid를 주사하거나, prolotherapy(증식치료)를 한다는 주장들이 나오고 있다.

어느 교수는 학회지에 기고한 글에서 통증의 발생기전 설명도 없이 만성골관절염에는 아편유사제(opioids)를 투여하는 것이 효과가 있다고 주장했다. 그 전제로 의사의 사명은 환자의 통증과 고통을 경감시키는 것인 만큼 아편유사제를 투여해서라도 통증을 경감시키는 것이 바람직하다고 했다. 그러나 적극적인 치료로 통증의 원인을 제거하지 않고 약물투여로 통증을 경감시켜주는 것이 통증 치료의 본질은 아니다.

노인들의 근육은 만성적으로 반복손상을 받아왔기 때문에 잠복성통증유발점을 많이 가지고 있다가 사소한 자극만 받아도 통증을 일으키게 된다. 장-노년기에 들어서면 평상시에 관절운동을 가볍게 해주되 어느 관절에 통증이 있다고 생각되거든, 반드시 운동 전에 관절운동에 관여하는 근육들을 찾아 마사지를 해주어 혈액순환이 잘되고 근경직(stiffness)이 생기지 않도록 풀어주는 것도 퇴행성관절염을 예방하는 길이 될 것이다.

대부분의 관절통증은 관절의 퇴행성변화로 생긴 것 보다는 관절주위 근육의 기능장애로 생긴 관절신경통이었음을 다시 한 번 상기하고 관절 내에 주사는 자제했으면 한다.

10 통증 없는 턱관절장애도 치료해 주어야 한다.

어느 일간지에 아래와 같은 기사가 실렸는데, 잘못된 언론보도가 환자들에게 피해를 줄 수 있다고 생각되어 잘못된 내용을 바로 잡고자 한다.

2005년 5월 11일

한국건강보험심사평가원(Korean Health Insurance & Assessment Service)에 따르면 턱관절의 진료는 2004년에는 4년 전에 비해 2배 이상 증가했다. 여성 환자가 73%로 남성의 2.5배에 달했고, 평균 연령은 30대 초반이었다.

턱관절 장애와 관련, 전문의들은 턱관절에서 잡음이 난다고 모두 치료할 필요는 없다고 강조한다. 턱관절을 움직이거나 음식을 씹을 때에 관절잡음이 나는 환자는 성인의 20-40%이지만, 그러나 단지 잡음만 있을 뿐 다른 특별한 증상이 없다면 굳이 치료하지 않아도 상관없다.

KH대 치과대학 구강내과 홍○○ 교수는 "턱관절 주위가 아프거나 입이 제대로 벌어지지 않아서 당장 치료가 필요한 사람은 턱관절장애 환자의 7% 정도에 불과하며 턱관절장애는 70% 이상이 스트레스 때문임으로 긴장을 풀고 보존적 치료를 받으면 대부분 좋아진다"고 설명했다.

다른 병과 달리 턱관절장애는 방치하더라도 수술을 받아야 할 정도로 악화되는 경우는 드물다. Y대 치과대학 구강내과 김○○교수는 "미국에서 턱에서 소리 나는 환자를 30년간 추적 조사한 결과 비록 증상호전과 재발이 반복되긴 하지만 더 이상 악화되지는 않았다"며 "치료를 하더라도 온찜질, 턱관절운동, 교합안전장치(splint), 물리치료, 약물요법 등 보존적 치료가 원칙이며, 수술이 필요한 경우는 극히 드물다"고 설명했다.

해설

관절이란 두 개 이상의 뼈가 서로 연결되어 최소 단위가 이루어지고 관절로서의 기능을 발휘하게 된다. 통증은 없지만 관절에서 소리가 난다는 것은 관절의 구성 성분인 뼈들 사이에 부조화가 있음을 의미하며, 뼈의 마모도 일으킬 수 있음을 의미한다.

턱관절증후군에 대한 이해가 잘못되어 있어 통증이 없으면 소리가 나도 치료할 필요가 없다거나 수술을 받을 정도로 진전되지는 않더라는 논리를 펴는 것은 잘못된 것이다.

턱관절을 연결하고 있는 근육 중의 어느 하나가 탄력을 상실하면 관절 간격이 제대로 맞지 않기 때문에 소리가 나게 마련이다. 관절 간격이 맞지 않으면 초기에는 기능적인 잡음이 나게 되지만 치료하지 않고 방치하면 관절 내의 연골이 닳아져 통증이 올 수도 있고 관절의 기능장애까지 오게 될 것이다.

턱관절의 상하를 연결하고 있는 근육 중에 한쪽 관자놀이에 있는 측두근(temporal m.)이나 하악골에 있는 교근(masseter m.)에 과긴장이 생기면 좌우 관절간격에 대칭이 틀어지기 때문에 소리도 나고 통증도 생길 수 있는 것이다. 통상적으로는 두 가지 증상이 한꺼번에 나타나게 되지만 때로는 한 가지만 나타날 수도 있다.

70% 이상이 긴장 때문이라고 얘기하고 환자들에게 긴장을 풀면서 살라고 하는데, 이 긴장이란 감정적인 긴장이 아니고 근육의 긴장이다. 잠복상태에 있던 통증유발점이 여러 가지 조건에 노출될 때에 활성화되어 나타나는 현상을 근육이 긴장했다고 표현을 하고 있는데, 그중에 감정적인 긴장도 잠복성 유발점을 활성화시킬 수 있는 여러 조건 중의 하나에 속할 뿐이다.

그 기능장애의 원인도 모르고 막연한 보존적 치료로 치료가 가능하고 수술이 필요한 경우는 극히 드물다고 얘기하는데, 수술만이 치료이고 보존적 치료는 치료가 아니라는 의미로 들린다. 턱관절증후군에 대해서는 치과 계열의 질환으로 알려지고 있고 대부분 치과에서 splint를 착용시키는 정도에 그치고 있지만, 그 치료기간이 너무 길고 불편함이 많다고 한다.

필자는 턱관절의 통증과 관절 잡음에 대해 오래전에 그 원인을 찾아 치료함으로써 탁월한 치료 효과를 볼 수 있음을 대한 통증학회지에 소개한 일이 있고, 지금도 많은 환자에게 도움을 주고 있다. 대부분이 음식을 씹을 때 작용하는 교근(masseter m.)과 측두근(temporal m.)들의 과긴장이 주원인이었고, 이 근육들의 긴장을 풀어줌으로써 짧은 기간 내에 통증과 잡음을 동시에 없앨 수 있었다.

보존요법으로 치료해서 좋은 효과를 볼 수 있으며, 수술요법이 아니면 치료가 아니라는 논리는 맞지 않고 통증은 없더라도 관절에서 나는 소리는 반드시 제거해주어야 기능장애를 예방할 수 있는 것이다.

11 너무 남발되고 있는 근근막주사 (TPI) 요법

서론

척추에 특별한 이상이 발견되지 않은 통증에 근근막통증증후군(Myofascial Pain Syndrome)이라는 진단이 많이 붙여지고, 근근막주사(trigger point injection, TPI)라고 해서 여러 군데에 다발적으로 주사하는 의료기관이 늘고 있다.

많은 사람들이 근근막통증증후군이라고 부르고 있는 진단명을 필자는 아직도 잘 이해하지 못한다. My-ofascial Syndrome을 필자가 잘못 알고 있는 것인지, 또는 다른 사람들이 잘못알고 있는 것인지 모르겠지만 견해 차이가 너무 큰 것만은 사실이다.

고안

대부분의 의사들이 근육의 긴장성 통증 환자들에게 근근막통증증후군이라 진단을 내리고, 통증이 있는 근육에 국소마취제와 스테로이드를 주사하고 있다. 이렇게 치료받은 환자들은 일시적 진통효과만 있다가 약효가 사라지고 나면 통증이 다시 생길 수밖에 없다.

근근막통증증후군(myofascial pain syndrome)을 치료한다면서 압통점이 있는 근육에 주사를 하거나 물리치료를 하는 것을 보면 대부분의 의사들이 통증유발점의 의미를 올바로 이해하지 못하고 있다고 생각된다.

양쪽 어깻죽지에 통증을 가졌던 어느 여자는 대구지방의 어느 종합병원에서 근근막증후군이란 진단으로 치료를 받았는데, 과장된 표현 같았지만 방문 때마다 양쪽 승모근(trapezius m.)에 10대 이상의 주사를 맞고 어지러워 안정을 취하고 나왔다고 한다. 이렇게 치료하는 것은 통증의 원인을 올바로 알지 못하기 때문에 통증을 호소하는 부위에 주사했던 것으로 생각된다.

환자들은 통증이 있는 부위에 습관적으로 습포제를 부착하고 있지만 그 통증이 나은 일은 없었다. 한방 의료기관에서는 근육에 긴장성 통증이 있으면 담이나 어혈이 들었다 하여 그 부위에 침을 놓거나 뜸뜨기도 하고 부항을 붙여 피를 뽑기도 한다.

필자의 진료 경험에서 근긴장성통증은 95% 이상이 통증을 가진 근육 자체에 그 원인이 있지 않고 다른 부위에 있는 통증유발점 때문에 전이되거나 방사된 통증임을 알 수 있었다.

통증유발점은 그 자체에서 통증을 일으키는 경우는 5% 이하로 생각되고, 어떠한 기전에 의해서 다른 부위에 통증을 일으키는 경우가 대부분인데, 유발점이 통증을 일으키는 기전에 대해서는 '**통증유발점의 의미**'편에 자세히 기록하였다.

근근막통증증후군과 통증유발점의 의미를 이해하면 통증 환자에게 여러 곳에 무차별 주사하는 일은 없을 것이다. 남의 진료 현장을 직접 목격한 일은 없지만 타 진료기관에서 치료받았던 환자들의 말에 의하면 대부분 1개의 통증에 최소한 5-6군데 이상씩 주사를 한다고 한다.

환자들이 필자에게 진료받으면서 첫 번째로 놀라는 것은 치료점을 통증이 있는 곳을 택하지 않고 제3의 장소에 잡는다는 것이고, 두 번째는 주사를 한 군데 아니면 두 군데에만 한다는 것이다. 세 번째로 놀라는 것은 주사 후에 즉시 통증완화효과를 느낀다는 것이다.

필자는 근근막통증증후군에 의한 통증은 근육 자체의 병이라기보다는 통증유발점이 통증을 일으키는 기전으로 통증유발점들에 의해 신경들이 압박받거나 조여져 제3의 장소에 생기는 통증이므로 근육통이 아닌 신경통이라 풀이하고 있다.

근근막통증증후군을 진단하고 치료하려면 통증이 있는 부위에 분포되는 신경을 알아보고, 그 신경의 주행경로를 추적해서 반드시 신경과 근육이 교차하는 곳에서 압통점을 찾아야 한다. 재활의학과에서는 통증유발점주사(TPI)를 많이 하고 있고, 마취통증의학과에서는 신경차단을 많이 하고 있는데, 그 내용을 잘 알고 보면 통증유발점과 신경이 교차하는 부위에 있는 유발점에 주사해서 신경의 압박을 풀어주는 것임을 알 수 있다.

유발점주사(TPI)라는 협의의 개념에서 벗어나 통증유발점에 주사해서 압박받고 있는 신경을 풀어 통증을 치료한다는 개념을 가지고 진료해보면 일석이조의 효과를 얻을 수 있을 것이다. 유발점을 이용한 통증치료에 관해서는 "**통증 치료의 실제**" 편에서 구체적으로 소개되어 있다.

통증유발점이 통증을 일으키는 기전

1) 근육이 **등척성 수축(isometric contraction)**을 일으키면 근 내압의 상승으로 근육 내의 혈류가 차단된다. 혈류차단으로 근육에 산소공급이 차단되면 근세포의 mitochondria에서 무산소성대사를 일으켜 탄수화물이나 단백질의 불완전대사산물인 유산(lactic acid)이나 유기산(organic acids)들이 축적되고, 통증유발물질(algogenic agent)인 kinins, histamine, prostaglandins 등이 분비되어 근육에 유해성자극을 일으켜 Aδ-fiber나 C-fiber를 타고 중추에 전달된다[예: 장늑근(iliocostalis m.)의 긴장에 의한 요통, 하후거근(serratus posterior inferior m.)의 긴장에 의한 등 쪽의 통증].

2) 유발점을 가진 근육이 등장성 수축(isotonic contraction) 운동을 하게 되면 탄력을 상실한 근육은 그 근육의 말단이나 힘줄(tendon)이 부착되는 골막을 잡아 다니게 된다. 그 결과 골막염이나 건염을 일으켜 근육 부착점 주위의 뼈에 통증을 일으키게 되고, 심해지면 골막의 손상으로 골막 밑에 출혈까지 일으킬 수 있다(예: Tennis elbow, Achilles건염).

3) 관절운동에 관여하는 근육의 지속적인 수축(sustained contracture)은 관절의 간격을 좁혀서 관절기능에 장애를 초래하거나, 관절 내의 disk를 자극해서 관절통을 일으키고, 추간판의 탈출이나 파열을

가져올 수도 있다 (예: facet joint syndrome, TMJ syndrome). 이 근육들이 무리한 운동으로 근섬유가 파열되면 관절 주위에 혈액(blood)이나 삼출액(exudate)이 고이게 되어 관절염으로 오진하는 경우가 있다.

4) 과긴장된 유발점의 밑이나 사이로 **감각신경**이 지나다가 압박받거나 포착되면 그 신경의 분포지역에서 통증이나 혼몽, 자통(타진통, 감각과민증, 감각감퇴 등)을 느끼게 된다(예: occipital headache, knee joint pain).

5) 과긴장된 유발점에 의해 **운동신경**이 압박받거나 포착되면 이 신경이 과도한 흥분을 일으켜서, 그 지배받고 있는 골격근에 등척성 수축을 일으킴으로써 근육 내에 허혈성 통증을 일으키게 된다. 운동신경이 약하게 압박받으면 흥분을 일으키지만, 과도하게 압박받으면 운동마비를 일으킬 수 있다(예: SCM m.의 유발점이 spinal accessory n.을 압박하면 trapezius m.에 통증을 유발시킴).

6) 복벽의 복직근(rectus abdominis m.)이 유발점 때문에 탄력을 상실하면 복강 내의 장기를 압박하면서 팽창을 방해하여 기능장애를 일으키거나 가성 내장통(pseudo-visceral pain)을 일으킨다. 때로는 과긴장된 복근이 그 기시점인 제 5-7번 늑골의 골막을 견인하면서 자극을 주어 가슴의 아래쪽에 통증을 일으키기도 한다.

2002. 8. 26.

12 MRI를 너무 과신하지 말자.

서론

MRI의 보급으로 어려운 질병의 진단에 많은 도움을 주고 있지만, MRI 검사소견에 너무 의존한 나머지 의사들이 환자가 가진 증상이나 이학적 검사를 소홀히 하는 경향이 늘어나고 있다.

요통환자에게 MRI검사 후에 요추 추간판탈출이 있다고 수술을 권유하거나, 뒷목의 통증 환자에게 MRI 검사 후에 경추 추간판탈출이 있다는 진단을 받는 환자들이 적지 않음을 볼 수 있다.

실례를 들어본다

52세의 남자 환자는 2년 전부터 요통과 함께 다리가 당기고 저려왔는데 본인의 말대로 하면 이 통증을 낫게 하기 위해 가보지 않은 의료기관이나 치료받아 보지 않은 방법이 없다고 한다. 정형외과에서 요추견인과 물리치료, 한방에서 추나요법과 침술요법, 척추교정, 봉독요법 등을 받아 왔던 것 같다.

필자에게 찾아오기 하루 전에 모 대학병원에서 MRI 검사를 받았는데 그 소견을 본 의사가 서둘러 수술 예정일을 잡자고 하더라는 것이다. 수술해도 실패하는 사람이 많다는 소문을 들었기에 수술하지 않고 나을 수 있는 병원이 없는지 인터넷을 검색하다가 필자의 홈페이지에서 자신의 증상과 관련된 내용을 보고, 모두 복사해서 들고 찾아 왔다.

먼저 MRI 소견을 보니 제4-5번 요추 사이에 현저한 추간판탈출과 약간의 퇴행성 소견을 보이고 있었다. 환자를 진찰해보니 추간판탈출을 의심할만한 이학적 소견은 전혀 없었다. 즉 아킬레스건 반사나 무지신근의 힘이 정상이었으며 하지직거상 검사 소견도 음성이었다. 특정 신경근 때문에 나타나는 피부의 감각장애도 없었다.

필자의 진찰결과 요통은 흉추와 요추 사이에서 나오는 흉추 제12번 신경장애 때문에 생긴 것이었고, 좌골신경통은 이상근증후군 때문에 나타난 것이었다. 필자는 흉추와 요추 사이의 최장근에 있는 통증유발점을 치료해서 요통을 해결하였고, 이상근에 10 mL의 국소마취제를 주사해서 좌골신경통이 즉시 완화됨을 확인할 수 있었다. 아마도 이런 환자를 통증클리닉을 하는 마취통증의학과 의사들이 보았으면 경막외강차단을 먼저 고려했을 것이다.

고안

수술기법이 많이 좋아진 요즘에 와서 추간판탈출증 수술을 잘못하는 의료기관은 없으리라고 생각된다. 그러나 수술 받고도 효과를 보지 못하는 환자가 많다고 수술을 기피하는 환자들이 많아지는 것은 수술의 잘못보다는 진단이 잘못되었던 것이라 생각된다. 수술실패증후군(failed back surgery syndrome)이란 진단명도 진단의 잘못으로 생긴 것이지 수술을 잘못해서 생긴 것이라고는 생각되지 않는다.

첨단장비의 발달이 진단에 편리함은 많이 주고 있지만, 이러한 장비는 진단하는데 보조적 역할을 하는 것뿐이고 최종 판단은 의사가 내려야 할 것이다. 그러나 이러한 검사장비에 너무 의존한 나머지 의사들의 이학적 검사소견은 뒤로 밀어둔 채 객관적 소견에 맞추어 진단을 내리려는 경향이 늘어가고 있다.

장비에 대한 의존도가 높아질수록 환자의 상태를 보고 질병을 진단하는 의사의 능력이 점차 무뎌져 가고 있다. 문진, 시진, 촉진, 타진, 청진 등의 간단한 초급단계의 진단방법은 오래전에 퇴화되어 버렸다고 생각된다.

MRI, CT 검사 등을 잔뜩 해 가지고 온 환자에게 이런 검사 소견은 의미가 없다고 얘기하고 촉진으로 진단을 내려주면, 필자의 진단법이 첨단검사결과를 무시하고 만져서 진단하는 원시적인 방법 같기는 한데, 신통하기는 하다고 얘기들을 한다.

MRI 검사 결과가 없으면 사소한 요통이나 추간판탈출증 하나 올바로 진단내리지 못하는 의사들이 늘어가고 있다. 근년에 전문의자격을 취득한 신경외과 의사에게 좌골신경통을 가진 환자를 진찰시켜 보았더니 간단한 신경학적 검사하나 소신껏 하지 못하고 고개를 갸웃거리면서 "글쎄! MRI를 촬영해 보아야 하겠는데요!"하는 식이다.

의사들의 이렇게 소신 없는 진료가 고가장비에 대한 의존도만 높이고, 따라서 환자의 진료비 부담만 높아 가는 것 아닌가 싶다. 어제도 3년간 뒷목통증이 있었다는 30대 젊은이에게 대학병원에서는 MRI 촬영 후에 목뼈 추간판탈출이 있는데 수술받을 정도는 아니니까 물리치료나 받으라고 했다고 한다.

필자의 진찰 소견은 중사각근에게 압박당한 견갑배신경이 견갑거근을 긴장시켜 생긴 통증이었다. 양쪽 중사각근에 각각 4 mL의 주사를 해서 통증의 완화를 확인하고 물리치료를 해주었더니 오늘은 매우 기분이 좋아졌다며 찾아 왔다.

필자는 환자의 진찰소견이 추간판탈출이나 척추협착증이 의심되어 확인을 위해 MRI 검사를 해서 나온 판독 소견이 환자의 임상증상과 일치할 때에만 그 검사결과를 믿고, 환자의 증상과 일치되지 않는 MRI 결과는 믿지 않고 있다. 기능적인 통증이 늘어가고 있는데 객관적 검사에만 의존하지 말고, 환자의 자각증상과 진단장비에 의한 객관적 검사소견을 비교해서 정확한 진단을 내릴 수 있는 지혜가 절실히 요구된다.

13 관절염을 캐낸다는 소염진통제?

주사나 경구로만 투여되던 약제들이 제약기술의 발달로 patch나 plaster형태로 만들어져 장기복용으로 인한 위장장애나 주사에 대한 공포감으로부터 해방되고 피부에 붙이고만 다녀도 약효를 보게 되었다.

국내에서는 그 대표적인 제품이 멀미(motion sickness) 예방제인 scopolamine-patch인데, 귀밑에 부착하도록 개발되어 그 인기와 명성이 대단하다. 그러나 일반인들은 약품의 특성을 모르기 때문에 이 patch는 반드시 귀밑에만 붙여야 하는 것으로 알고 있다. 이런 제품들은 피부를 통해서 흡수되어 전신적으로 작용하는 것이지 특정 부위에 부착했을 때에만 효과 있는 것은 아니다.

근년에 들어 국내 몇 개의 제약회사에서는 비스테로이드성 소염진통제를 patch나 plaster형태로 개발해서 많은 홍보전을 벌이고 있는데, 어떤 제품은 세계 특허까지 받았다고 한다. 관절염을 금방 캐낸다는 이미지의 광고를 열심히 하는 덕분에 많이 애용되고 있지만 그 효과는 미지수이다. 제품의 약효는 그만두고 사용 방법이 잘못되었다고 생각되어 한 가지 지적해두고자 한다.

그 제품의 약제들은 주사나 경구로 투여해 전신작용을 하고 있는 소염진통제들인데, 기술의 발달로 피부를 통해 투약하게 된 것은 획기적이라 할 것이다. 대중매체를 통한 이 제품들의 선전내용이나 제품포장에는 관절염에 특효가 있는 것처럼 표시해놓고, 연예인을 모델로 내세워 마치 관절염을 금방이라도 캐낼 것 같은 이미지의 광고를 하고 있다. 그러나 그 제품 안에 있는 설명서에는 소염진통제는 원인치료제가 아니고 증상완화제라는 점을 명시하고 있다.

광고를 보면 이 제품들은 관절염 환자들에게 반드시 환부에 부착해야만 효과가 있는 것 같은 느낌이 들도록 선전하고 있다. 이 약제들은 그 특성상 관절 부위에 선택적으로 치료효과를 발휘하는 것이 아니고 피부를 통해 흡수되어 일정한 혈중농도를 유지하면서 전신적으로 작용하는 것이다.

환자들이 잘못 받아들인 탓인지는 모르겠지만 반드시 통증이 있는 부위에 붙이고 다니면서 불편함을 겪고 있다. 통증의 원인은 통증이 있는 부위에 있지 않기 때문에 진단이 잘못되어 있기도 하지만 대부분 치료에 대한 개념자체가 잘못되어 있다.

통증을 여러 곳에 가진 환자들은 장소를 가리지 않고 아픈 곳에 도배하듯이 붙이고 다닌다. 소염진통제인 이 제품의 약제들은 하루에 투여량이 제한되어 있고 plaster제품이나 patch 제품도 마찬가지일 것이다. 제품에 따라서 하루에 2매 또는 1매씩 부착하거나, 2일에 1매 부착하도록 분명히 설명서에 기재되어 있고, 그 용량이면 충분히 소염효과를 볼 수 있는 혈중농도를 유지하도록 만들어져 있다.

환자들은 대부분 사용설명서를 읽지도 않고, 많이 붙이면 좋고 아픈 곳마다 붙이는 것으로 알고 있다. 이는 복약지도를 해야 할 약사들이 제품의 특성을 모르고 팔기만 하는 것인지는 모르겠지만 떠돌이 약장사와 같은 속성은 버렸으면 한다. 병·의원에서는 진료 시에 이러한 제품의 특성을 알아서 이미 부착하고 있던 환자에게는 투약을 줄이거나 처방에서 빼서 2중 투약을 막는 것이 좋을 것이다. 위장장애가 있거나 주사를 기피하는 환자에게는 이런 제품의 처방이나 추천도 필요하리라 생각된다.

환자들은 제품설명서를 자세히 읽어서 근본치료제가 아니고 증상완화제임을 알아두고, 다른 치료와 병행하는 것이 바람직하고 부착할 때에는 여러 매를 한꺼번에 붙여서 남용하지 말고 필요한 용량만 사용해야 할 것이다. 또한 환부에 붙이지 않고 피부 아무 곳이나 붙여도 효과는 마찬가지라는 사실을 알았으면 좋겠다.

관절염을 캐내는 약제는 있을 수 없고, 반드시 통증이 있는 관절에 붙여야만 효과가 있는 것은 아니다. 꼭 알맞은 부위를 알고 싶다는 사람이 있다면 겨드랑이 밑이 피부가 얇고 부착하기에 좋은 곳이라고 추천하고 싶다.

2001. 9. 26.

14 통증 치료에 Psoas Compartment Block의 효용성은?

서론

통증의학계에서는 수술 목적의 신경차단과 통증 치료 목적의 신경치료를 아직까지도 혼동하고 있는데, 지금부터라도 용어부터 구분해서 사용했으면 좋겠다. 팔과 손목, 손에 있는 통증 치료를 위해 상완신경총차단(brachial plexus block)을 한다고 하는데, 엄밀한 의미에서 상완신경총차단이라고 해서는 안 될 것이다.

수술 마취 목적의 신경총차단은 전사각근(scalenus anticus m.)과 중사각근(scalenus medius m.)의 사이에 있는 도랑(筋溝; groove) 안에 국소마취제를 주입해서 도랑 안에 있는 상완신경총(brachial plexus)의 기능을 마비시키는 것으로 통증 치료 목적의 치료마취와는 전혀 다른 것이다.

상완신경총을 압박해서 상지에 통증이나 불편함을 일으킬 수 있는 원인은 전사각근에 있는 통증유발점에 있다. 따라서 이러한 통증 치료 목적으로는 상완신경총 주위에 직접약물을 주사하지 않고 전사각근의 통증유발점에 주사해서 전사각근을 이완시켜 준다.

수술 목적으로 상완신경총 차단을 했을 때에는 팔과 손의 감각과 운동 기능까지 마비되고 마취약제의 지속시간이 경과하면 그 기능들이 정상으로 되돌아온다. 그러나 통증 치료 목적으로 긴장된 전사각근에 주사해서 근육을 이완시켜주면 신경기능은 정상으로 있으면서 통증만 사라지고 그 제통 기간은 영구적이거나 장기적일 수 있다.

앞에서 예를 들었던 상완신경총은 요부신경총(lumbar plexus)과 비슷한 해부구조를 가지고 있다. 즉 상완신경총은 전사각근과 중사각근사이에 있는데 전사각근이 긴장을 일으키면 압박받아 팔과 손에 제반 증상을 일으킨다.

본론

요부신경총은 요방형근(quadratus lumborum m.)과 대요근(psoas major m.) 사이의 공간인 대요근 도랑(大腰筋溝; psoas compartment) 사이에 들어있는데, 이 도랑 내에 국소마취제와 스테로이드를 주입해서 요부신경총을 차단하는 법을 대요근구차단이라 한다.

대부분 편측의 요통, 서혜부의 통증, 대퇴부 앞쪽의 통증이 있을 때에 시행하고 있는 것으로 알려지고 있다. 번역되어 국내에 출판된 일본의 어느 문헌에도 십여 가지의 질환을 그 적응증으로 열거하고 있는데, 통증 치료를 하고자하는 초보의사들에게는 그 내용이 액면 그대로 받아들여지고 있다.

통증학회지에 보고된 논문들을 보면 요통과 함께 대퇴부에 통증이 있을 경우에 경막외강차단을 몇 차례 해보고 효과가 없으면 대요근구차단을 했다고 하는데, 병증에 따라 그 효과는 달랐지만 어떤 예는 전혀 효과가 없는 경우도 있었다고 한다.

이와 같이 시술효과가 불확실한 이유는 사전(事前)에 어떤 시술을 해야 할 **필연성**이 결여된 상태에서 시술했기 때문이다. 어쩌다가 시술해 보았더니 효과가 좋은 경우도 있었고 전혀 효과가 없는 경우도 있었다는 보고는 처음부터 발상이 좋지 않았던 것이다.

대요근구차단에 대한 논문 고찰

1) 대한통증학회지(1992)에 발표된 논문에 의하면 위암환자 1명에서 전이성으로 하지에 생긴 통증을 대요근구차단으로 제통효과가 3개월 이상 지속되는 것을 경험했는데, 그 효과에 대한 이유는 몰랐지만 흥미로운 일이라고 했다.

2) 대한통증학회지(1995)에서는 17명의 환자에게 대퇴전면, 대퇴후면, 대퇴전체, 그리고 무릎관절 이하의 통증으로 구분하여 시술결과를 점검했다는 보고가 있었다. 대요근구에 주사한 결과 대퇴전면의 통증은 2/3에서, 대퇴후면의 통증은 3/4에서, 대퇴전체의 통증은 2/3에서 good effect(우수한 효과)가 있었다는 보고가 있었는데, 대퇴후면의 통증 치료에 효과가 있었다는 얘기는 해부학적으로 볼 때 이해가 되지 않는다. 또한 전이성 암에 의해 다리통증을 일으킨 환자의 치료에 대해 15명 중 11명(73.3%)에서 만족도를 보였고 암이 아닌 경우에는 6명 중 1명에서 미미한 효과를 나타냈다고 보고하고 있는데, 어디에서 어디로 전이된 암성통증이었는지 구체적인 설명이 없었다.

전이성 암에 의한 통증이 아닌 경우의 대퇴부통증은 대요근구 안에 생긴 병변이 아니고 대요근과 장골근의 과긴장이 대퇴신경을 압박해서 생긴 대퇴신경통이었기 때문에 대요근구차단에 효과가 있을 수 없는 것은 명확한 이치이다.

3) 대한통증학회지(2002)에서는 요추 제4-5번 척추탈위증이 있어 척추고정수술 후에 양측 하부요통과 대퇴부에 통증이 생긴 환자에게 5회의 미추강차단을 했어도 효과가 없어, 좌우 교대로 5회의 대요근구 차단을 시행하여 VAS 2-3 정도의 통증 감소 효과를 보았다고 보고하고 있다.

고찰

그런데 3편의 논문 모두 대요근구차단을 해보니 어느 정도 치료 효과가 있었다고 보고하고 있지만, 차단 해야 했던 이유나 통증의 원인을 정확히 알지 못한 상태에서 막연히 시술했던 것이라 생각된다.

요추부에서는 요부신경총의 뒤쪽에는 요부방형근이 있고 앞쪽에는 대요근이 위치하며, 골반강 안에서는 장골근이 뒤쪽에 있고 대요근이 앞쪽에 위치한다. 대요근이나 장골근이 과긴장하게 되면 요부신경총을 압박하게 되는데, 대부분의 환자는 그 중에서 가장 큰 신경인 대퇴신경의 장애에 의한 제반 증상을 주로 느끼게 된다.

그 증상들은 고관절의 통증, 서혜부의 통증, 대퇴부 전면의 통증과 감각둔화, 그리고 슬관절 통증들이다. 이러한 증상이 만성화되면 대퇴사두근이 위축을 일으켜 근력의 약화로 보행에 지장을 초래하기도 한다. 이러한 증상의 통증을 필자는 **대퇴신경통**이라 명명하였다.

이러한 증상을 가진 환자의 대요근 도랑에 국소마취제나 스테로이드를 주사하는 것은 수술 목적으로 상완신경총을 차단하는 것과 같이 약제의 지속시간만 지나면 제반증상은 반드시 다시 나타날 것이고 반복된 주사를 필요로 할 것이다. 이러한 방법은 대요근도랑에 염증, 유착이 있어 신경총을 압박, 포획했을 경우에만 치료효과가 기대되고, 그 외의 경우에는 신경전달 마취효과 이상의 통증 치료 효과를 기대하기 어려울 것이다.

대퇴신경의 압박 증상들은 척추강 외에서는 요부신경총 주위의 임파종, 전이성 복강내종양, 대요근의 농양 등이 있을 때 나타날 수 있는데, 일련의 이런 증상들을 Femoral nerve compartment syndrome이라고 부르고 있다. 또한 척추강 내에 있는 것들로 유방, 폐, 전립선 등에서 척추로 전이된 악성종양, 경막외농양, 경막외종양, 경막내종양, 상부요추의 추간판탈출증, 척추강협착들이 다리에 비슷한 통증을 일으킬 수 있다.

다리에 통증을 일으킬 수 있는 질환 중에 상기한 몇 가지들은 CT, MRI 등으로 척추관, 골반강, 후복막강 안에서 충분히 발견할 수 있고 수술로 제거 가능할 것이다.

그러나 수술이 불가능한 전이성 암으로 하지에 통증이 지속되어 morphine 제제를 투여해도 제통효과가 없던 환자에게 대요근도랑에 국소마취제와 소량의 스테로이드를 주사해서 장시간의 제통효과를 보았다고 보고하였지만 그 치료기전을 설명하지 못했다.

그 이유는 전이성 암에 의한 하지의 통증을 신경병증성통증(neuropathic pain)이라는 개념으로 보고 있었던 것으로 생각된다. 악성종양이 직접 신경총이나 신경근에 전이를 일으켜 생긴 통증이라면 신경파괴를 하지 않고 국소마취제와 스테로이드의 주사만으로는 제통효과가 약효시간 이상 지속될 수 없을 것이다.

이는 Bonica가 마취 목적의 국소마취제주사와 통증 치료 목적의 국소마취제주사에 의한 제통시간에 차이가 있는 이유를 몰라 고민했던 것처럼, 대요근구에 주사한 약물의 효과를 단순히 국소마취의 효과로 생각하는데서 오해가 생긴 것 같다.

전이성 암의 경우에는 신경에 직접 침범했던 것이 아니고 신경총 주변의 조직에 전이를 일으켜 부종이나 유착을 일으키면서 신경을 압박하거나 포획을 일으켜 신경증상을 나타냈다고 생각된다. 때문에 대요근구에 약물을 주사해주면 anti-inflammatory effect(소염작용)와 함께 유착박리와 부종제거까지 해주었기 때문에 제통효과가 오래 지속되었을 것이다. 그래서 이러한 통증을 비신경병적통증(non-neuropathic pain)이라고 필자는 이름 지었다.

아직도 통증의학계는 이러한 통증들을 구분 없이 전부 신경병성통증(neuropathic pain)으로 간주하고 있지만, 신경인성통증(neurogenic pain) 중에는 비신경병성통증(non-neuropathic pain)도 포함되어 있는 것이다.

허혈성으로 생긴 통증에는 morphine 제제를 투여해도 제통효과를 볼 수 없다. 전이성 암이 신경총 주변을 침범하여 신경들을 압박해서 신경 자체에 허혈이 생기고, 대퇴신경의 흥분이 대퇴사두근을 긴장시켜 허혈성 통증이 생긴 것이다. 때문에 이러한 통증에 morphine 제제를 투여해도 효과가 없던 것이고, 대요근구차단으로 이 통증이 없어진 것을 단순마취 효과만으로 해석하려는 발상자체가 잘못 되었다 생각된다.

요부신경총에서 나오는 신경들은 폐쇄신경(L2-4)을 제외하고는 대퇴부 뒤쪽으로 통증을 일으키지 않는다. 대퇴부 뒤쪽의 통증 환자에게 대요근구차단으로 통증 치료 효과를 보았다는 보고가 있었는데, 전이된 암이 폐쇄신경주변을 침범한 경우를 제외하고는 이 시술에 대한 이해가 부족해서 생긴 위양성 효과(false positive effect)가 아니었나 생각된다.

통증은 그 원인이 제거되면 100% 없어져야하는 것이지 VAS 수치로 8-9에서 3-4 정도로 감소하는 것을 통증 치료의 효과라고 판정해서는 안 될 것이다.

대요근 때문에 하부요통이 생기는 경우는 대요근들이 긴장을 일으켜 신축성을 상실하면 고관절을 신전시킨 상태에서는 대요근이 요추를 전방으로 당기면서 요추의 lordosis(전만증)를 일으킨다. 그 때문에 이런 환자들은 똑바로 서 있을 때에나, 다리를 뻗고 똑바로 누워있으면 추간관절들이 압박받으면서 요통을 일으키게 된다.

이러한 환자의 진단은 대퇴사두근의 강직이나 위축, 그리고 대퇴부 전방 피부감각의 둔화를 먼저 확인한다. 환자를 똑바로 눕힌 상태에서 배꼽 옆의 약 4 cm 측방을 깊숙이 촉진하여 대요근에 있는 압통과 서혜부에 있는 장골근의 압통을 확인한다.

치료는 대요근구에 주사하던 약물을 대요근에 직접 주사한다. 요추의 제3-4번 사이에서 측방으로 5-6 cm 떨어진 위치에서 22 G 10 cm 길이의 주사바늘로 약 5도 정도 내측으로 찌른다.

대요근구차단처럼 요추방형근을 지나면 바늘의 저항소실을 느껴지게 되는데 조금 더 진행시키면 다시 대요근의 근막에 닿는 촉감을 느끼게 된다. 대요근의 근막을 뚫고 2-3 cm 가량 더 진입하면 대요근의 중심부에 도달하게 된다.

C-자형 투시기로 확인할 때에는 주사바늘의 끝이 요추체의 중심 깊이에 도달하면 된다. 조영제를 혼합

해서 주사해주고 조사해보면 대요근의 전체에 약물이 퍼지는 Psoas Shadow를 확인할 수 있다. 약물이 근육 내에 퍼지는 것을 확인 후에 환자에게 물어보면 요통은 물론 대퇴부 전방에 있던 통증이 **VAS 8-9**에서 **0**으로 떨어진 것을 확인할 수 있다.

결론

어떠한 통증에 어떤 시술을 해보았더니 결과가 어떻더라는 사고를 버리고 시술해야 할 필연성을 가지고 시술에 임했으면 한다. 대퇴신경통을 가진 환자의 치료에는 대요근구차단을 하지 말고 대요근에 직접 주사할 것을 적극 추천하는 바이다.

15 의사의 명예회복을 위한 두통(headache)과 편두통(migraine)의 치료법

서론

근래에 들어 필자에게는 두통, 편두통 환자가 부쩍 많아지고 있는데, 인터넷 덕분인지 모르지만 먼 곳에서 찾아오는 환자가 늘어나고 있다. 대부분 만성적으로 두통을 가지고 있어 치료를 위해 여러 곳들을 돌아다녀도 낫지 않은 사람들이다.

솔직히 말해 만성두통환자를 만나면 의사들의 골치가 더 아프다고 한다. 국제두통학회의 분류에 따라 환자를 분류하고 진료하려고 하면 어느 분류에 환자를 넣어야할지 혼란스러워 치료는 고사하고 진단부터 헤매게 되어 필자는 일찍부터 그러한 분류법을 포기했었다.

오래 전에 "근긴장성 두통에 관한 연구"라는 논문을 통증학회지에 실어 두통에 관한 견해를 밝힌 바 있지만 아직도 필자의 견해를 이해하는 의사들이 많지 않다. 이제까지 두통을 치료해주지 못했던 모든 의사들의 명예 회복을 위해 필자가 경험하고 연구한 두통의 원인과 치료법을 다시 한 번 정리해서 소개하는 바이다.

증례

(1) 평택에 사는 24세의 대학 휴학생은 대학 1년을 다니고는 두통 때문에 학교를 휴학하고 치료를 위해 의료기관을 전전하다가 인터넷을 통해 필자의 클리닉을 알고 찾아 왔다. 의료기관에서 치료를 하다 못해 지압을 자주 받고 있는데, 지압을 한 번 받는데 13만 원이라는 금액이 들었다고 한다.

진찰 후 양쪽 승모근(trapezius m.)의 운동점(motor point)과 두판상근(splenius m.)의 상단에 있는 유발점을 찾아 각 지점에 0.5% 리도카인에 Botulinum Toxin과 스테로이드를 혼합해서 4 mL씩 주사해주었더니 두통이 말끔히 없어졌다고 한다. 가까운 병원에 가서 필자가 치료한 곳을 물리치료를 받도록 하고 보내면서 치료받는 도중에라도 두통이 재발하거든 다시 오도록 당부해두었지만 다시 오지 않았다.

(2) 청주에서 온 27세의 가정주부는 6년 전부터 왼쪽 편두통이 심한데 교과서에 나오는 편두통의 전형적인 증상을 모두 가지고 있었다. 전조 증상(aura)으로 눈이 부시거나 눈에 별빛 같은 것이 어른거린 증상이 먼저 오고 두통이 생기기 시작하면 눈알이 아프고 구역과 구토가 생기면서 식은땀이 흐른다고 한다.

대학병원에서 뇌 혈류 검사하고 왼쪽 뇌에 혈류가 감소했다는 진단을 받고 투약을 받고 있으나 전혀 효과가 없다고 한다. 왼쪽 승모근과 두판상근에 병소가 있음을 확인하고 두 곳에 0.5% 리도카인 4 mL씩 주사하고 동네 병원에 가서 치료하도록 보냈다.

1회 치료하고 간지 37일 만에 다시 찾아왔는데 그 동안에 두통이 없었는데 최근에 갑자기 두통이 생겨서 다시 왔단다. 그러나 승모근과 두판상근에 있는 유발점은 여전히 남아있어 스테로이드를 혼합해서 다시 한 번 더 주사하고 치료해 주었더니 다시 찾아오지 않는다.

(3) 양평에서 오신 49세의 가정주부는 50일 전부터 두통과 함께 안구통증이 심하고 구역, 구토가 심하여 H대학병원에서 뇌 MRI를 촬영하고 3주 동안 입원 치료하다가 효과를 보지 못하고 퇴원하는 길로 필자를 찾아 왔다.

진단명은 없고 그냥 마음 편하게 먹고 운동이나 하면서 살라는 진단을 받았단다. 이 환자도 양쪽 승모근과 두판상근에 있는 통증유발점에 스테로이드와 Botulinum Toxin을 혼합한 리도카인을 4 mL씩 주사해주니 두통과 안구통증이 없어져 고향에 가서 물리치료받도록 하고 보냈다.

고안

두통 환자들 대부분이 가진 공통적인 병발 증상은 안구통증이나 시력장애, 그리고 구역이나 구토들인데, 아직까지 두통이나 그 병발 증상들의 발생기전이 설명되지 못하고 있다. 교과서에는 편두통의 원인이 뇌 혈류의 장애 때문이라고만 소개되었을 뿐 구체적으로 어느 혈관의 장애라는 말이 없다. 어느 문헌에는 편두통의 발작이 있을 때에는 실제로 뇌의 혈류는 감소하더라고 한다.

뇌 혈류의 감소로 편두통이 생긴다는 개념 때문에 뇌 혈류를 늘려줄 목적으로 일부 통증의학과 의사들은 성상신경절차단을 반복하고 있지만, 과연 그러한 치료법으로 완치효과를 본 환자가 몇이나 있었는지 궁금하다. 내과적으로는 편두통환자에게 혈관수축제인 Ergotamine을 투여하고 있는데 그 치료기전 또한 의심스럽다.

필자는 뇌 혈류를 측정할 수 있는 시설을 갖추지 못해 뇌혈류의 감소여부는 알 수 없었지만, 진료 경험에서 편두통의 원인은 뇌혈류 감소보다는 두피의 혈액순환 감소 때문임을 알게 되었다.

그 이유는 후두 쪽 두피의 혈액 공급을 맡고 있는 후두동맥(occipital a.)이 장해를 받으면 혈관성 두통이 생기는 것을 알 수 있다. 후두동맥의 혈류장해를 일으키는 주원인은 후두동맥의 주행과정의 한 지점인 두판상근에 생긴 강직성 통증유발점이었다.

1) 혈관성 두통(vascular headache)의 발병기전

후두동맥의 혈류를 방해하는 해부학적 위치나 그 중요성은 이미 여러 곳에서 소개한 바 있지만 다시 한 번 반복해서 소개한다.

유양돌기(mastoid process)의 바로 후-하방에 약간 오목하게 들어간 곳으로 두판상근(splenius capitis m.)이 유양돌기에 부착되기 직전에 해당하는 곳이다. 후두동맥이 후두골 쪽으로 올라가기 직전에 유양돌기의 후-하방에 있는 두판상근의 밑을 지나게 된다.

후두근(occipitalis m.)의 운동신경인 안면신경중의 후이개신경(posterior auricular n.)의 후두근분지(occipital br.)도 두판상근 밑에서 후두동맥과 비슷한 주행을 하게 된다. 두판상근이 유양돌기에 부착하기 직전의 위치에 있던 통증유발점이 활성화되면 동맥과 신경들을 동시에 압박하게 된다.

후두동맥이 압박당하면서 혈관이 막히면 이 동맥으로부터 혈액공급을 받고 있는 두피에 허혈을 일으켜 통증을 일으키는데, 반복적인 박동에 의해 혈관 벽(vascular wall)이 갑작스런 확장을 하게 되면 바늘로 찌르는 것 같은 두통을 일으킨다. 드문 일이기는 하지만 만일에 후두정맥(occipital vein)이 압박당하면 정맥혈(venous blood)이 막혀 그 분포받고 있는 두피에 울혈을 일으키게 된다.

2) 신경인성(neurogenic) 두통의 발병기전

대후두신경(greater occipital n.)은 두측반극근(semispinalis capitis m.)에 운동신경을 보내고 두피

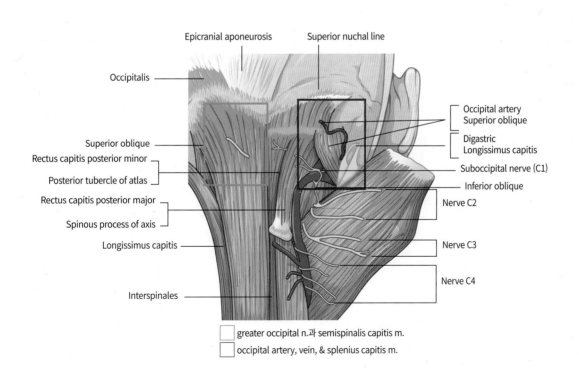

Epicranial aponeurosis
Superior nuchal line
Occipitalis
Occipital artery
Superior oblique
Digastric
Longissimus capitis
Superior oblique
Rectus capitis posterior minor
Posterior tubercle of atlas
Rectus capitis posterior major
Spinous process of axis
Longissimus capitis
Interspinales
Suboccipital nerve (C1)
Inferior oblique
Nerve C2
Nerve C3
Nerve C4

☐ greater occipital n.과 semispinalis capitis m.
☐ occipital artery, vein, & splenius capitis m.

로 나와 몇 개의 말초분지로 갈라져 두피의 표재근막(epicranium), 측두부분(temporal area), 이개(ear auricle), 하악각(angle of mandible), 상항선(superior nuchal line)에서 두정(vertex)까지의 두피에 분포된다.

대후두신경이 후두골 부근에서 두피로 나올 때 두측반극근의 팽대부와 승모근(trapezius m.)의 상단을 뚫고 나온다. 대후두신경이 뚫고 나오는 두측반극근에 통증유발점이 생기면 직접 대후두신경이 포획(捕獲) 당하게 되어 두피에서 통증을 느끼게 된다.

승모근의 운동점(motor point)은 제7번 경추의 극돌기(spinous process)와 견봉(acromion)의 중간 위치에 해당하는 승모근의 중심점이다. 승모근의 중심점에 있던 통증유발점이 활성화되면 근수축을 일으키면서 후두골에 부착되어 있는 승모근의 끝을 잡아당기고, 그 결과 승모근의 끝을 뚫고 지나가는 대후두신경까지 함께 잡아당겨 두통을 일으키게 된다.

3) 두통과 함께 안구통증, 시력장애, 시각증상 등이 나타나는 기전

삼차신경의 제1분지인 안신경(ophthalmic nerve)은 안구, 결막, 눈물샘, 코의 점막, 부비동, 이마, 안검, 코의 피부감각를 맡고 있다.

전두신경(frontalis n.)은 삼차신경 제1지인 안신경(ophthalmic n.)의 가지인데, 전두신경의 가지인 안와상신경(supraorbital n.)은 안와상공(supraorbital foramen)을 통해 이마로 올라가 전두근(frontalis m.) 밑에서 내측분지와 외측분지로 갈라진다. 내측분지는 전두근을 뚫고 올라와서 두정골까지의 두피에 분포되고, 외측분지는 모상건막(galea aponeurosis)을 뚫고 뒤쪽으로 가서 λ-상 봉합까지의 두피에 분포된다.

▣ 안면신경의 후두근 분지와 후두근의 관계

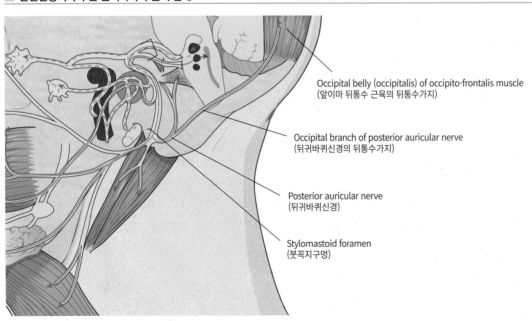

Occipital belly (occipitalis) of occipito-frontalis muscle
(앞이마 뒤통수 근육의 뒤통수가지)

Occipital branch of posterior auricular nerve
(뒤귀바퀴신경의 뒤통수가지)

Posterior auricular nerve
(뒤귀바퀴신경)

Stylomastoid foramen
(붓꼭지구멍)

두피의 앞쪽감각을 맡고 있는 신경인 안와상신경이 이마에서 전두근을 뚫고 두개로 나오게 된다. 전두근의 운동신경인 안면신경의 측두 분지(temporal br.)가 어떤 자극으로 흥분을 일으키면 전두근을 긴장시킬 수도 있을 것이다.

대부분의 이마와 안구의 통증은 두판상근에 있는 유발점이 일으키는데, 두판상근 밑으로 지나던 안면신경의 **후두근 분지**가 두판상근에 의해 압박당하면 흥분을 일으켜 후두근을 수축시킨다. 후두근이 수축하면 연장선상에 있는 전두근을 잡아당기게 되면 전두근을 관통하고 있는 안와상신경까지 조여지게 된다.

나무의 큰가지를 잡아당기면 나무 밑기둥까지 흔들리게 되는 것처럼 말초신경인 안와상신경이 당겨지면 그 신경의 밑기둥에 해당하며 앞이마와 안구에 감각을 맡고 있는 안신경 전체까지 영향을 받게 되어 앞이마와 안구에 통증이나 시력장애까지 초래되는 것으로 추정된다.

일반적으로 후두골 부근의 두피로 올라온 대후두신경, 제3후두신경, 안면신경의 후두분지 등은 서로 문합을 이루고 있어 단독으로 기능을 발휘하지 않고 증상이 혼합되어 나타나기 때문에 신경 하나하나의 증상이 구별되지 않는다.

Ophthalmic Nerve

A) Tentorial br.
B) Lacrimal nerve
C) Frontal nerve
  1) supratrochlear n. - 눈썹의 안쪽을 타고 이마로 올라가서 이마아래부분의 감각을 담당한다.
  2) supraorbital n.; supraorbital notch나 foramen을 통해서 이마로 올라와 전두근(frontalis m.)의 밑에서 내측분지와 외측분지로 갈라진다.
  3) br. to frontal sinus.
D) Nasocilliary nerve

4) 두통과 구역, 구토가 함께 생기는 기전

두통이나 편두통 환자 중에는 구역이나 구토를 동반하는 경우가 있는데, 그 기전을 아직까지 설명한 학자는 아무도 없었다. 환자에 따라서는 두통이 있을 때에 소화가 되지 않고 구역이나 구토가 생긴다고 호소하는 사람이 있는가 하면, 어떤 환자는 체해서 소화가 되지 않으면 두통이 생긴다고 호소하는 사람도 있다.

이런 환자들의 경우에는 두통을 일으킬 수 있는 원인과 위장장해를 일으킬 수 있는 원인이 공존하고 있다가 동시에 발병을 일으킨 것으로 사료된다. 필자가 논문을 통해 발표한 바 있는 가성 위장통이 두통과 동시에 존재할 때 나타나는 현상이다.

두통을 일으키는 통증유발점이 활성화되어 발작을 일으킬 상황에 처하게 되면 가성 위장통의 원인도 활성화를 일으켜 소화 장해나 구역, 구토를 일으키게 된다. 가성 위장통의 원인은 우측 상복부의 복근에 있는 통증유발점이라는 사실은 **"가성 위장통에 관한 연구"**라는 제목으로 이미 통증학회지에 소개한 바 있다(대한통증학회지 제9권 1호. 1996.).

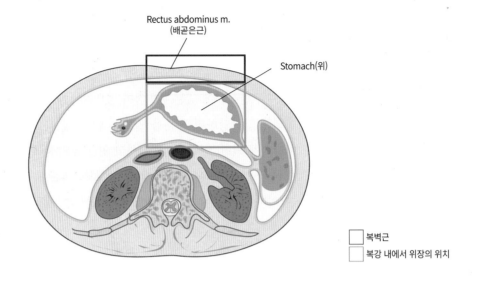

Rectus abdominus m.
(배곧은근)

Stomach(위)

복벽근
복강 내에서 위장의 위치

두통과 구역, 구토는 별개의 병이고 서로 다른 장소에 따로 존재하고 있다가 발병을 일으킬 때에 동시에 나타나는 일이 많아 구역이나 구토를 두통에 수반되는 증상의 하나로 오해하고 있다고 생각된다.

두통의 진단과 치료

두통의 원인을 찾기 위해 승모근, 두판상근, 두측반극근, 측두근을 촉진해서 유발점을 찾는다. 확인 겸 치료를 위해 해당되는 지점에 0.5% 리도카인을 각각 4 mL 정도 주사하면 두통이 있는 쪽의 안구통증이나 시력장애가 먼저 없어진 다음에 두통이 없어지는 것을 그 자리에서 확인할 수 있다.

만성화된 통증유발점의 경우에는 추가로 스테로이드와 리도카인을 혼합주사하거나, 각 지점에 Botulinum Toxin을 혼합 주사하면 치료효과를 훨씬 더 높일 수 있다. 유발점의 치료를 주사에만 의존하지 말고 물리치료를 해주고 소염진통제를 투여를 병행해야 한다.

일부 언론보도에는 두통이나 편두통의 치료에 Botulinum Toxin을 사용하는 것은 이 약제가 중추에서 분비되는 통증유발물질을 억제하는 효과가 있다고 소개하고 있는데, 두통의 발병기전이나 Botulinum Toxin의 약리작용을 모르는 의사들의 잘못된 발언을 인용한 것으로 생각된다.

두통과 함께 오는 구역과 구토의 진단은 환자의 상복부에 있는 복근에서 통증유발점을 찾으면 된다. 대부분의 환자에서 우측 복근에 강직성 유발점이 있음을 알 수 있고 유발점의 치료법에 따른 치료를 해주면 위장장해도 쉽게 없어진다.

결론

만성두통환자의 완치가 어렵고 자주 재발하는 이유는 첫째로 두통의 원인 진단을 제대로 못했기 때문이었다. 두 번째는 정확한 원인을 찾아 치료를 해주면 한 번만 해주어도 두통이 말끔히 사라지기에 환자들의 입장에서는 원인 제거가 다 되지 않았더라도 완치되었다고 생각하여 지속적인 치료를 받지 않기 때문이다.

2002. 12. 18.

16 이제는 편두통(Migraine)에 대한 개념을 바꿀 때가 되었다.

서론

필자는 통증에 대한 자신의 이론에 따라 환자를 치료하면서 아무런 불편 없이 지내왔고, 이러한 이론들이 옳다고 생각하여 남에게 소개하기도 하고 권유해 왔다.

자신의 통증에 대한 개념을 되돌아보고 남들의 견해와 일치를 이루어야겠다고 생각되어 묵혀두었던 번역서나 학회지에 있는 논문들을 보면서 자신의 견해와 비교해 보았다.

통증에 관해 검증되지도 않은 일부 지식들이 우리에게 전해져 왔고, 이런 지식들은 아무런 여과도 없이 그대로 환자에게 시술되고 있지만 그 효과를 보았다는 환자가 많지 않다.

가끔은 자타가 명성을 인정하는 권위자들에게 치료받았던 환자들을 진료하다 보면, 동일한 통증에 대해서도 필자와는 견해가 너무 다르다고 느낄 때가 있다. 그때마다 필자의 소신에 의한 진료가 좋은 효과를 볼 수 있었기에, 그들의 교과서적인 진료 방법을 부정할 수밖에 없었다.

대표적으로 꼽을 수 있는 것 중의 하나가 편두통에 대한 개념이 특히 잘못되어 있다고 생각된다. 오랫동안 대학병원에서 치료를 받고도 효과를 보지 못한 편두통 환자가 필자에게 와서 단기간 내에 완치효과를 볼 수 있는 것을 보면 교과서적인 치료법이 모두 옳은 것이라고 할 수 없다는 것을 실감하게 된다.

오랫동안 전형적인 편두통으로 고생하던 환자가 교과서적인 치료를 받고도 효험을 보지 못하고 필자에게 와서 완치되었던 실례를 소개함으로써 편두통에 대한 개념을 바꿔야 할 필연성을 강조하고자 한다.

증례

2005년 1월 17일, 38세의 편두통을 가진 여자 환자가 내원했는데, 8년 전부터 우측 편두통으로 고통받아 왔는데 약 4년 전부터는 증세가 심해져 우측 두개골이 욱씬거리면서 눈알이 빠질 것 같은 안구통증과 함께 앞이마에 통증까지 생겼다고 한다.

한 달에 3회 정도 발작을 하는데 발작이 일어나면 구역과 구토가 심해서 5-7일 동안은 물 한 모금도 입에 대지 못하고 누워 지내야 한단다. 신경과 개원의사에게 장기간 다니면서 투약을 받고 그때그때 일시적인 진통효과를 보면서 지내왔지만, 완치효과를 보지 못해 S-대학병원 신경과에 가서 진료를 받았다.

뇌파 검사와 MRI 검사 소견에는 이상이 없다는 진단을 받고 새로운 치료를 시작하면서 그동안 신경과에서 처방해준 약을 끊는데 금단증상으로 몇 개월 동안 고생했다. 대학병원에서 6개월가량 치료받았는데 최초 4개월 동안은 뇌혈관이 확장되어 생긴 증상이라 하여 뇌혈관수축제를 투여받았지만 효과가 없었다. 그 후부터는 혈관확장제를 투여받으면서 대후두신경차단까지 받았지만 효과를 전혀 보지 못했다.

지난해에 필자에게 다녀갔던 친정어머니와 동행해서 필자를 찾아왔다. 필자는 두통이나 편두통의 원인을 찾기 위한 검사시설을 가지고 있지 않아 평소에 필자가 하던 진단 방식대로 진찰을 했다. 진찰이라고 해봐야 손가락으로 예상되는 통증유발점을 찾아 촉진하는 것 밖에는 없지만 MRI 검사 이상의 신통한 진단 능력을 자랑하는 손가락(digital) 방식인 것이다.

평상시 두통이나 편두통을 진단하던 대로 촉진해보니 양쪽 승모근의 운동점(motor point)에 심한 압통점이 발견되고, 우측의 두판상근(splenius capitis m.)의 말단에 심한 압통이 발견되었다. 또한 우측 상복부의 복근을 촉진해보니 심한 압통점을 가지고 있었다.

환자에게 좌측의 두통은 없느냐고 물으니 우측만큼은 아니지만 좌측에도 가끔 두통이 있는데 우측과는 두통의 양상이 다르다고 한다. 우측에는 통상적으로 알려진 혈관성 두통과 근긴장성 두통이 합쳐진 통증이 있고, 좌측에는 근긴장으로 인한 대후두신경통이 있었고, 우측 상복부 복근의 긴장에 의한 **가성 위장통**도 함께 있음을 알 수 있었다.

살림하는 가정주부이고 필자의 클리닉과의 거리도 멀고, 만성 환자임을 고려해서 처음부터 Botulinum Toxin을 이용한 통증유발점주사를 해서 단시일 안에 치료를 마무리 짓기로 했다.

0.5% 리도카인에 스테로이드 20 mg과 Botulinum Toxin 20 U씩 혼합하여 우측 승모근과 두판상근의 유발점에 각각 4 mL씩 주사했다. 내원 당시에도 두통은 거의 없는 상태였지만 주사하자마자 머리를 덮고 있던 안개가 걷힌 것처럼 머리가 맑아지고 시원해졌다고 한다.

통증유발점에 물리치료를 해주고 투약은 편두통치료제가 아닌 NSAID, 해열진통제, 근이완제를 처방했다. 다음날 왔을 때에는 전날은 모처럼 편한 잠을 잘 수 있었는데 혹시 수면제가 함께 있는 약이 아니냐고 물어왔다. 아마 통증이 없어졌기 때문에 잠을 달게 잤던 것 같다.

내원 6일 째 되는 날 확인해보니 편두통 증상도 없을 뿐 아니라 치료했던 승모근과 두판상근에 있던 압통도 거의 없어졌다. 차후에 생길 수 있는 좌측의 두통을 예방하기 위해 왼쪽 승모근의 유발점에도 주사하고 치료했다.

※ 편두통과 함께 있던 가성 위장통(기능성 소화불량증)은 편두통이 치료된 후에도 다시 생길 수 있으므로 차후에 위장장애가 심하다고 생각될 때에 와서 치료하기로 약속하고 외래진료 6일 만에 치료를 마쳤다. 이것으로 편두통의 치료가 종결되었다고 생각했는데 8일 후에 다시 찾아왔다.

이제까지 고통받던 편두통 증상은 없어졌는데, 이전 보다는 가볍지만 오른쪽 눈의 안쪽에서 이마로 올라가는 뻐근한 통증과 후두골 쪽에 가벼운 통증이 있다고 한다. 편두통 증상이 있을 때 있었던 안구통증과 같은 것으로 여기고 있었는데 없어지지 않는다고 한다.

촉진해보니 전에는 느끼지 못했던 지점 두 곳에서 통증유발점이 발견되었다. 우측 두측반극근(semispinalis capitis m.)의 최상단과 오른쪽 눈썹 안쪽에 있는 추미근(皺眉筋: corrugator supercilii m.)에 압통이 발견되었다.

대후두근이 두피로 올라오면서 두측반극근에 생긴 유발점에게 조임을 당해서 후두통이 생겼고, 활차상신경(supratrochlear n.)이 추미근에 생긴 통증유발점에게 눌려서 이마에 생긴 통증임을 알 수 있었다.

0.5% 리도카인에 Botulinum Toxin 25 U와 스테로이드 20mg을 혼합하여 3 mL로 만들어 추미근에

0.5 mL 주사하고 두측반극근의 유발점에 2.5 mL를 주사하고 마사지해 주었다.

  ※ 10일이 경과해서 구정 명절이 지나자마자 다시 찾아왔는데 명절을 지내면서 집안일에 스트레스를 많이 받았더니 소화장애가 생기고 위장통과 구토가 심해서 음식을 먹지 못하고 명절을 지냈다고 한다.

  우측 상복부의 복직근(rectus abdominis m.)에 Botulinum Toxin 30 U와 스테로이드 40 mg을 8 mL의 리도카인에 혼합해서 주사하고 물리치료를 해주었더니 다음날 왔을 때에는 복근이 부드러워져 있었고 위장장애는 시원하게 풀렸다고 한다. 3일간 치료하고 다시는 찾아오지 않는 것이 지낼만한 것 같다.

통증의 발생기전

  ※ 대후두신경이 두측반극근과 승모근의 최상부에 있는 건을 뚫고 후두부의 상항선의 바로 밑에서 심층 경부근막을 뚫고 나와 두측반극근에 운동신경을 보내고 몇 개의 말초분지로 갈라져 두피의 표재건막(epicranium), 측두부분(temporal area), 이개(ear auricle), 하악각, 안구의 후방, 상항선(superior nuchal line)에서 두정골(頭頂骨; parietal bone)까지의 두피에 분포된다.

  대후두신경에 의한 두통을 두 가지 기전으로 설명할 수 있다.

  첫째, 두측반극근에 있는 유발점이 대후두신경을 직접 조여서 신경의 지배를 받는 영역에 통증을 느끼게 된다.

  둘째, 승모근에 있는 유발점이 수축을 일으키면서 승모근 상단의 건을 잡아당기면 대후두신경이 승모근의 상단을 관통하다가 포획(entrapment) 당하게 되어 흥분을 일으켜 통증을 느끼게 된다.

  ※ 후두동맥은 외경동맥(external carotid a.)의 후방에서 분지되어 제1번 경추와 유양돌기 사이를 타고 올라갈 때 흉쇄유돌근, 두판상근, 두최장근. 악이복근 등에 의해 덮여 있으며, 승모근과 흉쇄유돌근이 두개골에 부착하는 부분의 근막을 뚫고 두피로 올라온다.

  후두동맥은 목덜미의 후방 근육에 해당하는 악이복근(digastric m.), 경돌설골근(stylohyoid m.), 두판상근(splenius m.), 두최장근(longissmus capitis m.)에 혈류를 보낸다. 두피의 뒤쪽에 분포하여 반대 측의 후두동맥과 후이개동맥, 측두동맥들이 문합을 이루고 후두근과 두개골막에 분포된다.

  또한 경유돌공(stylomastoid foramen), 경정맥공(jugular foramen), 과관(condyloid canal) 등을 통해 두개 내로 들어가 경막(dura), 판간층(diploe), 유돌기봉와(mastoid cell)에 혈류를 공급한다.

  후두동맥이 유양돌기의 후방에 있는 근육 중의 두판상근의 유발점에 의해 압박을 받으면 이 동맥으로부터 혈액공급을 받고 있는 조직에 허혈을 일으켜 통증을 일으키게 된다. 만일에 후두정맥이 압박당하면 정맥혈이 막혀 그 분포받고 있는 두피에 울혈을 일으키게 된다.

  ※ 안면신경이 경유돌공(stylomastoid foramen)을 통해 나온 다음 전-후방으로 갈라지는데 전방으로는 측두분지(temporal br.), 협골분지(zygomatic br.), 볼가지(buccal br.) 하악가장자리분지(marginal mandibu-

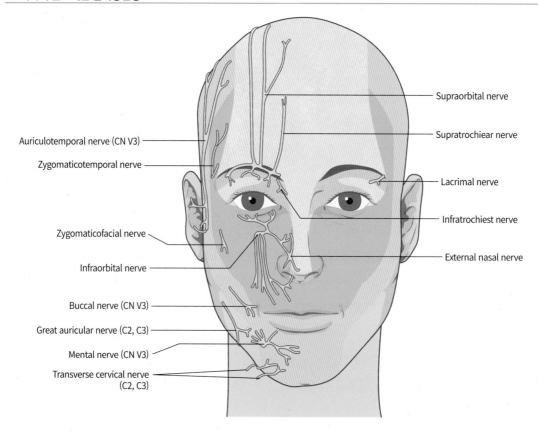

Supraorbital nerve

Supratrochiear nerve

Auriculotemporal nerve (CN V3)

Zygomaticotemporal nerve

Lacrimal nerve

Infratrochiest nerve

Zygomaticofacial nerve

Infraorbital nerve

External nasal nerve

Buccal nerve (CN V3)

Great auricular nerve (C2, C3)

Mental nerve (CN V3)

Transverse cervical nerve (C2, C3)

◼ 활차상신경과 추미근

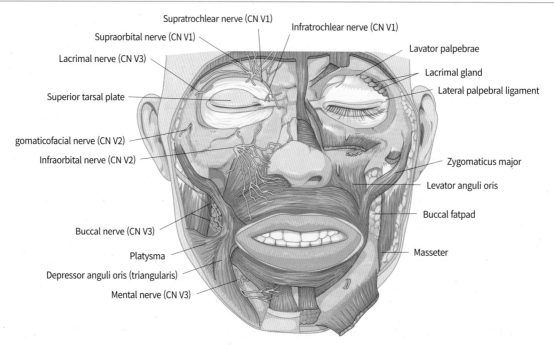

Supratrochlear nerve (CN V1)

Infratrochlear nerve (CN V1)

Supraorbital nerve (CN V1)

Lavator palpebrae

Lacrimal nerve (CN V3)

Lacrimal gland

Superior tarsal plate

Lateral palpebral ligament

gomaticofacial nerve (CN V2)

Infraorbital nerve (CN V2)

Zygomaticus major

Levator anguli oris

Buccal fatpad

Buccal nerve (CN V3)

Platysma

Masseter

Depressor anguli oris (triangularis)

Mental nerve (CN V3)

lar br.), 경부분지(cervical br.)로 갈라진다. 후방으로는 후이개신경(posterior auricular n.)을 보내는데, 그 중의 후두근분지는 상항선(superior nuchal line)을 타고 올라가 후두근의 운동신경을 담당한다.

후두근분지(occipital br.)가 상항선으로 올라가는 도중에 유양돌기의 후방에 부착하는 여러 개의 근육의 밑으로 지나간다. 이 근육들에 유발점이 생기면 이들에게 후두근분지가 압박당하게 된다.

후두근의 운동신경이 눌려 흥분을 일으키면 후두근을 수축시키게 되고, 후두근이 수축을 일으키면 그 연장선상에 있는 앞쪽에 있는 전두근을 당기게 되어 이마에 통증과 안구통증, 시력장애 등을 일으킨다.

※ **추미근**(皺眉筋; corrugator supercilii m.)은 눈썹의 내측에 있는 작고 가느다란 삼각형의 근육인데, 미궁(superciliary arch - 안와 가장자리 약간 상부에서 미간으로부터 외측상방으로 호를 그리는 융기)의 내측에서 시작하여 외측 상방으로 올라가 안와궁(orbital arch) 중간의 위쪽에 있는 피부의 깊은 곳에 부착된다.

그 기능은 눈썹(眉毛)을 아래와 안쪽으로 당겨 이마를 수직으로 주름지게 한다. 이 추미근의 밑과 안와궁사이로 활차상신경이 올라가는데, 추미근이 긴장을 일으키면 눈썹의 안쪽에서 이마로 올라가는 통증을 일으키게 된다.

※ 활차상신경은 전두신경의 가지로 추미근과 안와상근의 밑을 지나 이마의 하부내측 피부감각을 담당한다.

※ 우측 복직근에 있는 잠복성 통증유발점이 편두통을 일으키는 통증유발점과 같은 조건에 노출되었을 때 활성화를 일으키기 때문에 편두통과 위장장애가 동시에 발생했던 것이다(가성 위장통에 관한 연구. 대한 통증학회지 제 9권 1호. 1996. 최중립, 참조).

고안

편두통은 혈관성이라고 알려지고 있지만 구체적으로 그 혈관들이 편두통을 일으키는 기전이 설명되지 않고 있다. 뇌의 표면에 있는 혈관이 확장되거나 견인 또는 압박당했을 때 발생하는 것으로 생각하고 있다.

그러나 편두통환자의 뇌 혈류검사를 하거나 뇌의 MRI 촬영을 하고도 그 원인을 찾지 못하는 것을 보면 뇌 속에 있는 혈관의 장애 때문은 아니라는 생각을 하게 된다. 편두통 때 눈에 나타나는 여러 가지 증상들인 시력장애나 안구통증에 대해서는 전혀 그 기전설명이 없었고, 구역이나 구토가 나타나는 이유도 설명된 일이 없었다.

증례로 들었던 환자의 경우도 분명히 객관적인 검사소견이 없었지만, 편두통이란 진단을 받고 혈관수축제나 혈관확장제를 투여 받았으나 전혀 효과를 보지 못한 것이다. 환자들이 한쪽 머리가 아프면 자칭 편두통이라고 생각하고, 의료기관에서도 편두통이라는 진단을 내려주어 그에 상응하는 투약을 하고 있지만 완치효과를 보았다는 환자는 없었다.

필자는 이제까지 많은 두통, 편두통 환자를 치료해왔는데, 대부분 교과서에 나온 것과 증상은 같았지만 원인이 두개강 안에 있는 혈관장애라고 의심해 본 일은 없다. 오래전부터 두개강 안에 있는 혈관장애가 편두통의 원인이라는 사고를 버리고, 편두통 증세를 가진 환자에게 두피에 분포되는 후두동맥과 안면신경의 후두근 분지를 압박하는 지점을 찾아 치료함으로써 신속하고 탁월한 치료효과를 볼 수 있었다.

※ Ergotamine은 급성으로 나타난 편두통의 70%가량 조절한다고 하는데, 혈관성 두통에 Ergotamine을 사용하는 이유는 **Ergotamine은 동맥과 정맥을 모두 수축시키는 혈관수축제로서 혈관박동의 폭을 감소시켜 주는 기능을 가지고 있다.** 그래서 후두동맥이 두판상근에 생긴 유발점에 눌려 있다가 반복된 박동에 의해 혈관 벽이 확장되면서 나타나는 혈관성두통을 감소시킬 수 있었던 것이 아닌가 생각된다.

※ 극히 드문 경우이기는 하나 증례에서와 같이 눈썹 안쪽에서 이마로 올라가는 미묘한 통증은 추미근의 긴장이 이마 안쪽의 피부감각을 맡고 있는 활차상신경을 압박해서 생기는 경우도 있었다.

결론

필자가 아직까지 교과서에서 거론되고 있는 원인에 의한 편두통 환자를 볼 수 없었던 것은 필자의 경험 부족인가, 아니면 지금까지 두개(頭蓋) 안에 있는 혈관장애가 편두통의 원인이라고 알려져 온 것이 잘못된 것인지 알 수 없다.

많은 학자나 임상의들이 편두통은 뇌혈관의 장애 때문에 생긴다는 고정관념에 의존하고 있는데, 진료경험에서 그것이 사실이 아니라는 것도 수없이 느껴왔겠지만 반증할 능력이나 대체할 수 있는 치료 방안을 가지고 있지 않기 때문에 침묵하고 있다고 생각된다.

필자의 이러한 견해가 두통, 편두통에 대한 경험이나 이해부족 때문에 나온 것이 아니라면, 편두통의 원인에 대한 근본 개념이 바뀌어야하지 않을까 생각된다.

2005. 2. 19.

17 두통과 함께 나타나는 안구통증의 발생기전

서론

우리 인간에게 가장 많은 통증이 두통이라고 알려져 있고, 인구의 90% 이상이 일회 이상의 두통을 경험한다고 한다. 두통의 종류나 그 원인도 수없이 많이 소개되어 있고, 그에 따른 치료법이나 약물도 여러 가지 나와 있지만 아직까지 두통을 만족스럽게 치료해줄 수 있는 방법은 없었다. 필자는 통증완화를 위한 진통제는 있지만 두통치료제라는 단일약제는 없다고 생각하고 있다.

솔직히 임상 의사들이 만성두통환자를 만나면 의사 자신의 머리가 더 아플 것이다. 치료라고는 대부분 대증요법에 의존하고 있을 뿐 아직도 원인치료를 해주지 못하고 있다. 해열진통제, 혈관수축제, 신경안정제 등을 투여하여 일시적으로 통증완화 효과를 볼 수는 있지만, 아직도 대부분의 만성 두통환자는 만족할만한 원인치료를 받지 못하고 있다.

통증클리닉을 하는 마취과 의사들은 두통의 종류를 불문하고 성상신경절차단이나 대후두신경, 소후두신경, 제3후두신경차단에 의존하고 있지만 그 치료기전도 확실치 않을 뿐 아니라 그 효과는 기대에 미치지 못하고 있다.

필자는 통증 치료를 본격적으로 하기 훨씬 전인 1970년대 후반기부터 두통치료를 해왔는데, 치료에는 애로사항이 없었으나, 두통과 함께 나타나는 안구통증이나 시력장애의 원인을 알지 못해 오랫동안 궁금증을 가져왔다. 또한 두통을 치료하다 보면 두통보다도 안구에 생긴 문제가 먼저 해결되는 것을 수없이 보아왔지만 그 기전을 설명할 수 없어 고민해왔다.

안과 의사들과 상의를 해보아도 난시가 있으면 두통이 있을 수는 있지만 두통이 안구통증을 동반하는 이유는 알 수 없다고 하며, 신경외과 의사들도 두통의 원인과 안구통증과의 관계를 설명하지 못했다.

치료는 후두골 쪽에서 두측반극근의 최상단과 두판상근 그리고 어깨 쪽에서 승모근의 운동점에서 통증유발점을 찾고, 통증유발점치료법에 따라 주사와 물리치료를 해줌으로써 두통과 안구통증은 그 자리에서 없어지는 것을 확인할 수 있었다.

치료기전도 모르고 치료했지만 효과는 예상외로 좋아 환자들은 만족했지만, 치료자인 필자는 항상 만족할 수 없었다. 최근에 또 다시 두통과 관련된 해부학을 공부하다가 안구 통증의 원인이라고 생각되는 안(眼)신경의 해부구조와 기능을 알아보고 새로 깨달음이 있었다.

우리가 해부학을 공부했다고는 하지만 너무 피상적으로 공부했고, 각 조직의 자세한 구조와 그 기능까지 이해하려고 노력하지 않고 살아 왔다고 느낀 것이다. 안(眼)신경을 올바로 이해함으로써 안구통증의 발생기전을 깨닫게 되었다.

두통과 관련된 해부구조

앞이마의 통증 환자에게 후두(後頭) 부위에 주사하거나 물리치료를 한다면 대부분의 의사들은 이해하지 못할 것으로 생각되지만, 두통과 관련된 신경기능과 해부구조를 알고 나면 수긍이 갈 것으로 믿는다.

두개골의 후두에서 이마의 눈썹까지 연결하고 있는 골격근이 두개표근(epicranius m.)인데, 앞쪽으로는 전두근(frontalis m.)이 있고 뒤쪽에는 후두근(occipitalis m.)이 있으며 그 사이를 건막(aponeurosis)이 연결하고 있다.

전두근은 두개골에 부착되지 않고 비근근(鼻根筋; procerus m.)과 추미근(皺眉筋)과 안륜근에 부착되어 있고, 후두근은 후두골의 상항선의 외측 2/3과 유양돌기에서 시작하여 위로 올라간다. 후두근과 전두근은 하나로 연결되어있기 때문에 후두근이 수축을 일으키면 전두근까지 뒤로 당겨질 수 있다.

전두근은 안면신경의 측두분지(temporal br.)에서 운동신경을 받고, 후두근은 안면신경의 후이개신경(posterior auricular n.)에서 운동신경분지를 받는다. 두판상근(splenius capitis m.)의 통증유발점은 유양돌기의 바로 후방의 오목한 곳으로서 두판상근이 유양돌기에 부착하기 직전에 해당된다.

두피로 올라가는 후두동맥과 정맥이 이 밑을 지나고, 안면신경의 후이개신경의 분지인 후두근신경분지(occipital br.)가 이 밑을 지나 대후두신경과 소후두신경들과 문합(anastomosis)을 이룬 다음 두피에 분

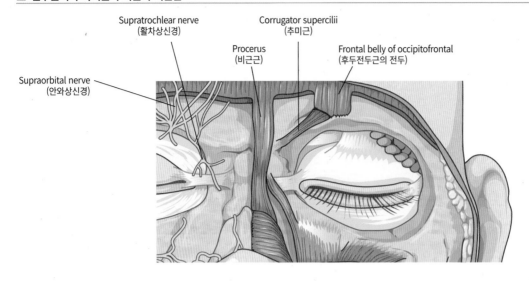

Supratrochlear nerve
(활차상신경)

Corrugator supercilii
(추미근)

Procerus
(비근근)

Frontal belly of occipitofrontal
(후두전두근의 전두)

Supraorbital nerve
(안와상신경)

포되고 후두근의 운동기능을 담당한다. 문합을 이룬 신경들은 그 기능들이 뒤섞여 있어 각각의 고유기능을 구별할 수 없다.

승모근의 유발점은 승모근의 motor point에 해당하는 곳인데 대후두신경이 후두골밑에서 두측반극근을 뚫고 나와 승모근의 최상단을 관통해서 두피로 올라간다. 밑에서 승모근의 유발점이 수축을 일으키면 위쪽에서 대후두신경을 올가미처럼 잡아당기게 되어 대후두신경의 분포지역에 통증을 느끼게 한다.

두측반극근의 통증유발점은 대후두신경이 두측반극근과 승모근의 상단을 뚫고 두피로 올라오는 지점인데, 대후두신경이 이곳을 지나서 소후두신경과 안면신경의 후두근분지가 문합을 이루어 위로 올라간다.

두측반극근의 상단에 강직성 유발점이 생기면 대후두신경을 조임으로써 두피에는 아무런 병변이 없지만 마치 두피에 병변이 있는 것처럼 통증을 느끼게 된다. 승모근이나 두측반극근의 통증유발점이 활성화되면 대후두신경이 조여지게 되고, 두판상근에 있는 통증유발점이 활성화되면 안면신경의 후두근분지가 함께 눌리거나 자극받게 되어 후두근의 수축을 일으키게 되고 따라서 그 연장선상에 있는 전두근까지 잡아당기게 되어 있다.

두통과 함께 안구통이나 시력감퇴, 또는 눈부심을 호소하는 환자가 있었고 편두통의 전조증상(aura)으로 눈에 섬광이 나타나고 어른거림이 나타나는 경우에도 신경치료를 해주면 맨 먼저 눈의 불편함이 먼저 없어지는 것도 수없이 경험해 왔다. 두통환자에게 왜 그러한 병발 증상이 나타나며, 신경치료를 해주면 그 증상이 없어지는가를 설명을 하지 못했는데 자세한 해부학적 고찰을 통해 이 사실을 밝힐 수 있게 되었다.

두통 때 나타나는 안구 통증의 발생기전

삼차신경의 제1분지인 안신경(ophthalmic nerve)은 안구, 결막, 눈물샘, 코의 점막, 부비동, 전두와 눈꺼풀 및 비강의 피부감각을 맡고 있다.

안신경의 분지인 전두신경(frontalis n.)에서 갈라진 안와상신경(supraorbital n.)은 안와상공(supra-

■ 후두근과 전두근과의 관계

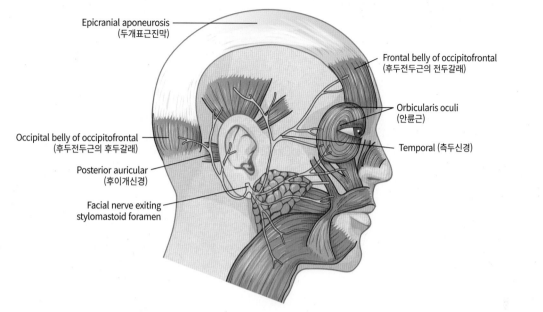

Epicranial aponeurosis
(두개표근진막)

Frontal belly of occipitofrontal
(후두전두근의 전두갈래)

Orbicularis oculi
(안륜근)

Occipital belly of occipitofrontal
(후두전두근의 후두갈래)

Temporal (측두신경)

Posterior auricular
(후이개신경)

Facial nerve exiting
stylomastoid foramen

orbital foramen)을 통해 이마로 올라가서 전두근의 밑에서 내측분지와 외측분지로 갈라진다.

안와상신경의 내측분지는 전두근(frontalis m.)을 뚫고 두개로 올라와 두정골(parietal bone)까지의 두피에 분포되고, 외측분지는 모상건막(帽狀腱膜; galea aponeurosis)를 뚫고 후방으로 가서 入-형봉합 (lambdoidal suture)까지의 두피에 분포되어 안와상신경이 두피의 앞쪽 감각을 맡게 된다.

전두근의 운동을 맡고 있는 안면신경의 측두분지(temporal br.)가 어떤 자극으로 흥분을 일으키게 되면 전두근을 긴장시켜 이마에 통증을 발생시킬 수도 있을 것이다. 그보다는 안면신경의 후두근분지가 두판상 근에게 눌려 흥분을 일으켜 후두근을 수축시키면 연장선상에 있는 전두근을 잡아당기게 되어 안와상신경 까지 당기거나 조여지는 일이 더 많다.

승모근이나 두측반극근 때문에 대후두신경이 조여지면 주로 후두부에 통증을 일으키지만, 감각신경인 대후두신경과 운동신경인 후두근신경이 서로 문합을 이루고 있기 때문에 이들 신경장애에 의한 증상도 별 개로 나타나지 않고 혼합형으로 나타난다.

나무의 가지를 잡아당기면 나무의 밑기둥까지 흔들리는 것처럼, 말단신경인 안와상신경이 당겨지면 그 신경의 밑기둥에 해당하는 안신경(ophthalmic n.)까지 영향받게 되어 이마에 통증과 함께 안구통증이나 시력장애까지 초래되었던 것으로 생각된다.

결론

두통과 관련된 해부학을 공부하다보니 후두부에서 양측 유양돌기 사이를 연결하고 있는 선상(線上)에 있는 모든 조직이 두통에 관련될 수 있다는 사실을 알게 되었다.

필자는 오래 전부터 안신경이 안구통증을 일으키는데 관여하지 않을까 하는 막연한 의심은 품어 왔지만

Trigeminal Nerve

1. Ophthalmic Nerve
  A) Tentorial br.
  B) Lacrimal nerve
  C) Frontal nerve
    1) **Supratrochlear n.** - 눈썹의 안쪽을 타고 이마로 올라가서 이마아래부분의 감각을 담당한다.
    2) **Supraorbital n.** –supraorbital notch나 foramen을 통해서 이마로 올라와 전두근(frontalis m.)의 밑에 서 내측분지와 외측분지로 갈러진다.
    3) br. to frontal sinus.
  D) nasocilliary nerve

2. Maxillary Nerve
    A. br. in cranium
      1) middle meningeal n.- supplies dura mater
    B. br. in pterygopalatine fossa
      2) Zygomatic n.
        a) Zygomaticotemporal n.- skin of the side of forehead
        b) Zygomaticofacial n. - skin of the prominence of the cheek
      3) Pterygopalatine n.
        a) Orbital br.-the mucous memb. of the post. ethmoidal and sphenoidal sinuses
        b) Greater palatine n.- gum and mucous memb. of hard palate와 인접한 soft palate
        c) Posterior sup. nasal br.
        d) Pharyngeal br.
      4) Posterior sup. alveolar br.- maxllay sinus의 점막과 3개의 대구치 근의 감각 담당.
    C. br. in infra–orbital canal
      5) Middle sup. alveolar br. – supply 2 premolar teeth
      6) Ant. sup. alveolar br. – supply incisor and canine teeth
    D. br. in the face -
      7) Inferior palpebral br. - skin, conjuntiva of lower eyelids
      8) External nasal br.- skin of side of nose.
      9) Sup. labial br.- skin of upper lip, mucous memb. of mouth to labial glands

3. Mandibular Nerve
    1) Ramus Meningeus - foramen spinosum을 뚫고 skull안으로 들어가 dura mater에 분포
    2) Medial Pterygoid n. - tensor veli pallatini와 tensor tympani m.에 운동신경을 보냄.
    3) **Masseteric n.** – masseter m.에 운동신경과 T–M joint에 감각신경분포.
    4) Deep Temporal n. - temporal m.에 운동신경을 담당
    5) Lateral Pterygoid N.
    6) Buccal N. - supply the skin of the cheek over the buccinator m.
    7) Auriculotemporal N. - supply the skin, fascia of temple and adjoining areas of scalp. skin anterior superior part of the auricula , principally the helix and tragus. supply secremotor and vasomotor to parotid gland.
    8) Lingual N.
    9) Inferior Alveolar N.

안신경의 기능에 대한 이해가 부족했었다. 전두근과 안와상신경의 관계를 자세히 알지 못했기 때문에 치료의 결과만을 믿고 치료만 해왔으나 이제 그 의문점을 풀었기에 소개하는 바이다.

예로부터 우리나라 사람들은 앞머리가 아플 때 치마끈으로 이마를 동여매고 있었던 민간요법을 가지고 있었는데, 이는 뒤에서부터 전두근을 잡아당기는 것을 끈으로 묶어서 당겨지지 않게 하는 지혜로움이 있었다고 생각된다.

　* **참고**로 두통과 관련된 삼차신경중의 안신경(ophthalmic nerve)을 간추려 소개해 본다.

18　필자도 긴장성 두통이 무엇인지 알고 싶다.

　의료인들이 긴장성 두통이라는 용어를 많이 사용하고 있는데, 필자는 정확한 정의를 알지 못한다. 필자는 긴장성 두통이란 후두부와 목덜미, 어깻죽지 주위에 있는 근육들의 긴장이 두피로 가는 신경을 자극하여 생기는 두통을 긴장성 두통이라 생각해왔다.

　그러나 신경과에서는 긴장이란 근긴장이 아닌 정서적 긴장(emotional tension)이나 정신적인 스트레스(mental stress)를 총칭해서 얘기하고 있는 것 같다.

　2003년 7월 3일자 어느 신문에 게재된 신경과 교수의 기사를 보면 하기와 같은 내용을 볼 수 있다.

2003년 7월 3일

긴장성 두통도 치료 가능하다.

40대 주부들에게 흔히 볼 수 있지만 그동안 뾰족한 치료법이 없어 내버려두다시피 했던 긴장성 두통의 치료 가능성이 비치고 있다. 화병이나 심리적 긴장, 우울증, 공포증, 턱관절의 이상에 의해 조이는 것 같은 두통이 수시로 나타나는 긴장성 두통은 미국의 경우 여자 16%, 남자 8%의 유병율을 보이고 있으며 한국 여성들에서는 훨씬 많을 것으로 추정되고 있다.

○○의료원 신경과의 ○ 교수는 긴장성 두통이 편두통과 같은 기전에 원인을 두고 있다는 가설을 세우고 금년 초부터 약 1백여 명의 긴장성 두통 환자를 대상으로 편두통 치료에 효과가 있는 것으로 밝혀진 항경련제를 투여한 결과 95% 이상의 환자에서 통증의 빈도 혹은 강도가 줄었다고 밝혔다.

전문기자들과 가진 포럼에서 ○ 교수는 내년 봄 미국신경과학회에 발표하기 위해 진행 중인 이 연구가 뜻밖의 치료 효과를 보여 긴장형두통으로 고통받는 환자들에게 희망을 주기 위해 소개한다고 말했다.

그동안 긴장형두통의 치료에는 항우울제나 근이완제를 많이 써왔으나, 그 교수는 최근 항경련제가 편두통의 예방적 치료에 효과가 있다는 것이 입증된 것에 착안했다. 지금까지 원인이 밝혀지지 않은 긴장성 두통이 일종의 편두통(a fragments of migraine)이라는 주장과 편두통의 가설인 신경인성 염증이 긴장형 두통의 공통적인 기전이라는 가설을 수용, 이 연구에 착수하게 됐다고 밝혔다.

○ 교수는 현재 편두통 환자와 긴장형 두통 환자에게 Gabapentin (neurontin)과 Topiramate (topitex)를 안전한 범위 내에서 극소량 투여하고 있으며 지금까지 매우 효과적인 통증 및 빈도 감소효과를 보이고 있다고 소개했다.

고안

학자가 어떠한 연구를 위해 가설을 세우고 이를 입증하는 것은 극히 타당한 일이다. 그러나 어떠한 가설을 세우기 위해서는 그만한 뒷받침이 될 만한 이론적 근거를 가지고 해야 한다. 긴장성 두통과 편두통이 어떠한 근거로 같은 기전에 의해 생긴다는 가설을 세웠는지는 자세한 설명이 없어서 알 수 없으나 기발한 가설이 아니면 엉뚱한 착상이라 생각된다.

편두통의 예방적(?) 치료에 효과가 있다고 알려진 항경련제를 긴장성 두통 환자에게 투여해서 95%의 환자에게서 두통의 빈도와 강도가 줄었다 한다. 그러나 투여했더니 좋더라는 결과론보다는 왜 투여할 필요가 있었는가 하는 필연성의 설명이 더 중요할 것이다. 필자는 편두통 환자에게 왜 항경련제를 투여했는지 알 수 없다.

뇌혈관의 확장 때문이라고 알려진 외에 별로 알려진 바 없는 편두통의 원인을 다른 각도에서 찾아보려고 노력하는 것은 좋은 일이지만, 긴장성 두통과 편두통을 같은 원인에서 찾으려는 시도는 무언가 잘못된 것 같다.

최근에 들어서는 편두통에 대해 어떠한 방향으로 연구되고 있는지 모르겠지만, 신경인성 염증이 편두통과 긴장성 두통의 공통된 원인이 된다는 가설을 세우고 있음은 아무래도 발상이 엉뚱하다는 느낌이 든다.

현대의학은 원인이 명확하게 밝혀지지 않고 그 치료법이 확실하지 않은 신경병인성 통증(neuropathic pain)에는 항경련제, 항우울제, 신경안정제들을 막연하게 투여해 왔고, 그 결과는 통증의 강도가 약해지거나 발생빈도가 감소되었다는 정도로 만족해야만 했다.

필자는 두통을 진단하고 치료하는데 복잡하게 긴장성 통증이나 편두통을 별도로 구분해보지 않았다. 직접 두통을 일으키는 원인을 신경성(neural origin)과 혈관성(vascular origin)으로만 구분하였지만 그것마저도 명쾌하게 구분이 되지 않음을 알았다. 또한 두통이 한쪽에만 있을 때에 편두통인가 싶은 정도로만 생각해왔지 국제두통학회의 분류에 따른 진단을 내리거나 치료를 해본 일이 없다.

문헌상으로는 두통 중에는 근긴장성 두통이 80%를 차지하고 편두통이 2-25% 차지하고, 그 복합형이 30-40% 차지한다고 되어 있는데, 그 내용을 액면그대로 수용하는 것은 아니지만 긴장성이란 의미를 정신적이나 심리적인 긴장으로 보지 않는다는 점에서 필자도 동의하는 바이다.

만성두통 환자들이 의료기관을 찾아가 신경성 두통이나 긴장성 두통이라는 진단명을 많이 듣게 되는데, 의료기관에 따라 처방이 달라 항우울제나 신경안정제를 투여하면서, 될 수 있는 대로 신경을 많이 쓰지 말고 맘 편하게 지내라는 얘기들을 하고 있다.

신문의 서두에서 뾰족한 치료법이 없어 내버려 두다시피 했던 긴장성 두통의 치료 가능성이 비치고 있다고 자랑삼아 얘기했는데, 필자는 20여 년 전부터 긴장성 두통을 어렵지 않게 치료해 왔다.

필자는 모든 긴장형 통증이란 일차적으로는 특정 근육들의 과긴장이 근육 자체에 허혈성 통증을 일으키거나 긴장된 근육들이 특정부분으로 가는 신경이나 혈관을 압박하여 그 지배영역에 통증을 일으킨다고 생각해왔다.

이러한 상태에서 이차적으로 정서적인 긴장이 가중되면 교감신경의 기능이 항진되면서 근육들에 혈류가 감소하고 근긴장은 더욱 심해지면서 통증이 더욱 심해지는 것으로 추정된다.

그런데 일반 의료기관에서는 두통의 일차적인 원인이 되는 근긴장을 찾지 않고, 이차적인 원인에 해당하는 정서적인 긴장이나 감정적인 흥분, 정신신경계의 이상을 주 원인으로 간주하여 만성 두통환자를 심신증질환(psychosomatic disease) 환자로 취급해왔던 것이다.

세상을 살아가면서 심리적 갈등이나 정신적 스트레스 없이 살 수 있는 사람은 아무도 없다. 그런 정도의 정신적 스트레스가 있다고 누구에게나 긴장성 두통이 생긴다고 볼 수는 없는 일이다. 그보다는 두통을 일으킬 수 있는 기질적인 원인이 선행되어있다는 것을 알아야 할 것이다.

승모근(trapezius m.)의 motor point나 두측반극근(semispinalis capitis m.)의 최상단에 통증유발점이 생기면 대후두신경을 조이게 되어 그 신경지배영역에 통증을 일으킨다. 두판상근(splenius capitis m.)의 상단에 통증유발점이 생기면 후두동맥을 압박하여 두피에 허혈성통증을 일으키고, 안면신경의 후두근분지를 압박하면 두개골막을 당겨서 앞이마에까지 통증을 일으킬 수 있음을 필자가 발견하여 보고한 일이 있었다.

이러한 통증유발점들이 평상시에는 잠복상태에 있다가 여러 가지 요소에 의해 활동성으로 변할 수 있는데, 특히 정신적인 긴장이나 육체적 피로 등이 크게 관여하고 있다. 그 외에 근육을 수동적으로 잡아당기거나, 압박할 때, 기압이 낮아지거나, 차갑고 습기 찬 환경에 노출되거나, 바이러스에 감염되었을 때 유발점을 활성화시켜 통증을 악화시킬 수 있다.

잠복성 유발점들이 활성화되면서 대후두신경, 후두동맥, 안면신경의 후두근 분지들을 압박했을 때 두통이 편측성으로 생기면 편두통이라 부르고 있는 것 같지만 엄밀한 의미에서는 다 같은 긴장성 두통이 아닌가 생각된다.

필자는 긴장성 두통 환자에게 항경련제, 항우울제, 신경안정제를 투여하지 않고 통증유발점들에 국소마취제를 주사함으로써 진단을 내릴 수 있었고, 여기에 스테로이드의 혼합주사와 물리치료를 병행하여 통증의 강도를 완화시키거나 발생빈도를 줄이는 것이 아니라 두통을 완치시킬 수 있었다.

신경병증성 통증 환자에게 치료의 기전도 올바로 설명할 수 없는 항경련제의 투여가 어느 정도의 통증완화 효과가 있었다고 해서, 원인도 모르는 편두통이나 긴장성 두통 환자에게 어떠한 기대를 걸고 항경련제를 투여하게 되었는지는 알 수 없는 일이다.

결론적으로 우리는 여기에서 애매하게 표현되고 있는 **긴장성**이란 의미부터 새로 정립할 필요가 있다. 긴장성 통증의 정확한 정의가 정서적, 심리적 긴장이 먼저인지, 아니면 말초 근육의 긴장이 먼저인지 그 의미부터 다시 새겨보았으면 좋겠다.

필자는 평소에 주장해왔던 것처럼 근육의 긴장이 선행되어 있고, 근육의 긴장을 촉진시킬 수 있는 요소

중에는 정서적이나 심리적 긴장들이 함께 관여되고 있고, 치료는 근육에 있는 통증유발점을 이완시키는 것이 치료의 첫 걸음이라 생각된다.

2003. 8. 5.

19 여자들, 그날이 오면 편두통만 심해지는 것이 아니다.

서론

2005년 6월 8일자 일간지에 여성의 생리와 편두통에 관한 기사가 실린 일이 있었다.

2005년 6월 8일

대학병원 두 곳의 신경과 교수의 견해를 인용한 글의 서두에 여성은 남성보다 편두통이 3-4배 많다고 되어있었는데, 그 수치가 옳은 것인지는 알 수 없었지만 여성에게 많은 것만은 사실인 것 같다.

편두통이 여성호르몬인 에스트로겐(Estrogen)과 밀접한 관계가 있다는 것이 최근에 알려졌다고 한다. 월경 직전에 에스트로겐의 분비량이 최소치에 이르기 때문인데, 월경과 관련된 편두통을 "Estrogen 금단증상"이라고까지 불린다고 한다. 에스트로겐의 농도 변화가 뇌 속에 있는 신경전달물질의 변화를 가져와 편두통까지 초래한다는 것이 전문가들의 설명이라고 한다.

고안

일반적으로 두통과 편두통은 신경과에서 진료하고 있지만, 편두통의 증상만을 조절하는 수준에 머무르고 있을 뿐 완치 효과는 생각지도 못하고 있는 것 같다.

편두통의 원인이나 치료법이 확실히 밝혀있지 않은 상황에서 언론의 이러한 단편적인 보도는 환자들을 오도한다는 생각이 들어 여성생리와 관련된 통증의 기전을 밝히고자 한다.

여성의 생리주기에 따른 에스트로겐의 분비량을 보면 생리주기를 28일로 잡을 때 생리 전날부터 생리W 기간인 4일까지 분비량이 가장 적고, 점점 증가하여 배란기인 14일쯤에 가장 많은 분비량을 보인다. 점차 감소하다가 28일쯤 되면 다시 분비량이 가장 적어진다.

에스트로겐이 여성생리에 중요한 역할을 하는 호르몬임은 이미 알려진 사실이지만. 위에서 언급한 것처럼 뇌 속의 신경전달물질에 변화를 준다는 이론은 잘못 알려진 것 같다. 그러한 이론은 편두통은 뇌혈관의 확장이나, 알려지지 않은 어떤 뇌의 이상 때문에 생기는 것으로 알고 있는 학자들의 견해를 인용한 것이 아닌가 생각된다. 편두통은 뇌혈관의 확장 때문이라고 알려져 있고, 치료는 혈관수축제만 투여하고 있을 뿐 아직도 발병원인이나 치료기전은 밝혀지지 않고 있다.

필자의 그동안 연구와 임상경험에서 편두통은 두피의 감각신경장애와 혈액순환장애로 두피에서 느끼는 통증이었고 뇌 속에 그 원인이 있거나 뇌 속에서 느끼는 통증은 아니었다. 두피의 감각을 맡고 있는 대후두신경이 지나가는 통로에서 어떤 원인에 의해 압박당하거나 조여지면 두피에 어떤 병이 있는 것과 같은 통증을 느끼게 되는 것이다.

두피 혈액순환의 대부분을 맡고 있는 후두동맥이 압박받아 막혔다가 박동에 의해 간헐적으로 한 번씩 열리는 수가 있는데, 막혀있을 때는 두피에 혈액공급의 부족으로 허혈성 통증을 일으키게 된다. 막혀있던 혈관이 갑자기 열리게 되면 다량의 혈류가 일시에 혈관으로 들어가면서 혈관 벽이 팽창되면서 혈관성 통증을 초래한다.

대후두신경을 조이거나 압박하는 원인으로는 이들의 주행과정에 있는 골격근의 통증유발점들이 작용하고 있다. 승모근이나 두측반극근에 있는 통증유발점이 대후두신경을 조이고, 두판상근에 있는 통증유발점이 후두 동-정맥을 압박하고 있다.

안면신경의 후두근 분지가 두판상근의 밑을 지나는데 두판상근에 생긴 통증유발점에 의해 압박을 받으면 흥분을 일으켜 후두근을 긴장시키게 된다. 후두근이 긴장하면 뒤통수에서 이마까지 연결되어 있는 두개표근을 잡아당기게 되어 이마와 안구에까지 통증을 일으키게 된다.

골격근에 기능적으로만 존재하는 통증유발점은 활동성보다는 잠복성이 더 많은데 젊은 남자의 경우에는 45%가, 젊은 여성의 경우는 54%가 잠복성 유발점을 견대부분의 근육에 가지고 있다고 한다. 골격근의 통증유발점이 잠복상태에 있을 때에는 증상이 없다가 활동성으로 바뀌면 통증을 일으키게 되는데, 잠복성 유발점이 활동성으로 바뀌게 되는 몇 가지 유발조건이 있다.

근육을 지속적으로 사용하거나 수동적으로 잡아당길 때, 이 점을 압박할 때, 냉하고 습기 찬 기온에 노출 시, 바이러스에 감염 시, 스트레스나 피로가 겹칠 때 활성화를 일으킨다. 또한 여성들의 생리 전이나 음주 후에 활성화를 잘 일으키는 것을 볼 수 있다.

통증유발점 때문에 생기는 통증은 편두통뿐이 아니고 **요통, 위장장애, 생리복통** 등 어디에든지 있을 수 있고 여러 가지 조건에 따라 통증이 나타날 수 있는 것이다. 젊은 여성의 경우에 생리 직전에 편두통의 증상이 나타난다고 해서 월경자체를 편두통의 직접적 원인으로 오해하는 일은 없어야 할 것이다.

편두통의 직접 원인은 환자가 가지고 있었던 통증유발점이었고, 생리 직전에 에스트로겐 분비의 감소가 통증을 촉발시켰을 뿐이다. 이러한 기전에 의한 통증은 편두통에 국한되는 것이 아니고 전신에 걸쳐있는 골격근의 유발점에 의한 통증이 모두 해당되는 것이다.

결론

잠복성통증유발점이 여성들에게 더 많고, 생리와 관련되어 유발점들의 활성화가 일어나기 때문에 남성에 비해 여성에게 통증이 많을 수 있는 것뿐이지 특별히 편두통이 여성에게 많아야 할 이유는 없다.

여러 문헌을 조사해 보아도 에스트로겐이 통증유발점에 어떠한 영향을 미친다는 내용을 찾을 수 없었지만, 알 수 없는 기전에 의한 소염효과가 있어 유발점의 활성화를 막아주는 것이 아닌가 생각된다. 여성들의 경우에는 생리 기간이 오면 요통, 하부복통, 소화불량 등의 어느 것도 생길 수 있는 것이지 편두통만이 생기는 것은 아니다.

20 대상포진후신경통의 치료에 비법이 있나요?

대상포진후신경통에 대해서는 많은 사람들이 잘 알고 있으며, 그 치료가 어렵다는 것도 잘 알고 있다. 그렇기에 필자는 포진후신경통 환자라면 모두 대학병원으로 보내고 있다. 대학병원으로 보낸 환자들은 한참 만에 되돌아와서 불만이 많다. 별로 해주는 것 없이 무슨 주사만(신경차단을 의미하는 듯함?)을 반복해서 놔주는데 잘 낫지도 않고 불편해서 다시 왔으니 필자보고 치료해 달라고 졸라댈 때에는 당혹스럽기까지 하다.

필자는 개인클리닉의 특성상 치료에 자신이 없는 환자는 처음부터 손대지 않고 있기 때문에, 포진후신경통환자에게 이 분야는 자신의 능력으로 치료가 어려우니 큰 병원으로 가시는 것이 좋겠다고 설명해서 보내왔었다.

통증학회지에도 포진후신경통에 관한 논문들이 여러 차례 실려 왔지만 확실한 치료효과를 제시한 내용은 볼 수 없었다. 치료 방법으로 경막외강주사, 교감신경절차단, 늑간신경차단, 견갑상신경차단 또는 환부에 국소마취제나 스테로이드주사, 통증 부위의 피부를 도려내는 방법까지 소개되고 있는데 만족스런 완치효과는 없었던 것 같다.

약물요법으로는 통증 치료의 기전이 확실치 않은 항우울제, 항경련제, 그리고 소염진통제 등을 투여하고 있는데 통증의 감소효과는 있었던 것 같지만 그 치료효과는 미지수이다. 주사방법을 실시했던 사람들은 확실한 치료효과가 있었다고는 얘기하지 못하고, 통증이 VAS scale 10 정도에서 3-4 정도로 감소했다고 보고하고 있는데, 어느 정도 치료 효과가 있었던 것인지 아니면 일시적인 진통 효과만 있었던 것인지는 알 수가 없다.

교감신경절의 차단은 감각신경으로 가는 혈관의 vaso-motor tone을 떨어뜨려 1차적으로 신경의 허혈성 통증을 없애주고, 2차적으로는 신경에 영양공급을 늘려주어 신경을 치료하거나 변성을 예방하는데 도움이 될 것이다. 그러나 교감신경절차단은 신경의 변성에 의한 신경통이 생기기 전에 효과가 기대된다.

병변이 있는 부위에 주사를 하거나 통증 부위를 도려내어 효과를 보았던 것은 신경통이기보다는 피부의 흉터 조직 속에 묻혀있는 신경에 의한 통증이거나, 흉터 자체의 허혈성 통증이 아니었나 생각된다.

그러나 경막외강주사나 늑간신경차단은 단순마취를 반복하는 외에 무슨 의미가 있기에 수십 번씩 반복차단을 했을까? 포진후신경통은 신경병적통증(neuropathic pain)인데 단순마취의 반복이 치료에 어떠한 도움을 줄 수 있었는지 궁금하다.

어느 대학병원에서 있었던 실례에서 포진후신경통을 가진 70세 남자 환자를 80여 일간 입원시켜놓고 일회성 경막외강차단을 49회, 늑간신경차단을 29회. 견갑상신경차단을 27회, 성상신경절차단을 16회 각각 시행했다고 한다. 같은 통증의학과 의사인 필자의 입장에서도 이해가 되지 않는 점이 있어 묻고자 한다. 수십 회씩 반복해서 신경차단을 한 목적이 무엇이었을까?

단순히 국소마취의 반복으로 통증을 조절할 의도였다면 일회성 차단보다는 지속적 차단을 하거나, 여러 가지 신경파괴방법을 이용한 치료가 좋지 않았을까 생각된다.

일회성 경막외강차단을 어떻게 49회까지 할 수 있었는지 의심스럽지만, 그 시술을 받은 환자나 시술을 해준 의사의 끈기는 정말 알아줄 만하다. 신경차단의 반복보다는 안전하게 신경을 파괴시킬 수 있는 방법이 개발되어 그처럼 많이 차단하는 수고도 덜어주고, 환자의 고통도 쉽게 해결해 줄 수 있었으면 좋겠다.

그처럼 반복된 신경차단으로 포진후신경통 환자가 완치되었는지 또는 완치는 아니지만 통증이 어느 정도 줄었는지, 아니면 치료를 포기했는지 그 결과를 알고 싶다. 이러한 포진후신경통을 완치시켜 보신 의사나 치료를 받고 완치되신 분이 있다면 그 치료 비법이 무엇이었는지 묻고 싶다.

포진후신경통(Post-herpetic neuralgia) 환자에게 반복된 신경차단으로 좋은 효과를 보신 분이 있으시다면 그 결과를 필자에게 알려주셨으면 한다.

21 견갑관절통증(frozen shoulder)에 견갑상신경차단(SSNB)의 효과는?

근년에 들어 통증클리닉을 하는 마취과 의사들에게 견갑관절통의 치료에는 견갑상신경차단(SSNB)과 성상신경절차단(SGB)이 가장 효과적인 치료법이라고 알려져 있다고 한다.

필자도 통증 치료를 시작하던 초기에는 견갑관절의 통증에는 견갑상신경차단을 만능해결사로 알고 있었다. 그 외에는 아는 것이 없었으니 그 방법에만 매달릴 수밖에 없었던 것이다.

필자가 견갑관절에 있는 통증을 치료를 하게 된 배후에는 필자 아내의 내조(?)가 있었다. 아내는 1982년 중순쯤부터 우측 어깨관절에 심한 통증과 견갑관절외측에 피부감각의 둔화와 시림을 호소했지만, 마취과 의사에 불과한 필자는 정형외과에 의뢰할 수밖에 없었다. X-Ray 촬영결과 관절에는 이상 없으니 물리치료나 받으라는 처방뿐이고 정확한 진단명은 없었다.

6개월 이상 물리치료를 받아도 근본적인 치료는 되지 못하고 일시적 통증완화효과만 있는 듯했다. 그 당시로서는 어깨통증에 대해서는 아는 것이 없었기 때문에 어깨가 아프다고 하면 치료를 게을리해서 그런 것이라고 탓하고 계속해서 물리치료도 받고 어깨운동도 열심히 하도록 권유해 왔다.

간헐적인 치료를 받으면서 약 3년이 경과했지만 통증은 없어지지 않아 치료를 포기해야 할 판이었다. 그 무렵 필자는 신경차단에 의한 부분마취(regional anesthesia)를 많이 하고 있었고, 1985년부터 통증 치료에 관심을 가지기 시작하면서 몇 명의 환자들에게 견갑상신경차단을 해주었더니 올라가지 않던 팔이 금방 올라가며 펴해지는 것을 경험할 수 있었다.

이때에 필자는 견갑상신경차단으로 아내의 어깨 통증을 치료해 줄 수 있을 것으로 생각하고 서둘러 몇 차례 시술해 보았지만 전혀 효과가 없었다. 그 당시만 해도 어깨관절에 대한 자세한 해부도 모르던 때여서 교과서에는 견갑관절통증 환자에게 견갑상신경차단을 한다고 되어 있는데, 아내의 통증은 왜 없어지지 않는지 궁금했다.

견갑관절의 통증은 관절 안에서 생기는 것이고 관절신경은 관절 내부에 분포되는 것이어서 관절연골이 마모되면 당연히 관절에 통증이 발생하는 것으로 간주해왔다. 그러나 견갑관절의 해부를 자세히 관찰해보고 견갑관절의 감각은 견갑상신경과 액와신경이 맡고 있는데, 관절신경들은 관절 안에 분포되는 것이 아니고 관절을 감싸고 있는 근육과 관절피막에 분포된다는 사실을 알게 되었다.

목뼈 제5, 6번 신경근으로 이루어진 견갑상신경은 견갑상절흔(suprascapular notch)를 지나 극상근(supraspinatus m.)의 밑에서 갈라져 견갑상신경과 견갑하근의 운동을 담당하고 일부는 관절피막에 감각신경분지를 보낸다. 경추 제5번신경근으로 이루어진 액와신경은 삼각근(deltoid m.)과 회선건개(rotator cuff) 중의 소원근(teres minor m.)의 운동기능을 맡고, 관절피막의 전-하방에 감각신경을 보내며, 상박 상부의 외측에 피부감각기능을 맡고 있다.

긴장되어 있는 극상근에 의해 견갑상신경이 압박받으면 흥분을 일으켜 견갑관절의 통증보다는 주로 팔을 측방으로 뻗어 수평 이상으로 들어 올리는 힘(abduction of arm)이 약해지거나 마비를 초래한다.

액와신경장애가 약하게 있으면 삼각근에 긴장성통증이 생기고, 액와신경장애가 심하면 팔을 옆으로 뻗어 수평 높이까지 올리는 기능이 떨어지고, 통증 때문에 운동을 하지 않기 때문에 2차적으로 어깨관절의

■ **견갑상신경과 액와신경**

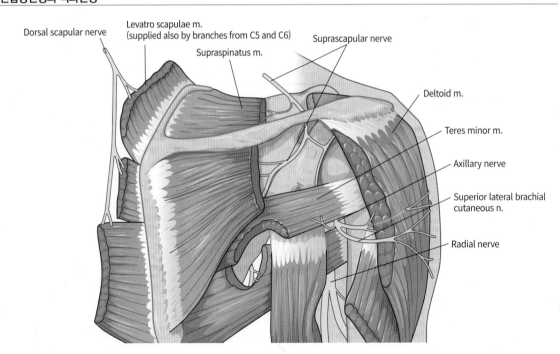

구축증이 오게 된다.

소원근(teres minor m.)에 통증유발점이 생기면 액와신경(axillary n.)이 압박되어 운동신경이 흥분을 일으키게 되어 삼각근(deltoid m.)과 소원근에 근 강직과 허혈을 일으켜 통증을 일으킨다. 때로는 피부감각 신경의 자극으로 어깨관절 상부 바깥쪽에 이상감각을 느끼기도 한다.

어깨관절 통증 환자에게 대부분의 진료실에서는 어깨관절을 감싸고 있는 삼각근 주위에 물리치료를 해 주고 있고, 마취과적으로는 견갑상신경차단(SSNB)과 성상신경절차단(SGB)를 한다고 한다.

액와신경때문에 생기는 어깨 통증은 신경을 직접 차단하는 것이 아니고 소원근의 통증유발점에 주사해 야하는데, 소원근에 의해 압박당한 액와신경이 흥분해서 어깨에 통증을 일으킨다는 개념은 어느 문헌에도 소개된 일이 없었다.

어깨 통증의 원인이 견갑상신경의 장애라고 생각될 때에 견갑상신경을 차단하는 것은 이해할 수 있겠지 만, 성상신경절까지 차단하는 이유를 알 수 없었다. 성상신경절차단을 한다는 어느 후배에게 그 이유를 물 으니 근육과 관절에 혈액순환을 개선시키기 위해서 차단하는 것이라고 한다.

교감신경을 차단하면 골격근에 혈액순환이 증가한다고 생각하느냐는 필자의 질문에 "그런 것 아닙니 까?"하고 얼버무리고 넘어갔다. 교감신경의 차단으로 말초혈관은 확장될 수 있지만 근 내압을 뚫고 들어 갈 수 있는 vasomotor tone이 떨어져서 골격근의 혈류는 오히려 감소할 수 있는 것이다.

필자는 이러한 생각 때문에 성상신경절차단을 하지 않고, 소원근의 유발점에 국소마취제와 스테로이드를 혼합해서 주사하고 이곳을 마사지해 주었더니 필자 아내의 견갑통증은 금방 사라졌다. 일주일 간격으로 반 복 주사하여 3주 만에 아내의 수년 묵은 통증은 해결되었다. 그 당시에는 필자가 개원하기 전이었기에 집에 서 주사를 해주고 마사지하는 방법뿐이었지만 원인을 알고 치료했더니 효과는 너무 탁월했다.

필자는 어깨 통증을 견갑상신경의 장애로 인한 것과 액와신경의 장애로 인한 것을 완전히 구분해서 치료 하고 있다. 견갑상신경의 장애 때문에 생기는 견갑관절통은 전체 환자의 5% 미만이라는 것을 20년간의 진 료경험에서 알 수 있었다. 아직도 견갑관절통 치료에 견갑상신경차단 하나에 의존하고 있고 신경을 차단하기 위해 신경자극기(nerve stimulater)나 초음파(ultrasonography)를 이용한다고 자랑하는 사람들이 있다.

국소마취제로 견갑상신경을 직접 차단하게 되면 신경기능의 마비로 오히려 운동능력이 떨어지게 되므로 직접 차단하는 것이 아니다. 국소마취제를 극상근에 있는 유발점에 주사해서 굳어진 극상근을 이완시켜 견 갑상신경의 압박을 풀어주면 즉석에서 운동능력이 돌아오는 것을 알 수 있다.

통증 치료 시에는 신경을 차단시켜 마비를 일으키는 것이 아니고, 신경 주위의 유해자극을 없애주어 신 경기능을 정상화시켜줌으로써 통증을 없애주는 것이다.

22 기능성 소화불량증(functional dyspepsia)과 가성 위장통(pseudo-gastric pain)의 차이는?

서론

기질적인 소견을 가진 통증보다 기능적인 장애에 의한 통증의 진단과 치료가 더 어렵다. 만성위장장애로 고통받는 환자 중에는 첨단진단장비로도 확실한 원인을 규명하지 못한 상태에서 흔히 만성위염 또는 신경성 위장병 정도로 진단받고, 그 병소는 위장 벽에 있는 것으로만 간주되어 왔다.

위장통증이나 소화불량증을 호소하여 필자에게 진료받은 환자들을 대상으로 연구해 본 결과 대부분 그 원인이 위장 내에 있지 않음을 알 수 있었다.

위장의 기능성 소화불량증을 필자는 가성 위장통이라 명명하고 문헌적 고찰을 통해 복직근의 과긴장이 그 원인이 되고 있음을 밝혀 보고한 바 있었지만, 아직도 의료인들에게 널리 알려지지 않아 활용되지 못하고 있다.

2005년 1월호 대한의사협회지에 기능성소화불량증에 대한 지상강좌가 있었는데, 기능성 소화불량증이라는 질환이 필자가 1996년에 발표했던 가성 위장통과 표현은 달랐지만 내용면에서 동일하다는 생각이 들어 간략하게 정리비교해 보았다.

참조: 가성 위장통에 관한 연구. 대한 통증학회지 제9권 1호, 1996. 최중립

지상강좌 서론

기능성 소화불량증이란 기질적 소화불량증의 반대되는 개념으로 임상에서 흔하게 사용되는 진단방법으로는 이상소견을 발견할 수 없을 때 사용되는 진단명이다. 20년간의 연구결과에 따르면 기능성 위장장애의 증상들은 다양한 생리학적 원인을 가지며 사회문화적, 정신-사회학적 인자들에 의해 조율됨을 알 수 있다.

최근에 여러 가지 연구법이 개발됨에 따라 기능성 위장장애를 유발시키는 생리적인 이상들의 측정이 가능해지면서 기능성이란 말의 의미가 더욱 더 모호해졌다. 이러한 진단기법들은 아직 표준화된 진단기준이 될 수 없으며, 기능성 위장장애의 진단은 증상을 근거로 한 진단기준이 유용하다.

기능성 위장장애에 대한 정의나 진단기준은 1988년에 제정되고 1999년도에 개정하여 만든 Rome 기준 II에 의하여 이루어지고 있다.

정의

소화불량의 원인은 크게

1) 증상을 유발시킨 원인이 명백한 경우, 예: 소화성 궤양, 위식도 역류질환, 위종양, 약제, 췌담도 질환 등
2) 증상을 유발시킨 병태생리나 현미경적인 소견이 있는 경우, 예: Helicobacter 위염, 담석, 내장과민,

위–십이지장 운동이상 등

3) 증상을 일으킬 만한 원인이 없는 경우의 3가지 영역으로 구별할 수 있다.

이중 기능성 소화불량증은 기질적이나 생화학적 원인이 명백하지 않은 2)와 3)의 경우에 해당한다. Rome 기준 II는 기능성 소화불량증을 상복부 중심의 통증 또는 불쾌감으로 정의한다.

▣ 표 1. 기능성 소화불량증의 진단 기준

> 과거 12개월 동안 연속적일 필요는 없지만 적어도 12주 이상 다음과 같은 증상이 있을 때
> ① 지속적이거나 재발성의 소화불량증(상복부의 통증 혹은 불쾌감)
> ② 내시경 등의 검사로 증상을 설명할 수 있는 기질적 질환이 없을 것
> ③ 소화불량이 전적으로 배변 후 완화되지 않거나 배변의 빈도나 대변 굳기의 변화와 관련이 없어야 한다. 즉, 과민성대장증후군이 아닐 것

통증 혹은 불쾌감이 상복부에 있는 것이며, 좌우측 늑골하부의 통증은 소화불량증에서 제외한다. 불쾌감에 속하는 특징적인 증상으로는 상복부 포만감, 조기만복감, 팽만감, 오심, 구토, 트림 등이며, 이러한 증상들은 서로 동반되어 나타날 수 있다. Rome 기준 II에서는 증상군에 의한 아형분류보다는 환자들이 호소하는 증상 중 가장 불편해하는 하나의 주 증상으로 아형을 나누는 것을 제안하고 있다.

▣ 표 2. 기능성 소화불량증의 아형(亞形)

> ① 궤양성 소화불량증(ulcer-like dyspepsia)
>   상복부의 통증이 가장 불편한 증상이다.
>
> ② 운동이상형 소화불량증(dysmotility-like dyspepsia)
>   상복부의 비통증성감각(불쾌감)이 주된 증상이다.
>   이러한 감각은 상복부포만감, 조기만복감, 팽만감, 오심으로 특징지어 지거나 연관이 있다.
>
> ③ 비특이형 소화불량증(Nonspecific dyspepsia)
>   증상이 궤양형 또는 운동이상형 소화불량증의 기준을 충족시키지 못하는 증상을 가지는 경우

병태생리

1) 운동기능의 이상

흔하게 접하게 되는 소화기 증상들은 위장의 운동 이상에 의해 생기는 것으로 알려져 있다. 건강한 사람도 극심한 스트레스를 받으면 위장의 운동이 증가할 수 있다. 그러나 모든 기능성 소화불량증이 운동기능 이상과 관련이 있는 것은 아니다.

기능성 소화불량증 환자에게 위장의 운동기능 개선제를 투여하면 종종 증상의 호전이 있는 것을 보면 위장의 운동 이상이 병태생리에 기여할 것으로 생각된다.

※ 필자의 해설 – 위장의 운동 이상을 일으키는 원인이 설명되어 있지 않은데, 위장의 용적을 조절하는 요소는

복근의 탄력이다. 복근의 탄력이 떨어지면 위장 자체의 운동능력은 정상이라도 복근이 위장의 팽창을 억제하기 때문에 팽창을 하지 못하고 위축된 상태에 머물러 있게 된다.

2) 장의 감각과민(visceral hypersensitibity)

과민성 장증후군 환자의 직장에 풍선을 넣어 확장시키면 정상인에 비하여 적은 량의 공기를 주입해도 환자들이 통증을 호소하게 되는데 이는 통증에 대한 감각역치(threshold)가 낮기 때문일 것으로 생각된다.

※ 필자의 해설 - 과민성 장증후군의 경우는 통증에 대한 감각역치가 낮아있는 것이 아니고 장이 흥분을 일으켜 수축을 일으키고 있는 상태에 있기 때문에 공기를 주입해서 팽창시키면 통증을 유발할 수 있는 것이다.

마찬가지로 기능성 소화 불량증 환자에게 위저부에 풍선을 넣어 확장시킬 경우도 정상인 보다 낮은 압력에도 통증을 느끼는 수가 많다. 그러나 이러한 장의 감각과민이 장의 감각수용 자체의 이상 때문인지 척수신경의 과흥분 때문인지, 혹은 중추성 조절장애 때문인지는 확실하지 않다.

※ 필자의 해설 - 위장의 감각역치가 낮아있는 것이 아니고, 복근이 위장의 용적을 감소시키고 있다. 음식물이나 공기가 들어가서 위장을 팽창시키면서 복벽을 자극해서 통증을 일으키는데, 이때의 통증은 위장의 통증보다는 복벽근에서 생기는 통증이 더 많다.

3) 염증(inflammation)

일부 학자들이 위장점막이나 신경총에서의 염증이 기능성 위장관의 증상발현과 관계가 있을 수 있다는 가설을 제시하였다.

※ 필자의 해설 - 확인된 정설이 아니고 가설일 뿐이다.

4) 뇌-장관 상호작용

위장의 운동 및 감각기능의 변화와 정신사회적 요인들이 복잡하게 연결되어 일어난다는 사실들이 밝혀지면서 뇌-장관 상호작용이라는 개념이 정립되고 있다. 즉 고위중추는 위장의 운동과 감각을 조절하고, 반대로 위장생리의 변화는 뇌의 활동에 영향을 준다.

※ 필자의 해설 - 위장이 팽창하게 되면 미주신경의 구심성 섬유(afferent fiber)를 타고 연수(延髓; medulla oblongata)를 자극해서 반사적으로 위장의 수축을 억제하고 위산분비가 촉진된다. 한편 위산분비가 늘어나고 축적되면 위 점막을 자극하여 위장의 수축기능이 항진된다.

5) 뇌-장관 peptides(brain-gut peptides)

뇌-장관 상호작용의 이상이 중추신경 및 말초 위-장관에 존재하는 peptides와 그들의 수용체 이상에 의한다는 설이 있다.

6) 정신 사회학적 요인

정신적인 요소가 병의 발현이나 치료 결과에 지대한 영향을 미칠 것으로 생각된다. 물론 건강한 사람도 정신적으로 심각한 부담을 받으면 위-장관 기능에 장애가 생길 수 있으나 기능성 소화 불량증 환자의 경우는 정도가 훨씬 더 심각하다.

※ 필자의 해설 - 복벽근에 있는 통증유발점이 잠복성에서 활동성으로 변할 수 있는 요소 중의 하나로 정신적 스트레스도 관여한다.

진단

통상적인 진단방법으로 기질적인 원인을 찾을 수 없을 때 진단될 수 있을 뿐이다. 통상적인 진단법이란 위장질환을 의심하게 하는 증상을 호소하는 환자들이 가질 수 있는 위험인자를 먼저 찾는 일이다. 상부 위-장관 증상을 주호소로 내원한 환자의 기질적 질환을 배제하기 위한 검사로는 위장(stomach)의 내시경 검사(gastroscopy)가 가장 의미가 있어 보인다.

기능성 소화 불량증의 병태생리 및 진단과 치료면에서 Helicobacter pylori 감염과의 관계가 쟁점이 되었지만, Helicobacter를 치료해서 통계적으로 의의 있게 증상 소실효과가 있었다는 의견도 있고, Helicobacter 치료군과 대조군 사이에 증상 소실율이나 증상 정도에 차이가 없었다는 주장도 있다.

결과적으로 기능성 소화불량증 환자에서 Helicobacter 감염이 발견되었다 하더라도 이의 박멸을 위하여 항생제를 투여하는 행위는 의미 있는 치료법으로 인정받지 못하고 있다.

※ 필자의 해설 - 위장 내에 기질적인 원인을 배제하는 외에는 직접 기능적인 소화 불량증을 진단하는 법은 없다. 그러나 그 원인을 위장에서 찾으려하지 말고 우측상부의 복벽근에 있는 통증유발점을 찾으면 쉽게 문제를 해결 할 수 있다.

치료

※ 필자의 해설 - 치료법이라고 몇 가지 소개되고는 있으나 원인을 모르는 상태에서 원인치료는 하지 못하고 대증요법을 적용해보거나 기질적인 질환에 치료했던 방법을 적용해보고 있을 뿐이다.

1) 일반적 치료법

특별한 치료법은 없어 보이며, 치료의 기본으로 생활습관의 변화 및 식이요법을 시행하면서 약물치료와 필요에 따라서 정신과적인 치료의 병행 등 다각적인 치료 방법을 시도한다.

음주, 흡연을 삼가며 caffeine 및 탄산가스가 포함된 음료수의 과음을 금하는 것이 좋다. 규칙적인 생활과 적당한 운동이 권장되고 있다. 식이요법은 자기에게 맞는 음식을 먹고, 맵고 자극성 심한 음식은 좋지 않다. 지방이 많은 음식은 위 배출을 지연시키거나 장운동의 변화를 일으켜 복통을 일으킬 수 있어 주의를 요한다.

스트레스 등 정신적인 문제도 증상발현과 밀접한 관계를 가지고 있다. 환자에게 내시경 검사에서 이상이 없다고 확인해주는 것만으로도 증상발현이 현저히 줄었다는 보고가 있다.

2) 약물치료

환자가 호소하는 증상에 따라 대증요법으로 위산분비억제제제 및 제산제, 위장운동항진제, 방어인자증강제, 혹은 장관의 진통약물을 사용할 수는 있지만 확실한 치료약은 없는 실정이다.

(1) 위산분비억제제제 및 제산제

기능성 소화불량의 대표적인 증상이 궤양과 비슷하므로 궤양 치료에 준하는 약을 많이 사용하고 있지만 특효성이 있는 것은 아니다.

(2) 위장운동촉진제

특히 운동이상형의 발병기전 중 위장 운동의 이상이 논의되고 있어 임상에서 위장운동촉진제가 널리 사용되고 있다(대표적인 약물: Domperidone, mosapride, metoclopromide, levosulpride, itopride, erythromycin).

(3) 향정신성 약물(psychotropic drugs)

약물요법 등으로 통증이 호전되지 않는 환자에게는 인지행동요법, 개인간 정신요법, 이완-긴장요법이나 대체요법을 사용하여 좋은 효과를 보았다는 외국의 보고가 있기는 하지만, 명백한 정신과적 질환과 동반되어 있거나 stress에 의해 악화되는 통증이 간헐적으로 있을 때에는 정신요법이 도움이 되는 것으로 알려져 있다.

향정신적 약물로 가장 많이 처방되는 약물은 삼환계 항우울제(amitriptyline, imopramine, doxepine)이다. 이들은 serotonin과 norepinephrine re-uptake를 차단하여 우울증을 개선시키는 약물인데, 아직 확실한 기전은 모르지만 기능성 위장관 질환에서도 위약에 비해 뚜렷한 효과를 보인다고 한다.

(4) 새로운 약제: 내장과민성과 관련된 약제

① 5-HT (5- hydroxytryptamine)

② Opioid substance

③ cholecystokinin 길항제(CCK antagonist)

④ somatostatin substance

※ 필자의 해설 - 효과적인 치료 방법은 그 원인이 밝혀진 상태에서만 나올 수 있는 것이다. 필자는 기능성 소화불량증이라는 질환은 그 원인이 위장 내에 있는 것이 아니고 위장을 덮고 있는 복근에 생긴 통증유발점 때문에 생긴 것이라 생각하고 이 유발점을 찾아 치료함으로써 신속한 효과를 볼 수 있었다.

결론

아직까지 기능성 소화불량증은 정확하게 병태생리가 밝혀지지 않았으며, 다른 기질적인 질환들을 배제한 후 증상만으로 진단되는 질환이므로 병태생리에 대한 연구가 더욱 진행되면 그에 대한 치료법도 가능하리라 기대된다.

필자가 1996년에 명명했던 가성 위장통(pseudo-gastric pain)이나 기능성 소화불량증이라는 질환은 그 병명은 다르지만 내용면에서는 똑같은 질환이라 생각된다. 주로 내과 영역에서 그 원인과 치료법을 찾으려고 노력하고 1999년에 Rome 기준II를 제정까지 하였지만 아직도 오리무중으로 헤매고 있는 중이다. 필자는 오래전에 그 원인이 위장관 내에 있지 않음을 깨닫게 되었다.

그 원인은 복벽에 있는 근육에 생긴 통증유발점(Trigger Point)이 위장의 팽창을 억제하면서 생긴 위장의 기능장애로써 통증은 복근에 있는 것이었다. 진료과의 영역을 떠나 필자가 제시한 치료법으로 기능성 소화불량증을 치료해볼 것을 권유하는 바이다.

23 필자도 요통환자에게 경막외강차단을 할 때가 있다.

요통과 하지통 환자나 뒷목의 통증 환자에게 통증클리닉 의사들이 붙일 수 있는 진단은 추간판탈출증이고, 해줄 수 있는 치료 방법은 오직 경막외강차단술(Epidural Block)뿐이 아닌가 생각된다.

필자는 통상적인 요통이나 뒷목통증 환자에게 경막외강차단을 하지 않고 있어, 혹자에게는 필자가 경막외강차단 능력이 없거나 경막외강차단을 싫어하는 의사로 보일지 모르지만, 반드시 적응이 되어 효과가 기대되는 환자에게는 진단과 치료를 겸해 가끔 시술하고 있다. 꼭 경막외강주사가 필요했었고 그 효과가 좋았던 경험담과 요통치료에 경막외강차단을 하지 않는 필자의 변을 소개한다.

증례

(1) 40대 말의 남자는 테니스하다 넘어지면서 특별히 어느 부위에 외상받은 흔적은 없었는데 요통이 발생한지 2주일이 경과했다. 습포제나 붙이면 좋아질 것으로 믿고 지내보아도 전혀 좋아지는 기미가 보이지 않고 일주일이 지난 후에 침을 몇 차례 맞아도 효과가 없었다. 갑자기 걱정이 되어 MRI 촬영까지 했지만 아무런 이상소견을 찾지 못했다.

엉거주춤 걸어 겨우 필자를 찾아왔는데 주관적인 호소 외에 객관적 검사나 신경학적 검사에서 전혀 원인을 찾을 수 없었다. 허리가 쏟아질 것 같은 기분이 들어 허리를 감싸고 서 있는 외에는 아무런 동작도 취할 수 없었다.

일반적인 요통은 대부분 통증의 원인되는 부위에 통증유발점이 있거나 신경증상이 있기 마련인데 이 환자는 달랐다. 겨우 엎드리게 하고 진찰해 보았지만 요부 전체에 통증이 심할 뿐 어느 특정부위에서 의심할만한 원인을 찾을 수 없었다.

척추의 정중앙을 가볍게 타진해보니 요추부 전체에서 깜짝 놀랄만한 통증이 있었다. 타진에 의한 심한 통증은 통증유발점과는 달리 특정부위에 있는 병변이 아니고 척추강 내의 손상을 의심케 했다.

척추 내부에서 연조직들의 손상으로 통증에 예민한 후종인대(posterior longitudinal lig.)에 염증, 부종이 생겨 발생한 통증을 의심하고 시험적 경막외강차단을 실시하기로 했다. 0.5% 리도카인에 스테로이드 40 mg을 혼합하여 20 mL를 만들어 요추 제4-5번 사이의 경막외강에 주사했다.

약물의 주사가 끝나자마자 요통은 말끔히 사라지고 경쾌하게 걸을 수 있었고 요추의 굴곡과 회전도 자유자재로 할 수 있게 되었다. 잠시 안정시킨 후에 귀가시켰는데, 그 후로 요통은 재발하지 않았다. 이 환자는 필자의 클리닉 근처에 살고 있어 친분이 있고 자주 만나는 사람이었다.

(2) 40대 중반의 남자 환자는 생선가게를 하는 사람인데, 매일 냉동된 생선상자를 땅바닥에 내리쳐서 얼어붙은 생선을 갈라놓는 작업을 한다고 한다. 일주일 전에 생선 상자를 땅에 내려치는 순간 허리가 끊어지는 것 같은 통증이 생기면서 그 자리에 주저앉았는데 꼼짝달싹할 수가 없어 며칠간 진통제만 먹고 누워만 지냈단다.

필자에게 찾아 왔을 때에는 보행도 하지 못하고 청년 두 사람에게 부축을 받아 끌려오다시피 왔다. 이 환자는 엎드릴 수가 없어 자세히 진찰을 할 수도 없었다. 겨우 옆으로 눕힌 다음 촉진을 했으나 특정 부위에 압통은 없었고, 척추를 가볍게 타진해보니 흉추 하부에서 허리의 전체까지 퍼지는 통증이 있었다.

요추를 갑작스럽게 움직이다가 척추 내부의 손상으로 경막(dura)이나 후종인대에 가해진 유해자극 때문에 생긴 요통이란 잠정진단을 내리고 시험적 경막외강주사를 시행했다. 0.5% 리도카인에 스테로이드를 섞어 20 mL로 만들어 제4-5번 요추 사이에 경막외강주사를 시행하고 약 10여분 안정시킨 후에 일으켜 세웠더니 통증이 말끔히 사라지고 가뿐해졌다.

경과를 관찰하고 일주일 후에 오게 하였는데 다음에 왔을 때 물어보니 그동안 정상적인 활동하는 데는 지장이 없었는데 허리를 크게 움직이면 아직도 지난번 통증의 10% 정도만 남아 있다고 한다. 이번에는 10 mL의 약제로 경막외강주사를 다시 해주고 보냈는데 그 후로는 통증이 없이 잘 지내고 있다고 한다.

고찰

필자는 추간판탈출(HIVD)이나 척추관협착(spinal stenosis) 등으로 척추강 내에서 신경근이나 **마미총**이 유해자극을 받아 하지로 뻗치는 통증이 생겼다고 의심되는 환자에 한해서 선택적으로 경막외강차단을 하지만 일반적으로는 요통환자에게 경막외강차단을 하지 않는다.

주로 하부요추의 신경근들은 전부 다리로 내려가 좌골신경의 구성요소가 되고, 허리의 아래 부위에 분포되지 않기 때문에 하부요추의 신경장애는 허리통증을 일으키지 않을 것이라고 확신하기 때문이다.

그런데도 요추의 신경분지가 추간관절(facet joint)의 감각신경을 구성하거나, 척추강 내에서 후종인대(posterior longitudinal lig.)와 전방경막초(anterior dural sheath)에 감각을 담당하는 회귀성 경막신경(recurrent meningeal n.)도 요추의 신경분지라는 이유로 요추의 추간판탈출도 허리통증의 원인이 될 수 있다는 추측을 하는 것 같다.

많은 사람들이 대부분 허리통증의 원인은 추간판탈출(HIVD)이라고 믿고 있는데 어느 정형외과 교수의 발표에 의하면 실제로 허리통증의 원인으로 9.8% 밖에 차지하지 않는다고 한다. 그러나 필자는 추간판탈출이 허리통증의 원인으로는 거의 관여하지 않는다고 믿고 있다.

필자는 허리통증과 다리통증이 동시에 있을 때 허리통증과 다리통증의 원인을 분리해서 생각한다. 추간판탈출로 판명된 요하지통환자에게 수술을 해주면 다리의 통증은 없어지더라도 허리통증은 없어지지 않아 고민을 자주한다는 신경외과 의사의 고백에서도 알 수 있었다.

좌골신경통의 주원인이 추간판탈출이라고 알려지고 있지만 필자의 진료경험에서는 이상근증후군 때문에 생기는 좌골신경통이 더 많았고, 요통은 흉추와 요추 사이에서 흉추 제12신경이 압박받아 생기는 것이 가장 많은 원인으로 작용하고 있음을 알 수 있었다.

추간관절증(facet syndrome)이란 추간관절 내의 활액조직(synovial tissue)이 자극받거나 염증이 생기면 활액막(synovial membrane)에 부종, 팽창이 있고, 활액(synovial fluid)의 점도가 높아지면서 추간관절에서 통증을 일으키는 관절염이지 요추신경의 장애가 있어 생기는 신경통은 아니다.

또한 회귀성경막신경(recurrent meningeal n.)을 이루는 신경근이 척추강 안에서 추간판에 의해 눌리기 때문에 허리 통증을 일으킬 것이라고 추측하는 학자들이 있다. 신경근이 좁아져 있는 추간공(intervertebral foramen)에 의해 압박되거나 비후된 경막초(dural sheath)에 의해 눌릴 가능성은 있지만, 추간판탈출 때문에 회귀성경막신경이 압박받아 허리통증이 생길 것이라는 생각은 옳지 않다.

증례에서와 같이 허리통증은 있지만 **특정 신경근에 의한 신경증상이 없고, 척추관(spinal canal) 내에 있는 통증에 예민한 연조직들에 충격으로 인한 부종이나 염증이 있다고 추측되는 요통 환자들에게 필자는 경막외강주사를 실시해서 좋은 효과를 볼 수 있었다.**

필자는 요통환자에게 경막외강주사를 하는 경우는 극히 드물어 15년간 개원하는 기간에 불과 몇 사람을 손꼽고 기억할 정도였다.

경막외강차단의 의미에 대해 국소마취제에 의한 근육의 이완효과, 다량의 용량으로 인한 척추강 내의 유착박리, 그리고 스테로이드에 의한 소염효과 때문이라고 알려지고 있다. 그러나 필자의 치료경험에서는 감각신경이나 운동신경을 차단할 수 없는 농도인 0.5%의 리도카인으로도 즉시 통증 치료효과가 있었던 것을 보면 스테로이드의 소염효과 이전에 척추강 내의 교감신경의 차단효과가 가장 중요한 요소로 작용한다고 생각된다.

이웃나라의 유명한 통증클리닉에 견학을 다녀온 의사들에게 들으니 그곳에서도 허리통증 환자에게 기본적으로 5회 정도의 경막외강차단을 시행하더라고 한다.

마취과의사로서 뉴욕에서 통증클리닉을 하고 있다는 필자의 의과대학 동기생을 만나 대화를 나눈 일이 있었다. 본인이 통증클리닉을 직접 운영하는 것이 아니고, 진료기관에서 초청받으면 방문해서 시술만 해준다고 한다. 어떠한 시술들을 하느냐고 물었더니 경추에서부터 미추까지 경막외강차단만 한다고 한다.

어떠한 근거로 경막외강차단을 하느냐고 물었더니 미국의사들은 합리적인 사고를 가지고 진료하는데, 모든 것을 자세히 검사한 후에 자기를 초빙할 때에는 그만한 이유가 반드시 있었을 것이고 치료의 효과유무는 자기와 관계없다는 것이다.

L.A.에서 통증클리닉을 하고 있다는 재미한국인 마취과의사가 1993년도에 한국에 왔을 때 필자의 클리닉에 와서 3일 동안 견학하고 간 일이 있었다. 자기네의 진료시스템을 물으니 진료는 재활의학과의사가 담당하고 있고 마취과의사인 자기는 부탁받은 환자에 한해서 신경차단만을 해주고 있다고 한다.

미국에서는 마취과의사들이 통증 치료를 한다는 것은 자신이 환자를 직접 진찰하고 진단 후에 필요한 시술을 하는 것이 아니고, 마취과의사가 초청받고 가서 수술마취를 해주는 것과 같이 요청받은 환자에게 신경차단을 해주는 것에 불과하다는 것을 알았다.

그렇기에 그러한 마취과의사들과 통증의학을 논의한다는 것 자체가 문제가 있음을 실감했다. 의료선진국이라는 미국에서도 아직까지 통증 치료 목적의 신경치료와 마취 목적의 신경차단의 구분을 하지 못하고 있다고 생각된다.

의료선진국의 진료를 모방하고 있는 우리 의료계도 그들의 맹목적인 신경차단만을 모방하고 있지나 않은지 한번쯤 되돌아보고 불필요한 경막외강차단은 자제하고 올바른 치료법을 찾아 진료했으면 한다. 필자도 요통환자에게 경막외강차단을 하기는 하지만, 반드시 적응증이 된다는 확신이 있을 때에 한해 극히 제한적으로 시행한다는 사실을 강조하고 싶다.

24 요통의 주 원인은 추간판탈출이 아니다.

2002년 7월 18일자 어느 의료계 신문에 요통과 하지통 환자의 진단과 치료라는 어느 교수의 특집기사가 실려 있었다. 기사내용의 요지는 다음과 같았다.

2002년 7월 18일

일반적으로 요통의 원인은 근육, 인대나 건의 염좌가 대부분을 차지한다고 알려져 있으나, 요통의 주원인은 추간판의 손상에 의한 것이 만성요통의 40%에 달한다.
추간판에 의한 통증은 심부통으로서 오래 앉아있던지 요추를 굽혀 세수를 하거나 무거운 물건을 들 때처럼 추간판의 내압이 상승하는 경우에 통증이 증가한다.
서 있을 때에는 추간판 내의 압력이 체중의 100%를 받는다면 앉은 자세에서는 140% 정도 되고, 앉아서 앞으로 구부리면 추간판 내의 압력은 더욱 증가된다. 그러므로 추간판성 통증은 오래 앉거나 구부리면 더 심해진다.
치료는 경막외강에 국소마취제와 스테로이드를 주입하면 추간판탈로 인한 방사통에는 탁월한 효과가 있는데 방사통이 없는 요통환자에게는 효과가 오래 가지 않는다.

그런데 여기서 유의해야 할 점은 정말 추간판의 압력이 상승하거나 추간판의 탈출이 있을 때 요통이 있을 수 있느냐하는 점이다. 추간판탈출이 있을 때 L5 또는 S1신경근을 압박 자극해서 좌골신경통이 생긴다는 것은 누구나 아는 사실이지만 요통이 생긴다는 생각은 재고해야 할 것이다.

요통환자가 장시간 앉아있거나 요추를 굴곡시키면 통증이 더 심해지는 것은 사실이지만, 그 통증이 추간판의 압력이 상승해서 생긴다는 것은 어불성설이다.

요추를 구부리면 추간판의 압력이 상승한다고 하지만 실제로 요추를 구부릴 때 꺾이는 부위는 흉추와 요추의 사이이다. 통상적으로 요통 환자의 대부분은 제4-5번 요추 사이나 장골릉(iliac crest) 근처에서 통증을 느끼게 되지만 이 부위에 통증을 일으키는 신경은 요추신경이 아니고 흉추 제12신경이다.

대부분의 의사들은 허리를 구부릴 때에 제4-5번 요추 사이가 꺾이면서 추간판이 압박당해 압력이 높아지는 것이라고 얘기하고 있다. 그러나 허리를 구부릴 때에 하부요추는 거의 꺾이지 않고 주로 흉추와 요추 사이에서만 구부려질 뿐 아니라 추간판의 압력상승이나 탈출이 있다고 해서 요통이 생길 이유는 없다.

좌선(坐禪)하는 자세로는 얼마든지 오래 앉아 있어도 허리통증은 없지만 몸통을 앞으로 약간 구부린 자세로 앉아 있으면 요통이 생기기 시작한다. 아침에 일어나 세수를 하거나 머리를 감을 때에는 통증이 더해지고 낮에 활동을 하다보면 통증이 감소된다.

신경외과의사들이 허리통증과 다리통증을 동시에 가진 환자에게서 추간판탈출이 확인되어 수술을 해주면 다리통증은 쉽게 없어졌지만 허리통증이 없어지지 않아 고민하는 경우가 많고, 때로는 수술실패증후군이라는 분류에 이러한 통증을 포함시키기도 한다.

그러한 결과는 요통의 병태생리를 잘 몰랐기 때문에 생겼던 것으로 허리를 앞으로 구부릴 때 생기는 허리통증은 흉추 제12번 신경의 장애 때문에 생기는 것이지 추간판탈출이나 추간판내압이 올라가서 생기는 통증은 아니다.

이론적으로는 추간판의 압력이 올라가거나 탈출이 있으면 후종인대를 자극해서 요통을 일으킨다고 알려지고 있지만, 사실은 그렇지 않다는 것을 모르고 그러한 이론을 액면 그대로 받아들이고 있어 간단한 요통도 치료하지 못하고 있는 것이다.

몇 사람들만 그렇게 생각하는 것이 아니고 거의 모든 의사들이 그런 생각에 빠져있다. MRI 검사에서 추간판의 팽창이나 탈출이 있는 요통환자는 당연히 추간판탈출 때문에 생긴 요통이라고 생각하고 경막외강차단이나 수술적감압술을 시행하지만 요통은 없어지지 않는다.

앞의 기사에서는 방사통이 없는 요통에는 경막외강차단이 효과가 오래 가지 않는다고 했는데 그 효과란 것은 치료효과가 아니고 국소마취제에 의한 마취효과에 불과했을 것이다. 덧붙여 추간판탈출 환자의 경막외강에 주입했던 국소마취제와 스테로이드의 효과는 소염효과였지 국소마취제의 마취효과나 근이완효과는 아니었다는 점을 강조해두고 싶다.

추간판탈출증 환자의 경막외강에 0.5% 농도의 리도카인을 주입해도 방사통이 순간적으로 사라지는 것은 교감신경차단만 할 수 있는 농도의 국소마취제가 척추강 내의 교감신경의 기능을 차단시켜 경막외강의 혈류를 개선시켜주는 것이다.

몸통을 구부리거나 회전시키는 일은 주로 흉추와 요추 사이에서 일어나는 일이고, 전체적인 요추는 몸통을 지지해주는 기둥역할에 불과한 것이다. 요통을 일으키는 대부분의 원인은 추간판탈출이 잘 일어나는 L4-5의 위치가 아니고 흉추와 요추의 접합부(T-L junction)에 있다는 사실은 필자가 오래 전에 소개한 바 있다.

흉추와 요추의 접합부에 있는 최장근(longissimus m.)에 유발점이 생겨 흉추 제12번 신경을 조이게 되면 흥분된 신경이 허리의 근육을 긴장시키고 하부요추근처에 통증을 일으킨다. 또한 이곳에 병변이 생기면 허리를 구부릴 때에 신경이 당겨지면서 허리에 통증이 생기는 것이지 추간판의 내부압력이 올라가서 생기는 것은 아니다.

진단은 자세한 병력청취와 이학적 검사로 흉추와 요추의 접합부에서 약 3-4 cm 정도 외측부위를 눌러서 심한 압통의 유무를 상하 높이와 비교해서 확인하는 방법 외에는 없다. 치료는 근육의 통증유발점의 치료법에 따르되 정확한 위치선정이 중요하다. 추간판탈출은 허리통증의 원인이 될 수 없음을 다시 한 번 밝혀둔다.

25 대퇴신경통(Femoral Neuralgia)과 박리성골연골염(Osteo-chondritis Dissecans)의 차이는?

필자가 좌측대퇴신경통으로 대퇴전방의 통증과 무릎관절의 통증 및 종창으로 오랫동안 고생하던 환자를 진료한 일이 있었다. X선 촬영은 하지 않고 이학적 검사만으로 진단하는 것을 본 환자가 큰 병원에 가서 정밀검사를 받고 싶어 해서 진료를 의뢰한 일이 있었다.

그런데 대학병원에서 돌아온 회신에는 박리성골연골염이라 진단내리고 관찰 중인데 경과가 좋지 않으면 수술 할 예정이라고 한다. 필자의 진단과 대학병원의 진단이 다르게 나오게 되면 환자는 개원의사에 불과한 필자보다는 대학병원의 의사들의 말을 더 신뢰할 것으로 사료된다.

이러한 환자를 진료함에 차질이 없도록 하기 위해 두 가지 진단명을 비교하여 임상의들의 이해를 돕고자 한다.

필자가 [대퇴신경통(Femoral neuralgia)]이라 칭하는 것은 대퇴신경(femoral n.)이 과도하게 흥분해서 그 신경의 지배를 받고 있는 대퇴사두근(quadriceps femoris m.)을 긴장시켜 허혈을 일으켜 탄력을 잃게 하여 무릎관절의 운동장애와 통증을 일으키는 상태를 말한다.

대퇴신경은 골반강 안에서 대요근(psoas major m.)과 장골근(iliacus m.)의 사이로 통해서 서혜부로 내려와 대퇴사두근에 운동신경을 보내고 대퇴부 전방의 피부감각을 맡고 있다. 대요근과 장골근 사이에서 대퇴신경이 압박당하면 신경이 흥분하게 되고, 그 신경의 지배를 받는 근육들이 굳어지고 탄력을 상실하여 무릎관절의 운동장애와 통증을 일으키게 된다. 굳어져 탄력을 상실한 대퇴사두근이 과격한 운동으로 손상을 받으면 근육파열로 내출혈이 생겨 무릎관절로 내려와 종창을 일으키기도 한다.

그 치료는 대요근과 장골근의 강직을 풀어주기 위해 근육 내에 직접 약물을 주사하고 심부마사지를 병행해준다. 일차적인 원인이 골격근에 있지만, 이 경우에는 근육의 특정부위에 유발점이 있지 않고 대요근과 장골근이 광범위하게 굳어져 있어 유발점에 소량의 약물을 주사하는 방식으로는 치료효과를 볼 수 없고 다량의 약물을 광범위하게 주사해주어야 한다.

박리성골연골염이란 주로 아동 및 청소년기의 남자에서 양측성(bilateral)으로 발생하는 수가 많으며, 관절연골 및 연골하의 괴사(subchondral necrosis)가 일어나는 질환으로 대부분 무릎관절에 발생하지만 팔꿈치관절과 발목관절에도 발생한다고 한다.

그 원인은 확실치 않고 외상, 순환장애, 골화중심발생의 이상(anomaly of ossification center), hormone의 이상, 유전적 요인에 의한다는 이론들이 있으나 외상에 의한다는 가설이 가장 유력하다고 한다.

병리적 소견은 무혈성 괴사(ischemic necrosis) 소견을 보이는데 관절운동으로 인해 괴사된 골편이 떨어져 나와 관절 내에 유리체로 남게 된다. 결과적으로 관절 내의 결손과 유리체가 생기고, 관절면의 결손부분은 섬유성연골로 치환되어 골관절염을 초래하게 된다.

박리성골연골염의 증상은 관절 내에 생긴 유리체(loose body) 증상처럼 관절주위 근육의 약화, 관절의 불안정, 관절 내의 염증소견 및 관절의 종창을 초래하게 된다.

치료법은 관절의 부하를 줄여주고 절대적인 안정을 취해주며, 성인의 경우 예후가 좋지 않으면 수술을 해서 유리체를 제거하거나 원위치에 고정시켜주는 방법 외에 특별한 치료법은 없는 듯하다.

같은 환자를 놓고 진료기관마다 진단명이 다르다면 그 누군가는 진단을 잘못하고 있음이 틀림없겠지만 환자들의 입장에서는 대학병원의 진단을 신뢰할 것이다. 누구의 진단이 맞고 틀린 것을 떠나서 환자의 치료를 위해서는 정확한 진단이 나와야 할 것이다. 과연 필자가 의뢰했던 환자의 정확한 진단명은 무엇이었을까? 다음의 몇 가지 감별점을 보고 어느 진단이 옳았는지는 각자 판단해보도록 하자.

2개 질환의 감별점(D/D points)

1) Osteochondritis Dissecans은 관절내부에 통증이 있으나, 대퇴신경통은 다리의 무력감이나 대퇴부의 통증이 함께 있으며 대퇴사두근의 위축이 나타나기도 하고 관절통이 있기는 하지만 관절통증이 주증상은 아니다.

2) Osteochondritis Dissecans은 X선 소견에서 관절 내에 골 유리체와 관절뼈의 결손이 있으나, 대퇴신경통은 방사선 소견에서 이상소견을 발견할 수 없다.

3) Osteochondritis Dissecans과 femoral neuralgia는 심할 경우에는 모두 관절의 종창이 있을 수 있다. 그러나 종창의 내용물이 Osteochondritis Dissecans은 관절 내부에서 생긴 활액(synovial fluid)이 주성분이고, 대퇴신경통은 quadriceps femoris m.의 손상으로 혈액이나 근단백(myoglobulin)이 위에서 관절로 내려온 것이다.

4) Osteochondritis Dissecans은 1차 병소가 무릎관절에 있지만, 대퇴신경통의 1차 병소는 psoas major m.과 iliacus m.에 있고 무릎관절의 통증은 최종적인 결과로 생긴 것이다.

5) Osteochondritis Dissecans는 특별한 치료법이 없으나, femoral neuralgia는 대요근과 장골근의 긴장을 이완시켜 대퇴신경의 억압을 풀어주면 즉시 통증이 없어진다. 한 번 보낸 환자가 필자에게 되돌아올 것이라 기대하지는 않지만 대학병원에서 내린 진단명이 마음에 걸려 필자 자신이 아픈 것 못지않게 마음이 편치 않다.

26 슬개골연화증(Chondromalacia patellae)과 대퇴신경통(Femoral neuralgia)은 같은 병이었나?

지금은 의과대학 교수로 재직 중인 어느 후배가 수련의 때 있었던 일이다. 양측 무릎관절이 2년 전부터 아프고 대퇴부에 힘이 없고 무릎을 구부릴 때는 나뭇가지가 찢어지는 것 같은 소리가 나서 정형외과에서 진찰 결과 슬개골연화증이라는 진단을 받았다고 한다.

필자가 외래교수로 대학에 강의를 나갈 때에 이 후배는 수련의였는데 그때부터 통증 치료에 관심이 많아 가끔 필자에게 찾아와서 견학하던 때여서 필자에게 진찰받을 기회가 있었다. 슬개골연화증에 대해서 필자는 잘 알지 못했지만 진찰 결과 이 후배는 대퇴신경의 분포영역에 문제를 가지고 있다는 것을 알 수 있었다.

대퇴신경장애로 그 지배를 받는 양측 대퇴사두근이 딱딱하게 굳어져 탄력을 완전히 상실한 상태여서 무릎관절을 완전히 구부리기도 어려웠고 계단을 올라갈 때는 대퇴부 전방근육에 힘이 없고 슬개골이 당기면서 아프다는 것을 알았다. 대퇴신경의 지배를 받고 있는 대퇴부의 앞쪽 피부감각도 둔화가 있었다.

대퇴신경은 대요근(psoas major m.)과 장골근(iliacus m.)의 사이를 통해서 서혜부를 지나 대퇴부의 전방으로 나오는데, 대퇴신경이 주행도중에 압박받아 생기는 증상을 필자는 대퇴신경통이라 명명했다.

척추측방접근법으로 양측 대요근에 일주일 간격으로 20 mL씩의 국소마취제와 스테로이드를 각각 2회씩 주사하여 본인이 가지고 있던 증상이 없어지는 것을 보고 슬개골연화증과는 상관없는 통증임을 알 수 있었다.

대학병원에서는 슬개골연화증이란 진단은 붙여놓았지만 마땅한 치료법을 찾지 못하고 있었고, 그 발병기전도 대퇴사두근의 긴장이 관여되고 있다는 정도만 막연하게 생각하고 있었던 것 같다.

슬개골연화증에 대한 고찰

이 질환은 슬개골 연골에 연화(softening)를 일으키는 현상을 말하며, 그 원인은 잘 알려져 있지 않고 자연발생적으로 생긴 경우는 대개 일과성으로 지나간다 하며, 외상 등으로 인해 이차적으로 생기는 경우도 있다한다.

주로 젊은 층에 잘 발생하고 여자에게 많이 발생한다고 한다. 증상은 무릎관절의 무력감, 운동 시에 통증을 호소하고 특히 층계를 오르내리기 어렵다. 무릎관절을 구부린 상태로 오래 앉아 있으면 통증을 느끼게 되고 신전시키면 통증이 없어진다. 슬개골을 누르면서 좌우로 움직여보면 염발음(crepitation)을 감지할 수 있다.

임상증상, 관절경검사, 관절조영술 등으로 진단이 가능하다고 하지만, 어떠한 소견이 결정적인 진단의 기준이 되는지는 알 수 없다. 단순 방사선검사는 큰 도움이 되지 않지만 슬개골이 비정상적으로 높은 위치에 있거나 퇴행성 변화의 유무를 확인하는 것이 좋다. 이론적으로 Q-angle이 20도 이상이면 이 질환의 발생 빈도가 높다고 하기도 한다.

Q-angle이란 슬개골중심과 전상장골극(ASIS)을 연결하는 선과 경골조면(tibial tuberosity)과 슬개골의 중심을 연결하는 선이 이루는 각을 말하는데, 정상은 15도 내외이며 20도 이상이면 비정상으로 슬개골연화증의 빈도가 높다 한다.

치료는 특별한 방법이 없어 보이고 보존적 요법으로 치료한다. 슬개골과 관절에 압박이 가지 않도록 하고 쪼그리고 앉거나 등산이나 계단 오르기를 피하도록 하며 앉을 때에는 무릎관절을 펴고 앉도록 하고 대퇴사두근을 강화시키는 운동을 시킨다.

※ 상기한 내용은 정형외과 교재에 실려 있는 내용을 간추려본 것인데, 슬개골연화증이란 마취과를 전공한 필자가 흔히 접할 수 있는 병명은 아니었다. 그렇지만 무릎관절 통증을 호소하는 환자들 중에는 슬개골연화증이라는 진단명을 붙여온 사람이 적지 않았다.

필자에게서 대퇴신경통이라는 진단받은 환자 중에 대학병원으로 가기를 원해 진료 의뢰해 준 환자에 대한 회신 내용에는 슬개골연화증이란 진단과 함께 치료에 대해서는 관찰 중이라 답변을 보기도 했다. 이러한 진단을 받은 환자들의 슬개골이 진짜로 연화현상을 보였는지 확인되지는 않았지만, 대부분 무릎관절의 통증과 함께 대퇴사두근의 강직이나 약화현상을 보이고 대퇴부 앞쪽에 감각의 둔화가 동반되는 것을 볼 수 있었다.

이러한 환자를 볼 때 필자는 슬개골연화증이라는 진단명에 구애받지 않고 필자의 주관대로 대퇴신경의 장애를 일으키는 원인이라 생각되는 대요근과 장골근에 있는 긴장을 풀어줌으로써 무릎관절의 통증이 없어지고 운동기능도 정상으로 되돌아 올 수 있었다.

그러나 슬개골이 실제로 연화를 일으켜서 그런 진단명이 붙었던 것인지 아니면 필자의 생각대로 대퇴신경통에 의한 기능장애였는지 알 수는 없다. 대퇴신경통이 있으면 대퇴사두근이 굳어져 혈액순환이 되지 않으면 근육이 위축을 일으켜 근육의 두께는 가늘어지고 길이는 짧아지게 된다.

슬개골연화증 때 슬개골의 높이가 올라간다는 얘기는 대퇴사두근의 단축으로 생길 수 있다고 사료되고, 계단을 오를 때나 무릎관절을 구부릴 때에 통증이나 장애가 온다는 얘기는 필자의 대퇴신경통에서 나타나는 모든 증상과 일치한다. Q-angle이 커진다는 얘기는 대퇴사두근이 단축되면서 슬개골이 위로 끌려올라감으로 인해 Q-angle이 더 커진 것 외에는 아무런 의미가 없는 것 같다.

결론적으로 슬개골의 연화현상은 객관적으로 규명된 것이 없어 슬개골연화증이란 필자가 제시한 대퇴신경통과 같은 내용이라 생각된다. 필자는 슬개골연화증이라고 진단받았던 환자들을 대퇴신경통으로 간주하고 진단과 치료를 하고 있는데 예상외로 효과는 좋았다. 슬개골연화증이란 질환은 정형외과보다는 통증 치료학과에서 치료하는 것이 환자에게 더 많은 도움이 될 것이라 생각된다.

27 무릎관절통증은 모두 퇴행성관절염 때문일까?

무릎은 퇴행성관절염의 대표적인 장소가 되어 있는데, 외상이 없는 무릎통증 환자에게 붙여줄 만한 병명이 마땅치 않은 듯하다. 퇴행성 변화가 생길 수 있는 연령층인 40대 이상의 환자들의 무릎통증에 대해 의료계는 객관적 검사소견의 이상 유무에 관계없이 퇴행성관절염이란 진단을 많이 붙여주고 있다.

그러나 무릎통증은 연령이 많은 사람에게만 생기는 것이 아닌데, 10대부터 30대 사이의 젊은 사람들에게 생긴 무릎통증은 어떻게 진단을 내려야 할까?

인대, 힘줄, 관절 등에 염증이 있다는 진단을 받고, 치료는 대부분 무릎관절앞쪽의 슬개골(patella) 근처에 물리치료를 받고 있는데, 필자가 확인해 본 결과 연령에 관계없이 대부분 같은 원인에 의한 무릎신경장애를 가지고 있음을 알 수 있었다.

무릎의 퇴행성관절염은 관절연골이 닳아서 윤활기능이 없어지고, 골극(spur)이 생기며, 연골하골의 경화(subchondral sclerosis), 활액막(synovial membrane)의 섬유화(fibrosis), 관절피막의 비후화 등 일련의 변화를 말한다.

퇴행성 변화가 있더라도 활액막의 염증으로 여출물(tranudate)이 생기거나 관절의 강직, 관절피막의 비후, 관절에 골극 형성이 있기 전에는 아무런 증상이 없다. 통증은 골극이 골막을 신장시키거나, 인대의 부착점이 골화을 일으켜 생긴 것으로 생각된다.

증상으로는 무릎의 통증, 강직, 마찰음, 대퇴사두근의 위축, 관절연변 뼈의 비후 등이 있다. X선상으로는 관절간격이 좁아있고, 골극이 보이며, 연골 밑에 있는 뼈의 경화를 볼 수 있다.

치료는 대증요법으로 진통제와 소염제를 투여하고 온열치료를 하면서 운동요법을 병행하는 정도지만 일부에서는 관절 내에 스테로이드와 국소마취제의 주사를 많이 행해왔다.

근년에 들어 sodium hyaluronate(상품명: Hyal 또는 Hyruan)가 손상된 연골세포을 보호하고 prostaglandin E2의 생성을 억제하는 기능이 있다고 하여 관절 내에 직접 주사를 많이 하고 있다. 필자가 보기에 윤활작용을 개선시킬 수 있는 외에 퇴행성관절염에 대한 치료효과는 아직 미지수인 듯하다.

무릎통증은 관절연골의 마모 때문에 생긴 것이라고만 알려지고 있을 뿐 그 통증의 기전이 거의 알려지지 않아 임상의들은 막연한 추측으로 퇴행성관절염이란 진단을 내리고 있다. 관절에 직접 주사하는 그러한 약제들의 치료효과의 유무는 그만두고, 필자는 무릎통증 환자들의 대부분은 퇴행성관절염에 의한 것이 아니고 관절신경의 장애 때문에 생긴 신경통임을 알 수 있었다.

실례로 퇴행성관절염이라는 진단으로 양쪽무릎에 인공관절대치수술 받았던 70대의 환자 2명은 여전히 무릎에 통증이 있어서 필자에게 무릎신경을 치료받고 완쾌된 일이 있었다. 또한 실제로 무릎에 퇴행성변화가 심해 관절을 움직이면 깨진 돌조각이 부딪치는 것과 같은 관절잡음이 나고, X선 소견에 심하게 연골의 마모나 연골의 경화가 있는 80대의 노인들의 무릎통증도 관절 내부를 치료하지 않고 관절신경을 치료함으로써 낫기도 했다.

퇴행성 때문에 관절에 통증이 생기는 이유는 관절을 이루고 있는 뼈의 심한 변형이 있거나, 골극이 심하게 나와 관절피막을 자극해서 생기는 것이지 단순히 관절의 퇴행성 변화가 있다고 생기는 것은 아니다. 무릎의 관절신경은 관절의 내부에 분포되어 있는 것이 아니고, 관절을 감싸고 있는 관절피막에 망상으로 분포되는 것이다. 따라서 무릎연골의 단순마모와 무릎통증과는 무관하고 형성된 골극이 관절피막을 자극할 때 통증이 생긴다.

관절 안에 국소마취제와 스테로이드를 주사해주는 것은 골극의 자극으로 염증이 생겼던 관절 피막에 일시적인 소염진통효과를 주었을 뿐 근본적인 치료 방법은 아니었다.

퇴행성이나 외상이 없는 무릎의 통증은 관절피막에 분포되어 있는 내측관절신경과 외측관절신경들이 망상으로 퍼지기 전에 무릎의 뒤쪽에서 압박당하면 무릎 앞쪽에서 통증을 느끼게 된다. 무릎의 내측관절신경(medial articular n.)은 대퇴골의 하부후면에서 경골신경(tibial n.)에서 갈라져 나와 반막양근(semimembranosus m.)과 대퇴골 사이로 해서 관절의 내측전방 쪽으로 넘어와 외측관절신경과 문합을 이루어 분포된다.

무릎관절의 외측관절신경은 대퇴골의 하부후면에서 총비골신경에서 갈라져 나와 대퇴이두근(biceps femoris m.)과 대퇴골 사이로 해서 무릎관절의 외측전방으로 넘어와 내측관절신경과 문합을 이루어 분포된다. 이러한 감각신경이 주행도중에 압박받게 되면 아무런 병변이 없는데도 관절 앞쪽에서 통증을 느끼게 되고 따라서 관절 내에 어떤 이상이 있는 것으로 착각하게 된다. 무릎관절신경통의 원인은 반막양근에 있는 유발점이 내측관절신경을, 대퇴이두근에 있는 유발점이 외측관절신경을 압박하기 때문이며 이때의 통증은 주로 계단을 내려갈 때 더 심하다.

이러한 신경통의 치료는 무릎의 뒤쪽에서 반막양근과 대퇴이두근에 있는 유발점을 치료하는 것이지 무릎의 앞면을 치료하는 것이 아니다. 이외에도 무릎의 통증을 일으키는 원인으로는 대퇴신경통으로 대퇴사두근이 긴장하면서 무릎에 통증을 일으키기도 한다. 필자의 진료경험에서는 무릎통증의 95% 이상이 이러한 기전에서 오는 것이었지만, 의료계에 이러한 이론이 보편화되어 있지 않기 때문에 퇴행성관절염으로만 진단내리고 치료는 관절 속에 주사하는 것이 보편화되어 있다.

필자는 무릎신경통환자에게 퇴행성이라는 진단을 내리고 관절에 약물을 주사한다고 치료가 되리라고 생각하지는 않는다. 그러나 관절에 주사맞는 환자들이 계속 증가하고 있는 현실을 막을 방법은 없다.

다만 의사들이 퇴행성관절염에 대한 인식이 달라져 올바른 진단을 내린 후에 치료하기를 기대해 볼뿐이다.

28 류마티스성 관절염(Rheumatic Arthritis)에 국소적으로 부착한 소염제의 효과는?

대한류마티스학회지(Vol.5 No. 1. May,1998)에 실린 논문 중에 "rheumatic arthritis (R.A)환자에서 Piroxicam Patch (TRAST)의 임상적 효능에 관한 연구"라는 내용이 있었다.

논문의 요지는 R.A.로 무릎관절의 동통, 종창, 압통이 있는 환자에게 국소적으로 부착한 Patch제가 경구투여제보다 혈중(plasma) 농도와 활액(synovial fluid)내의 농도가 수치적으로는 낮으나, 혈중농도에 비해 활액 내의 농도가 월등히 높더라는 얘기다.

실험방법

무릎관절 위에 2주일간 piroxicam patch를 부착 후에, 2주일간은 약제를 부착하지 않고 지내다가 다시 2주일간 위약(placebo) patch를 부착 후에 2종의 약제의 진통효과와 부작용만을 조사했다.

경구투여와 국소부착 후에 나타나는 성적이나 효과는 다른 사람들이 실험한 다른 약제에 대한 성적을 인용했다. 그 결과 실험군이 위약 투여군에 비해 제통효과는 높았고 부작용은 거의 유사했는데, 혈장의 약제농도와 관절액 내의 농도를 비교할 때 관절액 내의 농도가 훨씬 높았다고 한다.

이러한 얘기는 소염제를 국소적으로 부착하여 피부를 통해 흡수되도록 했을 때, 관절염 환자의 관절액 내의 농도가 혈장 내의 농도보다 수치적으로 높게 나온 것을 약효가 높은 것으로 평가하고 있다는 의미인 것이다. 비스테로이드성 소염제를 피부에 부착하면 혈류를 통하지 않고 피부각질을 통과하여 직접 피하, 근막조직, 건, 인대, 활막, 활액 같은 심부조직에 스며들어 prostaglandin E_2의 합성 억제농도에 도달한다고 한다.

해설

필자는 모든 비스테로이드성 소염제의 소염진통 효과를 부인하지는 않는다. 그러나 국소적으로 부착한 약제가 피부를 통해 흡수되어 혈류를 통하지 않고 바로 관절주위 조직이나 관절 내의 활액에 축적되면서 치료 효과를 나타낸다는 의견에는 동의할 수 없다.

이 실험의 결과는 관절액 내에 실험 약제의 농도가 혈중농도보다 높은 것에 의미를 두고 있지만 실험자체가 잘못되었다는 생각이다. 종창이 있는 관절염환자의 관절액은 정상적인 활액(synovial fluid)이 아닌 여출물(transudate)인 것이다.

여출물이란 정상적으로 생성과 배출이 되지 않고 관절 내에 고여 있는 폐수와 같은 것이다. 이것을 정상적인 활액으로 생각하고 실험대상으로 삼았다는 자체가 잘못된 발상이다.

실험을 올바로 하려면 R.A.환자가 아닌 정상인의 관절에 부착 후에 활액과 혈장(plasma) 내의 실험약제의 농도를 비교했어야 할 것이다. 약물은 혈류를 타고 병소에 배달되어야 하고 정상적인 분해과정을 거쳐야 그 효과가 있는 것이지, 분해되지 않고 축적되어 농도가 높아 있다고 치료효과가 좋은 것은 아니다.

일반적으로 간(肝)에서 분해되는 약제는 간기능이 저하된 환자에게는 투여하지 않고, 신장(腎臟)을 통해 배설되는 약제는 신장기능이 저하된 환자에게는 금기로 되어있는 것이다.

관절염을 캐낸다는 소염진통제는 국소적인 효과보다는 전신적인 작용을 발휘할 것이므로 관절염이 있는 부위에 부착할 필요도 없고, 부착하는 Patch나 plaster의 수량도 제한해야 한다.

필자는 이 논문을 자세히 읽어보고 이 실험방법에 잘못이 있다는 사실을 알 수 있었다. 인쇄되어 책에 실려 있는 내용이라고 모두가 사실이라고 할 수 없는데, 특히 연구논문의 내용이란 진리나 정답이라기보다는 연구자의 실험결과와 사견이라고 보아야 할 것이다.

논문이란 읽고 참고하는 것이지 교과서를 암기하듯이 그 내용을 액면 그대로 받아들이고 암기해서 환자 진료에 곧바로 적용할 수 있는 것은 아니다. 학술지에 게재된 논문이란 일종의 가설로서 이러한 가설들은 여러 차례의 검증과정을 거쳐 정설로 받아들여지고 교과서에 오를 수도 있는 것이다.

누구나 연구논문을 만들 때에는 다른 사람들의 견해를 알기 위해 남의 논문을 많이 참고하고 내용을 인용하게 되는데, 다른 사람들의 논문에 나와 있는 내용을 모두 기정 사실화시켜 놓고 인용하는 것은 잘못된 것이다. 어떤 책을 보던지 무조건 받아들여 자기 것으로 삼지 말고, 옳고 그른 것을 취사선택할 수 있는 안목을 갖지 않고서는 전문가라고 할 수 없을 것이다.

29 복합부위통증증후군(CRPS)이란 말이 맞을까?

서론

근년에 들어 국내 통증학계에는 1997년 춘계통증학회 때 복합부위통증증후군(複合部位痛症症候群)에 대한 연수강좌가 있었고, 2004년 연말에 발간된 통증학회지 부록에는 지상강좌까지 있었으며 복합부위통증증후군의 치료에 대한 증례보고도 몇 편 있었지만, 필자는 아직까지 그 의미를 알지 못한다.

연수강좌나 지상강좌에서 이러한 명칭은 병의 원인이나 병태생리를 의미하기보다는 단순히 증상을 표현하는 일반적인 의미밖에 부여하지 못한다는 부언까지 있었다.

주위에서 견갑관절에 통증이 있으면 통상적으로 오십견(동결견)이라 부르고 있지만, 그것이 진단명이 될 수 없고, 그 원인과 병태생리는 별도로 다시 찾아야 하는 것과 같지 않나 싶다.

필자는 CRPS (complex regional pain syndrome)를 이해하기 위해 학회지에 게재된 논문 몇 편을 분석해 보고, 이들 논문에서 붙인 진단명이 잘못된 것이었거나, 아니면 CRPS라는 용어가 너무 추상적이어서 병명으로 사용하기에는 부적절한 것이 아닌지 생각해보았다.

CRPS 제1형이라고 분류된 것들은 필자가 평상시 생각하고 있는 신경인성통증 중의 비신경병적(Non-neuropathic)통증이고, 제II형이라는 것은 신경자체에 병이나 손상으로 생기는 신경병적(neuropathic) 통증과 같은 의미가 아닌가 생각된다.

제 I 형에 속하는 통증은 1946년에 Evans에 의해 반사성교감신경위축증(RSD)이라고 명명된 것을 1994년에 IASP에서 CRPS라고 개정했다는데, 제 I 형에는 교감신경장애만 해당되는 것으로 표현되고 있는데, 체신경(somatic n.)중의 운동신경이나 감각신경의 장애도 해당될 수 있을 것으로 생각된다.

비신경병적인 통증이란 신경의 손상은 없지만 신경주위의 조직에 생긴 병변들이 신경에 유해자극을 주어 생기는 통증을 말하는 것으로서, 그 치료는 신경을 직접 치료하지 않고 신경에 유해자극을 주고 있는 원인을 찾아 치료해야 할 것이다.

3편의 논문을 검토하면서 마취과 의사들의 기능해부학에 대한 무관심이 비신경병적 통증을 속단하여 CRPS라고 진단하게 만들었고, 마취과적인 매너리즘에 빠진 신경차단에 매달리는 진료를 하도록 만들지 않았나 생각된다.

이 논문들을 검토하게 된 것은 필자 자신이 궁금한 것을 풀어 이해하기 위해서였음을 먼저 밝혀둔다.

고찰

증례 1: 대한통증학회지(2004)

2년 전에 이륜차(오토바이)에 교통사고를 당한 후 발생한 우측 하지의 불수의적인 운동을 주호소로 함. 수상 후 5개월 째부터 우측하지가 하루 2-3회, 지속시간은 30-40분간, 길게는 90분까지 떨리기 시작, 수상 후 20개월 만에 통증의학과로 의뢰되었다.

※ 필자의 해설 - 부상당한 부위에 대한 구체적 설명이 없다. 우측 하지의 불수의적인 운동이라 하였는데 구체적으로 하지의 어느 부분이란 말이 없다. 하지의 후방, 전방, 아니면 측방이라는 설명이 있어야 한다. 근육의 불수의운동이 있다면 구체적으로 대퇴부 전방에 있는 대퇴사두근인지, 후방의 슬굴곡근)인지, 또는 하퇴부의 비복근, 단비골근 또는 장비골근, 장지굴근, 전경골근중의 어느 근육이라는 해부학적인 명칭 없이 하지(下肢)라는 표현은 적절하지 않다.

발목이 시리고 쑤시며 조여드는 느낌을 호소하였고 하루에도 2-3회 우측 하지의 경련성 운동을 호소하였다. 우측 하지에 부종도 있었으며 체열진단에서 우측 발목 아래에 체온 저하가 있었다.

※ 필자의 해설 - 발목이 시리다고 하면 내측과 외측, 전방과 후방의 구별이 지어져야 한다. 체열진단 상에서 발목 아래에 체온 저하가 있었다고 했는데, 발목의 앞쪽에서부터 발등 쪽으로 온도저하가 있었던 것은 아닌지 모르겠다. 심비골신경(deep peroneal n.)과 전경골동맥(anterior tibial a.) 함께 압박받으면 하퇴부의 외측 전방이나 발목, 발등의 혈액순환장애로 발목과 발등이 시리고 아플 수가 있다.

교감신경계와 관련된 CRPS 제 I 형으로 진단하고 요부교감신경절차단을 시행 후, 시리고 조이는 느낌은 호전되고, 하지의 경련성 운동은 지속되었다.

※ 필자의 해설 - 국소적인 체온이 떨어져 있다고 해서 교감신경계와 관련된 복합부위통증증후군이라 속단한 것

은 잘못이다. 운동신경 때문에 골격근이 긴장하면 그 위에 있는 피부온도는 떨어지게 된다.

시험적으로 ketamine 5 mg과 lidocaine 100 mg, midazolam 3 mg을 혼합해서 정맥주사, gabapentin 900 mg/일을 3회 분할하여 일주일 간 투여하였으나 떨림과 통증은 없어지지 않았음.

※ 필자의 해설 -시험적 투여라는 표현을 했는데 어떤 목적의 시험이었는지 설명이 없었고, 투여해서 결과가 만족스럽지 않게 나왔으면 왜 그런 결과가 나왔는지 그 결과에 대한 분석이 있어야 할 것이다.

Ketamine 투여와 함께 madopar 125 mg (Levodopa 100 mg, Benserzide 25 mg) 1.5정을 1일 3회 3일 투여 후 따가운 것, 쑤시는 것 시각등급 10에서 8로 감소, 떨리는 것은 강도만 약해졌음. Gabapentin 1,800 mg/일을 3일간 처방하고 madopar 125 mg 1.5정 1일 3회 처방과 ketamine 5 mg, lidocaine 100 mg, midazolam 3 mg을 혼합하여 40분간 정맥주사하였다.

3일 후에 다리 떨리는 것은 없어졌는데 메스껍다하여 madopar를 중단하고, 다시 ketamine, lidocaine, midazolam을 정맥주사하고, 추가하여 경막외로 bupivacaine, 생리식염수, midazolam, ketamine을 혼합투여하였다. 5일 후에 방문 시에는 madopar 중단 후에도 떨리는 것은 다시 나타나지 않았다. 8일 후에 한차례 떨림이 발생한 후 다시 투약을 시작하여 두 차례 투약 후 현재까지 재발하지 않음.

※ 필자의 해설 - 투약의 목적이 뚜렷하지 않고 투약효과에 대한 분석이 전혀 없다. 여러 가지 약을 투여해서 증상이 없어지기는 했지만, 원인을 밝히지 못한 상태에서 대증요법을 시도해서 증상이 감소했다고 치료 효과가 있었다고 평가되어서는 안 될 일이다.

증례 2: 대한통증학회지(2004)

60세 여자, 8년 전에 빨래를 심하게 털다가 흉통이 발생. T3과 T4 피부분절에 해당하는 우측 흉부에 통증이 발생, 그 후로 1년에 1-2차례 찢어지는 통증이 있으며 한번 유발되면 3개월씩 지속하기도 하였다.

※ 필자의 해설 - 우측 흉부의 통증이라는 말만 있고 흉부의 전면인지, 측면에 있는 것인지, 대상포진처럼 늑간신경의 주행을 따라가는 통증인지 알 수 없다.

대부분 1-2개월씩 전기자극을 주는 듯한 VAS 10 정도의 통증을 느꼈다. 차가운 자극에 통증이 심해지는 이질통을 보였다. 이학적 검사에서 특이한 소견은 없었다. 내원 2일 전에 개인의원에서 신경차단제(?)주사를 맞고 효과 없었다. 그전에는 개인의원에서 물리치료(?)를 받았음. 팔을 흔들거나 뛰면 통증이 유발되었다.

※ 필자의 해설 - 이학적 검사상 이상이 없었다는데, 어디에 어떤 검사를 해서 이상이 없었다는 것이며, 신경차단주사는 어느 신경을 차단했다는 것인지 설명이 없다. 흉부에 통증이 있을 시에 필자가 시행할 수 있는 신경차단은 ① 가슴의 흉골 옆에 있는 통증에 대해서는 대흉근의 운동신경인 외측흉근신경을, ② 가슴의 외측 벽으로 뻗치는 통증에는 전거근의 운동신경인 장흉신경을, ③ 등 쪽의 능형근에 있는 통증은 견갑배신경을 풀어주어야 할 것이다. ④ 늑간신경의 장애에 의한 통증은 늑간신경을 차단해주어야 할 것이다.

상지의 감각, 운동신경섬유에 대한 말초신경전도검사, 근전도 검사에도 이상이 없고 흉추와 경추의 MRI에도 이상이 없고 신경손상 없이 통증을 동반하고 있어 일단 CRPS 제I형인 반사성교감신경위축증(reflex sympathetic dystrophy)으로 추정했다.

제3-4번 흉추 사이의 경막외강에 0.2% ropivacaine 7 mL와 triamcinolone 40 mg을 주사하고 나서 1시간 후에 통증은 VAS 10에서 0으로 떨어졌다. Gabapentin 900mg을 처방하고 보냈으나 마취가 회복된 2시간 30분부터 통증이 재발했으나 통증의 강도는 약간 약해졌다. 제 4-5번 흉추의 경막외강에 catheter를 거치하고 0.2% ropivacaine 6 mL를 투여하고 통증은 완전히 사라짐.

  ※ 필자의 해설 - 경막외강마취에 의해 감각신경을 완전히 마비시켰던 것이지 통증 치료를 했다고는 볼 수 없는
     진료행위였다.

Morphine 40 mg, ropivacaine 30 mL, haloperidol 10 mg을 생리식염수에 PCA 방식으로 0.5 mL/hr의 속도로 투여하면서 nortryptiline 75 mg/day로 투여하였다. 일주일 후에 내원 시에는 흉부의 통증은 사라졌으나 액와쪽에 약간의 통증을 호소하고, 속이 메스껍다고 호소하였다.

일주일 후에는 통증이 없어 catheter를 제거하고 oxycodone 80 mg/day와 nortryptiline 50 mg/day를 10일간 투여하도록 처방하였다. 그 후로 10개월 동안 통증 없이 지내고 있다.

  ※ 필자의 해설 - 신경병증성 통증으로 간주하고 복합적인 진통제와 마취제들의 경막외강 투여와 항우울제, 신경
     병증에 효과 있다는 약제들의 투여로 통증은 없어졌다고 하나 그 병의 원인은 밝히지 못했다. 최소한 어느 부
     위로 분포되는 어느 신경의 신경병증으로 통증이 생겼는가는 밝혔어야 할 것이다.

증례 3: 대한마취과학회지(2004)

45세의 남자는 5개월 전 우측 손에 철판이 떨어지는 사고로 손가락뼈의 골절이 발생, 석고 고정치료 후 4개월 동안 정형외과, 재활의학과에서 치료받음, 통증 치료실에서 정맥부위교감신경차단(regional IV block), 지속적 경막외강차단 등의 치료를 받았음.

  ※ 필자의 해설 - 신경차단목적이 무엇이었나? 차단했던 목적 설명이 있어야 한다.

주관적인 증상은 손이 쑤시고 저리며, 어깨까지 뻗친다. 따갑고 아파서 주먹을 쥘 수가 없다. 밤에 잠을 잘 수가 없고 일상생활이 불가능했고, 객관적 소견상 자발통, 발작적 통증, 침 통각검사에 통각과민, 기계적 이질통, 냉각 이질통 소견을 보였다. 근전도 검사에서 우측 요골신경의 감각신경병증소견을 보였으나, 적외선 체열측정검사에서는 특기할만한 온도 차이는 측정되지 않았다.

  ※ 필자의 해설 - 근전도검사상 요골신경의 신경병적소견을 보였다면 요골신경의 장애를 일으킬 수 있는 원인을
     요골신경의 주행과정에서 찾아보지 않았나? 전사각근이나 상완삼두근의 장두에서 통증유발점을 찾아볼 생각
     을 왜 안했는지 모르겠다.

한 달 동안에 제2번 흉추 para-vertebral block을 3회, 상완신경총차단을 1회 시행, 약물치료로 gabapentin 3,600 mg, nortriptyline 50 mg, tramadol 300 mg, oxycodone 20 mg 투여하여, 통증 범위는 팔꿈치 아래로 좁아졌으나 통증은 여전히 심했음. 최종적으로 경부 척수자극기를 삽입하여 통증을 완화시켰다.

> ※ 필자의 해설 - 제2번 흉추신경차단의 목적이 무엇이었지 알 수 없다. 상완신경총의 차단으로 마취효과를 얻기보다는, 요골신경을 압박할 수 있는 전사각근이나 상완삼두근의 장두에서 통증유발점을 찾아 신경의 압박을 풀어주었으면 쉽게 해결할 수 있지 않았을까 생각해본다.

결론

이상과 같이 지상강좌나 3편의 논문을 검토해 보았지만 필자에게는 CRPS라는 용어가 여전히 생소하기만 하다. 필자는 개원한지 24년째지만 이제까지 CRPS 환자를 만나본 일이 없어 증례로 소개했던 3명의 환자가 정말 CRPS 환자였는지조차 의심스럽다.

경추의 편타손상(whiplash injury)이란 용어를 실제로 존재하지 않는 신기루와 같은 존재라고 얘기한 사람들이 있었지만, 필자는 그 실체를 찾아 밝힌 바 있다. CRPS는 과연 실제로 존재할 수 있는 실존의 진단명인지, 아니면 통증의 원인을 규명하려는 의지나 노력이 없는 사람들이 막연하게 붙여놓은 신기루와 같은 존재인지 알고 싶다.

CRPS 제 I 형의 마취과적인 치료 방법으로 국소마취, 교감신경절차단, 경막외강차단법 등과 약물요법으로는 진통제, 항경련제, 항우울제, α-2작용제, Ca.-channel길항제, 항serotonin제, 스테로이드 등을 투여하고 있다.

RSD를 CRPS 제 I 형이라고 개명한 것이 옳고, 증례의 환자들에게 붙였던 진단명들이 옳았다면, 교감신경을 차단해주면 치료 효과가 있었어야만 할 것이다.

그러나 체신경이나 교감신경을 차단해주고 경막외강을 차단해주었어도 효과가 없었다는 것은 신경의 주행과정의 어딘가에 있는 병변들이 신경에 유해자극을 주고 있었기 때문이 아닌가 생각된다.

필자는 어떠한 시술해보니 결과가 좋더라는 결과론보다는 시술을 해야 할 필연성을 더 중요시한다. 치료했다고 하는 시술 내용들을 보면 반드시 해야만 할 필요성이 있어서 시술했다고 볼 수 없는 것들이 대부분이었다. 장님 문고리 잡기 식으로 이것저것 시술하다보니 통증이 없어졌다고 해서 훌륭한 치료법이라고 남들에게 추천할 수는 없는 것이다.

근년에 들어서는 환자스스로 CRPS가 의심된다고 자가진단내리거나, 동네 통증클리닉에서 CRPS같다는 진단을 붙여오는 환자가 더러 있었지만 필자가 보았던 환자 중에 CRPS환자는 없었던 것으로 사료된다.

아직까지 CRPS의 원인 규명은 하지 못하고 있지만, 대학병원의 통증 치료실에서는 심한 통증을 호소하는 환자에게는 spinal cord stimulator를 척추에 심어주고 있는 것을 볼 수 있다. 이는 통증의 근본치료라기보다는 CRPS의 통증을 완화시키는 대증요법수준에 머물고 있다고 보여진다.

2012.10.20.

30 과민성대장증후군^(Irritable colon syndrome)의 치료는?

증례

필자에게 20년간 과민성대장증후군으로 고통을 받고 있다는 환자로부터 상담이 들어 왔는데 위내시경, 대장내시경, 여러 가지 영상검사를 해보았지만 정상이었다고 하며. 치료는 내과적인 약물과 한방약을 모두 투여 받았지만 전혀 호전이 없었다고 한다.

장(腸)의 움직임이 너무 빨라 하루 종일 일어나는 배변욕구와 가스배출로 인한 악취 때문에 정상적인 생활을 못 할 정도였고 약물, 식이요법, 운동으로는 조절이 안 된다고 한다. 진경제나, 항경련제 등도 투여받았지만 전혀 차도가 없었다고 한다.

다른 증세로는, 땀을 지나치게 많이 흘리고, 깊은 잠을 못자며, 항상 초조하고, 심장도 지나치게 뛰며, 쉽게 흥분하고, 얼굴도 잘 붉어지는 편이라고 한다. 어디에서 얻은 정보로는 성상신경절차단(SGB)으로 자율신경실조증을 치료한다는데 혹시 그런 방법으로 자기를 치료해줄 수 있느냐는 질문이었다.

이 환자의 호소 내용으로만 보아서는 일반적으로 알려지고 있는 자율신경실조증과 과민성대장증후군이라고 생각되었다. 이 질문에 대해 필자는 그러한 질환들을 잘 알지 못해 치료경험은 없으며 SGB를 해줄 수는 있지만 치료에 대한 확신은 없다고 대답해 주었다.

다음 날 그 환자가 직접 찾아왔는데 35세의 미혼여성이었다. 본인의 얘기를 직접 들어보니 많은 의료기관을 돌아다녔고, 여러 가지 치료도 받아 보았지만 백방이 무효였다는 것을 알 수 있었다. 이 환자와 같은 증상을 가진 사람들이 많아 인터넷에 카페를 만들어 환자들끼리 서로 정보교환을 하고 있다는데, 상당 수준의 의학 상식까지 가지고 있었다.

환자 자신은 SGB을 60회 내지 100회까지는 각오하고 있으며, 건강보험에서 연속적인 차단이 허용되지 않는 것도 알고 있고, 15회 이상은 허용되지 않는다는 것을 알고 있어 의료기관을 옮겨 다니면서 SGB를 받을 계획까지 세워두고 있었다.

진찰소견

과민성대장증후군에 대해서는 배변욕구가 하루 종일 지속되고 가스가 자주 나온다는 본인의 호소내용을 그대로 청취하는 외에는 달리 진찰할 수 있는 방법이 없었다.

위장장애가 심하여 식사를 제대로 하지 못하고 위산역류(reflux of gastric acid)까지 일어나 내시경검사를 해보았지만 이상이 없었다고 한다. 복부를 촉진해보니 우측 상부 복직근(rectus abdominis m.)에 압통이 발견되어 abdominal muscle(복벽근)의 긴장에 의한 가성 위장통이 의심되고, 땀을 지나치게 많이 흘린다는 것은 흔히 알려지고 있는 다한증까지 겹쳐있다는 것을 알 수 있었다.

이상 3가지의 증상들을 환자는 자율신경실조증이라는 한 가지 질환에 의한 증상으로 알고 있는 것 같았지만 필자는 별개의 상황으로 진단하고 본인이 가장 불편한 것부터 순서대로 치료해 보기로 하였다.

치료경과

첫째, 환자 자신이 과민성 대장증후군에 대해 SGB받기를 원하고 있으니 그것부터 시작해야하겠지만 조건이 필요했다.

SGB에 대한 필자의 견해를 자세히 이야기해 주고, 이 증상과 SGB와의 관계가 있다고 생각지는 않으나, 많은 사람들이 자율신경실조증 환자에게 SGB를 한다고 하니 몇 차례 차단은 해보겠지만 치료효과를 기대하지는 말라고 당부하였다.

2004년 10월 22일부터 4일에 걸쳐 우측과 좌측을 교대로 2회씩 차단해주고 나서 환자에게 어떠한 변화가 있었는지 물었더니 아무런 변화가 없단다. 필자는 4회의 SGB에 전혀 반응이 없는 환자에게는 더 이상의 시술은 무의미하다고 생각되어 SGB을 중단하고 싶다고 했다. 그 대신에 목에 있는 성상신경절이 아닌 요추부에서 교감신경과 부교감신경의 기능을 함께 차단해보고 싶다고 했다(10/26).

물에 빠진 사람처럼 지푸라기라도 잡고 싶었던 이 환자는 그럼 당장에 시술을 해달라고 한다. 스테로이드를 40 mg 혼합한 0.5% 리도카인 16 mL를 L4-5 사이의 경막외강에 주사한 후에 하체가 훈훈해지는 느낌이 든다는 얘기를 듣고 경막외강주사는 잘된 것 같아 치료효과는 다음날 보기로 하고 귀가시켰다.

다음날 왔을 때에는 물어보니 평상시에는 하루에 화장실을 3회 내지 5회 정도 다니는데 어제 시술 후로 24시간 동안에 단 1회밖에 가지 않았으니 혹시 치료효과가 있는 것이 아닌가 싶다고 한다.

경과는 일주일 후에 판단하기로 하고 귀가시켰는데, 6일 만에 다시 찾아왔을 때 물으니 며칠 동안 배변욕구는 많이 줄어 하루에 1-2회 정도 용무를 보고 가스배출도 줄었으며 설사보다는 오히려 변비 쪽으로 증상이 바뀐 것 같은 느낌이 든다고 한다.

일단 대장의 과민성 증상은 감소효과를 기대해 볼만하다고 생각되어 더 기다려보기로 하고 위장장애의 치료로 들어갔다. 상복부의 우측 복근이 굳어있고 압통이 있어 굳어있는 우측 복직근이 위장을 압박하면서 기능장애를 일으키는 가성 위장통으로 진단 내렸다.

0.8% 리도카인 8 mL에 BOTOX를 30 U를 혼합하여 유발점에 주사했다. 주사한 곳의 복직근을 물리치료를 하면서 근육의 이완을 도모하였다. 그 결과 2일 후부터는 복부근육이 많이 풀리고 통증이 감소하여 식이요법으로 식이섬유가 많이 함유된 음식을 다량 섭취하여 위장의 용적을 늘려주도록 권유하였다. 그러나 복근에 있는 통증유발점이 풀어지면 위장장애는 완전히 없어질 수 있을지 또는 부교감신경의 기능항진으로 인한 위장장애는 계속해서 남아있을 것인지는 경과를 두고 보아야 할 일이라고 말해주었다.

경막외강주사 후 8일째 되는 날부터 배변의 빈도수가 다시 늘어났지만 위장장애는 많이 줄어들었다. 이번에도 경막외강차단을 시행했는데, 그 후로 12일이 경과할 때까지 배변욕구와 가스배출이 많이 줄었다. 다음 13일째 되던 날은 세 번째 경막외강차단을 하다가 경막을 천자해서 지주막하강에 약물이 들어가는 실수를 저지르고 말았다. 별 이상은 없이 지났지만 환자자신은 생명에 위협을 느낄 만큼 몹시 놀랐던 것 같다.

그 후 15일간은 배변이 좋았었다고 해서 다음에는 요부경막외강차단을 하지 않고 미추강차단으로 부교감신경만을 차단시켜주려고 생각했는데, 본인의 사정 때문에 당분간 오지 못한다고 전화연락이 왔다. 지난번에 놀란 것 때문에 거부감이 생겨 더 이상 치료에 응하기는 어려울 것으로 생각되었다. 형편이 되지 않으면 다한증과 과민성 대장증후군을 완치시키지는 못하더라도 조절할 수 있을 것 같으니 scopolamine patch를 부착해 보라고 권유해 주었다.

고찰

성상신경절은 하경부교감신경절과 제1흉부교감신경절이 융합된 상태로 있는 것을 말하는 것으로 해부학적으로는 머리, 목 부위, 상지, 폐, 심장 등에 교감신경분포를 맡고 있는 교감신경계의 일부분이다.

그런데도 불구하고 발병기전이 확실치 않고 자율신경장애라 간주되는 많은 증상들을 일부 의료계에서는 SGB 한 가지만으로 치료하려고 노력하고 있다. 자율신경의 기능장애로 생긴 모든 증후군을 SGB 한 가지로 치료될 수 있다는 근거가 어디에 있는지 알 수 없으나, 아마도 일본의 Wakusugi 교수가 제창한 SGB에 관한 이론에서 나온 것이 아닌가 생각된다.

SGB 한 가지만으로 대부분 발병기전이 확실치 않은 150여 종의 질환을 치료할 수 있다고 했는데, 그 적응대상 질환들의 병태생리를 충분히 이해하고 SGB로 치료될 수 있다는 근거를 가지고 있는지는 알 수 없다. SGB로 전신에 걸쳐있는 자율신경장애를 치료할 수 있다는 Wakusugi 교수의 견해가 서양의사들에게는 어떻게 받아들여지고 있는지 궁금하다.

국내 마취과에서는 90년대 초에 알려진 그의 이론을 누구나 아무런 여과 없이 받아들여져 왔고, 이에 대한 반론을 제기한 사람도 없었기에 한 때에는 통증클리닉 초보자들에게는 만능치료법으로 알려져 왔다.

그러나 그 이론이 학문적으로 검증되기보다는 추측에 의한 내용이 많아 필자는 그의 견해를 액면 그대로 받아들이지 못하고, 두경부와 상지로 가는 교감신경의 기능항진에 의한 장애라고 생각되는 경우를 제외하고는 SGB를 시행하지 않고 있다.

가끔은 필자가 잘 알지 못하는 질환(배뇨장애, 다한증, 과민성 대장증후군)을 가진 환자들이 인터넷에 보면 SGB으로 좋아진다는 얘기가 있으니 필자더러 시술을 해줄 수 없느냐고 문의해오는 경우가 있어 좀 더 관심을 가지고 생각해보게 되었다.

일반 진료과에서 치료효과를 보지 못하고 있는 다한증, 과민성위장염, 과민성대장증후군, 변비 등을 통증클리닉을 하는 마취과 전문의들이 SGB 한 가지로 쉽게 해결해 보겠다고 나서는 것 같다.

SGB의 전신적인 효과에 대해 SGB가 뇌로 가는 혈류를 증가시켜, 뇌의 교감신경 중추에 영향을 미쳐서 전신적인 교감신경의 과긴장을 완화하는 것으로 생각한다는 이론은 통증클리닉에 급속도로 파급되어 왔지만 그 치료 효과는 아직도 미지수이다.

SGB로 총경동맥의 혈류량이 75%나 증가되기 때문에 뇌의 혈류가 증가한다고 얘기하고 있는데, 동맥내 이산화탄소의 분압치($PaCO_2$)가 뇌 혈류를 조절한다고 알려진 외에 총경동맥내 혈류의 증가가 뇌의 관류(perfusion)까지 증가시킨다는 근거는 없다.

설령 SGB로 뇌의 혈류가 증가될 수 있다고 가정할 때, 교감신경중추에 어떠한 영향을 미친다는 얘기는 교감신경의 중추를 흥분시킨다는 것인지, 억제시킨다는 것인지 알 수 없다. 만일 SGB의 직-간접적인 영향으로 전신의 교감신경 기능이 떨어진다면, 반대로 전신의 부교감신경 기능은 항진이 일어날 것이다.

SGB를 선호하는 의사들이 성상신경절의 반복차단으로 자율신경실조증이나 과민성대장증후군을 치료한다고 대중매체나 인터넷 등에 소개하고 있어 많은 환자들이 치료에 대한 높은 기대감을 가지게 된 것 같다.

위장관의 운동은 자율신경이 조절하고 있는데, 위장은 복강신경총으로부터, 소장과 대장의 상부는 상장간막동맥신경절로부터 교감신경의 분포를 받는다. 대장의 말단은 하장간막동맥신경절과 하복신경총으로부터 교감신경의 분포를 받는다.

교감신경 기능이 항진되면 장의 연동운동(peristalsis)과 긴장성(tone)을 떨어뜨리고, 괄약근의 긴장을 높이게 되지만, 부교감신경에 비해 기능이 미약하다. 위장, 소장, 그리고 대장의 상부 1/2는 미주신경(vagus n.)으로부터 부교감신경의 분포를 받고, 대장의 하부 1/2은 천추(sacrum)로부터 부교감신경의 분포를 받고 있다.

부교감신경항진은 장의 연동운동(peristalsis)과긴장성(tone)을 증가시키고 괄약근의 긴장을 감소시키는데, 장에 미치는 자율신경의 기능은 부교감신경이 주된 역할을 맡고 있다.

과민성 대장증후군(irritable colon syndrome)이란?

- 정서적 긴장으로 인해 장관의 긴장, 운동 및 분비 등의 기능장애를 일으키는 심신증질환(psychosomatic disorder)을 과민성 대장증후군이라고 한다.

  증상은 일정하지 않은 복통, 복부팽만감, 설사, 변비, 또는 설사와 변비를 되풀이하는 변통이상, 점액배출, 장내가스에 의한 가스배출 등이며, 머리가 무겁고, 쉽게 피로해지는 등 자율신경실조증이나 정신신경질환을 호소하는 경우도 있다. 그 외에 상복부의 더부룩함, 소화불량, 오심, 구토, 두통, 월경불순, 빈뇨, 잔뇨감 등의 증상이 나타날 수 있다.

  그러나 보통 검사에서는 기질적 병변을 찾을 수 없기 때문에 기능적 장애로 진단한다. 신경질적인 성격과 자율신경계의 불안정한 소지가 있는 사람에게 식사인자, 신체적 인자, 정서적 인자가 작용하여 일어난다. 소화기질환 중에서 가장 빈도가 높은 것 중의 하나로 위장병 환자의 50-70%를 차지한다. 치료는 생활지도, 식이요법, 진경제, 정신안정제, 항choline제 등의 대증요법에 의한다. 식이요법으로는 섬유질이 많은 음식을 섭취하면, 대변의 양이 증가하고 부드럽게 되어 변비가 호전된다.

- 진경제란 평활근의 과도한 수축이나 경련을 풀어주어 진정시키는 약물을 말하는데, 위와 장, 그리고 여성의 자궁 등이 평활근으로 이루어져있기 때문에 진경제는 위통, 위경련, 복통뿐 아니라 생리통이나 과민성 대장증후군, 설사 시에도 널리 사용한다.

  과민성 대장증후군을 이상과 같이 설명하고 치료법도 소개하고 있지만, 어느 것 하나 이 질환을 책임치료할 수 있는 방법이 없어 실제로 많은 환자들이 치료효과를 보지 못하고 고통받고 있다.

  과민성 대장증후군의 발병원리를 알기위해 대장의 운동생리학을 고찰해 보았다.

대장의 운동생리에 관한 고찰

대장(大腸)은 수분과 전해질의 흡수와 대변을 저장하는 기능을 가지고 있는데, 상단 1/2에서는 흡수기능을 가지고 있고 하단 1/2에서는 저장기능을 가지고 있다.

대장은 자율신경이 조절하는데, 대장의 상부는 상장간막동맥신경절(superior mesenteric ganglion)로부터, 말단은 하장간막동맥신경절(inferior mesenteric ganglion)과 하복신경총(hypogastric plexus)으로부터 교감신경의 분포받는다. 대장의 상부 절반은 미주신경(vagus n.)으로부터 부교감신경의 분포를 받고, 하부 절반은 천추(sacrum)로부터 부교감신경의 분포를 받는다. 부교감신경은 장의 연동운동(peristalsis)과긴장성(tone)을 항진시키고 괄약근의 긴장을 떨어뜨리는 기능을 가지고 있는데 장에 미치는 자율신경의 기능은 부교감신경이 주된 역할을 맡고 있다.

대장은 mixing movement와 propulsive movement의 두 가지 작용에 의해 내용물을 항문 쪽으로 내려보내는 기능을 발휘한다.

※ 대장의 mixing movement는 장벽의 윤상근(circular m.)과 결장띠(taeniae coli)라고 하는 종축근(longitudinal m.)이 2.5 cm 가량의 분절을 이루어가며 수축하면서 자극받지 않은 그 이웃 부분을 주머니처럼 부풀게 하는데, 이러한 움직임을 대장의 팽기(haustrations)라 한다.

이 팽기는 한번 시작하면 30초 동안 수축을 일으켰다가 다음 60초 동안의 이완시간을 가진다. 그 다음 수분 후에 전에 수축하지 않았던 근처의 다른 곳에서 다시 수축이 일어나면서 내용물이 서서히 항문방향으로 움직임이 일어난다.

※ 대장에서 내용물을 항문 방향으로 밀어내는 움직임을 mass movement라 한다. 소장이 각 부위에서 초당 1-2 cm의 속도로 연동운동이 지속적으로 일어나는 것과는 달리 대장은 하루에 몇 차례만 일어나는데, 아침 식사 후 1시간 경에 약 10분 동안 가장 많이 일어난다.

대장이 확장되거나 자극받은 부분에서 조임(constriction)이 일어나면 바로 그 다음 20여 cm 부분이 1개의 단위를 이루며 연속적으로 수축이 일어나면서 각 분절 내의 내용물을 덩어리를 이루면서 아래로 내려 보낸다.

수축은 30초 동안 일어나고 그 다음 2-3분 동안 이완이 일어난다. 대장의 연동운동(mass movement)은 주로 횡행결장(transverse colon)이나 하행결장(descending colon)에서 일어난다.

식사 후에 일어나는 대장의 연동운동은 주로 십이지장-대장반사작용(duodeno-colic reflex)에 의해 일어나게 된다. 십이지장에 음식물이 차게 되면 십이지장에서 대장으로 직접 가는 반사작용(reflex)에 의해 대장 전체의 흥분이 일어나게 되며, 부수적으로 위장-대장반사작용(gasro-colic reflex)이 대장의 흥분을 일으키기도 한다.

또한 대장이 자극받으면 연동운동을 일으키기도 하는데, 예를 들어 궤양성대장염(ulcerative colitis)이 있으면 대장이 자극받아 거의 하루 종일 대장의 연동운동이 일어나기도 한다. 부교감신경의 강한 흥분이 있거나 대장의 일부분이 과도하게 확장되어도 mass movement를 일으키게 된다.

대장의 운동생리에 대한 고찰에서 보았듯이 대장을 흥분시킬 만한 특별한 질환이 대장 내에 있지 않다면 부교감신경의 흥분이 대장의 mass movement를 촉진시켜 과민성 대장증후군증상이 생겼다고 사료된다.

만일에 교감신경의 항진이 있었다면 대장의 긴장성이나 연동운동능력이 떨어져 대장의 기능은 오히려 저하되어 있어야할 것이다. 과민성 대장증후군 환자에게 교감신경을 차단시켜준다면 부교감신경기능의 항진이 일어나 대장을 흥분시켜 증상을 더욱 악화시킬 것이다.

대부분의 의사들이 자율신경실조증은 교감신경의 항진만을 생각해왔던 것 같고, 환자들에게 해줄 수 있는 자율신경의 치료법은 성상신경절차단 밖에 없었다. 필자는 자율신경이 어떤 이유로 균형이 깨트려져 실조증을 일으켰는지 모르지만, 교감신경의 항진 때문에 생긴 것이라는 사고만으로는 과민성 대장증후군의 치료에 도움이 되지 못할 것으로 사료된다.

필자는 과민성 대장증후군의 치료는 교감신경의 차단보다는 부교감신경을 차단해서 교감신경의 기능을 항진시켜주는 것이 더 바람직할 것으로 생각되었다. 그래서 이 환자의 치료 초기에는 요추경막외강에 주사하여 교감신경과 부교감신경을 동시에 차단할 수 있는 방법을 택하였던 것이다.

그 결과 완치효과는 아니더라도 경막외강주사로 한시적이기는 하지만 일주일 이상 배변의 횟수가 줄어드는 것으로 보아 치료에 대한 기대를 갖게 되었다. 경과를 보다가 다시 경막외강주사나 미추강차단을 몇 차례 반복해주면 그 기간이 길어지거나 항구적인 치료효과가 있지나 않을까 기대했지만 반복시술에는 실패를 했다.

이 환자에게도 다한증이 함께 있는데, 마취과의사들은 다한증의 치료에 반복적인 성상신경절차단을 하거나 화학물질로 신경절을 파괴하기도하고 clip으로 묶어 신경절의 기능을 억제시키는 방법을 시행하고 있다.

땀샘(sweat gland)은 해부학적으로는 교감신경이 분포되고 있지만 기능적으로는 부교감신경의 조절을 받아 acetylcholine의 분비가 많거나 분해가 되지 않고 축적되면 acetylcholine의 muscarinic action 때문에 땀의 분비가 많아진다.

다한증(hyperhidrosis)의 치료에 신체의 일부분으로 가는 교감신경을 기계적으로 차단하면 그 부분에 대한 땀의 분비를 없앨 수 있을지 모르지만 보상성으로 부교감신경의 기능이 항진되어 다른 부분에 땀(汗)의 분비가 증가하는 것은 흔히 있는 일이다.

전신의 다한증은 부분적인 교감신경절의 차단만으로는 치료가 어렵기 때문에 부교감신경의 기능을 억제하는 약제를 지속적으로 투여하는 것이 좋으리라 생각된다. 그러한 의미에서 필자는 이 환자에게 시험적으로 Scopolamine patch를 권유하고자 했었던 것이다.

이에 대해 반응이 있다고 생각되면 부교감신경의 기능을 억제하는 약제 중에서 적절한 약물을 골라서 투여하면 치료가 아닌 땀 분비의 조절은 가능하리라 생각된다. 추천될만한 약품으로는 glycopyrrolate (Robinul)이나 probantheline (Pro-banthine)들이 있는데, 적절히 잘 골라 투여하면 다한증과 위장장애, 그리고 과민성대장증후군이 한꺼번에 조절될 수 있을 것으로 기대해 본다.

결론

대장의 운동생리에 대한 고찰에서 보았듯이 대장을 흥분시킬만한 특별한 질환이 대장 내에 있지 않다면 부교감신경의 흥분이 대장의 mass movement를 촉진시켜 과민성 대장증후군을 일으켰다고 보는 것이 좋을 것이다.

만일에 교감신경의 항진이 있었다면 대장의 긴장성이나 연동운동 능력이 떨어져 대장의 기능은 오히려 저하되어 있어야할 것이다. 과민성 대장증후군 환자에게 교감신경을 차단시켜 준다면 부교감신경기능의 항진이 일어나 대장을 흥분시켜 증상을 더욱 악화시킬 것이다.

성상신경절차단(SGB)을 선호하는 의사들은 자율신경실조증이라 하면 교감신경의 항진만을 염두에 두었고, 환자들에게 해줄 수 있는 치료법은 성상신경절차단밖에는 없었을 것이다. 필자는 과민성 대장증후군의 치료는 교감신경의 차단보다는 부교감신경을 차단하여 교감신경의 기능을 항진시켜주는 것이 오히려 바람직하리라 생각된다.

생리학적으로 볼 때 부교감신경의 항진으로 생긴 증상들을 교감신경절차단으로 치료하려고 하면 오히려 부교감신경의 기능항진으로 증상은 더 악화될 것이 분명하다. 전신에 걸쳐있는 부교감신경의 기능의 전체를 억제할 수 있는 단일치료법은 없어 보인다.

본태성고혈압은 완치보다는 증상의 완화를 위해 지속적으로 투약하는 것처럼, 자율신경장애도 부교감신경의 기능을 조절시킬 수 있는 방법을 강구하는 것이 좋으리라 생각된다. 부교감신경억제제 중에서도 anti-muscarinic agent인 glycopyrrolate (Robinul) 1-2 mg이나 probantheline (Pro-banthine) 15 mg 등을 투여하면 다한증과 위장장애, 그리고 과민성 대장증후군이 한꺼번에 조절될 수 있을 것으로 기대해 본다.

또한 멀미(motion sickness) 예방제로 쓰이고 있는 Scopolamine patch를 사용해보는 것도 좋을 듯하며, 굳이 신경차단을 한다면 SGB보다는 교감신경과 부교감신경을 동시에 차단할 수 있는 경막외강차단을 권유하고 싶다.

필자는 이제까지 통증 외에는 관심 없이 지내왔지만 앞으로는 적극적인 방법으로 자율신경실조증 등의 치료에 도전할 예정이며 필자가 생각하고 있는 방법을 적용해 볼 방침이다. 누구나 SGB 하나에 집착하지 말고 적극적인 치료를 위해서 필자와 뜻을 함께 할 의사들의 동참을 기대해 본다.

2004. 12. 17.

31 환자만 있고, 병명은 없다(There is no sickness, but the sick)

- 의성(醫聖) Hippocrates가 오래 전에 남긴 말이다. -

사회질서를 어지럽히는 각종 범죄는 늘어가고 있지만 이를 단속할만한 법적 근거가 없다고 해서 방치되는 범죄가 많다. 국가는 새로운 법을 수시로 제정 공포하고 있지만, 법의 허점을 교묘히 이용해가며 법보다 앞서가는 것이 지능화된 범죄이다.

인간을 괴롭히는 각종 질병과 통증은 많지만, 이들 모두에게 붙여줄만한 병명이 없는 경우가 많다. 의료계는 새로운 병명을 계속해서 만들어내고 있지만, 환자에게 꼭 붙여줄만한 병명은 여전히 부족하기만 하다.

더구나 통증 환자의 경우에는 마땅히 붙여줄만한 진단명이 없는 경우가 다른 질환에 비해 훨씬 더 많다. 환자들은 한마디로 표현할 수 있는 병명을 알고 싶어 하지만, 없는 병명을 억지로 지어 줄 수 없는 현실이 답답할 때가 있다.

기계가 고장나있으면 기술자는 고장 난 곳을 찾아 수리해 주어야 하는 것과 같이 환자가 아프다고 하면 의사들은 인체의 어디에 이상이 생겼음을 알아차려, 그 원인을 반드시 찾아 해결해 주어야 할 것이다.

환자는 고통의 원인을 찾아 해결하기 위해 의사를 찾는 것이지 이상이 없다는 말을 들으려고 찾아가는 것은 아니다. 그런데도 많은 의사들이 통증 환자에게 혈액검사, 초음파, X-ray, CT, MRI 촬영을 하고 나서 이상이 없다고 진단하는 경우가 많다. 특히 교통사고 환자에게는 뼈에는 이상이 없다는 말을 많이 해준다고 한다. 때로는 인대가 늘어난 것 같다고 하거나, 추간판탈출이 있기는 하지만 수술받을 정도는 아니라는 얘기를 하기도 한다.

큰 병원에서 검사받은 환자 중에는 이상이 없다는 진단을 받고도 다행이라 생각하고 장기간의 내복약 처방을 받아오거나 가까운 곳에 가서 물리치료나 받으라는 권유를 받기도 한다. 이상이 없다면서 왜 약을 복용시키거나 물리치료 받으라고 권유하는지 알 수 없다.

그런데 신비스러운 것은 이렇게 엉터리 진단을 해주고도 자기가 진단을 잘못했다고 생각하는 의사나, 그러한 잘못된 진단과 치료를 받고도 원망하거나 탓하는 환자가 없다는 것이다. 의사의 입장에서는 자기는 최신장비로 검사한 최상의 결과이고, 환자의 입장에서는 시설이 좋은 병원에서 명성 있는 의사에게 진료받고 얻은 답이니 그대로 믿기 때문이 아닌가 싶다.

현대의학은 기질적인 병이 아닌 기능장애에 의한 통증까지도 객관적 검사로만 찾으려 하고, 검사로 원인을 찾지 못하면 이상이 없다고 판단하는 오류를 범하고 있다. 그런가 하면 한의학은 기질적인 병으로 통증이 심한 환자에게까지 기능장애라고 진단내려 장기의 허와 실이란 논리로 설명하거나, 전혀 말이 되지 않는 이론으로 환자를 혼란시키고 있다.

창조주의 창작품 중에 가장 걸작품인 인체의 오묘한 신비를 극히 일부분만 볼 수 있는 돋보기로 찾으려 하거나, 몇 가지 이론으로 신비를 모두 해석하려는 자체가 어리석은 짓이라고나 해야 할지 모르겠다.

의사는 환자를 진료하다가 자신의 전문분야가 아니라 판단되면 그 분야에 대해서 자기는 잘 모른다고 솔직히 얘기하는 것이 좋을 것이다. 의사 한 사람이 모든 질환을 알 수 있는 일이 아니므로 모르는 것을 모른다고 얘기한다고 해서 체면이 손상되지는 않을 것이다. 알지도 못하면서 아는 것처럼 얼버무리는 의사보다 이 분야는 어느 병원의 누가 전문가이니 그 의사에게 찾아가 보라고 권유해주는 의사가 더 존경받을 것이다.

의약분업을 시행한지 몇 년이 지난 지금에도 약국에 먼저 들러 습포제를 사서 붙이고 오는 환자들이 많지만 근처에 있는 약국에게서조차 환자의 진료의뢰를 받아본 일이 없다. 마찬가지로 필자는 한 장소에서 18년 이상 개원하고 있지만 멀리 떨어진 지방에서 소개받아 오는 환자는 있으나 가까운 주위 의사들에게게조차 환자를 의뢰받아 본 일이 없다.

필자는 수술마취를 오랫동안 해왔기 때문에 질병에 대해서는 별로 공부할 기회가 없었다. 따라서 통증과 다른 질병과의 관련 여부를 알기위해 다른 과 의사들의 자문을 받는 일이 자주 있는데. 그때마다 자신의 무지를 새삼 깨닫게 되지만 부끄럽다고 생각해 본 일은 없다.

그러나 대부분의 의사들에게 아직도 통증클리닉에 대한 개념이 없기 때문인지 통증 환자를 자신의 기준으로만 판단하고 잘못된 진단과 치료를 하고 있으면서도 가까이 있는 필자에게 자문을 청하는 것을 본 일이 없다.

주변의 의사친구 중에도 자신의 견갑관절에 통증이 있거나 무릎관절에 생긴 통증에 대해서 고장이라 생각지 않고 노화로 생긴 퇴행성 질환이라 여기고 치료를 포기하는 의사들도 가끔 보게 된다.

핑계 없는 무덤이 없듯이, 원인 없는 통증은 있을 수 없다. 의사들은 통증으로 고통받고 있는 환자에게 자기의 짧은 척도로 재어서 아무런 이상이 없다고 해서는 안 될 것이다. 알지도 못하면서 환자 앞에서 얼버무리지 말고 공부해서 통증의 원인을 찾아낼 수 있는 능력을 갖추던지, 통증 치료를 전문으로 하는 동료의사에게 자문을 구하는 것이 좋을 것이다.

통증 환자에겐 붙여줄만한 병명이 없을 수는 있지만, 그 통증의 원인은 반드시 있는 것이다.

32 요부 추간판성 통증(Lumbar discogenic pain)이란 무엇인가?

2005년 추계 대한통증학회의 패널토론시간의 화두(話頭)는 요부 추간판성(椎間板性) 통증이었다.

필자는 요추의 추간판탈출이 요통의 원인이 된다고 생각해 본 일이 없다. 그러나 의료계는 아직도 요추 추간판탈출이 요통의 원인이 되는 것으로 간주하고, 그 이론을 억지로 합리화시키려고 고심하고 있다.

요부 추간판성 통증이란 추간판(intervertebral disk)에 의한 허리통증이라는 의미인지, 요부 추간판에 의한 다리의 통증인지 그 정의부터 명확히 내렸으면 좋겠다. 추간판에 의한 허리통증을 의미한 것이었다면 애초부터 그 제목이 잘못된 것이다.

요추부의 추간판이 요통을 일으킨다는 것을 전제로 놓고 토론을 전개했는데 대부분 추간판탈출증이나 요통의 병태생리를 올바로 이해하지 못하고 있다고 생각된다.

특이적이지 않는 요통의 가장 중요한 원인은 추간판증(discopathy)에서 기인하는 것으로 추측된다고 했는데, 추간판증에 의한 요통은 실제로 추간판탈출의 병태생리에 근거하기보다 추간판탈출 이외에 다른 원인을 찾지 못했을 때 진단되는 경우가 많다고 한다.

추간판증에는 변성(degeneration), 파열(rupture), 미끌림(slipping), 팽융(bulging), 탈출(herniation) 등의 여러 가지가 있을 수 있는데 그 중에서 추간판탈출증(herniation)이 요통의 가장 많은 원인으로 작용한다고 알려져 있다.

요통의 기계적인 원인 중에는 척추근육의 긴장, 추간판탈출, 추간관절염, 척추관협착, 척추분리, 척추탈위, 척추측만 등이 있는데, 이들은 서로 복합되어 통증을 유발할 수 있다. 그러나 필자의 임상경험에서 이들은 모두가 요추에서 하지로 내려가는 신경을 압박 자극하는 원인으로 작용할 뿐 요통의 원인은 되지 못한다는 것을 알 수 있었다. 요통은 치료하지 않고도 자연치유가 가능하다는 견해도 있었는데, 안정을 취하면 통증이 완화될 수 있다는 의미지 원인도 모르는 요통이 자연적으로 치료된다는 의미는 아닌 것이다.

추간판탈출이 요통을 일으킬 수 있다고 추정하는 근거는 추간판탈출이 있으면 추간판 후측 섬유륜, 후종인대 및 경막 외강의 앞쪽에 염증반응을 일으키고, 여기에 경막신경(recurrent meningeal n.)이 분포되기 때문이 아닌가 생각된다.

이러한 견해들은 객관적인 검사로 요통을 일으킬만한 다른 원인을 찾을 수 없고 추간판에 어떠한 문제가 생겼을 때 궁여지책으로 추간판탈출을 요통의 구실로 삼고 있는 것으로 보여진다.

이러한 추간판과 그 주위 조직의 미세해부를 근거로 추간판증이 요통을 일으킬 것이라고 단정하고 있지만, 필자의 임상경험에서 경막신경(meningeal n.)은 척추 내부에서 국소적인 통증을 유발시킬 수 있을지 모르지만 요통의 원인으로 작용할 수 없다는 것을 알 수 있었다.

척추의 추간공안에는 신경과 신경초(nerve sheath)가 35-50%를 차지하고, 나머지는 윤문상의 결합조직(circular connective tissue),지방조직, 동맥과 정맥, 임파조직, 그리고 회귀성 경막신경 등으로 채워져 있다.

요추에서 추간판탈출이 생겨 추간공을 막으면 신경근과 회귀성 경막신경이 압박받아 동시에 좌골신경통과 요통을 일으킬 수 있는 것으로 착각한다. 그러나 어느 높이에서 추간판탈출이 생기면 그 아래 높이의 추간공으로 나오는 신경근의 압박증상을 일으키게 된다.

예를 들면 L4-5의 추간판탈출이 생기면 L4-5사이의 추간공으로 나오는 L4 신경근 증상을 일으키는 것이 아니고, L5-S1 추간공으로 나오는 L5신경근 증상을 일으키는 것이다.

척추체에 심한 퇴행성변화가 있거나 척추탈위, 척추관협착이 있으면 추간공을 좁혀서 양측 다리로 내려가는 신경장애를 일으키는 것이지 요통을 일으키지 않는다. 첨단장비가 발달된 지금에도 현대의학은 추간판탈출은 물론이고 요추에 사소한 이상이 생겨도 이것들이 요통을 일으키는 것으로 오해하고 있다.

추간판구조의 생화학적 성분의 변화, 화학적 매개물질에 의한 신경종말의 감작(感作), 변성된 추간판의 섬유륜이나 수핵에 신경섬유나 혈관성 육아 조직이 자라 통증 발생에 관계하는 것으로 추정하면서도 추간판의 변성과 요통의 관계를 분명하게 설명하지 못하고 있다.

같은 요통이지만 몸의 움직임에 따라 나타나는 양상이 다를 수 있는데, 통증이 나타나는 양상이나 발생기전은 전혀 설명하지 못한 상태에서 요통의 원인을 추간판탈출에 초점을 맞추어놓고 진단하고 치료한다는 얘기만 나열하고 있다.

추간판탈출이 요통을 일으키는데 얼마나 관여하는지도 모르면서 요부 추간판성 통증의 원인을 찾기 위해서는 추간판 조영술을 하는 것이 거의 유일한 진단방법이라는 견해도 있었다. CT나 MRI만으로도 추간판증의 확인은 가능한데 추간판 조영술만이 유일한 진단법이라는 표현은 잘못된 것이다.

추간판탈출증을 치료하기 위해 경막외강에 국소마취제와 스테로이드를 투여하는 것은 통증유발물질을 중화나 희석시키기 위함이라는 의견도 있었다. 통증유발물질이 어떤 것인지 밝혀지지 않은 상태에서 희석이나 중화시킨다는 표현 또한 옳지 않다.

추간판탈출증으로 인한 좌골신경통이 생겼을 때에 0.5% 리도카인으로도 충분한 통증 완화 효과를 볼 수 있는 것은 근이완효과나 마취효과는 더구나 아니다. 그 이유로 0.5% 리도카인은 교감신경의 기능만 차단할 수 있는 농도인데도 투여 즉시 제통효과를 볼 수 있었던 것을 보면 알 수 있다.

추간판탈출이나 척추강협착이 있으면 척추관 내부의 특정부분이 좁아져 뇌척수액(CSF)이나 혈액순환이 장애를 초래하여 신경근이나 통증에 예민한 조직들에 울혈(congestion)을 일으켜 신경증상이 생긴 것이다. 경막외강에 주사한 국소마취제에 의한 교감신경차단효과로 울혈이 풀리면서 증상이 사라진다는 것이 필자의 견해이다.

척추강 내의 많은 조직과 후종인대에 분포되는 경막신경은 구심성 체신경섬유와 교감신경섬유로 이루어져 있는데 체신경과 교감신경절을 연결하는 섬유를 교통지(rami communicans)라 한다. 추간판에 의한 통증에 교통지가 관계하고 있다고 생각하여 고주파열응고술(R.F coagulator)을 이용하여 교통지(rami communicans)를 차단하여 효과를 볼 수도 있다고 한다.

악성신경병적통증이 아닌 통증을 해결하기위해 개연성의 여부도 알 수 없는 신경을 파괴해서 어느 정도의 통증 완화 효과를 볼 수 있을지 의문이지만, 빈대 잡겠다고 초가삼간 태우는 것과 같은 일이 아닌지 의심된다.

그 외에 치료법으로 IDET. Nucleoplasty. Decompressor를 이용해서 추간판증에 의한 통증을 해결한다고 하는데, 방법들은 달랐지만 근본적으로는 추간판의 용적(volume)을 감소시켜 신경근주위 조직의 울혈 원인을 제거해준다는 한 가지 원리였다고 생각된다.

요통의 원인으로 수십 가지가 소개되어 있고, 여기에는 추간판탈출도 한자리 차지하고 있기는 하지만 기능해부학적으로 볼 때 요추의 추간판탈출은 요통의 원인이 될 수 없다. 요통의 원인이라고 소개된 수십 종의 병명들이 요통의 원인으로 작용하기보다는 하지의 통증과 저림, 마비를 일으키는 것들이었고 요통의 가장 큰 원인은 밝히지 못하고 있다고 생각된다.

수술경험이 많은 어느 신경외과 의사는 요통과 좌골신경통을 같이 가진 환자를 검사해서 추간판탈출증이 확인되어 수술을 해주면 좌골신경통은 없어지는데, 요통이 없어지지 않아 고민스럽다고 호소하는 것을 본 일이 있다.

추간판에 의한 다리통증이라면 모르겠지만 추간판에 의한 요통이라는 개념으로 통증의학도들이 진단과 치료법을 찾기 위해 노력하는 것은 정열의 낭비라 생각된다.

외상성이 아닌 요통의 대부분은 필자가 그동안 소개해온 1) 흉추와 요추 사이에서 생기는 흉추 제12신경의 장애, 2) 장늑근의 긴장성 통증, 3) 추간관절증, 그리고 4) 대요근의 긴장 때문에 생기는 척추전만증 (lordosis)들이 차지하고 있음은 의심할 여지가 없었다.

추간판때문에 요통이 발생한다는 발상은 누가 먼저 꺼낸 것인지 알 수 없지만, 요통이 생기면 추간판탈출(HNP)을 맨 먼저 의심하는 잘못된 사고는 의료계에 전염병처럼 만연되어 있는 것이 사실이다.

33 통증클리닉에 대한 어느 의사의 잘못된 인식

2005년 8월 3일 인터넷의 통증상담코너에 10년 된 편두통 환자가 통증클리닉을 찾아가 한 번 치료받은 일이 있었는데, 통증클리닉으로 가는 것이 옳은 것이냐는 질문에 답변의 글을 올린 어느 익명 의사의 글을 그대로 소개한다.

> Q 2005년 8월 3일 인터넷의 통증상담코너

《편두통은 신경과 질환입니다.》

"과를 잘못 찾아가신 것 같네요.
통증클리닉은 대부분 마취과가 이름을 바꿔서
제통통증의학으로 바뀌었고 그 후로 제통의학이나 통증클리닉으로 개업을 합니다.
한 마디로 남은 머리 아픈데 마취과 간 꼴입니다.
마취과에서 통증 다스리는 방법은
통증 느끼는 부위에서 뇌로 올라오는 신경을 차단하거나
마취약을 투약해서 통증전달을 억제시킴으로서 통증을 제어하는 방식입니다.
편두통에 대해서 통증의학과를 찾아간 것은 좀 잘못 찾아간 것 같네요.
어차피 검사 다 해보셨다고 하니 약은 타이레놀(tyrenol)이나 마이드린(mydrin) 같은
편두통 약 먹는 게 다 일 것 같아서 대부분의 의사들이
진료할 수 있는 질환이긴 하지만,
정확하게 따진다면 과를 잘못 찾아갔네요.
그리고 MRI를 통해서 기질적 질환이 머리에 없다고 진단을 받으셨다면
안정성은 있다고 봐야겠죠...."

문맥도 맞지 않고 철자법도 틀려있는 글이지만 본인이 직접 올린 글이니 그대로 인용한다.

위에 올린 글을 보고 필자는 우리 의사들의 교육이 크게 잘못되었다는 생각이 들었다. 10년 동안이나 편두통으로 고생하고 있다는 환자에게 MRI 검사에서 기질적인 질환이 없어 생명에는 지장이 없을 터이니, 평생 진통제나 복용하면서 지내라는 답변이다.

환자의 생명을 건져주는 것도 중요하지만 환자의 불필요한 통증을 없애주는 것도 의사의 중요한 임무 중의 하나이다. 환자의 통증의 원인을 찾아 근본적인 치료를 시켜주는 것이 의사의 본분이지 약으로 통증을 달래면서 평생 지내도록 하는 것은 아니다.

이 글을 올린 의사는 학창시절에 마취과학을 배운 일이 없었고, 인턴수련기간에는 필수적으로 거쳐야 할 마취과를 거쳐본 일이 없는 의사가 아닌가 하는 생각이 든다.

통증클리닉은 마취과가 이름만 바꾸고 변신한 것이 아니고. 수술마취만 하던 마취과에서 통증 치료영역까지 up-grade되면서 통증의학과가 되었다는 사실을 전혀 모르고 있다.

마취과전문의가 그대로 통증클리닉을 개원하는 것이 아니고, 더 공부하고 수련을 쌓은 다음에 시험을 치러 통증의학세부전문의 자격을 취득해야 하는 것이다. 인터넷에 글을 올리는 것을 보면 통증클리닉이라는 과목이 생기기 전에 수련받았던 구세대 의사는 아닌 듯 싶은데, 알지도 못하는 다른 진료 과목을 자기의 짧은 잣대로 재어 평가절하해서는 안될 일이다.

편두통이라는 질환은 일반적으로 신경과질환이라고 알려져 있지만, 실제로 신경과에 가서 치료받고 완치효과를 보았다는 편두통 환자를 본 일이 없다. 그나마 의지할 곳이 없기 때문에 수개월 내지 수년씩 투약받으면서 통증을 조절하고 있을 뿐이다.

교과서적인 개념의 편두통은 뇌 속의 혈관이 확장되어 통증을 일으키는 것으로만 알려져 왔는데, 각종 검사를 해본 결과 뇌혈류나 뇌혈관의 이상 때문에 편두통이 생기는 것은 아니라고 밝혀지고 있다. 그런데도 근본적인 치료를 할 수 있는 방법을 찾아내지 못한 신경과에서는 고전적인 대증요법에 의존하여 투약하고 있을 뿐이다.

마취과의 통증 치료는 신경을 차단해서 통증을 느끼지 못하게 하는 것으로 알고 있는 것 같은데 그것은 시대착오적인 생각이다. 지금이 어떤 세상인데 마취제로 신경을 차단해서 통증을 못 느끼게 하는 국소마취 효과만으로 통증 치료를 한다는 말인가?

이러한 발언을 했던 의사에게 편두통은 장기적으로 약을 복용시키는 것이 아니고, 근본 원인을 찾아 단시간 내에 완치를 시켜주어야 한다는 사실을 가르쳐 주고자 한다. 그리고 편두통은 뇌혈관의 확장 때문에 생긴다는 고전적 사고보다는 두피로 가는 감각신경과 혈관의 장애 때문에 생기는 것이며, 치료는 신경차단으로 하는 것이 아니고 신경과 혈관의 주행과정에서 압박받거나 눌려서 막힐 수 있는 원인을 찾아 제거해야하는 것이다.

그런 글을 익명으로 올린 사람이 신경과의사였다고 생각이 드는데, 자신에게 찾아온 만성편두통 환자에게 장기간 투약을 해도 완치효과가 없을 때 양심있는 의사였다면 자신의 머리가 더 아팠을 것으로 생각된다. 그러나 본인이 무식해서 그런 거라면 양심의 가책조차 느끼지 못했을 것이다.

옛날 옛적에 책에서 배워 해묵은 실력가지고 한참 앞서가고 있는 통증클리닉을 이해한다는 것은 아무래도 역부족이라는 생각이 든다. 아직도 편두통의 발병기전을 밝히지 못하고 있는 상황에서 편두통을 신경과 영역의 질환이라고 주장하고 싶다면 치료할 수 있는 능력부터 갖추고 얘기하도록 하자.

언제부터 편두통이 신경과질환이라고 분류되었는지 모르지만, 꿩 잡는 것이 매라고 했다. 환자를 치료할 수 있는 능력을 누가 갖추고 있는가가 문제이지 치졸하게 환자가지고 밥그릇 싸움하는 것처럼 구태여 진료과목을 따지지 말자.

필자는 그동안 임상경험에서 편두통의 발병기전과 치료법을 밝혀내어 환자에게 시술을 해서 좋은 효과가 충분히 검증되었다고 생각한다. 편두통의 진단과 치료법에 대해서는 이미 논문을 통해서나 인터넷을 통해 널리 공개한 바 있는데, 그 의사는 아직 그 내용을 접해보지 못했나 보다.

통증클리닉을 개원하고 있는 모든 의사들이 편두통을 치료할 수 있으리라고 생각하지는 않지만, 신경과에서 편두통을 완치시키지 못할 것이라는 사실은 필자가 익히 알고 있는 바이다. 그래서 필자는 모든 의사들이 편두통을 치료할 수 있는 능력을 공유하기를 바라고 자신의 비방을 공개해 온 것이다.

남의 과(科) 비난할 생각 말고 자신을 위해 제발 공부 좀 하기 바라며, 공부하고 싶지만 방법을 모르거나 정보를 알지 못한다면 필자가 도와줄 용의가 있어 구체적으로 자료를 소개하는 바이다.

2005. 9. 10.

참고문헌

여의도통증클리닉 홈페이지(WWW.jrc-apayo. co. kr)의 "의사를 위한 통증클리닉"
  * 이제는 편두통에 대한 개념을 바꿀 때가 되었다.
 ** 편두통의 뿌리를 뽑겠다고요?
*** 여자들, 그날이 오면 편두통만 심해지는 것이 아니다.

34 노인들의 다리 힘의 약화와 무릎통증

나이가 들어 노인이 되면 누구나 할 것 없이 다리의 힘이 약해져 앉아 있다가 일어설 때 힘이 들어 앓는 소리를 내며 무릎에 통증을 호소한다. 이런 현상은 특정인에게만 있는 것이 아니고 정도의 차이는 있으나 나이가 들어가면서 누구에게나 있을 수 있는 현상으로 대퇴신경의 장애가 그 원인이 되고 있다.

좌골신경통이란 말은 누구에게나 익숙해 있고 상당히 많은 것으로 알고 있으나, 노인들에게는 좌골신경통보다는 대퇴신경의 장애 때문에 생기는 통증이 훨씬 더 많다는 것을 필자는 진료경험에서 알 수 있었다.

대퇴신경의 장애로 나타나는 현상에 대해서는 1999년도 연말에 있었던 필자 숙모님의 굽혀지지 않는 무릎의 통증이나, 물이 자꾸 고이는 수녀님의 무릎통증 등 여러 편에서 이미 보고한 바 있었다. 그 당시만 해도 그런 현상은 특정인에게만 발생할 수 있는 것으로 생각해 왔지만, 진료경험이 쌓여가면서 나이가 들어가면 누구에게나 흔히 있을 수 있음을 알게 되었다.

증례

2006년 추석명절을 맞아 고향에 갔다가 노년층의 친척들을 많이 만날 수 있었다. 그중에서도 73세 되시는 필자의 형수님의 얘기를 하고자 한다. 형님 댁에 들어서자마자 형수님이 왼쪽 다리를 절뚝거리며 걷는 것을 볼 수 있었다.

사연을 들어보니 다리에 힘이 없어 집안의 낮은 문턱에 걸려 넘어지기도 하고 거실에 있는 카펫에 걸려 넘어지는 등, 세 차례나 넘어져 왼쪽 무릎의 부상으로 멍들고 부어있다며 이름도 알 수 없는 patch 제품을 잔뜩 붙이고 있었다.

읍내에 있는 내과의원에 심장병약 처방을 받으러 자주 다니시는데, 그 내과의원에 어느 날부터 노인들의 무릎에 좋다는 약이 수입되어 노인들에게 희망을 드리게 되었다는 문구의 광고가 걸려있었다고 한다.

일주일 간격으로 3회 맞는다는 주사를 두 차례 맞고도 아무런 효과를 볼 수 없었지만, 그 원장의 진료실 책상 위에는 필자의 저서 **"개원의를 위한 통증사냥법"**이 놓여있는 것을 볼 수 있었다고 한다.

짐작되는 바가 있어 똑바로 눕게 하고 촉진해보니 대퇴사두근이 많이 굳어있고 왼쪽의 대요근과 장골근에 압통이 심했다. 우선 준비해 간 0.6% 리도카인에 20 mg의 스테로이드를 혼합해서 6 mL로 만들어 좌측의 장골근에 주사하고 일어서 보게 하였다. 언제 그랬냐는 듯이 일어서 걸어보더니 왼쪽 다리에 힘이 생기자 반대로 오른쪽 다리에 힘이 더 없다고 한다.

다시 촉진해보니 상대적으로 약해서 느끼지 못했던 오른쪽에도 원인이 있어 이곳에도 주사했더니 금방 그 자리에서 양쪽 다리의 걸음걸이가 모두 편해졌다. 다리가 불편해서 부모님의 산소에 성묘도 갈 수도 없었던 다리가 걸을 만해지니 이틀 후에는 심한 비탈길을 걸어 산소에도 다녀올 수 있었다. 한 번의 주사로 완치시킬 수는 없겠지만 무릎자체에 있는 병이 아니라는 것은 확인시켜 드린 것이다.

그 외에도 60대 중반에 들어선 필자의 옛 친구들 몇 사람을 만날 시간을 가졌는데, 정도의 차이는 있었지만 대퇴신경의 장애를 가지고 있었고 장골근에 주사만 해주어도 쉽게 증상의 완화를 볼 수 있었다.

고안

1) 노인들의 다리 힘 약화의 발생원인

가옥구조가 재래식에서 서구화되면서 우리 생활은 의자생활이나 입식생활로 바뀌면서 고관절이나 무릎의 운동범위(ROM)가 감소하고 있다. 나이가 들어가면 일어서서 활동하는 시간은 줄고 소파나 의자에 앉아 생활하는 시간이 늘어가게 되어 하체운동이 부족하게 된다. 고관절을 구부리고 장시간 앉아서 생활하다보면 고관절을 굴곡시키는 대요근(psoas major m.)과 장골근(iliacus m.)이 위축되고 탄력을 상실하고 약화를 일으킨다.

이런 상태에서 고관절이 갑작스런 신전을 하게 되면 약화된 대요근과 장골근이 신전손상을 받아 근육에 유착과 긴장을 일으킨다. 대퇴신경이 대요근과 장골근 사이로 내려오는데 이 근육들이 굳어져 있으면 신경이 압박받게 된다.

대퇴신경의 운동분지가 압박받아 흥분을 일으키면 무릎을 신전시키는 대퇴사두근을 긴장시켜서 근육 내의 허혈과 함께 근강직과 약화를 일으킨다. 긴장을 일으킨 대퇴사두근은 그 자체의 근력약화를 일으키기도 하고, 무릎관절의 간격을 좁히면서 무릎에 통증과 함께 염발음(crepitus)을 일으키기도 한다.

대퇴사두근의 긴장이 장기간 지속되면 근육위축이 생기고, 탄력을 상실한 근섬유가 미세손상을 받으면서 근육에서 유출된 근육단백(筋肉蛋白)이 흘러내려와 무릎에 부종을 일으킨다.

이런 환자들이 공통적으로 느끼는 증상은 앉았다가 일어설 때 다리에 힘이 없고, 등산할 때나 계단을 오를 때에 힘이 부족하고 무릎에 시큰거리는 통증이 있다. 걸을 때에는 다리를 들어 올리는 힘의 약화로 사소한 장애물에 발이 걸려 넘어지게 되며, 증상이 심해지면 평지를 걸을 때에도 환측 다리를 끌면서 걷게 된다.

대퇴사두근의 긴장 때문에 다리에 힘이 없다고 다리운동을 하지 않으면 대퇴부 뒤쪽에 있는 슬굴곡근 (Hamstring m.)에도 장애가 생겨 무릎관절을 뒤쪽에서 좁히는 원인으로 작용하기도 하고, 그 근육들 때문에 무릎관절신경의 장애까지 생기게 된다.

2) 다리근육의 강화방안

긴장되어 있는 대요근과 장골근에 국소마취제를 주사해서 긴장을 풀어주면 제반 증상들은 쉽게 없어진다. 지속적인 치료효과를 얻고 재발방지를 위해서는 고관절을 꾸준히 운동시켜 관절의 유연성을 유지시켜 주어야한다.

젊은 사람들의 경우에는 무거운 운동기구를 들고 앉았다 일어서는 운동이 좋기는 하겠지만, 나이가 많아 근섬유가 약해진 사람들이 체중을 이용해서 이러한 운동을 한다는 것은 힘만 들뿐 운동효과를 기대하기는 힘들 것이다.

먼저 대요근과 장골근의 기능강화에 합당한 운동을 먼저 해준 다음, 대퇴부 앞뒤근육의 탄성을 길러주어 무릎관절의 유연성을 늘려주는 것이 좋다. 가능하면 의자생활을 피하고 방바닥에 앉아 생활하면서 무릎을 구부렸다 펴는 운동으로 무릎앞쪽 근육의 근력을 길러줄 필요가 있다.

무엇보다 장비나 스포츠시설을 이용하지 않고 빈 몸으로 할 수 있는 운동방법도 있다.

주간활동시간에는 잠깐 시간을 내어 제자리에 서서 한쪽 무릎을 구부려 최대한으로 높이 올렸다 내리는 동작을 반복해 준다. 이러한 동작을 교대로 반복해 주는 것은 직접적으로는 고관절의 굴곡기능을 맡고 있는 대요근과 장골근의 근력강화와 탄력을 길러주지만, 부수적으로는 대퇴사두근과 슬굴곡근의 근력과 탄성을 길러준다.

취침 전후에는 마찬가지로 체중을 싣지 않고 똑바로 누워서 고관절을 완전히 구부렸다 펴는 동작을 수십 회씩 반복해준 다음 반대편 운동을 해준다. 무릎관절의 운동은 소파나 의자에 앉은 자세에서 고관절을 90도 구부리고 양손으로 허벅지의 하단을 받쳐주고 무릎을 서서히 구부렸다 펴는 운동을 반복해준다.

대퇴부의 뒤쪽근육의 운동방안으로는 침상에 엎드린 상태에서는 고관절을 뻗고 엎드려 무릎을 서서히 구부려 발뒤꿈치가 엉덩이에 닿도록 구부렸다 펴는 동작을 수십 번씩 반복해준다. 이러한 동작들은 대퇴사두근과 슬굴곡근의 강화와 탄력을 동시에 길러주고 무릎관절의 유연성을 증가시켜준다.

기구나 장비, 체중을 이용하지 않고 맨몸으로 하기 때문에 운동이 될 것 같지 않아 보이지만 실제로 해보면 힘도 많이 들고 매우 효과적이라는 것을 알 수 있다. 이런 운동들을 좌우교대로 하면서 운동회수를 늘려주면 고관절과 무릎관절의 운동능력을 늘려주고 유연성을 길러주어 관절의 퇴행성 변화도 예방할 수 있을 것이다.

빨리 걷기나 달리기는 칼로리 소모에는 효과적일지 모르지만, 고관절이나 무릎의 운동에는 많은 도움을 주지 못한다. 이러한 운동방법은 에너지소모는 적으면서 근육의 신축성과 탄력을 늘려주어 관절간격을 적당히 유지시켜주고, 근력의 강화로 각 관절의 운동능력을 최대한으로 발휘하게 해주게 된다.

계단이 있는 건물에서는 될 수 있는 대로 엘리베이터를 이용하지 말고 걸어서 오르내리는 습관을 들이는 것이 좋을 것이다. 계단을 오르기가 힘들면 내려가는 것만으로도 다리운동에 많은 도움을 줄 것이다.

결론

필자도 운동부족 때문에 다리의 힘이 약화되어 가는 것을 알고 있었지만, 무리한 운동에만 의지하려고 하니 힘들어 귀찮아지고 일부러 시간을 할애하기도 여의치 않아 만족스런 운동효과를 보지 못하고 지내왔다. 이러한 운동방법을 깨우치고 매일 규칙적으로 운동을 해보니 무릎관절이 유연해지고 다리에 힘이 생기는 것을 확인할 수 있었다.

기계를 닦고 조이고 기름을 쳐주면서 관리하듯이 몸도 그러한 관리는 필요한 것이고, 우리 몸에 기름을 쳐준다는 의미는 각 관절을 연결하고 있는 근육의 유연성을 길러주는 운동을 적절히 해주는 것이다. 나이가 들어가는 것을 막을 수는 없겠지만 다리에 힘이 없는 것은 반드시 나이 때문만은 아니고, 몸을 관리하기에 따라 나이란 숫자에 불과할 수 있다.

의사로서 환자가 가진 통증을 치료해주는 것도 중요하겠지만, 통증의 예방이나 재발을 방지할 수 있는 방법을 가르쳐 주는 것도 의사가 해야 할 중요한 일이라 생각되어 소개하는 바이다.

35 천장관절증후군(Sacroiliac Joint syndrome)의 실체는?

서론

허리 또는 엉덩이가 아프거나 다리가 저리고 당기는 증상이 나타날 때 '천장관절증후군(薦腸關節症候群)'이라고 부르고 있지만 필자는 그 실체를 본 일이 없다. 의료계에 일반적으로 거론되고 있는 천장관절증후군에 대한 개념의 허와 실을 알아보고자 한다.

《천장관절증후군에 대한 일반론》

대부분의 임상의들은 1932년 이전까지만 해도 천장관절의 이상이 허리통증을 일으킨다고 믿었다. 1932년경에 요추 추간판탈출(HIVD)이 요통의 주원인이라고 알려지면서 천장관절증후군은 의사들의 차트에서 서서히 사라지게 되었다. 1980년대 후반에 들어서면서 그동안 소외받던 '천장관절증후군'이 요통 원인의 하나로 다시 부각되기 시작했다.

◆ **천장관절증후군의 원인** 천장관절증후군은 주로 외상으로 온다고 알려지고 있으며 선천적인 경우도 있다고 한다.

　① 엉덩방아를 찧는다든가 교통사고 또는 골반 옆에 직접적인 충격이 가해지는 경우

　② 갑작스러운 비틀림과 긴장, 과신전

　③ 스포츠 손상: 스키를 타다가 갑자기 속도를 늦출 때나 골프 스윙 시

　④ 성교 시: 여자의 체위가 바로 누운 자세에서 고관절을 구부리고 외전 시켰을 때

　⑤ 양쪽 다리의 길이가 다른 경우

위와 같은 원인으로 관절인대의 손상으로 관절이 필요 이상으로 움직이게 되어 관절주위조직은 더욱 손상받게 되고, 관절연골 손상에 이어 퇴행성관절염 상태까지 이르게 된다고 한다.

◆ **천장관절증후군의 증상** 요통의 많은 원인 중에 천장관절 때문에 오는 경우를 감별 진단하기는 쉽지 않지만, 천장관절증후군의 주증상은 대략 다음과 같다.

　① 요통

　② 엉덩이 통증

　③ 허벅지의 통증

　④ 좌골신경통 증상

　⑤ 특히 양반다리 자세 때에 통증이 심해 오래 앉아 있기가 힘들다

◆ **천장관절증후군의 진단** 일차적으로 문진을 통해서 진단에 도움이 되는 정보를 얻을 수 있다.* 골반에 직접적인 충격을 받은 일이 있는가?* 골반통이 언제부터 생겼는가?* 주로 통증이 있는 부위는 어디인가?* 통증이 밤에 심해지진 않던가?* 한쪽 다리가 약해지거나 감각이 이상하진 않던가?그 외에 임상진찰소견과 X선 단순촬영을 하거나 CT 촬영 또는 Bone Scan을 하기도 한다.

◆ **치료** 수술요법과 비수술요법이 있는데 관절 자체의 손상이 심하지 않으면 수술요법을 하지 않는다. Travell은 일차적으로 도수정복술로 관절의 틀어진 상태를 바로 잡아준다고 한다.

물리치료로는 천장관절에 표층열치료, 초음파치료, 또는 초단파, 극초단파 치료와 간섭파전류치료 또

는 TENS, 운동요법과 일상생활지도 등이 적용된다고 하며 때로는 관절내 주사나 고주파열응고술로 신경을 파괴하는 방법까지 제시되고 있다.

필자의 치료 증례

40대 초반의 남자 환자는 요통과 함께 우측둔부의 통증으로 3년 동안 고통을 받아왔다. X선 소견은 물론 MRI 검사에서도 이상이 없다는 진단을 받고 오랫동안 하부요추 부위에 물리치료를 받아도 효과가 없어 침술과 뜸 치료까지 받았다. 어느 통증클리닉에서 천장관절염이라는 진단을 받고 관절에 직접 주사도 맞아보았지만 효과는 없었다.

필자의 진찰결과 요통은 우측 제4-5번 요추 사이의 추간관절증에 의한 통증이고, 둔부의 통증은 천장관절증후군에 의한 통증임을 의심할 수 있었다. 필자는 천장관절에 일으키는 통증은 관절을 연결하는 인대나 관절의 염증에 있지 않고 관절 위에 있는 대둔근(大臀筋; gluteus maximus m.)에 생긴 통증유발점에 의한 것임을 짐작할 수 있었다.

진단적 치료로 추간관절을 연결하고 있는 다열근(multifidus m.)과 천장관절(S-I joint) 방향을 따라 대둔근에 국소마취제를 주사하고 상태를 알아보니 통증이 많이 완화되었다. 다음날 주사에 의한 통증 완화 효과가 있었다는 것을 확인한 후에, 스테로이드와 BOTOX를 혼합주사하고 이 지점을 물리치료함으로써 수일 내에 어렵지 않게 완치효과를 볼 수 있었다.

《천장관절에 대한 필자의 견해》

해부학적 고찰

천장관절(薦腸關節; Sacroiliac Joint)이란 요추의 아래에 있는 천골(sacrum)과 장골(ilium) 사이의 관절을 말하는 것으로 천장관절은 다른 관절에 비해 관절의 운동범위가 거의 없는 편이다. 대부분 나이가 들어가면서 완전히 융합을 이루면서 아예 관절 기능이 잠겨버리게 된다.

이 관절의 운동범위는 연결하는 천장관절인대가 굳어지지 않은 젊은 나이에 한해 체중을 지지하거나 허리를 앞으로 숙일 때 단지 약 2-4 mm 정도 미끄러지는 동작을 할 뿐 능동적으로 움직일 수 있는 관절이 아니다.

천장관절은 앞쪽으로는 전방천장관절인대(anterior sacroiliac ligament)가 뒤쪽에서는 후방천장관절인대(posterior sacroiliac lig.)가 좌우에서 천골과 장골을 튼튼하게 연결하고 있으며 젊었을 때에는 인대의 탄력 때문에 약간의 관절유격을 가지고 있지만 나중에는 융합을 이루게 된다.

골반은 골반 뼈와 천골로 이루어진 타원형의 성곽과 같은 구조물로서 천장관절은 골반강(pelvic cavity) 후방을 연결하고 있는데, 일반적으로 알려진 사소한 외상에 의해 위치가 이탈되거나 손상받을 수 있는 관절은 아니다.

대둔근은 장골능을 포함한 **장골의 후하방, 천골의 후하방, 미골의 측방, 천골추골근막, 둔근근막**에서 기시하여 비스듬히 후-측방으로 내려가 대전자(greater trochanter)를 지나 대퇴근막긴장근(tensor fascia lata)의 장경인대(iliotibial band)에 부착되고, 대퇴골의 둔근조면(gluteal tuberosity)에 부착된다. 그 작용은 고관절을 신전(extension)과 외회전(lateral rotation)시킨다.

필자는 해부학적인 고찰을 통해 대부분의 천장관절통은 대둔근이 기시점 부위에서 손상받은 후에 만성적인 통증유발점이 형성된 후 미골의 측방이나 천골추골근막, 둔근근막과의 접합부 근처에 일으키는 통증임을 알 수 있었다.

고안

아직도 의료계는 천장관절의 염증 또는 손상 때문에 허리의 하부에 통증을 일으키는 것으로 얘기하고 있고 관절의 도수정복술을 하기도 하고, 물리치료를 하고 수술을 하거나 관절 내에 스테로이드를 주사하고 있다.

여성들은 임신 중에는 몸의 결체조직을 이완시켜주는 호르몬이 분비되어 분만 시에 천장관절을 연결하는 인대들이 이완되면서 골반이 벌어지게 된다. 분만 후에 충분한 안정가료를 취하지 못하고 가사노동을 하게 되면 인대가 이완된 상태로 방치되어 천장관절이 불안정해져 둔부에 만성적으로 있는 통증을 환도통이라고 한다. 옛날 농촌의 산모들에게 흔히 있었던 통증이었지만 근년에 들어서는 분만과 관련된 골반 통증은 찾아 볼 수 없다.

천장관절증후군의 원인은 외상이 많다지만 특별히 높은 곳에서 추락하는 경우가 아니면 장골(腸骨)과 천골(薦骨)을 연결하는 인대가 손상받을 수 없다. 사소한 부적절한 운동으로 융합상태에 있던 멀쩡한 관절이 손상받을 수 있다고 생각되지 않는다.

천장관절이 외상에 의해 위치 이탈이 생기려면 전-후방의 천장관절인대가 손상받아야 할 것이다. 이때에는 고관절(hip joint)이나 치골결합(symphysis pubis)까지 틀어지게 되어 골반강 전체가 불안정해지는 것이지 단순히 국소적인 통증을 일으키지는 않을 것이다. 그런데도 일부 의료계에서는 골반이 틀어졌다는 표현을 환자들에게 많이 하고 골반을 교정해준다고 한다.

■ 천장관절을 따라 대둔근의 유발점에 주사하는 광경

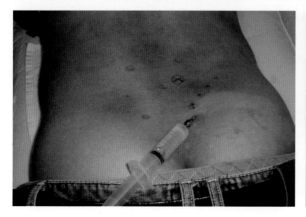 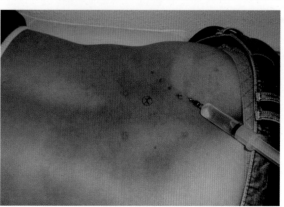

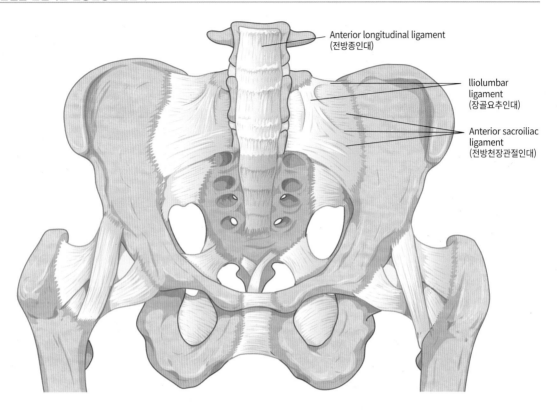

Anterior longitudinal ligament
(전방종인대)

lliolumbar
ligament
(장골요추인대)

Anterior sacroiliac
ligament
(전방천장관절인대)

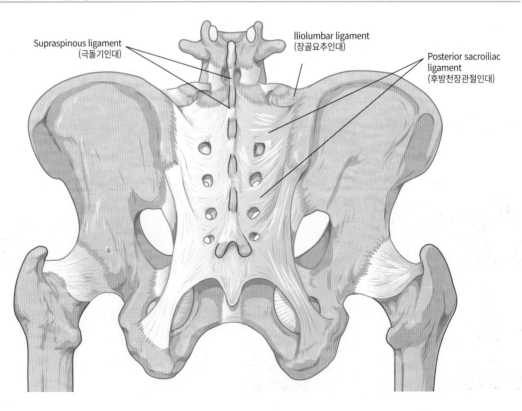

Supraspinous ligament
(극돌기인대)

lliolumbar ligament
(장골요추인대)

Posterior sacroiliac
ligament
(후방천장관절인대)

천장관절증후군이 있으면 추간판탈출증와 유사하게 요통과 둔부의 통증, 허벅지통증 및 좌골신경통을 일으킨다고 한다. 하지만 요추 추간판탈출이 요통을 일으킨다는 사고가 잘못되었듯이, 천장관절의 잘못이 둔부통(臀部痛) 외에 여러 곳에 통증을 일으킬 수 있다는 발상은 잘못된 것이다.

출산 때문에 여성에게 더 많다고 알려지고 있지만 필자는 진료경험에서 출산 후에 생긴 천장관절통증 환자나 외상 때문에 생겼다는 환자를 단 한 번도 본 일이 없다. 천장관절통증이라는 진단을 받고 관절에 주사 맞거나 뜸으로 치료받던 환자들이 천장관절을 덮고 있는 대둔근에 있는 유발점에 주사하고 근육의 긴장을 풀어주니 쉽게 통증 치료가 되는 것을 경험할 수 있었다.

이러한 견해는 관절을 연결하고 있는 근육의 통증유발점이 관절간격을 좁혀 관절에 통증을 일으키거나, 기다란 근육에 있는 유발점이 말단에 부착되는 골막을 자극해서 통증을 일으킨다는 이론을 근거로 추리된 것이다. 여러 가지 문진과 객관적 검사를 한다고 하지만 직접적인 외상 때문에 생길 수 있는 것을 제외하고는 실제로 천장관절증후군의 진단에 도움이 되지 못한다. 면밀하게 촉진을 해서 압통점을 찾는 것이 유일한 진단이라 생각된다.

비수술방법으로 여러 가지 물리치료를 해준다는 것은 특정 원인을 찾지 못할 때에 연조직의 긴장 완화 목적으로 해주는 것에 불과하며 확실한 치료점이 없는 방법이라 생각된다.

도수정복술은 인대의 급성 손상으로 관절이 이탈되어 있을 경우에 해당하는 것으로 통증클리닉보다는 정형외과나 재활의학과적인 개념으로 치료로써 천장관절에 적용할 수 있을지는 의문이다.

결론

진료경험에서 천장관절증후군이란 천장관절을 덮고 있는 대둔근에 생긴 통증유발점이 관절내부에 생긴 통증으로 오인을 일으킨 것이라 결론짓고, 천장관절을 따라 대둔근에 주사하고 치료함으로써 신속한 치료 효과를 볼 수 있었기에 소개하는 바이다.

36 경추의 직선화가 있다고 경추추간판탈출은 아닌데...!

가끔 TV에서 어떤 질환이나 통증을 해결해주겠다는 내용의 방송을 하면서 장황한 이론만 나열해놓고 시청자들에게 도움이 될 만한 결론 없이 끝내고 있어 무슨 목적으로 그런 방송을 했는지조차 알 수 없는 경우가 있다.

2005년 9월 25일 밤 어느 TV에서 목뼈 추간판탈출을 주제로 한 내용이 방영되었다. 신경외과 교수를 초빙해놓고 출연한 연예인들의 목뼈를 X선과 MRI 촬영하여 그 소견을 가지고 진단하고 상태를 알아보면서 목뼈의 이상 여부를 가려내고 해결책과 예방법을 소개해주겠다는 내용이었다.

목뼈의 MRI 소견을 놓고 목뼈의 직선화나 전방으로 기울어진 현상을 보고 **거북목** 증상(turtle neck syndrome)이라는 얘기만 할 뿐, 그 원인에 대한 설명이나 그 해결책을 제시해주지는 못했다. 필자가 보기에도 추간판탈출증이 있었던 사람은 아무도 없었다.

검사대상자들이 목덜미에 통증이나 불편함은 없었지만 대부분 경추의 직선화를 가지고 있어 경추의 상태가 좋지 않다는 얘기를 듣고 당황해하거나, 자기는 괜찮다는 판정을 받고 안도하는 모습을 볼 수 있었다.

신경외과 교수님 왈, 추간판탈출이 위쪽에 있으면 두통이 생기고, 중간에 생기면 어깨 쪽에 통증이 생기고, 하부에 생기면 팔에 **통증**이 생길 수 있다고 한다. 견갑관절의 통증은 견갑관절액이 말라서 생기는 퇴행성 어깨관절증과 추간판탈출에 의한 통증의 두 가지가 있다고 한다.

이러한 모든 증상들을 추간판탈출에 의해 신경근이 압박되어 나타나는 증상들로 설명하고 있었다. 추간판탈출이 있으면 특정 신경근에 의한 증상이 한쪽으로 나타나게 되어있는 것이지 양쪽으로 나타나는 증상들은 추간판탈출과는 무관한 것이다.

뒷머리의 감각을 맡고 있는 대후두신경에 장애가 있으면 두통이 생길 수 있다. 대후두신경은 목뼈 제2번 신경근으로 이루어져있어 경추 제1-2번 사이에 추간판탈출이 생기면 두통이 생길 수 있다고 생각하는 것 같지만, 특별한 외상없이 이 부위에 추간판탈출에 의한 두통이 생기는 일은 있을 수 없다.

필자는 대후두신경이 두측반극근(semispinalis capitis m.)의 상단과 승모근(trapezius m.) 상단에 있는 근막을 뚫고 나오다가 조여지면서 두통이 생기는 외에 추간판탈출에 의해 생기는 두통 환자를 만나 본 일이 없다.

목뼈 중간에 추간판탈출이 생기면 어깻죽지가 아프다는데, 어느 부위에 추간판탈출이 있으면 어깨의 어디에 통증이 생긴다는 것인지 알 수 없다. 추간판탈출보다는 목뼈 제5번 신경인 견갑배신경이 중사각근의 유발점에게 조여지면 견갑거근(levator scapular m.)과 능형근(rhomboid m.)에 등척성 수축을 일으켜 목덜미나 견갑골의 안쪽에 통증을 일으키게 된다.

만일 견갑부위통증이라는 것이 승모근의 통증을 얘기한 것이었다면 이것은 더 큰 잘못이다. 승모근에 있는 통증은 그 운동신경인 척추부신경(spinal accessory n.)이 흉쇄유돌근(SCM)의 유발점에게 압박받아 흥분을 일으켜 승모근을 긴장시켜 생긴 통증이고 추간판탈출과는 상관없는 일이다.

견갑관절통증을 얘기하면서 자동차의 엔진오일처럼 관절액이 말라서 통증이 생긴다거나 추간판탈출이 일으킨다는 이야기도 역시 이해되지 않는 부분이다. 필자의 연구에서 오십견이라 불리는 대부분의 견갑관절의 통증은 소원근(teres minor m.)에 있는 유발점에게 압박당한 액와신경(axillary n. C-5,6)이 삼각근(deltoid m.)을 긴장시켜 생긴 통증임을 알 수 있었다.

추간판탈출을 잘 일으키는 경추 제6번, 제7번, 제8번 신경근에 생긴 장애는 팔 전체에 증상을 일으키지 않고, 팔이나 손가락의 특정 부위에 운동장애나 감각장애를 일으킨다. 아래 경추에 추간판탈출이 있으면 특정 신경근에 의한 증상을 일으키는 것이지 팔 전체에 통증을 일으키는 것이 아니다.

특별한 증상이 없는 출연자들에게 객관적으로 나타난 검사소견만 가지고 경추가 좋지 않다는 판단을 내려주고, 그런 현상이 나타난 원인설명이나 해결책은 제시해주지 않아 상대방에게 건강염려증만을 안겨주었다.

경추의 직선화 현상이 나타난 이유는 경추 제1, 2번의 횡돌기와 제3, 4번 경추 횡돌기의 후극에서 기시

(起始)해서 견갑골의 내측상연에 부착되는 견갑거근이 등척성 긴장을 일으켜서 경추를 후방에서 받침대처럼 받쳐주고 있기 때문이다.

필자가 그 자리에 있었다면 경추의 직선화는 추간판탈출 때문에 생긴 것이 아니고 뒷목에 있는 견갑거근을 굳어지게 하여 직선화를 일으킨 것이라고 설명해 주었을 것이다. 그리고 그 해결 방안으로는 중사각근에 있는 통증유발점을 치료하여 견갑배신경을 풀어주도록 하라고 가르쳐 주었을 것이다.

통증은 없고 경추 직선화 소견을 보이는 사람들에게는 목 운동을 자주해서 경추주위근육의 유연성을 늘려주도록 해주고, 뒷목에 통증과 직선화 소견을 함께 가진 사람에게는 견갑배신경을 치료받도록 해주어야 할 것이다.

어느 의료기관에 가거나 뒷목에 통증이 있으면 경추추간판탈출이라는 진단을 붙이기 일쑤이다. 굴뚝에 연기가 나온다고 굴뚝에 불이 난 것이 아니듯이 뒷목이 아프다고 경추추간판탈출증은 아닌 것이다. 객관적인 검사소견에 의존하는 사고만으로는 뒷목의 통증이나 경추의 직선화의 원인도 규명하지 못하고 치료 방법도 찾아 낼 수 없다.

추간판탈출을 찾아 해결하겠다는 주제의 방송에서 추간판탈출의 유무도 밝혀주지 않았고 나타난 문제점을 해결하기 위한 방향제시도 없이 흐지부지하게 끝을 맺고 말았다. 이렇게 상식 밖의 얘기가 그 자리에 있는 사람들이나 시청자들에게는 그럴듯하게 들렸는지 모르지만 그 방송을 지켜본 필자와 같은 전문가에게는 쓸데없는 말장난에 불과했다.

2005. 10. 5.

37 석회침착이 동결견(frozen shoulder)의 원인은 아니다.

서론

현대의학은 객관적 검사소견을 중요시하는데, 특히 외과계열에서는 객관적 소견이 있어야만 이상이 있는 것이고, 이상이 있다고 보이는 소견은 증상과 관계없이 반드시 제거해야만 하는 것 같다. 환자의 증상과 관계없는 소견은 그만두어도 될 것을 구태여 제거하려고 애쓰는 것을 보게 된다.

어느 정형외과 의사들의 작은 모임에 강의를 부탁받고 갔던 적이 있었는데, 강의가 끝나고 토론시간에 관절에 주사할 때에는 어떤 스테로이드가 더 좋은가를 논의하고 있었다. 필자가 어떤 환자의 어느 부위에 스테로이드를 주사하느냐고 물으니 한결같이 동결견(frozen shoulder) 환자의 어깨관절에 주사를 한다고 한다. 동결견 환자의 관절에 무슨 연유로 스테로이드를 주사하느냐고 물으니 X선 검사나 초음파 검사를 해보면 관절에 석회침착이 있기 때문이라는 것이다.

동결견의 원인과 치료법에 대해서는 강의 중에도 얘기가 있었고, 석회침착이 있더라도 관절에 주사할 필

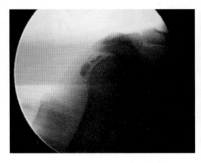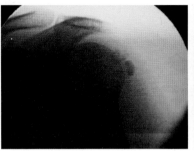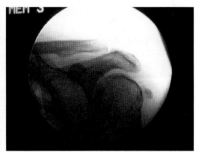

요가 없다고 얘기했더니 객관적으로 나타난 석회침착은 없애주는 것이 좋지 않겠느냐고 한다.

동결견 환자를 진료하다 보면 의료기관에서 관절에 생긴 석회침착 때문에 동결견이 생겼다는 진단을 받았다는 얘기를 종종 듣게 되어 X-ray나 C-arm투시기로 확인해보면 분명히 석회침착이 있는 것을 볼 수 있었다. 그러나 그 환자들의 어깨통증은 석회의 침착과는 무관한 것들이었고, 따라서 석회침착은 그대로 두고 치료해주어도 완벽하게 나을 수 있었다.

근년에 들어 체외충격파치료기라고 불리는 장비가 들어와 동결견이나 테니스 엘보우, 발바닥의 통증 치료에 많이 사용하는 의료기관이 늘어나고 있다. 담낭결석이나 신장결석을 수술하지 않고 초음파를 이용한 충격기로 결석을 부수어내는 원리를 통증 치료에 적용하고 있다는 것이다.

필자의 어느 선배의사도 왼쪽 어깨의 동결견이 있어 대학병원에 가서 검사결과 석회침착에 의한 동결견이라는 진단을 받고 체외충격파치료기로 3회의 시술받았다. 시술 도중에 심한 통증으로 고통받았지만 통증 치료효과도 보지 못했고 구축증도 풀어지지 않았다고 한다.

견갑관절의 석회침착과 동결견에 관한 고찰

회선건개(回旋腱蓋)의 conjoined tendon의 혈류공급은 근육으로부터 내려오는 동맥(suprascapular a. subscapular a.)과 상완골로부터 올라오는 **anterior circumflex a.**분지의 2중 공급을 받고 있다. 두 혈관이 합류되는 부분을 **critical zone**이라 하는데 tension을 가장 많이 받고 **석회침착**이 많은 곳이며 회선건개의 파열을 잘 일으킬 수 있는 곳이다.

중년기에 들어선 사람의 3%에서 회선건개의 힘줄에 석회침착이 일어난다고 하는데. 지속적인 긴장으로 건조 상태에 있던 석회 부분이 수분을 흡수하면 물에 풀어진 분필처럼 되면서 힘줄에 종창을 일으켜 석회화 건염(calcific tendinitis)을 일으킨다.

석회의 침착은 혈관이 많이 분포되는 부분에 잘 생기는데 미세동맥에서 말초조직으로 나갔던 혈액이 정맥혈로 다시 흡수되는 과정에서 석회입자가 흡수되지 못하고 조직에 누적된 것으로 사료된다.

견봉(acromion) 밑에 있는 활액낭이 압박받으면 활액낭의 벽이 두꺼워지고 석회화 건염이 파열되어 활액낭 내로 유입되면 삼각근하 활액낭염(subdeltoid bursitis)을 일으킨다. 이미 퇴행성변화를 일으킨 회선건개가 일상생활의 스트레스에 노출되고 혈액순환이 감소되면서 더욱 심한 퇴행성변화에 빠지고 사소한 충격에도 회선건개의 파열을 일으킨다.

이러한 기전에 의해 회선건개의 힘줄들이 퇴행성 변화가 생기고 석회가 침착한다고 해서 그것들이 동결견의 직접 원인이 될 수는 없다. 석회의 침착은 퇴행성 변화 과정에서 생기는 결과일 뿐 그것이 통증을 일으키거나 견갑관절을 굳어지게 하지는 않는다는 것이다.

어깨관절 구성성분의 일부에 고장을 일으켜 부분적인 기능장애를 초래할 수는 있지만 그것이 바로 동결견의 원인이 되지는 못한다.

위의 사진에서 보듯이 필자는 석회침착이 회선건개에 있는 것을 자주 보게 되지만 그 때문에 통증이 생기거나 견구축증이 일어나는 것을 본 일은 없었다. 담낭이나 방광과 같은 장관(hallow viscus)에 있던 결석은 잘게 부수어 주면 용이하게 배출될 수 있겠지만, 힘줄 안에 누적되어 있는 석회를 초음파충격기로 파괴시킨다고 침착을 일으킨 그 석회가 없어지고 어깨통증이 없어질 수 있다고 생각되지 않는다.

힘줄에 있는 석회는 결석과는 다르게 석회가루가 농축되어 chalk화되어 있는 것이기 때문에 결석처럼 부서지지도 않을 것이요, 다른 곳으로 배출될 수도 없을 것이다. 오직 운동으로 힘줄에 긴장을 감소시켜 주고 혈액순환을 개선해 주면 자연히 흡수 배출되거나, 그 자리에 국소마취제와 스테로이드를 주사해주면 희석되어 배출될 수 있을 뿐이다.

영상검사로 어깨관절에 석회침착이 발견되었을 때에는 침착이 관절의 내부에 있는 것이 아니고 회선건개의 **critical zone** 내에 있는 것이고, 이것이 파열되면 그 내용물이 삼각근하활액낭(subdeltoid bursa)으로 흘러들어가는 것이다.

척수조영술로 추간판탈증이 확인된 사람 중에는 37%에서 증상이 없이 지내는 경우가 있다고 한다. 추간판탈증 환자에게 경막외강주사로 증상이 완전히 없어지고 난 후라도 MRI 촬영을 해보면 추간판탈출소견은 그대로 남아 있는 것을 볼 수 있다. 그렇다고 증상이 개선되어 멀쩡한 사람에게 객관적인소견만 보고 추간판탈출 환자라고 진단하고 수술을 해서는 안 될 일이다.

결론

동결견 환자 중에는 객관적인 검사소견에 석회침착을 보이는 경우도 있기는 하지만 동결견은 소원근의 유발점에 의한 액와신경 장애나 극상근에 의한 견갑상신경의 장애로 생긴 것이 1차적인 원인이었다. 증상과 관련 없는 객관적 검사소견은 참고사항일 뿐이지, 그것을 구태여 없애려고 불필요한 에너지까지 소모할 필요는 없을 것이다.

객관적인 소견은 수술을 해서라도 반드시 없애야만 하는 외과계열의사들과 증상과 관계없는 소견은 그대로 두고 기능적인 통증만을 치료하려는 통증클리닉의사들은 이러한 견해차 때문에 통증 환자치료를 함께하지 못하는 것 같다.

스테로이드를 이렇게 오용(misuse)과 남용(overuse)을 하니 문제가 되지!

현재 사용되고 있는 수많은 의약품 중에서 항생제와 스테로이드만큼 의료인들에게 많은 사랑을 받아온 약제는 일찍이 없었던 것으로 생각된다. 그러나 일부 의료인들의 무분별한 남용과 오용 때문에 이러한 약제들이 부도덕한 의료인들이 사용하는 약품이라는 오명까지 쓰고 있는 중이다.

아마도 금기사항이 많지 않고 적용범위와 안전성범위(safety margin)가 넓기 때문에 무분별하게 사용하는 사람들이 많이 있어 그런 낙인이 찍힌 것이 아닌가 생각된다.

근년에 시민단체와 행정기관에서는 항생제 사용지표가 높은 의료기관의 명단을 공개하라고 해서 논란을 일으키고 있고, 건강보험심사평가원에서는 매분기마다 스테로이드 사용지표를 의료기관에 통보해주고 있어 경계대상품목으로 지목받고 있다. 국가는 모든 약제가 적절히 잘 사용될 수 있도록 홍보하고 계도하는 것은 좋지만, 이러한 약제가 국민들에게 불량약품이라는 인식을 가지도록 해서 그런 약제를 사용하는 것이 부도덕한 의료행위로 오해하게 해서는 안 될 것이다.

스테로이드의 오용과 남용으로 환자의 생명에 위협을 줄 뻔했던 실례가 필자의 주위에 있었는데, 이렇게 오용하는 의사들이 있기에 스테로이드가 불명예를 안게 되지 않았나 생각된다. 이런 의사에게 스테로이드를 맡기는 것은 철부지어린아이에게 위험한 총기를 맡긴 셈이 아닌가 생각된다.

증례

50대 중반의 남자환자는 오른쪽 어깨통증을 6개월 전부터 가지고 있었는데, 한의원에 가서 침술치료를 받다가 3개월 전에 독감예방주사 맞으러 어느 내과에 들렀다. 얘기 도중에 견구축증(frozen shoulder) 때문에 통증클리닉에 가야겠다고 하자, 그 내과의사께서 그런 치료는 자기가 전문이니 거기까지 갈 필요 없다고 호언장담하더란다.

자기가 주사 세 번이면 낫게 해 줄 수 있으니 자기에게 맡기라고 하더란다. 통증이 있는 어깨관절 주위에 3일 간격으로 하루에 depo-medrol 다섯 대씩을 주사해 주었는데, 3회 주사를 하고도 차도를 보이지 않자 다시 3회의 주사를 추가로 맞았단다. 한 번에 40 mg 용량을 다섯 대씩 2주 동안에 6회를 주사했으니 합해서 1,200 mg을 주사한 것이다.

주사를 맞고도 어깨의 통증이 호전되기는커녕 갑자기 어지럼증이 생기고 정신이 몽롱해지면서 체중이 약 10 kg이나 줄어서 대학병원에 입원하여 혈당검사를 해보니 혈당치가 500 mg/dL 이상으로 올라가 있더라고 한다.

처음에는 병원에서도 당뇨병을 의심했지만 그전에 주사 맞은 다량의 스테로이드 때문이라는 것을 나중에 알게 되어 4주일 정도 입원치료하고 혈당이 겨우 조절되었다. 그 사이에 어깨관절은 굳어지고 통증은 더 심해져 밤에는 깊은 잠을 자지 못한다고 한다. 본인은 어깨 관절을 감싸고 있는 삼각근에 통증이 심하다고 하지만 촉진해보니 우측 소원근에 심한 압통이 촉진되고, 관절운동을 시켜보니 내-외회전 운동범위가 45도 정도밖에 되지 않게 되었다.

소원근에 생긴 유발점에게 압박받아 흥분을 일으킨 삼각근의 운동신경인 액와신경이 삼각근을 과긴장시킴으로써 근육에 허혈을 일으켜 생긴 통증이었고, 어깨가 아프다고 움직이지 않고 장시간 방치했다가 관절이 굳어진 것임을 알 수 있었다.

소원근의 유발점에 리도카인을 주사하고 물리치료를 해주니 어깨의 통증은 금방 사라져 그날 밤부터는 편하게 잠을 잘 수 있게 되었는데, 굳어진 어깨관절은 본인이 운동요법에 견디지 못해서 운동을 시킬 수가 없었다.

이 환자는 해외 출장을 자주 나가는 사람이여서 지속적인 치료받을 시간이 많지 않아 소원근의 유발점에 BOTOX를 주사해주고 치료를 마무리 지으면서 어깨 관절의 유착은 스스로 운동해서 풀거나 관절경수술로 관절의 유착박리술을 받으라고 권유해 주었다.

그 내과에서 어깨통증에 대해서 어떻게 진단 내리고 어느 부위에 스테로이드 주사를 한 번에 5대씩이나 놓았는지는 아무리 생각해도 이해가 되지 않는다. 처음에는 필자도 환자의 얘기가 믿어지지 않았지만 대학병원에서 입원 치료까지 받았다는 말을 듣고 반신반의하게 되었지만 전문의 자격을 가진 의사도 그렇게 무지하게 행동하는 수가 있구나 싶었다.

스테로이드에 대한 고찰

스테로이드의 사용 범위는 너무 광범위하여 적응증(indication)을 모두 열거할 수도 없고 할 필요도 없을 것이다. 그러나 모든 문헌에서는 전신적으로 사용할 때의 투여 방법이나 치료효과들이 소개되고 있고, 그 부작용들도 소개되고 있다.

통증 치료실에서는 전신적인 작용을 얻기 위해 사용하기보다는 국소적인 병소나 경막외강에 주사할 때 사용하고 있어 그 구체적인 사용법이나 용량에 대해서는 구체적인 지침이 없다.

일반적으로 국소적으로 사용되는 스테로이드는 소염작용과 유착된 조직을 박리시키는 효과가 있고, 조직을 괴사시키는 작용이 있어 근육과 건의 접합 부위나 건과 골막의 접합부에 주사하면 근육이나 힘줄을 파열시킬 수도 있으므로 주의를 요한다. 전신적으로 사용하는 경우에 스테로이드 40 mg을 일주일 간격으로 주사하도록 권장하고는 있지만 질병에 따라서는 용량 과다에 따르는 부작용을 감수하면서까지 다량의 용량을 장기간 투여해야 하는 질환도 없지는 않다.

국소적으로 사용하는 스테로이드의 용량에는 기준치가 정해져 있지는 않으나 필자의 임상경험상에서 보면 치료효과와 용량사이에 정비례관계는 없어 보인다. 치료해야 할 병소의 크기에 따라 투여량이 다르기는 하겠지만 일반적으로 통증유발점 한 곳에 10-20 mg이 적당하지 않을까 생각된다.

가능한 한 투여량을 줄이도록 해야 하겠지만, 치료해야 할 부위가 많은 환자들을 만나다 보면 부득이 투여량이 많아지는 것을 피할 수 없을 때가 있다. 어떤 의사는 필자가 경막외강차단이나 이상근증후군의 치료에 40 mg을 주사한다는 내용을 보고 과다용량이 아니냐는 질문도 있었지만 절대 용량은 없으니 오해 없었으면 한다.

〈스테로이드의 약리작용〉

① 항염증작용(anti-inflammatory action)

② 면역억제작용(anti-immunologic action)

③ 골수의 적혈구세포 자극작용(RBC stimulating action in bone marrow)

④ 적혈구및 혈소판의 생존기간을 연장시키고 호산구 감소증와 호중구의 증가를 일으킨다.

⑤ 기타 단백질이화작용, 포도당신생작용, 지방의 중추영역으로의 재분배를 향상시키고, 칼슘의 소화관 흡수를 감소시키고 신장배설을 증가시킴으로서 혈중 칼슘농도를 조절한다.

〈부신피질 호르몬의 투여원칙〉

The pharmacological basis of therapeutics.(Goodman & Gilman)에서 발췌

① 어떤 환자, 어떤 질환이든지 치료를 위한 용량은 치료자의 경험에 의해 결정되든지, 반복시행하면서 시행착오를 거치거나, 질환의 상태에 따라 결정되고 있는 것이지 일정하게 정해져 있지 않다.

② 설령 다량의 용량이 투여되었더라도 단 1회의 투여로는 건강을 해치는 일은 없다.

③ 특별히 금기증이 있지 않고, 극도의 과다용량투여가 아니라면 수일간의 투여만으로는 환자에게 위해를 주지는 않는다.

④ 과다용량을 수개월간 투여했을 때에는 신체장애가 오거나 사망할 수 있는 가능성이 높아진다.

⑤ 부신피질의 부전증이 있는 경우를 제외하고는 기분상승, 해열, 소염효과로 어떤 증상의 완화효과를 얻는 외에 원인요법이나 치료효과를 나타내지 못한다.

⑥ 다량으로 장기간 투여하다가 갑자기 중단하면 부신피질의 부전증이나 생명을 위협할 위험이 있다.

〈스테로이드의 부작용〉

① 스테로이드의 금단증상으로 인한 부작용으로 발열, 근육통, 관절통, 권태감 등이 있어 류마티스성 관절염이나 류마티스열이 재발하는 것과 구별이 안 되는 수가 있다.

② 장기투여로 인한 부작용으로는 체액과 전해질의 장애로 hypokalemic alkalosis, 고혈당증, 당뇨증, 세균감염, 소화성궤양, catabolic action으로 골격근의 약화, 골다공증, 피부의 엷어짐, 정신병(불안증, 불면증, 조울증, 정신분열증, 정서장애). Cushing's syndrome (moon face, buffalo hump, central obesity) 등을 초래할 수 있다.

결론

스테로이드가 좋은 약이라고 해서 적응증이나 치료용량에 대한 고려도 없이 그 내과 의사처럼 상식 밖의 과다용량을 투여해서 환자에게 생명의 위협을 주는 것은 어린아이에게 총기를 내맡기는 것만큼 위험한 일

이다. 그렇다고 스테로이드를 부정식품과 같이 취급하거나 치료 목적으로 사용하는 의사를 부도덕한 것처럼 국가기관이 앞장서서 매도하는 것은 더욱 잘못이 아닌가 싶다.

투여의 적응증이 된다고 사료될 때에는 반드시 용량을 될 수 있는 한 제한적으로 투여하고 장기간 투여했을 때에는 반드시 용량을 서서히 줄여가면서 끊도록 해서 스테로이드의 금단증상으로 나타날 수 있는 부신기능 저하(Adrenal insufficiency)가 없도록 유의해야 할 것이다.

2006. 4. 25.

39 두통의 원인을 한방으로 치료한다는 모순점

근년에 들어 의료광고 사전심의제가 실시되면서 대중매체를 통한 의료광고가 난무하고 있는데, 의료인으로서 낯 뜨겁고 민망스러운 내용들이 자주 눈에 뜨이게 된다. 특히 현대의학에서 고질병으로 취급하고 있는 질환들을 어떤 한의사들은 손쉽게 완치할 수 있는 비법이나 비방약을 개발했다고 경쟁적으로 광고하고 있다. 그중에는 두통의 원인을 밝혔고 한방으로 쉽게 치료할 수 있는 비법까지 가지고 있다는 광고가 실려 있어 그 실체를 분석해 보았다.

〈기사 1〉

서울 ○병원 신경과 교수 정○○

머릿속의 쇠망치 편두통

편두통은 머리에 맥박이 뛰는 것 같은 박동성 통증이 나타나는 것을 말하지만 한쪽 머리만 아픈 것을 편두통이라고 하지는 않는다.

남성의 6%, 여성의 18%, 전체인구의 12%에 이르는 사람들이 일생 중 적어도 한번은 경험할 만큼 빈도가 높다. 편두통환자 4명 중 3명은 여성일 정도로 여성에게 더욱 흔하며, 두통의 양상은 전형적으로 욱신욱신하는 박동성인 경우가 일반적이다.

두통이 있을 때는 구역이 심하며, 구토를 동반하기도 하고, 빛과 소리에 민감해진다. 두통이 시작되기 전에 전조증상이 발생하기도 한다.

전조증상이란 주로 시각적인 변화로 안구통증이 생기거나, 눈앞에 밝은 빛이 깜박거리며 움직이기도 하고, 시야가 흐려져 시력이 떨어지기도 하는 등 다양하게 표현된다. 편두통 환자 5명 중 1명은 이러한 전조증상으로 시각적인 변화를 경험한다. 전조증상이 없는 경우에는 피곤하거나, 우울 또는 불안할 때에 두통이 나타난다.

원인과 치료

정확한 발생기전은 아직 밝혀지지 않은 상태이다. 한때에는 뇌혈관이 주기적으로 수축했다가 확장할 때에 두통이 발생한다는 뇌혈관 수축-확장설이 우세했지만 최근에는 혈관염증설이 더 유력하다. 즉, 뇌 속의 3차 신경가지 끝에서 분비하는 신경물질이 혈관주변에 염증을 일으켜 두통을 유발한다는 설이다. 환자의 90% 가량이 가족력이나 유전적 소질이 있는 것으로 연구돼 있으나 아직 관련유전자는 밝혀지지 않은 상태이다.

현재까지 편두통을 완치할 방법은 없다. 증상이 그리 심하지 않다면 생활습관과 예방으로도 통증을 상당부분 완화할 수 있다. 그러나 환자의 15%가 두통으로 응급실을 방문한 경험이 있는 것에서 알 수 있듯이 편두통은 심각한 일상생활 장애를 초래한다.

심한 통증이 참기 힘들다면 두통이 생길 때마다 진통제나 세로토닌억제제를 복용해야 한다. 세로토닌은 3차 신경말단에서 분비되어 혈관을 팽창시키므로 이를 억제하는 약물을 복용하면 편두통이 완화될 수 있다. 그러나 효과를 보는 환자의 비율은 60%에 불과하므로 평소 편두통을 예방하고, 두통발생 시 통증을 완화하는 생활습관을 미리 익혀두는 것이 효과적이다.

편두통을 예방하는 습관

조용하고 어두운 방에서 쉰다. 귀 옆의 옆머리를 눌러준다. 가벼운 전신운동을 한다. 식사를 거르지 않는다. 휴가, 여행, 입원 등 환경을 바꿔본다. 잠을 너무 적게 자거나 많이 자지 않는다. 명상이나 이완요법, 심리치료를 한다(너무 추상적이어서 실천이 쉽지 않은 것들이다).

〈기사 2〉

필자가 스크랩해 놓은 16년 전 어느 일간지의 건강칼럼에 올린 어느 한의사의 광고성 기사를 소개한다. 이분은 그 당시에는 한의원 원장이었는데 지금은 규모가 커져서 한방병원을 운영하시는 분이다.

무엇을 먹으면 속이 답답하고 간혹 헛배가 부르기도 하며 소화되는 시간이 긴 경우에는 한번 담음을 의심해볼 필요가 있다.

머리가 아프고 어지럼증을 가진 사람의 경우에는 음식을 섭취하여 위장에서 소화흡수가 잘 이루어지지 않을 때 위장 내부에 체류하는 수분들이 열을 받아서 담음(痰飮)으로 변한다. 그 담음들이 흡수되어 혈액을 통해 이곳저곳으로 옮겨 다니면서 머무를 때 통증이 발생하는 것이다. 담음이 뇌혈관을 통하여 뇌로 올라가면 뇌압이 상승되면서 두통을 호소하게 된다. 소위 옆구리나 등이 결릴 때 담(痰)이 들었다고 하는 말이 바로 그것이다. 그래서 한의원에서는 국소에 부항요법으로 출혈시켜 담음을 제거시킴으로써 통증을 소실시키는 방법으로 사용하고 있다.

위 내부에서 출렁출렁하는 물소리 같은 담음을 제거하면 뇌압이 하강하면서 두통이 소실되는 것이다. 경우에 따라 소리가 안 나는 사람도 있지만 무엇을 먹으면 속이 답답하고 간혹 헛배가 부르기도 하며 소화되는 시간이 긴 경우에는 한번 담음을 의심해볼 필요가 있다.

〈기사 3〉

2007년 9월 14일자 일간지에 광고란에 소개된 어느 한의사의 글을 함께 소개한다. 이 광고는 그 후에도 일간지에 계속해서 나오고 있다.

2007년 9월 14일

만성두통, 어지럼증의 치료 이제 한방(韓方)으로 해결한다. 두통은 혈액의 흐름이 느리고 탁해서 생기는 것이다. 스트레스나 불규칙한 식습관으로 인해 간기능이 저하되면 혈액이 탁해지고 혈액정화를 못시키고 탁함이 누적되어 병이 되는 것이다.

또한 위장기능이 저하되면 담(痰)이라는 물질이 생성돼 혈행을 막고 잦은 병증을 만들어 낸다. 이를 방치하게 되면 혈액순환을 따라 머리 쪽으로 이동하게 되면 두통과 어지럼증을 유발하게 된다.

두통의 원인이 되는 열을 내려주고 불필요한 혈액이나 뭉친 체액을 풀어주는 약재를 처방하여 두통의 통증 정도를 67%가량 경감시켜준다. 임상연구결과 약을 복용한 기간은 1-3개월(평균 1.8개월)이었다.

고안

위 3개의 광고성 기사는 두통, 편두통에 관한 현대의학을 하는 신경과의사와 한의사 두 사람의 견해를 비교해서 올린 글이다. 현대의학을 하는 의사는 여러 가지 학설이 있기는 하지만 아직까지 편두통의 발병기전을 모른다고 얘기하고 완벽한 치료법은 없지만 이론적으로 이러저러한 치료를 한다고 한다.

반면에 한의사 두 사람은 두통의 원인을 잘 알고 있는 것처럼 같은 맥락으로 설명하고 있었다. 즉, 위장기능이 떨어져 음식물을 섭취 흡수하지 못하면 담 또는 담음이 생겨 혈행을 따라 이곳저곳에 통증을 일으키고 이 담이 뇌혈관을 타고 뇌 속으로 들어가면 뇌압이 상승되어 두통과 어지럼증을 일으킨다는 것이다. 한의사들이 나름대로 이론을 내세워 얘기하는 것을 보면 모르는 것이 없고 치료도 한방요법으로 쉽게 치료할 수 있다고 주장한다. 여기에서처럼 현대의료기관에서는 잘 모르는 것은 모른다고 말하지만 한의사들은 억지이론을 내세워 자랑하기 때문에 환자들은 그 말을 믿기 마련이다.

그들의 주장을 믿는 것도 아니고 이해할 필요도 없지만 몇 가지 모순점을 지적하지 않을 수 없다. 한의학에서는 위장에서 음식을 소화 흡수하는 것으로 알고 있는 것 같은데, 위장은 섭취한 음식을 받아들여 저장하고 음식을 소화효소와 혼합시켜서 흡수되기 좋도록 묽은 죽처럼 부드럽게 만들어주는 것이지 흡수하는 기능을 가지고 있지 않다. 한의사들이 흔히 말하는 담(痰)이라고 부르는 근육통은 골격근이 뭉쳐있어 혈액순환이 되지 않음으로 인해 국소적 허혈을 일으켜 생긴 통증이지 혈액이 탁해서 생긴 것이 아니다.

대부분 그 원인은 그 근섬유들이 사소한 손상 후에 치유과정에서 근섬유들이 서로 얽히고 뭉치게 되면 그곳에 국소적으로 혈액순환이 되지 않아 허혈을 일으켜 통증이 생기거나, 골격근의 운동신경이 흥분을 일으키면 근육을 과긴장시켜서 근육에 통증이 생기는 것이다.

한의사들은 여기에 나쁜 피가 뭉쳐있다고 해서 부항요법으로 피를 뽑아낸다고 하지만 살아있는 사람의 몸에 나쁜 피가 국소적으로 뭉쳐있을 수는 없다. 혈액세포가 노화되면 점성(viscosity)이 높아져 서로 엉키고 뭉쳐서 혈전을 형성하여 미세한 말초혈관으로 통과가 원활하지 못하게 된다. 이를 예방하기 위해 혈액세포가 서로 엉키지 않도록 혈류개선제를 투여하는 것이다. 작은 혈전들이 뭉쳐서 커지면 심장혈관을 막거나 뇌혈관을 막아 말초조직에 괴사를 일으키는 것이지 뇌압을 올리는 것은 아니다. 국소적으로 근육이 뭉친 것은 혈액이 탁해서 생긴 것이나 뭉친 피를 뽑아준다고 해결될 문제는 아니며 근육의 강직을 풀어주어 혈류를 개선시켜야 한다.국소적으로 피가 고여 있을 수 있는 경우는 작은 혈관의 손상으로 내출혈이 생겨 피가 밖으로 배출되지 못하고 조직 내에 혈종(血腫)이 생긴 경우를 제외하고는 있을 수 없다.

　　※ 한의사들은 두통의 직접적인 원인이 뇌 속에 담이 들어가 뇌압이 높아져서 생기는 것이라고 얘기했는데, 두통이란 두피에서 느끼는 통증이지 뇌압이 올라가 뇌 속에서 느끼는 통증이 아니다.

　　두피에 분포되는 감각신경이 어떤 원인에 의해 압박받거나 혈관이 압박받아 두피에 혈액공급이 원활치 않을 때 두피에서 생기는 통증을 두통이라 한다. 후두근의 운동신경인 안면신경의 후두근분지가 흥분을 일으키면 전두근까지 당기면서 앞이마와 안구에까지 통증을 일으키기도 한다.

　　두 한의사들의 두통에 관한 이론은 두통의 원인은 위장기능의 저하라고 말하고 있는데, 두통과 편두통 환자들 중에는 소화불량과 구역, 구토증을 동반하는 사람들이 많이 있다. 그들은 두통이 생기면 소화가 되지 않는다고 생각하거나, 소화가 안 되고 체하면 머리가 아프다고 생각하는 사람도 있다.

　　그러나 두통과 위장기능저하는 공존하고 있을 뿐, 서로 인과관계를 가지고 있지는 않다. 두통, 편두통을 일으키는 통증유발점이 잠복상태에 있다가 어떤 유발원인에 의해 활성화를 일으키면 두통을 일으킨다. 마찬가지로 위장의 기능장애를 일으키는 복근에 있는 잠복성유발점이 활성화를 일으키면 위장을 압박하여 소화불량이나 구역, 구토를 일으키게 된다.

　　모든 잠복성통증유발점들을 활성화시키는 요인은 여러 가지가 있는데 주로 육체적 과로, 스트레스, 정신적 긴장, 습도가 높고 저기압상태에 노출될 때, 바이러스감염이 있을 때, 여성의 생리직전, 음주 후에 활성화를 일으킨다. 두통을 일으킬 수 있는 통증유발점과 위장기능을 저하시킬 수 있는 통증유발점을 함께 가지고 있을 때에 두 가지 증상이 동시에 나타날 수 있는 것이지 위장장애가 두통의 선행요인은 아니다.

　　자기 나름의 한약재를 1-3개월간 투여해서 통증을 67% 가량 경감시켜주는 효과가 있다고 자랑삼아 얘기하고 있지만, 통증은 치료해서 완전히 제거해주는 것이지 어느 정도 경감시키는 것을 치료라고 할 수 없다.

　　뇌압이 극도로 상승하면 두통을 일으킬 수는 있지만 모든 두통의 원인이 뇌압상승이라고 할 수는 없다. 혈압과 뇌압은 직접적인 상관관계가 없는데도 고혈압을 두통의 원인으로 잘못 해석하는 의사들도 없지는 않다.

　　현대의학도 아직까지 두통, 편두통의 원인을 명쾌하게 밝히지 못한 상태에서 이론만 분분하고 치료는 각자의 편견에 따라 투약으로 통증을 완화만 시켜줄 뿐 치료법을 확실하게 설명하지 못하고 있다. 두통과 편두통의 원인을 모르는 상태에서 박동성통증이 있는 것을 편두통이라 정의했는데, 모든 통증이 정도의 차이는 있지만 혈관장애로 인한 박동성통증도 함께 가지고 있다. 일개 개원의에 불과한 한의사들이 두통의 원인을 밝혔다고 주장하고 치료는 자신의 비방으로 조제한 한약제로 치료할 수 있다고 주장하고 있는데, 그들이 나열한 두통의 발병기전이 사리에 맞지 않다는 것이 문제다.

두통의 발병기전에 대해 억지이론을 내세워 일간지에 적지 않은 광고비를 들여서 광고하는 것을 보면 그러한 얘기를 그대로 믿어주는 환자들이 많은가 보다.

두통과 편두통은 신경과에서 진료하고 있지만 아직도 원인을 모르는 상황에서 완치를 보았다는 환자는 많지 않다. 필자는 오래전에 두통과 편두통에 관한 이론을 세워 몇 개의 치료점을 찾아 해결함으로써 완벽하게 치료할 수 있는 길을 마련해 소개한 바 있고, 임상진료현장에서 두통과 편두통 치료에 탁월한 효험을 보고 있다.

참고문헌

제2장 통증 치료의 실제

제3장 개원의사를 위한 통증클리닉

제1절 개원의사들을 위한 필수 영양소(이것만은 알아둡시다!)

1. 두통과 편두통 치료의 실제

16. 이제는 편두통에 대한 개념을 바꿀 때가 되었다.
18. 필자도 긴장성 두통이 무엇인지 알고 싶다.
19. 여자들, 그날이 오면 편두통만 심해지는 것이 아니다.

2007. 10. 10.

40 발뒤축(heel pad)의 통증은 족저근막염 때문이라고?

발뒤꿈치의 아래쪽에 통증이 있으면 의료계는 교과서적인 진단으로 족척근막염(plantar fasciitis)이라는 병명을 붙여주고 있다. 환자가 아프다고 하는 발뒤꿈치(heel pad)를 치료해주고 있지만 원인치료가 되지 못해 치료효과를 보지 못하고 있다.

만성 환자에게는 치료법이 없기 때문에 발뒤꿈치가 신발바닥에 닿지 않도록 신발 뒤축에 패드(pad)를 넣고 다니거나, 신발 뒤축에 구멍을 뚫어 뒤꿈치에 충격을 주지 않도록 생활하라는 권유까지 하기도 한다.

이러한 통증에 대한 연구가 전혀 되어 있지 않아, 환자가 의료기관을 찾아가면 교과서적인 얘기만 해주고 원인치료를 하지 못하고 대증요법에만 의존하고 있을 뿐이다. 근년에 들어 이러한 통증 환자에게 체외충격파를 시술하기도 하지만 치료효과를 보았다는 환자는 없었다.

필자의 추적결과 발뒤꿈치 뼈 하부에 생긴 통증은 뒤꿈치밑면의 감각신경인 내측 종골신경(medial calcaneal n.)이 발목터널(tarsal tunnel)에서 압박당해 생긴다는 사실을 알게 되었다.

증례

(1) 골프장에서 60대 중반의 어느 의사가 왼쪽 발뒤축이 아파서 걷기가 불편하다는 호소를 하자 그 자리

에 동석했던 정형외과 의사가 두말없이 많이 걸어서 생기는 족척근막염이니까 운동을 삼가고 물리치료를 받는 것이 좋겠다고 한다.

필자는 그냥 지나칠 수가 없어 그분을 조용히 불러서 언제부터 통증이 생겼느냐고 물었다. 확실치는 않지만 4-5개월 전부터 시작되었는데 1개월 전부터는 통증이 심해져서 골프를 할 때에는 전동차(cart)에 많이 의존한다고 한다. 탈의실로 가서 양말을 벗기고 양측 발목 안쪽에 있는 굴근지대(Laciniate lig.; flexor retinaculum)를 만져보니 왼쪽에 심한 압통이 있고 인대에 부종이 있는 것이 느껴졌다.

필자가 생각하기에 족척근막염은 아니고 발목 내측에 있는 인대의 손상 때문에 생긴 통증 같으니 필자에게 한 번 찾아오라고 얘기해두었다. 그분이 어느 토요일 오전에 필자의 클리닉으로 찾아왔기에 다시 촉진해서 굴근지대에서 압통점을 확인하고 왼쪽 굴근지대에 0.5% 리도카인 4 mL에 스테로이드 20 mg을 혼합하여 주사하고 물리치료를 했다.

치료가 끝나고 나서 물어 보니 발뒤꿈치의 통증도 없어졌고 감각마비나 이상감각도 생기지 않았단다. 소염진통제를 일주일분 처방해서 보내고 그 다음날 골프장에서 만났는데 주사 맞은 부위가 아프기는 하지만 발뒤꿈치는 멀쩡하게 나은 것 같단다. 처방약을 다 복용 후에 다시 아프거든 한 번쯤 더 치료하자고 얘기했는데 다시 찾는 일은 없었다.

(2) 최근에 어느 20대 직장 여성 환자는 일주일 전부터 오른쪽 발뒤축에 갑자기 통증이 생겨 정상적인 보행을 할 수가 없었다. 발뒤축에 patch제를 부착하고 절뚝거리며 걸어 다녔지만 전혀 효과를 보지 못했다. 특별히 발뒤축을 손상받을 만한 이유는 없었는데, 열흘 전쯤 급한 일이 있어 갑자기 짧은 거리를 뛰어 달린 일이 있었단다. 발뒤축이 닿지 않으면 통증이 없지만 걸으려고 발뒤축이 땅바닥에 닿는 순간 격심한 통증이 와서 한 걸음도 옮길 수가 없단다. 외견상 부종이나 색깔의 변화가 전혀 없어 외상을 의심할 여지가 없었다.

정형외과에 갔더니 종골을 X선 촬영하고 나서 뼈에 이상은 없고 족척근막염이 생겼으니 물리치료나 받으라는 처방을 받았는데 필자의 클리닉이 직장에서 가까워 찾아 왔다.

환자를 양쪽 발바닥을 마주대고 앉혀놓고 엄지로 양쪽의 안쪽복사뼈(medial malleola)와 종골(calcaneus)을 연결하는 굴근지대(Laciniate lig.)를 눌러보니 오른쪽에 심한 통증을 호소한다. 짐작되는 바가 있어 압통점에 0.5% 리도카인에 스테로이드 20 mg을 섞어 3 mL로 만들어 안쪽 복사뼈와 종골의 뒤끝을 연결하는 선상의 중간지점에 있는 굴근지대에 주사해주고 물리치료를 받게 했다.

주사하기 전에 혹시 주사하고 나면 발바닥의 감각이 둔해질 수도 있으니 염려하지 말라고 얘기해두었는데, 물리치료를 받고 나올 때 물어보니 발바닥의 감각이 거의 없어졌다고 한다. 1시간쯤 후에는 감각마비가 풀어질 것이라 얘기하고 보냈다.

다음날 왔을 때에는 종골 밑에 있던 통증은 없는데, 어제 주사 맞은 부위에만 통증이 있단다. 물리치료를 해주었는데 그 다음 날부터 굴근지대에만 통증이 있어 굴근지대에 통증이 없어질 때까지 며칠 동안만 치료받도록 했다.

발뒤꿈치통증의 기전과 해부

후경골신경(posterior tibial n.)이 발목터널 안에서 족척신경(plantar n.)과 내측종골신경분지(medial calcaneal nerve br.)로 갈라진다. 족척신경은 발바닥에 있는 여러 근육들에 운동신경을 보내고 발가락들의 감각신경이 된다. 종골신경은 종골(calcaneus)의 밑바닥 감각을 맡고 있는데, 내측분지는 후경골신경에서 나오고, 외측분지는 비복신경(sural n.)에서 갈라져 나온다.

발목터널 안에는 후경골근(tibialis posterior m.)의 힘줄, 장지굴근(flexor digitorum longus m.)의 힘줄, 후경골동맥과 정맥, 장무지굴근(flexor hallucis longus m.)의 힘줄과 후경골신경이 함께 지나간다. 터널 안에서 갈라져 나온 내측종골신경은 터널을 덮고 있는 굴근지대를 관통해서 발뒤축으로 가서 감각을 맡는다.

굴근지대를 이루고 있는 인대가 손상받아 염증과 부종이 생기거나 인대섬유 사이에 유착이 생기면 굴근지대를 관통하는 내측 종골신경분지가 압박받게 된다. 걸으면서 굴근지대에 긴장성이 높아지면 종골신경분지가 압박받게 되어 발뒤축에 염증이 있는 것과 같은 통증을 느끼게 된다. 이때의 통증은 종골을 바닥에 닿고 걸을 때에만 아프고 걷지 않을 때에는 전혀 통증이 없다.

치료

발목터널을 덮고 있는 굴근지대의 염증과 부종, 또는 유착을 풀어주는 치료를 해준다. 발병초기에는 국소마취제만 주사하고 물리치료로 부종을 가라앉혀주면 쉽게 치료가 된다. 만성화되어 유착이 있을 때에는 국소마취제와 스테로이드를 함께 주사해주고, 인대의 유착박리를 위해 마사지를 잘 해주는 것이 좋다.

통상적으로 족척근막염이라고 알려지고 있는 뒤꿈치의 통증 환자에게 발목터널을 덮고 있는 굴근지대에 있는 염증과 부종, 유착을 풀어주면 탁월한 치료효과를 볼 수 있다.

41 인공관절 수술 후 '무릎꺾기' 운동은 금물?

2009년 8월 12일자 의계신문에 게재된 기사를 소개하고 이에 대한 필자의 견해를 밝히고자 한다.

2009년 8월 12일

인공관절수술 후 물리치료사에 의해 시행되는 소위 「무릎꺾기」라는 관절재활운동이 오히려 극심한 통증을 일으키는 것으로 나타났다.

무릎 인공관절 수술은 통증을 감소시키고 관절의 움직임을 자유롭게 해주어 삶의 질을 높여 주는 수술이지만 수술후 「무릎꺾기」라는 관절재활운동은 동양권 환자들에게 통상적으로 시행해오던 방법으로 수술 직후 회복되지 않은 관절을 수동적으로 꺾기 때문에 극심한 통증을 동반하는 것으로 드러났다. 한쪽 수술을 시행하고 반대쪽 수술을 기다리고 있는 환자들 중에는 무릎꺾기 운동 시 경험했던 통증의 공포로 반대측 수술을 취소하는 사례도 발생하고 있는 실정이다.

이렇게 환자들에게 큰 고통을 주면서 통상적으로 시행해 온 무릎꺾기운동이 무릎관절 수술 후 운동 각도증가에 어느 정도 효과가 있었는지에 대해서는 객관적으로 검증되지 않은 것으로 나타났다.

이와 관련 분당서울대병원 정형외과 슬관절 팀은 인공관절 수술 후 무릎꺾기운동의 효과를 측정하기 위해 양측무릎 인공관절수술을 시행하는 50명의 환자에게 동의를 얻어, 한쪽 무릎은 수술 후 물리치료사에 의한 무릎꺾기운동을 시행하고 반대쪽 무릎은 환자 스스로 관절운동을 하도록 교육한 후 6개월간 추적관찰을 했다.

환자들의 객관적인 관절운동범위와 기능회복정도를 1주, 2주, 3개월, 6개월째 측정하였고 환자들 스스로 어느 쪽 치료가 더 만족스러운지에 대한 만족도조사를 시행했다.

연구결과 수술 후 물리치료사가 수동적으로 무릎꺾기 운동을 시행한 쪽과 환자 스스로 운동을 시행한 반대쪽 간의 관절운동범위, 기능점수 모두에서 차이가 없었고 환자들은 통증 면에서 무릎꺾기를 시행하지 않은 쪽을 더 선호하는 경향을 보였다. 환자들의 최종운동 각도는 무릎꺾기의 시행여부와 상관없이 양쪽 무릎에서 평균 130도 이상의 양호한 결과를 보였다.

필자의 견해

필자는 1999년 12월에 필자의 숙모님의 90도 이상 굽혀지지 않는 양쪽 무릎을 대요근을 치료해서 굽힐 수 있도록 한 바 있었고, 2년 전쯤에 집안 친척의 양쪽 인공관절 수술을 받고 통증이 심해서 무릎을 구부리지 못하고 있는 것을 장골근에 주사해서 구부릴 수 있도록 해준 바 있다.

대학병원에서 수술을 받았으면 재활의학과가 있었을 터인데, 재활의학과 의사들의 운동처방을 받지 않고 물리치료사가 임의로 재활치료를 하다가 꺾기운동을 할 수 있었는지 의문을 제기하지 않을 수 없다.

집도의사들은 수술 후에 물리치료나 하면서 본인 스스로 운동을 해서 무릎이 구부려지도록 한다고 얘기하고 있지만, 꺾기운동을 하지 않더라도 환자의 입장에서 생각해보면 통증 때문에 스스로 운동한다는 것은 결코 쉬운 일이 아니다. 특별히 의지가 강해서 고통을 참고 운동할 수 있는 일부 환자를 제외하고는, 운동으로 무릎을 완벽하게 구부릴 수 있도록 한다는 것은 거의 불가능한 일이다. 이런 상황은 환자 입장이 되어보지 않은 의사가 이해하기 힘든 일이라 생각된다.

대부분의 환자들이 나이가 많은 사람들이기 때문에 물리치료사가 해주는 물리치료나 하면서 지내는 것이 고작이지 고통을 극복하고 운동한다는 것은 상상할 수 없는 일이다.

대부분의 의사들이 인공관절 수술을 하고서도 왜 무릎을 구부리지 못할 정도로 통증이 심했는가에 대한 기전을 전혀 고려해보지 않았던 것으로 생각된다. 대학병원에서 수술받은 환자들의 무릎이 평균 130도 구부려진다는 것은 결코 좋은 성적이라고 할 수 없을 것이다. 무릎 꿇고 앉아 기도도 할 수 없을 것이고, 농사짓는 사람들의 경우에는 쪼그리고 앉아서 텃밭일도 할 수 없을 것이기 때문이다.

무릎의 통증은 관절 내에 그 원인이 있는 것으로 생각하고 있지만, 무릎의 통증은 관절주위를 감싸고 있는 관절피막에 분포된 좌골신경의 가지인 관절신경분지와 대퇴신경중의 관절분지가 통증을 담당하고 있다.

무릎을 구부리지 못하는 이유는 무릎 상부에 있는 대퇴사두근이 긴장해서 무릎 구부리는 것을 방해하고 있어 생기는 것이고, 억지로 구부리면 관절피막에 분포되는 감각신경을 당기면서 자극하기 때문에 통증이 생기게 될 것이다. 통증 때문에 구부리는 것을 피하다보면 대퇴사두근은 지속적으로 긴장하게 되고 결국은 관절피막까지 유착을 일으키게 되는 것이다.

증례의 환자에서 보았듯이 대요근과 장골근이 굳어지면 그 사이로 지나가던 대퇴신경을 압박하고, 압박받은 대퇴신경이 흥분을 일으켜 대퇴사두근(quadriceps femoris m.)의 긴장과 위축을 일으켜 관절의 구부리는 동작을 방해하고 있는 것을 알 수 있다.

필자의 숙모님은 오랜 세월 동안 고관절이나 무릎을 완전히 구부리는 운동을 해오지 않았던 탓으로 대요근과 장골근이 굳어졌던 것이다. 무릎인공관절 수술을 받은 증례의 경우는 수술 받고 장시간 동안 고관절운동을 하지 않았던 탓으로 장골근과 대요근의 긴장이 대퇴신경을 압박해서 대퇴사두근에 긴장을 일으켜 무릎 구부리는 것을 방해하고 통증을 일으켰던 것이다.

기간의 차이는 있었지만 두 가지 경우 모두 대퇴사두근의 긴장이 무릎통증을 일으키는 것이었고, 장골근이나 대요근을 이완시켜주면 대퇴사두근의 긴장이 풀어지면서 무릎운동을 쉽게 할 수 있었던 것이다.

마취과적으로는 대퇴신경차단이나 척추마취로 근육을 이완시켜주고 싶은 생각이 나겠지만, 대퇴신경의 흥분만을 가라앉혀 주기 위해 장골근이나 대요근의 긴장만을 풀어주어도 대퇴사두근의 좋은 이완효과로 무릎을 완벽하게 구부릴 수 있도록 도움을 줄 수 있었다.

따라서 마취과의사들은 수술마취만 마치고 관심을 끊지 말고, 환자를 추적조사해서 수술 후에 고통받고 있는 사람들이 있으면 빠른 조치로 환자의 고통을 덜어주고 수술 후의 예후도 완벽하게 도와주도록 관심을 가졌으면 한다.

2009. 9. 6.

42 왜 편두통은 여성이 남성보다 3배 많을까?

2009년 7월 6일자 의학신문의 이 ○○기자가 발표한 기사내용을 소개한다.

2009년 7월 6일

지난해 편두통으로 인한 건강보험 진료환자수가 총 46만 명에 달한 가운데 이중 여성은 33만 9,000명으로 남성 12만 4,000명에 비해 약 3배 가량 많은 것으로 나타났다.

특히 성별 간에 최고 격차를 보인 연령대는 40대로 여성이 남성보다 3.6배 높았으며, 연령별대로는 60대 후반(65-69) 여성이 2,120명으로 가장 많은 것으로 파악됐다.

7월 2일 국민건강보험공단 정책연구원의 최근 4년간(2005-2008) 건보 편두통 진료비 지급자료 분석결과에 따르면 편두통 실제 진료환자 수는 2005년 38만 명에서 지난해 46만 명으로 19.3%증가했다.

인구 10만 명당 편두통 진료 환자 수는 작년 기준으로 여성이 1,422명으로 남성 509명보다 2.8배 많았다.

여성이 남성보다 편두통의 진료 환자가 많은 것과 관련 공단일산병원 신경과 이 ○○교수는 '편두통이 호르몬의 변동 주기에 큰 영향을 받는 것으로 나타나고 있고, 특히 월경은 매우 흔하고 중요한 유발원인으로 여성에게 편두통 환자가 더 많은 이유가 될 수 있다'고 말했다.

그는 또 "유전적 요인, 빈번한 스트레스 등이 원인이 될 수 있으므로 효과적인 편두통 치료를 위해 급성 기에는 약물요법으로 통증을 완화하고, 비약물요법으로 스트레스 완화 수면조절, 운동요법 등의 건강한 생활변화를 통해 편두통 발생을 어느 정도 예방할 수 있다"고 덧붙였다.

위의 기사에서 여성이 남성에 비해 편두통 발생률이 3배 높으며, 월경이 중요한 발병원인이라고만 얘기했을 뿐이다. 그리고 치료법에 대해서는 구체적인 방법을 제시하지 못하고 상식적인 얘기로 끝났다. 의료계는 아직까지 편두통의 기전을 밝히지 못한 상태에 있고, 확실한 치료법도 나와 있지 않다. 왜 편두통이 여성에게 3배나 발생률이 높을까에 대한 설명도 못하고 있는 것이다.

월경이 편두통의 발생 원인이라고 했지만 그 이유도 설명된 일이 없었지만, 여성의 생리 직전에는 여성호르몬인 Estrogen의 분비가 거의 제로(0)상태에 있다. 필자는 Estrogen이 생체에 미치는 자세한 작용은 알지 못하지만 잠복성통증유발점을 활성화시키는 작용을 가진 것만은 확신한다.

잠복성통증유발점이 활성화하는데 기여하는 원인 중에는 과로, 스트레스, 저기압, 습기, 음주 등 여러 가지가 관여하고 있지만 여성의 경우에는 여성호르몬인 Estrogen이 낮은 것도 상당히 많이 관여되는 것은 여러 곳에서 알 수 있었다.

잠복성통증유발점을 가진 여성의 생리 직전에 발생하는 통증은 편두통뿐만이 아니고, 허리통증과 아랫배에 있는 통증 등 여러 가지 증상을 일으킬 수 있다. 허리통증이 있다는 여성들에게 평소에도 생리 직전에 편두통이나 허리통증이 발생하느냐고 물으면 많은 사람들이 허리뿐만 아니라 아랫배의 통증이나 소화불량

등이 산발적으로 나타난다고 얘기하고 있다.

Estrogen의 분비량을 보면 생리주기의 중간에 있는 배란기에 가장 높고 점차 낮아져 생리 때는 거의 분비되지 않는다. 그렇기에 여성들이 폐경기를 맞은 초기에는 여기저기 아픈 곳이 많아 고통받게 되고, 여기에 두통도 포함될 것이나 완전폐경기를 지나고 나면 그러한 상황에 적응을 하면서 살아가는 것으로 생각된다.

그렇기에 여성들은 편두통뿐만이 아니고 다른 통증도 남자에 비해 많을 수밖에 없을 것이다. 두통이나 편두통을 일으키는 통증유발점은 두측반극근(semispinalis capitis m.)의 최상부, 승모근(trapezius m.)의 운동점, 두판상근(splenius capitis m.)이 꼭지돌기에 부착하는 부근에 주로 있고, 측두근(temporal m.)이나 눈썹주름근(皺眉筋: corrugator supercilii m.)에 있는 경우도 있다.

이 잠복성유발점들이 활성화되면 두피로 올라가는 운동신경이나 감각신경, 그리고 혈관을 압박해서 통증을 일으킨다. 이러한 유발점이 두통을 일으키는 기전에 대해서는 논문(대한통증학회지 제3권 2호, 1990)이나 필자의 저서(개원의를 위한 통증사냥법)에 여러 차례 소개된 바 있어 여기에 다시 논의하지 않기로 한다.

편두통이 여성에게 남성보다 많다는 것만은 사실이지만, 편두통만 여성에게 많은 것이 아니고 생리직전에는 여러 가지 통증이 남성보다 더 많은 것은 사실이다. 그러나 아무도 그 기전을 설명하지 못하고 있다는 사실이 문제인데 문제점을 해결하지도 못하면서 숫자만 나열하고 있는 신문기사가 아쉬웠다.

아니 그보다는 의사들이 그것도 연구 결과라고 그런 내용을 기자에게 공개했다는 사실이 더 아쉽다. 대부분의 의사들이 머리의 한쪽이 더 아프면 편두통이라 얘기하고 있는 것 같지만, 확실한 편두통의 발생기전과 치료법이 나오지 못하고 있다. 두통은 정도의 차이만 있을 뿐 양쪽 어디에도 모두 통증을 일으킬 수 있는 요인을 가지고 있는 것이다.

대부분의 의사들은 두통이 한쪽으로 발생하면서 혈관장애에 의해 박동성으로 나타날 때 편두통이라고 이름 붙이고 있는 것 같지만 필자는 편두통이라는 표현을 질 사용하지 않는다.

세계 어느 문헌에도 편두통의 발생기전이나, 여성에게 많이 발생하는 이유나 확실한 치료 방법을 설명하지 못하고 있지만, 우리에게는 모든 것을 설명할 수 있고 치료할 수 있는 방법이 있으니 얼마나 다행스러운 일인가 생각해보자.

43 척골신경의 장애는 흉곽출구증후군과는 관계가 없었다.

2012년 4월 10일에 모 방송국 TV에서 척골신경의 장애에 대한 강좌가 있었는데 증상에 대해서는 필자의 생각과 다른 것이 없었는데, 그 원인에 대해서는 필자와 견해가 달랐다.

첫째 원인으로는 상박골의 내측에 있는 ulnar groove에서 척골신경이 압박당하면 그런 증상이 나올 수 있다고 얘기하고 있었는데, 그런 이론은 오래 전부터 교과서에 올려져있는 내용이었지만 필자는 그런 원인에 의한 척골신경증상 환자를 만나본 일은 없었다.

두 번째 원인으로는 흉곽출구증후군에 의한 것이란 말만 있었고, 더 이상 자세한 얘기는 없어, 오래전부터 들어온 용어였지만 실제로 어떠한 것을 말하는 것인지 알고 싶어 흉곽출구증후군에 대한 조사를 해보았다.

흉곽출구증후군

정의

흉곽출구증후군은 흉곽 위쪽 구조물에 의하여 쇄골 아래의 혈관 및 상완신경총이 눌려서 양팔이 아프고 감각이 떨어지며 저리고, 팔과 손이 붓고 피부색에 변화가 나타나는 질환이다.

서양에서는 인구의 8%에까지 나타날 정도로 높은 빈도를 나타내며 그 중 5%가 수술을 시행한다고 한다. 한국에서는 그 빈도가 확실하지 않으며 수술하는 경우는 매우 드문 것으로 알려져 있다.

원인

흉곽출구란 1흉추, 1늑골, 흉골병의 위모서리로 둘러싸인 흉곽의 제일 위쪽에 있는 타원형의 공간을 말하는데, 쇄골 아래의 동맥 및 정맥과 상완신경총이 이 흉곽출구를 나온 후 팔쪽으로 향하게 된다.

목 주변의 신경다발과 혈관들이 지나는 부위는 제1번 늑골에 의해 두 부분으로 나누어지는데, 그 중 근위부위가 어떤 원인에 의해 좁아지게 되면 그 안에 있는 쇄골 밑 혈관 및 상완신경총이 압박을 받게 되어 흉곽출구증후군이 생기게 된다. 선천적인 원인으로 cervical rib, 갈라진 쇄골 등이 있고, 1늑골이 갈라지거나, 쇄골 및 1늑골이 과도하게 성장하거나, 제7경추의 큰 횡돌기 등이 원인이 된다. 외상성 원인으로는 쇄골 또는 1늑골의 골절이 작용할 수 있다. 흉곽출구증후군은 사각근, 늑골, 갈비뼈와 빗장뼈에 연결되어 있는 늑골쇄골 인대, 소흉근 등으로 구성된 주위의 구조물들이 상완신경총 및 쇄골하동정맥을 압박해서 양팔이 아프고 감각이 떨어지며 근력의 약화가 있고 붓거나 청색증등의 다양한 증상이 나타나는 질환군을 일컫는데, 눌리는 구조물이 혈관인지 신경인지에 따라 다음과 같이 분류할 수 있다.

① 신경성 흉곽출구증후군은 근전도 검사에서 양성이며, 방사선검사상으로도 구별이 명확한 경우에 진성 흉곽출구증후군이라 한다.

② 혈관성 흉곽출구증후군은 동맥성 흉곽출구증후군과 정맥성 흉곽출구증후군으로 구별된다. 일부에서는 전 인구의 약 8%가 이 질환을 앓고 있는 것으로 보고하고 있으나 10% 이상으로 보는 보고도 있다.

그러나 외상에 의한 경우가 80% 이상으로 대부분을 차지한다. 환자 중 교통사고의 과거력이 있는 경우가 많고, 특히 군인의 경우는 무거운 물건을 어깨에 져야 하는 직업인들에게는 어깨에 과도한 부하가 반복적으로 유발되는 것이 원인일 수 있다고 한다.

증상

신경 압박 증상과 혈관 압박 증상 등이 나타날 수 있는데, 일반적으로 신경 압박 증상이 혈관 압박 증상보다 자주 나타난다. 보통 점진적인 통증 및 감각이상이 가장 흔한 증상이다. 대부분 척골 신경이 지배하는 팔, 손, 다섯째 손가락의 안쪽과 넷째 손가락의 바깥쪽에서 나타난다.

진단

병력에 관한 이학적 소견 및 신경학적 검사로 흉곽출구증후군이 의심되면 보통 여러 가지 검사를 하게 되는데, 이 중 하나에서 양성으로 나오면 보다 정확한 진단을 할 수 있다. 최종 확진은 척골 신경전도 속도를 측정하여 이루어진다.

감별해야 할 질환으로 경추추간판탈출증, 퇴행성경추질환, 활액낭염, 근염, 건염, 회전근개증후군, 수근관 증후군, 척골관증후군, 상완신경총손상, 혈전정맥염(thrombophlebitis), 혈관염, 레이노드증후군(Raynaud's syndrome) 등이 있다.

검사

근전도 검사나 흉부방사선 엑스선 검사를 시행하고, 드물게 혈관 조영술을 통해 혈관의 영구적인 협착이나 폐쇄를 확인하기도 한다. 혈관의 압박은 방사선 검사로 확인하기 쉬우나 이것이 반드시 증상과 연결되는 것은 아니므로 환자가 느끼는 증상이 진단에서 중요하다.

치료

심한 통증을 호소하는 일부 환자의 경우 신경과 혈관을 누르고 있는 첫 번째 늑골을 제거해주는 것이 도움이 되지만, 치료에 있어 우선적으로 고려해야 할 것은 보존적 치료 방법이며 대부분 보존적 치료로 호전될 수 있다. 흉곽출구를 넓히는 운동을 시도할 수 있으며, 양손을 이완된 상태에서 흉곽출구 쪽에서 잡아당기는 방법이 많이 사용된다. 물리치료사에게서 이러한 시술을 받을 수 있으며 어깨를 누르는 조작이나 흉곽출구의 근육을 이완시키는 운동 치료법들이 있다. 자세교정, 물리치료 등의 보존적 치료 방법이 증상 완화에 큰 역할을 하며 약 80%가 호전된다. 그러나 보존적 치료만으로는 증상의 반복될 수 있으므로 이런 경우에는 수술이 필요하다. 수술 방법은 다양한 변천 과정을 겪었으나 현재는 1늑골 절제술이 가장 좋은 방법이다. 수술 성적을 보면 시간이 지날수록 결과가 나빠지는 것으로 보인다.

이는 뼈의 표면을 싸고 있는 골막을 남겨두어 늑골이 성장하거나 주변의 조직이 섬유화되면서 다시 신경과 혈관을 눌러 나타나는 것으로 판단된다. 그러나 재발은 진단이 잘못되었거나 1번 늑골을 완전히 제거하지 못하여 발생할 수 있다.

이상의 고찰에서 보았듯이 흉곽출구증후군에 의한 증상은 상완신경총이나 혈관들이 압박되어 나타난다고 하는데, 척골신경의 장애에 의한 척골신경증상과는 관계가 없다는 것이 필자의 견해이다.

20여 년을 진료현장에서 경험했지만 척골신경의 장애에 의한 증상은 ulnar groove나 흉곽출구증후군이 원인이 되는 것을 볼 수 없었다. 흉곽출구증후군에 대해서는 잡다한 이론이 전개되고 있지만 진료현장에서는 거의 볼 수 없는 이론들이어서 임상의들이 감별진단해서 치료하기는 사실상 어려운 이론들만 늘어놓은 것에 불과했다.

필자는 척골신경의 장애에 의한 증상은 소흉근에 생긴 과긴장이 상완신경총의 아래 부분에 해당하는 척골신경을 압박해서 나타나는 증상이었지, ulnar groove나 흉곽출구증후군과는 관계없는 것이었음을 알 수 있어 소흉근증후군이라 이름 붙여보았다.

소흉근증후군

증상

팔꿈치 내측에 통증이 있거나 아래팔의 안쪽에 근육통이 있기도 하고 새끼손가락을 쥐는 힘이 약해져 있다. 손의 안쪽이 저리거나, 무디기도 하고, 네 번째 손가락의 자뼈쪽(尺骨; ulnar side) 절반과 다섯 번째 손가락의 감각이 무디어 있다. 손가락을 부챗살 모양으로 활짝 펼치는 힘도 약하고, 손가락들을 가운데로 함께 모으는 힘도 약하다.

손목의 내측에 국소적인 통증을 일으키기도 하여 통증부위를 확인해보면 손목뼈들 중에서 두상골(pisiform bone)에 통증을 호소하는 경우도 있다.

치료

오훼돌기에서 늑골방향으로 3-4 cm 하방에서 45도 정도 상방으로 찔러가면서 소흉근의 유발점에 주사하고 나면 맨 먼저 팔꿈치에서 기시되는 척측수근굴근의 긴장이 풀리면서 통증이 없어지는 것을 확인할 수 있다.

44 통증 치료에 신경차단(nerve block)이란 용어가 적합한가?

우리 의료계는 국소마취제주사를 이용한 통증 치료를 신경차단(nerve block)이라는 표현을 아직까지 사용하고 있는데, 지금쯤은 그 용어를 바꿔야 할 때가 되지 않았나 생각된다. 국소마취제를 이용한 수술마취 목적의 신경차단과 국소마취제를 이용한 통증 치료를 신경차단이라는 용어로 혼용하고 있어 적지 않은 오해를 불러일으키고 있다.

마취 목적의 신경차단은 정상적인 신경기능을 국소마취제로 마비시켜 수술할 때 환자들이 통증을 느낄 수 없도록 해주는 것이고, 통증 치료는 국소마취제를 이용해서 비정상상태에 있는 신경을 외부의 압박자극 으로부터 풀어주어 신경의 기능을 정상으로 회복시켜주는 시술이다.

몇 가지만 실례를 들어 설명해 본다.

추간판탈출증이나 척추관협착으로 신경의 장애가 있을 때에 경막외강에 국소마취제와 스테로이드를 혼합해서 주사하는 것을 경막외강차단술이라는 표현을 사용하고 있는데, 이때에 약물주입은 척추신경을 마비시키려는 것이 아니고 신경의 기능을 정상으로 되돌려주기 위한 것이다.

옛 문헌에 보면 국소마취제로 감각신경을 마비시키면 허리근육의 무통운동으로 허리 통증을 없애주는 데 도움이 된다고 기록되어 있는데 만일에 이정도 되면 환자들은 하지의 감각마비를 느껴 불안감을 떨치지 못할 것이다. 이때에 사용하는 약물의 농도는 감각신경이나 운동신경을 마비시킬 수 있는 농도에 미치지 못하는 0.5% lidocaine으로서 교감신경의 기능만을 차단할 수 있을 뿐이다. 척추강 내의 교감신경을 차단시켜 혈류를 개선시켜주면 신경근이나 마미총의 억압이나 울혈을 풀어주는 것이 경막외강주사법이다. 이때에도 약물의 농도가 높다보면 마취효과를 일으켜 감각마비나 운동기능을 마비시키게 될 것이다.

필자는 수술실에서 근무하면서 수술마취할 때에는 많은 환자들에게 신경전달마취를 해서 전신마취를 하지 않고도 수술을 할 수 있도록 도와주었었다. 상지수술에는 상완신경총차단을 해왔고 하지수술에는 지주막하마취나 경막외강마취를 많이 시술했었다.

통증 치료를 전문으로 개원하고 있으면서 많은 상완신경총 장애환자에게는 전사각근(前斜角筋)에 있는 통증유발점에 주사하여 상완신경총(上腕神經叢)의 억압을 풀어 주고, 하지(下肢)의 통증 환자에게는 경막외강주사(硬膜外腔注射)나 좌골신경을 압박하고 있는 이상근(梨狀筋)의 유발점에 주사하여 신경의 억압을 풀어주어 통증을 치료해왔지만 이러한 시술을 신경차단이라고 생각해 본 일은 한 번도 없었다.

필자가 만일에 통증 치료하겠다며 상완신경총차단을 시행했다면 마취효과로 운동마비와 감각마비 때문에 환자들은 적지 않게 놀랐을 것이고, 환자로부터 적지 않은 비난을 면할 수 없었을 것이다.

다른 예로 대요근과 장골근사이에 있는 요부신경총(lumbar plexus)에 의한 통증을 치료한다고 두 개의 근육사이에 국소마취제를 주사하는 방법을 대요근구차단(psoas compartment block)이라는 표현을 하고 있지만 그 적응대상도 확실치 않고, 그 효과도 명쾌하지 않다.

대요근(大腰筋)과 장골근(腸骨筋)의 사이의 도랑을 대요근구(大腰筋溝)라고 하는데, 그 사이에서 요부신경총중에서 대표적인 신경인 대퇴신경이 압박받으면 대퇴신경의 흥분으로 인한 대퇴사두근(大腿四頭筋)의 긴장으로 인한 제반증상을 일으키게 된다. 필자는 이때에 나타나는 증상을 대퇴신경통이라 이름붙인 바 있다.

이러한 증상은 대요근구 내에 약물을 주입하는 것이 아니고, 긴장되어 있는 장골근과 대요근에 국소마취제를 주입해서 이 근육들을 이완시켜 주면 신경의 압박이 풀리면서 제반증상이 금방 없어지게 된다. 이러한 환자에게 대요근구 내에 국소마취제를 주입하면 대퇴신경이 직접 마취되어 대퇴사두근이 근력이 떨어지거나 대퇴부앞쪽의 피부감각장애를 일으켰다가 약효가 지나면 다시 증상이 재발하게 된다.

오래전부터 전해져온 문헌에는 두통 치료 시에는 대후두신경을 차단한다고 기록되어 있지만, 대후두신경을 차단시켜 감각기능을 마비시키면 우선 통증은 없어지지만 두피에 감각마비도 통증 못지않게 불쾌감을 주게 된다. 또한 약제의 지속시간이 지나면 통증은 다시 나타나게 된다.

이 두통이 대후두신경과 관련된 통증이라고 생각될 때에는 대후두신경이 승모근(僧帽筋)의 최상단과 두측반극근(頭側半棘筋)의 최상단을 뚫고 두피로 나온다는 사실을 염두에 두고, 승모근의 motor point에 있는 유발점에 주사하거나 두측반극근의 상단에 주사해서 신경을 조임을 풀어주어야 할 것이다.

가끔은 영수증을 발급하다보면 신경차단이라는 용어가 마취로 표기되고 있어 환자들로부터 자기는 수술 받은 일이 없는데 마취비가 나왔느냐고 항의나 질문을 받는 경우가 있다. 건강보험공단에서 수진자 조회를 하면서 신경차단여부를 확인하기 위해 신경차단을 받고 감각마비가 왔거나 운동기능의 마비가 있었는지 환자에게 문의를 해오는 일이 있다고 한다.

근년에 들어 신경차단을 위해 초음파를 이용해서 신경을 찾아 바늘을 자입하는 연수교육을 학회차원에서 실시되고 있는데, 올바른 방법은 아니라 생각된다. BONICA도 마취 목적의 신경차단과 통증 치료 목적의 신경차단의 효과가 다른 것에 대해 의문을 풀지 못해 고민했다는 얘기가 있는데, 지금부터라도 수술마취 목적의 신경차단과 통증 치료 목적의 신경치료를 구분해서 사용하고 신경치료의 진료수가도 신경에 따라 세분화해서 책정하도록 노력해야 할 것이다.

통증 치료 목적의 치료행위는 신경치료라는 이름으로 고쳐 불러주었으면 좋겠다는 생각된다. 이러한 문제를 해결하지 못하고 이대로 간다면 수술마취만하는 의사들에게 수술마취와 통증 치료를 구분하지 못하고 마취과의 영역에서 벗어나지 못한다는 비난을 면치 못할 것이다.

학회에 아무런 영향력을 발휘할 수 없는 개원의에 불과한 필자지만 이점만은 반드시 잡아주었으면 하는 생각이다.

2010. 5. 27.

45 적외선 체열진단기의 진단능력은?

인체에서 나오는 적외선을 감지해서 질병의 원인을 찾아낸다는 진단장비가 있다. 필자가 개원할 당시인 1989년에만 해도 접촉성 체열진단장비(contact thermography)였는데, 근래에는 컴퓨터의 발달로 디지털화되면서 원격촬영이 가능하도록 한층 더 발전하였다.

이 장비는 워낙 민감해서 먼 거리에서도 피부에 나타나는 체온의 변화를 섬세하게 나타내준다. 그러다보니 모기와 같은 곤충에게 물린 미세한 상처까지도 국소적으로 피부온도의 변화가 있음을 감지할 수 있다. 피부 밑의 근육에 혈액순환장애가 있을 때에도 온도의 변화를 예민하게 감지해낸다. 환자들이 보기에도 알록달록하게 색깔이 나타나니 신기하게 보일 수밖에 없다.

의료계 일부에서는 체열학회를 만들어 그에 대한 별도의 연구모임이 있다고 한다. 그 장비는 현대의학을 하는 사람들보다도 진단능력이 떨어지는 동양의학을 하는 사람들이 더 좋아하는 것 같다.

몇 년 전에 대한의사협회지(제35권, 제13호)에 미국의학협회 학술심의회의 "체열촬영술에 대한 새로운 평가"라는 글을 번역해서 게재한 글이 있었는데, 미국의사협회서도 그 장비를 부정적인 시각으로 보는 사람들이 많다고 한다(미국의학협회지 1992년 4월 8일자 호). 미국에서도 영리목적으로 남용하는 것에 의문을 가지고 있으며, 진단적 가치에 대해서는 많은 기관들이 매우 회의적인 생각을 가지고 있었다(예: New Jergy

주의 최고법원판결).

필자는 몇 년 전 대한통증학회에서 안면신경마비 환자의 치료하기 전 체열진단소견과 치료 후의 소견이 다른 것을 자랑스럽게 보고한 어느 의사가 있었음을 기억한다. 필자가 그 발표자에게 체열진단장비가 없으면 안면신경마비를 진단할 수 없었는가를 묻고, 이 장비가 아니면 진단 내릴 수 없는 병명 한 가지만 소개해 달라고 요청했었다. 발표자가 말하기를 아직은 연구 초기 단계에 있어 소개하지 못하지만 점차로 그런 병명이 밝혀질 것이라고 했다. 그럼 몇 년이 지난 지금쯤은 그런 병명 몇 가지 쯤 소개해 줄 수 있을 때가 되지 않았을까 생각된다.

이러한 장비로 검사하지 않으면 안면마비환자를 진단내릴 수 없었고, 치료효과판정도 내릴 수 없었을까? 언챙이(hare lips) 환자를 사진 찍어보지 않았으면 진단내릴 수 없어서 사진을 찍어 보여주고 "당신은 언챙이요"하고 진단내려주어야 했을까?

열 감지장치를 가진 이 장비의 특성상 체열의 변화를 보여줄 수 있다는 사실을 부인하지는 않지만 체 표면에 나타나는 열의 변화는 어떠한 원인에 의한 결과로 나타난 것뿐이다. 피부에 차가운 물로 글씨를 쓴 다음 촬영해보면 분명히 글씨모양대로 온도가 떨어진 것을 보여주고, 피부를 문질러 글씨를 쓴 다음에는 온도가 올라가 있음을 보여줄 것이다.

진단장비란 어떠한 증상을 일으키는 원인을 찾으려고 있는 것이지, 나타난 결과를 확인하자는 것은 아니다. 객관적으로 보여줄 수 있어 꾀병(malingering)의 유무를 구별하는데 도움이 된다고 얘기하고 있지만, 통증으로 고통받고 있는 사람을 꾀병으로 간주하여 체열진단기까지 동원할 필요는 없을 것이다.

가끔은 적외선체열을 촬영한 사진을 가지고 오는 환자들이 있는데, 촬영하고 나서 제대로 된 진단명을 붙여온 사람을 보지 못했다. 좌골신경통이 있는 환자의 다리를 적외선 진단기로 촬영해보면 무언지 모르게 색깔이 다르다는 것은 알 수 있는데, 그 원인이 무엇이었는지는 알 수 없다.

CT나 MRI 촬영으로 금방 확인할 수 있는 것도 체열촬영만으로는 혼란스럽기만 하다. 체열진단기를 만들어 낸 회사에서도 이 장비만으로 확진내릴 수 있는 병명을 찾지 못해 고심하고 있는 것으로 보인다. 그래서 이 장비를 이용해서 내려진 진단이 내려진 좋은 실례를 수집하려고 노력하는 것을 볼 수 있다.

필자도 개원초기에는 접촉성체열진단장비를 구입해서 사용해 보았으나 진단에는 도움을 얻지 못해 폐기시켰고, 신형장비인 DITI를 구입하기 위해 필자의 클리닉에서 시범사용(demonstration)을 상당기간 동안 해보았으나 통증의 원인을 찾는 목적을 달성할 수 없어 구입하는 것을 포기했다.

지금도 체열진단장비의 홍보자료를 보면 건강보험 비급여장비여서 진료기관의 수입증대에 도움을 주는 장비라고 선전하고 있어, 군침이 돌기도 하지만 값비싼 장비를 들여다 놓고 아무것도 진단 내리는데 도움이 될 것 같지 않아 구입할 용기가 나지 않는다.

지금이라도 누구나 이 장비를 사용해보고 자신 있게 추천할 수 있는 사람이 있으면 얘기 좀 해주었으면 한다. 이 장비가 아니면 진단 내릴 수 없는 진단명을 하나라도 알려주었으면 고맙겠다.

46 두통환자의 두피에 BOTOX를 주사하는 무모한 행위

두통을 치료하겠다는 의사들은 많은데, 두통의 발병기전을 전혀 이해하지 못하고 있어, 굴뚝에서 연기 나온다고 굴뚝에 물을 붓는 것과 같은 무모함을 보이고 있는 의사들이 적지 않다.

얼마 전에 군발성 두통환자가 어느 재활의학과에서 두피에 BOTOX주사를 7군데에 맞고 두통이 낫기보다는 더 심해졌다는 환자를 만난 일이 있었는데, 그 환자는 교과서에 나와 있는 내용 중에 군발성의 증상을 나열해 놓은 것과 같은 증상을 가지고 있었지만 발병원인은 의외로 단순한 편두통증상을 가진 환자였다.

BOTOX가 두통치료에 효과가 있다는 미국의사들의 연구발표에도 두통의 발병기전은 밝히지 못하고 있음을 볼 수 있었다.

발표내용을 보면

〈앞이마의 주름살 제거제로 알려지고 있는 BOTOX (botulinum toxin제품의 상품명)가 두통 치료에 탁월한 효과를 보였다. 미국 North Carolina에 있는 의과대학 신경학과의 Todd Troost 박사는 American Headache Society(미국두통학회) 연례회의 개최 전에 가진 기자회견에서 BOTOX주사가 두통약에 반응하지 않은 환자의 치료에 최고 92%의 성공률을 보였다고 밝혔다.

그동안 의사들은 눈과 이마 주위의 근육, 때로는 턱에 BOTOX를 주사하여 두통을 치료하고, 통증이 머리 전체에 걸쳐있으면 목덜미의 위쪽과 어깻죽지에 추가로 주사해왔다.

Troost 박사팀은 최소 3종의 두통약을 투여하고도 효과를 보지 못한 편두통, 긴장성 두통 또는 만성두통환자 134명에게 3개월 간격으로 1-4차례의 BOTOX를 시술하고, 매 시술 후 5단계 척도 1단계: none effect(개선무), 2단계: minimal effect(다소개선), 3단계: moderate effect(중간), 4단계: good effect(우수), 5단계: excellent effect(탁월)로 결과를 기술하도록 환자들에게 요청했다.

전반적으로 84%의 환자가 개선을 보고했으며, 4차례 시술을 받은 환자 중에 92%는 평균 4.3을 기록, BOTOX가 점차적으로 두통의 개선효과를 가지고 오는 것으로 나타났다. 특히 BOTOX는 다른 두통약에 비해 부작용이 적어 향후 두통의 치료 목적으로 적응증이 확대되면 미용목적 못지않은 폭발적인 인기가 예상된다.〉는 이 발표 내용은 두통의 원인도 밝히지 못했고 치료점의 위치도 명확치 않고 결과도 만족스런 효과는 없었다.

30년 전부터 가지고 있는 좌측에 편두통치료를 위해 많은 의료기관을 다녀보았지만 효험을 보지 못하고 있다는 50대 후반의 여성은 필자의 저서를 보고 공부하고 있다는 대구의 어느 정형외과의사의 소개로 2012. 3. 15에 찾아왔다.

신문에 두통치료를 잘한다는 광고성 기사를 보고 유명하다고 믿고 서울 강남의 어느 신경외과를 찾아가서 적외선체열검사 후에 두피의 7곳에 BOTOX주사를 맞았지만 전혀 치료효과를 보지 못했다며 이 환자는 BOTOX에 대해서는 부정적인 생각을 가지고 있었다.

필자가 약 좋은 것 자랑말고 잘 사용해야 명약이 된다는 점을 강조한 일이 있었는데, 꼭 이런 경우에 해당된다고 보아야 할 것이다. 필자는 환자에게 두통의 원인과 BOTOX의 약리작용을 설명하고 두통의 원인이 어디에 있는지를 먼저 알고 나서 BOTOX 사용여부는 나중에 결정하기로 하고 시험적인 치료를 하기로 하였다.

필자에게 찾아왔을 때에는 두통은 없었지만 승모근(trapezius muscle)과 두판상근(splenius capitis muscle)의 통증유발점이 있다고 사료되어 각 지점에 각각 리도카인 20 mg과 스테로이드 10 mg를 혼합해서 3 mL씩 주사했더니 머리가 한결 가벼워졌다고 한다. 물리치료를 해주고 소염제와 근이완제를 처방해서 보냈다.

이 환자는 오래전부터 cafergot를 복용하면서 지내왔다고 해서 이 약제를 복용하지 말라고 했더니, 다음날에 왔을 때에는 두통은 없는데 머리가 무겁고 머-엉 하다고 하는 것이 장기간 복용했던 약물의 금단증상이 아닌가 생각되었다. 그러한 증상이 cafergot 복용 전과 후에 어떠한지를 비교해보도록 했다.

두피에 주사를 하고 있는 의사들에게 두통의 발병기전이 무엇이고 BOTOX의 약리작용이 어떠한 것인지 알기나하고 사용했는지 묻고 싶다. 오래전에 어느 TV방송에서는 BOTOX가 편두통의 치료에 탁월한 효과가 있다는 보도가 있었는데, 치료기전으로 BOTOX가 통증메시지를 뇌로 중계하는 감각신경을 차단하기 때문에 두통을 억제하는 것으로 생각되고 있다는 미국의사들의 발표를 인용하고 있었다.

두통과 관련된 해부학이나 약물의 약리작용도 모르면서 BOTOX가 뇌로 가는 감각신경을 차단한다는 이론을 세웠는지 알 수 없다. BOTOX는 직접 감각신경을 차단하는 기능을 가지고 있지 않고, 신경전달물질인 acetylcholine을 차단해서 골격근의 수축을 억제하는 효과를 가지고 있는 것이다.

Acetylcholine의 작용을 차단해서 골격근의 수축으로 인한 허혈성 통증을 없애거나, 골격근의 수축 때문에 2차적으로 생기는 통증을 치료하는 것이다.

앞에 얘기한 환자의 경우는 두 가지 발병기전을 가지고 있었다.

첫째는 승모근의 motor point에 생긴 긴장성 통증유발점이 두피로 올라가는 감각신경인 대후두신경을 조여서 두피에서 통증을 느낀 것이고,

둘째는 두판상근이 유양돌기에 부착되기 직전의 위치에 생긴 통증유발점이 안면신경의 후두근분지를 압박해서 두개표근을 긴장시키고, 두판상근이 후두동맥을 압박해서 두피에 허혈을 일으켜 왼쪽에 편두통을 30여 년간 가지고 있었던 것이다.

국소마취제는 마취작용 외에 근육을 이완시키는 작용을 가지고 있어 통증 치료에는 근이완 목적으로 많이 사용하고 있으나 그 약리작용시간이 짧기 때문에 반복주사를 해야 한다. BOTOX는 국소마취제처럼 근육의 수축을 떨어뜨리는 기능을 가지고 있지만 그 작용기간이 길어서 골격근의 긴장성 질환에 많이 사용되고 있다.

흔히 얼굴의 주름을 펴주는 신비의 약으로 일반인에게 알려져 있지만, 그 원리는 피부를 주름지게 하는 근육에 주사해서 근육의 긴장을 풀어서 주름을 없앤다는 것을 모르기 때문에 통증 치료에 BOTOX를 사용하는 것을 의아하게 생각하는 경우가 있는 것이다.

필자는 오래전에 두통과 편두통의 발병기전을 찾아 환자치료에 활용하고 있을 뿐 아니라 인터넷이나 저

서를 통해 널리 소개한 바 있지만 아직도 대부분의 의료인들에게 대중화되지 못하고 있다.

이 환자는 그 후로 2주일이 경과해도 나타나지 않기에 전화연락을 해보았더니 그날 치료 후에 아직까지 두통이 없는데 30년 묵은 병이 쉽게 낫지 않겠지만 다시 두통이 생기면 찾아가서 BOTOX로 치료받고 싶다고 한다.

47 신경병증통증은 과연 몇 %나 될까?

대한통증학회에서는 금년에 "통증도 심각한 병"이라는 제목을 내걸고 통증 환자들에게 통증에 대한 인식을 높여주기 위해 노력하고 있고, 2011년 9월 28일을 통증의 날로 제정 발표함으로써 통증의학이 의학의 중요한 분야로 자리 잡고 있음을 널리 알려주었다.

통증 환자 10명 중 4명이 자살충동을 느꼈다고 하는 통계적인 보고도 있었다. 전국의 통증클리닉을 대상으로 설문조사를 통해 통계를 내보니 40대 이하의 환자 중에는 통각수용통증은 41%였고, 치료가 더 어려운 신경병증통증과 복합통증이 57.38%였다고 한다.

오래전에 필자는 통증을 신경인성통증(neurogenic pain)과 비신경인성통증(non-neurogenic pain)으로 구분지어 발표한 바 있는데, 필자가 말하는 비신경인성통증이란 말초의 손상에 의한 통증으로 여기에서 말하는 통각수용통증이라 사료된다.

신경인성통증은 신경 자체의 병변에 의하지 않은 비신경병증통증(non-neuropathic pain)과 신경 자체의 병변 때문에 생기는 신경병증통증으로 구분하여 설명하였다.

학회에서 조사 발표한 내용에는 통각수용통증이 아닌 것은 모두 신경병증통증과 복합통증증후군으로 분류했는데 필자는 23년째 통증 치료를 전문으로 개원하고 있지만 신경 자체의 병변에 의한 통증 환자는 거의 만나본 일이 거의 없었다. 어쩌다 만나게 되는 환자는 포진후신경통 같은 경우는 3차 진료기관으로 의뢰를 하고 있다.

PAIN

Non-neurogenic pain : Peripheral lesion → Not indicated to pain clinic
(burn, frost-bite, bone fx., infection, abscess)

Neurogenic pain :
a) Neuropathic pain - Diabetic neuritis, Post-herpetic neuralgia, trigeminal neuralgia
→ Neurolytic agent
b) Non-neuropathic pain - Sciatica due to HNP, Occipital neuralgia, Scalenus anticus syndrome.
→ Nerve Tx.

현재까지도 신경병증통증은 확실한 치료법이 없어 대증요법에 의해 신경차단을 반복하거나 진통제로 통증을 억제시키고 있을 뿐이다. 때로는 방사주파로 신경을 반영구적으로 파괴하는 경우도 있지만 일정 기간이 지나 신경이 재생되면 통증이 재발하기 때문에 완치는 거의 불가능한 것이 아닌가 생각된다.

그러나 신경인성통증 중에 비신경병증통증인 경우에는 제3의 원인이 신경에 유해자극을 주어 신경의 주행을 따라 통증이 생기는 것이 특징이다. 골격근에 생긴 통증유발점이 운동신경을 압박하여 압박받은 신경이 그 지배를 받고 있는 근육을 긴장시켜 근육에 허혈성통증이 생기는 가장 많은 것으로 보인다.

골격근에 있는 통증유발점이 감각신경을 압박하여 멀리 떨어진 곳에 그 지배를 받고 있는 부위에 통증을 느끼게 하는 경우도 적지 않다. 통증유발점이 통증을 일으키는 기전을 요약해보면 다음과 같다.

PAIN producing mechanism of TRIGGER POINTS

1) Isometric contraction(등척성 수축) → ischemic muscle pain
극히 드물기는 하지만 통증유발점이 생긴 근육 자체에 긴장성 허혈로 통증이 있는 그 자리에 원인이 존재하고 있다.

2) Isotonic contraction(등장성 수축) → periosteal irritation
유발점을 가진 근육이 등장성 수축을 일으키면 탄력을 상실한 근육은 길이가 짧아지면서 근육의 말단이나 건이 부착되는 뼈의 골막을 잡아당기게 된다. 잡아당겨진 뼈의 골막에 골막염이나 건염을 일으켜 근육의 부착점 부위에 통증을 일으킨다.

3) Arthropathy due to sustained muscle contraction
관절운동에 근육의 지속적인 긴장은 관절의 간격을 좁혀서 관절의 기능장애를 초래하거나 관절뼈의 마모를 일으킨다.

4) Compression or entrapment of sensory n.
과긴장된 통증유발점의 밑이나 사이로 감각신경이 지나다가 압박받으면 그 신경의 부포지역에서 통증이나 혼몽, 자통, 타진통, 감각과민증, 감각감퇴들을 일으킨다.

5) Compression or entrapment of motor n.
과긴장된 통증유발점에 의해 운동신경이 압박받거나 조여지면 신경이 과도한 흥분을 일으키면 그 신경이 조절하는 골격근을 긴장시켜 허혈성 통증을 일으킨다.

6) Compression of internal organ → pseudo-visceral pain, dysmenorrhea
복벽의 직복근에 통증유발점이 생기면 복강 내의 장기를 압박하면서 팽창을 방해하여 기능장애를 일으켜 가성위장통이나 생리복통을 일으키기도 한다.

넓은 의미에서 보면 추간판탈출증이나 척추관협착증에 의해 하지에 나타나는 신경증상도 신경병증통증이 아니고 비신경병증통증에 해당할 것이다.

필자는 진료 도중에 복합통증증후군(CRPS)이라는 진단명을 붙일만한 환자를 만나본 일이 없었는데, 보고자에 따라 증상을 여러 가지로 얘기하고 있어 진단기준이 모호하다. 전신에 걸쳐있는 통증을 대학병원에서는 척추자극기(spinal stimulator)를 척추에 삽입해서 미세전류를 흐르게 하여 통증을 느끼지 못하도록 하는 시술을 많이 하고 있는데, 이것도 100% 만족스런 결과를 가져오는 것만은 아닌 것 같다.

더러는 비신경병증통증을 신경병증통증으로 오진 내리고 신경을 파괴하여 환자에게 오히려 고통을 더주는 사례도 볼 수 있다. 비신경병증통증은 그 원인이 되는 병변을 찾아 해결해주면 어렵지 않게 해결되지만, 그 원인이라는 것이 객관적 검사로 찾아지지 않기 때문에 진단과 치료가 어려워지고 만성화되는 것이다.

통증학회가 전국의 통증클리닉을 방문한 환자를 대상으로 조사한 것이라고 보고했지만, 통증클리닉 개원가에는 통증학회가 발표한 것만큼 신경병증통증은 그렇게 많은 것은 아니고 극히 드문 일이라고 생각된다.

만일에 학회의 발표대로 신경병증통증이 그렇게 많다면 통증클리닉 개원의들은 통증 환자들에게 치료해 줄 만한 것이 거의 없을 것이다. 다만 비신경병증통증을 신경병증통증으로 오진을 내려 신경파괴술을 시행하는 오류를 범하지 않도록 개원의들에게 당부드리고 싶다.

2011. 10. 24.

48 근섬유통증의 실체는?

2011. 8. 11. 아침에 모 방송국에서는 근섬유통증에 대해 심층 취재해서 보도하고 있었다.

근년에 들어 이유를 알 수 없이 여기 저기 많이 아픈 환자들이 늘어가고 있는데, 병원에 가서 각종 정밀검사를 해보아도 원인이 밝혀지지 않는 환자들에게 붙여줄 수 있는 병명은 근섬유통증(fibromyalgia)이라고 한다는데, 때로는 근근막통증증후군이나 류마티스성근육통(myalgia rheumatica)이라고 진단하기도 한다. 그러나 그 원인이나 치료법을 명쾌하게 제시해주는 의료기관은 없었다.

그런 내용을 취재 보도한 방송국에서도 이러저러한 통증이 있을 때에는 방치하지 말고 조기에 병원에 가서 진단을 받고 적절한 치료를 해야 한다는 말로써 마무리 지었다. 기왕 취재해서 보도를 할 바에는 권위있다고 하는 의료기관의 한두 사람의 의견만을 듣지 말고 널리 의견을 수렴하여 그 원인은 무엇이었고 어떠한 치료 방법들이 있다고 한층 더 깊이 취재해서 방송을 해주었어야 할 것이다.

그 프로를 시청하고 있던 환자들은 처음에는 기대를 잔뜩 가지고 시청을 하다가 마무리 단계에서 해결책을 제시해주지 못하는 방송에 대해서 실망감이 적지 않았을 것이다. 이러한 진단명을 붙이고 있는 의료계는 우리

나라뿐만이 아니라, 세계 어느 나라의 누구도 확실한 원인과 치료법을 제시하지 못하고 있는 실정에 있다.

필자의 연구결과 대부분의 이러한 통증은 근육에 나타나는 통증이지만 통증이 있는 부위에 직접적인 원인이 있는 경우는 극히 드물다는 것을 알게 되었다.

근섬유통증이라고 붙인 이름은 근육섬유들이 고무줄처럼 탄력을 유지하지 못하고 섬유화를 일으켜 유착되었다고 해서 붙여진 이름인데, 그렇다고 해서 통증이 있는 근육들은 단순히 굳어져 있을 뿐 섬유화를 일으키지 않는다.

골격근들을 조절하고 있는 운동신경들이 압박받아 흥분을 일으키면 이 신경이 지배하고 있는 근육을 강하게 조이게 된다. 때로는 통증을 담당하는 감각신경이 압박받으면 압박받은 부위에서 멀리 떨어진 부위에 있는 근육이 굳어지면서 허혈성 통증을 느끼게 되는 경우가 대부분이다.

근육이 굳어져 근육세포에 혈액공급이 되지 않게 되면 세포에 혈액을 타고 가는 산소공급의 부족으로 무산소성대사로 흡수된 음식물을 완전 분해시키지 못하게 되고, 따라서 우리 인체를 유지하는데 필요한 에너지도 발생을 제대로 하지 못하게 된다.

음식물이 완전 분해되지 못하면 불완전대사산물로 변하고 불완전대사산물들은 선성물질로서 몸 전체적으로는 산성체질을 일으키게 되고 부분적으로는 통증유발물질로 작용하여 통증을 일으키게 된다.

이처럼 신경을 압박자극하는 원인이 대부분 골격근이 손상받아 치유되는 과정에서 반흔조직을 형성하여 근육이 정상기능을 하지 못하고 굳어져 있는 상태에 있는 것이다.

이러한 원인이 되는 흉터조직을 통증유발점(trigger point)이라고 부르는데, 그 실체를 밝힐 수 있는 객관적인 진단방법이 없기 때문에 정확한 원인을 진단할 수 있는 방법이 진료의사의 능력에 따라 천차만별이고 따라서 치료법 또한 각양각색이다.

통증유발점의 성격도 다양하여 그 질이 어떠한 지는 치료해보기전에는 아무도 그 성격을 예측할 수 없는 것이다. 급성으로 생긴 경우도 있고 잠복상태에 있는 만성유발점이 갑자기 활동성으로 변하는 경우도 있고, 만성적인 활동성유발점은 환자를 꾸준히 괴롭히고 있지만 환자의 얘기만 듣고는 급상과 만성을 쉽게 구분할 수가 없다.

필자는 근육에 통증을 일으키는 통증유발점의 위치를 찾아내고 통증을 일으키는 기전을 몇 가지로 분류해서 설명하고 소개했지만, 통증 치료에 뜻있는 의사들도 신경차단이라는 용어에 매달려 있어 이러한 통증을 이해하지 못하고 환자가 통증을 호소하는 부위에서 치료하려다가 실패하는 경우가 많아 왔다. 가장 가까운 실례로 두통이나 편두통의 원인하나 밝히지 못하고 통증의학과영역에서는 대후두신경을 차단하고 성상신경절차단을 한다고 알려지고 있을 뿐이다.

만성편두통 치료제로서의 보톡스 연구를 주도한 미국 제약회사 엘러간(Allergan)은 "이마와 측두엽 부위, 후두부, 경추부, 승모근 등 7군데 근육 부위의 31곳에 5유니트(0.1 cc)씩 보톡스 155유니트를 주입하면 최대 3개월간 만성편두통을 예방·치료할 수 있다"고 밝혔다. 영국에서도 지난 7월 보톡스를 만성편두통 치료제로 승인했다.

이러한 지론은 두통이나 편두통의 발병기전을 전혀 알지 못한 상태에서 약물을 남용하고 두통을 근치시키지 못하고 3개월 편두통을 감소시키는데 그쳤다고 생각된다. 근본원인이 되는 지점을 알고 정확한 통증유발점에 근 이완제를 주사해주면 반영구적인 치료효과를 볼 수도 있지만 엉뚱한 장소에 다발적으로 주사해서 겨우 3개월 통증감소효과를 보았다면 그것은 단순마취효과이지 치료효과라고 볼 수 없는 일이다.

통증유발점이 통증을 일으키는 기전을 몇 가지로 분류해서 설명한바있지만 다시 한 번 소개해 본다.

1) 극히 드물기는 하지만 통증유발점이 생긴 근육 자체에 긴장성 허혈로 통증이 있는 그 자리에 원인이 존재하고 있다.

2) 유발점을 가진 근육이 등장성수축을 일으키면 탄력을 상실한 근육은 길이가 짧아지면서 근육의 말단이나 건이 부착되는 뼈의 골막을 잡아당기게 된다. 잡아당겨진 뼈의 골막에 골막염이나 건염을 일으켜 근육의 부착점 부위에 통증을 일으킨다.

3) 관절운동에 근육의 지속적인 긴장은 관절의 간격을 좁혀서 관절의 기능장애를 초래하거나 관절뼈의 마모를 일으킨다.

4) 과긴장된 통증유발점의 밑이나 사이로 감각신경이 지나다가 압박받으면 그 신경의 부포지역에서 통증이나 혼동, 자통, 타진통, 감각과민증, 감각감퇴 들을 일으킨다.

5) 과긴장된 통증유발점에 의해 운동신경이 압박받거나 조여지면 신경이 과도한 흥분을 일으키면 그 신경의 조절을 받고 있는 근육내에 허혈성 통증을 일으키게 된다.

6) 복벽의 직복근에 통증유발점이 생기면 복강 내의 장기를 압박하면서 팽창을 방해하여 기능장애를 일으켜 가성위장통이나 생리복통을 일으키기도 한다.

이렇게 전신에 흩어져 있는 근육들이 통증유발점을 형성하여 각 방향으로 통증을 일으키면 첨단장비로도 진단이 나오지 않기 때문에 모호한 이름을 붙여주고 치료도 나름대로 한다고 하지만 원인도 모르고 하는 치료행위가 효과가 있을 리 만무하다.

아니 땐 굴뚝에 연기 나올 리 없듯이, 원인 없는 통증은 없는 법이다. 그 원인을 찾는 것은 첨단장비가 아니고 의사의 두뇌와 손으로만 찾을 수 있고, 원인만 찾으면 치료는 반드시 될 수 있는 것이다.

통증유발점의 치료에 관해서는 의사들을 위한 통증클리닉의 제3번에 있는 "통증 치료에서 통증유발점의 의미"에 자세히 설명되어 있으므로 여기에서는 생략하기로 한다.

49 생리통이란 하복부통증만을 얘기하는 것인가?

어느 날 TV연예프로에 어느 산부인과 교수가 출연하여 각종 건강에 관한 얘기를 퀴즈형식으로 풀어 나가는 것을 보았다. 여러 가지 의학상식 중에 잘못 알려져 있는 것들을 바로 잡아주는 시간이었다. 그중에 생리통을 가진 사람이 임신하는데 지장이 있느냐 없느냐를 묻는 질문이 나왔다.

그 산부인과 교수의 정답은 임신에 지장을 초래한다는 것이었다. 그 이유로서 생리통은 자궁내막증이 있는 사람에게 나타나는 것이기 때문에 생리통을 가진 사람은 임신이 어려울 수 있다는 설명이었다. 그러나 생리통이라는 것이 반드시 아랫배가 아픈 것을 얘기하는 것이 아님을 그 교수님은 잘 알지 못한 것이 아닌가 생각되었다. 생리 직전에는 나타나는 통증에는 허리가 아픈 사람도 있고, 소화장애와 상복부 통증이 있는 사람도 있는가 하면 편두통을 호소하는 사람이 많다는 사실이다. 자궁내막증이 있으면 생리 때에 복통이 있는지는 알 수 없으나 생리통을 가진 사람은 임신하는데 지장이 있다는 이론은 설득력이 있어 보이지 않는다.

생리통이란 여성의 생리주기에 맞추어 생리 직전에 통증을 나타내는 모든 증상을 얘기하는 것이지 단순히 생리 때에 아랫배가 아픈 것을 가지고 모든 생리통으로 간주하는 것은 잘못이다. 생리 때만 되면 아랫배가 쥐어짜듯이 아프다는 미혼 여성에게 자궁절제술을 권유한 의사가 있었는데, 필자의 어느 제자는 그 환자의 아랫배에 있는 복근의 유발점에 국소마취제와 스테로이드를 주사해서 통증을 낮게 해주었다는 보고를 한 일이 있다. 생리 직전에 여성호르몬인 estrogen 분비가 가장 낮기 때문에 모든 통증유발점들이 활성화를 일으켜 통증을 일으킨다는 생각은 왜 안 해보았는지 모르겠다.

생리와 관계되는 문제는 부인과에서 취급해야 하겠지만, 생리 때 나타나는 모든 통증을 생리통이라 단정하고 생리통을 가진 사람은 불임가능성이 높다는 생각은 바꾸어야 하지 않을까 생각해 본다.

필자는 젊은 여성들이 어떤 통증으로 찾아오면 반드시 생리와 관계있는 통증이었는지 먼저 물어본다. 편두통, 소화불량, 요통, 하복부통증으로 오는 환자들에게서 본인이 평상시에 가지고 있었던 통증유발점이 생리와 관계있다고 생각되면 그 병태생리를 먼저 설명해 준 다음에 치료에 들어간다. 필자는 오래전부터 가지고 있었던 통증유발점이 완치되고 나면 생리 때가 되어도 그러한 통증이 재발하지 않는 것을 볼 수 있었다.

부인과의사의 입장에서 보면 자궁내막증도 생리통의 일부분일지는 모르겠지만 생리 때 나타나는 모든 통증을 부인과적으로만 보는 것은 빙산의 일각으로서 잘못된 생각이라고 사료된다.

2010. 8. 19.

제2절 현장체험에서 배우는 통증클리닉

1부 두경부, 흉부 및 상지(head, neck, chest & upper extremity)

01 필자가 시술했던 성상신경절차단(SGB)

통증클리닉을 하는 의사 중에 성상신경절차단(stellate ganglion block, SGB)을 필자만큼 자주 하지 않는 의사는 없을 것이라 생각된다. 필자에게 와서 몇 개월 동안 통증 치료에 대한 공부하면서도 필자가 성상신경절차단하는 것을 단 한 번도 보지 못하고 가는 의사들이 있었으니, 어떤 사람들에게는 필자가 SGB 할 줄 모르는 의사로 보였을지도 모르겠다.

통증클리닉 의사들 중에는 SGB를 만능치료수단으로 생각하는 사람들도 있다지만, 필자는 그 적용대상이 그다지 많다고 생각하지 않기에 시술을 가려서 하는 것뿐이지, 시술능력이 없거나 SGB의 효과를 전면 부정하는 것은 아니었다.

일본의 Wakusugi (若杉文吉) 교수가 SGB의 새로운 적응증이란 견해를 대한통증학회지에 기고한 후에 통증클리닉의 초보자들이 SGB 효과를 과신한 나머지 과용 혹은 남용하는 경우가 많았는데, 진료경험이 많은 의사들일수록 SGB에 대한 선호도는 낮아지는 것 같다.

몇 년 전 마취과 의국 동문회에서 어느 후배를 만났는데 다른 진료는 하지 않고 SGB 한 가지만으로 개원하고 있다고 한다. 그에게 SGB의 적용대상을 물으니 모든 병을 다 치료하는데 각종 암도 치료가 가능하다는 얘기를 듣고 할 말을 잃었던 적이 있다. 그 후배는 2년쯤 후에 어느 후배를 통해 필자의 통증 치료 방법을 새롭게 공부하고 싶다는 제의가 들어왔는데, 필자는 그러한 사고를 가진 사람을 감당할 수 없어 정중히 사절했다.

SGB를 선호하는 의사들은 진단이 확실치 않아 치료법이 막연한 환자에게 수십 회씩 SGB를 시행한다고 하지만, 그 결과는 대부분 100% 명쾌하게 좋아졌다는 얘기는 없고 어느 정도 효과가 있다는 정도에 그치고 있다.

필자는 어떤 통증 치료와 마찬가지로 SGB를 한 번 시술했을 때 그 효과가 명쾌하지 않을 경우에는 적응증이 되지 않는 것으로 생각하여 두 번 다시 시술하지 않는다. 그동안 SGB를 시술해서 확실한 효과를 보았던 환자들의 실례를 몇 가지 들어보기로 한다.

1) 50대 초반의 간호사출신 여자 환자는 3년 전에 교통사고로 경추의 편타손상을 심하게 당했다. 사고로 인한 통증은 없어졌지만, 그 후유증으로 얼굴, 목, 어깨, 가슴 그리고 팔에 말로 표현하기 어려울 정도로 답답하고 불편함이 계속되어 왔다고 한다.

본인의 표현에 의하면 가슴이 조여드는 것 같기도 하고 상체 전부가 터질 것 같은 느낌이 들고, 미세한 곤충이 온몸을 기어다니는 것 같은 느낌이 든다고 한다. 검사도 할 만큼 해보았고 치료도 여러 가지 받아본 환자였기에 필자도 어떤 검사를 해볼 생각이 나지 않았다.

게다가 특정 신경장애를 의심할만한 요소도 찾을 수 없어 확진 내리기가 난처했다. 막연하나마 자율신경의 부조화라고만 생각되어 시험적인 SGB를 시행하기로 결정하고 환자에게는 필자가 할 수 있는 최선의 치료수단이지만 효과가 있을지 모르겠다고 얘기해두었다.

0.8% 리도카인 6 mL로 우측 SGB를 시행하고 바늘을 뽑자마자 환자 우측에 있던 모든 증상이 사라졌다. 환자는 물론이고 필자 자신도 깜짝 놀랄만한 사실이었다. 우선 경과를 보기로 하고 귀가시켰는데 다음날 보니 치료받은 쪽은 말짱하고 편안해졌단다. 다음 날은 반대편에 똑같이 SGB를 했더니 그 쪽도 마찬가지로 증상이 금방 없어졌다. 3일째와 4일째에는 교대로 SGB를 한 번씩 더 해주고 치료를 종결지었다.

이 환자의 경우에는 경추의 편타손상을 당하면서 성상신경절의 **pre-ganglionic fiber**나 **post-ganglionic fiber**의 손상으로 교감신경계에 이상을 일으켜 자율신경의 부조화로 그러한 증상을 일으켰던 것으로 추정되었다.

2) 30대 중반의 여자 환자는 이유 없이 왼쪽 손이 붓기 시작해서 3개월이 되었다는데, 마치 풍선(風船)처럼 부풀어 올라 터져 나갈 것 같은 통증 때문에 죽을 지경이라고 한다.

병원에 가서 진찰받고 모든 검사를 해보았지만 원인이 밝혀지지 않았고, 혹시 독충에게 물린 것이 아니냐는 얘기를 여러 차례 들었단다. 병원에서 주는 약을 복용해도 손등이 터져 나갈 것 같은 통증이나 부기는 가라앉지를 않고 서서히 더 심해지기만 한단다.

필자에게 왔을 때는 손목부터 손가락 끝까지 마치 빵처럼 잔뜩 부풀어 있으면서 검푸른 색깔을 띠고 있어 바늘로 찌르면 바람이 새어 나오거나, 물이 쏟아져 나올 것 같은 느낌이 들 정도였다.

원인은 알 수 없었지만 혈액순환장애 때문이라는 생각이 들었다. 동맥과 정맥 사이의 미세한 venule이 수축을 일으켜 생긴 혈액순환장애라는 생각이 들어 0.5% 리도카인 8 mL를 가지고 SGB를 시행했다.

약물을 주입하고 바늘을 뽑자마자 터져 나갈 것 같은 교감신경성통증은 금방 없어졌다. 통증이 없어진 것만으로도 기대를 걸어 볼 만하다 싶어 귀가시키고 다음날 보기로 했다. 다음날 왔을 때 환자의 얘기를 들어보니 그날은 통증이 없어 편안하게 잠을 잘 잤는데 아침에 눈을 떠보니 부어있던 것이 감쪽같이 사라졌다고 한다.

그날도 SGB를 한번 더 해주고 불편함이 있으면 다시 오고 불편함이 없으면 그만 오도록 했더니 그 후로 괜찮은지 다시 오지 않았다.

3) 30대 초반의 남자 환자는 약 1년 전부터 왼쪽 손이 시리고 차갑다고 느껴왔는데 피부색이 검푸른 색깔

이 되다가 손톱 밑이 새까맣게 변하면서 말라간다고 한다.

정형외과에 다닐 때에는 paraffin에 손을 담그면서 물리치료를 받아보았지만 시간이 갈수록 점점 상태가 좋아지지 않는다고 한다. 촉진을 해보니 좌측 팔에서부터 손끝까지 전반적으로 차가움을 느낄 수 있었고. 손가락의 끝은 이미 혈액순환장애로 괴사상태에 빠져가고 있었다.

직감적으로 Raynaud's Syndrome을 의심할 수 있었고 마취과 의사의 직감으로 성상신경절차단이 필요하다고 판단되었다. 1% 리도카인 10 mL로 SGB를 시행했더니 본인이 차갑다고 느꼈던 자각증상은 금방 사라졌는데, 객관적으로 점검한 피부온도의 변화는 느낄 수 없었다. 다음날 왔을 때 피부를 만져보니 전체적으로 차갑던 느낌은 많이 감소되었다.

하루에 한 번씩 8회 시행했더니 많은 증상의 현저한 개선효과를 느낄 수 있었다. 그 다음부터는 하루 걸러서 SGB를 5회 시행하였더니 피부 온도는 물론이고 손가락 끝의 색깔도 좋아지고 손톱 밑의 혈색이 좋아져 치료를 종결짓고 담배를 끊도록 권유해서 보냈다.

4) 의과대학 후배 동아리에서 무의촌 진료봉사를 간다기에 따라 나섰던 일이 있었다. 무의촌에 갔더니 여기저기 아픈 환자들은 많았지만 전문의로서 적극적으로 진료에 나설 만한 의사는 통증 치료를 담당한 필자 한 사람뿐이었다.

필자 혼자서만 동분서주하며 온종일 바빴는데, 오래전부터 오른쪽 귀에서 **기차 달리는 소리**가 난다는 70대의 할머니를 만나게 되었다. 특별히 검사해 볼 것도 없이 이명(耳鳴; Tinnitus)이라는 진단을 내릴 수 있었다. 다른 치료법은 알지도 못하지만 SGB를 해주면 좋아질 수 있다는 얘기는 전부터 들어 알고 있었던 것이기에 곧바로 시행에 들어갔다.

SGB를 시행하고 바늘을 뽑기 전에 이미 이명은 없어졌다. 환자는 물론이고 시술했던 필자나 옆에 있던 의료진이 모두 놀랐다. 그 다음날에 다시 찾아왔을 때에도 이명은 다시 생기지 않았다. SGB를 한 번 더 해주고 그 다음 날까지 지켜보았지만 증상은 재발하지 않았다.

3일간의 진료를 마치고 돌아왔는데 그 할머니의 이명 증상이 재발했는지 영원히 없어졌는지는 확인해 보지 못했지만, 그 후로 이명환자를 보면 SGB로 나을 수 있다는 자신감으로 대하게 되었는데 SGB가 모든 이명환자에게 효과가 있었던 것은 아니었다.

진료할 때에 이명환자를 만나면 일차적으로 SGB를 받아보도록 권유해서 시술에 효과가 있으면 추가로 시행을 하지만 효과가 인정되지 않으면 필자의 능력 밖의 일이라고 고백하고 달리 치료법을 찾아보도록 하였다. 이명환자의 1/3 정도에서는 SGB로 치료 효과가 있었지만 오히려 효과가 없는 쪽이 더 많았던 것으로 생각된다.

5) 40대 초반의 건장한 남자는 1년 전부터 손목부터 손가락 끝까지 창백하면서 손이 차갑다고 한다. 날씨가 차가울 때에는 특히 손이 시리면서 색깔이 하얗게 된다고 한다.

이 환자는 헬스클럽에서 운동을 매일 하는 사람이어서 다른 사람에 비해 근육이 잘 발달되어 있었는데 운동을 하지 않을 때보다 운동을 많이 하면 증상이 심해진다고 한다.

운동을 당분간 자제하도록 하고 오른쪽 SGB를 했는데 그 자리에서는 별 반응이 없고 피부의 색깔의 변화도 없었는데, 다음날 왔을 때 물어보니 차갑다는 자각증상만 극히 약간 좋아졌다고 한다. 다음날은 반대편에 SGB를 했는데 마찬가지로 별로 느낌이 달라진 것이 없다고 하더니 하루 지나고 와서는 양손의 차가운 증상이 조금 줄어들었단다.

필자도 반신반의하면서 교대로 반복해서 SGB를 했더니 양쪽에 3회씩 시술하고 나서부터 색상의 변화를 보이기 시작하면서 필자가 손으로 만져보아도 차가운 증상이 감소하기 시작했다.

양측에 7회씩 시술받고는 거의 정상에 가까워졌는데, 직장 일이 바빠서 치료받으러 나오기가 곤란하다고 하여 일단 혈관은 열렸으니 더운물에 찜질이나 하면서 지내보라고 권했다.

필자는 이 환자의 원인은 운동을 너무 많이 해서 비후(hypertrophy)된 손가락 굴곡근의 건들과 정중신경, 주행을 함께 하는 persisting median a.들이 손목의 굴근지대 밑으로 지나다가 그 중의 혈관이 압박받아 혈액순환 장애가 생겼던 것으로 추정하였다.

Raynaud's disease 환자였다면 손목의 이하에만 증상이 나타날 이유가 없고 SGB에 반응이 빨랐을 것으로 기대가 되었는데 효과가 느리고 증상이 손목 아래로 제한되어 있어 Raynaud's disease는 아니라고 생각되었다.

굴근지대에 의해 혈관이 압박당했기 때문에 치료에 대한 반응이 느렸던 것으로 보이며, 아마도 수근관증후군처럼 굴근지대를 절개해주었더라면 더 빠른 효과가 있었을지도 모른다는 생각이 들기도 했다. 이 환자의 경우는 SGB로 증상의 개선효과는 있었지만 올바른 치료법이었는지는 알 수 없었다.

이상 열거했던 몇 사람의 경우처럼 SGB가 명확히 치료의 적용대상이라고 예상되는 환자에게만 시술하고 그 효과가 인정될 때만 시술을 반복했고 치료 효과는 명쾌하게 나타났다.

명확한 근거도 없이 SGB를 수십 번씩 반복 시술하여 그 효과가 있었는지 없었는지도 모르는 SGB에 매달림으로써 통증클리닉의 명예나 신뢰도를 떨어뜨리는 행위는 삼갔으면 하는 마음에서 필자의 경험담을 소개한다.

2002. 4. 10.

 ## 02 Botulinum Toxin으로 시술한 SGB가 낳은 하나의 이변

성상신경절차단(SGB)은 통증클리닉에서 자주 시술되고 있는 치료수기의 한 가지이지만 필자는 수십 차례씩 시술해야만 하는 이유를 알 수 없다. 성상신경절의 기능항진 때문이라면 한두 번 시술로 효과를 볼 수 있을 것 같은데, 왜 수십 회씩 반복해야하는지 의심스럽다.

성상신경절의 기능항진으로 안면과 양팔에 부종이 생긴 것으로 의심되는 환자에게 반복적인 SGB로는 효과가 미흡하다 싶어 성상신경절 주위에 Botulinum Toxin과 steroid를 혼합한 국소마취제를 주사하여 반복된 SGB보다 탁월한 치료 효과를 볼 수 있었기에 소개하고자 한다.

증례 보고

59세의 여자 환자는 3년 전부터 얼굴이 서서히 부어올라 주름살이 보이지 않다가 더 심해져 얼굴이 Moon Face 양상을 보이면서 건드리면 터질 것 같은 팽창감이 들었다. 양측 팔이 붓는 감이 들면서 뻐근해 왔고 두통은 없지만 머리가 무겁고 맑지가 않다고 한다. 부인과에서는 갱년기증후군 때문에 복용한 여성호 르몬제 때문에 생길 수 있는 증상이라고 하여 호르몬제를 끊어보기도 했다. 내과에서는 혈액에서 약간의 빈혈소견이 나와 철결핍성빈혈(iron deficiency anemia) 때문에 생기는 것이 아닌가 하여 철분제품을 복 용하기도 했다.

얼굴이 점점 더 부어올라 2년 전부터는 누구나 걱정스런 표정으로 보고 있어 대인관계가 불편해지기까 지 했다. 어떤 사람들에게는 주름살을 펴기 위해 Botulinum Toxin 주사를 맞아서 그런 것이 아니냐는 입 방아 소리를 듣기도 했단다. 근본적인 원인을 알기 위해 대학병원 가정의학과에 가서 종합검사결과 가벼운 빈혈이 있는 외에는 모두 정상이라고 한단다. 빈혈의 원인을 찾기 위해 정밀검사를 했지만 철분부족 때문에 생기는 빈혈은 아니라는 것 외에 얼굴이 붓는 원인을 밝힐 수 없었다.

2003년 6월에 내원해서 자세한 병력을 들어본 후에 필자는 안면과 팔, 그리고 두피에 혈액순환(venous return)장애 때문이라는 잠정진단을 내리고 SGB를 하기로 하였다. 베개를 목 뒤에 받치고 환자를 똑바로 눕힌 후 경추 제7번 횡돌기의 앞결절(anterior tubercle)의 앞쪽을 촉진해보니 통증유발점에서 볼 수 있는 "Jump Sign"을 나타내었다.

오전과 오후에 좌우교대로 SGB를 시술하면서 양쪽에 3회씩 시술하였더니 팔의 뻐근한 감은 금방 없어 지고 머리도 맑아지고 얼굴이 터질 것 같은 팽창감은 금방 감소하였다. 15회를 시행했더니 얼굴의 부종도 다소 감소하여 자각적인 불편감이 많이 줄었다. 어느 정도 불편함이 줄어들자 목에 반복해서 주사를 맞는 것이 부담스럽다고 스스로 치료를 중단했다.

1년 후인 2004년 6월 7일부터 다시 내원했는데 그동안 피곤하고 힘든 일이 있으면 얼굴이 붓고, 편안할 때에는 불편을 느끼지 않았다고 한다. 큰 불편이 없어 잘 지내왔는데 금년 봄부터 얼굴이 붓기 시작하더니 여름철에 들어서면서 심하게 부어올라 필자를 다시 찾아왔다.

본인 스스로 다시 SGB를 요청해 와서 SGB를 하려고 자세를 취하고 성상신경절 근처를 눌러보니 여전히 압통이 심하다. 지난 번처럼 교대로 10회 SGB를 했더니 자각증상은 편해졌지만 얼굴의 부종은 특별한 효 과를 보이지 않아 필자의 호기심이 발동했다.

내원 11일째 되던 날 성상신경절의 뒤쪽에 있는 경장근(頸長筋; longus coli m.)에 통증유발점이 있다 고 생각되어 통증유발점을 풀어주기 위해 국소마취제에 스테로이드와 Botulinum Toxin을 섞어 주사하기 로 하였다.

25 G 주사침을 제7경추 횡돌기의 앞결절에 닿을 때까지 찌른 다음 약간만 후진시킨 자리에 0.75% 리도 카인에 스테로이드 10 mg과 Botulinum Toxin 10 U씩을 혼합하여 좌우에 각각 4 mL씩 주사하였다. 주

사할 때의 느낌은 보통 SGB 때와는 달리 약간의 저항이 있었고, 주사 후에는 Horner's Syndrome이 나타나지 않은 것으로 보아 SGB가 된 것은 아니라 생각되었다.

다음날에 와서는 전에는 여러 차례 주사를 맞아도 아프지 않았는데 이번에 주사하고 나서는 주사한 자리가 많이 아프다고 한다. 그래서 눕혀놓고 주사했던 부위에 물리치료를 하고 나서 일어나게 했더니 머리를 들어 올릴 수 있는 힘이 전혀 없다고 한다. 똑바로 누운 자세에서 머리를 혼자서 들어보게 했더니 머리를 들어 올릴 수 있는 능력이 완전마비상태다. 일으켜 앉혀놓은 상태에서는 목을 전후로 움직이는데 아무런 지장이 없으나 똑바로 누운 자세에서는 머리를 들어 올릴 수 있는 힘이 없다.

통증을 호소했던 것은 스테로이드 주사 후에 생기는 주사 후 통증(post-injection pain)임을 금방 알 수 있었다. 머리를 들어 올리지 못하는 이유는 목의 굴곡운동을 담당하는 경장근이 Botulinum Toxin의 주사로 마비를 일으켜 생긴 것임을 이 부위의 해부를 자세히 관찰해보고 나서 알 수 있었다.

2일간 물리치료를 조사하고 나니 주사자리에 있던 목의 통증은 완전히 없어졌다. 주사한 다음날부터 얼굴이 많이 편해지는 것을 느낄 수 있었고 부종이 가라앉기 시작하더니 일주일 후에는 모든 사람들이 얼굴의 변화를 알아볼 수 있을 정도로 많이 가라앉았다. 본인의 주 호소인 얼굴의 부종은 해결되었지만 목의 굴곡장애가 생긴 것이다.

성상신경절(stellate ganglion)의 해부

해부학적으로는 하경부교감신경절과 제1흉부 교감신경절이 합쳐진 것을 말하며, 제7번 경추의 횡돌기와 제1늑골의 경부(neck) 사이의 높이에 위치한다. 주변에는 경동맥초(頸動脈鞘; carotid sheath)가 앞 옆쪽에 있고, 전방에는 전사각근의 하단부가 있고, 바로 뒤에는 경장근(longus coli m.)과 척추동맥(vertebral a.)이 있으며 측방에 척추체가 위치하고 있다.

기능은 두부와 경부, 그리고 상지와 심장으로 가는 교감신경의 분포를 담당하고 있다.

경장근(Longus coli m.)의 해부

환추(環椎; Atlas)에서부터 제3번 흉추의 앞쪽에 있는 근육으로 3개의 부분으로 구성되어 있다.

① **Superior oblique portion:** 제3-5번 경추 횡돌기의 앞결절(anterior tubercle)에서 기시하여 엇비슷하게 내측방향으로 올라가 환추(Atlas)의 앞쪽 arch의 결절에 가느다란 건을 이루어 부착된다.
② **Inferior oblique portion:** 흉추의 위쪽 2-3개의 척추체의 앞에서 기시하여 내측으로 엇비슷하게 올라가서 제5번, 6번 경추 횡돌기의 앞결절에 부착된다.
③ **vertical portion:** 흉추의 위쪽 3개와 경추의 아래쪽 3개의 척추체의 앞쪽에서 기시하여 제2, 3, 4 경추체의 앞면에 부착된다.

신경은 제2번 경추에서 제7번 경추로부터 운동신경의 분포를 받는다. 기능은 목을 굴곡시키는 기능과 경추부분을 약간 회전시키는 기능을 가지고 있다.

성상신경절차단

　원래 적응대상은 목, 상지, 뇌, 얼굴, 폐로 가는 동맥이나 정맥의 기능장애로 생기는 혈관수축성질환(vasospastic disease), 외상 후에 생기는 이영양증(dystrophy), 협심증성 심장통증, 천식발작증 등의 증상완화목적, 그리고 성상신경절에 의해 교감신경분포를 받고 있는 부위에 혈액순환의 개선목적들이었다.

　교과서에는 없는 이론이지만 SGB가 성상신경절의 직접 영향을 받지 않는 부위의 질환까지 치료 효과가 있다는 설이 80년대에 들어서 일본 학자에게서 제기되어 왔다. 150여 가지의 질환의 치료에 효과가 있다고 해서 국내의 통증클리닉에서도 원인과 증상이 모호한 질환에 많이 시술하고 있어 왔다. 그러나 그 치료 효과는 미지수이며, 필자는 그러한 목적에는 SGB를 이용한 일이 없다.

　〈통증클리닉에서 SGB의 의미〉를 음미하고 해부학적인 고찰을 통해 필자는 경장근에 있는 통증유발점이 성상신경절의 기능을 항진시키는 원인이 될 수 있을 것으로 추리할 수 있었다.

　모든 신경차단이 마찬가지지만, SGB를 한다고 해서 성상신경절에 직접 주사하는 것이 아니고 그 주위에 주사하는 것이다. 신경의 직접 차단효과를 얻는 것은 수술마취에서 있는 일이고, 통증 치료에서의 신경차단

■ **성상신경절과 그 뒤에 있는 경장근(longus coli m.)**

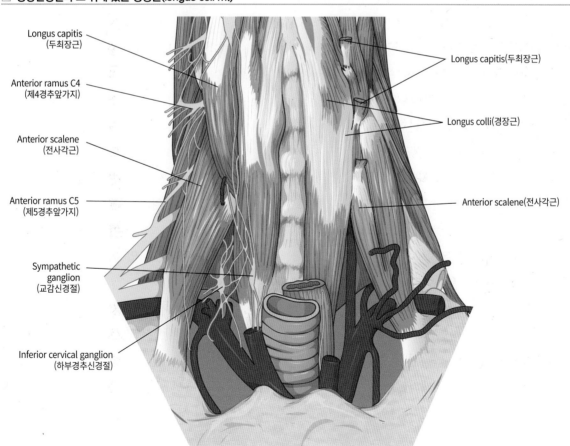

Longus capitis
(두최장근)

Anterior ramus C4
(제4경추앞가지)

Anterior scalene
(전사각근)

Anterior ramus C5
(제5경추앞가지)

Sympathetic
ganglion
(교감신경절)

Inferior cervical ganglion
(하부경추신경절)

Longus capitis(두최장근)

Longus colli(경장근)

Anterior scalene(전사각근)

은 신경의 주변에 있는 유해자극을 제거해서 신경의 기능을 정상화시켜주는 것이 주목적이다.

수십 번씩 반복적인 SGB를 해서 얻은 효과는 직접적인 신경절차단의 효과가 아니고 다량의 국소마취제가 혈액순환개선이나 유착박리, 근이완 등으로 신경절 주위의 환경을 개선시킴으로써 신경절 차단이 아닌 신경절의 기능을 정상화시킨 것이었을 것이다.

이러한 생각은 SGB를 필요로 하는 환자들의 성상신경절에 Laser나 Super-Lizer를 조사해서 직접 SGB를 하는 것보다 더 탁월한 효과를 보았다는 일본 의사들의 보고와도 일치된다. 이러한 효과에 대해서 그들은 Laser나 Super-Lizer를 이용한 SGB 효과라고 표현하고 있지만, 이것은 성상신경절의 차단 효과가 아니고 기능을 정상화시켜준 것이라 생각된다.

SGB를 하는 목적은 항진된 신경절의 기능을 낮추어야 하는 경우(Raynaud's D.)와 정상적인 신경절을 차단시켜 교감신경의 기능을 떨어뜨려주어 혈관확장으로 인한 혈액순환의 개선효과를 보는 경우(skin graft, frostbite)로 구분할 수 있다.

필자가 경장근에 있는 유발점이 성상신경절을 자극하는 원인이라고 단정했던 이유는 SGB를 할 때에 흉쇄유돌근, 전사각근, 경동맥초들은 측방으로 제쳐놓고 시술하지만 경장근만은 제자리에 고정되어 있어 SGB시술 시에 국소마취제의 영향을 직접 받아 근이완을 일으키게 될 것이기 때문이었다.

SGB를 시술할 때에 경추의 횡돌기에 바늘 끝이 닿을 때까지 접근시켰다가 후진한 다음에 약물을 주사하게 되는데 이때에 바늘 끝이 경장근에 들어있는 상태에서 주사하게 되면 경장근의 이완으로 신경절의 압박해소와 SGB가 동시에 일어나는 이중효과를 얻게 될 것이다.

이 환자의 경장근이 어떠한 원인에 의해 통증유발점을 가지게 되었는지는 알 수 없었지만, 경추의 과신전손상(hyperextension injury)으로 인한 근육 손상 후에 생길 수 있다고 생각된다. 자동차의 추돌사고에 의한 과신전손상 시에는 신경절 자체의 stretching injury로 신경절의 기능항진이 올 수도 있을 것이다.

결론

SGB는 막연히 반복시술하기보다는 시술의 필연성을 먼저 찾아야 한다. 정상적인 교감신경절의 기능을 떨어뜨리기 위해 SGB를 할 것인지, 항진된 교감신경의 기능을 정상화시키기 위해 SGB를 할 것인지를 먼저 생각해야 한다.

성상신경절의 단순기능항진에 의한 증상은 SGB를 해주면 금방 효과를 볼 수 있지만, 병적으로 생긴 경우에는 신경절차단의 반복보다는 그 원인 제거가 선행되어야 할 것이다.

국소마취제로 SGB를 2-3회 반복하여도 증상의 개선효과를 볼 수 없는 경우에 염증이나 유착, 또는 통증유발점이 있어 성상신경절의 기능을 항진시킨 것이라 추정할 수 있다. 이때에는 국소마취제와 스테로이드를 함께 투여하면 치료기간을 단축시킬 수 있다.

이번의 경우에 국소마취제와 스테로이드만 주사해서 경장근의 통증유발점을 이완시켜주었어도 치료 효과를 볼 수 있었을 것으로 생각되는데, Botulinum Toxin을 사용하여 경장근을 마비까지 일으킨 것은 하나의 실수였다 생각된다.

골격근의 motor point에 Botulinum Toxin을 주사할 때에는 먼저 국소마취제를 주사해서 근육의 마비로 인한 운동장애의 유무를 확인한 다음에 주사하는 것이 바람직하다. 만성화된 통증유발점이라 생각하여 시험주사하지 않고 Botulinum Toxin을 먼저 사용한 것은 이러한 부작용까지 예기치 못했던 필자의 실수였다.

시술 후 한 달이 지난 후부터는 부종이 완전히 빠져 옛날 모습을 찾아 누구에게나 얼굴이 고와졌다는 얘기를 듣고 있어 치료 목표는 무난히 달성하였다고 생각된다. 목의 굴곡장애는 약 3개월이 지난 후에 완전히 풀려 정상으로 돌아왔다.

분명히 SGB의 적응증이 되면서도 반복시술에도 치료 효과가 미흡하다고 생각되는 환자에게는 필자와 같이 경장근에 통증유발점주사법을 시행하면 좋은 효과를 볼 수 있지 않을까 생각된다.

2004. 7. 21.

03 무차별 공격, 경막외강차단술

경막외강차단술(epidural block)이 마취과 의사들이 선호하는 치료법 중의 하나이기는 하지만, 그 원인도 모르고 남발하는 경우가 많아, 그 효용성 자체까지 의심받게 하고 있다.

증례

(1) 여의도에 사는 58세의 여자는 아픈 데가 있으면 가끔씩 치료받으러 오시는 분이셨다. 3년여 만에 필자에게 들렀을 때의 모습은 사람이 살다보면 이렇게 달라질 수도 있겠구나 싶을 정도로 모습이 많이 변해있었다.

예전에 그 분의 모습은 중년부인으로 건강해 보이는 체격이라는 정도였는데, 이번 방문 때는 얼굴이 많이 붓고 모양이 일그러져 있고 몸매도 많이 뚱뚱해져 옛 모습이 아니었다.

이 환자가 필자에게 찾아온 이유는 오른쪽 팔꿈치의 통증 때문이었는데, 이 환자는 골프를 자주 하는 분이기 때문에 우측 팔꿈치에 **Golfer's Elbow**가 생겼던 것이다.

진찰하면서 자세히 얘기를 들어보니 팔꿈치에 통증이 생기기 오래 전부터 왼쪽 팔과 손이 저리고 어깨에 통증이 있었는데, 서울 강남에 있는 어느 종합병원 신경외과에서 MRI 촬영을 하고 경추에 추간판탈출증이 있다는 진단을 받았다고 한다.

수술을 할 정도는 아니니 척추에 주사하면서 물리치료를 꾸준히 받으면 좋아질 수 있다는 진단을 내리고 통증의학과로 전과시켜 주었단다.

목 척추에 주사(경막외강차단을 의미)를 맞았는데 주사 맞은 직후에는 일시적으로 편해졌다가 다시 증상이 재발되어 일주일 간격으로 모두 10회의 주사를 맞았지만 결국 낫지를 못하고 치료를 포기했다는 것이다.

그 후로 체중이 10 kg 이상 늘었고 얼굴까지 부어올랐다고 한다. 확인결과 스테로이드의 과용 시에 나타날 수 있는 전형적 부작용인 Moon face와 Buffalo hump가 생겼는데, 고혈압과 당뇨까지 생긴 것이 스테로이드 주사와 인과관계가 있는지는 알 수 없었다.

경추추간판탈출이라는 진단명에 대해 필자가 진찰해본 결과, 추간판탈출 시에 있어야할 신경근 증상 (nerve root sign)은 보이지 않았고 오로지 팔에 힘이 없고 저리다는 것뿐이었다.

신경근이 아닌 상완신경총(brachial plexus)이 압박받아 나타나는 증상이 의심되어 양쪽 전사각근의 하부를 압박해보니 좌측에만 심한 압통이 발견되었다. 전사각근증후군이라 잠정진단 내리고 전사각근의 통증유발점에 국소마취제를 주사하고 확인해보니 팔에 있던 증상이 없어졌다.

어깨관절에 있는 통증은 통상적으로 오십견으로 불리는 통증으로서 소원근에 생긴 통증유발점이 액와신경을 압박해서 어깨의 삼각근과 견갑관절에 생긴 통증임을 알 수 있었다.

1) 팔꿈치의 내측의 통증
2) 어깨의 통증
3) 팔의 저림과 통증들이 Botulinum Toxin을 주사하고 모두 8회의 치료로서 완쾌되었지만 스테로이드의 부작용은 쉽게 사라지지 않을 것으로 보인다.

(2) 26세의 남자 대학생은 3개월 전부터 요통과 좌측 다리의 통증, 그리고 무릎의 통증이 생겨서 서울 강남에 있는 척추전문병원에서 MRI 촬영을 하고 L4-5에 추간판탈출증이 있다는 진단을 받고 2개월에 걸쳐 10회의 경막외강차단을 받았다. 그러나 환자의 증상은 조금도 개선되지 않았다. 필자의 홈페이지에 있는 내용을 보고 필자를 찾아왔다는데 다행스럽게도 스테로이드의 부작용은 보이지 않았다.

필자가 진찰해본 결과 1) 요통은 흉추와 요추 사이에서 흉추 제12번 신경이 압박받아 생긴 통증이었고, 2) 다리의 통증은 대요근에 의한 대퇴신경통과 3) 이상근증후군에 의한 좌골신경통이 겹쳐 있었다. 4) 무릎의 통증은 무릎의 감각신경인 내측관절신경(medial articular n.)과 외측관절신경(lateral articular n.)의 장애에 의한 무릎의 신경통이었다.

이렇게 여러 개의 병명을 가진 환자들에게 MRI 소견만 보고 단일 질환인 경추추간판탈출이나 요추추간판탈출이라는 진단명을 붙여주고 각기 10회씩의 경막외강차단을 해주었다 한다.

고찰

의사가 진료를 했더라도 정확한 진단에 의해 이론적 뒷받침이 있는 치료를 해야만 정당한 의료행위로 인정받을 것이다. 학문적 뒷받침이나 이론적 근거도 없는 의료행위를 했다면 의사가 시술했을지라도 이는 불법의료행위라 할 것이다.

객관적인 검사도 환자의 주관적인 호소내용과 일치될 때에만 의미가 있는 것이지 환자의 증상과 일치하지 않은 검사결과는 의미 없는 것이다. 추간판탈출증 환자에게 경막외강차단을 해서 치료가 된 후에 MRI 검사를 다시 해보면 추간판탈출증소견은 그대로 있는 것 볼 수 있다. 이런 환자들의 MRI 소견만 보면 추간판탈출증이 있다고 진단내릴 수도 있을 것이다.

경막외강차단을 하지 못하는 통증의학과전문의는 없겠지만 그 적응증을 제대로 알고 있는 사람이 많지 않기에 문제가 된다. 진단능력은 없으면서 경막외강차단만을 반복해서 시행한 진료행위를 모두 정당하다고 볼 수는 없다.

반드시 그 효과는 환자 치료에 도움이 되는 행위라야만 한다. 그런데 효과도 없는 시술을 열 번씩이나 같은 환자에게 시술했다는 것은 진료과오나 과잉진료행위에 해당하는 것이다. 이 환자들에게 이러한 시술을 한 사람들이 통증클리닉을 한다는 마취통증의학과 전문의들이었다는 사실이 필자를 더욱 당혹스럽게 한다.

시술해 준 당사자가 정당한 진료라고 생각하고 있다면 이는 무지에서 나온 행위일 것이고, 효과가 없음을 알면서도 시술했다면 이는 고의적인 불법행위에 해당할 것이다. 의사는 자기치료행위의 결과에 대해 책임질 수 있는 진료를 해야 한다. 검사결과 경막외강차단의 적응이 되는 환자였다고 하더라도 반복해서 열 번이나 해야 할 필요가 있었을까? 경막외강차단의 의미를 제대로 알고 있는 의사라면 그렇게 했을 리 없다.

경막외강차단의 적응이 되는 환자라 해도 **그 효과유무는 단 일회 시술을 해보면 알 수 있고**, 반복시술을 하려면 반드시 그 효과가 있다고 인정될 때에 일주일 쯤 후에 추가 시술할 수 있다.

경막외강에 주사한 국소마취제는 통증의 악순환의 고리를 끊어주고 근육을 이완시켜주고 유착을 풀어주는 역할을 한다고 알려져 있으나, 교감신경만을 차단할 수 있는 농도의 국소마취제로도 통증이 없어지는 것을 보면 통설이 맞지 않은 것 같다.

혈액순환의 장애로 경막외강에 있는 조직들에 부종과 종창이 생겼을 때 경막외강으로 들어간 국소마취제는 교감신경의 차단효과로 혈류를 개선시켜 부종을 가라앉혀 주는 기능을 가진 것으로 풀이된다.

추간판탈출증 환자에게 교감신경기능만 차단할 수 있는 농도인 0.5% 리도카인으로 경막외강차단을 해주면 즉시 증상이 개선되는 것을 볼 수 있다. 국소마취제와 혼합해주는 스테로이드는 지속적으로 염증을 줄여주고 유해물질의 작용을 차단하는데, 경막외강에 투여하는 스테로이드는 다른 약제처럼 반드시 용량에 정비례해서 효과가 나타나는 것 같지는 않다.

결론

여기에 소개한 두 환자에 관한 얘기는 빙산의 일각에 불과한 실례를 소개한 것뿐이고, 이러한 진료가 많은 의료기관에서 행해지고 있다는 사실은 필자의 얘기가 아니라도 누구나 다 아는 사실이다.

필자는 같은 부위에 신경차단을 십 여 차례씩 반복해서 통증을 치료하겠다는 의도 자체를 의심한다. 신경치료는 단 1회의 시술로서 그 효과가 인정되고 그것도 즉석에서 확인되어야만 가치가 있는 것이다.

2002. 5. 27.

04 시력이 갑자기 떨어진 후에 나타난 편두통

증례

36세의 가정주부는 결혼 전 직장생활을 할 때부터 목덜미와 어깻죽지의 통증, 그리고 요통을 가지고 있었던 환자였다. 필자에게 요통과 뒷목, 어깻죽지의 통증을 치료받으러 다니던 중에, 어느 날 갑자기 이틀 동안 치료받으러 오지 않았다.

그런데 3일 만에 찾아와서는 필자에게 치료받는 것이 시력에 어떤 영향을 미칠 수 있느냐고 묻는다. 무슨 일로 그런 질문을 하느냐고 물으니 며칠 전부터 갑자기 오른쪽 시력이 떨어져서 안과에 가서 진찰받았는데, 안과적인 문제는 없는데 몸 컨디션이 좋지 않으면 그럴 수도 있으니 2주일 동안 약을 복용한 후에 다시 보자는 얘기를 들었다고 한다.

말 많은 세상이고 보니 또 무슨 원망을 들을 일이 생기지나 않을까 은근히 우려가 되기도 했다. 안과에서 시력검사결과 좌측은 0.9였는데 우측은 0.6으로 현저하게 시력 차이가 있었다고 한다. 필자가 그동안 치료하던 것과는 무관한 일이고 시력이 떨어진 이유는 알 수 없었지만, 환자의 얘기를 들어보니 오른쪽 시야가 안개 낀 것처럼 뿌옇게 흐려지면서 시력이 떨어졌다고 한다.

필자는 모르는 일이라고 얘기는 했지만 모른 체할 수가 없어 두판상근(splenius capitis m.)이 유양돌기(mastoid process) 후방에 부착되는 근처를 촉진해보니 오른쪽에 심한 압통을 호소한다. 혹시 편두통(migraine)은 없느냐고 물으니 가끔씩 가벼운 증상이 있기는 했지만 현재는 증상이 없다고 한다. 다른 통증을 치료하면서 우측 두판상근의 통증유발점을 지압해주니 그 부분에 통증을 호소하면서도 시야는 밝아지는 느낌이 든다고 한다.

반신반의하면서 편두통의 치료에 적용했던 두판상근의 유발점에 0.5% 리도카인을 3 mL주사를 해주었다. 치료 직후에 물어보니 시력이 좋아진 것까지는 모르겠지만 뿌옇게 흐리던 시야가 안개 걷히듯이 맑아졌다고 한다. 확신은 없었지만 그곳을 치료하면 좋아질지도 모른다는 기대감이 생겨 다른 치료하면서 곁들여서 치료해 보기로 했다.

3일간 치료 후에는 환자 스스로도 시력이 회복되고 불편함이 없어졌다고 하는데 통증유발점은 아직도 없어지지 않았다. 일주일 후에는 갑자기 오른쪽에 편두통 증상이 생기더니 점점 심해지고 있다고 한다. 촉진해보니 오른쪽 승모근(trapezius m.), 두측반극근(semispinalis capitis m.), 두판상근(splenius capitis m.)에 활동성 통증유발점이 확인되었다.

우측 편두통을 일으킬 수 있는 잠복성 유발점을 언제부터 가지고 있다가 활성화되면서 두통을 일으켰다고 생각되었다. 승모근, 두측반극근, 두판상근의 통증유발점에 0.7% 리도카인에 스테로이드 10 mg과 BOTOX를 15 U 혼합해서 3 mL씩 주사하고 치료해 주었더니 편두통은 물론 눈의 시력까지 정상화되었다고 한다.

일주일 후에는 약속했던 안과에 가서 진찰받고 시력검사를 받아 보고 왔는데, 우측 시력은 좋아져 0.8로 올라갔지만 그 원인은 알 수 없다고 하더란다.

고찰

두통과 편두통을 가진 환자들 중에는 안구통증이나 시력장애, 안구의 이물감, 눈부심 등이 동반되는 것은 흔히 있는 일이나, 그 기전은 알려져 있지 않아 필자도 오랫동안 고심해왔던 부분이기도 하다. 그러나 두통을 동반하지 않고 눈에 불편함을 호소하는 것은 안과질환을 의심할 수밖에 없는 일인데 안과에서는 이상이 없다고 하니 답답할 일이었다.

편두통 환자가 안구통증을 동반하는 기전을 필자는 이렇게 정리한 바 있다.

※ 두판상근에 통증유발점이 생기면 후두동맥과 **안면신경**의 후이개신경(posterior auricular n.) 중의 후두근 분지(occipitalis br.)가 압박당하게 된다. 후두동맥이 압박당하면 두피에 허혈성 통증을 일으키고 가끔씩 혈관압박이 풀리면서 혈관확장에 따른 박동성 통증을 일으키게 된다.

안면신경의 후두근분지가 압박당해 흥분을 일으키면 후두근을 긴장시키고 그 occipito- frontalis m.의 연결 선상에 있는 전두근(frontalis m.)까지 잡아당기게 된다. 따라서 전두근을 뚫고 나오던 안와상신경(supraorbital n.)을 당기게 되어 그 뿌리에 해당하는 안신경(ophthalmic n.)에까지 영향을 미쳐 안구통, 시력장애, 별처럼 번쩍거림 등의 여러 가지 증상을 일으키는 것으로 생각된다.

두통과 함께 안구통증을 가진 환자를 치료하다 보면 대부분의 경우에 두통보다는 안구통증이 먼저 없어지는 것을 볼 수 있었는데, 이 환자의 경우에는 두통보다는 전구증상(Aura)으로 눈에 나타나는 증상이 먼저 나타나고 편두통이 나중에 나타났던 것으로 보인다.

신경차단을 하다보면 체신경보다 자율신경의 기능이 먼저 차단되는 것을 볼 수 있다. 편두통 시에 나타나는 전조증상(aura)의 기전은 설명되고 있지 않지만, 편두통 시에 증상의 발현이나 치료 효과가 두통보다는 눈에 나타나는 증상이 항상 앞서가는 것으로 사료된다.

필자도 편두통과 동반되는 눈에 나타나는 여러 가지 증상 중에 시력의 감퇴까지 있을 수 있다는 생각까지는 해본 일이 없었지만 실제로 나타났던 치료해서 좋아진 것만은 사실이다.

결론

두통은 없이 안구통증만을 호소하며 찾아온 환자는 있었지만, 안구통증은 없이 시력이 먼저 감퇴되고 나중에 편두통이 나타나는 경우는 필자도 처음 경험한 일이었다. 편두통과 동반된 안구통증이나 시력장애와 같은 이론으로 치료해서 결과가 좋았기에 또 하나의 치료경험으로 소개하는 바이다.

2005. 12. 30.

앞이마에 있던 만성두통과 안구통의 치료

서론

필자는 통증클리닉이 무엇인지도 모를 때부터 두통에 관해서는 나름대로 일가견을 가지게 되었다. 그 이유는 지금은 생존해 계시지 않은 필자의 어머님 때문이었는데, 되돌아보면 필자가 어머님을 알아보기 시작한 유아 시절부터 의사가 되어 두통에 관심을 가지고 치료해드릴 때까지 어머님은 평생 두통으로 고생하셨던 것 같다.

애연가들이 주머니에 담배 갑을 지니고 다니듯 항상 주머니에는 옛날에 인기 있던 두통약 '뇌신' 봉지를 지니고 사셨고, 그 약이 없으면 끈으로 이마를 동여매고 계신 것을 보면서 자랐다. 필자가 어머님의 두통을 치료해드린 후 약 십여 년을 두통약을 끊고 사셨던 것이다.

앞이마에 있는 두통과 안구통증으로 30년간 고생했다는 분과 7년간 같은 증세로 고통받았던 환자 두 분의 치료경험을 소개하고자 한다.

증례

지난 2001년 7월 문경에서 올라와 치료받으신 60대 중반의 주부는 30여 년 동안 앞이마에 통증이 심하며 눈이 침침하고 안구통증이 있어 치료받기 위해 팔방으로 노력했지만 허사였다고 한다. 큰 며느님이 약국을 개업하고 있는데 머리가 아프다고만 하면 ○○이라는 음료수를 몇 박스씩 보내와서 그것만 복용하고 지내다 보니 위장병까지 생겼다고 한다. 함께 사는 작은 아들이 필자의 홈페이지를 보고 자기 어머님을 서울까지 모시고 왔다.

또 다른 환자는 30대 초반의 남자였는데 7년 동안 똑같이 앞이마의 통증과 눈알이 빠질 것 같은 통증이 있다고 하였으며, 신경성 두통이란 진단 때문에 고시공부도 중도에서 포기하고, 직장도 힘든 곳을 피하고 비교적 편한 곳을 택해서 다니고 있다는 사람이다. 이 젊은이는 국내에서는 누구나 이름을 들으면 알만한 통증클리닉을 두 군데 다녀 보았는데 반복된 성상신경절차단과 몇 차례 이마 쪽에 신경차단주사를 맞았지만 효과를 보지 못하고, 필자의 홈페이지를 통해 상담을 한 후에 찾아오게 되었다.

통상적으로 두통 환자들은 뒷머리나 옆머리에 통증을 호소하는 경우는 많지만 이 환자들처럼 앞이마 쪽만 아프다는 환자는 흔치 않은 일이다. 진찰해본 결과 두 환자 모두 앞이마 쪽에서는 통증을 일으킬 만한 이유를 찾을 수 없었고, 뒷머리의 밑에 있는 두측반극근(semispinalis capitis m.)의 최상단과 유양돌기의 뒤쪽에 있는 두판상근(splenius capitis m.)에 통증유발점이 있을 뿐이었다.

확신보다는 절반의 기대감을 가지고 진단 겸 치료 삼아 통증유발점에 각각 약 3 mL 씩의 국소마취제를 주사하고 나니 즉석에서 앞이마가 편해지고 눈이 시원하며 개운해졌다고 한다. 예상했던 진단이 맞아떨어진 것이다.

60대 여자 환자는 일주일 간격으로 각 2회의 주사와 10회의 물리치료를 받고 시골로 내려가셨다. 30대 젊은이는 각 2회의 주사와 4회 물리치료를 받고 오지 않아 연락해 보았더니 현재는 통증이 없는데 통증이 생기면 금방이라도 찾아오겠다고 한다.

치료점에 대한 고찰

1) **후두골의 상항선(superior nuchal line)과 하항선(inferior nuchal line)** 사이에 두측반극근이 부착하는데, 이 지점에서 대후두신경이 두측반극근과 승모근(trapezius m.)의 상단을 뚫고 나와 두피로 올라간다.

   이 부위의 두측반극근이 굳어지면 대후두신경이 조여지면서 이 신경의 지배를 받는 부위에 통증을 일으킨다. 실제로 이 신경의 분포지역에 아무런 병변이 없지만 감각신경이 조여져 흥분을 일으켜 마치 신경의 분포지역에 어떤 병변이 있는 것처럼 통증을 느끼는 것이다.

2) 유양돌기의 후-하방에 위치하며 오목하게 들어간 곳인데, 두판상근이 유양돌기에 부착하기 직전의 위치이다. 후두동맥과 정맥이 이 밑으로 통과하며, 안면신경 중 후이개신경(posterior auricular n.)의 후두근분지(occipital br.)가 이곳을 지난 다음 후두신경들과 문합을 이루어 후두근(occipitalis m.)에 분포된다.

   이곳에 통증유발점이 생기면 후두동맥과 정맥이 눌려서 두피에 허혈을 일으켜 두통을 일으킨다. 안면신경의 후두근 분지가 압박받으면 후두근이 등척성(isometric)수축을 일으켜 후두근의 연장선상에 있는 전두근(frontalis m.)까지 잡아당겨 앞이마에 통증을 일으킬 수 있다.

▣ 뒷머리근과 이마근의 관계

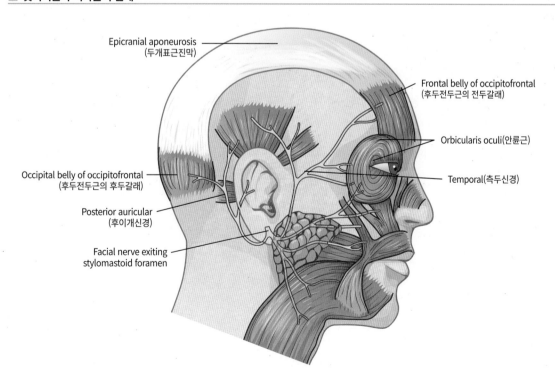

앞이마에 생긴 통증이나 두통과 함께 오는 안구통증이나 시력장애의 기전에 관해서는 이미 다른 곳에서 설명한 일이 있다. 임상의들께서는 이러한 두통 환자를 만나면 당황하지 말고 머리의 뒤쪽에서 통증유발점을 찾아 적절한 대처를 해주기 바라며, 그 발병기전에 대해서는 다른 곳에서 설명한 내용을 참조해서 이해하기 바란다.

2001. 8. 13.

06 통증 치료에 BOTOX를 사용한다는 TV 보도에 대하여!

얼마 전 필자에게 엉덩이에 있는 통증을 치료받다가 이상근(piriformis m.)에 Botulinum Toxin (BOTOX)주사를 맞은 60대의 여자 환자가 있었다. 그런데 며칠 후 필자에게 오자마자 "어제 밤 TV방송 뉴스시간에 BOTOX에 대한 보도가 나왔는데 정말 통증 치료에 좋다고 하데요"하는 것이다.

"좋은 줄 아니까 저도 사용하는 것 아닙니까?"하고 말았지만, 우리나라 사람들은 의사가 하는 얘기보다 신문이나 방송에 나오는 기사를 더 믿는다는 것은 누구나 잘 아는 일이다. 통증 치료에 Botulinum Toxin을 사용한다는 어느 의료기관을 취재했던 기자가 말하는 내용 중에 필자가 도저히 납득할 수 없는 내용이 있기에 한마디 하지 않을 수가 없다.

근육에 아세칠콜린(acetylcholine)이라는 통증유발물질이 쌓였기 때문에 근육에 통증이 생긴다는 것이다. 추간판이나 뼈에 이상이 없는 근육통의 치료에는 BOTOX가 효과적인데 통증 부위에 BOTOX를 주사하면 근육에 쌓여있던 통증유발물질이 분해되어 흩어지면서 일주일 이내에 근육통이 사라진다고 한다.

취재기자의 얘기가 시청자들에게는 그럴듯하게 들렸을지 모르지만 의사인 필자가 보기에는 도무지 말이 되지 않는 얘기다. Acetylcholine (Ach.)이란 통증유발물질이 아니고 신경 중의 cholinergic fiber에서 분비되는 신경전달 물질로서, 운동신경의 말단에서는 신경과 근육사이에 작용하여 근육을 수축하도록 하는 물질이다.

통증유발물질이란 세포 내에 산소공급이 부족하면 흡수된 음식물들이 무산소성대사를 거치면서 생성되는 불완전대사산물인 유산(乳酸)이나 유기산(有機酸)들을 말한다. 이런 것들이 조직에 쌓이면 국소적 통증을 일으키고, 다발적으로 쌓이면 전신적인 산성화도 일으킨다.

Ach.이 통증유발물질이라는 얘기는 기자가 잘못 전달한 것인지, 의사가 기자에게 잘못 가르쳐준 것인지 모르지만 중요한 신경전달물질을 불순물 취급하는 것은 아주 잘못된 것이다.

근육을 운동시키는 Ach.은 분비되자마자 금방 분해되는데, Ach.을 분해하는 효소가 차단되면 Ach.이 축적되어 근육의 수축을 일으키지 못하고 오히려 마비를 일으킨다. 이러한 원리를 이용해서 개발된 약품이 농촌에서 사용하는 농약들인데 이러한 농약들은 해충들의 호흡근육을 마비시켜 질식사시키는 것이다.

Botulinum Toxin이란 반대로 Ach.의 분비를 차단시켜 근육의 수축을 막는 독소이다. 독소를 적당량씩 환자에게 투여해서 국소적으로 긴장되어 있는 근육을 풀어줄 수 있도록 개발한 제품 중의 하나가 BOTOX 이다. 많은 사람들이 Botulinum Toxin은 피부과나 성형외과에서 주름살을 펴주는 약제로만 알고 있으나 안면경련이나 사시와 같이 모두가 근육의 과도한 긴장을 풀어주는 원리를 이용해서 다양한 치료에 이용하고 있다.

어느 의료기관에서 Botulinum Toxin을 사용하여 통증 치료를 하고 방송국의 취재대상이 되었는지는 모르지만 그 약리작용을 제대로 알고 사용하였는지 궁금하다. 통증이 있는 부위에 주사한다고 했는데, 통증 부위란 범위가 상당히 넓기 때문에 정말 통증 부위에 주사하려고 하면 엄청나게 많은 용량의 약물이 필요하게 될 것이다.

필자는 통증이 있는 부위에 주사하지 않고 멀리 떨어져 있는 곳에서 그 원인을 찾아 주사한다. 근육을 조절하는 운동신경이 흥분을 일으키면 해당근육의 과긴장을 일으켜 그 근육 내에 산소공급이 되지 않아 무산소성대사를 일으켜 통증유발물질이 생겨 허혈성통증을 일으키게 된다.

골격근의 운동신경(motor nerve.)이 주행 도중에 압박받을 수 있는 요소들이 몇 군데 있기 마련인데, 신경의 주행 도중에 있는 근육에 생긴 통증유발점이 신경을 압박하거나 조이게 되어 통증이 생긴다는 사실을 아는 사람이 많지는 않은 것 같다. 감각신경(afferent n.)이 눌리거나 조여지면 그 신경의 지배를 받고 있는 영역에 아무런 이상이 없음에도 불구하고 그 영역에 이상이 생긴 것처럼 통증을 느끼게 된다.

운동신경이나 감각신경의 주행을 방해하는 정확한 지점만 알게 되면 소량만으로도 훌륭하게 통증 치료를 할 수 있는데, 대부분의 의사들이 통증의 발생기전을 생각하지 않기 때문에 통증이 있는 부위에 광범위하게 주사하고 있다.

통증이 있는 부위에 주사하면 근육의 마비로 허혈이 풀리면서 상당기간 통증이 없을 수 있다. 그러나 실제적으로 힘을 많이 쓰고 자주 사용하는 수의근에 다량의 BOTOX를 주사하면 근육의 마비까지 일으켜 상당기간 힘을 쓰지 못하게 된다.

Botulinum Toxin을 대신해서 국소마취제도 근육의 긴장을 풀어서 신경을 치료해 주는 기능을 가지고 있지만, 그 작용시간들이 짧기 때문에 반복 주사해 주어야 한다. 소염목적으로 함께 투여하는 steroid는 반복사용으로 생기는 부작용이나, 금기사항 때문에 사용을 제한받는 경우도 고려해야 한다.

BOTOX를 홍보하기 위해 강의와 치료시범을 보인 미국인 의사도 환자의 통증이 있는 부위에 Bupivacaine과 BOTOX를 한 병씩 섞어 주사하는 것을 보았는데, 그 의사마저도 통증의 원인을 몰랐던 것으로 추정된다. 시범적으로 치료받았던 그 환자는 통증은 없어졌겠지만 오랫동안 근육의 마비로 불편함을 겪었을 것으로 사료된다. Botulinum Toxin은 근육을 이완 또는 마비시키는 약제이지 진통제나 마취제가 아님을 알아두고, 약 좋은 것 자랑 말고 올바로 사용하는 법을 알아두도록 하자.

2002. 8. 6.

07 X선 촬영하지 않았던 또 다른 나의 실수!

서론

필자는 통증 환자를 진료할 때 본인의 자각증상을 중요시하고 있고 X선이나 MRI 검사에 의한 객관적인 소견은 참고로 할 뿐 전적으로 의존하지는 않는다. 대부분의 통증은 구조적 장애에 의한 것이기보다는 기능적 장애로 생긴 것들이기 때문이다. 그렇기에 방사선 소견에 의미가 없을 것 같다고 생각되는 환자에게는 X선 촬영을 하지 않는 경우가 많았다. 그러한 필자를 가끔은 이상한 눈초리로 바라보는 환자들이 있었던 것도 사실이다.

현명한 의사들 중에는 필자같이 바보짓 하는 의사는 없겠지만, X선 촬영 안했다가 오진을 하여 크게 혼난 사실이 두 차례나 있어 소개하고자 한다.

증례

(1) 몇 년 전의 일인데 필자의 클리닉에서 가까운 곳에 사시는 60대 후반의 여자가 우산을 지팡이 삼아 필자를 찾아왔다. 일주일 전에 길에서 넘어진 일이 있었는데 좌측의 허벅지 앞쪽(鼠蹊部)에 통증이 있어 며칠 지나면 좋아질 줄 알고 지냈으나 계속해서 아파서 왔으니 물리치료나 해주었으면 좋겠다고 한다.

진찰해보니 좌측 서혜부인데 부위와 대요근과 장골근의 하단에 압통이 있어 그 부근의 근육이나 인대의 타박 정도로 생각되었다. 며칠 동안 치료하면 될 것으로 생각되어 물리치료를 해주고 소염진통제를 투여하며 일주일이 경과했는데도 신통한 반응을 보이지 않았다.

서혜부 근처에 있는 압통이 가라앉지 않는 것으로 보아 인대보다는 그 근처에 있는 대요근이나 장골근이 타박을 받은 것이 아닌가하는 생각이 들었다. 대요근을 이완시켜주면 혈액순환이 개선되어 쉽게 좋아질 것이라는 생각이 들어 서혜부 앞에서 대요근의 말단에 0.5% 리도카인을 6 mL 주사했다. 주사하고 그 자리에 물리치료를 한 다음에 증상이 많이 호전되었을 것으로 기대하고 환자에게 일어서서 걸어보라고 하였다. 환자는 일어서려다 말고 그 자리에 털썩 주저앉고 말았다. 환자는 일어서지도 못할 뿐 아니라 극심한 통증 때문에 고함을 질러댄다.

웬일인가 하고 만져보니 고관절 부분이 뒤틀려 있는 것이다. 서둘러 X선실로 옮겨놓고 C-Arm 투시기로 투시해보니 대퇴골의 경부(頸部) 중간에 골절이 있어 탈위를 일으켜있는 것이 아닌가? 투시기로 보면서 이탈된 뼈를 바로 잡아보려고 시도했으나 한 번 틀어진 뼈는 좀처럼 바로 잡아지지 않고 환자는 더욱 고통스러워 한다. 골절되어 이탈된 대퇴골은 수술하지 않고는 치료되지 않음을 알고 있기에 서둘러 가까운 종합병원으로 이송하였다.

환자를 보내놓고 필자가 오진했던 이유를 생각해 보았다. 골절이 있는데도 불구하고 환자가 거의 멀쩡하게 걸을 수 있었기에 필자가 단순 타박 정도로 오진했던 것이다. 대퇴골의 대회전자(greater trochanter)에 부착되는 둔근(gluteal m.)들과 소회전자(lesser trochanter)에 부착되어 있는 대요근과 장골근들이 강한 긴장성을 유지하고 있는 것이다. 그 때문에 대퇴골 경부에 골절이 생겼어도 대퇴골이 대퇴골두(femur head)에서 떨어지지 않도록 대퇴골을 잡아당겨 주고 있다. 대퇴골 경부에 골절은 있어도 위치 이탈이 없었기 때문에 환자는 체중을 지탱하면서 걸을 수 있었던 것이다. 즉, 골절은 있어도 배열이 흩어지지 않고(good alignment) 있었기 때문에 보행에 장해가 없었던 것인데 국소마취제로 대요근을 이완시켜 놓으니 고정되어 있던 골절면이 틀어지면서 통증의 악화를 초래했던 것이다.

필자는 이 환자의 경우에는 마취시켜 근육을 충분히 이완시킨 상태에서 골절되어 탈위되어 있는 뼈의 배열을 바로 잡아주고 압박고정장치(compression hip screw)를 해주면 될 것으로 생각했는데 수술방법에 문제가 생긴 것이다.

전원한 후 며칠이 지나 환자보호자로부터 전화가 왔는데, 수술 시기가 늦어져서 뼈가 녹아버려 자기의 뼈(대퇴골두)를 쓸 수가 없게 되어 인공관절을 넣은 수술을 했다고 한다. 수술을 지연시켜 인공관절을 넣게 한 책임을 어떻게 할 거냐고 묻는 것이다. 필자에게 수술비를 변상해야 될 것이 아니냐는 말투였다. 보호자에게는 자세한 내용을 알아보고 책임질 일이 있으면 책임지겠다고 얘기해두었다.

그쪽 병원의 책임자에게 전화를 걸어 내용을 물었더니 사실이었다. 그 병원에서는 수술 시기가 늦어서 대퇴골두(femur head)가 무혈성괴사(avascular necrosis)에 빠졌기 때문에 대퇴골두를 제거하고 인공관절을 삽입하였다고 한다. 마치 필자가 지연시켜 그렇게 되었다는 것 같은 표현을 하고 있는 것이다.

이제까지 아무렇지 않게 걸어 다니던 환자가 그렇게 하루 만에 쉽게 무혈성괴사가 일어날 수 없는 일인데, 무혈성괴사라는 진단을 내린 근거를 보자고 했다. 잘라낸 대퇴골두를 검사해서 진짜 무혈성괴사를 일으켰던 것인지 필자가 검사해 보겠으니 버리지 말고 필자에게 보내달라고 했다. 그리고 무혈성괴사가 진짜 있었으면 필자가 치료비를 댈 것이지만, 그렇지 않으면 그 책임을 집도의사에게 묻겠다고 했다.

잠시 후에 그쪽 병원의 책임자가 직접 찾아와서 환자를 의뢰해 준 의료기관에 심려를 끼쳐서 죄송하게 되었다면서, 그 환자에 대해서는 자기네가 책임지고 처리할 테니 걱정 마시라고 정중하게 사과하고 갔다. 아마 그쪽 병원에서는 골절된 뼈가 다시 붙을 때까지 장기간 기다리는 것보다 인공관절치환술을 하는 것이 빨리 회복할 수 있었기에 무혈성괴사를 일으킨 것이라 설명하고 시술을 했을 것으로 생각되었다.

(2) 너무 어처구니없었던 일을 한 가지 더 소개한다.

30대 중반의 남자가 2-3일 전에 주먹질(punching)을 하다가 새끼손가락을 삐었다고 찾아왔다. 촉진해보니 새끼손가락의 원위지절(DIP joint)의 인대에 손상이 있다고 생각되어 물리치료해 주고 소염진통제를 투여했다. 그 후로 5일쯤 지나서 한 번 찾아오고, 다시 일주일쯤 지나 한 번 더 온 일이 있었던 것 같은데 5개월쯤 후에 문제를 일으켰다. 시간이 없어 그럭저럭 지내다가 더 나빠져서 어느 준종합병원 정형외과에서 마지막 마디의 상단에 골절이 있다는 진단을 받고 수술을 받았는데, 수술결과가 좋지 않아 대학병원에서 재수술을 받았단다.

초진 시에 골절을 확인하지 않았기 때문에 본인도 대수롭지 않게 생각하고 지내다가 두 번이나 수술을 받고 고생을 했으니 치료비와 손해배상을 하라는 것이다. 그것도 본인이 직접 찾아온 것이 아니고 소비자보호원을 통해서 배상청구가 들어온 것이다.

환자가 수술을 받은 것은 필자에게 진료 받은 시점에 있었던 골절 때문이었는지, 그 후에 생긴 골절인지 구분할 수 없었지만, 수술을 두 번 받고 고통당한 것에 대해 소비자보호원의 중재로 3백만 원을 주고 원만하게 해결 지을 수 있었다. 초진 시에 X-ray 촬영을 해서 골절만 확인했더라면 splint만 대주고 간단히 해결될 수 있는 일을 너무 소홀히 생각했다가 복잡하게 만든 사건이었다.

환자와의 관계는 그렇게 마무리 지었지만 X선 한 번 촬영하지 않아 망신당하고 금전적인 손해까지 입고 보니 낯이 저절로 뜨거워졌다. 그때 놀란 이후로 필자도 특별히 뼈의 골절이 예상되지 않는 환자에게도 X선 촬영하고 뼈에는 이상이 없다는 낯간지러운 얘기를 하는 의사가 되지 않을 수 없게 되었다.

"돌다리도 두드려보고 건너라"는 말이 새삼 생각난다.

2002. 12. 6.

08 편두통이 생기면 체하고 토하는 남자

2002. 1. 16. 경북 영덕에 사는 47세의 남자가 필자를 찾아왔다. 사연인즉 30년 전부터 우측에 박동성 편두통이 심했는데 두통이 있을 때에는 눈이 아른거리며 섬광이 비치고 시야가 흐려지고 안구통증이 있다고 한다. 편두통이 심할 때에는 반드시 체하고 구토증이 심해 약을 먹어도 모두 토하는 바람에 두통약조차 먹을 수 없단다. 또한 음주 후에는 반드시 두통이 심해지고 구토증이 나타난다고 한다. 그동안 편두통 치료를 위해 각종 검사와 치료를 많이 받아보았지만 진단도 확실치 않았고 백방의 치료가 모두 효과가 없었단다.

필자가 진찰해 본 결과 편두통의 원인은 우측승모근(trapezius m.)의 운동점에 생긴 통증유발점이 대후두신경을 잡아당기고 있었고, 두판상근(splenuis capitis m.)의 통증유발점이 후두동맥과 안면신경의 후두근(occipitalis m.) 분지를 압박하는 것으로 추정되었다.

체하고 구토를 일으킨다는 문제를 알아보기 위해 복부를 촉진해보니 우측 상복부의 복직근(rectus abdominis m.)에 심한 압통점이 발견되어 필자가 연구발표 했던 "가성 위장통"으로 진단내릴 수 있었다(대한통증학회지 제9권 1호, 1996).

두통이나 편두통과 위장장애가 함께 있을 경우, 이 환자처럼 두통이 발생하면 체하거나 소화가 안 된다고 생각하는 사람이 있는가 하면, 소화가 안 되고 체하면 두통이 생긴다고 생각하는 사람도 있다.

환자에게 편두통과 위장장애의 원인이 공존하고 있어 통증을 일으킬 때에는 양쪽의 원인이 동시에 작동하기 때문임을 설명해주었다. 풍선을 100 cc 병에 넣고 불면 100 cc 만큼 늘어날 것이고, 500 cc 병에 넣고 불면 그 용량만큼 불어날 것이며, 1,000 cc 병에 넣고 불면 그만큼 불어날 것이다.

위장도 풍선과 같아서 같은 원리로 복강의 용적에 비례하여 1 L까지는 아무런 불편없이 팽창할 수 있다는데, 복강의 용적을 결정하는 요소는 복근의 탄성에 달려있다. 우측 상복부 복근에 통증유발점이 생겨 근육의 탄성이 떨어져 복강용적이 줄어들면 위장의 용적도 줄어들게 될 것이다.

음식물의 유입으로 위장의 용적이 늘어나면서 잠복상태에 있던 복근의 통증유발점을 자극하여 활성화시키고, 활성화된 복근의 통증유발점은 반대로 위장을 압박하여 기능장애를 일으킨다.

첫 날은 편두통을 치료하기 위해 우측 두 곳의 통증유발점에 각각 스테로이드를 혼합한 국소마취제를 4 mL씩 주사하고 물리치료를 했는데, 두통이 없는 상태에서 치료했기 때문에 그 효과는 알 수 없었다. 둘째 날은 우측 상복부에 있는 복근의 통증유발점에 주사와 치료를 함께 했다.

둘째 날 치료하고 나서 환자는 일부러 친구와 술도 마셔도 보고 과식까지 했는데도 편두통도 생기지 않고 위장장애도 생기지 않았단다. 그러한 환자의 행동결과는 필자에게 진단에 확신을 갖게 해주었고 환자 자신에게는 커다란 신뢰감을 갖게 해주는 것 같았다.

계속해서 치료를 해주면 좋아질 수 있겠다는 확신은 얻었지만 직장 다니는 사람을 객지에 장기간 머무르게 할 수가 없어 3일간 치료하고 고향으로 내려 보내기로 했다. 집 근처에 있는 병원에 가서 각 통증유발점의 통증이 없어질 때까지 지속적인 물리치료를 받되, 도중에라도 다시 편두통 증상이 생기면 즉시 올라와서 그 때에는 Botulinum Toxin을 주사해서 치료하자고 했다.

문헌에는 편두통은 혈관의 장애 때문에 생긴다고 되어 있는데 어느 혈관의 무슨 장애 때문에 편두통이 생긴다는 구체적인 언급이 없고 구역, 구토가 동반되는 기전에 대해서도 전혀 설명이 없다. 내과적 치료로는 혈관수축제인 ergotamine, anti-convulsants, beta-blocker, Ca.-channel blocker 등을 투여하고 있지만 그러한 약제의 치료기전이 설명되지 못하고 있다. 마취과적으로는 반복적으로 성상신경절차단을 하고 있는데 혈관수축제를 투여하는 내과적인 치료와는 이론이 상충되며 그 치료기전과 치료 효과도 모호하다.

편두통의 전구증상으로 눈에 나타나는 증상과 구역, 구토 등이 동반되는 것으로 미루어 교과서에 나오는 편두통과 이 환자의 증세는 일치했던 것으로 보인다. 필자는 편두통은 두개강내(intracranial)의 혈관장애 때문에 생긴 것이라 생각하지 않기 때문에 두피로 가는 후두동맥의 압박을 제거해서 편두통 증상 중의 혈관성통증의 개선효과를 볼 수 있었다.

30년 된 편두통과 위장장애를 단 3회의 치료로 완치할 수 있다고 생각되지는 않지만, 환자에게는 병의 원인을 찾고 완치될 수 있다는 희망을 갖게 되었다는데서 커다란 의미가 있었다고 생각된다.

편두통이 있을 때 위장장애, 구역이나 구토가 동반하는 것은 서로 상관관계가 있는 것은 아니다. 그러나 복근 때문에 생긴 위장의 기능장애가 편두통과 동시에 생기면 같은 원인에 의한 증상으로 생각할 수 있음은 이 환자가 아닌 다른 환자에게서도 알 수 있었다. 편두통과 가성 위장통을 함께 가진 이 환자를 통해서 체하면 두통이 생긴다거나, 머리가 아프면 체하고 토한다는 환자들의 생각이 잘못되었음을 밝힐 수 있었다.

또한 두 가지를 별개의 질환으로 구분하여 치료함으로써 한 가지 병으로 생각했던 편두통과 그 수반증상인 구토증을 모두 치료할 수 있었기에 소개하는 바이다.

2002. 1. 31.

09 똑바로 누워 잘 때만 두통이 생기는 사람

증례

두통의 증상이나 수반증상도 여러 가지가 있는데, 낮에 활동할 때보다는 밤에 잠자리에 들어 똑바로 누워서 베개를 베고 자면 머리가 아파서 잠을 깨고 옆으로 눕거나 엎드려 잠을 잔다는 환자가 찾아 왔다.

50대 중반의 여자는 젊어서부터 혈압이 낮은 편이어서 오래 전부터 몸 컨디션이 약간만 좋지 않아도 어지럽고 눈에 별빛 같은 것이 아른거리며 후두통이 자주 있었다고 한다. 혈압을 올려보기 위해 보약도 먹어보았는데 별 효험을 보지 못했고, 영양을 섭취하려고 해도 식성이 까다로워 기름진 음식을 좋아하지 않아 그것도 쉽지가 않다고 한다. 내과에 가서 진찰 받아보아도 별 이상은 없으니 영양섭취를 잘하는 것이 최선책이라는 얘기만 자주 듣는단다.

어지럽고 머리가 아프면 영양부족이라는 생각으로 병원에 가서 가끔 영양제(?)를 주사 맞고 지내 왔는데, 근년에 들어서는 영양 상태는 좋은 편이어서 어지럼 증상은 없지만, 1년 전부터 누워서 잘 때 두통이 발생하는 일이 생겼다고 한다. 뇌의 MRI 촬영을 해보았지만 이상소견을 찾지 못했고, 낮에 활동 시에는 증상이 거의 없어 병원에 가서도 진단이 나오지 않아 주로 새우잠을 자고 지낸다는 것이다.

필자는 예전에도 두통환자 중에는 가끔 잠잘 때에 두통이 생겨서 잠을 깨어난다는 환자를 본 일이 있었지만 이렇게 오랫동안 지속되는 환자는 처음이었다. 그런 환자들은 주로 후두동맥이 지나가는 두판상근(splenius capitis m.)에 생긴 통증유발점이 가끔씩 두통을 일으켜 왔는데, 누어있을 때 베개에 의해 통증유발점이 압박당하면 후두동맥의 혈류가 방해받기 때문에 두피에 일시적인 허혈성 두통을 일으켰던 것으로 사료되었다.

그런데 이 환자는 두판상근 보다는 양쪽의 두측반극근(semispinalis capitis m.)의 상단에서 더욱 강한 압통이 발견되었다. 검사 겸 치료를 위해 양측의 압통점에 약 4 mL씩의 약물을 주사하고 물리치료를 하고 보냈다. 다음날 물어보니 똑바로 누워 잠을 잤는데 두통은 없었지만 주사 맞고 치료받은 자리가 아팠단다. 두측반극근에 있던 압통이 없어질 때까지 일주일간에 걸쳐 총 6회의 물리치료를 했더니 잠잘 때에도 두통이 생기지 않는다고 하여 치료를 종결짓고, 만일에 다시 발병하거든 치료받은 자리를 마사지해주도록 당부해두었다.

■ 대후두신경과 두측반극근(좌측), 후두동맥과 두판상근(우측)

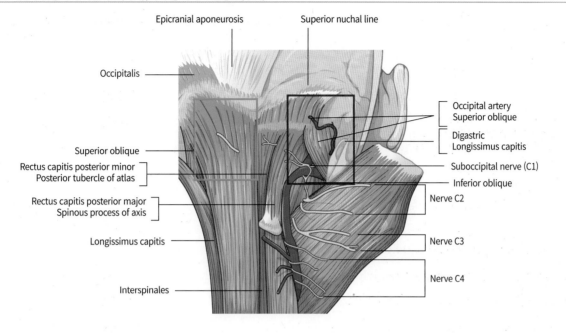

고찰

대후두신경(greater occipital n.)이 두측반극근(semispinalis capitis m.)을 뚫고 두피로 나오는 곳은 두측반극근이 후두골에 부착되는 지점이다. 후두골의 상항선(superior nuchal line)에 부착되기 직전의 두측반극근은 두께가 상당히 두껍기 때문에 대후두신경이 관통하여 나오는 통로는 거의 터널수준이다.

대후두신경은 두측반극근과 승모근(trapezius m.)의 힘줄을 뚫고 나오면서 두측반극근에 운동신경을 보내고 몇 개의 말초분지로 갈라져 두피의 표재건막(superficial aponeurosis), 상항선에서 두정(vertex) 까지의 두피에 분포된다. 대후두신경이 이 통로를 지나다가 조여지게 되면 뇌나 두피에는 이상이 없는데 도 신경의 지배를 받고 있는 두피(頭皮)에서 통증을 일으킨다. 신경의 통로를 이루고 있는 두측반극근에 강직성 통증유발점이 생기면 대후두신경을 조이는 원인으로 작용하게 된다.

이 환자의 경우에는 평소에 잠복상태에 있던 통증유발점이 잠잘 때에 베개에 의해 압박당하면서 활성화를 일으켜 두통을 일으켰던 것이다. 대후두신경을 당겨서 두통을 일으키는 원인 중의 또 하나는 승모근의 motor point에 통증유발점이 생기면 후두골근처에서 승모근의 힘줄을 뚫고 나오는 지점을 잡아당겨 신경에 긴장을 주어 두통을 일으키기도 한다. 대후두신경의 장해에 의한 두통이 있을 때에 마취과적으로는 대후두신경을 차단하는 것으로 되어 있는데, 실제로 대후두신경을 직접 차단하면 두피에 감각마비가 있어 통증 못지않게 기분이 좋지 않고 약효가 사라지고 나면 다시 두통이 생기기 마련이다.

어떤 보고자들에 의하면 두통을 치료하기 위해 국소마취제로 SGB나 C2-ganglion block을 반복하거나 고주파 열응고술로 ganglion을 파괴한다고도 한다. 이러한 치료법은 통증의 발생기전을 고려치 않고 너무 상위 level에서 신경을 차단하거나 파괴하는 것으로 생각되었고, 보고 내용으로 보아도 그 치료 효과는 믿을 만한 수준은 못되었던 것 같다.

두 편의 논문을 통해 보고자들은 환추(Atlas)와 축추(Axis)의 아탈구(subluxatoin)에 의해 신경절이 손상받아 대후두신경의 장애를 일으켜 두통을 일으킨 것으로 보고하고 있다. 수차례의 반복차단에도 완치효과가 없었고, 고주파열응고술을 받고도 100% 만족할만한 효과가 없었다는 것은 환축추관절(環軸椎關節; Atlanto-axial joint)의 아탈구가 두통을 일으킨다는 확실한 근거가 되지 못하는 것이 아닌가 생각된다.

결론

통증 치료의 효과는 100% 내야지 절반의 치료 효과란 있을 수 없는 일이다. 두통을 일으킬 수 있는 대후두신경의 주행로에 있는 통증유발점으로 두측반극근과 승모근의 motor point를 찾아 치료하는 것이 C2 ganglion을 차단하는 것보다 탁월한 효과가 있다고 사료된다.

참고문헌

1. C2 척수신경절 차단술에 의한 Cervicogenic Headache의 치험: 통증학회지 1993: 96-99. 제6권 제1호.
2. Atlanto-axial Subluxation 환자에서 C2 ganglion의 열응고술: 통증학회지 2001: 193-198. 제14권 제2호

2002. 2. 28.

10 오비이락(烏飛梨落)

오비이락이란 까마귀 날자 배 떨어진다는 우리 속담을 한문으로 쓴 사자성어인데, 어떤 사건과는 아무런 관계없는 사람이 사건현장 근처에 있었던 것만으로 혐의를 받았을 때 비유할 수 있는 말이라 할 수 있다.

환자를 치료하다보면 가끔은 억울한 얘기를 듣게 되는 경우가 있기 마련이다. 가장 고통스러운 통증을 치료해주고 나면 다른 곳에 통증이 생기거나 새로운 증상이 생기는 수가 있다. 이러한 경우에 이해를 못하는 환자를 만나면 통증을 다른 곳으로 옮겨놓았거나 치료의 부작용으로 생긴 것이 아니냐는 엉뚱한 항의를 받는 수가 있다. 기존의 통증과는 상관없는 일이라고 설명해주어도 환자가 이해를 하지 못할 때에는 곤혹스러운 변명과 같은 설명을 해주어야 하는 때가 있다.

안면신경마비를 치료받던 환자에게 갑자기 삼차신경장애가 생기자 치료하다가 잘못해서 생긴 것이 아니냐는 오해를 받는 일이 생겼다.

증례

필자에게 그런 일이 생겨 아무리 설명을 해주어도 이해를 못하고 치료하다가 부작용으로 생긴 것이 아니냐는 항의를 받는 일이 생겼다. 36세의 여자 환자는 8개월 전부터 안면마비가 있어 모 대학병원 재활의학과에 다니면서 치료받다가 효과를 보지 못하자 한방치료를 받아 왔었다.

인터넷에서 필자를 알게 되어 찾아 온 것이 2005년 6월 21일이었다. 진찰 결과 전형적인 좌측의 Bell's palsy였고 증세가 상당히 심한 편이었다. 촉진해보니 좌측 유양돌기의 전-하방에 있는 악이복근의 후복(posterior belly of digastric m.)에 심한 압통이 있었다.

환자에게 안면마비는 이 근육에 생긴 통증유발점이 안면신경을 압박해서 생긴 것으로 의심되는데, 원인만 제거해주면 신경기능은 서서히 회복되겠지만 시간이 많이 경과했기 때문에 쉽게 회복되기는 어려울 것 같으니 조급하게 생각지 말고 치료받도록 일러두었다.

일반적으로 안면신경의 마비는 15일이 경과한 이후에는 치료를 해도 완전 회복이 어렵다고 알려지고 있는데, 대부분 그 원인을 몰라서 그랬던 것이고 원인을 찾았으니 시간이 지나면서 서서히 회복될 수 있을 것이라고 설명해두었다. 탄광에 매몰되었던 광부가 늦게 구조되어 의식을 잃고 혼수상태에 빠져있다면 잠자던 사람이 깨어나듯 쉽게 회복되는 것이 아니고, 시간이 많이 걸리는 것과 같다고 비유를 들어 설명하기도 했다.

첫날은 악이복근의 후복에 스테로이드 20 mg과 hyaluronidase 1,500 U를 혼합한 0.5% 리도카인 3 mL를 주사해주고 이곳에 물리치료를 하기 시작했다. 다음날은 오래전부터 후경부와 견대부분이 굳어져 힘들었는데 이것도 함께 치료를 할 수 없느냐고 한다. 진찰결과 양측부신경과 견갑배신경의 장애로 인한 승모근과 견갑거근에 있는 긴장성 통증도 함께 있음이 확인되었다. 흉쇄유돌근과 중사각근에 있는 통증유발점에 좌우교대로 주사하면서 동시에 물리치료에 들어갔다.

일주일 후에 다시 통증유발점주사를 해주고 치료를 하다 보니 뒷목과 어깻죽지는 많이 편해지고 있다고 하며, 안면마비의 원인으로 작용하고 있던 악이복근의 후복에 있던 통증유발점도 촉진해보니 많이 풀려가고 있다는 느낌이 들었다.

안면마비의 회복은 두고 보더라도 원인만 제거되었다고 생각되면, 치료는 며칠 내에 종결지을 수 있겠다는 생각이 들었다. 날짜로는 치료를 시작한지 15일 만이고 치료는 7회째 되는 날에 와서는 생각지도 않았던 항의를 하는 것이다. 어제 저에너지 레이저치료를 받을 때에 유양돌기 근처가 아프더니, 치료받고 집에 가서부터 갑자기 왼쪽 귀에 감각이 무뎌졌는데 치료할 때에 너무 심하게 눌러서 신경에 고장이 생긴 것이 아니냐고 한다.

피부감각을 점검해보니 귓바퀴(ear auricle)의 감각뿐만이 아니고 하악 주위와 측두부위(temporal area)의 감각까지 둔화가 있었다. 옆머리 부위는 머리카락이 덮고 있어 확실치 않았지만 분명히 둔화는 있었던 것 같았다. 해부학적으로는 삼차신경의 제3지인 하악신경(mandibular n.)의 분포지역에 감각둔화가 생긴 것이다. 삼차신경통 환자를 보기는 했지만 이렇게 감각둔화가 생기는 것은 처음 경험한 일이었다.

원인은 모르겠지만 지금까지 치료하던 내용과 새로 생긴 증상과는 별개의 사항이며 삼차신경에 장애가 생긴 것 같다는 것을 해부학 책을 보여주면서 설명을 했지만, 환자에게는 구차한 변명으로 들렸던 것 같다. 이제까지 고분고분하게 치료받던 환자의 표정이 달라지면서 이러한 증상의 원인을 밝히고 치료해 줄 수 있는 병원이나 의사를 소개해달라고 한다. 대학병원 몇 곳을 추천해 주었더니 누가 가장 유능하며, 그곳에 가면 원인규명을 위해서는 어떠한 검사를 하느냐고 물어온다.

필자가 알지도 못하고 치료에 손을 대지 않은 것 중의 하나가 신경병적 통증인 삼차신경통인데, 어떠한 검사를 하고 어떻게 치료할 것인지는 대학병원에 가서 상의해보라고 의뢰서를 발부해서 보내주었다. 환자를 보내 놓고도 행여나 대학병원에서도 필자가 진료 도중에 잘못해서 감각마비가 온 것이라고 엉뚱한 얘기를 하지나 않을까하는 생각이 들어 마음이 좋지가 않다.

이 환자는 대학병원 통증클리닉에 가서 뇌의 MRI 검사까지 받고도 원인을 발견하지 못했는데, 환자 본인은 필자의 클리닉에서 봉(Laser probe)으로 눌러서 아프게 한 후로 그러한 증상이 나타났다고 주장한다는데 무슨 일이냐고 대학병원에서 전화가 왔다.

고찰

필자는 이제까지 삼차신경통은 신경병증성(neuropathic)이라고 생각하여 치료 대상으로 삼지도 않고 지내왔다. 삼차신경의 말초지인 활차상신경, 안하신경의 말초지, 관골측두신경 등이 근육에 있는 통증유발점 때문에 통증을 일으키는 것을 가끔 보게 된다. 그 때마다 필자는 삼차신경통은 반드시 신경병적인 것만은 아니라는 의심을 가져보기도 했다.

평소에 거의 관심밖에 있었던 하악신경의 해부구조와 기능을 고찰해보고 이 환자의 경우에는 신경의 주행과정에 있는 외측익돌근(lateral pterygoid m.)에 생긴 통증유발점이 이개측두신경(auriculotemporal n.)을 압박하여 감각장애를 일으켰던 것은 아니었을까 생각해보게 되었다. 환자는 떠나보내고 없지만 이 환자의 증상과 관련된 삼차신경의 해부를 공부하면서 새삼스러운 고민을 해본다.

하악신경(Mandibular Nerve: V3)에 관한 고찰

하악신경은 삼차신경 중에서 가장 큰 부분으로서 커다란 감각신경근과 좀 더 작은 운동신경근으로 이루어져 있다. 신경이 난원공(foramen ovale)을 통해 두개강에서 나와 외측익돌근(lateral pterygoid m.)과 구개범장근(tensor veli palatini m.) 사이를 지나 여러 개의 가지로 갈라진다.

감각분지는 측두 부분의 피부, 이개(耳介), 외이도(外耳道), 뺨, 아래 입술, 안면의 하부, 뺨 안쪽의 점막, 혀, 유양돌기 봉와, 아래 이빨과 치주, 턱, 턱관절에 분포된다.

운동분지는 음식을 씹는 근육들(masseter m., temporal m., pterygoid m.), 악설골근(mylohyoideus m.), 악이복근의 전복, 고막장근(tensor tympani m.), 구개범장근(tensor veli pallatini m.)에 분포된다.

하악신경의 분지 중에 중요한 몇 가지 기능을 열거해 본다.

1) Ramus Meningeus n.- foramen spinosum을 뚫고 두개안으로 들어가 경막(dura mater)에 분포

2) Medial Pterygoid n. - tensor veli pallatini m.와 tensor tympani m.에 운동신경을 보냄.

3) Masseteric n. - 교근(masseter m.)에 운동신경과 악관절에 감각신경분포

4) Deep Temporal n. - 측두근(temporal m.)에 운동신경을 담당

5) Lateral Pterygoid n.

6) Buccal n. - supply the skin of the cheek over the buccinator m.

7) Auriculotemporal n. - 측두의 피부와 근막, 인접해있는 두피, 귀의 전상방의 피부, 주로 귀구슬(helix)과 귓바퀴 (tragus)에 감각신경을 담당하고, 이하선(parotid gland)의 분비와 혈관운동을 조절한다.

8) Lingual n.

9) Inferior Alveolar n.

결론

옛날부터 위험하다고 어린애들은 물가에 가지 못하도록 말려왔고, "까마귀 노는 곳에 백로는 가지 말라" 고 했건만, 위험한 길인 줄 알고 있고, 피하고 싶어도 피할 수 없는 것이 의사의 운명이 아닌가 생각해 본다.

2005. 7. 21.

11 안면신경마비가 성상신경절차단만으로 치료될까?

서론

안면신경마비의 원인과 치료법에 대해서는 아직도 정답은 알려진 바 없다. 진료과마다 신경마비의 원인에 대해 생각을 달리하기 때문에 치료법도 다른 것으로 알고 있다. 마취통증의학과에서는 어떤 연유로 성상신경절차단(SGB)에 의존하게 되었는지 모르겠지만 그 효용성은 믿어야 할지 말아야 할지 모를 판이다. 필자는 안면마비에 대한 SGB의 효용성을 믿지 않기 때문에 안면신경마비 환자에게 SGB를 시술해 본 일이 없다.

필자가 치료했던 안면신경마비 환자 중에 특별한 경우 두 사람을 소개한다.

증례

(1) 56세의 남자는 우측 안면경련(facial spasm)을 오랫동안 가지고 있다가 ○○대학병원 신경외과에 가서 수술을 받았다. 그런데 수술을 하고 나서 경련은 풀렸는데 수술의 상처가 미처 아물기도 전에 안면신경마비가 심하게 생겼다.

필자는 수술방법에 대해서는 알지 못하지만, 안면경련 환자의 수술은 미세수술을 하는 것으로 수술 상처가 거의 남지 않는 것으로 알고 있었다. 이 환자의 경우는 미세수술을 받지 않았던지 유양돌기 뒤쪽으로 상처가 커다랗게 남아있고 두피에 수술바늘자국도 채 가시지 않은 상태로 필자를 찾아왔다.

환자는 안면경련을 치료하려다 마비가 생겼으니 오히려 더 나빠진 것은 아니냐고 걱정이 태산이다. 수술받고 15일 가량 되었는데, 수술 받고난 직후에 안면마비 증세를 보여 시간이 지나면 좋아질 것이라면서 곧바로 통증클리닉에 의뢰해 주었다. 통증클리닉에서 일주일가량 매일 SGB를 받아보았지만 좋아질 기미를 보이지 않자 초조해진 나머지 환자 자신이 서둘러 필자를 찾아오게 되었다.

촉진해보니 우측 유양돌기의 전-하방에 심한 압통이 촉진되어 악이복근(愕二複筋; digastric m.)의 뒷가지(posterior belly)에 부종과 강직이 있음을 알 수 있었다. 확실한 원인은 알 수 없었지만 수술 도중에 악이복근의 뒷가지(後複)가 손상받아 안면신경을 압박해서 마비를 일으켰던 것으로 추정되었다.

악이복근의 뒷가지가 유양돌기에 부착하는 부위에 부종과 강직성 통증유발점이 생겼던 것이다. 0.5% 리도카인에 스테로이드 10 mg을 혼합해서 3 mL로 만들어 유양돌기의 전-하방에 있는 악이복근의 뒷가지에 주사하고 이 지점을 물리치료해 주었다. 치료가 끝나고 물어보니 마비가 풀리지는 않았지만 안면이 많이 편해졌다고 한다.

소염제와 근이완제를 복용토록 하고 귀가시켰는데 그 다음날은 안면마비는 많이 풀리고 안면근육들이 근질근질하다고 한다. 악이복근의 뒷가지에 있는 염증과 부종을 풀어주기 위해 그 자리에 6일간 저에너지레이저조사를 해주었더니 일주일째 되는 날은 완전히 정상으로 회복되었다.

일반적으로 안면신경마비는 15일 이상 경과하면 정상회복이 되지 않는 것으로 알려지고 있는데 이 환자의 경우는 급성으로 생긴 마비였고 조속히 정확한 원인을 찾아 해결해 주었기에 합병증 없이 쉽게 완쾌되었던 것으로 사료된다.

(2) 47세의 여자 환자가 2003년 8월 18일 필자에게 왔을 때에는 안면마비가 생긴지 3개월 반이나 지난 상태였다. 한의원과 신경외과를 다니면서 침술과 한약 그리고 물리치료를 받았지만 전혀 효과를 보지 못했다. 필자를 찾았을 때에는 우측의 안면마비가 심했는데, 그보다 괴로운 것은 귀 후방의 통증이 심해서 잠을 잘 수 없을 정도로 고통스럽다고 한다. 병력을 들어보니 귀의 후방에서 상방으로 뻗치는 두통이 먼저 온 다음 안면마비로 돌아섰다는 것이다.

촉진을 해보니 우측 유양돌기의 하방에 심한 압통이 발견되었다. 필자가 평소에 안면마비의 원인으로 생각해왔던 악이복근의 뒷가지에 생긴 통증유발점이 유양돌기의 근처에서 안면신경을 압박하고 있다고 추정되었다. 안면신경을 차단하는 방법에 준해서 유양돌기의 바로 아래쪽에 약 4 mL의 국소마취제를 주사했더니 귀의 뒤쪽에 있던 통증은 순식간에 사라지고 안면에 있던 불편감이 많이 감소했단다. 3-4일 간격으로 4회 주사해 주고 19회의 물리치료를 해주었더니 안면마비증상은 특별히 표정을 짓지 않고 가만히 있을 때에는 육안으로 보기에는 알아보지 못할 정도로 감소되었다.

만성안면마비는 원인제거 후에도 빠른 시간 내에 회복을 기대하기 어렵기 때문에 원인만 제거해주고 시간이 가면서 서서히 회복될 것을 기대하며 기다려보기로 하고 치료를 종결지었다. 그 후로 2개월 반 만에 필자를 다시 찾아와 안면마비의 후유증과 귀의 뒤쪽에서 당기는 것 같은 불편함이 남아있는데, 그 원인을 알기 위해 정밀검사를 받고 싶다고 하여 대학병원으로 진료 의뢰해 주었다.

그 환자는 의뢰서를 가지고 갔다가 약 4개월 후에 다시 찾아왔는데, Y대학병원 통증클리닉에 가서 별 검사도 받지 않고 3개월 반 동안 SGB만을 꾸준히 받았단다. SGB를 해도 별다른 효험이 없자 그냥 그대로 지내라는 얘기를 듣고 치료를 중단했단다.

외견상 안면마비 증상은 많이 호전되어 남이 거의 알아보지 못할 정도가 되어 그 점만은 본인도 그런 대로 지낼 만하다고 한다. 그러나 자각증상은 아직 남아있어 불편한데 본인의 호소는 귀의 뒤쪽에 통증이 있고 귀에서부터 우측 입의 가장자리까지 잡아당기는 것 같은 느낌이 있는데, 대학병원에서는 별 이상이 없으니 그냥 지내라고만 한다고 불평이 많았다.

전에 치료했던 악이복근의 뒷가지가 부착되는 유양돌기의 아래를 촉진해보니 압통이 발견되었다. 이번에는 같은 지점의 통증유발점에 Botulinum Toxin을 사용하기로 했다. 리도카인 15 mg과 스테로이드 10 mg, 그리고 Botulinum Toxin 20 U를 생리식염수에 섞어 4 mL로 만들어 유양돌기의 전-하방에 있는 악이복근의 뒷가지에 주사하고 레이저조사를 해주었다. 주사 후 즉시 귀의 뒤쪽에 있던 통증과 당기는 것 같은 기분이 없어졌다. 일주일 후에 다시 왔을 때에는 통증은 없는데 귀의 뒤쪽에 무언지 모르게 답답한 느낌이 있다고 한다.

악이복근의 뒷가지에 국소마취제를 주사해주었더니 그런 느낌이 사라졌다. 그 후로는 일주일에 2회 정도 간헐적으로 찾아와서 치료를 받고 있는데, 악이복근의 뒷가지에 레이저조사를 받고나면 시원한 느낌이 든다고 한다. 아마도 악이복근의 후복이 손상받아 반흔조직을 형성해서 안면신경을 압박하였을 것이다. 안면신경 압박의 초기에는 안면신경의 후이개분지(posterior auricular n.)를 압박해서 귀의 뒤쪽으로 통증을 일으키고, 더 진행되어 안면신경이 심하게 압박받게 되면서 신경의 마비를 일으켰던 것으로 사료된다.

고안

안면경련은 안면신경이 뇌 속에서 두개(頭蓋) 밖으로 나오는 과정에서 압박받아 생기는 것으로 생각되어 왔었다. 그동안 통증클리닉에서의 치료는 신경의 압박을 풀어주기 위해 통상적으로 경유돌공(stylomastoid foramen)에 주사바늘을 꽂아놓았다가 빼거나 국소마취제를 소량 주입해서 신경차단을 해왔다.

이러한 시술 후에는 안면신경의 마비가 생겼다가 마비가 서서히 풀리면서 경련이 없어지는 것을 볼 수 있는데 완치보다는 자주 재발하게 된다. 근년에 들어서는 미세수술로 신경과 유착된 혈관을 박리시켜 좋은 효과를 보고 있다고 한다. 이제부터 안면경련은 고전적인 신경차단에 의존하지 말고 수술요법으로 치료받을 수 있도록 배려하는 것이 타당할 것 같다.

일반적으로 운동신경들은 오랫동안 압박되었더라도 그 원인만 제거해주면 순식간에 기능이 정상으로 회복되는 것을 볼 수 있는데, 안면신경은 압박받는 시간이 오래되면 완전회복도 기대하기 어렵고 기능이 회복되는 기간도 오래 걸린다. 통상적으로 안면신경은 15일 이상 지연되면 완전한 기능회복은 어려운 것으로 되어 있다.

2번째 증례 환자의 경우는 안면신경의 압박이 풀어지면서 시간이 흘러감에 따라 마비증상은 점차 회복의 기미를 보이고 있다. 오랫동안 유착되어 있던 악이복근의 뒷가지가 완전히 풀리지 않아 환자는 귀의 뒤쪽에 불편함을 느끼고 있고 치료를 받으면 시원한 감이 드는 것으로 생각된다.

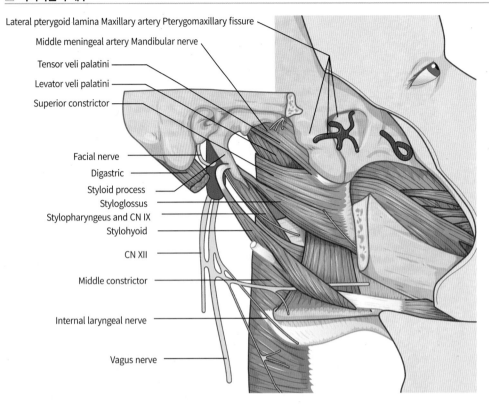

Lateral pterygoid lamina Maxillary artery Pterygomaxillary fissure

Middle meningeal artery Mandibular nerve

Tensor veli palatini

Levator veli palatini

Superior constrictor

Facial nerve

Digastric

Styloid process

Styloglossus

Stylopharyngeus and CN IX

Stylohyoid

CN XII

Middle constrictor

Internal laryngeal nerve

Vagus nerve

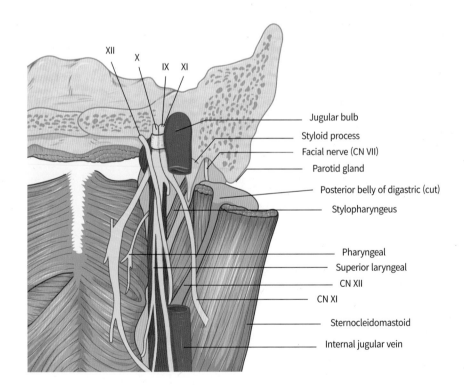

XII   X   IX   XI

Jugular bulb

Styloid process

Facial nerve (CN VII)

Parotid gland

Posterior belly of digastric (cut)

Stylopharyngeus

Pharyngeal

Superior laryngeal

CN XII

CN XI

Sternocleidomastoid

Internal jugular vein

악이복근(digastric m.)의 해부

악이복근의 뒷가지(posterior belly)는 앞가지에 비해 길이가 더 긴데 유양돌기절흔(mastoid notch)에서 기시하여 전-하방으로 내려오고, 앞가지는 하악골의 하연의 내측 면에 있는 오목한 곳에서 기시하여 후-하방으로 내려와 두개의 근육이 중간에서 힘줄을 이루면서 만난다. 이 힘줄은 경돌설골근(stylohyoi-deus m.)을 관통하고 섬유성 고리(fibrous loop)에 의해 설골(hyoid bone)의 측면에 부착된다.

뒷가지는 안면신경의 분포를 받고, 앞가지(anterior belly)는 하악신경으로부터 악설골근신경(mylohy-oid n.)의 분포를 받는다. 기능은 설골(舌骨)을 들어 올리는데 관여하고 턱관절을 벌리는 것을 돕는다.

결론

말초성 안면신경마비의 원인은 악이복근의 뒷가지에 유발점이 생기면 유양돌기 절흔(notch) 근처에서 안면신경을 압박하는 원인으로 작용하면서 악이복근과 안면신경 사이에 악순환을 일으키게 된다. 안면신경의 압박초기에는 흥분을 일으켜 귀의 뒤쪽에 통증을 일으키다가 더 심하게 압박받으면 안면근의 마비를 일으키는 것으로 생각된다.

따라서 안면마비의 치료는 그 원인이 되는 악이복근 뒷가지의 통증유발점을 풀어주는 것이 반복적인 SGB보다 탁월한 효과가 있다고 사료되어 안면마비의 치료법으로 소개하는 바이다.

12 치통으로 오진 받았던 턱관절증후군

30대 초반의 남자는 좌측의 치통과 귀의 통증이 심해서 진통제로 버티다가 마지못해 단골로 다니던 치과를 찾아갔다. 보철(補綴)을 전문으로 하는 원장님의 진찰결과 좌측아래 제3대구치(사랑니; third molar tooth)에 충치가 있다고 하여 발치하기로 하였다. 대부분 제3대구치는 중요한 기능이 없어 불필요한 존재로 취급되고 있고, 이렇게 충치가 생겨 귀찮은 일이 생기는 경우가 많아 아무 탈이 없는 경우에도 예방 차원에서 발치(拔齒)를 하는 일은 흔히 있는 일이다.

발치를 하기 위해 마취를 해놓고 뽑으려고 하니 꼼작도 하지 않고 뽑히지 않았다. X선 촬영을 해보니 이빨 뿌리가 너무 튼튼해서 뽑히지 않으니 다음에 뿌리가 약해지면 뽑자고 하고 치아(齒牙)치료만 받고 왔다. 치과에 다녀온 후에도 계속해서 통증이 심해 발치를 잘할 것으로 생각되는 구강외과에 찾아가 진찰받고 제3대구치를 뽑아주기를 청했다. 구강외과 원장께서는 사랑니에 충치가 있기는 하지만 뽑을 필요까지는 없고 치료하면 사용하는데 지장이 없다고 하셨다.

충치에 대한 치료를 몇 차례 받았지만 통증은 없어지지 않았다. 며칠 후에 치과선생님께서 지금 아픈 것은 충치 때문이 아니고 혹시 턱관절증이 아닌지 모르겠다고 말씀하셨다. 턱관절증후군이란 말은 처음들은 이 환자는 어느 의사를 찾아가야 할지 몰라 망설이다가 필자를 찾아오게 되었다.

치과에서 턱관절증후군 같다고 하는데 어느 진료과로 찾아가야 하는지 문의를 해왔다. 증상을 자세히 물어보니 왼쪽 치아와 귓속에 통증이 있으면서 음식을 씹거나 턱관절을 크게 벌릴 수가 없다고 한다. 본인은 사랑니에 생긴 염증 때문으로만 알고 있었고 치과에서도 그렇게 진단을 내렸었다.

환자의 입을 벌리게 한 다음 양쪽 협골궁(zygomatic arch)의 바로 밑에 있는 교근(咬筋)을 촉진해보니 좌측의 교근(masseter m.)이 딱딱하게 굳어있는 것이 만져지고 환자는 몹시 심한 압통을 호소한다. 예상했던 대로 교근에 생긴 통증유발점 때문에 좌측 턱관절증후군으로 확인된 것이다.

턱관절통의 발병기전

턱관절에 통증이 있어 음식 씹기가 불편하고, 턱관절에서 잡음이 나거나 입을 벌릴 때 지장이 있고 심지어는 귓속에 통증이 있으면 이것을 턱관절증후군이라 부른다. 이러한 증상의 대부분은 관절 내부의 고장이나 치아의 교합이 잘못되어 생긴다고 간주되어 왔고, 주로 치과영역의 진료대상이 되어 왔다. 치료는 정형외과에서는 관절염으로 간주하여 관절에 스테로이드를 주사해 주거나, 치과에서는 수개월간 입안에 splint를 착용시키거나 치아교정치료를 하고 있다.

필자의 연구결과 턱관절의 장애의 대부분은 그 원인이 관절 내부나 치아에 있지 않고, 턱관절의 운동에 관여하는 근육의 지속적인 과긴장이 관절의 정상기능을 방해하여 생긴 관절의 통증과 장애임을 알게 되었다. 턱관절에 통증이 있으면 귓속에서 통증을 느끼기도 한다.

음식을 씹거나 턱관절을 닫을 때 작용하는 교근에 생긴 통증유발점이 관절의 간격을 좁히면서 개구(開口)장애나 저작(詛嚼)장애를 일으키고, 만성화되면 관절의 손상도 줄 수 있음을 알게 되었다. 정상인의 경우에는 휴식상태에 있을 때 상악치와 하악치사이가 1-3 mm가 떨어져 안정공간을 유지하고 있다. 그러나 교근에 긴장이 생기면 상하 치아 사이 뿐 아니라 턱관절의 공간도 없어지게 된다.

턱관절에 생긴 장애로 턱관절에 생긴 통증을 귓속에 생긴 통증으로 착각하기 때문에 이비인후과를 찾아가 진찰을 받게 되지만 이상이 없다는 진단을 얻게 되는 것이다.

환자의 치료

교근의 통증유발점에 스테로이드 20 mg을 혼합한 0.8% 리도카인 4 mL를 주사하고 턱관절운동을 시켜보니 통증도 완화되고 입을 크게 벌릴 수도 있다고 한다. 교근에 물리치료를 해주었더니 증상이 없어졌다. 다시 통증이 생기거든 몇 차례 와서 치료받을 것을 권유했지만 그 후로는 괜찮다고 치료를 받으러 오지 않는다.

이 환자는 단 1회의 치료로 그동안의 통증과 장애가 완전히 해결되었다.

P.S 이 환자는 한 집에 살고 있는 필자의 아들이었다. 본인이 사랑니 때문에 치통이 있다고 해서 무심코 치과에 가서 치료받는 것을 방치했는데, 알고 보니 치통 때문이 아니었고 턱관절증후군 때문에 생긴 통증으로 고생을 하고 있었던 것이다.

참고문헌

턱관절의 통증에 관한 연구 (대한통증학회지 제8권 1호, 1995. 최중립)

2004. 4. 2.

13 잘못 시술되었던 하악신경파괴술!

삼차신경통은 그 통증의 기전도 확실치 않고 치료 또한 대부분 신경파괴제를 이용한 신경차단에 의존하고 있기 때문에 필자가 좋아하지 않는 질환 중의 하나이다. 필자는 비정상적인 상태에 있는 신경의 기능을 정상화시켜주는 것을 통증 치료의 목표로 삼고 있고, 신경의 기능을 파괴하여 통증을 제거하는 치료는 피하고 있다. 개인클리닉의 특성을 고려해서라도 신경인성 통증 중에서도 비신경병적(Non-neuropathic) 통증만을 치료대상으로 삼고, 신경파괴에 의존하는 신경병적 통증(Neuropathic Pain)은 진료대상으로 삼지 않고 있다.

다시 말해 신경 자체에는 이상이 없지만, 신경의 주행과정에 있는 조직에 생긴 병변이 신경에 유해자극을 주어 발생하는 통증을 치료대상으로 하고 있는 것이다. 삼차신경의 말초지에 생긴 통증 몇 가지를 제외하고 대부분의 삼차신경통은 신경 자체에 병변이 있는 것으로 간주되고 있어 신경파괴술이 많이 시술되고 있다. 필자의 진료 경험에서 삼차신경 자체에는 이상이 없으면서도 삼차신경의 말초지에 유해자극이 가해졌을 때에 생기는 신경통을 가끔 보게 된다. 이러한 통증 환자에게 신경파괴술을 시행한다면 통증 치료보다는 감각을 마비시키는 실수를 범하게 될 것이다.

1년 전에 삼차신경통이란 진단으로 모 대학병원 통증클리닉에서 삼차신경파괴술을 받았던 40대 초반의 여자 환자를 진료할 기회를 가졌다. 신경파괴술의 후유증으로 우측 하악신경의 분포부위에는 감각의 마비를 가지고 있었다.

본인의 주 증상은 우측 상부치아 중에서도 견치(incisor teeth)를 중심으로 앞뒤의 치아가 몹시 쑤시고 아팠고 코 옆의 피부와 윗입술 근처에 통증이 있었다는데 신경치료를 받고서도 그 통증들은 조금도 개선되지 않았다고 한다. 아마도 우측 하악신경(mandibuar n.)의 파괴술을 받았던 것으로 추측되었지만 환자의 호소내용을 듣고 자세히 관찰해보니 진단이 잘못되어 통증과는 관계없는 신경을 파괴했음을 알 수 있었다.

삼차신경의 제2지인 상악신경(maxillary n.)중의 안와하신경(infra-orbital nerve)은 안와하관(infra-orbital canal)안에서 전-중 상치조신경분지(anterior & middle superior alveolar br.)를 내어 상악(上顎)에 있는 치아 중에 3개의 대구치(molar teeth)를 제외한 두 개의 소구치(premolar teeth), 견치(canine tooth), 두 개의 절치(incisor teeth)의 뿌리에 감각신경을 보낸다.

안와하공(infra-orbital foramen)을 나온 안와하신경은 안면에서 아래 눈썹의 피부와 결막, 코 옆의 피부와 윗입술의 피부와 입안의 구순선(labial glands)의 점막에 분포된다.

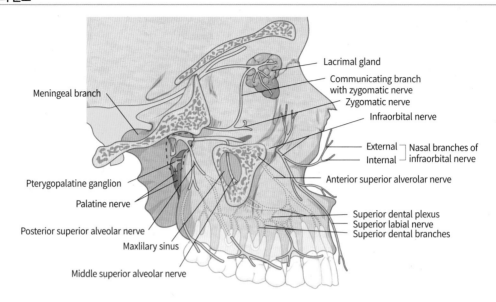

하악골에 있는 전체 치아뿌리의 감각은 삼차신경의 제3지인 하악신경(mandibular n.)이 맡고 있는데, 상악치아에 통증이 있는 환자를 오진으로 하악신경을 파괴했기 때문에 근본적인 통증은 치료되지 못하고 오히려 하악골 근처에 감각장애만을 일으키게 된 것이다.

필자의 진단결과는 안와하관(眼窩下官) 안에서 상치조신경(superior alveolar n.)에 이상이 생긴 것으로 추정되었지만, 신경자체의 이상인지 신경의 주변조직에 생긴 병변이 신경에 유해자극을 준 것인지는 알 수 없었다. 필자는 진단 겸 치료를 위한 시험적 차단을 위해 안와하관에 스테로이드와 국소마취제를 섞어 0.5 mL를 주사했다. 국소마취제의 효과 덕분에 환자의 통증은 금방 없어지고 편안해졌다.

치료 효과는 마취제의 지속시간이 지난 다음에 보고 다시 통증이 생기면 주사를 반복하던지 신경파괴술을 고려해보기로 하고 귀가시켰는데, 그 다음 날은 남편과 함께 고맙다는 인사를 하러 왔다. 수년 동안 통증으로 고생을 많이 했고 치료도 많이 받아보았지만 제대로 된 치료를 받지 못했는데 단 일 회의 진료로 이처럼 편해졌다는 것이 믿어지지 않는단다. 마취제의 지속시간이 하루 지난 후에도 통증이 없고 말짱한 걸로 보아서 다 나은 것 같은 기분이 든다고 한다.

필자도 치료가 된 것인지 일시적인 제통효과인지를 알 수가 없어 경과를 보고 통증이 재발하면 다시 치료하기로 하고 돌려보냈다. 그 후로 그 환자는 통증이 다시 생기지 않아 다시 치료받으러 오지는 않았지만 가끔 통증 환자를 소개하는 일이 몇 차례 있었다.

서두에서 얘기했듯이 삼차신경통은 치료에 자신이 없어 별로 좋아하지 않는다. 그러나 이 환자를 통해서 삼차신경통은 신경병적인 통증만 있는 것이 아니라는 것을 알 수 있었다. 이 환자의 경우는 신경 자체의 병변 때문에 통증이 있었던 것이 아니고 안와하관 안에 염증이나 부종이 안와하신경(infra-orbital n.)을 압박하여 생긴 통증이었는데 하악신경의 신경병적인 통증으로 오진했던 것 같다.

단 1회의 주사로 몇 년간 고통받았던 통증이 영원히 없어졌다는 것은 필자 자신도 믿어지지 않는 사실이었다. 단순한 염증에 의한 신경통을 신경병적인 통증으로 간주하고 신경파괴를 실시하면서 그것도 해부학적으로 엄연히 다른 신경을 파괴했던 것은 분명히 오진이었다고 보여진다. 앞으로 신경파괴제를 사용할 때는 반드시 몇 차례의 시험차단(test block)으로 효과가 인정될 때에만 시술하는 신중함이 있어야 할 것으로 생각된다.

2002. 2. 20.

14 경추추간판탈출이란 진단으로 고생하던 의대 교수님의 통증

몇 년 전에 있었던 의료사건(?) 한 가지를 소개한다.

서울 모 의과대학병원의 교수로 재직 중인 필자의 의과대학 동창생이 경추의 추간판탈출증으로 고생하고 있다는 얘기는 전해 들은 바 있었다. 자기네 대학병원에서 치료를 받고 있다고 하니 어련히 알아서 하랴 싶어 무심히 흘려 넘겼다. 그 무렵 대학동기 회의 겸 친선골프 모임을 지방의 어느 골프장 근처에서 갖게 되었다. 서울에서 승용차로 두 시간 떨어진 지방에서 새벽에 만나기로 되어 있었다. 대부분의 친구들은 전날 와서 그곳 호텔에 묵고 있었지만, 이 친구는 부인을 옆자리에 태우고 승용차를 몰고 새벽에 도착했는데 경추에는 경추보호대인 Thomas Collar를 착용하고 왔다. 골프를 한다는 것은 생각할 수도 없고 회의에 참석하고 바람이나 쐬려고 왔다고 한다.

증세를 물어보니 오른쪽 뒷목이 몹시 뻣뻣하게 굳어지고 견갑골의 안쪽이 뻐근하게 아프고, 우측 견갑관절이 아파서 움직일 수가 없다고 한다. 두 달쯤 됐는데 대학병원 신경외과에서 진찰받고 MRI 검사 결과 경추추간판탈출증(cervical HNP)으로 판명되어 매일 물리치료실에 가서 견인치료를 받고 있지만 별 효과를 보지 못하고 있다고 한다.

추간판탈출에 의한 통증이 아니라는 생각이 들어 감고 있는 Collar를 떼어내고 간단한 진찰을 해보았다. 그런데 추간판탈출 때 볼 수 있는 경추의 신경근증상(nerve root sign)이 전혀 보이지 않았다. 촉진해 보니 경추 제5번 높이의 우측 중사각근(middle scalene m.)과 견갑관절의 뒤쪽에 있는 소원근(teres minor m.)에 심한 통증유발점을 발견할 수 있었다. 뒷목과 견갑골안쪽의 통증은 견갑거근과 능형근의 긴장성 통증인데, 그 원인은 중사각근에 생긴 유발점이 견갑배신경을 조임으로써 생긴 것이었다. 견갑관절의 통증이란 관절을 감싸고 있는 삼각근(deltoid m.)의 긴장성 통증으로서 그 원인은 소원근에 있는 통증유발점이 액와신경(axillary n.)을 압박해서 생긴 통증임을 금방 알 수 있었다.

우선 손으로 두 개의 지점에 약 5분 정도씩 마사지를 해주었더니 뒷목과 견갑골안쪽, 견갑관절이 한결 편해지고 움직이기가 수월해졌단다. 금방 나을 수 있다는 확신이 생겨 그 동네에서 정형외과를 개원하고 있는 친구에게 부탁해서 리도카인과 스테로이드, 주사기를 가져오게 했다.

중사각근과 소원근에 있는 통증유발점 두 곳에 methyl-prednisolone 20 mg씩 혼합한 0.5% 리도카인 4 cc씩을 주사해주고 나서 확인해보니 언제 아팠고 견갑관절을 움직이지 못했냐는 듯이 통증이 싹 가셨다. 빈손으로 골프스윙동작을 시켜보았더니 운동을 해볼만 하단다. 다시 골프채를 휘둘러 스윙연습을 해보아도 아무런 통증이 없단다. 골프하는데 지장이 없을 것 같다는 생각이 들었다.

스윙을 무리하게 휘두르지 않는 골프를 하도록 당부하고 그날 골프경기에 참가시켰는데, 아무런 불편함을 느끼지 않고 마칠 수 있었다. 치료받은 당사자는 물론 이 사실을 옆에서 지켜본 사람들 모두가 놀라워 했다.

그 시간 이후부터는 Thomas Collar을 착용하지 말도록 일러주고, 중사각근과 소원근에 있는 압통점을 찾아 치료받도록 권유했는데, 자기네 대학병원에 갔더니 모두 의아하게 생각하더라고 한다. 흔히 의사들이 그러하듯 환자 진료에 바쁘기도 했겠지만, 첫째로 통증이 없어 그 이후로는 물리치료를 받지 않고도 불편 없이 지낼 수 있게 되었다고 한다.

결론

그 당시에 이 교수의 나이가 50대 중반이었기에 MRI 검사에서 추간판탈출증이나 퇴행성 척추증 소견을 보일수도 있었을 것이나, 치료 결과 이러한 검사 소견들은 모두 위양성(false positve)인 것으로 밝혀졌다.

임상 의사들은 환자의 주관적인 호소내용과 객관적 검사소견이 일치하는가를 반드시 검토를 해야만 할 것이고 특히 검사소견에서 위양성 여부를 잘 가려내야 할 것이다. 요즘 많은 의료기관들이 첨단진단 장비를 들여다 놓고, 그 장비에 의존하는 검사를 많이 하다 보니 젊은 의사들은 아예 환자의 몸에서 정보를 직접 얻을 수 있는 이학적 검사를 무시하는 경향이 늘어나고 있다. 신경장애에 의한 대부분의 통증들은 객관적 소견이 없기 마련인데, 고가의 진단장비에만 의존하여 판단하려는 것보다는 환자의 병력과 증상들을 상세히 알아본 다음 원인을 정확히 파악하여 원인치료를 올바로 해야 할 것으로 생각된다.

15 목덜미와 어깻죽지의 통증 환자는 많은데!

서론

필자에게 내원하는 환자 중에서 가장 높은 비율을 차지하는 통증이 뒷목과 어깻죽지의 통증이 아닌가 생각된다. 이러한 통증은 컴퓨터의 보급이 급속히 증가하면서 사무직에 종사하는 사람들에게 흔히 생길 수 있는 일종의 직업병이라 사료되지만 반드시 컴퓨터와 직접 관련되는 통증은 아니다. 컴퓨터가 없던 옛날에도 타이프라이터를 치거나 주판을 많이 사용했던 직원들에게도 있었던 통증일 것이다.

정형외과나 재활의학과는 물론 통증의학과 의사들마저 흔히 근근막증후군이라는 진단을 붙이고, 통증이 있는 목덜미와 어깻죽지에 다발적으로 주사하거나 물리치료를 하고 있는데 이러한 통증들이 개선된 일은 없었다. 더러는 뒷목에 통증이 있다고 경추추간판탈출이라는 진단을 붙여주고, 경추 견인을 하거나 경추 경막외강차단을 하기도 한다. 통증 치료를 전문으로 한다는 의사들조차 다른 과 의사들과 똑같은 치료를 해주고 있어 통증클리닉을 전전하고 있는 환자가 늘어나고 있음을 보게 된다. 심지어는 인대나 근육을 강화시켜준다고 여러 곳에 증식요법(prolotherapy)을 남발하기도 한다.

필자는 대한통증학회지 제5권 2호(1992년)에 발표한 논문(목덜미와 어깻죽지의 통증에 관한 연구)을 통해 통증의 발병기전과 치료법을 소개하고 이제까지 치료가 잘못되고 있음을 지적한 바 있었다. 15년이 지난 지금까지도 필자의 치료법은 보편화되지 못하고 있어, 고통받는 환자들은 늘어만 가고 있다.

그 당시 논문에 나온 통증에 대한 그 이론과 치료 효과는 15년이 지난 지금에도 유효하고, 탁월하다고 생각되어 다시 간추려 소개한다.

목뼈가 경직되어 있고 통증이 있으며 어깻죽지가 무겁고 뻐근하며, 목뼈를 전후좌우로 활동하기 불편하다는 환자들이 많다. 이들은 한결같이 자가요법(自家療法)으로 아픈 부위에 습포제를 부착하거나 찜질 등을 하고 있고, 사이비의료행위자에게 지압, 안마, 침구, 부항 등을 하고 있지만 치료 효과를 본 환자는 없었다.

필자는 그 치료행위의 효과에 관계없이 대부분 그 치료점의 선정이 잘못되었다고 생각되어 그 통증의 원인을 추적해 보았다. 이러한 통증의 원인은 CT나 MRI 같은 특수촬영에도 잘 나타나지 않기 때문에 위양성 소견(false positive finding)에 따라 추간판탈출증, 퇴행성척추염 또는 목뼈의 직선화가 있다는 진단을 받고 아픈 곳에 물리치료 받는 일은 허다하다.

고찰

목뼈 부위에는 좁은 공간에 통증에 예민한 조직이 많이 있다. 어느 척추 부위에나 마찬가지로 전종인대(anterior longitudinal li G), 후종인대(posterior longitudinal lig,) 추간관절, 관절피막, 신경근, 근육들이 많이 있는데, 이들에게 자극, 손상, 염증 및 감염 등이 생겼을 때 통증이 발생하게 되어있다.

목 부위의 통증은 원인되는 곳에서 느끼는 것보다 대부분 그 원인과 멀리 떨어진 곳에서 느끼는 경우가 더 많다. 통증의 원인이 골막이나 관절, 피부 등에 있을 때에는 바로 그곳에서 통증을 느끼지만, 깊은 곳에 있는 근육이 그 원인일 때에는 그 통증은 모호하며 널리 퍼지거나 말단으로 전이를 일으킨다.

근육의 통증은 근육 자체에서 일어나는 통증과 근육과 골막접합부에서 일어나는 통증이 있다. 근육이 등척성 수축을 일으키면 근내압이 높아져 근육 내의 혈액공급이 떨어져 산소결핍으로 인한 무산소성 대사를 일으켜 불완전대사산물들이 근육 내에 축적되어 근육에 허혈성 통증을 일으키게 된다.

통증유발점을 가진 근육들이 등장성 수축을 일으키면 운동 시에 근육의 길이가 늘어나지 않기 때문에 근육과 골막의 접합부위를 당기게 되므로 통증에 예민한 골막을 자극해서 통증을 일으킨다. 관절을 연결하고 있던 근육이 등장성 수축을 하면 관절 간격을 좁혀 관절통을 일으키거나 관절의 마모를 일으킬 수도 있다.

목뼈 부위는 후종인대가 튼튼해서 추간판탈출을 막아 신경을 잘 보호하고 있기 때문에 추간판탈출에 의한 신경증상은 많지 않다. 추간판탈출이 있다 해도 목뼈의 아래 부분에 생기기 때문에 주로 팔로 가는 신경증상이 생기고 목덜미의 통증과는 관계가 없는 것이다.

어깻죽지와 목덜미의 통증은 승모근과 목뼈 뒤쪽에 있는 근육인 다열근, 두판상근, 견갑거근(multifidus m., splenius capitis m.. levator scapular m.) 등에 있는 통증유발점이 그 원인이라고 알려져 있다.

필자의 연구결과 뒷목의 통증은 **견갑거근(levator scapula m.)**의 긴장성 통증이고, 어깻죽지의 통증은 **승모근(trapezius m.)**의 긴장성 통증인데, 그 원인은 이 근육들을 지배하는 운동신경인 견갑배신경과 척추부신경(뇌11번 신경)을 조이는 중사각근과 흉쇄유돌근에 있는 통증유발점들이었다. 목덜미와 어깻죽지의 통증이지만 목뼈의 옆쪽에 있는 중사각근과 흉쇄유돌근에서 치료점을 찾아 치료함으로써 만족할만한 치료효과를 볼 수 있다.

해부학적 고찰

1) 견갑거근(levator scapular m.)

제1, 2 목뼈의 횡돌기와 제3, 4 목뼈의 횡돌기 후극에서 기시하여 견갑골의 내측상연에 부착된다. 신경은 견갑배신경의 지배를 받는다. 주 기능은 견갑골을 끌어올리거나 회전시키는 역할을 하나, 견갑골이 고정되어 있을 때에는 목뼈를 옆쪽으로 굴곡하거나 같은 방향으로 회전시키는데 관여한다.

양쪽 견갑거근이 동시에 작용하면 목뼈를 신전시킨다. 견갑배신경이 흥분을 일으키면 견갑거근을 등척성 수축시키게 되고, 굳어진 견갑거근은 목뼈를 뒤쪽에서 앞쪽으로 밀기 때문에 목뼈의 직선화를 일으키고 목덜미에 허혈성 통증을 일으킨다.

2) 견갑배신경(dorsal scapular n.)

제5번 경추신경의 운동신경분지로서 주행과정에서 목뼈 제5번의 횡돌기의 후극 근처에서 중사각근을 관통한 후에 견갑거근과 능형근을 지배한다. 견갑거근과 능형근이 같은 신경의 지배를 받기 때문에 목덜미의 통증과 견갑골 사이에 통증이 동시에 발생하는 경우도 있다.

3) 중사각근(scalenus medius m.)

목뼈의 아래쪽 6개의 횡돌기의 후극에서 기시하여 제1늑골의 상부표면에 부착되며 경추신경들의 분포를 받는다. 제1번 늑골을 들어 올리거나 목뼈를 굴곡시키고 회전하는데 관여한다.

4) 승모근(trapezius m.)

외후두융기(外後頭隆起; external occipital protuberance), 후두골 상항선(superior nuchal line)의 내측, 항인대(nuchal ligament), 제7번 목뼈의 극돌기 등에서 기시하여, 쇄골의 외측 1/3의 후방, 견봉(acromion)의 안쪽 가장자리, 견갑골극(scapular spine)의 뒤쪽 상연에 부착된다.

제3, 4번 목뼈의 운동신경분지를 받기도 한다고 하나, 흉쇄유돌근과 함께 주로 척추부신경의 지배를 받는다. 주 기능은 견갑골을 회전시키는데 관여하지만 견갑골이 고정되어 있을 때에는 두개골을 후방으로 견인시키는 역할을 한다.

5) 부신경(accessory n.):

뇌의 nucleus ambiguus에서 나온 뇌신경근(cranial nerve root)과 목뼈의 제1-5번에서 올라온 척추신경근이 합쳐져서 경정맥공(jugular foramen)을 통해서 나오는 신경다발을 제11번 뇌신경인 부신경이라 한다.

그 중에서 뇌신경근은 미주신경과 합쳐져 후두(larynx)에 있는 근육에 운동신경을 보낸다. 척추신경근 (spinal nerve root) 부분을 통상적으로 척추부신경이라 부르고 있는데 흉쇄유돌근을 관통한 후에 2개 로 분지되어 승모근과 흉쇄유돌근에 분포된다.

6) 흉쇄유돌근(S.C.M m.)

흉골병(manubrium sterni)의 전방상부에서 기시된 흉골두(sternal head)와 쇄골의 내측1/3 앞쪽 윗 면에서 기시된 쇄골두(clavicular head)가 합쳐져서 강력한 힘줄을 이루어 유양돌기의 외측 면에 부착 되고, 일부분은 얇은 힘줄막(aponeurosis)을 이루어 후두골 상항선의 외측절반에 부착된다. 기능은 한 쪽에서 작용할 때에는 두개골을 동측 어깻죽지 쪽으로 당겨주면서 두개골을 반대방향으로 회전시키고 턱을 위쪽으로 향하게 해준다. 양쪽에서 동시에 작용할 때에는 목뼈를 전방으로 굴곡시키면서 목뼈를 앞 쪽으로 굴곡하게 해준다.

이 통증에 대한 필자의 견해

중사각근과 흉쇄유돌근 사이에 직접적인 관계는 없지만 목뼈의 전방굴곡근으로 함께 작용하고 있기에 근섬유가 손상받아 통증유발점을 형성하는 기전이 같다. 중사각근과 흉쇄유돌근의 유발점들의 활성화로 이 근육을 관통하던 견갑배신경과 부신경이 자극받게 되면 견갑거근과 승모근이 동시에 등척성 수축을 일 으켜 근육 안에 허혈성 통증을 일으킨다.

해부학적 고찰을 해보면 운동신경들이 근육을 관통하는 부위에 통증유발점이 형성되고 있음을 여러 곳 에서 볼 수 있고, 여기에서도 볼 수 있었다. 부신경이 흉쇄유돌근을 관통하는 지점은 유양돌기에서 약 3 cm 가량 내려온 흉쇄유돌근의 뒤쪽 가장자리(posterior margin)에 있다. 견갑배신경이 중사각근을 관통 하는 지점은 제5번 목뼈 횡돌기의 후극 근처에 있다.

진단

환자의 병력청취와 이학적 검사 그리고 X선 검사로 경추 제4-5번의 이상 유무를 가린다. X선 검사에서 경추의 직선화나 경추의 전방굴곡현상을 볼 수 있는데, 이것은 견갑거근이 등척성수축을 일으키면서 목뼈 를 전방으로 밀고 있어서 나타나는 현상일 뿐이다.

이학적 검사로는 손가락으로 촉진해서 유양돌기로부터 약 3 cm 하방에 있는 흉쇄유돌근의 후연에서 유 발점을 찾고, 목뼈 제5번의 횡돌기 후극 근처에서 중사각근의 통증유발점을 찾는다. 촉진해보면 다른 부위 에 비해 심한 압통을 느끼는 곳이 통증유발점과 신경이 교차하는 지점이다.

치료

각 부위에 약 4 mL의 국소마취제를 주사하면 근이완효과가 생기면서 신경을 풀어주기 때문에 금방 통 증완화를 보게 된다. 국소마취제를 과다투여하거나 수기상의 실수로 약물이 부신경에 직접 접촉하게 되면 통증완화 외에 흉쇄유돌근의 마비증상을 일으켜 목을 가누기가 힘들어지거나 승모근이 마비되어 어깨죽지의 힘이 빠지는 것을 경험하게 된다.

급성으로 생긴 근육의 손상 또는 긴장에 의한 신경압박이나 포획에 의한 증상은 국소마취제의 주사만으로도 효과를 볼 수가 있다. 만성적으로 섬유화를 일으킨 통증유발점은 스테로이드를 함께 주사하기도 하고, Botulinum Toxin과 같은 약제를 주사해야 하는 경우는 다른 곳에 있는 통증들과 마찬가지이다.

국소마취제만을 주사할 때에는 2일에 일회 정도 주사하고, 스테로이드를 병용할 때에는 일주일에 1회 정도면 되고, Botulinum Toxin의 경우에는 3-4개월간의 지속적인 근이완효과 때문에 적절한 곳을 찾아 주사해 주면 단 일회만으로도 완치효과를 볼 수 있다.

일반적으로 운동신경이 과도하게 흥분을 일으키면 그 신경이 지배하는 근육은 정상적인 수축이 아닌 등척성수축(isometric contraction)을 일으키기 때문에, 오히려 근육의 길이는 이완상태에 있을 때보다 늘어나면서 근내압이 상승되어 근육에 허혈을 일으키게 된다.

결론

현대인의 직업병이라 할 수 있는 목덜미와 어깨죽지의 통증은 통증 치료실의 진료대상 중에서 가장 높은 비율을 차지하고 있다. 그 통증의 발병의 원리만 올바로 이해하면 의사와 환자 모두에게 만족감을 줄 수 있는 신경통증상들이다. 근근막증후군이란 고정관념을 깨고 2종류의 신경장애를 치료할 수 있는 방법을 활용하면 치료 효율을 훨씬 더 높일 수 있을 것이다.

2003. 2. 17.

16 임상증상과 상반되었던 또 하나의 MRI 소견
- 경막외강차단에 의한 경추추간판탈출증과 척추관 협착증의 치료

서론

몇 년 전에 환자의 임상증상인 좌골신경통과 요추추간판탈출이 반대편에 있다는 MRI 소견이 나와 필자가 적잖게 당황했던 일이 있었다. 그런데 이번에는 경추에서 똑같은 일이 생겨 또 한 번 당황하는 일이 생겼는데, 단 1회의 경막외강주사로 완치효과를 볼 수 있었다.

증례

2005. 3. 25. 58세의 남자가 필자를 찾아왔는데 3개월 전부터 우측 네 번째 손가락과 새끼손가락이 저려왔으며, 똑바로 있을 때에는 증상이 없지만, 고개를 숙일 때면 오른손이 저리고 양쪽 다리가 당기면서 저

린 감이 있다고 한다. 침을 맞거나 한방물리치료를 받고 정형외과에 다니면서 물리치료를 받았지만 치료 효과를 보지 못하고 지내다가 친구의 소개로 필자를 찾게 되었다.

팔과 손의 감각을 점검해보니 우측 제4지의 내측 1/2와 제5지의 감각둔화가 있을 뿐 팔의 운동신경장애는 찾을 수 없었다. C-arm 투시기로 검사해보니 경추의 다발성퇴행성 변화를 볼 수 있었지만 결정적인 진단에는 도움이 되지는 못했다.

척골신경(ulnar n.)의 압박증상이 의심되어 주행과정에서 척골신경을 압박할 수 있는 소흉근이나 팔꿈치의 척골신경도랑(ulnar groove)을 촉진했으나 척골신경에 유해자극을 줄 만한 원인을 찾을 수 없었다. 아래팔이나 손의 척골 쪽(ulnar side)의 저린 증상 때문에 우측 경추 제7번과 흉추 제1번 사이의 추간판탈출에 의한 경추 제8번 신경근 증상이 의심되고, 경추를 구부릴 때 다리가 저리는 것으로 미루어 경추의 척추관협착(spinal stenosis)이 의심되었다.

확인을 위해 경추의 MRI 검사를 해보았더니 환자의 증상과는 아무런 관계없는 좌측 경추 제6-7번 사이와 경추 제7번-흉추 제1번 사이에 심한 추간판탈출 소견과 경추 제5-6번사이의 추간공(intervertebral foramen)의 협착소견이 나왔다. 이론적으로는 좌측 추간판탈출이 있으면 좌측의 신경근 증상이 나왔어야 할 것이고, 경추 제5-6번 사이의 추간공 협착이 있다면 양측 상완신경총으로 가는 신경근의 압박증상으로 팔이 저리거나 근력이 떨어져 있어야 할 것이다.

그런데 이 환자의 경우는 반대 측인 우측 경추 제8번 신경근 증상과 척추관 협착 때문에 척수(spinal cord)가 조임을 당해 나타날 수 있는 증상이 나타났던 것이다.

MRI 소견과 상관없이 임상증상에 따라 시험적인 경막외강주사를 하되 효과가 없으면 대학병원으로 진료 의뢰한다는 조건 하에 시술하기로 했다. Bevel이 짧은 22 G의 척추천자침을 이용하여 경추 제6-7번 사이에 0.5% 리도카인에 스테로이드 20 mg을 혼합해서 10 mL를 만들어 주사했다. 주사하고 5분 정도 경과 후에 환자를 일으켜 세우고 증상을 물어보니 고개를 숙여도 팔의 저림이나 다리로 당기는 증상이 없어졌다고 한다, 그 후로 며칠 동안 경과 관찰하였지만 증상의 재발이 없이 완치효과를 볼 수 있었다.

고찰

통상적으로 추간판탈출이 있으면 탈출이 있는 쪽 신경근의 압박증상이 나타나는 것으로 알려져 왔고, 반드시 검사소견에서 그렇게 나와야 하는 것으로만 알고 있었다. 그 이유는 추간판탈출 시의 신경근 증상은 탈출을 일으킨 추간판이 직접 신경근을 압박해서 생기는 것으로 알고 있었기 때문이었다.

확인된 바는 없지만 Murphy는 추간판의 기계적인 압박보다는 추간판의 퇴행성 변화로 인해 생기는 화학적산물이 신경에 염증을 일으켜 요통과 좌골신경통의 원인으로 작용하는 것이라고 제안한 바 있다.

그러나 추간판탈출증 환자에게 0.5% 리도카인을 경막외강에 주사해 주어도 증상이 즉시 없어지는 것을 볼 수 있는 것은 탈출된 추간판이 신경근에 직접 기계적 압박을 해서 생기는 증상이 아니라는 것을 말해주는 것이다.

경막외강 주위에는 많은 혈관들이 분포되고 있는데, 추간판의 탈출로 인해 척추강 안에 혈액순환이 차단되면 연조직들에 부종이나 울혈을 일으켜 추간공이 좁아지면서 신경근의 통로를 막아 신경근 증상을 일으키는 것으로 생각된다. 따라서 경막외강에서 교감신경 기능만을 차단할 수 있는 농도의 국소마취제만으로도 많은 경우의 추간판탈출에 의한 신경증상을 없앨 수 있었던 것이다.

척추관 협착으로 척수가 조임을 당하고, 경막 주위에 있는 혈관들이 압박받게 되면 경추를 구부릴 때 척수가 당겨지면서 양측 다리까지 저린 증상을 나타냈던 것이다. 경막외강차단으로 혈액순환이 개선되면 연조직들의 부종이 풀리면서 일시에 다리의 통증까지 함께 없어진 것이다.

이 환자의 경우에는 수술하지 않고 치료해서 완치효과를 볼 수 있었기에 다행이었지만, 만일에 수술을 고려했더라면 반대측에 수술을 하게 되었을 것이고 치료 효과도 보지 못했을 것으로 생각된다.

결론

야생동물들도 인간의 보호를 받고 살다보면 본연의 야성을 잃는다. 근년에 들어서 첨단영상검사 장비들이 개발되면서 진단장비에 대한 의존도가 높아감에 따라 이학적 검사나 환자의 자각증상을 보고 동물적 감각으로 환자를 진단할 수 있는 의사들의 능력이 현저히 떨어지고 있다.

MRI와 같은 객관적인 소견은 환자의 자각증상과 일치할 때만 의미가 있는 것이고 환자의 증상과 맞지 않은 MRI 검사결과는 아무런 의미가 없는 것이다. 특히 통증 환자의 경우에는 객관적 검사소견에 너무 의존한 나머지 이 환자와 같이 잘못 진단되는 경우가 적지 않음은 의사들이 경계해야 할 일이라 생각된다.

2005. 4. 15.

17 왼쪽엄지에 통증이 있는 골퍼의 치료경험

증례

최근에 43세의 남자회사원은 골프 경력이 14년 되었다는데 1주일 전부터 왼손엄지의 통증 때문에 골프를 할 수가 없다고 한다. 업무상 주말에는 손님들과 골프를 나가야 하는데 빨리 나을 수 있는 방법이 없겠느냐고 울상이다. 본인은 엄지손가락이 아프다고 하지만 아무리 엄지를 촉진해도 손상의 원인을 찾을 수 없었다. 필자의 손으로 엄지를 잡고 뒤로 젖혀보니(hyper-extension) 심한 통증을 호소한다. 양측을 비교해 보아도 왼쪽에만 통증이 심하다.

의심되는 바가 있어 무지구근(拇指球筋; thenar m.)의 말단부에 해당하는 곳을 촉진해보니 심한 압통이 있어 우측을 비교해 보니 우측에는 압통이 전혀 없다. 공을 칠 때에 골프채를 양손에 골고루 힘을 주고 잡지 않고, 왼손의 엄지에만 골프채의 무게를 의지하고 백스윙을 하는 것이 아니냐고 물으니 그러한 경향이 있는 것 같다고 한다. 백스윙 시에 혹시 over-swing을 하는 것은 아니냐고 물으니 그렇다고 한다.

치료에 앞서 우선 골프를 할 때에는 당분간 골프채의 손잡이를 엄지손가락에 두지 말고 엄지와 검지 사이에 두고 양손을 함께 사용해서 몽둥이 잡듯이 하는 것이 좋겠다고 조언을 해주었다. 왼손 엄지에만 골프채의 무게를 두기 때문에 백스윙 시에 over-swing이 되는 것이며 엄지를 굽히는 근육이 손상받은 것 같다고 설명해 주었다.

촉진해서 압통이 가장 심한 곳에 스테로이드 10 mg을 혼합한 국소마취제를 2 mL가량 주사해주고 물리치료를 해주고 보냈다. 다음날 왔을 때에는 주사했던 부위에만 약간의 통증이 있고 엄지를 뒤로 젖혀도 통증이 많이 감소했단다. 그 후로 3일간 치료받고는 주말에 골프를 다녀왔는데 필자의 권유대로 엄지에 의지하지 않는 그립을 하고 골프를 했더니 아무런 이상이 없더라고 한다.

통증의 발병기전

가끔 골퍼들 중에는 왼쪽 엄지손가락에 통증을 호소하는 사람들이 있다. 대부분 초보골퍼라 생각되지만 반드시 초보자들에 생기는 것은 아니고 골프를 치는 습관 때문인 듯하며 대부분 힘이 약한 여성골퍼들에게 흔히 있는 통증으로 보인다.

무지구근(Thenar m.)은 단무지굴근(flexor pollicis brevis m.), 무지외전근(abductor pollicis brevis m.), 무지대립근(opponens pollicis m.)로 이루어져 있는 복합근육이다. 잘못된 골프습관이나 힘이 약한 골퍼들이 왼손엄지에 골프채의 무게를 의지하고 백스윙을 했다가 반대방향으로 다운스윙 시에 엄지에 무리한 힘이 작용하기 때문에 단무지굴근(flexor pollicis brevis m.)의 근섬유들에 손상이 누적되어 근육이 탄력을 상실해서 엄지의 신전 시에 늘어나지 못하기 때문에 통증이 생기는 것으로 생각된다.

증례의 환자처럼 환자들은 대부분 어느 날 갑자기 발생한 통증이라고 주장하지만 오랫동안 반복된 스윙

▣ 무지구근(thenar eminence)

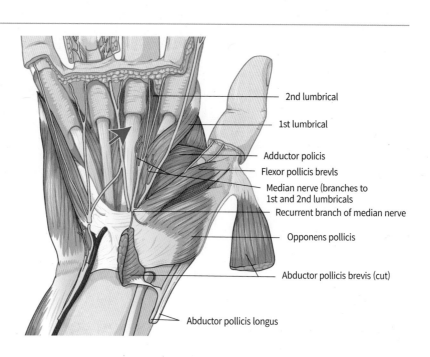

- 2nd lumbrical
- 1st lumbrical
- Adductor policis
- Flexor pollicis brevls
- Median nerve (branches to 1st and 2nd lumbricals
- Recurrent branch of median nerve
- Opponens pollicis
- Abductor pollicis brevis (cut)
- Abductor pollicis longus

의 잘못으로 사소한 손상이 누적되어 나타나는 것이지, 골프 한 번 잘못했다고 갑자기 생기는 것은 아니다.

골프채를 잡을 때에는 양손의 손가락을 골고루 사용해서 균형 있게 잡고 over-swing이 되지 않도록 오른손이 견제해 주어야지 채를 느슨하게 잡고 왼손엄지에만 의지하게 되면 엄지손가락의 단무지굴근이 손상을 입어 무지구근에 통증을 일으키게 될 것이다.

통증의 치료도 중요하겠지만 재발방지를 위해서는 환자에게 통증의 발병기전을 알려주고 골프 시에 주의해야 사항을 교육시켜주는 것이 중요할 것이라 사료된다. 골퍼들에게서 자주 볼 수 있는 환자들이었지만 최근에 있었던 환자를 증례삼아 소개하는 바이다.

2010. 7. 12.

18 등 쪽이 찢어질 듯이 아파요.

오래 전 필자가 근무하던 종합병원에 처음으로 공식적인 통증 치료실을 개설해서 외래 환자 진료를 시작한지 며칠 되지 않았던 1988년 8월에 있었던 얘기이다. 당시에 필자는 40대 중반의 나이였다.

60대 후반의 남자 환자가 40대 아들의 부축을 받으며 필자를 찾아왔다. 이 분은 1년 전부터 목덜미의 경직이 있으면서 주간에는 좌측 견갑골안쪽에 뻐근한 정도만 통증이 있다가 밤중에는 찢어지듯이 통증이 심해진다고 한다. 통증 때문에 밤잠을 이루지 못하고 자다가 말고 일어나 앉아서 가족들에게 등을 두드리게 하면서 밤을 새우는 일이 많았단다. 물론 여러 의료기관을 모두 다녀보고 검사도 다 받아보았지만 그 원인을 찾을 수 없어 고민하다가 이 지역에 처음으로 통증클리닉을 개설했다는 소식을 듣고 찾아왔다.

신경차단이라는 몇 가지의 무기를 가지고 통증 치료에 어느 정도의 자신감을 가진 채 통증 치료실을 개설했던 필자에게 닥친 첫 번째 시련이었다. 진찰결과 환자가 통증을 호소하는 부위는 왼쪽 견갑골의 안쪽과 흉추의 사이였다. 한방 의료기관에서는 담이 들었다고 하거나, 견비통(肩臂痛)이라고도 하며 그 부위에 침을 맞고 부항을 많이 붙여왔다고 한다. 맨 처음 필자가 보기에는 승모근의 아래 부분에 생긴 긴장성 통증으로 생각되어 그 부위에 국소마취제를 광범위하게 주사하고 레이저조사를 해주었더니 통증이 가벼워진 것 같다고 한다.

치료가 잘 되었으려니 하고 보냈는데 그 다음날은 환자가 일찍부터 울다시피 찾아왔다. 밤에는 다시 통증이 생겨서 한숨도 못자고 아침 일찍부터 찾아왔다고 한다. 다시 해부학 책을 펼쳐보니 그 통증의 위치는 승모근의 깊숙이 있는 능형근(rhomboid m.)에 있는 통증이라 싶었다. 이번에는 승모근보다 깊숙이 주사해서 능형근에 도달하도록 국소마취제를 투여했다. 이번에는 좀 더 자신이 있다고 생각하고 제법 장담하고 보냈다. 그 다음날은 전날보다는 약간 통증이 줄었지만 큰 효과는 없는 것 같다는 얘기다.

이제부터는 갑자기 자신이 없어지고 고민에 빠지게 되었다. 우선 흉추에서 신경근차단을 두 군데 해주고 얼버무려 보내놓고 해부학 책을 뒤지기 시작했다. **능형근의 운동신경**은 경추 제5번으로 이루어진 **견갑배신경**

이고, 이 신경은 중사각근을 관통하고 있음을 알게 되었다. 중사각근에 어떤 장애가 생기면 운동신경이 압박받아 흥분을 일으켜 그 지배를 받는 골격근에 긴장을 일으켜 허혈성 통증이 올 것이라는 추측을 할 수 있었다. 다음 날은 자신만만하게 임전태세를 갖추고 진료에 임했다. 경추의 양측에서 중사각근을 찾아 촉진해보니 환측인 왼쪽 중사각근에서 심한 압통점이 발견되었다.

제5경추 횡돌기의 후극 근처에서 중사각근의 압통점을 찾아 0.125% pucain 4 mL를 주사하고 레이저치료를 해주었더니 등 쪽이 시원한 느낌이 든다고 한다. 그 환자는 이런 통증이 생긴 이후 처음으로 통증 없이 단잠을 잘 수 있었다고 한다. 그 다음날은 통증유발점에 스테로이드와 국소마취제를 섞어 주사해 주었다. 그 후로 환자의 통증은 나타나지 않았지만 물리치료실에 가서 계속해서 통증유발점에 있는 통증이 없어질 때까지 치료받도록 하고 필자는 치료를 종결지었다.

그 환자를 치료하고 나서 필자의 진료방식에 커다란 변화가 생기기 시작했다. 통증이 있는 곳의 감각신경 차단만을 논의해 왔던 교과서적인 방식에서 골격근의 운동신경의 흥분을 가라앉혀 주는 것이 통증 치료에 얼마나 중요한 것인가를 깨닫게 된 것이다. 아직까지도 감각신경이나 교감신경의 반복차단에만 의존하고 있는 의사들이 있다면 커다란 의식의 변화가 있어야 할 것으로 사료된다. 몇 개의 감각신경을 제외하고 대부분의 통증은 운동신경의 장해 때문에 골격근에 생기고 있음을 상기할 필요가 있다.

골격근에는 운동신경만 분포되고 감각신경은 전혀 분포되지 않는다는 단순논리로 생각해왔던 필자는 골격근의 긴장성 통증은 어떤 기전에 의해 전달되는지 궁금해지기 시작했다. 체신경(somatic n.)을 운동신경과 감각신경의 두 종류로만 분류하고, 골격근에는 운동신경만 분포된다고 생각해왔던 것이다. 해부학적 고찰에서 골격근의 운동신경 섬유는 두 종류가 분포되고, 감각신경의 섬유를 분포받는 여러 개의 **muscle receptor**가 있음을 알게 되었다.

1) Golgi tendon organs는 건과 근육이 인접한 건에 있는데 신경은 group Ⅰb (Aα) fiber가 분포되며, 근육의 active contraction에 의해 tendon organs가 신장반응을 일으킨다.

2) Muscle spindles는 group Ⅰa(Aα) fiber와 group Ⅱ (Aα) fiber의 구심성 신경분포를 받으며 근육이 늘어날 때 신장반응을 일으킨다.

3) Pacinian and Pacinian corpuscles는 groupⅡ (Aβ) fiber의 분포를 받는 receptor인데 **vibratory stimuli**에 반응한다.

4) 통증을 담당하는 receptors는 **free nerve endings으로부터 Aδ fiber (group Ⅲ)나 C (groupⅣ) fiber의 분포를 받아 strong noxious stimuli (Pain; 통증)에 반응을 나타낸다.**

골격근의 운동신경이 압박을 받아 과도한 흥분을 일으키면 근육에 등척성 수축을 일으키게 된다. 등척성 수축으로 근내압이 올라가면 근육 내에 무산소성대사로 불완전 연소된 대사산물들이 유해자극으로 작용하여 근육의 통증을 일으키는데 그 통증의 전달은 **Aδ-fiber나 C-fiber**가 전달한다는 것을 그때서야 깨달았다.

그때 그 환자를 치료한 후에 많은 의식의 변화를 갖게 되었고 환자를 진료하는 방향이 완전히 바뀌었다. 대부분의 통증은 감각신경 때문에 생길 것이라는 개념에서 골격근의 긴장이 더 많은 통증을 일으킨다는 것을 알게 되었고, 골격근의 운동신경장애를 풀어주는 치료방식으로 바뀐 것이다.

필자에게도 1983년 말부터 심하지는 않았지만 왼쪽 견갑골 안쪽에 뻐근한 통증이 있어 대수롭지 않게 생각하면서도 가끔씩은 기둥에 대고 비비거나 쿵쿵 부딪쳤던 일이 있어 왔다. 치료의 필요성을 느끼지 않고 지내왔지만 통증의 기전을 알고 나서 자신의 목에서 찾아보니 왼쪽 중사각근에 심한 통증유발점이 있음을 확인하게 되었다.

필자의 중사각근에 생긴 통증유발점은 몇 년간에 걸친 골프연습을 하다가 자신도 모르게 헤드업(head-up)을 많이 해서 생긴 것임을 쉽게 알 수 있었다. 그 후로 그와 유사한 통증 환자들이 많이 있음을 알고 65명 환자의 치료경험을 모아서 중사각근과 관련된 등 쪽(背部)의 통증이라는 논문을 발표한바 있고, 지금도 많은 환자들의 치료에 활용하고 있다(대한 통증학회지 제5권 1호. 1992).

2002. 3. 14.

19 의사들의 얼버무리는 치료, 이제는 안 되겠다.

정보화 사회에 접어들면서 요즘에는 의사들도 공부하지 않고 있다가, 알지도 못하면서 얼버무리는 치료를 하던 시대는 지났다는 생각이 든다. 이런 시대가 온 것이 반갑다기보다는 환자들이 의사들의 속을 빤히 들여다보고 있다는 생각이 들어 오싹한 생각이 들기도 했다.

2003년 12월 8일에 필자의 상담실에 〈중사각근의 치료가 전국적으로 보편화되었는지 궁금하다〉는 젊은이의 상담이 들어왔다.

상담 내용인즉.........!

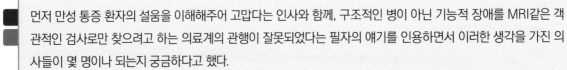

먼저 만성 통증 환자의 설움을 이해해주어 고맙다는 인사와 함께, 구조적인 병이 아닌 기능적 장애를 MRI같은 객관적인 검사로만 찾으려고 하는 의료계의 관행이 잘못되었다는 필자의 얘기를 인용하면서 이러한 생각을 가진 의사들이 몇 명이나 되는지 궁금하다고 했다.

그 환자는 31세 남자회사원으로 3년 전부터 목덜미와 어깻죽지, 그리고 견갑골 사이의 통증으로 정형외과, 한의원, 통증의학과에서 물리치료, 추나요법, IMS 등을 십여 곳에서 치료받았으나 호전되지 않았다고 한다.

평소에 견갑거근과 능형근 근처의 긴장으로 통증이 있다고 생각되지만, 긴장을 풀려고 해도 풀 수 있는 방법을 몰라 궁금했는데, 이 근육들이 견갑배신경에 의해 조절되고 있다는 것을 알고 나니 신기할 따름이었다고 한다.

통증클리닉에서는 신경자극의 원인이 척추강 안에 있느냐, 척추를 벗어난 신경의 경로에 있느냐에 따라 신경차단과 통증유발점의 제거로 치료하는 것으로 알고 있는데, 자신의 증세로 보아서는 신경의 경로에 통증유발점이 있어 이를 제거하는 것이 효과적이라고 생각한다는 것이다.

그런데 이러한 치료법이 모든 통증클리닉에 찾아갔을 때 보편적으로 사용하는 것인지 알고 싶다고 한다. 왜냐하면 환자의 입장에서 의사에게 견갑거근과 능형근을 지배하는 견갑배신경이 중사각근에 의해 조여지고 있는 것 같으니 이 통증유발점을 찾아서 치료해 주십사하고 말씀드리기가 어렵기 때문이라고 했다.

현재까지 신경근병증을 동반한 경추추간판장애, 자율신경 실조, 경추성 통증에 역점을 두고 통증클리닉에서 경막외강차단이나 교감신경절차단을 받고 있는데, 이는 신경자극의 원인이 척추 안에 있는 것으로 간주하고 있다는 말인데 별다른 치료 효과가 없다는 것이다.

수십 회 이상의 신경차단시술을 받아야 효과가 있다는 말에 나아지겠지 하는 생각을 하고 있었는데 "막연한 기대 속에 십여 차례의 신경차단치료를 받고 있는 것보다 단 일회의 신경치료가 훨씬 탁월한 효과가 있다"는 필자의 글을 읽고 빨리 중사각근의 통증유발점치료를 받아보고 싶다는 것이다.

직접 찾아와 치료받고 싶지만 사는 곳이 부산이라 그러니 부산에 있는 통증클리닉 중에서 이러한 치료를 할 수 있는 곳을 소개해 주면 감사하겠다는 얘기와 함께 부산에 그러한 병원이 없으면 휴직이라도 하고 서울로 올라와 치료받겠다는 내용이었다.

이 질문에 대해서 필자는 자세한 내용은 모르겠지만 통증클리닉의 진료수준이 평준화되어있지 못해 그 지역에서 누가 필자와 같은 진료를 하고 있는지 알 수 없다고 답해주었다. 그 답변을 보자마자 그 환자는 나름의 정리된 이론을 올려놓고 다음 날 찾아오겠다고 한다.

《자신은 31세 남자 회사원으로 업무상 장시간 컴퓨터를 사용하다 보니 뒷목과 어깨 쪽의 통증이 있는 것 같고 잘못된 자세, 스트레스 → 근육내 혈액순환 저하 → 통증유발물질 생성 → 운동신경의 경로상의 장애 → 기능장애로 견갑거근, 능형근, 승모근의 긴장 → 통증 → 뒷목 주변 긴장의 장기간 지속으로 인한 교감신경의 항진 → 자율신경 불균형(자율신경실조)으로 진행》이상과 같은 글을 남겼는데 정답은 아니었지만 나름대로 이론은 서 있는 것 같았다.

그 환자는 다음날 곧바로 필자에게 나타났다. 이 환자를 면담 후 진찰해보니 요즘 컴퓨터로 일하는 많은 사람들에게 있을 수 있는 척추부신경과 견갑배신경의 장애로 인한 승모근의 긴장성 통증과 뒷목과 견갑골 사이에 있는 통증들이었다.

그런데 필자를 놀라게 한 것은 이 환자가 가지고 온 자료들이었다. 그동안 의료기관을 돌아다니면서 받은 진단명이나 검사받은 결과, 그리고 치료받은 내역과 그 치료법에 대한 이론들을 모두 수집해서 두툼한 책 한 권 분량의 자료를 가지고 있었는데, 그 내용들을 환자가 나름대로 모두 잘 파악하고 있었고. 비교적 정연한 이론을 가지고 있었다. 필자가 전부 읽어 볼 시간도 없었고 필요성도 느끼지 않아 대충 읽어보고 넘어 갔는데 대부분 인터넷에서 의료인들이 올린 글들을 모아온 것들이다. 그런 자료들이 그 환자의 진료에는 별 도움이 되지 못하는 것들이었지만 환자로서는 오랜 기간 동안 수집한 귀중한 자료였을 것이다.

진찰결과는 환자가 인터넷을 통해서 이미 알고 온 내용 그대로였다. 직장인이고 오랫동안 서울에 머무를 시간도 없다고 생각되어 빨리 해결하기 위해 흉쇄유돌근과 중사각근에 있는 통증유발점에 Botulinum Toxin을 주사하여 치료하기로 하였다.

첫 날은 우측의 두 군데 통증유발점에 0.5% 리도카인에 Botulinum Toxin 20 U과 스테로이드 20 mg을 혼합해서 각각 4 mL씩 주사하였다. 예상했던 대로 우측 뒷목과 등 쪽 그리고 어깻죽지의 통증은 금방 사라졌다. 물리치료를 해주고 다음날 아침에 와서 반대편에 주사하고 치료했더니 양측 모두가 편해졌다고 한다.

좀 더 시간을 두고 치료하면서 경과를 보았으면 좋겠지만, 여건상 오래 머무를 수 없어 그대로 보내면서 다음에 미흡한 점이 있으면 추가로 치료하기로 약속하고 헤어졌는데 2개월 반이 지나도록 아무 연락이 없는 것이 지낼만한가 보다.

요즘에는 이러한 환자들이 적지 않음을 보게 되는데, 어느 대학의 어떤 교수에게 어떠어떠한 진단을 받고 이러저러한 치료를 받았는데 도대체 효과가 없었다고 한다. 다른 대학병원 누구에게 진료받아 보았는데도 진단이 나오지 않고 치료내용도 알 수 없었다고 얘기하는 사람들이 늘어나고 있어, 요즘에는 똑똑한 환자를 대한다는 자체가 여간 부담스러운 것이 아니다.

이제는 정보화시대에 들어서 있어 많은 환자들이 상당수준의 진료방법과 효능에 대한 정보들을 가지고 있어 의사들이 신통치 않은 답변을 하는 것을 보면 오히려 의사들 앞에서 더 큰 소리치는 경우가 적지 않다. 특정 통증에 대한 확실한 지식이 없이 이것저것 들이대는 진단명이나 얼버무리는 치료를 했다가는 환자에게 비난받기 쉬운 세상이라는 생각이 든다. 요즘에는 자신이 가진 통증이 무엇 때문에 생긴 것인지 궁금하기 때문에 공부를 하고 있는 환자들이 늘어가고 있다.

그들이 공부했다는 대부분의 자료들은 의사들이 인터넷에 올려놓은 것들로서 의학지식이 없는 환자들이 잘못 이해하는 경우가 많아, 자칫하면 잘못되고 불필요한 의학지식만을 쌓아가게 될 것이다. 잘못하다가는 의사들보다 자신들이 더 많이 알고 있다는 오해를 할 가능성도 충분히 있다고 생각된다.

의사들도 정신 바짝 차리고 공부해야 하겠고 이러한 환자들이 가지고 있는 잘못된 의료상식도 잡아주어야 할 능력을 갖추고 있어야 하며, 본인들이 자신이 없는 분야에는 손을 대지 않는 것이 좋겠다는 생각이 든다.

2004. 2. 28.

20 어느 신경외과 의사의 복잡한 어깨통증

필자의 학창시절부터 절친한 친구 중에 신경외과 전문의가 한 사람이 있다. 지난 가을에 모처럼 함께 골프할 기회를 가졌는데, 오래전부터 왼쪽 어깨에 통증이 있어 골프하는데 지장이 많다고 한다. 자기네 병원 정형외과과장에게 진찰받고 물리치료를 받아보아도 효과가 없어 골프하러 나올 때에는 미리 진통제를 복용하고 나온다고 한다.

진료실이 아닌 곳에서 진찰하는 것이 좋은 모습은 아니지만, 친구들 사이의 일이니 골프하는 도중에 잠깐 촉진해 보았다. 왼쪽 어깨관절을 회전(I.R & ER)시켜보니 약간의 운동장애를 보였고 소원근(teres minor m.)을 촉진해보니 심한 압통이 있다. 이 친구는 펄쩍 뛰면서 그렇게 누르면 아프지 않을 사람이 어디 있겠느냐고 짜증을 낸다. 그럼 반대편을 보자고 오른쪽을 만져보니 아프지 않단다.

세상 사람들이 흔히 얘기하는 오십견이 생긴 것 같은데, 그 원인은 필자가 만질 때 아팠던 근육인 소원근에 생긴 통증유발점 때문에 삼각근에 생긴 통증이라고만 설명해 주었다. 다시 한 번 왼쪽을 확인해달라고 해서 한 번 더 만져주니 역시 심한 통증이 생기게 되자 이해를 하는 것 같았다.

그 친구 한참 골프하다가 조금 전에 한 번 만지고 나서 어깨가 한결 편해진 것 같다면서 한 번 더 만져 달라고 한다. 이제는 단순한 촉진이 아닌 마사지를 해주었더니 운동하기가 훨씬 수월하단다. 엉뚱한 곳 치료하지 말고 필자가 만졌을 때 아팠던 곳을 자기네 병원에 가서 치료받도록 일러주었다.

그 후로 2주쯤 지나서 그 친구가 필자에게 찾아와서 자기네 병원의 능력으로는 해결이 되지 않으니 치료를 해달라고 한다. 소원근(Teres minor m)에 0.5% 리도카인에 스테로이드 20 mg 혼합해서 4 mL로 만들어 주사하고 물리치료를 해서 보냈는데 열흘쯤 후에 다시 찾아 왔다. 지금은 많이 좋아졌는데 아직도 통증이 조금 남은 것 같으니 한 번 더 손을 봐달라 했다. 이번에는 국소마취제만 소원근에 주사했는데 지난번에 비해 통증유발점이 많이 감소한 것을 알 수 있었다.

3주쯤 지난 후에 그 친구가 다시 찾아와서 어깨가 아프기는 한데, 지난번과는 통증의 양상이 다르다고 한다. 팔을 옆으로 뻗은 상태에서 더 위로 올리면 어깨가 아픈데 자기의 능력으로는 도저히 원인을 찾을 방법이 없단다. 예전에 치료했던 소원근에는 압통이 없어진 것으로 보아 그 자리는 치료된 것으로 보였다. 다시 양팔을 들어 수평으로 유지하게 하고 팔을 누르면서 버틸 수 있는 능력을 측정해 보았더니 왼쪽의 팔의 힘이 떨어지면서, 팔을 누를 때 왼쪽 어깨관절이 아프다고 한다.

왼쪽 견갑상신경(suprascapular n.)의 장애로 극상근(supraspinatus m.)이 긴장하여 팔을 위로 올릴 때 힘이 없고 통증이 생긴 것임을 의심하여 0.5% 리도카인에 스테로이드 20 mg을 혼합하여 10 mL로 만들어 견갑상신경치료(SSNB)를 해주었다. 견갑상근의 긴장을 풀어주자 곧바로 팔을 들어 올리는 힘이 정상으로 돌아오면서 통증이 없어졌다.

2주쯤 지나서는 다시 통증이 생겼는데 이번에는 어깨관절의 앞쪽에 생겼단다. 팔을 90도 위로 올리게 하고 팔을 외회전시킨 다음 상박골두에 있는 이두근도랑(bicipital groove)과 오훼돌기(coracoid pr.)를 촉진해보니 상완이두근 장두(long head of biceps m.)와 단두의 모두에 압통이 있고 심한 부종이 있는 것을 알 수 있었다.

0.5% 리도카인 8 mL에 스테로이드 20 mg을 혼합하여 이두근도랑을 만져서 상박골횡인대(transverse humoral li G) 밑으로 4 mL를, 그리고 오훼돌기 근처에 4 mL를 주사하였다. 약물주사가 끝나자마자 통증이 사라졌다.

일반적으로 이런 증상을 상완이두근 건염이라 진단붙이고 있는데, 아마도 이 친구의 경우엔 상완이두근의 장두는 이두근도랑와 상박골횡인대 사이에서 염증을 일으키고, 이두근의 단두는 오훼돌기 골막을 자극하여 염증을 일으킨 것으로 생각되었다.

그런데 이 친구의 어깨의 통증에 대해 그냥 지나칠 수 없는 점들을 찾을 수 있었다. 왼손잡이인 그는 왼손잡이 골프를 하지는 않지만 운동 시에 주로 왼쪽 어깨관절에 힘을 많이 주고 있다고 생각되었는데, 골프를 몸의 회전에 의존하지 않고 거의 왼쪽 어깨관절의 힘으로만 치는 것을 알 수 있다. 골프에 대한 이론을 논하자는 것은 아니지만 골프란 몸과 어깨관절, 다리의 회전과 체중 이동으로 이루어지는 운동이라고 알고 있다. 그런데 이 친구의 골프는 왼쪽 어깨관절과 팔의 힘을 많이 이용하는 골프를 했던 탓에 왼쪽 회선근개인 소원근과 극상근에 손상을 입어 어깨관절에 통증을 초래했던 것 같다.

또한 왼쪽 상완이두근에 무리한 힘이 가해져 이두근의 팽대부에 근 강직이 생겨서 장두와 단두를 잡아당겨 장두는 견갑관절의 앞쪽에 이두근 건염을 일으키고, 단두는 오훼돌기의 골막염을 일으켰던 것이다. 이 친구의 어깨통증의 발견순서는 이상 설명한 바와 같았지만, 발병자체가 순서대로는 아니었을 것이다. 이미 함께 발병해 있던 통증이었지만 가장 강한 통증만을 느끼게 되어 그것을 해결하고 나면 덜 아프던 것이 차례로 나타났던 것이 아니었나 생각되었다.

일반적으로 어깨통증에 대해서는 일본에서 유래된 통상 명칭인 오십견이라 부르고 있고 영어를 사용하는 나라에서는 동결견(frozen shoulder)이라 부르고 있다. 그 원인을 찾는 법과 치료법은 진료하는 의사들의 편견이 많이 작용하고 있다.

마취통증의학과에서는 원인을 가리지 않고 견갑상신경과 성상신경절의 반복적인 차단을 하고 있고, 정형외과, 재활의학과에서는 삼각근하활액낭염(subdeltoid bursitis)이나 이두근 건염으로 진단 붙이고 그곳에 물리치료를 해주고 있는 듯하다.

2004. 2. 18.

21 급성 액와신경 장애에 의한 어깨통증

서론

어깨관절의 통증과 함께 팔을 위로 들어 올리지 못한 경우는 극상근(supraspinatus m.)과 견갑상신경(suprascapular n.)의 부조화 때문에 생기는 것을 자주 보게 되지만, 액와신경 때문에 팔을 전혀 들어 올리지 못하는 경우는 드물고 이례적인 일이다.

필자는 급성으로 생긴 소원근의 손상으로 액와신경의 장애로 발생한 어깨관절의 심한 통증과 운동장애를 치료할 수 있는 기회가 있었기에 소개하고자한다.

증례

49세의 남자는 하루 전에 약수터에 갔다가 미끄러지면서 오른쪽 손을 짚으면서 넘어졌는데, 오른쪽 어깨관절에 통증이 몹시 심해 어깨를 전혀 움직일 수 없었다. 본인 스스로 움직이는 어깨운동은 물론이고 진찰하기 위해 시술자가 수동적으로 어깨를 움직여보려고 해도 통증 때문에 꼼짝도 할 수가 없다.

■ 사진 1. 오른쪽 어깨관절의 운동장애

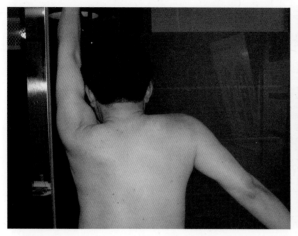

■ 사진 2. 액와신경차단후의 어깨관절 운동범위

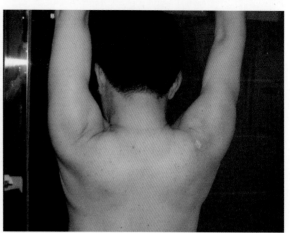

초진 시의 소견으로는 오른쪽 어깨일부분의 골절이나 탈구가 의심될 정도로 통증과 운동제한이 몹시 심했다. C-Arm 투시기로 투시하면서 보았지만 골절이나 탈구는 없었다.

어깨관절을 전혀 움직이지 못하는 것으로 보아 견갑상신경의 장애가 있거나, 극상근의 건이 끊어진 것이 아닌가하는 의심이 되었다. 먼저 견갑상신경의 억압을 풀어주기 위해 견갑상신경차단법에 준해서 극상근에 0.7% 리도카인 8 mL를 주사했다. 다시 운동을 시켜보아도 전혀 움직여지지도 않고 여전히 통증이 심하다 (사진 1 참조).

일반적으로는 극상근의 건이 파열되면 운동장애는 있더라도 통증은 심하지 않은데, 이 환자의 경우는 통증이 너무 심해 극상근의 손상과는 무관하다고 생각되었다. 환자를 엎드리게 하고 오른쪽 견갑골의 바깥쪽 상단에 있는 소원근(teres minor m.)을 촉진해보니 부종과 함께 심한 압통이 있었다.

소원근에 리도카인 6 mL를 주사한 다음 일으켜 세우고 어깨관절을 움직여보게 했더니 팔이 귀에 닿을 수 있을 정도로 아무렇지도 않게 팔을 번쩍 들어 올릴 수 있었다(사진 2 참조). 다행이다 싶어 물리치료를 해주고 나서 물으니 언제 아팠느냐는 표정이다. 소염진통제와 근이완제를 복용토록 처방하고 귀가시켰다.

다음날 내원했을 때에 물어보니 잠은 편히 잤는데 아침에 일어나보니 견갑관절을 움직이기가 힘들다고 한다. 다시 운동시켜보니 첫날과 마찬가지로 관절을 전혀 움직이지 못한다. 이번에는 스테로이드 40 mg을 혼합한 0.7% 리도카인 6 mL를 소원근에 주사하고 견갑관절의 운동을 시켜보니 전날처럼 관절을 자연스럽게 들어 올릴 수 있게 되었다. 다음날부터 그 환자는 치료받으러 오지 않았다.

통증과 운동장애의 발생기전

해부학적으로 견갑상 신경 때문에 생긴 어깨관절의 운동장애는 팔을 들어 올릴 때 수평상태까지는 올라갈 수 있지만 90도 외전상태에서 더 이상 올라가는 운동에 장애를 일으킨다. 액와신경(axillary n.)의 마비로 삼각근(deltoid m.)에 운동장애가 생기면 팔을 옆으로 올리는 초기단계에서부터 움직이지 못하다가, 90도까지 올라가면 그때부터 180도까지는 극상근이 들어 올려준다. 대부분 견갑관절의 통증이나 운동장애가 생기면 견갑상신경의 장애로 오진하고 견갑상신경 차단(SSNB)에 의존하는 수가 있는데 특별히 감별 진단을 요한다.

이 환자의 경우는 옆으로 넘어질 때에 오른쪽 손을 땅에 짚으면서 어깨관절이 뒤로 밀리면서 관절의 뒤에 있는 소원근이 손상을 받았던 것이다. 손상받아 긴장과 부종을 일으킨 소원근이 액와신경을 심하게 압박하면서 기능마비를 일으키고, 마비된 액와신경때문에 삼각근이 운동장애를 일으켜 팔이 올라가지 않았던 것이다.

소원근이 긴장하면 소원근과 삼각근의 운동신경인 액와신경을 압박하고, 흥분된 액와신경은 소원근을 곧 긴장시키는 악순환을 하게 되지만, 신경이 심하게 압박당하면 신경의 마비로 삼각근에 운동장애까지 생기는 것이다.

국소마취제를 소원근에 주사해서 근육의 긴장을 풀어줌으로써 통증과 운동장애가 풀렸던 것으로, 이 환자의 경우는 일반적으로 견갑관절장애에서 흔히 볼 수 있는 관절통증은 아니었다. 첫 날은 국소마취제의 작용으로 통증과 운동장애가 풀렸다가 약효가 지나고 다시 운동장애가 생겼던 것인데, 다음날은 소염작용을 위해 스테로이드를 혼합주사하고 나서 쉽게 완치 효과를 볼 수 있었던 것으로 사료된다.

결론

이 환자의 경우는 급성손상으로 어깨관절의 통증과 운동장애가 아주 심했던 경우였지만, 동절기에 스키장이나 스케이트장에서 넘어지거나 빙판길에서 넘어지면서 흔히 생길 수 있는 증상이기도 하다.

어깨관절의 통증에는 견갑상신경차단과 성상신경절차단의 반복에 의존하는 마취통증의학과나 견갑관절을 감싸고 있는 근육들에 막연히 찜질이나 전기자극 치료를 해주고 있는 의사들에게 새로운 치료법이 되겠기에 소개하는 바이다.

2005. 1. 19.

22 회선근개건(tendon of rotator cuff)이 파열된 어느 골퍼!

60대 중반의 골프애호가는 일주일에 2-3회 정도 골프를 하시는 분이었는데, 10일 전부터 오른쪽 어깨에 통증이 생기더니 하루 전부터 갑자기 어깨를 들어 올릴 수 있는 힘이 없어졌다고 필자를 찾아 왔다.

어깨관절의 기능검사를 해보니 어깨를 내회전과 외회전을 시켜도 운동장애나 통증은 없었지만, 양쪽 팔을 동시에 수평이상으로 들어 올리도록 해보니 왼쪽 팔은 수평 이상으로 올라가지 않으면서 통증을 호소한다. 견갑상신경의 장애를 의심하고 견갑상신경을 차단해주면 통증도 없어지고 관절기능도 좋아질 것으로 기대했다. 통증의학과에서는 일반적으로 오십견이라 불리는 모든 견갑관절통증에 견갑상신경차단을 반복하지만 필자는 극히 제한적인 경우에만 시술하고 있다.

어깨관절통증 환자 중에서 능동적으로 팔을 옆으로 올리게 해서 수평 이상으로 들어 올릴 힘이 없는 사람에 한해 필자는 극상근의 팽대부에 주사해서 견갑상신경의 압박을 풀어주는 치료를 하고 있다. 그 이유는 극상근에 과긴장이 생기면 견갑상신경을 압박하게 되어 어깨의 통증과 극상근과 극하근의 운동장애를 초래하기 때문이다. 이 환자야말로 견갑상신경차단의 좋은 적응대상이라 생각하고 견갑상신경차단법에 준해서 서둘러 극상근에 국소마취제를 주사하였다. 시술하자마자 금방 좋아질 것으로 기대했는데 통증은 없어졌지만 팔을 들어 올리는 힘은 전혀 호전되지 않고 오히려 힘이 더 없어졌다.

국소마취제의 용량이 과다하여 일시적으로 견갑상신경의 마비를 일으킨 것으로 생각하고 귀가시켰다가 다음날 다시 검사해보니 역시 팔을 올리는 힘이 없었다. 반신반의하면서 견갑상신경차단을 한 번 더 했지만 운동능력은 전혀 개선효과를 볼 수 없었다.

정확한 위치는 알 수 없었지만 극상근의 힘줄에 파열 때문에 생긴 운동장애라 의심되어 수술로 재건해주는 것이 좋겠다는 생각이 들어 소견서를 첨부해서 서둘러 대학병원으로 보냈다. 대학에 의뢰한지 4주일 후 그 환자가 직접 인사하러 찾아오셨는데, 정확한 진단을 내려 시간을 지체하지 않고 보내준 덕분에 수술을 잘 할 수 있었고 아무런 후유증이 없이 나을 수 있었다는 대학병원 의사들의 얘기를 전해주었다.

아마도 극상근의 힘줄에 있는 **critical zone**이 노화로 약해져 있다가 무리한 골프스윙이 파열을 일으켰던 것으로 사료되었다. 만일에 판단을 잘못하여 견갑상신경차단만을 반복하다가 치료시기를 놓쳐 환자에게 영원한 장애를 남겨주었더라면 어떠했을까 하고 생각하니 아찔한 생각까지 들었다.

회선건개의 **conjoined tendon**은 근육에서 내려오는 혈관(suprascapular a. & subscapulara.)과 상박골로부터 올라오는 혈관(anterior circumflexa.의 분지)의 2중 혈액공급을 받고 있는데, 두 혈관이 합류되는 부분을 **critical zone**이라 부르며, 이곳이 긴장을 가장 많이 받고 석회침착이 많은 곳으로 회선건개의 파열을 잘 일으킬 수 있는 지점이다. 석회침착으로 약화되어 있던 회선건개의 **critical zone**이 골프할 때에 downward swing을 하다가 충격을 받으면 파열될 가능성이 있다. 힘줄의 파열을 잘못 판단하여 장기간 방치하여 수술로 복원할 수 있는 시기를 놓친다면 환자를 장애자로 만들 수도 있을 것이다.

모든 신경차단은 시험적 차단을 해서 효과가 있다고 생각될 때만 반복차단이 가능한 것이다. 지금도 견갑관절의 통증 환자에게 그 원인을 구별하지도 않고 맹목적으로 견갑상신경의 차단만을 반복하는 사람들에게 경종을 울려줄 수 있는 실례라고 생각된다.

2002. 5. 14.

23 편두통의 뿌리를 뽑겠다고요?

2003년 4월 24일 오전 어느 방송국의 TV 건강프로시간에 대학의 신경과 교수를 모셔다놓고 편두통에 대해 얘기하는 시간을 가졌다. 어느 여자코미디언이 편두통 환자의 모델로 참석해서 반드시 이 자리에서 편두통의 뿌리를 뽑겠다고 단단히 벼르는 것을 보았다.

편두통의 원인은 뇌혈관의 확장 때문이라는 교수의 설명이 있은 후에 취재진은 만성적인 편두통을 가졌다는 이 환자를 직접 데리고 어느 대학병원까지 가서 뇌 혈류검사와 뇌 MRI 검사를 했는데 모두가 정상이라는 판정을 받았다.

뇌 혈류도 정상이고 뇌에 종양 같은 것이 없기 때문에 다행이라고 안도하는 환자와 취재진들의 모습을 보고 필자는 이해할 수 없었다. 편두통의 원인이 뇌혈관의 확장 때문이라면 편두통 환자의 뇌 혈류 검사나 MRI 소견이 정상으로 나와서는 안 되는 것이 아닌가? 어떠한 검사를 하고나서 아무런 이상이 없다는 판정만이 환자에게 다행스러운 것은 아니다.

대부분의 의사들은 통증의 원인을 객관적 검사로 찾으려다가 검사에서 나타나지 않으면 이상이 없다는 얘기들을 많이 하고 있다. 이상이 없다는 말을 듣고 다행이라 생각할지 모르지만 예상했던 진단이 나오지 않은 것은 다행스러운 일이 아니고 답답한 일이다.

통증이 있으면 반드시 그 원인이 있기 마련인데 검사에서 이상이 없다는 것은 잘못된 검사를 했다고 볼 수밖에 없는 것이다. 통증의 원인을 찾아서 그 원인을 제거해주면 통증 치료가 쉽겠지만, 검사결과 이상이 없다고 하면 치료는 더 힘들어지는 것이다.

신경과 교수를 모셔다 놓고 방송관계자들이나 방청객들은 커다란 기대감을 가지고 편두통의 뿌리를 당장에 뽑아낼 수 있을 것으로 믿고 있는 모습을 보였다. 그러나 신경과 교수는 편두통을 일으키는 유발인자로 여성의 생리, 초코렛, 바나나, 바닐라, 치즈 같은 음식, 스트레스 등의 몇 가지를 소개하고 치료로는 유발인자를 피하는 것과 약물요법들이 있다고 소개했다.

그리고 치료를 위해서는 환자에게 편두통과 관련된 음식이나 생활습관을 일기장에 적게 만들고, 어떤 음식을 섭취했을 때에 편두통이 발생하는가를 알아내서 그러한 요소들을 피하도록 해야 한다고 했다. 그러한 방법이 얼마나 효과가 있는지는 모르겠지만, 당장 고통받고 있는 환자에게 이러한 방법은 너무 지루하고 고통을 더 주는 길이 아닌가 생각된다.

기왕 TV에 출연해서 편두통의 뿌리를 뽑으려고 했다면, 뿌리를 뽑는 모습을 보여주었으면 좋았을 것을, 어느 명사들의 강의에서 보듯이 총론적인 얘기만 하고 정작 치료되는 모습을 보지 못해 몹시 섭섭했다. 필자는 그 방송을 보고 나서 치료받겠다고 나온 환자나 시청자들의 기대에 부응하는 편두통의 뿌리를 뽑아주기는커녕 오히려 여러 사람들을 혼란스럽게 만들었다는 생각이 들었다. 필자는 마음이 답답하여 편두통의 뿌리를 뽑겠다고 모델로 나왔던 환자에게 당장에 연락해서 뿌리를 뽑아주고 싶다는 생각이 들기도 했다.

두통과 편두통에 대한 필자의 견해

1) 두통이나 편두통의 발생기전

현재까지도 편두통의 원인은 뇌혈관의 확장 때문이라고 알려지고 있는데, 그동안 필자의 진료경험과 연구결과 편두통은 뇌혈관의 확장보다는 두피에 혈류를 공급하는 혈관이나 두피에 분포되는 신경들의 장애 때문에 생기는 것이었다.

환자들은 두통이나 편두통은 뇌 속에 있는 것으로 알고 있지만, 일반적인 두통은 두피에서 느끼는 통증이다. 혈압이 극도로 높거나, 뇌혈관이 폐쇄되어 있거나, 뇌 속에 커다란 종양이 있어 뇌압이 심하게 올라가지 않으면 뇌 속의 원인으로 인한 두통은 생기지 않는다.

근긴장성 두통의 일반론을 보면 두통의 발생기전은 측두근, 후두근, 두개골막, 후경부의 근육들의 지속적인 긴장이 두개(頭蓋)를 견인시켜 불완전대사산물이 두개에 국소적으로 축적된다고 한다. 축적된 불완전대사산물들이 두피에서 통증에 예민한 조직인 피부, 피하조직, 근육, 동맥, 두개골막을 자극하고 여기에 분포된 감각신경들이 두통을 전달하여 통증을 느끼는 것으로 알려지고 있다.

그러나 필자는 두통의 발생이 두피에 축적된 대사산물과는 관계없다는 견해를 가지고 있다. 두통과 관계되는 두피의 감각신경은 대후두신경(greater occipital n.)이 가장 크게 관여하고, 운동신경으로는 안면신경의 후두근분지(occipital br.)가 크게 관여한다. 대후두신경이 뒷목에서 두피로 올라가는 도중에 어느 근육에게 조임을 당하면 두피에는 아무런 이상이 없지만 두피에 병변이 있는 것과 같은 통증을 느끼게 된다.

대후두신경은 승모근 최상단의 근막과 두측반극근(semispinalis capitis m.)의 최상단을 뚫고 두피로 나온다. 승모근의 통증유발점이 활성화되면 근막을 잡아당겨 통과하던 대후두신경을 올가미처럼 당기면서 조이게 된다. 대후두신경이 두피로 나오는 지점에 있는 두측반극근이 긴장하면 대후두신경을 직접 조이게 된다.

안면신경의 후두근 분지가 압박당해 흥분을 일으키면 후두근을 긴장시킬 뿐 아니라 그 연결선상에 있는 전두근까지 잡아당기면서 이마 쪽까지 통증을 일으키기도 한다. 또한 전두근을 뚫고 올라오는 안와상신경(supra-orbital n.)에 영향을 주어 안구에 통증, 눈부심, 시력장애 등을 초래하는 것으로 사료된다.

안면신경의 후두근 분지에 대해서는 아무도 별 의미를 둔 일이 없었지만, 두통을 일으키는 원인 중에서 상당히 중요한 위치를 차지하고 있다. 안면신경의 후두근분지가 유양돌기 후방의 두판상근의 밑을 지나 후두골에 부착되는 승모근과 흉쇄유돌근의 근막을 타고 비스듬하게 올라가서 후두근에 운동신경을 보낸다.

두피에 혈액순환 장애를 일으켜 편두통을 일으키는 혈관은 후두동맥과 정맥인데 동맥이 압박받으면 두피에 허혈성 통증을 일으키고, 정맥이 눌리면 두피의 울혈이 생기면서 두통을 일으킨다. 정맥이 눌리면 두피에 울혈로 인해 부종이 생겨 두피가 딱딱하지 않고 말랑말랑하게 촉진되기도 한다.

후두동맥이 제1경추(atlas)의 횡돌기(橫突起)와 유양돌기(乳樣突起) 사이를 타고 올라갈 때에는 흉쇄유돌근, 두판상근, 두최장근(longissimus capitis m.), 악이복근(digastric m.)들에 의해 덮여 있으며, 승모근과 흉쇄유돌근이 두개골에 부착하는 근막을 뚫고 두피의 표피근막으로 나온다.

유양돌기의 뒤쪽에서 두판상근에 있는 통증유발점이 후두동맥과 안면신경의 후두근 분지를 함께 압박하고 있다. 편두통 증상으로 통증이 박동성으로 오는 이유는 막혀있던 혈관이 반복적인 박동에 의해 간헐적으로 열리면 혈관 벽이 팽창되면서 통증을 일으키게 된다.

두피에 분포되는 제3후두신경이나 소후두신경들도 두통에 관여하기는 하지만 두피에서 서로 문합을 이루고 있기 때문에 각자의 기능이 따로 나타나지 않고 서로 혼합되어 증상을 일으킨다. 이러한 원인들에 의해서 통증이 한쪽으로 있을 때 편두통이라 부르고 양측으로 있을 때 편의상 두통이라 부르고 있다.

2) 진단

두통이나 편두통 환자를 만나면 이미 예상하고 있는 통증유발점을 촉진하여 환자가 심한 압통을 호소하면 이 지점이 두통이나 편두통을 일으키는 원인이 되는 곳임을 예측할 수 있다. 확진을 위해서는 각 지점에 0.5% 리도카인 4 mL씩을 주사해주면 순식간에 두통은 물론 안구통증이 사라지는 것으로 확인할 수 있다.

3) 치료

일과성이거나 급성으로 생긴 두통은 리도카인주사 그 자체로 완치되는 수가 있다. 만성적이거나 반복되는 두통 환자에게는 두통이 사라진 후라도 Botulinum Toxin 10-15 U와 스테로이드 10 mg을 0.5% 리도카인에 섞어 4 mL씩 주사해주고, 그 곳의 압통이 없어질 때까지 물리치료를 해준다.

결론

필자는 두통이나 편두통에 대해서는 이상과 같은 이론적 뒷받침을 임상에 적용하여 탁월한 치료 효과를 보고 있다. 아직까지 의료계에 알려지고 있는 세계두통학회의 두통과 편두통의 분류와 그 진단법은 너무 복잡하고, 통증의 발병기전을 확실하게 설명하지 못하고 무성한 이론만 나열되고 있지만 대부분의 의사들은 그 내용을 그대로 받아들이고 있어 편두통의 뿌리를 뽑아주지 못하고 있는 실정이다.

편두통이나 두통의 뿌리를 뽑아주는 방법은 이러한 것이라 생각되어 소개드리는 바이다.

2003. 5. 26.

24 프로골퍼의 가슴에 있는 통증

1989년 봄 필자가 통증클리닉을 개원하려고 준비하고 있을 무렵이었다. 필자가 다니고 있는 골프연습장에 필자와 동갑내기 프로골퍼가 있었는데, 나이가 많고 기량이 뛰어나지 못해 대회에 나가 우승은 하지 못했지만 연습장에서의 개인지도 능력은 탁월한 사람이었다.

필자에게 가끔 **one point lesson**을 해주던 사람인데 어느 날 새벽에 골프연습장에서 만났는데 한쪽 가슴을 감싸고 울상을 짓고 있었다. 물어보니 2주 전부터 왼쪽 가슴이 결리기 시작하더니 점점 더 심해져 숨쉬기도 불편하고 골프 연습하기가 곤란할 정도로 통증이 심하단다. 초여름에 있을 KPGA골프대회에 나가기 위해 열심히 연습하다가 아프기 시작해서 갈비뼈에 골절이 생긴 것으로 생각하고 병원에 가서 검사를 받았지만 뼈에는 이상이 없다고 하여 10일 이상 물리치료를 받아도 효과가 없다고 한다.

필자는 늑간근의 손상 때문에 생긴 늑간신경통(intercostal neuralgia)이라고 짐작하고 늑간신경차단을 해주면 금방 좋아질 것으로 확신했다. 필자의 집으로 데리고 와서 국소마취제로 mid-axillary line에서 제4번, 5번, 6번의 늑간신경 3개를 차단해 주었다.

신경차단하고 나니 왼쪽 흉곽이 얼얼해지면서 통증을 느끼지 못한다고 한다. 마취제에 의한 일시적인 제통효과인지, 올바로 치료가 된 것인지 알 수 없어 하루를 지내보고 결과를 보자고 하였다. 다음날 만나보니 효과가 거의 없다는 얘기를 듣는 순간 진단이 잘못되었다는 생각이 들었다.

해부학 책을 찾아 자세히 관찰해보니 골프스윙이 늑간근(intercostal m.)이나 늑간신경에 손상을 줄 수 있는 근거가 없음을 알 수 있었고, 따라서 필자가 시행했던 늑간신경차단이 잘못되었음을 알게 되었다. 골프스윙 때에는 흉곽(thoracic cage)이 통째로 움직이기 때문에 늑간근이 아무런 역할을 하지 않아 늑간근이나 늑간신경이 손상받을 일도 없을 것이다. 대신에 흉곽의 앞-옆면에 부착되어 견갑골의 운동에 관여하는 전거근(serratus anterior m.)이 긴장하면 갈비뼈에 통증을 느낄 수 있다고 생각되었다.

촉진해보니 왼쪽 가슴의 위쪽에 광범위하게 압통이 있음을 알게 되었다. 국소마취제로 직접 전거근에 광범위하게 주사해 주었더니 2일간은 통증이 없다가 3일째에는 다시 통증이 생기기 시작했는데 처음보다는 통증이 조금 약하다고 한다. 이 치료도 잘못되었다 생각되어 전거근에 대한 해부를 자세히 살펴보았다. 전거근은 위쪽 8-9개의 갈비뼈의 위쪽에서 기시해서 견갑골(scapula) 앞면의 척추 쪽 가장자리에 부착된다. 운동신경인 장흉신경(long thoracic n.)의 지배를 받고 기능은 견갑골을 아래와 앞쪽으로 당겨준다.

장흉신경은 제5, 6, 7번 경추신경분지로 이루어져 있으며, 제5, 6번분지는 중사각근의 아래 부분을 관통한 다음 경추 제7번분지와 제1늑골의 높이에서 합류하여 전거근에 분포된다. 중사각근의 맨 아래 부분에 통증유발점이 생기면 이 근육을 관통하던 장흉신경 중의 제5. 6번 신경분지가 압박받아 흥분을 일으키게 되고, 이 신경의 지배를 받은 전거근이 과긴장을 일으켜 혈액순환이 차단되어 허혈성 통증을 일으킬 수 있을 것으로 생각되었다.

쇄골의 바로 상부에서 중사각근을 촉진해보니 환측의 중사각근에서 통증유발점을 쉽게 찾을 수 있었다. 중사각근의 아래쪽에 있는 유발점에 스테로이드를 혼합한 국소마취제를 4 mL 주사했더니 금방 통증이 완화되었고 기침을 시켜보아도 통증이 생기지 않았다.

그 당시에는 필자가 개원하기 전이라 치료시설을 갖추고 있지 않아 통증유발점에 주사만 해주고 별도의 치료는 해주지 않았지만 좋은 효과를 볼 수 있었다. 필자도 그 환자를 치료해보기 전에는 골퍼들의 가슴통증은 늑간근이나 갈비뼈의 손상으로 생긴 것으로만 생각했었다.

골프 연습을 하다가 갈비뼈의 골절이 생긴다는 얘기를 흔히 듣고도 그 기전을 생각해보지 않았는데, 전거근의 해부와 기능을 알고 나니 골프스윙과 늑골골절의 관계를 이해할 수 있었다. 골프의 백스윙 시에는 왼쪽 전거근이 수축하면서 견갑골을 앞쪽으로 당겨주고, impact 시에는 전거근이 이완되면서 견갑골을 왼쪽 뒤로 돌아가게 하는 반대방향의 힘이 작용한다.

골퍼들의 반복된 헤드업으로 왼쪽 중사각근의 아래 부분이 손상을 입어 통증유발점을 형성하면 장흉신경이 중사각근의 통증유발점에게 조여지게 되어 흥분을 일으킨다. 흥분된 장흉신경 때문에 전거근이 긴장되면 그 자체로 전거근에 허혈성 통증이 생길 수도 있는데, 백스윙 시에는 왼쪽 견갑골과 갈비뼈를 오른쪽으로 끌어당기려는 힘이 강하게 작용하게 된다. 이 상태에서 impact를 하려고 흉곽이 왼쪽으로 돌아가려는 반대방향의 힘이 강하게 작용하면 늑골과 늑골을 감싸고 있는 전거근 사이에 부조화가 생겨 늑골골절이 생길 수도 있다.

중사각근의 위쪽에 통증유발점이 생기면 견갑배신경이 조여지게 되어 능형근과 견갑거근에 통증을 일으키고, 아래쪽에 통증유발점이 생기면 전거근에 통증이 생기거나 늑골골절까지 일으킬 수 있다.

골퍼들의 경우에는 주로 목뼈를 정중앙에서 왼쪽으로 돌리는 운동만을 반복하게 된다. 목뼈와 몸통이 함께 돌아가지 않고 목뼈만 먼저 돌아가는 상태를 헤드 업이라 하는데, 이런 동작의 반복으로 왼쪽 목에 있는 중사각근이 손상받아 이러한 통증을 일으키는 것이다. 골퍼들은 이러한 통증을 예방하기 위해서는 골프할 때 어떠한 경우에서도 헤드 업하지 말고, 날아가는 볼을 바라보는 look-up해야 할 것이다.

2002. 3. 22.

25 초보골퍼의 한쪽 흉통과 호흡곤란

서론

골프 초보자들에게 가슴이 결리거나 등 쪽에 뻐근한 통증이 있는 것은 흔히 있는 일이지만 호흡곤란증이 있어 질식감까지 든다는 것은 드문 일이다. 한쪽의 가슴통증과 함께 호흡곤란으로 고통 받고 있던 환자를 치료한 경험을 소개한다.

증례

골프를 시작한지 6개월 되었다는 30대 후반의 남자 환자는 2개월 전부터 왼쪽 가슴이 결리기 시작하더니, 1개월 전부터는 가슴의 통증은 물론 호흡까지 곤란해졌다고 한다. 처음 흉곽이 결리고 아플 때에는 골프를 하다보면 그럴 수 있다는 골프지도자의 말을 믿고 계속해서 운동을 했지만, 점점 심해지고 호흡이 곤란해지니 크게 걱정이 되었다.

한쪽 가슴통증이 있는 것은 골프하다 보면 갈비뼈 골절이 생길 수 있는 일이라 하여 정형외과에 가서 X-ray 촬영으로 갈비뼈를 검사를 해보았지만 이상을 찾을 수 없었다. 근육의 손상이 의심된다고 하여 오른쪽 흉곽에 물리치료를 해보았지만 전혀 효과를 보지 못했다. 숨쉬기가 점점 더 불편해져서 숨을 깊게 들이쉴 수가 없어 잘못하면 질식할 것 같은 기분이 들었다. 서둘러 대학병원에 가서 심장과 폐에 관련된 초음파,

▣ 중사각근에게 포획당한 장흉신경과 전거근

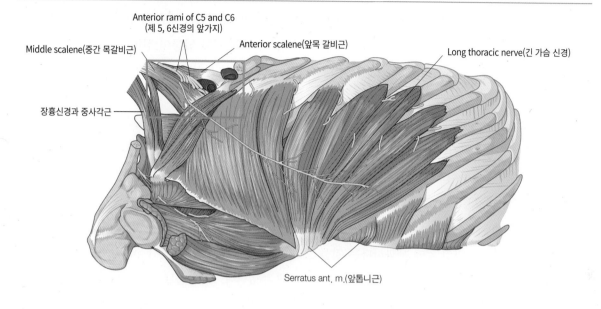

Anterior rami of C5 and C6
(제 5, 6신경의 앞가지)

Middle scalene(중간 목갈비근)

Anterior scalene(앞목 갈비근)

Long thoracic nerve(긴 가슴 신경)

장흉신경과 중사각근

Serratus ant. m.(앞톱니근)

▣ 대흉근의 긴장과 그 치료점인 전사각근

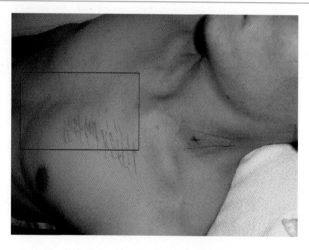

CT 검사를 모두 받아보았지만 전혀 이상을 발견할 수 없었고 진단도 나오지 않았다.

가슴의 통증은 골퍼들에게서 흔히 볼 수 있는 전거근(serratus anterior m.)의 긴장성 통증임을 알 수 있었지만, 호흡과 관련해서는 증상이 모호해서 필자도 자신이 없었다.

환자를 똑바로 눕혀놓고 쇄골의 바로 위에 있는 양쪽 중사각근을 촉진해 보았더니 왼쪽의 중사각근에 심한 "jump sign"이 나타났다. 환자에게 누운 자세에서 혼자서 일어나보게 하였더니 왼쪽 가슴에 통증이 심하다고 한다. 머리를 뒤에서 받혀주면서 일으켜 세우면서 물으니 그때에는 통증이 생기지 않는단다. 우선 가슴통증의 진단 겸 치료의 시작임을 설명하고 중사각근 하단에 있는 유발점에 0.5% 리도카인 4 mL를 주사하고 일어나 운동하게 해보았더니 언제 그랬냐는 듯이 가슴의 통증은 없어졌다.

그곳을 치료점으로 알고 물리치료를 해주었다. 다음날 왔을 때에는 가슴의 통증은 완전히 없어졌는데,

호흡이 답답한 것을 어떻게 좀 해결해 달란다. 치료에 자신이 없음을 먼저 밝힌 다음 흉곽을 진찰해 보았다. 흉골의 양쪽 가장자리를 따라 가면서 손가락으로 눌러보니 흉골에 붙어있는 대흉근에 압통이 발견되었다.

양쪽 전사각근(anterior scalene m.)의 아래를 촉진해보니 양쪽 모두 압통이 심하다. 혹시 대흉근의 운동신경인 외측흉근신경(lateral pectoral n.)이 대흉근을 긴장시켜 호흡곤란을 일으킨 것이 아닌가하는 생각이 들었다.

환자를 똑바로 눕힌 상태에서 대흉근에 있는 압통을 확인한 후에 왼쪽을 먼저 시술하기로 하고 왼쪽전사각근에 있는 통증유발점에 0.5% 리도카인을 4 mL 주사하고 일어나게 했다. 왼쪽의 가슴이 훤하게 열린 것 같이 시원해지면서 숨쉬기가 한결 편해졌다고 한다. 예상이 맞아떨어진 것이다. 즉시 반대쪽의 전사각근에도 똑같이 주사하고 물리치료를 해주었더니 호흡곤란증이 완전히 사라졌다.

다음날 왔을 때에는 숨쉬기는 편해졌다고 완치된 것 같다고 얘기하는 것을 보니, 어제까지는 치료라고 하기 보다는 진단을 겨우 마친 것에 불과하다는 것을 모르는 것 같았다. 확인된 전사각근의 통증유발점에 스테로이드 20 mg씩 혼합한 국소마취제를 주사하고 치료해 주었더니, 그 다음날부터 치료받으러 오지 않는다. 조금 더 치료받았으면 좋겠다고 생각되지만 불편함이 없어지면 그때부터 치료받지 않는 것이 환자들의 정서가 아닌가 싶다.

통증의 기전

가슴 앞쪽에서 옆면으로 통증이 생길 때 옆구리가 결린다고 말하고 있는데, 흉곽의 벽에 있는 전거근의 긴장성 통증이다. 대부분의 초보골퍼들이 경험하는 통증인 것이다.

전거근은 상부 9개 늑골 앞쪽의 위쪽가장자리에서 시작해서 견갑골의 앞면의 척추 쪽 가장자리에 부착되며 장흉신경의 지배를 받고 견갑골을 앞쪽과 아래로 당기는 역할을 한다. 전거근의 운동신경인 장흉신경(long thoracic n.)은 제5, 6, 7번 경추신경 분지로 이루어져있으며 제5, 6번은 중사각근의 하단을 관통하고 제7번은 제1번 늑골의 높이에서 합류해서 전거근에 분포된다.

초보골퍼들의 경우에 스윙 시에 반복적인 헤드업(head up)을 하게 되면 중사각근이 비틀리는 손상을 받아 통증유발점이 생기게 되고, 중사각근의 하단에 있는 통증유발점 사이로 지나가던 장흉신경이 조여지면 흥분을 일으켜 전거근을 긴장시켜 통증을 일으켰던 것이다.

대흉근의 운동신경인 외측흉근신경(lateral pectoral n.)은 상완신경총의 외측삭(lateral cord)에서 나오다가 전사각근에 생긴 유발점에 의해 압박당하는 경우가 있다. 외측흉근신경이 흉골(sternum)의 양측에 있는 대흉근을 긴장시키면 흉골의 골막을 잡아당겨 가슴의 중앙에 통증을 일으키거나, 대흉근이 긴장하면 가슴을 조이면서 증례에서 보는 환자처럼 호흡곤란을 초래하게 된다.

사무실에 근무하는 사람들은 평소에 고개를 앞으로 숙인 자세로 생활하면서 목의 전-측방에 있는 근육들을 스트레칭 시켜주지 않기 때문에 짧아지고 약화되어 있다. 약화되고 짧아져있는 목 근육들이 갑자기 격렬한 운동인 골프를 하다가 보면 근섬유들이 손상받아 통증유발점을 형성하게 된다.

결론

초보 골퍼 한 사람이 전거근의 긴장으로 인한 흉곽의 바깥쪽에 생긴 통증과 대흉근의 긴장으로 생긴 호흡곤란을 동시에 가진 것을 진단과 치료할 기회를 가졌다.

흉곽에 있는 통증은 양측 중사각근의 통증유발점에게 장흉신경이 포착(捕捉)을 일으켜 전거근이 긴장해서 생긴 것이었고, 호흡곤란은 양측 전사각근의 통증유발점에게 압박받아 흥분을 일으킨 외측흉근신경에 의한 대흉근의 긴장으로 생긴 것이었다.

2005. 1. 12.

26 가슴을 밟혔다는 여자 환자의 흉통

40세의 여자가 찾아와서 가만히 누워 있다가 가슴의 한 가운데를 발로 밟힌 일이 있었는데 일주일이 지나도 통증이 가라앉기는커녕 오히려 더 심해진다고 한다. 혹시 늑골골절이 생긴 것은 아닌지 확인해 달란다. 얘기를 들어보니 부부싸움을 했던 것 같은데 자세한 얘기는 안했지만 얌전히 누워 있다가 밟힌 것만이 아니고 몸싸움도 있었던 것으로 추측되었다. 본인의 얘기로는 눕고 일어날 때나 기침하거나 숨을 크게 쉴 때에 통증이 가장 심해서 활동에 지장이 많다고 한다.

진찰을 위해서 혼자서 능동적으로 눕고 일어나게 했더니 흉통 때문에 도저히 눕거나 일어날 수가 없었다. 손으로 뒷목을 받혀주면서 수동적으로 일어나고 눕도록 했더니 통증이 없다고 한다. 그 의미는 최소한 환자가 걱정하던 흉골(胸骨; sternum)의 골절은 아니었다는 것이다.

환자를 눕혀놓고 흉골의 중앙을 손바닥으로 눌러보니 통증이 몹시 심하다. 흉골의 좌, 우측 가장자리를 더듬어가며 촉진해보니 오른쪽의 가장자리에만 압통이 심하다. 오른쪽과 왼쪽의 대흉근(pectoralis major m.)의 안쪽부분을 비교하면서 촉진해보니 우측의 대흉근에 전반적인 압통이 있었다.

오른쪽 대흉근을 지배하는 외측흉근신경(lateral pectoral n.)에 장애가 있을 것으로 의심되어 전사각근(scalenus anticus m.)을 촉진해보니 오른쪽 전사각근에 심한 압통이 있었다. 아울러 상복부에 있는 복직근(rectus abdominis m.)을 촉진해보니 이곳 역시 우측 복직근에 압통이 발견되었다.

환자에게는 흉골의 타박도 있지만 그보다는 흉곽으로 가는 신경장애가 더 심한 것 같으니 신경치료를 먼저 한 다음에 흉골의 타박은 다음에 치료하자고 얘기했다. 먼저 오른쪽 전사각근의 통증유발점에 0.6% 리도카인 4 mL를 주사한 후에 앉혀놓고 크게 숨 쉬도록 하고, 기침을 시켜보았더니 통증이 많이 감소되었다.

전혀 믿으려하지 않던 환자도 그 효과에 놀라워하면서 치료에 순순히 응했다. 전사각근에 물리치료를 3회 받고 나서는 가슴의 가운데는 아프지 않은데 아래쪽의 갈비뼈에 통증이 있단다. 환자 본인이 밟혔다는 가슴의 중앙인 흉골이나 늑골은 전혀 치료하지 않았는데 오른쪽의 복직근에 있는 유발점을 하루 치료해주었더니 아무 소식 없이 나타나지 않는다.

〈이 통증에 대한 배경〉

대부분의 환자들은 넘어지거나 부딪친 경우에 가슴에 통증이 있으면 맨 먼저 갈비뼈나 흉골의 골절을 의심하기 마련이다. 실제로는 넘어질 때에 흉곽을 직접 부딪친 일이 없는데도 불구하고 직접 갈비뼈나 흉골에 손상받은 것으로 오해하는 것이다.

이 환자도 우선 가슴중앙에 통증이 있으니까 늑골이나 흉골의 손상을 의심했겠지만, 실제로는 대흉근의 긴장이 흉골의 골막을 잡아당겨 통증을 일으켰던 것으로 확인된 것이다. 대흉근은 쇄골의 안쪽 절반과 흉골의 중심부 그리고 제5-6번의 갈비뼈의 연골에서 기시되어 상박골의 큰돌기(greater tubercle)에 부착되고 상완신경총으로부터 흉근신경의 분포를 받고 있다.

대흉근의 위쪽부분은 상완신경총의 외측삭에서 나오는 외측흉근신경의 분포를 받고, 아래쪽 일부분은 내측삭에서 나오는 내측흉근신경의 지배를 받고 있다. 만일 골격근의 운동신경이 흥분을 일으키면 그 지배를 받고 있는 근육이 긴장을 일으키면서 근육이 부착되어 있는 뼈의 골막을 잡아당겨 통증을 느끼게 할 것이다.

가끔 운동하다가 넘어지면 직접 흉곽에 손상을 받지 않았더라도 흉통을 일으키는 것은 목에 있는 전사각근이 손상당하거나 전사각근에 있었던 잠복성 통증유발점이 활성화되면서 상완신경총을 압박하기 때문이다.

전사각근의 통증유발점이 상완신경총을 압박하면서 상완신경총 중의 외측삭에서 분지되는 외측흉근신경을 압박하면, 흥분을 일으킨 신경이 대흉근을 수축시켜 흉골 골막을 당기면서 흉곽의 중앙에서 통증을 느끼게 된다.

나중에 아래갈비뼈에 통증을 일으켰던 것은 갈비뼈의 제5-7번에 부착되는 복직근이 긴장하여 탄력을 상실해서 복근운동을 할 때에 갈비뼈를 잡아당겨 통증이 생겼던 것이다.

이 환자가 치료 전에 혼자서 누웠다 일어날 수 없었던 이유는 두 가지로 설명할 수 있다.

첫째는 전사각근이 긴장하여 상완신경총을 누르고 있는 상황에서 눕거나 일어날 때에 목 부분에 힘이 들어가면 외측흉근신경에 더 심한 압박이 생길 수 있었을 것이다. 그래서 경추를 뒤쪽에서 받혀주면서 수동적으로 일으키면 통증이 없었던 것이다.

둘째는 복근이 굳어있는 상황에서 복근에 힘이 들어갈 수 있도록 혼자서 눕고 일어나는 운동을 시켜보면 복근이 제5-7번 갈비를 잡아당기면서 흉곽에 통증이 생겼던 것이고, 복근에 힘이 들어가지 않도록 상체를 받쳐주고 수동적으로 일으키면 통증이 없었던 것이다.

만일 환자가 걱정했던 것처럼 흉골의 골절이 있었다면 능동적이나 수동적 운동에 상관없이 누웠다 일어나는 동작을 할 때에 가슴통증은 심하게 나타났을 것이다. 또한 만성화된 통증유발점이 있었다면 단 4회의 치료로 완치효과를 볼 수 없었을 것이나, 몸싸움하면서 전사각근이나 복직근이 과도한 신장을 일으킨 후에 생긴 근 긴장이었기에 쉽게 풀어졌을 것으로 사료된다(2003년 7월 23부터 26 사이에 있었던 사건).

2003. 8. 20.

27 체하기만 하면 통증클리닉을 찾는 남자

1994년부터 9년 동안이나 소화가 안 되고 체했다고 생각되면 가끔 필자를 찾던 환자가 있었다.

화제의 주인공은 1994년 7월 14일 당시 43세의 남자로서 평소에 음식을 먹으면 배가 아프고 소화가 잘 되지 않았는데, 8일 전에 돼지고기를 먹고 체했다고 생각되어 내과의원을 두 군데나 다녔어도 전혀 차도가 없어서 필자에게 찾아왔다고 한다.

본인의 호소내용은 명치가 쥐어짜는 듯이 아프고 마치 음식을 잘못 먹고 급체한 것 같다고 한다. 전체적인 체격을 볼 때 몹시 야위어 있었고 위경련에 의한 복통환자처럼 안면이 창백해지고 식은땀을 흘리고 있었다.

복부를 촉진해보니 상복부에 있는 복직근의 강직과 압통이 몹시 심했다. 강직되어 있는 복직근이 위장을 압박해서 생긴 위장장애임을 의심할 수 있었다. 급한 대로 양쪽 복직근에 0.5% 리도카인 5 mL씩 주사하고 온열치료를 해주었더니 증상이 금방 완화되고 안색이 정상으로 돌아왔다. 가끔은 급체한 환자에게서 볼 수 있는 현상이기도 했다.

그 후로 1년 3개월쯤 지난 1995년 8월에 비슷한 증상으로 찾아와 2회의 치료를 받고 갔다. 그 다음은 1996년 5월에 와서 3회의 치료를 받고 갔다. 그 다음에는 1999년 6월에 와서 2회의 치료를 받고 갔다. 환자 본인이 찾아 올 때마다 하는 얘기는 음식을 잘못 먹고 체했다는 것이었다. 필자가 자기의 병에 대해 설명해주어도 믿으려하거나 귀담아듣지도 않고 체했다는 주장만 되풀이해 왔다. 그때마다 상복부에 1-2회의 물리치료를 해주면 위장장애가 해소되면서 지낼 수 있었던 것 같다.

그때만 해도 서울에 살고 있었기 때문에 불편하면 곧바로 찾아올 수 있었는데, 4년 전에 부산으로 이사를 간 후로 문제가 되었다. 아무리 불편해도 필자에게 쉽게 올 수 없어 의료기관을 다니면서 위장검사를 몇 차례 받아보았지만 진단이 나오지 않았다.

지난 2003년 7월 14일 부산에서 서울까지 큰맘 먹고 치료받으러 필자를 찾게 되었다. 이번에 찾아와서는 음식을 잘못 먹은 일도 없는데 오래 전부터 지속적으로 명치가 아프고 소화가 되지 않는단다. 물리치료나 몇 번 받으면 될 것 같은 기분으로 찾아 온 것 같아, 이번에는 간단히 해결될 문제가 아니라는 것을 자세히 설명하면서 지금까지 치료받아 왔던 자리에 Botulinum Toxin 주사요법을 받을 것을 권유했지만 반신반의하는 것 같았다.

예전에 치료받던 대로 한번 치료해달라고 해서 하루 치료받아 보더니, 이번에는 그렇게 치료해서는 효과를 볼 수 없다고 느꼈던가 보다. 다음날 와서는 자진해서 Botulinum Toxin 주사를 해달라고 청한다. 그 약제의 약리작용에 대해 자세히 설명한 다음 치료에 들어갔다.

0.8% 리도카인 10 mL에 스테로이드 40 mg, Botulinum Toxin 30 U를 혼합해서 상복부의 복근에 있는 통증유발점 2곳에 나누어 주사했는데 근육의 통증유발점이 워낙 만성화되어 있어 주사바늘이 들어가지 않을 정도로 딱딱하게 굳어져 있었다. 주사 후에 복근에 물리치료를 받고 나와서는 위장이 뻥하게 뚫린 것 같이 시원한 기분이 든다고 한다.

Botulinum Toxin은 그 기능이 신경의 말단에서 분비되는 acetylcholine의 분비를 억제시켜 골격근을 이완시킬 수는 있지만 소염효과나 유착을 박리시킬 수 있는 능력은 없다. 골격근에 생기는 통증유발점이란 단순한 근육의 긴장만이 아닌 근육의 염증과 섬유화(fibrosis)에 의한 유착이 함께 있을 수 있기에 스테로이드를 혼합해서 주사한 것이다.

다음날 하루 더 치료받고 부산으로 내려간 지 5일 만에 전화 왔는데 위장기능은 한결 좋아지고 소화도 잘 되는데 주사 맞은 자리가 많이 아프단다. 통증유발점의 성격상 한번 손을 대거나 주사를 맞고 나면 통증이 있기 마련이니 가까운 곳에 가서 물리치료라도 받으라고 당부해 두었다.

위장장애를 가진 환자들 가운데는 위 투시나 내시경검사를 통해서도 위장에는 전혀 이상이 없다거나 위염이 약간 있다는 진단을 받은 사람이 적지 않다. 일반적으로 위장기능이 약하다는 정도로만 알려지고 있는 것 같다.

원래 위장은 풍선과 같은 것이어서 그 용적은 1,000 mL까지 팽창되어도 아무런 부담을 느끼지 않는다. 그런데 위장의 용량을 결정하는 요소는 위장자체가 아니고 그 주변의 장기들인데 대부분의 장기는 위장주위에 고정되어있고, 유일하게 유동성 있는 구조물은 위장을 덮고 있는 복근이다.

복근의 탄력이 좋으면 위장이 팽창할 때에 복근이 함께 늘어나면서 위의 용량을 최대한으로 늘려줄 수 있지만, 복근의 탄력이 떨어져 있으면 반대로 위장 용적을 감소시키면서 복압을 상승시킨다. 이 상태에서 음식물이 위장 안으로 들어가면 위 내용물에 의한 위장내압의 상승과 복근이 압박하는 이중효과로 위벽은 허혈을 일으키게 될 것이다.

이런 상태에서 제한되어 있는 용량 이상의 음식물이 위장 안으로 들어가면, 그 자체가 유해자극이 되어 교감신경의 구심성 섬유를 자극하여 위장에 통증을 느끼게 하고, 유문부 괄약근(pyloric sphincter)의 긴장으로 위 내용물이 저류되고, 위벽이 충분히 팽창하지 못함으로 인해 위산분비가 감소하면서 소화능력이 떨어지게 된다.

복벽에 있는 근육에 유발점이 있어 만성화되면 복근을 위축시키고 탄력을 떨어뜨려 복강용적을 점점 감소시키고 또한 위의 용량을 감소시킨다. 이런 상태에 있는 환자들은 자연히 소식하게 되고 몸은 여위고 영양실조에 빠지게 된다. 대부분의 의료기관에서는 이러한 환자들에게 단순한 위장의 기능장애정도로 진단을 내리거나 내시경 검사 후에 흔히 있을 수 있는 위염으로 진단을 내리고 있어 치료를 못해주고 있다.

우리가 어렸을 적에 엄마 손은 약손이라고 말씀하시며 따뜻한 손으로 배를 쓸어주시면 금방 아프던 배가 나았던 기억이 난다. 엄마의 손이 약손이었던 것이 아니고 복근의 경직을 따뜻한 손으로 마사지하여 풀어주는 효과였을 것으로 생각된다.

필자는 이러한 개념의 위장질환을 흔히 경험했지만, 많은 사람들의 관심대상이 되지 못했던 것 같아 "가성 위장통에 관한 연구"라는 제목으로 대한 통증학회지 제9권 1호에(1996)에 발표한 바 있다.

머리가 아프면 체한다는 사람들이나 체하기만 하면 머리가 아프다는 사람이 많이 있는데, 두통과 위장장애를 일으킬 수 있는 요인이 잠복상태에 있다가 동시에 활성화를 일으켜 두 가지 통증이 함께 나타날 때에 그렇게 표현하고 있었다는 사실을 알 수 있다.

우리는 위장관계통의 질환을 진찰할 때 상복부를 촉진해서 압통이 있으면 이 압통은 당연히 위장관의 어느 계통에 생긴 것으로 간주해왔었다. 위 내시경 검사나 위 투시검사를 해서도 이상소견을 발견할 수 없는 급-만성 위장장애나 통증은 그 원인이 위장관 내에 있는 것보다는 복근에 있는 통증유발점 때문에 생길 수 있다는 사실을 다시 한 번 상기시키기 위해 소개드리는 바이다.

2003. 8. 6.

28 골프 후에 한쪽 가슴에 통증이 있을 때는 늑골 골절을 의심하라고요?

의사들이 대중매체의 건강칼럼에 기고할 때에는 각별히 주의해야 할 필요가 있다. 자기의 글을 의료인이 아닌 일반인들만 읽는 것이 아니고, 자기보다 더 조예 깊은 전문가에게도 읽혀질 수 있다는 생각을 해야 할 것이다.

2005년 3월 16일자 어느 일간지의 건강칼럼에 실린 글을 소개한다.

2005년 3월 16일

골프 인구가 늘어나면서 늑골에 골절이 생기는 환자가 늘고 있다. "뒤땅"을 칠 때의 충격으로 골절이 생긴다고 생각하기 쉽지만 대부분 지나치게 긴장한 근육이 수축하면서 늑골을 조이고 당기기 때문에 골절이 생긴다.

따라서 연습 후에 한쪽 흉통이 생긴 경우에는 병원에 가서 X선 촬영을 해보는 것이 좋다. 늑골에 골절이 있더라도 생각만큼 아프지 않은 경우가 많다. 가볍게 생각하고 골프 연습을 계속하는 경우가 많은데 염증이 생겨 부상이 깊어지고 오래갈 수 있음으로 조심해야한다.

골절이 생겼는지 확인하려면 손가락으로 늑골을 하나씩 눌러보면 된다. 어느 한 부위에 심한 통증이 느껴진다면 그곳의 늑골에 골절이 생겼을 확률이 높다. 물론 타박상으로 인한 근육의 굳어지는 것 때문에 아플 수도 있다. 단순타박상의 경우엔 아픈 부위를 잘 마사지만 해주어도 며칠 내에 통증은 사라진다.

늑골에 골절이 생긴 경우엔 치료법이 별로 없다. 다른 부위와 달리 붕대로 고정할 수 없기 때문에 크게 무리만 하지 않으면 늑골은 잘 붙으므로 최소 8주 정도는 조심하면서 기다리는 것이 현재로선 최선의 치료법이다.

호흡할 때 늑골의 움직임을 최소화하는 것이 좋다. 잠잘 때 골절이 생긴 늑골 쪽으로는 돌아눕지 않도록 신경을 쓰고, 무거운 물건도 조심해서 들어야 한다. 통증이 심할 경우엔 근이완제나 진통제를 복용할 수도 있다.

어느 대학의 정형외과 의사의 견해인 이 글은 골프를 전혀 모르는 의사가 쓴 것이라는 생각이 들었다. 필자는 골프를 하다가 늑골골절을 당한 경험이 있다는 말을 듣기는 했지만 실제로 진료 현장에서 늑골 골절이 생긴 환자를 본 일은 없었다.

많은 골퍼들에게 편측 흉통이나 흉부전방에 통증이 있다고 늑골의 골절 유무를 확인해달라는 부탁을 받아왔지만 위에서 얘기하는 것처럼 늑골에 골절이 생긴 것을 단 한 건도 발견한 일이 없었다.

편측의 흉통은 늑골 골절 때문이라는 생각을 가지고 X선 촬영을 했다가는 늑골에 이상이 없다는 것 외에 치료에 도움을 받을 수는 없을 것이다. 늑골을 감싸고 있는 근육들의 과긴장이 골막을 자극해서 통증을 일으키는 것이지, 늑간 근육이 과긴장하여 늑골을 조이고 당겨서 골절이 생긴 것 때문에 통증을 일으키는 것이 아니다.

근육의 긴장이라는 얘기만 가지고는 어느 근육이 어떠한 이유로 긴장된 것인지 알 수 없어 진단과 치료에 아무런 도움이 되지 못한다. 대부분의 의사들이 늑골 사이에 있는 늑간근에 생긴 긴장으로 알고 있는데, 실제로 늑간근은 골프운동에 전혀 관여하지 않는다.

골프 후에 편측 흉통을 일으키는 근육은 늑골 제1번에서부터 제9번의 앞쪽 중간에서 시작하여 견갑골 전방의 내측가장자리에 부착되는 전거근(前擧筋;: serratus anterior m.)의 긴장 때문에 생긴다. 전거근은 장흉신경(long thoracic n.)의 지배를 받으며 견갑골을 아래쪽과 앞쪽으로 당겨주는 역할을 한다. 장흉신경은 경추 제5, 6, 7번 신경으로 이루어져 있는데, 그 중의 제5, 6번 신경이 중사각근의 맨 아래 부분을 관통하다가 중사각근에 있는 통증유발점에게 조여지게 되면 흥분을 일으켜 전거근을 긴장시켜 늑골의 골막을 당기면서 통증을 일으킨다.

전거근이 굳어져 신전능력을 상실한 상태에서 골프를 과격하게 하다가 몸통과 목뼈가 반대 방향으로 회전하게 되면 중사각근의 통증유발점이 장흉신경을 더욱 강하게 조이게 되어 늑골의 골절까지 생길 수도 있을 것이다. 이때에 통증은 흉곽의 전-측면에 있지만 특정 부위를 찾을 수가 없다. 쇄골의 바로 위에 있는 중사각근 하부의 통증유발점을 찾아 0.5% 리도카인 4 mL만 주사해주면 전거근이 풀어지면서 통증이 즉시 사라지는 것을 확인할 수 있다.

늑골에 골절이 생긴 경우에는 치료법이 별로 없으며, 호흡을 할 때에도 늑골의 움직임을 최소화하고 통증이 심할 때에는 근이완제나 진통제를 복용하도록 권유하고 있다. 그러나 대부분 늑골에 금(linear fracture)이 생긴 정도로는 통증을 느끼지 못하고 지나기 마련이고 숨 쉬면서 늑골의 움직임을 최소화하라는 얘기는 어불성설이다.

흉곽에 통증이 있을 정도면 골절로 인해 골막이 자극받았거나 골절과 함께 늑간근이 손상받아 긴장을 일으키면서 허혈을 일으켜 통증이 생기는 것이다. 늑골골절로 통증이 있을 때에는 치료법이 없는 것이 아니라, 늑간신경을 차단시켜주면 늑간근이 이완되면서 허혈이 풀리고 골막의 부종을 가라앉혀주어 치료기간을 단축시키고 통증도 없어지게 될 것이다.

X선 검사에서 늑골에 이상이 없을 때에는 위에서 얘기한 것처럼 근육의 단순 타박에 의한 통증으로 취급하는 경우가 있지만, 어깨와 몸통의 회전을 이용한 정상적인 골프를 하게 되면 흉곽의 근육에 타박받을 이유는 없다.

그보다는 늑골에 골절이 생기지도 않고 근육에 타박 없이도 생길 수 있는 통증들이 대부분임을 진료현장에서 많이 볼 수 있다. 평상시에 운동이 부족하던 목주위의 근육들이 골프를 할 때에 몸통이나 목뼈의 과격한 회전운동을 하다가 손상받으면 굳어지고 그 사이로 지나가던 신경을 조이게 된다. 대표적으로 손상 당하는 근육이 중사각근이고, 여기에 조임을 당하는 신경이 장흉신경(長胸神經; long thoracic n.)과 견갑 배신경이다.

장흉신경이 중사각근의 하부에서 조임을 당하면 흉곽의 전-측면에 통증이 생기고, 견갑배신경이 중사 각근의 중간에서 조여지면 목덜미가 뻐근하거나 견갑골의 안쪽에 통증이 생기는 것이다. 골프 후에 생길 수 있는 통증이 많고, 늑골에 골절이 있을 경우에도 편측 흉곽에 통증이 생길수도 있지만 늑골골절을 먼저 생 각할 필요는 없다.

자가 진단하는 방법은 누운 자세에서 환자 스스로 서서히 일어났다 누웠다 하는 운동을 반복해보면 환자 는 흉통을 느끼게 된다. 그러나 제3자가 뒷목을 받혀주고 일으켰다 눕혔다 해보면 통증이 없는 것을 알 수 있다. 그 의미는 통증의 원인이 늑골에 있는 것이 아니고 목뼈의 전방에 있는 근육에 있다가 목에 있는 근 육이 긴장하면 신경을 조이면서 통증을 일으킨다는 뜻이 된다.

통증이 있는 부위에서 늑골을 감싸고 있는 전거근들을 촉진해보면 가벼운 압통이 있기는 하지만 그곳이 통증의 원인은 아니다. 진단은 환자를 똑바로 눕힌 상태에서 쇄골의 바로 위에 있는 중사각근의 최하단을 촉진해보면 반대쪽에 비해 심한 압통이 있음을 알 수 있다.

확인 겸 치료의 시작은 중사각근의 압통점에 0.5% 리도카인 4 mL를 주사한 다음에 일으켜 세우고 숨 을 크게 쉬게 하거나 기침을 시켜보면 통증이 감소내지는 사라져 있는 것을 알 수 있다. 주사했던 자리를 통 증유발점의 치료법에 따라 치료해준다. 통증이 만성화되었을 경우에는 스테로이드나 소량의 Botulinum Toxin을 혼합해서 주사하면 치료기간을 단축할 수 있다.

▣ **가우디의 숫자배열: 어디로 더해도 33**

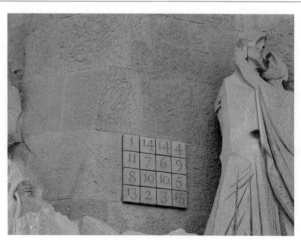

오진되었던 수근관증후군<small>(손 저림 증세)</small>

서론

근년에 들어 종합병원이나 대학병원에서는 손 저림 증상의 환자들에게 수근관증후군(手根管症候群; carpal tunnel syndrome)이라고 진단내리고 굴근지대에 수술을 많이 하고 있다.

이러한 수술은 외과계열의 의사라면 누구나 할 수 있는 단순수기에 불과하다. 그런데도 가끔 대중매체를 통해 진료내용을 소개하는 것을 보면 자기네 병원에서는 대단한 비법이나 가지고 치료하는 것처럼 발표하는 것을 보게 된다.

수술은 정형외과, 신경외과, 성형외과에서 많이 하는 것으로 알고 있지만 ,그 진단은 어느 과의 어떤 의사가 잘 내리고 있는지 궁금하기 짝이 없다. 손바닥이 저리다고 하면 대충 수근관증후군으로 진단을 내리는 것이 아닌지 걱정이 앞선다.

중추신경과 척추신경의 장애만을 취급해온 신경외과에서(?), 뼈의 질환이나 골절, 척추질환, 관절질환들만을 치료해오던 정형외과에서(?), 아니면 주로 피부성형이나 미용성형만을 해오던 성형외과에서(?), 말초신경장애로 인한 수근관증후군을 어디에서 제대로 진단할 수 있었을까?

손 저림 증세는 정중신경(median n.)의 말초지가 손목에 있는 굴근지대(flexor retinaculum)의 밑을 지나다가 압박당해서 나타나는 감각장애를 말한다. 수술이라고 해봐야 피부 밑에 있는 굴근지대의 인대를 절개해주는 것에 불과하다.

그런데 정중신경이나 요골신경이 굴근지대보다 훨씬 상위에서 압박당해 나타나는 증상마저도 이 질환으로 오진하여 수술을 서두르는 것이 아닌가하는 우려를 낳게 한다.

어느 대학의 성형외과의 교수는 손 저림 증세로 수술받은 51명의 환자를 조사해 보았더니 51%의 환자가 자가진단으로 혈액순환장애로 판단하고 약국에서 혈액순환 개선제를 장기간 복용하는 것을 보았고, 23.5%는 한의원에서 침술과 한약으로 치료해 온 것을 보았다고 보고한 바 있다.

그렇다면 성형외과 의사인 그 교수는 손 저림 증상 환자에게 수술은 잘 해 줄 수 있을지 모르지만, 다른 비슷한 증후군과 얼마나 완벽하게 감별 진단할 수 있는 능력을 갖추었을까 생각해 본다.

증례

필자는 2001년 3월말쯤 50대 중반의 여자가 양쪽 수근관증후군이라는 진단으로 모 대학병원에 수술을 예약해놓은 상태에서 필자의 홈페이지를 본 조카의 권유로 필자를 찾아왔던 것을 잊을 수가 없다.

이 환자는 6개월 전부터 양쪽 손과 팔이 저리면서 붓는 감이 있고 아파서 모 대학병원에 가서 수근관증후군이라는 진단을 받고 2주일 후에 수술받기로 예약을 하고 기다리던 중이었단다.

수근관증후군이라면 손바닥의 요골 쪽 2/3, 손가락 3개, 환지(環指)의 절반에 감각장애가 있고 엄지운동기능 중의 일부분만 장애가 있어야하는데, 필자가 진찰해본 결과 이 환자는 그러한 특징적인 감각장애는 없이 팔과 손이 저리고 손을 쥐는 근력의 약화가 있었다.

정중신경은 수근관을 지난 후에는 주로 엄지부터 환지의 절반까지의 피부에 감각신경을 보내고, 엄지 쪽에 있는 무지근구(Thenar muscles)의 abductor pollicis brevis m., opponens pollicis m.과 flexor pollicis brevis m.의 superficial head에 운동신경분지를 보내고 다른 손가락의 운동에는 관여하지 않는다.

수근관증후군은 수근관인대의 밑에서 정중신경의 말초지가 압박당해 생기는 증상임으로 감각장애가 주증상이고 손가락의 운동장애를 일으키지는 않는다.

이 환자의 경우에는 정중신경 말초지의 장애가 아닌 상완신경총의 장애를 가진 것이라 생각되었다. 촉진 결과 양쪽 전사각근에 강한 압통점을 찾게 되었다. 필자는 전사각근에 생긴 통증유발점이 상완신경총을 압박해서 나타나는 전사각근증후군으로 잠정진단 내리고 환자와 보호자에게 시술에 앞서 상황설명을 했다.

이 증상은 팔로 내려가는 상완신경총이 목에 있는 근육에 의해 압박당해 나타난 증상 같아서 신경총을 풀어주는 주사요법을 시행할 텐데, 이 진단은 확진이 아닌 추정소견에 의한 것이므로 효과가 없을 수도 있다는 얘기였다. 우선 0.5% 리도카인에 스테로이드 10 mg을 섞어서 4 mL를 만들어 우측 전사각근의 압통점에 주사하고 반응을 살폈다. 주사한지 5분도 되지 않아 환자는 오른쪽 팔의 모든 증상이 사라졌다고 환호했다.

대기실에서 기다리던 아들을 불러 통증이 금방 사라지고 편해졌다고 자랑했다. 필자의 추측으로 내린 진단이 확인된 것이다. 이곳에 물리치료를 해주고 다음 날에는 반대쪽에 똑같은 시술을 해서 확인하고, 그 후로 양쪽 전사각근에 있는 통증유발점을 10일 정도의 치료를 해서 수근관증후군이라던 증상은 완치되었다.

이 증상이 없어지고 퇴행성과 골다공증이라는 진단을 받았던 요통과 무릎통증까지 있어 모두 치료하는데 그 후로 약 2주일 정도 걸렸다. 그 후담이지만 이모를 필자에게 소개한 조카는 고맙다는 뜻으로 이모로부터 양복을 한 벌 선물로 받았다고 하며, 그 아들은 필자의 홈페이지에 있는 방명록에 감사의 편지를 올려주었다.

집도의사들의 말대로 10분이면 가능하다는 수술이지만 진단이 잘못되면 크게 낭패를 당할 수 있는 일이다.

결론

수술은 어떤 의사들도 할 수 있지만 말초신경의 이상에 의한 증상을 감별 진단할 수 있는 능력은 집도의사들이 가질 수 있는 재능은 아닌 것으로 보여진다. 팔로 가는 모든 신경의 분포상태와 그 장애요인들을 면밀히 공부해두지 않으면 단순한 손 저림 증상도 진단을 잘못하여 환자에게 피해를 줄 뿐 아니라 집도의사 자신의 명예에도 치명타를 입을 수 있을 것이다.

필자는 손이 저리다는 환자를 적지 않게 보았지만 수술을 필요로 했던 환자는 단 두 명뿐이었다.

2002. 1. 8.

30 잘못 진단되었던 요골경상건초염
(의사들의 편견은 환자에겐 독약?)

편견이란 누구나 가지고 있기 마련인데, 의사들이 환자를 진료할 때에는 자기가 가진 편견을 맨 먼저 적용하기 마련이다. 자기가 좋아하는 것을 우선적으로 시행하는 것은 좋지만 맹목적으로 편견에 매달리는 것은 환자에게 계속해서 독약을 먹이는 것과 같다. 마취과 의사들이 가진 편견은 신경차단이겠지만, 신경차단의 적응증에 대한 병태생리를 충분히 이해하지 못하고 신경차단만 반복함으로써 그 효용성을 저하시키고 통증클리닉에 대한 신뢰도까지 무너뜨리는 수가 있다.

오래 전의 일인데 서로 다른 곳에서 이루어진 일이지만 같은 편견을 가진 두 정형외과 의사가 똑같은 실수를 저지른 일이 있었기에 소개한다.

1) 필자가 개원하기 전인 1988년 필자와 함께 근무하는 간호사가 왼쪽 손목에 하얀 붕대를 예쁘게 감고 다니는 것을 무심히 보고 지냈는데 1개월이 지나도록 똑같이 하고 다니기에 지나는 말로 무슨 멋으로 붕대를 감고 다니느냐고 물었다.

2개월 전부터 왼쪽 손목이 아프고 저려서 정형외과 과장에게 진찰받았더니 요골경상건초염(de Quervain's disease)이라고 하면서 일주일 간격으로 스테로이드 주사를 2회 맞았는데 낫지를 않고 계속 아파서 감고 다닌다는 것이다.

필자가 진단삼아 팔이나 손목의 상태를 살펴보니 요골경상건초염 같지는 않고 팔로 내려가는 신경장애로 생긴 통증이라 생각되었다.

목 앞의 쇄골 바로위쪽에서 전사각근을 촉진해보니 왼쪽에만 압통이 심했다. 전사각근에 있는 통증유발점이 상완신경총(brachial plexus)을 압박한 것으로 추정하고, 침대에 똑바로 눕힌 상태에서 사각근사이도랑(groove)의 바로 앞쪽에 있는 전사각근의 압통점에 0.5% 리도카인 4 mL를 주사했다. 주사가 끝나자마자 손목의 통증은 감쪽같이 없어지고 편해진 것으로 보아 예상했던 진단이 맞은 것 같았다.

다음날은 스테로이드 20 mg을 혼합해서 주사해 주었는데 주사 맞은 부위만 하루정도 뻐근하고 원래 아프던 통증은 다시 생기지 않았다.

2) 필자가 잘 알고 있는 어느 정형외과 원장의 부인이 손목에 항상 예쁜 손수건을 감고 다니는 것을 보았는데, 그 손수건도 사연이 있다는 것을 알았다.

오래 전부터 손목이 시리고 아프다고 하니까 남편이 몇 차례 손목에 주사를 해주었지만 낫지는 않고 주사 맞은 자리가 함몰되어 있어 보기가 좋지 않아 수건을 감고 다닌다는 것이다.

그 부인은 통증에 관해서는 필자를 신뢰하고 있던 터여서 필자를 만난 자리에서 상담해 왔다. 요골경상건초염으로 오진하여 반복해서 건초 안에 스테로이드를 주사함으로써 건초 주위에 괴사(necrosis)를 일으켜 함몰되고 오히려 없던 건초염 증상을 초래하게 만들었다고 사료되었다.

필자가 진찰해 본 결과 이 부인도 요골경상건초염이 아니고 전사각근증후군으로 상완신경총의 장애 때문에 팔과 손목에 생긴 통증임을 알게 되었다. 전사각근의 압통점에 4 mL의 국소마취제를 주사해서 통증이 없어진 것을 확인시켜 준 후에 자기네 병원의 물리치료실에 가서 이 지점을 계속해서 치료 받도록 당부했다.

고찰

엄지(thumb)를 움직이는 힘줄인 단무지신근(extensor pollicis brevis m.)과 장무지외전근(abductor pollicis longus m.)의 힘줄(tendon)들이 한 개의 힘줄막(tendon sheath)을 함께 이용하고 있다. 이들의 힘줄에 무리한 힘이 가해져 부종이나 염증이 생겨 힘줄과 힘줄막 사이에 부조화가 생기거나 유착이 생기면 손목의 요골 쪽에 통증이 생기게 된다.

이러한 증후군을 요골경상건초염(de Quervain's disease)이라고 부르고 있는데, 신경장애로 인한 통증과 비슷하여 정형외과 의사들이 간혹 다른 신경증상과 혼동을 하거나 인대의 손상으로 오진하는 일이 많은 것 같다.

요골경상건초염의 진단은 환자의 엄지를 먼저 접고 다른 손가락들을 접어 주먹을 쥐게 하고 시술자가 환자의 손을 잡고 양쪽손목을 척골 쪽(ulnar side)으로 꺾어주면 환측의 손목에서만 심한 통증을 호소하는 것으로 알 수 있다.

치료는 건초 위에 물리치료를 하여 건초나 힘줄의 부종을 가라앉혀 주면 서서히 통증이 완화되기도 하지만, 치료에 반응이 좋지 않을 때에는 유착을 의심하여 건초 내에 스테로이드와 국소마취제를 주입하여 유착 박리시켜주기도 한다. 그러나 이 증후군과 감별을 요하는 증상 중의 하나인 상완신경총의 장애를 정형외과에서는 우선적으로 건초 내에 주사하려는 편견을 가지고 있고, 이 병을 잘 이해하지 못하는 마취통증의학과 의사들은 SGB나 경막외강차단으로 해결하려고 한다.

아이들의 돌팔매질 장난에 개구리는 생명에 위협을 느낀다고 한다. 의사들의 진료행위가 환자에게 무해무익해서도 안되겠지만, 잘못 진단 내려 백해무익한 치료를 했다면 그 책임은 절대 면할 수 없을 것이다. 의사들은 환자를 진료할 때에는 편협한 자기 편견에 빠지지 않도록 조심하고, 폭넓은 진료를 할 수 있도록 노력해야 할 것이다.

2002. 6. 3.

31 필자의 실수로 인한 척골신경의 손상 경험

필자가 신경치료 도중에 실수로 신경을 건드려 환자에게 신경마비를 일으켰던 일이 발생했다. 16년 이상 개원하면서 신경치료를 수없이 해왔지만 처음 있는 일이었고 가장 가슴 조이는 사건 중의 하나였다. 그렇지만 신경이 절단되거나 깊은 손상을 주지 않아서 어려움 없이 회복될 수 있었기에 실수와 치료경험담을 소개한다.

증례

49세의 남자는 6년 전부터 가끔 골프와 관련된 견갑관절, 팔꿈치, 손목의 통증, 그리고 흉통 등으로 필자에게 가끔 치료받은 일이 있었던 단골환자였다.

2005년 10월 6일 1년여 만에 찾아온 이 환자의 증상은 2개월 전부터 왼쪽 상박골 전방에 있는 근육이 굳어있고, 통증이 심해서 팔꿈치를 구부리고 펴기가 불편하며 힘도 약하고 아래팔의 바깥쪽 감각이 둔하다고 한다.

촉진을 해보니 왼쪽의 상완이두근에 강직이 심하고 아래팔의 요골 쪽 피부감각이 반대편에 비해 현저히 감퇴되어 있었는데 근피신경(musculocutaneous nerve)의 장애 때문에 생긴 것으로 짐작되고, 상박골 앞쪽에 있는 상완이두근 짧은갈래(short head of biceps m.)와 완근(brachialis m.), 오훼완근(coraco-brachialis m.)에 강직과 통증이 심하고 오훼돌기(coracoid process)에서부터 팔로 내려오는 오훼완근의 상부에 심한 압통이 발견되었다.

근피신경은 오훼완근을 관통 후에 위팔앞쪽으로 내려오는데, 그 교차점의 오훼완근에 있는 통증유발점이 근피신경을 조이면 운동신경의 흥분으로 위팔의 앞쪽근육에 강직성 통증이 생기고, 그 감각분지의 장애로 감각의 둔화가 생기게 된다.

객관적 검사로 알 수 있는 것은 아무것도 없기에 첫 날은 진단 겸 치료의 시작으로 근피신경의 포착을 풀어주기 위해 오훼완근의 통증유발점 주사를 시행했다. 환자를 침대에 바로 눕히고 팔이 몸과 90도 되도록 외전과 외회전(abduction & E.R.)시켰다.

상완이두근의 짧은 갈래 안쪽에 있는 오훼완근의 압통점에 0.5% 리도카인 4 mL를 주사하고 물으니 상박에 있는 근육의 강직이 풀리면서 통증이 사라졌다고 한다. 이곳에 물리치료를 해주고 소염제와 근이완제를 투여했는데 이틀 후에 왔을 때 물으니 예전보다는 나아졌지만 근강직이 다시 생기면서 감각둔화는 전혀 개선되지 않았단다.

근육의 단순긴장이 아닌 근섬유의 유착이 동반된 통증유발점이라 생각되어 스테로이드 20 mg을 0.7% 리도카인에 혼합하여 4 mL로 만들어 첫 번보다 높은 위치에서 통증유발점에 다시 주사했다. 주사할 때에 오훼완근이 딱딱해서 주사바늘이 들어가기 힘들다 싶더니 근육을 찔렀다고 생각되는 순간 환자가 새끼손가락 끝까지 뻗치는 통증이 있다고 비명을 지른다.

이런 증상은 흔히 신경차단을 하다가 주사바늘이 신경을 건드리는 순간에 생길 수 있는 일종의 자통(刺痛; tingling sensation)으로 생각하고 바늘을 약간 뒤로 뺀 다음 주사하였다. 주사 후에 확인해보니 본래 있던 근육통은 풀어졌는데 새끼손가락 쪽으로 감각마비가 있다고 한다. 주사할 때 주사침이 깊이 들어가서 척골신경을 자극했던 것이고 약물이 여기에까지 영향을 미쳐 생긴 증상으로 생각하고 그냥 지나쳤다.

3일 후에 다시 왔을 때에는 근피신경의 장애에 의한 증상은 완전히 좋아졌는데 새끼손가락 쪽이 저리면서 감각이 둔해졌다고 한다. 감각을 점검해보니 환지의 절반과 제5지 전부의 감각이 거의 마비상태에 있고, 척골신경의 분포를 받는 근육인 척측수근굴근(flexor carpi ulnaris m.)과 그 내측에 있는 심지굴근(flexor digitorum profundus m.)에 긴장성 통증이 있었다.

혹시 척골신경을 압박할 수 있는 요소가 있는지 알아보기 위해 소흉근이나 상박골 내측의 척골신경도랑(ulnar groove)을 촉진해 보았더니 이상소견은 찾을 수 없었지만, 상박골내측상과에 부착되는 척측수근굴근에 압통이 심했다.

근피신경을 치료하다가 척골신경을 찔러서 생긴 신경손상으로 인해 감각마비와 운동신경증상으로 근육통이 생긴 것임을 알 수 있었다. 팔꿈치의 아래에서 척측수근굴근과 심지굴근에 주사해 주면서 물리치료를 해주었더니 근육통은 없어졌는데 척골신경의 감각은 돌아오지 않는다. 척골신경을 찔러서 생긴 신경손상이라고 결론이 내려지자 큰일났다는 생각이 들었다. 개원하기 전에 경막외강차단을 하다가 마미총을 찔러 천추 제1번 신경근에 손상을 입혔던 악몽이 떠올랐다.

상박에서 상완신경총의 주행경로 부위에 해당하는 상완이두근의 짧은갈래와 오훼완근에 물리치료를 하면서, 손상으로 생긴 신경의 부종을 풀어주기 위해 스테로이드(oradexon)를 근육주사해주고 신경의 혈액순환을 증가시켜 주기 위해 SGB를 이틀에 한 번씩 시행했다.

신경이 직접 손상을 받았을 때의 예후를 알기 위해 임상경험이 많은 신경외과 전문의인 친구에게 문의했다. 그런 정도의 손상은 시간이 지나면 저절로 좋아질 것이니 아무 걱정하지 말고 스테로이드와 진통제, 그리고 신경안정 겸 근이완 목적으로 Diazepam을 일주일 정도 경구 투여하라고 한다.

대학병원 신경외과에 문의했더니 만일에 신경이 끊어졌더라도 신경초(nerve sheath)만 건재하면 신경이

■ 근피신경의 치료점(B: 상완이두근 단두, C: 오훼완근)

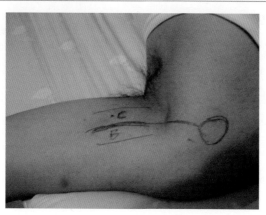

하루에 1 mm씩 새로 자라날 것이기 때문에 회복될 때까지는 500일 정도 걸리겠지만, 단순히 바늘로 찔린 정도 같으면 1-2개월이 지나면 회복될 것이라고 답변을 해준다.

친구인 신경외과 의사의 권유대로 일주일 분의 약을 처방해주고 주사자리에 물리치료를 해주었다. 신경에 혈액순환을 개선시키기 위해 하루걸러 성상신경절차단도 네 차례 해주었다. 가슴 졸이며 치료하면서 경과관찰을 해보니 점점 감각이 나아지더니 사고 후 13일째까지 치료받고 나서는 정상으로 돌아 왔다.

환자에게 치료하다가 필자가 실수로 신경을 건드려 다친 것 같은데, 가벼운 손상이니 시간이 지나면 괜찮아 질 것이니 염려하지 말고 치료받으라는 필자의 얘기에 아무런 불평하지 않고 고분고분 치료에 응해주었다.

오래전부터 필자에게 여러 차례 치료받은 일이 있어 믿는 마음이 있어 그랬겠지만 여간 고마운 일이 아닐 수 없었다. 사소한 핑계만 있으면 의사를 죄인으로 몰아 금전적인 보상을 요구하는 이 시대에 혹시나 시간이 오래 걸리게 되면 시비꺼리가 되지 않을지 은근히 걱정되었는데 무사히 짧은 시간 내에 회복되었다는 것은 다행스런 일이었다.

고찰

근피신경은 상완신경총의 외측삭(lateral cord)에서 나오는 여러 말초신경 중에서 가장 위쪽에 위치하며 경추 제5, 6, 7번 신경근으로 이루어져 있다. 위팔의 위쪽에서 오훼완근을 관통한 다음 오훼완근, 상완이두근, 완근에 운동신경을 보내고 내려와, 팔꿈치의 요골두(head of radius) 근처에서 앞뒤로 갈라져 전박의 요골 쪽(radial side) 피부감각을 맡게 된다.

오훼완근은 상완이두근의 짧은 갈래와 함께 오훼돌기에서 기시하여 위팔로 내려와 위팔뼈의 중간높이의 안쪽에 부착되며, 기능은 팔을 굴곡시키고 내전시키는(몸통 쪽으로 당겨주는)데에 관여한다.

두 근육이 최초에 주행을 함께하기 때문에 하나의 근육으로 보이지만 자세히 촉진해보면 두 개의 근육사이에 도랑(筋溝)이 있는 것을 만질 수 있다. 도랑의 내측에 있는 것이 오훼완근이고 외측에 있는 큰 근육이 상완이두근의 짧은 갈래이다.

오훼완근에 유발점이 생기면 근피신경에 포착을 일으켜 그 신경이 위팔 앞쪽의 근육을 긴장시켜 근육에 허혈성통증을 일으키고, 아래팔에서는 요골 쪽의 피부감각장애를 일으키게 된다.

해부학적으로는 상완신경총에서 갈라진 말초신경 중에 가장 위쪽에 근피신경이 있고, 그 아래에 정중신경, 요골신경, 척골신경의 순으로 배열되어 있다. 그러나 위팔의 상부에서는 이들이 서로 인접해서 주행을 함께하고 있기 때문에 근피신경을 치료하려다가 바늘이 깊이 들어가 척골신경을 찔렀던 것이다.

척골신경의 운동분지가 마비되지 않고 오히려 흥분을 일으켜 그 지배하는 근육들에 긴장성 통증을 일으켰다는 것은 그나마 신경손상의 정도가 경미하다는 추측이 가능했지만, 감각신경기능이 언제 돌아올 수 있을지는 알 수 없어 걱정을 하지 않을 수 없었다.

일반적으로 주사바늘을 서서히 찌른 경우에는 바늘이 신경에 닿는 순간에 자극증상이 나타나기 때문에 피할 수 있어 신경축삭(axon)이 직접 손상받는 일은 있을 수 없다. 필자의 경우처럼 신경이 고정되어 있는 상태에서 주사바늘이 돌발적으로 진행하여 신경을 찌른 경우에는 환자가 자극증상을 느끼기 전에 손상받게 되므로 피할 수 있는 시간적 여유가 없는 것이다.

결론

이상의 얘기는 근피신경을 치료하려다가 사소한 수기의 잘못으로 척골신경에 손상을 주었던 사고로서 다행스럽게 시간이 오래가지 않고 합병증 없이 정상으로 회복되었던 증례였다.

예후가 좋았던 것은 손상 후에 처치를 잘 했다기보다는 손상이 경미했었던 것으로 생각되지만, 이러한 사고는 신경차단을 주로 하는 통증의학과 의사들이라면 누구나 경험할 수 있는 일이라 사료된다.

통증클리닉에서는 신경차단을 주로 하고 있지만 직접 신경에 주사하는 것이 아님으로 주사바늘이 신경을 찌르지 않도록 유의하고, 신경에 유해자극을 주고 있는 통증유발점에 주사해야 할 것이다.

사전에 주의해서 이런 사고가 일어나지 않아야 하겠지만 기왕 생긴 일에 대해서는 적절한 대처를 잘 해주어야 할 것이라 생각된다.

2005. 12. 9.

32 어느 골퍼의 가운데 손가락에 생긴 통증과 부종

40대 중반의 어느 남자골퍼는 늦게 배운 골프지만 열심히 한 덕분에 2년 만에 bogey play를 한다고 한다. 일주일이면 2-3회의 골프를 하고 지내는데 3개월 전부터 갑자기 가운데 손가락의 첫째 마디가 붓고 통증이 심해서 손가락을 구부릴 수가 없게 되었단다.

30대 초반에는 테니스를 열심히 했는데 그때도 같은 증상이 있어 정형외과에서 손가락관절의 관절염이라는 진단을 받고, 중지(中指)와 환지(環指)을 고정시키고 한 달간 약을 복용하고 나서는 통증도 없어지고 부종도 가라앉았는데, 테니스를 하기만 하면 가운데 손가락에 통증이 생겨서 할 수 없이 테니스를 포기했단다.

80년대 전반기쯤에 필자의 아내도 이와 같은 증상이 심해서 젓가락질을 할 수도 없었고 가운데 손가락이 어디에 닿기만 해도 소스라치게 놀랄 만큼 통증이 심했던 일이 있었다. 아마도 오래전부터 테니스를 하다가 근육의 미세한 손상이 누적되었던 결과로 생겼을 것이다.

특별히 부상당한 것도 없는데 가운데 손가락의 근위지절(PIP joint)에 부종이 있어 혹시 본인도 모르는 사이에 손가락에 염좌가 생겨 손가락 관절의 측부인대(collateral ligament)에 부종이 생긴 것이 아닌가하는 의심을 하기도 했다. 일단 통증이 있는 관절을 물리치료를 하면서 열심히 책을 찾았지만 마땅한 정답이 없었다.

원인을 찾기 위해 Travell의 저서 "Myofascial Syndrome"에서 찾아보니 자세한 설명은 없었지만 천지굴근(flexor digitorum superficialis m.)에 통증유발점이 있으면 가운데 손가락에 연관통을 일으킬 수 있다는 그림이 있었다.

자세히 촉진해보니 팔꿈치 앞면의 약 6-7 cm 하방의 천지굴근(淺指屈筋)에 심하게 굳어있는 압통점이 발견되었다. 막연한 기대 속에 이곳에 물리치료를 해주었더니 1주일 후부터 차츰 경과가 좋아지다가 3주 후에는 증상이 완전히 없어졌다. 아내는 그 후로도 가끔 가운데 손가락에 통증이 생기면 아무 말 없이 필자에게 팔을 내밀고 만져주기를 원한다. 만져보면 반드시 천지굴근에 압통이 있었고 그곳을 한참 동안 지압해주면 증상은 쉽게 풀어지곤 했었다.

필자의 진료실에서도 골프나 테니스를 열심히 하는 사람들이 이러한 증세를 호소하는 것을 가끔 발견하게 되어 그 통증의 발생기전은 모르면서도 치료해주면 좋아지곤 했다.

필자는 이 환자를 대하면서 이번에는 이 통증의 기전을 반드시 알아내야겠다고 생각했다. 예전에는 정중신경이 전박에서 압박당하는 것 때문에 나타나는 증상이라 생각하면서도, 정중신경의 증상이면 왜 가운데 손가락의 근위지절에만 통증과 부종이 생기는가를 몰라 궁금했었다.

해부학적 고찰결과 천지굴근(Flexor digitorum superficialis m.)은 다시 천층(淺層)과 심층(深層)으로 갈라져, 그 중의 천층은 중지와 약지의 근위지절(PIP joint)의 옆으로 돌아 중간마디의 측면중간에 부착되고, 심층은 검지(index finger)와 소지(little finger)의 같은 위치에 부착된다. 그들의 기능은 수지의 중간마디(mid-phalanx)를 굴곡시키고 보조적으로는 첫째마디(proximal phalanx)와 손목을 굴곡시키는 데 관여한다는 사실을 알았다.

테니스나 골프를 할 때 테니스라켓이나 골프클럽을 강하게 쥐고 운동하다 보면 천지굴근의 팽대부가 손상당해 통증유발점이 형성되었을 것으로 보인다. 전박의 중간쯤에 있는 수지굴근의 통증유발점이 반복적인 자극을 받아 활성화되면 그 말단에 있는 건의 끝을 잡아당기면서 관절의 인대에 손상을 주어 부종과 통증이 생겼던 것이다.

이 환자는 전박의 앞에 있는 천지굴근을 촉진해보니 근육이 거의 연골처럼 굳어있었다. 치료에 상당히 어려움이 있을 것을 예상하고 환자에게 상황을 충분히 설명한 후에 치료에 들어갔다.

0.25% 국소마취제(bupivacaine)에 스테로이드(prednisolone) 40 mg을 혼합해서 4 mL로 만들어 천지굴근의 유발점에 주사했는데 주사바늘이 들어가기 힘들 정도로 굳어있었다. 주사 후에 물리치료를 한 다음 관찰해 보니 손가락의 놀림이 부드러워졌고 통증도 많이 줄었단다.

이 지점에 물리치료를 계속해주고 소염진통제와 근이완제를 투여하다가 일주일 후에 다시 주사해 주었다. 2주일 후에는 손가락의 통증과 부종은 없어져 활동에 지장은 없게 되었지만 근육에 있던 통증유발점은 아직도 완벽하게 풀리지 않았다. 본인이 자가 치료하면서 경과를 지켜보고 재발하면 다시 오도록 당부하고 치료는 2주일 만에 마쳤다.

결론

이러한 환자를 진료할 때에는 반드시 통증유발점의 의미를 충분히 숙지해야 할 것이고, 외견상 손가락관절의 측부인대가 붓고 통증이 심하기 때문에 관절염으로 오진하기 쉬우니 주의를 해야 할 것이다.

2001. 12. 18.

■ 천지굴근의 상부

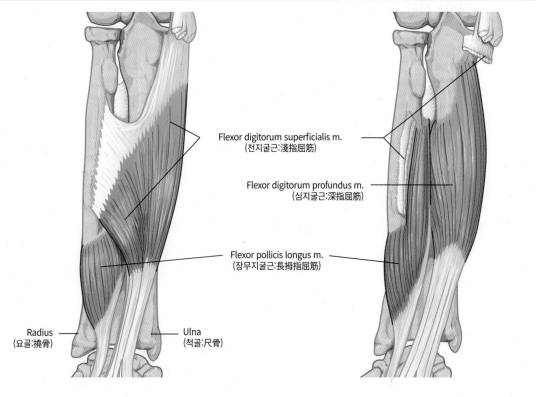

Flexor digitorum superficialis m.
(천지굴근:淺指屈筋)

Flexor digitorum profundus m.
(심지굴근:深指屈筋)

Flexor pollicis longus m.
(장무지굴근:長拇指屈筋)

Radius
(요골:橈骨)

Ulna
(척골:尺骨)

■ 천지굴근의 부착지점

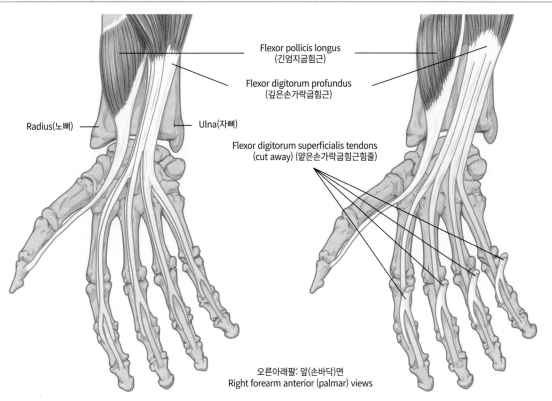

Flexor pollicis longus
(긴엄지굽힘근)

Flexor digitorum profundus
(깊은손가락굽힘근)

Radius(노뼈)

Ulna(자뼈)

Flexor digitorum superficialis tendons
(cut away) (얕은손가락굽힘근힘줄)

오른아래팔: 앞(손바닥)면
Right forearm anterior (palmar) views

서론

필자가 진료에 자신 없는 통증 중의 하나가 손가락 관절에 결절이 생긴 골관절염이다. 그런데 골관절염도 아니면서 손가락의 모든 마디의 관절이 쑤시고 아프다는 환자가 의외로 많음을 보게 된다. 이런 환자들의 손가락을 X선 검사해보아도 관절에 이상소견은 발견할 수 없다. 어떤 환자는 혈액검사해 보고 류마티스성 관절염(R.A.) 같다는 진단을 받기도 했단다. 필자는 오래 전부터 그런 증상을 가진 환자들이 왜 올바른 진단을 받지 못하고 고통받는지 의아하게 생각해왔다.

관절에 통증이 발생하면 관절의 구성요소들의 이상 유무만을 생각하는 고정관념이 이러한 통증을 해결하지 못하고 있었던 것이다. 필자가 경험했던 환자 중에 최근에 있었던 두 환자의 실례를 들어 설명하고자 한다.

증례

(1) 61세의 여자는 5년 전부터 10개 손가락의 모든 마디에 통증이 있었다. 병원에 가보았지만 대부분 진찰결과 이상이 없다는 얘기를 들어왔다. 때로는 혈액검사를 해보고 류마티스(R.A.)가 있기는 하지만 심하지 않으니, 물리치료나 받아보라는 권유를 받고 살아왔는데, 물리치료에도 효과가 없어 가끔 침이나 맞으며 지내왔다고 한다.

본인의 주 호소는 손가락 마디 전체에 있는 통증이었지만 진찰하면서 자세히 들어보니 가끔은 상박에서 손목까지 통증이 있을 때도 있었다고 한다. 손가락을 움직이면서 C-arm 투시기로 투시해 보니 손가락관절에는 이상소견을 찾을 수 없었다.

손목의 신근지대(extensor retinaculum)와 아래팔의 신근(extensor m.)들을 촉진해보니 심한 압통이 있었고, 위팔의 후방에서 양쪽 상완삼두근(triceps brachi m.)을 촉진해보니 깜짝 놀랄 정도로 압통이 심하다. 전사각근의 유발점이 의심되어 양쪽전사각근(scalenus anticus m.)을 촉진해보니 예상했던 대로 압통이 심했다. 일단 전사각근의 유발점에 의한 상완신경총(brachial plexus)의 장애를 의심할 수 있었다.

진단적 치료를 위해 환자를 눕히고 우측전사각근의 압통점에 0.5%리도카인에 스테로이드 20 mg을 섞어 4 mL를 주사하였다. 주사 후에 곧바로 양측 손가락과 손목을 움직이도록 하면서 점검해 보니 주사 맞은 우측손가락들이 금방 편해졌다. 진단은 일단 성공적이라 생각되어 치료점에 물리치료를 하고 귀가시켰다.

다음 날에 환자가 왔을 때에 상태를 물어보니 치료받은 쪽의 손가락은 전혀 아프지 않고 반대편에 비해 팔 전체도 훨씬 가벼워졌다고 한다. 왼쪽 전사각근의 압통점을 찾아 똑같이 주사했더니 양쪽 팔과 손가락들이 모두 편해졌다고 한다. 양쪽 전사각근을 치료하고 나서 물으니 양쪽 손과 팔이 모두 함께 편해졌단다. 소염진통제와 근이완제를 처방해주고 일주일 후에 보기로 하고 보냈다.

일주일 후에 다시 왔을 때 물으니 손가락 마디의 통증은 전혀 없다고 한다. 양쪽 전사각근을 촉진해 보니 심하진 않지만 아직도 압통이 남아있었다. 양쪽 전사각근에 0.5% 리도카인과 스테로이드를 섞어 4 mL씩 주사하고 물리치료를 한 후 치료를 중단하고 통증이 다시 발생하면 와서 치료받도록 당부하고 치료를 종결지었다.

(2) 같은 동네에 있는 골프연습장에서 자주 만나는 40대의 주부는 6개월 전부터 양손의 손가락 관절들이 아파서 주먹 쥐기가 힘들고 특히 양쪽 엄지가 많이 불편하다고 운동하다가 상담을 청해왔다. 양손의 10개 손가락이 모두 쑤시고 아파서 한방병원에서 진찰받았는데 경추 CT 촬영 후에 경추의 제5-6번에 연골이 튀어나왔다고 하며 한약을 지어주어 두 재를 먹었는데 효과가 없었단다.

그 후로 방사선과에 가서 MRI 촬영결과 경추 제5-6번에 추간판탈출이 있는데 수술할 정도는 아니니 약이나 복용해보라는 처방을 받아 일주일 이상 복용해도 전혀 효험이 없단다. 치료해도 효과가 없으니 스스로 관절염이라 자처하고 약사인 언니가 지어주는 관절염 약을 통증이 심할 때에만 복용하며 지내고 있는데, 양쪽 팔의 힘이 약하고 아래 팔이 쑤시는 증세는 오래전부터 가끔씩 있어 왔단다.

필자의 진료실로 오게 하여 손가락운동을 시키면서 C-arm 투시기로 확인해보니 관절 자체에는 전혀 이상이 없었다. 경추를 C-arm 투시기로 확인해보니 경추 제5-6번 사이가 좁아져 있었지만, 척추 몸통의 전방 부분만 약간 좁아져 있어 신경근을 압박할 수 있는 원인으로 작용하지는 않을 것으로 생각되었다.

촉진해보니 양측 전사각근에 압통점이 있어 전사각근증후군임을 의심하고 오른쪽 전사각근에 0.5% 리도카인 4 mL를 주사하고 증상을 물어보니 손의 쥐는 힘도 생기고 손가락관절에 있던 통증도 없어져 신기할 만큼 손가락 움직임에 지장이 없어졌다. 반대편에도 같은 시술을 해주었더니 역시 마찬가지로 편해졌다고 한다.

아무런 추가 처치도 하지 않고 소염진통제와 근이완제를 처방해서 보냈는데 2일 후에 와서는 많이 좋아진 것 같으니 한 번 더 치료해 달라고 한다. 이번에는 스테로이드를 혼합해서 양측 전사각근에 주사해주고 아무런 치료를 하지 않았지만 그대로 완쾌되어 열심히 운동하는 모습을 볼 수 있었다.

이 통증에 대한 해부와 기전

전사각근은 목뼈 옆쪽의 깊은 근육으로 흉쇄유돌근보다 깊은 곳에 위치하며 제3-6번 목뼈 횡돌기의 앞 결절(anterior tubercle)에서 기시하여 제1늑골의 위쪽 면에 부착된다. 기능은 제1늑골을 들어 올리거나 목뼈를 굴곡시키고 약간 회전시키는 역할을 한다.

전사각근과 중사각근의 사이로 상완신경총이 내려오는데 전사각근의 중간쯤에 통증유발점이 생기면 상완신경총 중에서도 위쪽에 해당하는 요골신경 부분을 주로 압박하게 된다. 전사각근의 통증유발점에 의

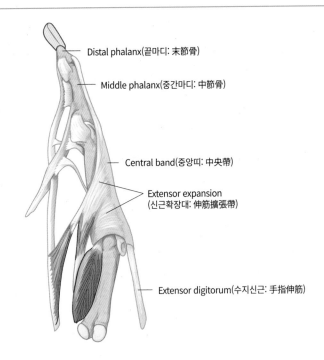

Distal phalanx(끝마디: 末節骨)

Middle phalanx(중간마디: 中節骨)

Central band(중앙띠: 中央帶)

Extensor expansion
(신근확장대: 伸筋擴張帶)

Extensor digitorum(수지신근: 手指伸筋)

해 상완신경총(brachial plexus) 중의 요골신경(radial n.) 부분이 압박받아 흥분하면 상완삼두근(triceps brachi m.)과 수근신근(extensor carpal m.)과 손가락신근(extensor digitorum m.)들을 긴장시키게 된다.

　* 반드시 전사각근의 긴장이 아니더라도 상완삼두근의 장두에 긴장성 통증유발점이 생기면 상완삼두근(上腕三頭筋) 장두와 상박골 사이로 요골신경이 지나다가 압박받아 요골신경의 지배를 받는 근육들이 긴장하면서 똑같은 증상을 일으키게 된다.

　지골신근(指骨伸筋)이 그 운동신경인 요골신경의 흥분에 의해 등척성 수축(isometric contraction)을 일으키면 근육의 탄력이 떨어져 중수골두(head of metacarpal bone)의 등 쪽을 덮고 있는 **hood**나 손가락의 가운데 마디(middle phalanx)의 밑까지 덮고 있는 **extensor expansion**들에 tension(긴장)을 주어 손가락관절에 통증을 일으킨다.

　수지신근(extensor digitorum m.)의 힘줄들은 손가락끝마디(distal phalanx) 후방의 상단에 부착되어 있다. 수지신근이 지속적인 긴장상태에 있게 되면 힘줄이 부착된 골막을 자극해서 손가락 끝마디에 통증을 일으키고, 골막의 비후화를 일으켜 말단관절(DIP joint)에 퇴행성관절염을 일으킨다.

　이들 환자들은 주먹을 쥘 때에 손가락 끝마디 관절에 통증을 호소했지만 주먹을 쥐거나 손목을 뒤로 꺾을 때 손목이 아프다고 하는 환자와 같은 이론적 발병기전을 가지고 있다.

치료점 찾기와 치료

1) 환자를 앙와위로 눕힌 다음 쇄골 중심부의 바로 위쪽을 촉진해보면 사각근(斜角筋) 사이의 도랑이 만져진다. 이 도랑의 전방에 있는 근육이 **전사각근**이고 후방에 있는 것이 중사각근인데, 이 도랑을 타고

상완신경총(brachial plexus)이 내려간다. 이 도랑의 앞쪽을 촉진했을 때 환자는 깜짝 놀라는 압통을 호소하고 시술자의 손에는 딱딱한 근육결절이 촉진된다.

대부분의 전사각근에 의한 통증은 만져서 확인된 통증유발점을 이완시키기 위해 이 자리에 0.5% 리도카인 4 mL를 주사하면 증상이 즉석에서 완화를 보이기 때문에 확진 가능하다.

이러한 증상이 급성으로 생긴 경우에는 리도카인주사만으로도 증상이 완화되기 때문에 진단과 치료가 가능하다. 만성화된 경우에는 스테로이드나 Botulinum Toxin을 함께 주사해주고 물리치료를 병행해야 한다. 환부가 넓지 않고 국소적으로 한정되어 있기 때문에 광범위하게 물리치료를 하는 것은 아무런 의미가 없다.

2) 같은 증상이지만 전사각근에 원인이 있지 않고 **상완삼두근의 장두**가 긴장상태에 있으면 요골신경을 압박할 수 있으므로 2차적으로 상완삼두근의 장두를 촉진으로 찾아야 한다. 양측 팔을 올리고 똑바로 누운 상태에서 상박골후방에 있는 상완삼두근을 손가락으로 촉진해 보면 환측에서 압통이 더 심한 것을 발견할 수 있다. 상완삼두근의 장두는 전사각근보다 크기 때문에 0.5% 리도카인 8 mL가량을 필요로 한다.

일반적으로 이런 통증 치료에 실패하는 것은 그 원인을 찾지 못하고 환자가 아프다고 호소하는 손가락만을 치료하려고 노력했기 때문이다. 알고 보면 치료는 어렵지 않은 일인데 진단을 잘못했기 때문에 치료가 실패했다고 생각된다.

2002. 11. 5.

34 필자는 류마티스성 관절염(rheumatic arthritis)을 잘 알지 못한다.

필자는 류마티즘(rheumatism)이란 말을 학창시절에 들은 것 외에 더 배운 것이 없어 그 이상 지식이 늘어난 것이 없다. 그런데 요즘에는 어느 것이 류마티스(rheumatic disease)인지 모를 만큼 개념이 광범위해졌고, 류마티스를 전문으로 진료하는 의료기관에서 취급하고 있는 진료범위도 필자가 생각하는 이상으로 넓어지고 있는 것 같다.

류마티스성 관절염(R.A.)이라는 진단명을 붙여오는 환자들이 필자를 찾아올 때에는 어디서부터 손을 써야할지 모르겠다. 강직성척추염도 R.A.로 간주하여 어려서부터 인자를 조기에 발견하면 예방이나 치료 가능하다고 한다. R.A.은 퇴행성관절염 다음으로 흔히 볼 수 있는 질환으로서 현재까지도 확실한 원인이 밝혀지지 않은 전신질환이라 한다. 활액막에 만성적 비대 및 염증반응이 일어나 관절연골과 그 주위 조직을 파괴하여 초기에는 관절의 부종과 통증을 초래하나 진행됨에 따라 특징적인 관절변형 및 강직이 유발되고 전신적으로 쇠약해지는 병이다.

가끔은 특정 부위의 관절에 부종과 강직증세를 가지고 찾아와 대학병원에서 R.A.이란 진단을 받았는데 물리치료만 해달라고 요구하는 경우가 있다. 그럴 때마다 필자는 이 환자가 진짜 R.A.인지 아닌지 확신이 없는 상태에서 치료를 하다보면 쉽게 좋아지는 것을 보고 이 환자는 R.A.가 아니었구나 생각하곤 했었다.

최근에 만성 R.A.라는 환자를 치료해서 완치시킨 경험이 있어 소개한다.

고양시에 사는 43세의 여자는 양쪽 견갑관절의 통증으로 필자를 찾아왔다. 한 달 전부터 양쪽 견갑관절에 통증이 있어 자기네 동네에 있는 정형외과에 가서 오십견이라는 진단을 받고 물리치료를 받다가 인터넷을 통해서 필자를 알게 되었다는 남편의 권유로 찾아왔다.

견갑관절 통증은 1개월 전부터 생겼지만 3년 전부터 만성다발성 R.A라는 진단을 받고 3년간이나 지속적으로 투약을 받고 있는데 치료 효과는 아직 보지 못하고 있단다.

견갑관절의 통증은 진찰결과 R.A.와 관계없는 소원근의 긴장에 의해 액와신경이 압박받아 삼각근을 긴장시켜 생긴 허혈성 통증으로 확인되었다. 양쪽의 소원근에 4 mL씩의 국소마취제를 주사했더니 통증이 사라지는 것을 확인할 수 있었다. 물리치료를 해주고 소염진통제와 근이완제를 처방해 주었다.

R.A에 의한 통증내용을 물어보니 팔과 손목, 그리고 손가락에 통증이 있고 팔에 힘이 없고, 양쪽 무릎관절에 통증이 있으며, 양쪽 발바닥의 앞쪽에 통증이 있다고 한다. R.A.와는 양상이 다르다는 생각이 들어 일단 몇 군데 촉진을 해보았다. 양쪽 목의 전사각근(anterior scalene m.)과 무릎뒤쪽의 반막양근(semi-membranosus m.), 그리고 무지외전근(abductor hallucis m.)에 심한 압통점이 발견되었다.

첫째는 전사각근증후군(scalenus anticus syndrome)으로 팔과 손목에 통증이 있고, 둘째는 반막양근에 의해 무릎내측관절신경(medial articular n.)이 압박되어 무릎관절 신경통이 생겼고, 셋째는 무지외전근에 의해 내측족척신경(medial plantar n.)이 눌려 발바닥에 통증이 생겼으리라는 생각이 들었다.

치료라기보다는 진단 목적으로 신경치료를 해보기로 하고 오른쪽 전사각근과 엄지발가락 외전근에 0.5% 리도카인을 4 mL씩 주사해 주었다. 다음날 왔을 때에는 양쪽 견갑관절의 통증은 물론 손가락과 무릎, 그리고 발바닥에 통증이 전혀 없다는 것이다. 약물의 소염진통효과가 아닌가 싶었다.

며칠간 견갑관절 통증의 원인이 되었던 소원근을 치료하면서 관찰해 보니 5일째에는 양쪽 손목과 중수골지골관절(M-P Joint)이 모두 아프다고 한다. 양쪽 상완신경총을 풀어주기 위해 전사각근에 Botulinum Toxin 10 U씩 주사해 주었더니 신기하게도 3년간 R.A.약을 꾸준히 복용해도 효험을 보지 못했던 통증들이 한꺼번에 모두 사라져 없어진 것이다.

환자는 물론 필자도 놀랄만한 일이 생긴 것이다. 특별한 치료나 특수한 투약을 한 것도 아니고 통상적인 소염진통제와 근이완제 외에는 투여한 일이 없는데 R.A.라고 불리던 여러 곳의 통증이 한꺼번에 없어진 것을 설명할 길이 없다.

투약한 약의 소염진통효과 때문에 일시적으로 통증이 완화된 것이 아닌가 하는 생각이 들었는데 10일간 통원치료를 하고도 아픈 곳이 하나도 없다고 한다. 아프지 않으면 치료받을 필요가 없다 싶어 치료는 중단하되 다시 통증이 생기면 통증유발점을 하나하나 찾아 치료해 주겠다고 약속했다. 그 대신에 그동안 R.A.라고 했던 병명이 옳은 것인지 틀린 것인지 치료받았던 병원에 가서 확인받아보라고 당부해두었다.

치료종결 후 40일이 지나 환자에게 전화해서 확인해 보았더니 전에 진단받았던 병원이 아닌 다른 대학병원에 가서 각종 검사를 모두 다시 하고 그 결과를 기다리는 중인데 며칠 후에 결과가 나오면 필자에게 찾아오겠단다. 그 후로 한 달쯤 지나도 소식이 없어 환자에게 전화연락을 했더니 병원에서는 검사결과 R.A.라는 진단이 나왔는데, 아직까지 통증이 없으니 다음에 아프면 다시 필자에게 찾아오겠다고 한다. R.A.가 있건 없건 환자가 아프지 않으니 치료받을 필요는 없겠지만 필자는 아직까지도 R.A.라는 병을 이해할 수 없다.

35 잠을 잘못 잤다는 핑계나 잘못된 진단

급성통증 환자들이 많이 핑계로 삼는 원인 중의 하나가 잠을 잘못 잤다고 한다. 특히 급성사경(acute torticolis)이나 목덜미와 어깻죽지의 통증 환자는 한결같이 잠을 잘못 잤다는 탓을 한다. 실제로 밤새워 야근을 했거나 밤새워 공부한 것도 아니고, 잠을 자지 못할만한 고민거리가 있어 잠을 못 잤던 것도 아니다. 편안하게 잠을 실컷 자고 난 사람들이 하는 말이기에 근거 없는 얘기인 것이다.

《흔히 있는 일이지만 어느 환자의 실례를 들어 설명해본다.》

40대 초반의 남자 회사원이 목덜미를 감싸고 필자를 찾아왔다. 일주일 전에 잠자리에서 일어나 보니 왼쪽의 목덜미와 어깻죽지 부분이 심하게 아프고 목을 좌우로 돌릴 수도 없고 앞뒤로도 움직일 수가 없게 되었다. 목을 돌릴 수 없어 뒤를 돌아보려면 몸을 통째로 돌려야만 했다.

본인은 잠을 잘못 자서 그런 것이라 생각하고 습포제를 붙이고 3일을 지냈지만 좋아지기는커녕 점점 더 심해지는 것이다. 한의원에 가서 3일 동안 침을 맞았는데도 전혀 차도를 보이지 않았단다. 한의사에게서 그냥 잠을 잘못 자서 생긴 것이라는 얘기만 들었단다.

동네 정형외과에 가서는 목뼈의 X-ray를 촬영했는데 목뼈가 C-자형으로 휘어있어야 하는데, 경추가 직선화되어 있는 일자목이라는 진단만을 받고 물리치료만 받았다고 한다. 목뼈가 한쪽으로 틀어지는 경우에 사경(wry-neck)이라는 병명을 붙이고는 있지만 아직까지 그 원인에 대해서는 명쾌한 원인을 제시하지 못하고 치료는 대증요법에 의존하고 있다.

촉진을 해보니 왼쪽의 흉쇄유돌근(SCM m.)과 중사각근(middle scalene m.)에 심한 압통점이 발견되었다. 손가락으로 가볍게 촉진했는데도 소리를 지르며 고통스러워한다. 이 통증은 필자가 너무나 잘 알고 있는 것이기에 쉽게 진단내리고 두 곳의 압통점에 국소마취제주사를 4 mL씩 주사하고 운동을 시켜보니 통증과 운동장애는 금방 사라졌다. 약 30분 정도 온열치료와 물리치료를 하고 나설 때의 모습은 언제 아팠느냐싶었다. 앞으로 치료점이 만져도 아프지 않을 때까지 며칠간 물리치료를 받도록 얘기해주고 보내는 필자의 마음이 한결 가볍다.

목덜미와 견대부분에 있는 통증은 현대인의 직업병이라 할 만큼 흔한 통증으로 통증 환자의 가장 높은 비율을 차지하고 있다. 교과서에는 요통과 두통이 가장 많은 것이라고 얘기하고 있으나 필자의 진료경험에서 뒷목 통증과 어깻죽지에 동시에 생긴 통증이 가장 많았던 것으로 생각된다.

통증의 발생기전

* 뒷목이 뻣뻣해지고 굳어지며 뻐근한 통증이 있는 것은 견갑거근이 긴장해서 생긴 것이고, 그 이유는 견갑거근의 운동신경인 견갑배신경이 흥분해서 근육에 등척성 수축을 일으켜 생긴 증상이다.

견갑거근은 제1, 2번 경추의 횡돌기와 제3, 4번 경추의 횡돌기의 후극에서 기시해서 견갑골의 내측상연에 부착하는 근육으로서, 경추 제5번신경근으로 된 견갑배신경의 지배를 받고 있다.

주 기능은 견갑골을 들어 올리거나 회전시키는데, 견갑골이 고정되어 있는 상태에서는 목뼈를 측방으로 구부리거나 그쪽으로 회전시키는데도 관여한다. 그러나 양측의 근육이 동시에 작용하면 목뼈를 후방으로 신전시킨다.

견갑배신경은 주행과정에서 중사각근을 관통한 후에 견갑거근과 능형근을 동시에 지배한다.

중사각근에 생기는 통증유발점은 반드시 견갑배신경이 교차하는 지점인 제5번 목뼈의 횡돌기의 후극 근처에 해당하는 곳이다. 중사각근에 있던 통증유발점이 활성화되면 견갑배신경을 압박 흥분시켜 해당 근육에 등척성 수축을 일으키고 근육에 허혈성 통증과 목뼈의 직선화까지 일으키게 된다.

* 양쪽 어깻죽지가 뻐근하고 굳어지면서 생기는 통증은 승모근의 긴장으로 생기는 증상인데, 그 이유는 승모근의 운동신경인 척추부신경의 흥분으로 근육을 과 긴장시켜 생긴 증상이다.

승모근은 뇌신경 제11번으로 분류되는 척추부신경의 지배를 받으며 주 기능은 견갑골을 회전시키는데 관여하지만, 견갑골이 고정되어 있을 때에는 두개골을 뒤쪽으로 당겨주는 역할을 한다.

척추부신경이 경정맥공(jugular foramen)을 통해서 나와 흉쇄유돌근의 상단을 관통한 다음 승모근과 흉쇄유돌근에 분포된다. 흉쇄유돌근과 부신경이 교차하는 지점인 유양돌기의 약 3cm 하방에 있는 흉쇄유돌근의 뒤쪽에 생긴 통증유발점이 부신경을 압박하면 승모근과 흉쇄유돌근을 등척성 수축을 일으키게 되고 근육이 굳어지면서 통증과 운동장애를 일으킨다.

견갑배신경과 척추부신경이 대부분 동시에 발병을 일으키고, 주로 양쪽에서 동시에 나타나는 것이 통상적이지만 가끔은 편측성으로 나타나면 통증이 한쪽으로 나타나면서 목뼈가 한쪽으로 틀어지기 때문에 사경(斜頸)이라고 부르게 된다. 사경이 생기면 흉쇄유돌근의 등척성 수축으로 턱은 장애를 받은 쪽으로 돌아가고, 목뼈는 견갑거근의 등척성수축으로 압박받은 반대쪽으로 기울어지게 되는데, 턱은 반대편으로 돌아가기 어렵고 경추는 같은 쪽으로 기울이기가 어렵게 된다.

그러나 문헌에는 사경이 생기는 기전설명은 없이 두개골은 장애가 있는 쪽으로 기울고 턱은 건강한 쪽으로 돌아간다고 적혀있는데, 이는 단순히 흉쇄유돌근이 짧아지면서 생기는 현상으로 착각한 것이라 생각된다.

치료

대부분의 의료기관에서는 물론 통증클리닉에서도 이 통증의 원인을 잘 모르고 있는 것 같다. 목뼈의 단순

X선 촬영이나 MRI 결과를 놓고 경추의 직선화, 경추추간판탈출 또는 퇴행성 척추염 등으로 진단내리기 쉽다.

치료 방법은 물리치료기관에서는 목뼈견인을 많이 하고 있고, 마취과적으로는 경추경막외강차단을 반복하거나, 근근막증후군이라 하여 통증이 있는 근육에 다발적으로 주사를 하기도 한다.

알고 보면 모두가 잘못된 치료를 하고 있었던 것임을 알 수 있는데, 왜냐하면 이 통증의 원인을 알지 못하고 있기 때문에 원인 치료를 하지 못하고 나타난 현상만을 치료하려고 했기 때문이다.

치료법은 마취과적으로는 척추부신경과 견갑배신경을 차단한다고 할 수 있지만, 실제로는 신경과 근육의 교차점에 있는 매듭을 풀어서 신경의 억압을 풀어준다고 해야 옳을 것이다. 정확한 통증유발점을 찾아 국소마취제로 시험주사해보면 금방 통증이 없어지는 것을 알 수 있고 추가적인 치료는 통증유발점의 치료 방법에 따르면 될 것이다. 억압으로 흥분을 일으켰던 운동신경의 흥분이 가라앉으면 그 신경의 지배를 받고 있던 근육은 금방 이완되면서 혈액순환이 좋아지기 때문에 통증이 없어지게 된다.

결론

목덜미와 어깻죽지의 통증은 주로 사무직에 종사하는 정신근로자에게 생기는 증상으로, 평소에 뒷목 주위근육이 운동부족으로 약화되어 있던 사람들에게 잘 생기게 되어 있다.

평소 활동시간에는 근육에 혈액순환이 원활하게 이루어지고 있지만, 한 가지 자세로 오래 있다보면 근긴장으로 근육에 혈액순환의 장애를 일으켜 증상이 악화되어 나타난다. 특히 장시간 목운동이 전혀 없는 상태로 잠을 자다보면 통증유발점이 있는 근육에 혈액순환장애를 일으켜, 자고 일어났을 때 증상이 심하게 나타날 수는 있지만 수면 자체가 발병원인으로 작용하지는 않는다.

이러한 통증과 장애는 기능적으로만 존재하고 객관적 검사로 진단이 되지 않기 때문에 진단이나 치료에 어려움을 겪게 된다. 부신경과 견갑배신경의 기능, 그리고 흉쇄유돌근과 중사각근의 해부와 그 기능들을 충분히 숙지해야만 이런 환자를 치료할 수 있을 것이다.

2002. 6. 5.

36 안과에서는 아무런 이상이 없다는데

필자는 오래전부터 안구통증이나 시력장애가 동반된 두통의 치료 시에 두통치료를 하기 위해 통증유발점을 찾아 주사해주면 안구에 있던 증상이 먼저 개선되는 것을 보아 왔다. 그 이유를 몰라 한동안 고민했었는데 근년에 들어 해부학적 고찰을 통해 두통과 함께 나타나는 안구증상을 밝힐 수 있어 여러 곳에 소개한 바 있었다.

최근에 안과에서 진찰받았지만 아무런 이상이 없다는데, 안구통증과 시력장애로 고통받고 있는 환자를 치료한 경험이 있었기에 소개하는 바이다.

　　30세의 남자 환자가 2개월 전부터 양측 안구통증과 함께 눈이 부시고 시력이 감퇴하면서 눈이 피로해서 눈뜨고 있기가 불편했다고 한다. 이와 함께 뒷목이 뻐근하고 뻣뻣해진 느낌이 들어서 정상적인 직장생활을 하기가 어렵다고 한다. 안과에 가서 진찰을 받아본 결과 눈에는 이상이 없는데 컴퓨터를 많이 사용해서 생긴 안구건조증이 아닌가 싶으니 눈에 인조눈물이나 넣고 지내라고 하더란다. 뒷목이 뻐근한 것에 대해서는 재활의학과에 갔더니 경추가 휘어졌다고 하며 물리치료만 해주더란다.

　　○○대 병원에서 종합검사를 받았는데 객관적인 검사소견에는 전혀 이상이 없고 혈액검사 소견은 며칠 후에 나올 예정이지만 우선 불편하고 답답하여 필자에게 찾아온 것이다.

　　환자의 얘기를 듣는 순간 뒷목의 통증은 흔히 경험하는 일이어서 견갑배신경의 장애에 의한 통증임을 쉽게 짐작을 할 수 있었지만, 눈에 생긴 증상에 대해서는 확신 있는 진단을 내릴 수 없었다. 혹시 이마 쪽에 통증은 없느냐고 물으니 두통은 없다고 한다. 촉진해보니 양쪽 두판상근(splenius capitis m.)과 승모근(trapezius m.의 운동점에 심한 압통이 촉진되고, 경추 제4-5번 높이에 있는 양쪽 중사각근에 압통점이 촉진되었다.

　　경추의 X선 촬영을 해보니 경추가 휘어진 것이 아니고 직선화 현상을 보이고 있었다. 뒷목의 통증과 직선화는 견갑배신경이 중사각근의 통증유발점에게 압박받아 그 지배를 받고 있는 견갑거근(levator scapular m.)을 긴장시키면서 생기는 증상임을 쉽게 알 수 있었다.

　　안과에서는 이상이 없다는 눈에 생긴 증상을 마취과 전문의인 필자가 진단내리고 치료한다는 것은 쉽지 않은 일이나, 두통과 함께 안구에 생긴 통증이나 시력장애를 가진 환자의 치료에서 얻은 경험을 접목해 보는 수밖에 없었다.

　　진단 목적의 시술임을 설명하고 오른쪽 중사각근과 두판상근에 있는 통증유발점에 0.75% 리도카인과 스테로이들 혼합해서 4 mL씩 주사하고, 환자에게 증상의 변화를 물었다. 눈에 있던 통증이 없어지고 시야가 맑아지며 눈뜨기가 편해졌다고 하며, 뒷목에 있는 강직증과 통증은 동시에 없어졌다고 한다.

　　이마가 불편하다는 생각을 하지 못했는데 주사를 맞고 나니 오른쪽 이마가 시원해진 것 같고 상대적으로 왼쪽 이마에 불편함을 느낀다고 한다. 중사각근과 두판상근의 통증유발점에 물리치료를 해주고 소염진통제와 근이완제를 처방해서 보냈다.

　　다음날 왔을 때 물어보니 치료받은 쪽은 물론이고 반대편의 증상까지도 약간 감소했다고 하여, 왼쪽의 두 곳의 통증유발점에 주사와 물리치료를 해주었더니 모든 증상이 다 없어졌다고 한다.

　　3일째 되는 날은 다시 눈이 피로하고 불편해졌다고 한다. 필자가 일반적으로 두통의 치료점으로 많이 이용하고 있는 승모근의 운동점(motor point)에 0.75% 리도카인 4 mL씩 주사하고 물어보니 눈의 불편함이 없어졌다고 한다.

　　대후두신경과 후두근신경분지가 문합을 이루며 증상을 일으켰다고 생각되어 양쪽의 승모근과 두판상근에 있는 통증유발점을 치료해 주었는데, 환자 본인이 두통을 느끼지 못하고 있는 것이 특이한 경우였다.

안과질환이 없는 안구증상의 발생기전

삼차신경의 제1분지인 안신경(ophthalmic n.)은 안구(bulb of eye), 결막(conjuntiva), 눈물샘(lacrimal gland), 코 점막(nasal mucous membrane), 부비동(paranasal sinuses), 이마와 눈꺼풀과 코의 피부감각을 맡고 있다.

안신경의 가지인 전두신경(frontal n.)에서 갈라진, 안와상신경(supraorbital n.)은 안와상공(supraorbital foramen)을 통해 이마로 올라가서 전두근의 밑에서 내측분지와 외측분지로 갈라진다. 두피의 앞쪽 감각을 맡고 있는 안와상신경의 내측분지는 전두근(frontalis m.)을 뚫고 두개(頭蓋)로 올라와서 두정골(parietal bone)까지의 두피에 분포되고, 외측분지는 모상건막(galea aponeurosis)를 뚫고 뒤로 가서 λ-형 봉합(lambdoidal suture)까지의 두피에 분포된다.

전두근의 운동을 맡고 있는 안면신경의 측두분지(temporal br.)가 어떤 자극으로 흥분을 일으키게 되면 전두근을 긴장시켜 이마 쪽에 통증을 일으킬 수도 있을 것이다. 그보다는 안면신경의 후두근분지(occipital br.)가 유양돌기 근처의 두판상근에 의해 압박받아 흥분을 일으키면 후두근을 수축시키고, 후두근의 연장선상에 있는 전두근(前頭筋)을 잡아당기게 되어 안와상신경까지 당기거나 조여지게 되는 경우가 많다.

승모근의 운동점에 통증유발점이 생기면 대후두신경이 후두골의 밑에서 승모근의 건막을 뚫고나올 때 잡아당겨지기 때문에 대후두신경 장애에 의한 증상을 나타내게 된다. 감각신경인 대후두신경과 운동신경인 후두근신경이 두피에서는 개별적으로 존재하지 않고 후두부에서 문합을 이루고 있기 때문에 이들 신경장애에 의한 증상도 혼합되어 나타나게 된다.

나무의 큰가지를 잡아당기면 나무의 밑기둥까지 흔들리는 것처럼 말단신경인 안와상신경이 당겨지면 그 신경의 밑기둥에 해당하며 전두와 안구에 감각을 맡고 있는 안신경까지 영향받게 되어 전두와 안구에 통증이나 시력장애까지 초래되었던 것으로 생각된다.

결론

두통 중에서도 주로 앞이마 쪽의 통증과 동반되는 안구의 통증이나 시력장애는 접하는 기회가 많았으나 두통이 동반되지 않고 눈에 나타나는 증상은 처음 경험하게 되었다. 안과에서는 이상이 없다고 하여 해결할 길이 없던 안구통증 환자를 어렵지 않게 원인을 찾아 치료해줄 수 있었다.

통증클리닉에서 치료할 수 있는 또 하나의 진료영역이 될 수 있다고 생각되어 해부학적인 고찰을 거쳐 소개하는 바이다.

37 정말 경추추간판탈출 환자가 22배나 늘었을까?

요즘에 후경부와 견대 부분의 통증에 관해서 언론에서 많은 관심을 보이고 경쟁적으로 보도하고 있는데, 대부분은 잘못된 정보이거나 피상적인 얘기들뿐이다.

2005년 9월 2일 저녁 9시 뉴스시간에 국내의 양대 방송국 2곳의 TV에서는 동시에 최근 20년 사이에 요추추간판탈출 환자는 3배 늘었지만, 경추추간판탈출 환자는 22배나 늘었다는 보도가 있었다.

컴퓨터를 사용하는 인구가 늘어감에 따라 후경부와 견대부분이 무겁고 아프다는 환자와 팔이 저리다는 환자가 늘어가고 있는데, MRI 검사에서 추간판탈출로 확인되어 수술받은 환자 수가 늘어나고 있다.

발병의 원인으로 컴퓨터 앞에 앉아 있는 자세가 불량해서 생기는 것이므로 똑바로 앉아 작업하도록 하고, 예방하려면 컴퓨터를 눈높이와 맞추고, 가끔 일어서서 스트레칭 운동을 해주어야 한다고 했다.

모 대학병원 척추클리닉의 진료실적을 인용해서 보도했다. 이 보도자료는 누가 내보냈는지 모르겠지만 제대로 검증도 되지 않은 잘못된 정보를 매스컴에서 경쟁적으로 보도하는 일은 삼갔으면 한다.

그 병원 척추클리닉은 척추수술전문 의료기관으로 잘 알려진 곳이다. 그동안 개설 당시보다 그 진료기관의 명성이 그만큼 높아졌기에 찾아가는 환자들의 숫자가 20년 전에 비해 많이 늘어날 수 있는 일이다. 개설 당시보다 특정 진료기관의 척추클리닉을 찾는 환자 수가 증가했다고 해서 어느 질환의 발병율이 높아졌다고 볼 수는 없을 것이다. 어느 진료기관에 환자가 몰리면서 숫자가 늘어났다면 상대적으로 환자수가 감소하는 의료기관이 있을 수도 있는 일이다.

최근 20년 사이에 컴퓨터 보급은 세계적으로 22배 이상 늘어났을 것이다. 컴퓨터와 관련지어 경추 추간판탈출을 생각했다면 컴퓨터 보급이 늘어난 것과 경부통증 환자의 수가 늘어난 것이 비례했는지를 조사했더라면 더 의미가 있었을 것이다.

보도대로 뒷목, 어깻죽지에 통증이 있고 팔이 저리다고 해서 경추추간판탈출 환자라고 진단했다면 더 큰 잘못이다. 목덜미와 어깻죽지의 통증은 추간판탈출과는 전혀 관계없는 일이고, 팔이 저리다는 극소수의 환자에서만 추간판탈출이 있을 수 있는 일이다.

필자도 목덜미와 어깻죽지의 통증 환자는 20년 전에 비해 수십 배 이상 증가했을 것으로 생각하지만, 그 환자들이 추간판탈출에 의한 통증 환자라고는 생각하지 않는다.

통증의 기전

목덜미의 통증은 제5번 경추신경근에서 나온 견갑배신경이 통증유발점을 가지고 있는 중사각근을 관통하다가 조여지면 흥분을 일으켜 견갑거근을 등척성 수축시켜 경추의 직선화를 일으키고 견갑거근에는 허혈성통증이 생기는 것이다. 그러나 경추의 직선화(straightening)나 거북 목(turtle neck) 현상을 보면서도 그 발생기전을 제대로 설명하는 의사는 아직까지 아무도 없었던 것 같다.

어깻죽지의 통증은 척추부신경(spinal accessory n.)이 흉쇄유돌근(SCM m.)의 통증유발점에 의해 압박당하면 흥분을 일으킨 부신경이 승모근과 흉쇄유돌근을 긴장시키면서 생기는 허혈성 통증이었다. 그리고 가끔 팔이 저린 것은 상완신경총이 전사각근의 통증유발점에 의해 압박당했을 때 나타나는 증상으로서 추간판탈출증과 다른 것은 신경근 증상이 없다는 것이 특징이다.

이러한 통증을 막연히 추간판탈출증에 의한 증상이라 진단하고 마취과적으로는 경막외강주사법을 반복해주고, 물리치료실에서는 경추견인치료를 하거나 때로는 근근막증후군이라는 진단 하에 아프다는 곳에 물리치료나 통증유발점주사를 하기도 한다.

그러한 통증은 컴퓨터 작업하는 자세나 운전자세의 불량, 또는 조리대의 높이가 잘못되었거나 심지어는 면도하는 자세가 좋지 않다고 얘기하고, 방치하면 추간판탈출로 진행될 수 있다고 얘기하는 의사가 있었다. 장시간 지속적으로 뒷목의 근육을 긴장된 채로 생활함으로써 생기는 것이지 잠깐씩 어떤 작업하는 자세가 나쁘다고 해서 생기는 증상은 아닌 것이다. 이러한 증상은 추간판탈출에 의한 것도 아니고 더구나 방치하면 추간판탈출로 진행된다는 얘기도 근거가 없는 것이다.

국내 의료계뿐만 아니라 의료선진국인 미국에서도 이 통증의 원인은 규명하지 못한 것 같다. 그 실례를 들어보면, 미국의 Silicon Valley에 사는 36세의 교포여성이 이와 같은 증상으로 고생하다가 인터넷을 통한 상담 후에 2002. 10. 8. 필자에게 와서 치료받고 간 일이 있었다. 2년이 지난 후에 증상이 재발해서 MRI 검사받았더니 disc degeneration이라는 진단이 나와, 3회의 epidural cortisone injection을 받도록 권유받았단다.

인터넷을 통해 필자에게 이 통증이 그런 주사의 적응이 되는지와 안전성 여부를 물어왔다. 필자는 그러한 증상에 대한 진단이 맞지 않은 것 같고, 경막외강주사의 적응은 될 수 없을 것으로 생각되지만 위험하지는 않으니 의사에게 맡기라고 답해주었다(2005. 3. 28. 필자의 통증상담실).

1회의 경막외강주사를 받고도 전혀 효험이 없자 한국으로 와서 필자에게 Botulinum Toxin 주사로 흉쇄유돌근과 중사각근에 있는 통증유발점을 치료받고 돌아갔는데, 치료 후에 목 척추 관리를 잘못하면 다시 재발할 수도 있으니 재발 방지를 위해서는 목 운동을 열심히 하도록 단단히 일러 주었다.

보도 자료를 어떠한 의도에서 내보냈는지 알 수 없으나, 이런 통증을 가진 환자들이 기하급수적으로 늘고는 있지만, 이 환자들이 경추추간판탈출 환자였다는 발표는 잘못된 것이다.

필자의 클리닉에는 이러한 증상의 환자들이 가장 높은 비율을 차지하고 있고, 헤아릴 수 없이 많은 환자를 치료해왔지만 추간판탈출증 때문에 이러한 증상을 가진 환자를 단 한사람도 본 일이 없었다. MRI 검사 후 추간판탈출로 확인되어 수술받은 환자가 22배 증가했다는 얘기가 잘못 보도된 것이 아니라면, 의료진은 모든 환자에게 오진을 했었다고 생각된다. 설령 진단이 제대로 되어 추간판탈출증 환자였다 할지라도 경막외강주사로 쉽게 치료될 수 있는 모든 환자를 최후수단인 수술로 치료했다면 과잉진료를 했다고 볼 수 있을 것이다.

그 병원의 척추클리닉의 책임 있는 의사가 뒷목과 어깻죽지의 통증과 팔 저림 환자가 많이 늘었다는 얘기만 했을 뿐인데, 방송에서 전부 추간판탈출 환자였다고 잘못 보도한 것으로 이해하고 싶다. 척추클리닉을 하는 의사가 추간판탈출증 환자가 그만큼 증가했다고 얘기했으리라 생각할 수 없는 일이기 때문이다.

뒷목과 어깻죽지에 통증이 있고 경추의 직선화가 있다고 해서 추간판탈출이라고 진단내리는 잘못된 생각은 이제부터라도 사라졌으면 한다.

2005. 9. 10.

38 상박골내측상과염(Golfer's elbow)으로 오진되었던 척골신경장애

일반적으로 팔꿈치의 안쪽에 통증이 생기면 상박골내측상과염(golfer's elbow)이라 진단을 붙이고 그 부분을 치료하고 있다. 척골신경의 장애로 팔꿈치 안쪽에 생긴 통증을 내측상과염으로 오진하였던 통증 환자를 치료해보고 그 발병기전이 완전히 다른 것을 알 수 있었다.

증상이 같다고 해서 같은 병이라고 오진할 수 있는 두 가지 통증의 발병기전을 비교검토 소개하는 바이다.

증례

(1) 57세의 여자는 4년 전부터 좌측 주관절(肘關節)의 내측에 통증이 있었는데 병원에서 주관절 내측 상과염(golfer's elbow)이라는 진단을 받았지만 골프를 시작하기 2년 전부터 생긴 통증이었다.

근처의 통증의학과에서 팔꿈치에 주사를 맞으면서 2개월 이상 물리치료를 받았고, 정형외과에서는 충격요법기라는 최신장비로 팔꿈치에 강한 충격을 가하는 치료를 수차례 받았지만 전혀 효과를 보지 못했다.

물리치료만 받으면 쉽게 치료될 것으로 알고 가까운 곳에서 치료를 받다가 십여 년 전에 필자에게 치료를 받은 일이 생각나서 경기도 분당에서 먼 길을 오게 된 것이다. 내측상과염이었다면 그 정도 치료를 해서 치료가 안 될 이유가 없다고 생각되어 다른 각도에서 진찰을 해야만 했다.

촉진해보니 팔꿈치 안쪽에 심한 압통과 함께 내측상과(medial epicondyle)에서 기시되는 척측수근굴근(flexor carpi ulnaris m.)에 강직과 압통이 있었다. 척측수근굴근의 운동신경이 척골신경(ulnar n.)임을 감안하여 척골신경에 대한 신경학적 검사를 했다.

본인은 전혀 인식하지 못하고 지내왔다고 하는데, 주사바늘로 피부감각을 점검해보니 네 번째 손가락의 척골 쪽 절반과 새끼손가락 전체의 감각, 손바닥의 척골 쪽 1/3의 감각이 둔화되어 있음이 확인되었다. 척골신경의 주행을 따라 위로 올라가 가슴에서 소흉근(pectoralis minor m.)을 촉진해보니 심한 압통을 호소한다. 소흉근에 생긴 통증유발점이 척골신경을 압박해서 운동신경을 흥분시켜 척측수근굴근을 긴장시키고 감각신경분지는 피부감각의 둔화를 일으켰던 것으로 추정되었다.

소흉근의 압통점에 스테로이드 20 mg을 혼합한 0.7% 리도카인 5 mL를 주사하고 온열치료와 마사지로 근육을 풀어주고 난 후에 물어보니 팔꿈치의 통증이 많이 감소해 있었고, 척측 수근굴근을 촉진해보니 강직과 압통이 많이 줄었다. 일주일간 계속해서 소흉근에 물리치료를 해주고 보니 손가락에 있던 감각둔화는 정상으로 돌아왔고 팔꿈치의 통증은 거의 다 없어졌다.

일주일 만에 소흉근의 통증유발점에 다시 주사하고 일주일 더 치료해 주었더니 본인이 호소하던 팔꿈치의 통증은 말끔히 없어졌지만 4년 묵은 소흉근에 있는 통증유발점은 완전히 풀리지 않아 4일간 치료를 더하고 종료했다.

(2) 34세의 남자는 4개월 전부터 왼쪽 팔꿈치의 안쪽에 통증이 있는데 집 근처에 있는 병원에서 주관절내측상과염(golfer's elbow)이라는 진단을 받고 며칠간 물리치료 받다가 필자를 찾아왔다. 골프와 같은 운동은 해보지도 않았는데 왜 이러한 병이 생겼느냐고 항의 섞인 듯한 질문을 해왔다.

진찰 결과 상박골의 내측상과(內側上顆)에 압통이 심해 필자도 내측상과염으로 진단내리고 물리치료를 해주고 소염진통제를 복용시켰더니 올 때마다 좋아지고 있다고는 하는데 14회를 치료했는데도 여전히 완치효과를 보지 못하고 항상 그 정도에 머물러 있었다.

외래진료 15일째에는 무언가 진단이 틀렸다는 생각이 들어 다시 진찰을 해보았다. 내측상과에서부터 손목에 이르는 척측수근굴근을 촉진해보니 심한 근강직과 압통이 있었다. 척골신경의 감각기능을 점검해보니 척골신경분포지역의 감각둔화가 발견되었다. 척골신경의 장애가 의심되어 흉곽으로 올라가 오훼돌기 밑에 있는 소흉근을 촉진해보니 왼쪽에 심한 압통이 있었다.

소흉근에 있는 통증유발점이 척골신경을 압박해서 생긴 것임을 직감하고 소흉근의 압통점에 스테로이드 20 mg을 혼합한 국소마취제 6 mL을 주사하고 소흉근을 치료해 주었더니 팔꿈치의 통증은 쉽게 사라졌다. 소흉근에 일주일 후에 다시 주사해주고 3일간 더 치료하고 치료를 종결할 수 있었는데 소흉근을 치료하는 데에는 열흘정도 걸렸다.

고안

〈해부〉

1) 소흉근(pectoralis minor m.)

제3, 4, 5번 늑골전방 연골근처의 위쪽 가장자리(upper margin)에서 시작하여 엇비슷이 외측 상방으로 올라가 견갑골의 오훼돌기(coracoid process)의 윗면 안쪽 가장자리에 부착된다. 상완신경총의 내측삭(medial cord)으로부터 내측흉근신경(medial pectoral n.)의 분포를 받는다. 기능은 견갑골을 전방과 하방으로 당겨주는데 관여하기도 하고, 깊게 숨을 들여 마실 때에는 제3, 4, 5번 늑골을 끌어올려주기도 한다.

2) 척골신경(ulnar n.)

경추 제8번 신경근과 흉추 제1번 신경근으로 이루어지는 척골신경은 상완신경총 중의 내측삭에서 갈라져 나와 소흉근의 밑을 지나 상박골 내측상과의 뒤쪽에 있는 척골신경도랑(ulnar groove)을 타고 척골 옆으로 내려와 척측수근굴근(flexor carpi ulnaris m.)과 심지굴근(flexor digitorum profundus m.)의 척골 측 절반에 운동분지를 보내고, 손과 손가락의 척골 쪽 감각을 담당한다.

척골신경 말단 운동분지는 새끼둔덕(**Hypothenar m.**- palmaris brevis m., flexor digiti minimi m., abductor digiti minimi m., opponens digiti minimi m.)과 3번 4번 충양근(lumbricals m.)과 골간근 (inerossei m.), 무지내전근(adductor pollicis m.)과 단무지굴근(flexor pollicis brevis m.)을 지배한다.

3) 척측수근굴근(flexor carpi ulnaris m.)

상박골 내상측과에서 요측수근굴근(flexor carpi radialis m.), 장지굴근(palmaris longus m.), 천지 굴근(flexor digitorum superficialis m.), 척측수근굴근(flexor carpi ulnaris m.)이 공동으로 기시된다.

그중 척측수근굴근은 손목의 척골 쪽 앞쪽에 있는 두상골(콩알뼈; pisiform bone)앞면과 갈고리뼈갈고 리(hook of hamate), 제5번 중수골(metacarpal bone)의 상단(proximal portion) 앞쪽에 부착되며 척 골신경(ulnar n.)운동분지의 분포를 받으며 손목을 척골방향으로 굽히는 역할을 한다.

《내측상과에 통증을 일으키는 기전》

* 상완신경총이 쇄골의 밑을 지나 흉곽에서 늑골과 소흉근의 사이를 지나 팔로 내려가는데, 소흉근이 굳어있으면 신경총 중에서 가장 아래 부위에 있는 척골신경을 압박하게 된다.

척골신경이 압박받으면 감각기능장애로는 손과 손가락의 척골 쪽의 감각둔화를 일으키고, 운동신경 의 장애로 척측수근굴근과 심지굴근의 척골측을 긴장시킨다. 척측수근굴근이 긴장을 일으키면 그 기 시점인 내측상과 근처에서 **허혈성 통증**을 일으킨다.

본인들이 잘 느끼지 못하고 지내고 있지만 척골신경의 말초운동분지의 장애로 인해 엄지와 새끼손가 락의 내전근(adductor m.)의 약화가 있어 내전력이 감소해 있다.

무지대립근(opponens pollicis m.)과 소지대립근(opponens digiti minimi m.)의 힘의 약화로 엄 지와 새끼손가락을 맞대는 힘이 감소해 있다(엄지와 새끼손가락으로 물건을 집어 올리는 힘의 약화).

* 골프도중에 손목을 척골방향으로 꺾는 동작을 하다가 반대 방향의 충격을 받으면 내측상과에서 기시 (origin)되는 척측수근굴근이 손상받아 통증유발점을 형성하게 된다. 척측수근굴근에 생긴 통증유발 점이 활성화되면 척골신경의 감각장애는 없이 내측상과를 자극하여 골막자극으로 인한 내측상과염이 생긴다.

같은 팔꿈치 안쪽에 있는 통증이지만 신경장애로 인한 통증과 근육자체의 손상으로 인한 통증은 그 발생기전이 다르다. 척측수근굴근의 팽대부에 있는 근긴장이 반대로 힘줄의 끝에 있는 두상골의 골막 을 잡아당겨서 수근관절에 통증을 일으킬 수도 있다.

이처럼 척측수근굴근의 일차적인 긴장에 의해 팔꿈치 안쪽에 생긴 통증을 **golfer's elbow**라는 별명을 붙이고 있지만, 두 가지의 발병기전을 구분해서 진단하고 치료해야 할 필요성을 느낀 사람들은 아직 까지 없었던 것으로 보인다.

그러나 증례에서처럼 소흉근에 의해 척골신경의 장애가 생긴 경우에는 척측수근굴근의 운동신경분지가 이차적으로 척측수근굴근의 긴장을 일으켜 팔꿈치 안쪽에 통증을 일으켰고, 감각신경분지는 손과 손가락에 감각장애도 함께 일으켰던 것이다.

결론

증례로 소개한 두 환자 중에는 다른 진료기관에서 상박골 내측상과염으로 오진하여 치료를 못했던 경우와 필자가 오진하여 치료를 지연시켰던 경우가 모두 있었다.

팔꿈치 내측에 통증이 있는 환자들에게 막연히 **golfer's elbow**라 이름붙이고 치료하다가 소흉근의 밑에서 생긴 척골신경의 장애 때문이라는 개념을 도입하고 나서부터는 진료의 질이 한층 높아진 것을 알 수 있었다.

2006. 8. 21.

39 황당스러웠던 Botulinum Toxin 주사효과

Botulinum Toxin이 어떠한 약제라는 것은 이미 잘 알려져 있기에 여기에서 재론할 필요는 없을 것이다. 그런데 잘 사용하고 있던 이 약제가 필자의 부주의로 말썽을 일으킨 일이 발생했다.

사연인즉 골프를 즐기는 40대 초반의 남자가 우측 주관절 외측상과염(Tennis Elbow)이라는 진단을 받고 근처의 정형외과에서 2개월 이상 치료받고도 효과가 없어 필자를 찾은 것이 2003년 5월 3일이었다.

이학적 검사를 해보니 손목의 억제된 신전(resisted wrist dorsi-flexion)을 시켜보니 상박골외측상과(lateral epicondyle of humerus)에 심한 통증이 있었다. 요측수근신근(extensor carpi radialis m.)을 촉진해보니 극심한 압통을 호소했다.

전형적인 Tennis Elbow라고 불리는 외측상과염(lateral epicondylitis of humerus)으로 진단내릴 수 있었다. 첫날은 0.5% 리도카인 4 mL를 요측수근신근의 팽대부에서 압통이 심한 곳을 찾아 주사하고 이곳을 물리치료를 해준 다음 다시 억제된 신전운동을 시켜보니 외측상과에 통증이 많이 감소했다.

3일간 물리치료를 해주고 지내다가 일주일째 되던 날 다시 주사해 주고 치료해 주었는데, 그 후로 많이 좋아졌다면서 간헐적으로 5회 물리치료 받으러 다녔는데, 한 달 후인 6월 30일에 통증이 재발했다고 찾아왔다. 그동안 통증이 없어 골프를 치고 다녔더니 다시 통증이 생겨 찾아왔단다.

이번에는 같은 부위에 스테로이드를 20 mg 혼합하여 주사하고 치료해주고 나서 골프를 자제하되 골프하게 되면 가능한 한 손목을 사용하지 말라고 주의를 주었는데 그 후로는 열흘 만에 찾아왔다. 통증이 없어 완치되었다고 생각하고 골프를 쳤더니 통증이 다시 생겼고 골프를 치지 않아도 통증이 지속되고 있단다.

그때부터 일주일 간격으로 찾아와 국소마취제 주사를 3회 맞고 중간에 물리치료를 2회 받았는데 치료 후에는 손목의 억제된 신전을 시켜도 거의 통증이 없다하여 완치에 가까운 상태에 있다고 생각되었다. 7월 23일을 마지막으로 치료받으러 오지 않더니 4개월 후인 11월 27일에 다시 찾아왔는데 통증이 재발했다고 한다.

그 사이에는 필자에게 오기가 여의치 않아 어느 정형외과에 다니면서 치료를 받았는데 효험을 볼 수가 없어 다시 왔다고 한다. 다시 진찰해보니 요측수근신근에 압통이 있고 억제된 손목의 신전운동을 시켜보니 외측상과에 심한 통증이 초기증상과 똑같은 상태로 되돌아갔다.

이제는 국소마취제나 스테로이드로는 한계가 있겠다 싶어 본인에게 설명을 한 다음 Botulinum toxin을 주사하기로 했다. 요측수근신근을 촉진해서 압통이 있고 굳어있다고 생각되는 위치를 찾아 0.5% 국소마취제 4 mL에 Botulinum Toxin25 U와 스테로이드 20 mg을 혼합하여 주사하였다.

그 자리에 물리치료를 해주고 귀가시켰는데 5일 만에(12. 1) 찾아와서는 팔꿈치에 있던 통증은 없어졌는데 중지와 약지의 신전이 잘되지 않는다고 한다. Botulinum Toxin의 약효 때문에 일시적으로 그럴 수 있으니 불편하더라도 참고 기다려 보라고 설명해서 보냈다.

그 후로 일주일이 지난 12월 8일에는 찾아와 혹시 신경이 마비되어 영원히 안 돌아오는 것이 아닌가 하는 걱정을 하기에 시간이 걸리더라도 그대로 두면 될 거라고 설명해 주었지만 걱정이 앞서 이해를 하려고 하지 않는다. 그럼 3차 진료기관에 가서 상의해보라고 자세한 내용을 적어서 진료의뢰서를 발부해서 보내주었다. 그 후로 꼭 한 달되는 2004년 1월 7일에 찾아왔는데 근전도 검사를 해보아도 이상은 없다고 그 곳에서 투약받으면서 물리치료를 간헐적으로 받고 있는데 전혀 차도를 보이지 않는단다.

손목의 신근의 힘도 약화되어 있고 중지와 약지의 신전력은 완전히 마비된 상태 그대로 있었다. 필자가 치료를 받는다고 좋아지는 것이 아니고 시간이 지나면서 Botulinum Toxin의 약효가 풀어지면 좋아질 것이라고 설명을 해도 믿으려고 하지 않는다.

필자가 시간이 지나도 좋아지지 않으면 책임지겠다고 했더니 책임지겠다는 각서를 써달라고 한다. 하는 수없이 3개월이 지나도 마비가 풀어지지 않으면 모든 책임을 지겠다고 각서를 써준 것이 꼭 주사한지 40일 만의 일이었다. 이러한 경험은 처음 생긴 일이었지만 일반적으로 Botulinum Toxin의 약효가 3개월 정도 간다고 알려지고 있기에 그렇게 각서는 써주었지만 실제로 약효가 그 안에 풀어질 것인지 시간이 더 걸릴지는 지내보아야 할 일이다.

필자가 Botulinum Toxin의 사용법에서 얘기했듯이 능동적으로 운동하는 골격근에 Botulinum Toxin을 직접 주사할 때에는 신중을 기하기 위해 국소마취제로 미리 시험 주사 후에 운동마비의 여부를 확인하는 것이 좋다. 다른 환자들에게 시술할 때에는 사전에 국소마취제만을 주사한 다음에 그 위치 표시를 해두었다가 손가락 운동근육의 마비여부를 확인하고 안전하다고 생각될 때에 Botulinum Toxin을 투여해 왔다.

그런데 이 환자는 몇 차례 국소마취제를 주사했던 경험이 있어서 안심하고 주사했던 것인데, 잘못되어 지신근(Extensor digitorum m.)에 직접 약물이 들어가 손가락 운동마비를 일으켰다고 생각되었다.

Tennis Elbow란 상박골외측상과(lateral epicondyle)의 골막에 자극으로 생긴 통증에 붙여진 통상용어이다. 상박골의 외측상과 골막에서 요측수근신근과 지신근(指伸筋)들이 공동으로 기시하게 된다. 이 근육들이 손상 후에 통증유발점을 형성하여 신축성을 상실하면 그 근육들이 스트레칭을 할 때에 기시점인 외측상과의 골막을 잡아당기면서 통증을 일으키게 된다.

통상적으로 테니스나 골프하면서 손목을 뒤로 신전시키다가 반대 방향의 강한 충격을 받게 되면 요측수근신근의 근섬유가 반복된 손상을 받아 근팽대부에 통증유발점을 형성하게 된다. 근육에 통증유발점이 형성되어 탄성이 떨어지면 근육이 신전을 일으킬 때에 건-골막접합부(teno-periosteal junction)를 잡아당겨 통증을 일으키고, 골막에 자극이 만성화되면 골막의 박리나 골막 밑에 출혈까지 일으킬 수도 있다.

대부분의 의료기관에서는 통증이 심한 골막 주위에 스테로이드를 주사하고 물리치료를 해주고 있는데 일시적인 소염진통 효과 외에 근본적인 치료법은 되지 못하고 있다. 필자는 골막 주위를 직접 치료하지 않고 탄력을 상실한 근육을 풀어주도록 노력하고 있다.

근육에 주사하여 일시적인 근이완으로 통증이 없어지면 환자들은 완치된 것으로 간주하고 지속적인 치료를 받지도 않을 뿐 아니라 반복된 손상으로 만성화를 만들어 치료를 어렵게 하는 수가 있다.

요측수근신근(extensor carpi radialis m.)과 손가락신근(extensor digitorum m.)이 외측상과에서 공동으로 기시하고 있기 때문에 치료 시에 이 근육들을 별도로 구분한다는 것은 결코 쉬운 일은 아니다. 그러나 진찰 시에 손가락을 개별적으로 운동시키면서 근육의 움직임을 보고 구별해서 찾아 치료해야 한다.

필자도 처음 경험한 일이기에 그 약효가 정확하게 언제 없어질 것인지 알 수 없으나, 시간이 지나면 정상으로 돌아올 것만은 확신할 수 있다. 그래도 환자가 그동안 겪은 불편함에 대해서는 손해배상은 해주어야 할 것으로 사료된다. 그리고 마비된 근육이 정상으로 돌아오는 시기와 처리 결과는 다시 글을 올리기로 한다.

2004. 1. 15.

40 황당스러웠던 Botulinum Toxin 주사효과에 대한 후속담

2003년 11월 27일에 테니스엘보우를 가진 환자에게 요측수근신근에 Botulinum Toxin을 주사한 일이 있었는데 이 환자의 중지와 약지의 신전력이 마비되는 일이 발생했었다. 그 후로 3개월 14일이 지난 2004년 3월 11일 환자가 필자의 클리닉에 찾아왔는데 중지와 약지의 힘은 여전히 돌아오지 않았다. Botulinum Toxin의 약효가 보통 3-4개월간 지속된다고 하니 조금만 더 기다려 보자고 하였다.

어떤 환자에게서도 그토록 오랫동안 마비된 일이 없었는데 3개월이 지나도 회복이 되지 않으니 은근히 걱정이 되어 이곳저곳 사방에 수소문도 하여보고 문헌을 찾아보아도 회복이 되지 않을만한 이유는 찾을 수 없었다.

혹시 약효를 해독시킬 수 있는 Antitoxin이 있는가를 찾아보아도 그런 약제는 없었다(전신마취 시 근이완제의 해독으로 쓰이는 아세칠콜린 분해효소억제제(cholinesterase inhibitor)인 neostigmine은 어떨까하는 궁리도 해보았다.).

이 약제를 수입해서 공급하는 회사에 전화를 해서 약효가 이렇게 오래가고 신경을 마비시킨다는 보고가 있었느냐고 문의하니 세계적으로 수천만 명이 주사를 맞았지만 이런 일은 없었다고 한다. 동료의사들에게 상의를 해도 Botulinum Toxin 때문에 그렇게 근육마비가 오래 간다는 것은 이해할 수 없는 일이라며 혹시 환자에게 문제가 있는 것이 아닌지 알아보라고들 한다. 그러나 필자는 그런 말에 귀를 기울이지 않고 필자가 주사한 것 때문이라고만 생각했었다.

이 약제 때문에 생긴 마비이기 때문에 언젠가는 기능이 돌아오리라 확신하면서도 일단 의사협회 공제회에 의료과실사고 신고를 했다. 마비가 풀려 정상으로 돌아오더라도 그동안 겪은 불편함에 대한 보상은 있어야 하겠다고 생각했던 것이다.

공제회 직원이 환자를 만나보고 와서 하는 말이 ○○성심병원에서 근전도검사를 해보니 요골신경의 부분마비라는 진단이 나왔고, ○○○병원에서 노동력 22% 상실이라는 장애진단을 받았다고 하더란다.

금전적인 배상을 염두에 두고 한 말인지 모르지만 최초에 공제회 직원이 만났을 때에는 월급이 3백만 원이라고 얘기하더니, 다음에 만났을 때에는 월급이 5백만 원으로 올랐다고 얘기하더란다. 손해배상은 5천만 원 정도 받아야하지 않겠느냐는 농담 섞인 얘기도 했다고 한다.

필자는 영구적인 장애가 남을 수 있는 사건은 아니기 때문에 당장에 배상을 해주는 것보다는 시간을 기다려서 완전히 회복된 다음에 보상해주는 것이 타당하다고 생각되어 공제회 직원에게 경과를 관찰 후에 보상 합의하자고 얘기해두었다.

6개월이 지나도 환자 본인은 나타나지 않고 공제회 직원을 통해 들으니 본인의 근육마비를 영구장애로 기정사실화 해놓고 보상해주기만을 기다리고 있다는 느낌이 들었다.

이 장애의 원인분석

그래서 문헌을 통해 테니스엘보우의 발생기전과 치료하다가 생길 수 있는 힘줄의 파열에 대한 내용을 다시 검토해 보았다. 검토결과 이 장애는 Botulinum Toxin에 의한 근육의 단순마비가 아니라, 팔꿈치 외측에 있는 건과 골막 사이의 파열 때문에 생긴 장애라는 의심을 가지게 되었다.

근전도나 X선 소견으로는 나타나지 않겠지만, MRI상에는 나타나지 않을까 싶어 방사선과 전문의에게 알아보니 MRI상에는 힘줄의 파열이 나타날 수도 있다고 한다. ○○○의대 정형외과 교수에게 전화해서 문의해 보니 Botulinum Toxin에 의한 장애보다는 힘줄-골막 사이의 파열 때문에 생긴 장애 같은데 수술해주면 회복될 수 있으니 수술을 해주는 것이 좋겠다고 한다.

테니스엘보우의 경우는 운동을 심하게 하다가 손상받아 힘줄이 끊어지는 수도 있고, 스테로이드를 건-골막접합부에 주사를 반복하다 보면 조직의 괴사를 일으켜 파열을 일으키는 경우가 많다고 한다. 문헌상에는 스테로이드의 용량도 중요하지만 주사하는 방법이 잘못되면 힘줄이 파열될 수 있는 가능성이 더 높다고 나와 있다.

스테로이드에 의한 힘줄의 파열은 칼로 베듯이 순간적으로 생기는 것이 아니다. 약물에 의해 서서히 조직이 괴사를 일으키면서 썩은 밧줄이 무거운 짐을 견디다 못해 서서히 가늘어지다가 마지막에 끊어지는 것과 같은 것이다.

필자는 이전에 이 환자가 치료받은 내역을 자세히 살피지 못하고 물리치료 정도 받았던 것으로 생각하고 무심코 지나쳤는데, 역으로 생각해보니 필자에게 오기 전에 2개월간 치료받은 내용과 필자에게 다니다가 4개월간 다녔다는 정형외과의 치료내용에 의심을 하지 않을 수 없게 되었다.

필자는 물론이고 필자에게 의뢰받아 진료했던 3차 진료기관에서도 힘줄의 파열을 생각하지 못하고 손가락의 신근 두 개의 근육이 마비된 것은 Botulinum Toxin의 효과 때문이라고 생각했을 것이다. 신경의 마비를 일으키지 않는 Botulinum Toxin의 특성을 이해하지 못한 어느 의사가 근전도를 해보고 근마비를 요골신경의 마비라고 진단을 내렸던 것 같다.

필자뿐만 아니라 다른 병원에서도 힘줄의 파열을 조기에 발견하지 못했던 것은 Botulinum Toxin 때문이라는 편견을 가지고 환자를 진료했기 때문이며, 내부에서 생긴 힘줄의 괴사가 객관적인 검사로 잘 나타나지 않았기 때문이었을 것이다.

8월 2일에 필자가 환자에게 전화를 걸어 필자에게 오지 않았던 4개월 동안에 혹시 팔꿈치에 주사를 맞은 일이 없느냐고 물으니 3-4회 맞은 일이 있는데 그것이 무슨 문제되느냐고 반문한다. 힘줄의 파열이 의심되니 확인할 겸 치료를 위해서 수술을 받아보는 것이 좋겠다고 했더니, 자기 팔을 병신 만들어놓고 이제 와서 책임회피를 하려고 한다고 야단이다.

책임회피하자는 것이 아니고 일단은 원인을 찾아 치료를 해서 장애를 남기지 않도록 하자는 것이며, 치료가 된 다음에 책임질 부분에 대해서는 필자가 책임지겠다고 했더니 수술을 받고 안 받는 것은 자기의 마음이니 간섭하지 말라고 막무가내로 말을 듣지 않는다.

다음날 환자로부터 의협공제회로 전화가 와서 직원이 가서 만나고 왔는데, 치료받고 장애를 남기지 않겠다는 생각보다는 소송이라도 해서 손해배상을 받겠다는 생각밖에는 없더라고 한다. 환자 자신은 현재 본인의 기능장애를 영구장애로 기정사실화 해놓고 금전적인 보상을 받기 위해 법의 심판을 받겠다는 생각인 것 같다.

필자는 환자에게 생긴 장애를 원상회복시키는 것이 선행되어야 할 문제라고 생각하는데, 환자는 원상회복보다는 보상심리가 더 강하지 않은가 생각된다. 달리 생각하면 불편한 점은 그다지 염려할 사항이 아니기 때문에 본인이 원하는 만큼의 보상이 이루어지면 환자는 그대로 지낼만하지 않은가 싶기도 하다. 필자는 애초부터 책임을 회피할 생각은 추호도 없었다.

이러한 필자를 상대로 법적인 조치를 취한다고해서 환자 본인이 원하는 만큼 만족스러운 결과가 나올 수는 없는 일이다. 의료와 관계되는 문제는 의사와 상의하지 않고 의학지식이 전혀 없는 비의료인들끼리 어떤 궁리를 한다고 해서 해결될 문제는 아닐 것이다.

이 환자가 손해배상청구소송을 할 경우에 고려해야 할 사항 몇 가지를 간추려 본다.

첫째: 손가락의 운동장애가 근육의 장애 때문인지 신경기능의 마비 때문인지를 가려야 한다. 의학적으로 Botulinum Toxin에 의한 근마비는 약의 지속기간이 지나면 근육의 기능이 정상으로 돌아오게 되어 있다. Botulinum Toxin은 근육의 기능을 일정기간 마비시킬 뿐, 신경을 마비시키거나 파괴할 수 있는 능력을 가진 약물이 아니기 때문에 그럴 가능성은 전혀 없다.

둘째: Botulinum Toxin에 의한 것이 아니라면 팔꿈치의 외측에 있는 힘줄-골막 사이의 조직괴사로 인한 파열을 고려해야 한다. 이것을 확인 겸 치료를 위해서는 반드시 MRI 검사 후에 팔꿈치의 파열을 확인하고 복원수술을 해야 한다.

파열의 원인으로는 (1) 골프나 테니스 등의 과격한 운동자체로 인해 파열되었을 경우, (2) 팔꿈치에 스테로이드를 반복주사해서 힘줄과 골막 사이에 파열이 생길 수 있는 경우가 있는데, 단 1회를 주사했더라도 주사방법이 잘못되면 파열을 일으킬 수가 있다.

셋째: 만에 하나 수술을 해서 팔꿈치에 있는 힘줄-골막 사이의 파열이 아니고 Botulinum toxin에 의한 근육의 영구장애로 판명되면, 그 책임은 일차적으로 필자가 지고, 두 번째로는 제약회사를 상대로 한 국제적인 분쟁이 벌어져야 할 판이다.

힘줄과 골막 사이의 파열 시의 책임문제

파열이 확인되었을 경우의 책임소재를 가리기가 쉽지 않다. 그러나 병력을 자세히 추적해보면 그것도 가릴 수 없는 것은 아니다. 통상적으로 정형외과 등에서는 테니스엘보우 환자에게 물리치료보다는 상박골외측상과에 스테로이드 주사를 더 선호하고 있는데, 어느 의사든지 스테로이드에 의한 힘줄과 골막 사이 파열의 위험성 때문에 반복된 주사는 피하고 있다.

일반적으로 한 곳에 3회 이상의 주사는 하지 않는 것으로 되어있는데, 환자들이 의료기관을 바꿔 돌아다니면서 치료하다 보면 반복된 주사를 맞게 되는 수가 있다.

스테로이드의 주사로 인한 파열이라면 책임소재는 의사와 환자의 어느 쪽에 있는지도 가려져야 할 것이다.

1) 만일 환자가 한 곳의 의료기관에서 반복된 주사를 맞았다면 그 의료기관이 책임을 면하기 어려워진다.
2) 환자가 병원을 이곳저곳 옮겨 다니면서 이전에 주사 맞았던 사실을 밝히지 않고 반복된 주사를 맞았다면 환자 스스로 책임을 져야 할 것이다.

이 환자가 4개월 동안 필자에게 오지 않는 동안 강남소재 안 ○○정형외과와 서대문구 소재 ○○병원에서 치료받은 사실이 있다고 하니 그곳에서 치료받은 내용을 검토해보면 수술 전이라도 충분히 그 원인을 짐작할 수 있을 것이다.

필자는 테니스엘보우 환자의 치료 시에 팔꿈치에 주사를 하지 않는 것을 원칙으로 하고 있다. 이 환자에게 Botulinum Toxin을 주사하고 난 직후를 역으로 생각해 보았더니 주사 후 5일 만에 찾아와 환자의 손가락마비가 있다고 할 때에 필자가 Botulinum Toxin 때문이라고 단정한 것이 잘못이었다는 생각이 든다. 당시 상황으로 보아 그렇게 생각할 수밖에 없었기는 하지만…!

필자가 요골신경을 풀어 주기 위해 요측수근신근에 Botulinum Toxin을 주사할 때에는 함께 혼합 사용한 국소마취제의 작용효과가 맨 먼저 나타나기 때문에 그 자리에서 근육의 마비현상이 나타나기 마련이다.

그런데 이 환자는 주사하던 그날은 전혀 마비 증세를 보이지 않고 기분 좋게 돌아갔었던 것이다. 실제로 손가락의 마비가 언제부터 발생했는지는 알 수 없지만 주사한지 5일째 되던 날 필자에게 찾아와서 손가락의 마비 사실을 얘기했고 필자는 Botulinum Toxin에 의한 근육의 마비라고 의심없이 받아들였던 것이다.

똑같은 치료를 받은 일이 있었던 다른 환자들도 근육의 일시적인 마비가 있었던 일이 있었지만 그들은 한결같이 주사 맞은 그 자리에서 손가락의 마비증상이 나타났고, 시간이 지나면서 모두 정상화되었었다. 설령 Botulinum Toxin이 근마비를 일으키는데 관여되었더라도 약의 특성상 시간이 지나면 장애를 남기지 않고 정상으로 되돌아오게 되어있는 것이다.

보상에 관한 문제

이 환자가 아직은 구체적인 요구액을 제시하지 않고 있지만, 언젠가는 본인 나름대로 원하는 보상액을 제시할 것이다. 그 요구액수를 어떻게 계산하고 있을지는 모르지만 모든 것은 의학적인 판단에 의해 이루어져야 할 것이다.

신체부위의 결손이나 장애가 생겼을 때 그로 인해 생기는 노동력 상실 정도를 계산하고, 본인의 직업과 관련지어 생계에 미치는 영향, 노동력의 상실로 인한 본인의 실질적인 수입 감소 액수와 그 기간 등을 고려하여 산출될 수 있는 것이다.

필자가 해줄 수 있는 보상범위는 Botulinum Toxin의 약효기간 동안에 환자가 근육마비로 겪었던 불편이나 노동력 상실을 최대한으로 평가하여 그 부분에 대한 보상액을 호프만식으로 계산한 액수에다 정신적인 피해에 대한 위로금을 보상해 줄 수 있을 것이다.

힘줄과 골막 사이의 파열로 인한 장애로 판명되면 피해를 입힌 의료기관에서는 손가락의 운동장애가 일어났던 시점부터 수술받고 원상회복될 시기까지의 치료비 일체와 노동력 상실로 인한 수입 감소액, 그리고 정신적인 피해보상을 합산해서 보상해야 할 것이다.

그러나 한곳에서 치료받은 것이 아니고 본인이 여러 군데를 돌아다니면서 주사를 맞았다면 책임소재가 분명치 않아 환자 스스로 책임질 부분이 많아질 것이다. 그러나 환자는 약제의 특성을 생각하지 않고 모든 책임을 필자에게 전가하려고 마음먹고 있는 것 같았다. 8월 말에 의협공제회로 연락이 왔는데 변호사와 상의한 결과 3,600만 원 정도 손해배상 청구가 가능하다는 얘기가 나왔으니 적당한 선에서 합의했으면 좋겠다는 제의가 들어왔다고 한다.

결론

의료사고와 관련된 장애는 환자와 의사가 서로 협조해서 풀어나가야 할 문제이지 서로 책임을 전가하고 싸워서 해결해야 할 문제는 아니다. 서로 협조관계에 있는 것이지 적대감으로 대할 일은 아니다.

이 환자는 모든 책임이 필자에게 있다고 생각하고 있으나, 반드시 의학적인 근거에 의해 그 원인의 규명이 이루어져야 할 것이고 책임소재도 끝까지 추적해서 밝혀져야 할 것이다.

이 환자가 검사결과 힘줄의 파열로 확인되면 손가락의 마비가 Botulinum Toxin 때문이라고 단정했던 필자에게도 오진의 책임이 있지만, 필자에게 진료 의뢰받았던 3차 진료기관이나 요골신경의 마비라고 진단

내려 22% 노동력 상실이 있다고 장애판정을 내린 의료기관에게도 오진의 책임이 있다 할 것이다.

필자는 환자의 장애의 최소화내지는 정상화를 바라고 있지만 환자인 당사자가 필자에게 협조하지 않고 치료를 거부하고 있다. 원인 규명과 치료를 위해 필자에게 협조하지 않아 생기는 영구적인 장애의 책임은 환자 본인이 져야 할 것이다. 2004년 9월 2일 이 환자는 곧이어 3,600만 원의 손해배상청구소송을 법원에 냈다. 법원은 2년 동안 이 사건을 심리하면서 Botulinum Toxin이 근육이나 신경에 손상을 주어 영구적인 장애를 일으킬 수 있는가에 대한 의료계 여러 단체의 의견을 수렴한 끝에 Botulinum Toxin은 이 장애와는 무관하다는 결론을 내렸다.

이 환자의 장애는 Botulinum Toxin에 의한 것이 아니고 자신이 손목을 무리하게 사용해서 생긴 것과 의료기관을 전전하다가 생긴 힘줄과 골막 사이의 파열로 결론짓고 필자에게는 무혐의판결을 내려 원고의 청구를 기각하고, 아울러 재판부는 소송에 패한 원고가 소송비용을 부담하도록 판결을 내렸다(2004가단 27474손해배상(의). 2006. 10.18.).

41 정말 경추추간판탈출증이었을까요?

서론

MRI 소견에 의해 경추추간판탈출증이라고 잘못된 진단을 내린 몇 가지 실례를 들어보고 진짜 진단명이 무엇일까 생각해보고자 한다.

증례

(1) 수년 전의 일인데 지금은 작고하고 계시지 않은 은사님 댁에 세배하러 갔더니 교수님께서 목에 Thomas Collar를 하고 계신 것이 아닌가? 웬일이냐고 여쭈었더니 왼쪽의 어깨관절에 통증이 있어서 경추 MRI 검사를 했더니 경추 제5-6번 사이에 추간판탈출소견이 나와서 정형외과 교수가 이것을 처방해주어서 착용하고 계시다는 것이다.

필자가 확인해 보니 왼쪽 어깨관절이 완전히 굳어 있고, 그 원인은 소원근(Teres minor m.)에 있는 통증유발점 때문에 액와신경(axillary n.)이 눌려서 생긴 전형적인 견구축증(肩拘縮症; frozen shoulder) 소견을 보였다.

"이 어깨관절의 통증은 추간판탈출과 관계없을 것 같은데요"하고 말씀드렸다. 그때 옆에 있던 선배교수님이 "이것은 MRI 검사로 판명된 것이니 의심의 여지가 없다"고 잘라 말하는 것 아닌가?

존경하는 은사님이시고 선배님들이지만 수술실에서 평생 수술마취만 하시던 분들이 무엇을 아시겠는가 싶었다. 그분들께는 마취과에서 외도하는 의사로만 보이는 필자의 얘기를 들을 것 같지도 않아

입을 다물고 말았다.

어깨관절이 아프거나 굳어진 것을 오십견이라 부르는데, 관절운동에 관여하는 견갑상신경이나 액와신경이 관절 주위에서 장애를 받아 생기는 것이지 추간판탈출과는 전혀 관계없는 일이다. 물론 나이 많은 노인들의 척추를 촬영해보면 퇴행성 척추염이나 추간판의 퇴행성 소견을 보일 수 있지만, MRI 검사소견과 증상이 반드시 일치되는 것은 아니다.

(2) 의과대학 교수로 있는 동기생의 방에 갔더니 방 한편에 경추견인장치가 마련되어 있었다. 그 교수가 경추추간판증으로 고생한다는 얘기는 전해 듣기는 했지만 이렇게 지낼 줄은 몰랐던 것이다. MRI상에서 제4-5번 경추 추간판탈출로 확인되었다고 한다.

증상을 들어보니 뒷목이 경직되어 있고 등 쪽이 뻐근하며 양쪽 어깻죽지가 무겁고 아프단다. 다시 말해 견갑거근, 능형근, 그리고 양쪽 승모근의 긴장성 통증인 것 같았다.

한번 진찰해보자고 양쪽 경추의 옆에서 견갑배신경과 척추부신경이 나오는 지점을 촉진해 보았더니 몹시 아파하면서 하는 말이 "그렇게 세게 눌러서 아프지 않은 사람이 어디 있겠어?"였다. 필자가 보기엔 추간판탈출 증상이 아니고 견갑배신경과 부신경의 장애로 오는 증상 같으니 치료 방법을 바꾸는 것이 좋겠다 싶어 통증학회지에 소개한 바 있던 필자의 논문을 읽어보라고 주었다(후경부와 견대부분의 통증에 관한 연구; 대한통증학회지, 제5권 제2호).

이 교수님이 논문을 읽었는지 안 읽었는지 또는 읽고 이해를 했는지 못했는지는 모르겠지만 그 교수는 아직까지 낫지 않고 그럭저럭 지내고 있는 것으로 알고 있다.

(3) 60세의 여자 환자의 얘기를 해본다. 이 환자는 10년 전부터 양쪽 뒷목과 등 쪽의 통증과 양쪽 승모근이 무겁고 굳어지는 통증으로 고생하던 분이었다. 본인의 얘기로는 가보지 않은 의료기관이 없을 정도로 다 가보았지만 진단이 나오지 않았는데, 모 대학병원에서 경추 제4-5번 추간판탈출이 있다는 진단만 받았을 뿐 치료는 못했단다. 마지막으로 필자를 믿고 왔으니 책임지고 낫게 해달라는 부탁을 받았다. 필자의 클리닉에서는 흔하게 보아온 증상이었기에 대수롭지 않게 생각되었지만 병세가 오래되었으니 시간이 조금 걸릴 것이란 생각이 들었다.

진단결과 양쪽 부신경의 장애와 견갑배신경의 장애로 인한 통증으로 판단되었다. 확인 겸 치료를 위해 오른쪽 부신경과 견갑배신경의 압박을 풀어주었더니 한결 살 것 같은 기분이 들고 편안하다고 한다. 물리치료를 해서 보내고 다음날 왔을 때 물어보니 치료받았던 오른쪽은 편안하고 왼쪽만 아프단다. 치료 효과가 좋겠다 싶어 반대쪽을 차단했더니 역시 이쪽도 좋아졌단다. 이대로 며칠 치료하면 되겠다 싶었는데 일주일 후에는 양측 등 쪽이 뻐근하다고 한다. 양측 견갑배신경을 풀어주었더니 다음날에는 양쪽 어깻죽지만 아프단다. 이번에는 양쪽 부신경만 치료해주었다.

10일쯤 지나서 다시 어깻죽지가 아프고, 다음날은 등 쪽으로 통증이 반복해서 나타나 병이 너무 오래되어서 그런가 싶어 3회까지 반복해서 신경치료를 했다. 3회나 반복치료를 해도 통증이 재발하는 것을 보니 다른 이유가 있지 않을까 싶어 진료의뢰서를 발부해서 대학병원으로 보냈는데 어느 젊은 의사의 진단서가 필자를 망신시켰다.

대학병원에서 MRI 검사를 하고 필름과 진단서를 가지고 환자의 아들이 찾아왔는데, MRI 필름상에는 제3-4, 4-5, 5-6번 경추 사이에 미미하게 추간판의 팽융(膨隆) 소견이 보였지만 필자가 보기에 절대로 증상을 일으킬 수 있는 정도가 아니라고 생각되었다.

대학병원의 젊은 의사가 작성한 진단서에는 경추 제3-4번, 제4-5번. 제5-6번 사이의 추간판탈출증이란 진단명이 적혀있었다. 보호자는 MRI 검사에 추간판탈출이라고 나와 있고, 대학병원 의사의 추간판탈출이라는 진단이 나왔는데 추간판탈출증도 진단할 줄 모르느냐고 따지는 것이다.

MRI상에는 그렇게 보이지만 그 증상은 추간판탈출때문이 아니라고 생각한다고 했더니, MRI 결과도 인정치 않고 대학병원에서 발부한 진단서도 부인하는 의사가 제대로 된 의사냐 하면서 화를 낸다.

환자를 완쾌시켜 주지 못한 입장에서 무슨 할 말이 있었겠는가? 아무 말하지 못하고 대학병원의 치료경과를 지켜보고 최종판단은 나중에 하자고 돌려보냈다.

이 환자는 만성질환이어서 치료가 늦어지고 있었던 것인지 혹은 다른 특별한 질환을 필자가 진단을 잘못한 것인지 필자 자신도 궁금한데, 환자 보호자는 필자를 추간판탈출도 구별 못하는 무능한 의사로 취급하고 있으니 답답하기만 할 따름이다.

MRI 소견대로 3곳에 추간판탈출이 있었다면 경추 제4, 5, 6번 신경근 증상이 나와야하고, 그것도 양쪽이 아닌 한쪽으로만 나왔어야 할 것이다. 양쪽의 견갑거근과 능형근 그리고 승모근에 균일하게 긴장성 통증이 나타난 이 환자에게 경추추간판탈출이란 진단을 붙여준 대학병원 의사와 필자 중에 진단을 누가 잘한 것인지는 두고 볼 일이다.

결론

경추부는 후종인대가 튼튼해서 추간판의 후방탈출을 막아주기 때문에 추간판탈출에 의한 신경압박은 많지 않으며, 추간판탈출이 있더라도 경추의 아래 부분에 생기기 때문에 주로 팔로 가는 신경증상이 생기고 뒷목과 어깻죽지의 통증은 있을 수 없다.

더구나 추간판탈출이 있더라도 증상이 편측으로 생기기 때문에 양쪽으로 동시에 올 수는 없다. 견갑거근과 능형근은 경추의 제4-5번 사이에서 나오는 견갑배신경의 지배를 받고 있는데, 견갑배신경이 중사각근의 통증유발점에 의해 압박당하면 통증을 일으킨다.

승모근은 제11번 뇌신경으로 분류되고 있는 척추부신경의 지배를 받고 있는데, 이 척추부신경이 흉쇄유돌근의 위쪽 부분에게 압박당하면 승모근에 긴장성 통증을 일으킨다. 친구교수도 MRI에 의한 진단명만 가지고 있을 뿐 본인의 증상과 신경학적 검사 그리고 MRI 소견이 일치하는지를 고려치 않고 있다는 느낌이다.

이들이 모두 경추추간판탈출증 환자였을까요?

2001. 11. 21.

42 아직도 원인을 밝히지 못하고 있는 척골신경장애

서론

척골신경에 장애가 생기면 극심한 통증을 나타내지 않기 때문에 만성화되기 쉽다. 척골신경은 운동기능과 감각기능을 가지고 있지만, 장애가 생기면 환자에 따라 감각장애를 먼저 호소하는 수도 있고 운동기능장애를 먼저 호소하는 경우도 있다. 주로 4번째 손가락의 내측부분과 새끼손가락이 저리거나 감각이 무디다고 호소하는데, 새끼손가락의 힘이 없다고 하기도 한다. 간혹은 팔꿈치 내측에 통증을 호소하면 상박골내측상과염(golfer's elbow)으로 오진하기도 한다.

일반적으로 척골신경장애는 상박골내측상과의 손상 후에 뒤쪽에 있는 도랑(ulnar groove)에서 압박을 받거나 손목관절의 척골터널 안에서 압박받아 생긴다고 알려져 왔다.

척골신경장애로 고통받는 환자는 적지 않지만 대부분 원인을 찾지 못하고 있다고 생각된다. 대학병원에서 그 원인도 밝히지 못한 채 5개월 동안이나 스테로이드를 투여받았던 환자와 8년 동안이나 고생하며 방황하던 환자가 있어 소개하고자 한다.

증례

(1) 37세의 남자는 2년 전에 우측전박의 안쪽에 미약한 통증과 척골 쪽 두 개의 손가락이 저리고 감각이 둔해져서 Y-대학병원 정형외과, 신경외과, 재활의학과 등에서 척골신경의 장애라는 판정을 받았다.

척골신경 장애의 원인을 찾기 위해 경추와 상지의 MRI 검사와 초음파 검사, 상지의 근전도 검사를 했지만 원인은 찾지 못한 채로 마지막으로 성형외과로 전과되었다. 성형외과에서는 척골신경의 주행을 따라 겨드랑이에서부터 손목까지 광범위하게 피부를 절개해서 신경의 압박 원인을 찾아 제거하는 것이 좋겠는데, 그것도 치료에 대한 확신은 없다고 하더란다. 확신없다는 수술을 할 수가 없어 수술받는 것은 거절했다고 한다.

수술 대신에 약물치료를 하기로 하고 스테로이드를 6개월 복용하도록 처방받았지만 5개월 동안 열심히 복용해도 증상의 완화가 없고 스테로이드의 부작용을 감당할 수 없어 하는 수 없이 약물복용과 치료를 포기했다.

왼쪽 팔과 손목, 그리고 손까지의 통증과 저림 증상 때문에 필자를 찾아 왔는데, 진료하다보니 오른쪽 척골신경의 장애가 본인에게는 더 심각한 문제로 남아 있었다. 왼쪽 팔과 손의 통증은 전사각근에 있는 통증유발점에게 상완신경총이 압박되어 나타나는 증상으로 치료에 차츰 반응을 보이자 오른쪽 척골신경장애의 치료를 청해왔다.

신경학적 검사를 해보니 분명히 척골신경의 감각장애인 손과 손가락의 척골 쪽의 감각둔화가 있었고, 손가락을 부채처럼 활짝 펴게 했더니 힘이 없어 완전하게 펴지를 못한다. 필자가 평소에 척골신경장애를 일으키는 원인이라 생각하고 있던 소흉근을 촉진해보니 많이 굳어있는 것을 알 수 있고, 심한 압통을 호소하고 있었고 팔꿈치나 손목에서는 의심되는 점을 찾을 수 없었다.

시험 삼아 우측 소흉근에 0.5% 리도카인 6 mL를 주사하고 3회의 물리치료를 해주었는데도 아무런 변화가 없었다. Botulinum Toxin 25 U과 스테로이드 20 mg을 0.5% 리도카인에 혼합하여 6 mL로 만들어 소흉근의 압통점에 주사해주고 물리치료를 하면서 열흘이 지나고 나니 척골신경의 기능이 차츰 좋아지고 새끼손가락의 안쪽끝마디에만 감각장애가 남아 있다고 한다.

소흉근에 물리치료를 하면서 경과를 지켜보니 주사 후 16일이 지나고 나서부터는 척골신경의 감각장애와 운동장애는 말끔히 없어졌다고 해서 치료를 종결했는데, 약 2개월 후에 다시 찾아와서는 새끼손가락의 끝마디 안쪽에만 감각장애가 있다고 한다.

면밀히 조사해보니 새끼손가락 끝마디 안쪽의 등 쪽에만 감각둔화가 있다. 소흉근에 있던 통증유발점이 잠복상태로 들어갔다가 시간이 지나면서 활성화를 일으켰던 것으로 생각되어 다시 리도카인과 스테로이드를 혼합해서 주사하고 다시 치료해 주었더니 증상이 없어졌다.

대학병원에서 척골신경의 주행을 따라 수술해서 신경압박의 원인을 찾아보거나 5개월 동안 스테로이드를 복용시켰지만 전혀 치료 효과를 보지 못하고 포기했던 척골신경의 장애를 소흉근에 있는 통증유발점을 풀어 줌으로써 치료 효과를 보게 된 것이다.

(2) 35세의 남자는 8년 전부터 우측 전박 척골 쪽의 통증과 손의 힘의 약화가 있어 물건을 자주 떨어뜨리는 일이 빈번하여 프로농구선수의 꿈을 접어야했다. 여러 의료기관을 돌아다녀도 원인을 찾지 못하고 모 대학 부속○○병원에서 척골신경의 장애의 원인을 찾기 위해 겨드랑이에서 손목까지 수술을 해서 찾아보아야 그 원인을 알 수 있다는 진단을 받았지만 수술은 받지 않았다.

어느 재활의학과 의사의 소개로 필자를 찾은 것이 2007년 8월 10일이었다. 신경학적 검사와 이학적 검사를 통해 척골신경의 감각장애가 있는 것을 알 수 있었고, 손가락을 모으거나 활짝 펴는 힘이 약화되어 있어 척골신경의 운동기능이 떨어져 있음을 알 수 있었다.

전박의 척골 쪽에 있는 근육인 척측수근굴근(flexor carpi ulnaris m.)과 심지굴근(flexor digitorum profundus m.)을 촉진해보니 굳어있어 여기에 허혈성 통증을 호소하고 있었던 것으로 사료되었다. 가슴에서 양쪽 소흉근을 촉진해보니 우측 소흉근에 강한 압통점이 발견되었고, 우측의 소흉근이 심하게 위축되어 있어 가슴이 비대칭으로 보였다.

첫날 스테로이드 40 mg을 혼합한 0.7% 국소마취제 6 mL를 소흉근의 통증유발점에 주사하자마자 전박내측에 있던 근육의 긴장성 통증이 금방 사라졌다. 개신교 신자인 그 환자는 하나님이 자기를 구원하려고 필자에게 보냈다면서 환호했다. 그 후로 매일 물리치료하면서 3일 후, 7일 후, 10일 후에 소흉근에 국소마취제를 주사하면서 물리치료를 해주었다. 내원 14일째에는 소흉근에 있던 압통은 거의 없어졌고, 척골 쪽의 손목에만 통증이 있다고 한다.

촉진해보니 두상골(pisiform bone)에 압통이 발견되어 전박의 내측에 있는 척측수근굴근(flexor

carpi ulnaris m.)의 상단을 촉진해보니 통증유발점이 나타났다. 0.5% 리도카인에 스테로이드 20 mg을 혼합해서 6 mL로 만들어 통증유발점에 주사하고 손목을 움직여보니 두상골에 있던 통증이 없어졌다.

장기간 운동신경장애로 굳어 있던 척측수근굴근의 근섬유가 손상받아 생긴 통증유발점이 두상골을 당기면서 손목에 국소적인 통증을 일으켰던 것으로 사료되었다.

두 환자 모두 치료를 마치면서 평소에 가슴운동이라고 불리는 대흉근과 소흉근의 신전운동을 자주 하도록 교육시켜 보냈다.

고찰

척골신경이 가슴의 소흉근에 생긴 통증유발점에게 압박받아 생기는 감각장애나 운동기능장애를 필자는 소흉근증후군이라 이름 붙여 소개한 바 있다. 그러나 개인클리닉도 아닌 대학병원에서 MRI, 초음파검사, 근전도 검사까지를 하고도 척골신경의 장애라는 짐작은 할 수 있었지만 그 원인이 어디에 있는지 알지 못했다.

궁여지책으로 겨드랑이에서 손목까지 신경의 주행경로를 따라 피부를 절개해서 신경에 유해자극을 줄 수 있는 원인을 찾아 치료해 보자고 했지만 치료에 대한 확신 있는 치료법은 아니란다. 피부를 50 cm 이상 절개하는 수술을 하고도 완치될 수 있다는 확신이 없다는 치료에 응하는 사람은 아무도 없을 것이다.

해부

1) 척골신경(ulnar nerve)

상완신경총의 내측삭(medial cord)에서 나오는 신경으로 C8-T1 신경근으로 이루어져 있다. 내측삭을 벗어나서 흉곽 앞쪽의 상부에서 소흉근의 밑으로 지나게 된다. 소흉근에 생긴 통증유발점에 의해 압박받으면 척골신경의 기능장애가 생기게 된다.

척골신경은 상박의 내측을 타고 상박골내측상과의 뒤쪽에 있는 도랑을 타고 전박으로 내려와 전박의 상부에서 심지굴근(flexor digitorum profundus m.)의 내측 절반과 척측 수근굴근(flexor carpi ulnaris m.)에 운동신경을 보내고 두 근육 사이를 타고 내려온다.

손목의 약 7 cm 상방에서 손바닥 감각신경(palmar cutaneous br.)이 나와 굴근지대의 앞을 지나 새끼두덩근(小指球, hypothenar eminence) 부위의 피부감각을 맡는다.

손목의 5-10 cm 상방에서 후방척골신경(dorsal ulnar br.)이 갈라져 나와 손목의 내측후방으로 내려와 손등의 내측과 손가락의 뒤쪽 감각을 맡는다. 이 신경은 대개 2개로 나누어져 그 하나인 등 쪽 손가락신경(dorsal digital n.)은 새끼손가락의 내측 감각을 맡고, 나머지는 고유손등손가락신경(proper dorsal digital n.)으로 갈라져 4번과 5번 손가락의 마주보는 쪽 감각을 맡게 된다.

굴근지대를 지나서 얕은 척골신경과 깊은 척골신경가지로 갈라진다. 얕은 가지는 3개의 고유손바닥손가락신경(proper palmar digital n.)으로 갈라져 새끼손가락의 내측 피부감각을 맡고 4번과 5번 손가락의 마주보는 쪽의 감각을 맡게 된다.

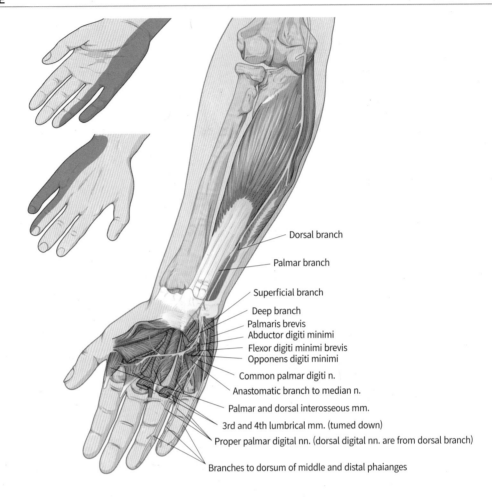

Dorsal branch

Palmar branch

Superficial branch

Deep branch
Palmaris brevis
Abductor digiti minimi
Flexor digiti minimi brevis
Opponens digiti minimi

Common palmar digiti n.

Anastomatic branch to median n.

Palmar and dorsal interosseous mm.

3rd and 4th lumbrical mm. (tumed down)

Proper palmar digital nn. (dorsal digital nn. are from dorsal branch)

Branches to dorsum of middle and distal phaianges

소흉근과 상완신경과의 관계

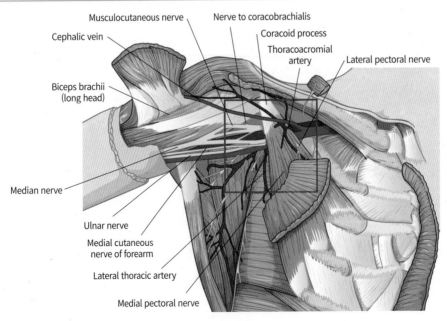

Musculocutaneous nerve

Nerve to coracobrachialis

Cephalic vein

Coracoid process

Thoracoacromial artery

Lateral pectoral nerve

Biceps brachii
(long head)

Median nerve

Ulnar nerve

Medial cutaneous
nerve of forearm

Lateral thoracic artery

Medial pectoral nerve

깊은 말단가지(deep terminal br.)는 새끼손가락의 벌림근(abductor m.)과 굽힘근(flexor m.)에 분포되고 새끼맞섬근(opponens digiti minimi m.)에 분포된다. 손바닥에서는 3과 4번 충양근(lumbricales m.)과 앞뒤의 모든 골간근(interossei m.)에 분포되고, 엄지모음근(adductor pollicis m.), 짧은 엄지굽힘근(flexor pollicis brevis m.)의 얕은 머리(superficial head)에 분포되면서 끝난다.

2) 소흉근(pectoralis minor m.)

흉곽의 상단에 있는 삼각형의 근육으로 대흉근의 깊숙한 곳에 있으며 제 3, 4, 5번 늑골전면의 상단에서 시작하여 외측 상방으로 올라가 견갑골의 오훼돌기 안쪽 윗면에 부착된다.

C8-T1신경근으로 이루어진 내측흉근신경의 분포를 받으며, 기능은 견갑골을 앞으로 당기거나 아래로 당겨준다. 심호흡을 할 때에는 제 3, 4, 5번 늑골을 위로 올려주기도 한다.

척골신경장애에 대한 필자의 견해

평상시에 가슴을 웅크리고 생활을 하거나 가슴운동을 해주지 않으면, 약화되어 있던 소흉근이 손상받으면서 통증유발점을 형성하게 된다. 소흉근에 있던 통증유발점이 활성화되면 그 밑으로 지나던 상완신경총 중의 아래 부분에 해당하는 척골신경이 압박받을 수 있다.

흉곽 앞에서 상박내측피부감각신경(medial cutaneous n. of upper arm)이나 전박내측피부감각신경(medial cutaneous n. of lower arm)이 척골신경과 함께 주행을 하고 있다. 이 신경들도 소흉근에 의해 함께 압박받을 수 있다고 생각되지만 이 신경들의 장애로 인한 증상을 볼 수는 없었다.

증례 1 환자의 경우에는 척골신경이 상부에서부터 기능을 회복하면서 마지막에 새끼손가락의 내측 dorsal digital n.의 끝마디 감각장애만 남아있다가 마지막에 기능이 되돌아 왔던 것이다.

증례 2 환자는 운동선수였기 때문에 감각장애보다는 척골신경의 운동기능이 침해받아 심지굴근과 척측 수근굴근의 긴장성 통증과 손가락의 운동장애를 먼저 느꼈던 것이다.

이 환자들 외에도 적지 않은 사람들이 이러한 증상을 가지고 있는데, 대부분 평소에 운동을 하지 않던 사람들이 갑자기 골프나 테니스 연습을 하다가 소흉근에 손상을 받아 생겼던 것으로 생각되었고 비교적 조기에 발견하여 치료를 함으로써 좋은 효과를 볼 수 있었다.

Golfer's elbow라고 알려진 팔꿈치 내측에 통증을 가진 환자 중에도 척골신경의 감각기능의 둔화가 동반된 경우에는 Golfer's elbow가 아니고 소흉근에 있는 통증유발점이 척골신경을 압박해서 생긴 것임을 알 수 있었다. 소흉근에 있는 통증유발점을 주사와 물리치료로 증상은 없어질 수 있었지만, 다시 근육에 통증유발점이 생기지 않도록 평소에 가슴근육의 스트레칭 운동은 필요하리라 생각된다.

43 스키장에서 부상 후에 생긴 어깨와 팔의 기능장애의 치료경험

개원의들은 값비싼 진단 장비나 시설을 갖추고 있지 않기 때문에 대부분의 환자 진료는 육감적으로 진단 내려 치료할 수밖에 없다. 그러나 진료하다가 정밀검사가 필요하거나 입원이나 수술이 필요한 환자를 만났을 때 진료의뢰할 수 있는 3차 기관이라는 곳이 있어 위로가 되고 있다.

1차 진료기관에서 충분히 치료받을 수 있는 질환임에도 불구하고 스스로 좋은 시설을 갖춘 큰 병원에 가서 훌륭한 의사에게 진료받고 싶어하는 환자가 있기 마련이다. 필연적으로 3차 기관으로 가야만 할 환자는 그렇지 않겠지만, 1차 기관에서 해결할 수 있는 환자들이 3차 기관에 가보고 나면 1차 기관의 편리성과 낮은 문턱을 실감하고 고마움도 느끼게 될 것이다.

어깨의 부상으로 대학병원을 두 군데나 다녀온 환자가 문턱만 높았지 진단이나 치료는 엉터리라는 것을 알고 대학병원도 별 것이 아니라는 것을 깨닫고 무척이나 실망했다고 한다.

증례

46세의 남자 환자는 2007년 12월 23일 스키장에서 넘어지는 사고를 당했지만 아무런 이상이 없어 병원에 가지 않았다. 그런데 이틀 후에 왼쪽 어깨에 힘이 없어지고 통증이 생겨 어느 대학병원에 가서 근전도 검사를 받았다. 그 결과 외상에 의한 신경손상은 아니고 바이러스 감염 때문에 어깨에 문제가 생겼다는 진단을 받고 신경과에 6일간 입원해서 다량의 스테로이드를 투여받았다.

본인의 얘기를 들으니 스테로이드를 하루에 12정에서부터 10정, 8정, 6정, 4정으로 감량해 가면서 15일 정도 투약받은 것 같았다.

2008년 1월 8일에 필자를 찾아왔을 때에는 왼쪽 팔을 밑에서 위로 올릴 수 있는 힘이 없고 팔의 저림과 통증이 있었다. 어깨와 팔은 바이러스 감염으로 알고 있어 약만 복용하면 치료될 것으로 믿고 있었고 왼손의 제 3, 4번 손가락의 근위관절에 탈구후유증으로 부종과 통증이 심해서 물리치료나 받겠다는 생각으로 필자를 찾았다.

초진 소견에 왼쪽 어깨주위의 근육들이 위축되어 있었고 팔을 들어 올리는 힘이 전혀 없었다. **삼각근의 힘이 없어 팔을 수평 높이까지 올리지 못하는 것은 액와신경(axillary n.)의 마비**를, 팔을 수평상태에서 **더 이상 들어 올리지 못하는 것은 견갑상신경(suprascapular n.)**의 마비를 의심할 수 있었다.

촉진상에 액와신경의 압박 원인이 되는 소원근(teres minor m.)에 압통이 있고, 견갑상신경 장애의 원인이 되는 극상근(supraspinatus m.)에도 압통이 있었다. 시험적 신경차단을 위해 소원근의 압통점에 0.7% 리도카인 4 mL를 주사했다. 주사 후에는 팔이 수평까지는 올라 갈 수 있을 것(abduction)으로 기대했는데 전혀 호전의 기미가 없었다. 다음에는 견갑상신경을 풀어주기 위해 극상근에 0.7% 리도카인을 8 mL를 주사하고 상태를 보니 팔을 수평상태에서 그 이상으로 들어 올릴 수 있는 힘이 전혀 개선되지 않았다.

하루 경과 관찰하고 다음날(1/9) 다시 왔는데 통증은 완화되었지만 어깨의 운동기능은 전혀 개선 효과를 보이지 않았다. 왼쪽 팔이 저리고 힘이 없다고 해서 전사각근(scalenus anticus m.)에 있는 통증유발점을 찾아 리도카인에 스테로이드 20 mg을 혼합해서 4 mL 주사했더니 팔에 있던 증상은 금방 없어졌다. 상완신경총(brachial plexus)이 전사각근에게 눌려서 생긴 증상이었음이 확인된 것이다.

어깨의 운동능력이 없어진 것이 소원근과 극상근의 파열 때문이라면 수술이 필요할지도 모른다는 생각이 들어 대학병원으로 진료의뢰서를 자세히 적어 보냈다. 9일 후(1/18)에 환자가 되돌아왔는데 정형외과에서 초음파검사와 근전도검사 후에 팔로 가는 신경총이 부상입은 것 같은데 운동기능이 회복되고 있는 것 같으니 2주일 후에 경과를 보고 검사해 보자고 약만 처방해주더라는 것이다.

대학병원에서 초음파 소견만 보고 이상이 없다고 성의 없이 내려주는 진단도 확신이 없고 약만 복용하라고 해서 되돌아왔으니 필자보고 치료해 달라고 한다. 필자는 어깨근육의 기능인 팔을 들어 올리고 회전하는 힘이 없는 것이 걱정되었지만 환자는 어깨관절 주위의 근육이 위축된 것만이 걱정되는 것 같았다.

다시 촉진해보니 삼각근, 소원근, 극상근이 반대편에 비해 위축이 심해 근육의 파열을 의심하게 했다. 소원근에 있던 부종이 빠져 통증유발점이 첫날에 비해 줄어있고, 극상근에 있는 통증유발점이 내측으로 치우쳐 결절처럼 만져졌다.

소원근과 극상근의 근긴장을 풀어서 허혈을 없애주면 근위축을 감소시킬 수 있다고 생각되었다. 소원근에 국소마취제를 주사하고 견갑관절을 운동시켜보니 전혀 움직이지 못하던 팔이 금방 수평높이까지 스스로 올라가는 것이다. 다시 극상근의 압통점에 주사하자마자 팔이 수평에서 수직높이까지 올라가 귀에 닿을 수 있게 되었다.

두 군데의 주사로 염려했던 회전낭대의 힘줄이나 근육이 파열되지 않은 것으로 확인된 것이다. 팔을 들어 올리는 운동을 반복시켜보니 아무렇지 않게 움직일 수 있어 큰 다행이라 싶었는데, 이 사실을 보고 환자는 물론 필자 자신도 놀라지 않을 수 없었다. 두 곳을 물리치료를 해주고 혼자서 어깨관절운동을 계속해 주도록 얘기하고 보냈다. 그 후로 4일 만에 내원했을 때 다시 운동시켜보니 약간 통증은 있었지만 자연스럽게 잘 움직여진다. 그 자리에 리도카인과 스테로이드를 혼합해서 주사해주고 물리치료를 하면서 시간 나는 대로 가벼운 어깨 운동을 하도록 당부해두었다.

■ 액와신경치료 효과가 나기 전의 모습

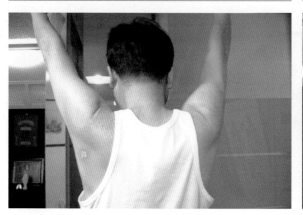

■ 액와신경치료 효과가 나타난 후의 모습

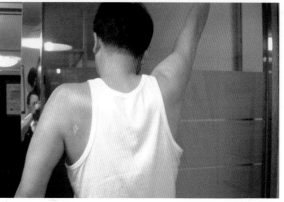

고안

증례의 환자는 스키를 타다 왼손을 짚고 넘어지면서 왼쪽 어깨관절이 후-상방으로 아탈구(亞脫臼)를 일으키면서 소원근과 극상근이 손상을 받았는데 손상 초기에는 증상을 나타내지 않았다. 손상받았던 근육이 시간이 경과하면서 근수축을 일으켜 신경을 압박하여 운동장애를 초래했던 것 같다.

넘어질 때 목 앞에 있는 전사각근(前斜角筋)에 통증유발점이 생겼던 것인지 잠복해 있던 통증유발점이 활성화되면서 상완신경총을 압박한 것이지 모르겠지만 팔에 저림과 마비를 일으켰다. 입원시켜놓고 검사했던 대학병원 신경과에서는 골격근들의 손상은 고려하지 않고 바이러스의 감염으로 인한 증상으로 진단내리고 다량의 스테로이드만 투여했다. 외과계열이 아닌 신경과 의사의 시각으로는 손상되어 나타난 신경장애는 보지 못하고 팔의 감각장애나 저림 등을 대상포진처럼 바이러스의 감염에 의한 증상으로 간주했던 것이다.

필자는 3가지의 신경장애를 예상하고 신경치료를 한 번씩 했는데 상완신경총의 기능만 그 자리에서 회복되고 액와신경이나 견갑상신경의 기능은 곧바로 돌아오지 않았다. 흔히 생길 수 있는 회전근개의 파열이 의심되어 대학병원으로 의뢰하였지만 정형외과에서는 상완신경총의 장애만 염두에 두고 견갑관절의 기능장애는 고려하지 않았다.

운동기능이 호전되고 있는 것도 필자가 대학병원에 보내기 전에 전사각근의 통증유발점에 주사해서 상완신경총의 기능이 개선되고 있다는 것을 전혀 이해하지 못하고 2주 동안 관찰 후에 보기로 하고 처방전만 발행해서 보낸 것이다.

필자가 원인을 찾아 제거함으로써 문제가 해결된 것이 환자에게는 큰 다행스런 일이었다. 필자는 첫날에 검사목적으로 시행한 액와신경이나 견갑상신경 치료에 효과가 나타나지 않아 근육이나 힘줄의 파열이 염려되어 의뢰했던 것이다. 다음에 왔을 때에 두 군데의 신경치료에 현저한 반응을 나타낸 것이 다행이긴 했지만 첫 번째 시도에 반응을 보이지 않았던 이유를 알 수 없다.

의뢰한지 12일 만에 도착한 회신에는 근전도 검사상에는 이상이 없고 상완신경총의 손상이 있어 보이지만 운동기능이 호전되고 있으니 투약하면서 경과 관찰할 예정인데 2주 후에 근전도 검사와 척추조영술을 해보겠다는 맥 빠진 대답이었다. 만일에 이 환자가 치료되지 않은 채로 2주 후에 다시 찾아갔다면 근전도와 척추조영술로 소원근이나 극상근의 기능장애로 생긴 어깨의 운동장애를 어떻게 진단내릴 수 있었을지 궁금하다.

결론

스키장에서 넘어져 왼쪽 어깨관절의 아탈구 때문에 생긴 어깨관절의 기능장애와 전사각근의 통증유발점에게 압박받은 상완신경총 장애에 의한 팔의 장애환자를 진료할 기회가 있었다. 먼저 진료한 대학병원에서는 외상 때문이 아닌 바이러스의 감염이라 진단내려 스테로이드만 투여했었고, 다음에 갔던 대학병원 정형외과에서는 상완신경총의 장애만을 의심했다.

필자는 견갑상신경, 액와신경, 상완신경총들의 치료로 후유증 없이 완치시킬 수 있었다.

2008. 1. 29.

필자가 목 디스크가 무엇인지도 모르는 무식한 의사인가?

필자는 개원 후 18년 이상 진료하고 있는데, 쉽게 낫지 않는 환자를 만날 때면 치료를 잘해줄 수 있는 명의에게 빨리 보내고 싶지만 보낼 만한 곳이 없어서 고민하는 일이 가끔 있다. 물론 수술이 필요하거나 특수 검사가 필요하다고 생각되는 환자들은 소견서를 발부해서 진료 의뢰하고 있지만, 객관적 검사소견이 없는 통증 환자들의 경우에는 그럴 수가 없다.

필자에게 찾아오는 환자 중에는 목과 어깻죽지의 통증 환자가 가장 높은 비율을 차지하고 있고, 거의 모든 환자들이 완치효과를 보고 있다. 그러나 아무리 진단이 정확하더라도 완치될 때까지는 시일이 필요하고 반복된 치료를 받아야 할 것이다.

필자의 설명을 잘 듣고 이해하여 치료방침에 순순히 따르는 사람들은 좋은 결과를 보고 있지만, 진단이 잘못되었다고 생각하거나 치료기간을 단축시키고 싶어 대학병원에 가서 정밀검사받고 싶어 하는 환자들이 가끔 있게 마련이다. 필자를 믿지 못해 대학병원으로 갔던 환자들은 올바른 진단과 치료를 받지 못해 낭패를 보고 있지만, 본인은 그 사실 자체를 모르고 있어 필자가 오진한 것으로 알고 있을 것이다.

4년 전부터 양쪽 목과 어깻죽지의 통증으로 고통받아 왔던 32세의 남자는 2007년 9월 5일부터 9월 21일까지 필자에게 견갑배신경과 부신경차단치료를 간헐적으로 각각 4회 받았지만 시간이 지나면 통증이 반복해서 나타났다.

직장을 휴직하고 쉬면서 치료받으려고 했더니 회사에서는 대학병원에서 발부한 진단서를 제출하라고 하니 정밀진단을 받을 수 있도록 의뢰서를 발급해달라며 3개월 만인 12월 18일에 찾아왔다. 곧바로 진료의뢰서를 발급해주었는데 2008년 1월 4일에 발부된 진료회신서가 필자를 황당하게 만들었다.

진료회신서에는 "경추에 조영제를 투여 후 MRI 검사결과 C3-4, C4-5, C5-6, C6-7에 광범위한 추간판의 팽융이 관찰되어 일단 보존적 치료를 시행하겠다."고 적혀있었다. 추간판팽융이란 추간판이 눌려서 약간 납작해 있을 뿐 어떤 증상을 일으키는 것은 아닌데 어떠한 보존적 치료를 하겠다는 것인지 알 수 없다.

이 환자의 진찰을 맡았던 대학병원의 신경외과 의사는 환자의 증상과 MRI 소견과의 관계를 조금이라도 고려했는지 의문을 가지지 않을 수 없다. 환자의 통증이 어디에서 생긴 것인지를 고려했더라면 경추의 4군데에 있는 추간판팽융과는 무관하다는 것쯤은 알았어야 할 것이다.

현대 의료기관은 물론 한의원에서까지 이런 증상을 가진 환자에게 붙여주는 진단은 천태만상이나 올바른 진단을 붙여주는 의료기관을 이제껏 한 군데도 본 일이 없다. 심지어 미국에서까지도 목 디스크라는 진단을 내리고 경막외강주사를 받았다는 환자도 만난 적이 있었다.

객관적인 검사로 원인을 찾을 수 없는 이러한 환자들을 만나면 대부분의 의료기관에서는 목뼈의 상태만을 보고 진단을 내리고 있다. 뒷목이 아프면 목 디스크를 먼저 생각하고 목뼈의 X선 촬영이나 MRI 검사 후에 그 결과만을 가지고 원인을 찾으려고 애쓰는 의사들이 많지만 필자는 목 디스크를 가진 환자는 1년에 한 명을 보기도 어려울 만큼 흔치 않았다.

이러한 검사를 하고나서 핑계가 없으면 이 환자처럼 추간판팽융이 있는 것조차 목 디스크라고 설명해 버린다. 목뼈의 직선화가 있다거나, 목 디스크가 있기는 하지만 수술할 정도는 아니라거나, 디스크는 아니고 뒷목근육이 뭉쳐있으니 물리치료나 받으라는 처방을 내려준다.

의뢰하고 14일째 되던 날 환자에게 전화를 걸어 어떤 치료를 받고 있느냐고 물었더니 검사 후에 진단서만 발급받고 치료는 받지 않고 있다고 한다. 이 환자는 대학병원에서 하는 얘기를 믿지도 않고 그곳에서 치료받을 생각도 없어 직장에서 휴직처리만 되면 필자에게 와서 치료받겠다고 한다. 그런데 이 환자가 이 통증을 낫기 위해 대학병원 그 의사에게 매달리면 어떻게 치료를 해줄지 궁금하다.

목 디스크가 있으면 해당되는 신경근의 기능장애로 팔에 증상이 나타나는 것이지 목과 어깨의 양쪽으로 통증이 나타나지 않는다는 것은 의사라면 당연히 알아야 할 기본 지식이다. 그리고 목에 있는 통증은 견갑배신경이 견갑거근을 긴장시키면서 나타나는 통증이고, 양쪽 어깻죽지의 통증은 척추부신경이 승모근을 긴장시켜 나타나는 통증인데 이러한 이론은 교과서에는 없는 새로운 개념이다.

제발 교과서만 믿고 교과서적인 진료만 하지 말고 대학병원 교수님들도 새로운 개념을 받아들였으면 한다. 목과 어깨의 통증 환자에게 목 디스크라는 잘못된 진단을 내려 환자에게 피해를 주고, 동네 개원의를 망신시키는 대학병원의 의사들이 하루속히 없어지기를 간절히 바란다. 과연 누구의 진단이 옳고 치료법이 옳은지 알 만한 사람들은 알 것이지만, 정작 그런 진단을 내린 의사가 자기 진단이 틀렸다는 것을 언제쯤 알 수 있을지 의문이다.

2008. 1. 29.

45 특별한 경우의 척골신경(ulnar nerve)장애의 치료경험

서론

신경과 관계되는 통증을 수없이 치료해왔지만 전혀 예상하지 못했던 신경장애를 가진 환자를 만났기에 소개한다.

대부분의 척골신경장애는 그 분포지역의 감각장애를 일으키거나 척측수근굴근의 긴장성 통증을 일으키는 것이 보통인데, 특별히 엄지손가락의 불편함을 주 증상으로 가진 환자를 만나 어렵지 않게 치료할 수 있는 기회가 있었다.

필자는 작은 가슴근의 장애 때문에 생기는 척골신경의 장애를 소흉근증후군이라고 이름 붙인 바 있지만 색다른 척골신경증상을 경험할 수 있었다.

증례

56세의 방송국에 근무하는 남자 환자는 1년 전부터 양쪽 어깨관절의 통증과 구축증이 있었는데, 양쪽 엄지손가락을 내전(adduction)시키기만 하면 말로 표현할 수 없을 만큼 이상하게 손이 저리고 불편하다고 한다.

어느 대학병원의 신경과에 가서 목의 CT, MRI에 이상이 없었고 근전도, 신경전도 검사 등에서 이상소견이 나오지 않아 근근막증후군이라는 진단을 받았다. 3개월 내복약을 복용했지만 전혀 효과가 없어 용량을 높여 다시 3개월분 처방을 받아 1개월째 복용 중에 있었다. 처음에는 견갑관절의 통증만 있었는데 만성화되면서 어깨관절의 구축까지 생겼다고 한다.

직장동료의 소개로 필자를 찾은 것이 2008년 4월 11일이었다. 오십견이라고 하는 어깨의 통증과 구축증은 소원근에 있는 통증유발점 때문에 생긴 것임을 쉽게 진단내릴 수 있었지만, 엄지손가락의 저림 증상은 진단내리기가 쉽지 않았다. 엄지손가락을 외전(abduction)할 때는 아무렇지 않은데 내전(adduction)시켜 엄지를 검지가까이에 부착하려고 하면 힘이 없고 저리다고 한다. 엄지와 검지 사이에 종이를 집어넣고 잡아

■ 척골신경의 분포

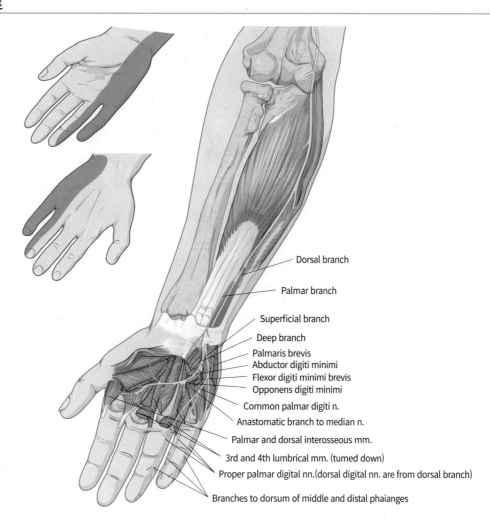

Dorsal branch

Palmar branch

Superficial branch

Deep branch

Palmaris brevis

Abductor digiti minimi

Flexor digiti minimi brevis

Opponens digiti minimi

Common palmar digiti n.

Anastomatic branch to median n.

Palmar and dorsal interosseous mm.

3rd and 4th lumbrical mm. (tumed down)

Proper palmar digital nn.(dorsal digital nn. are from dorsal branch)

Branches to dorsum of middle and distal phaianges

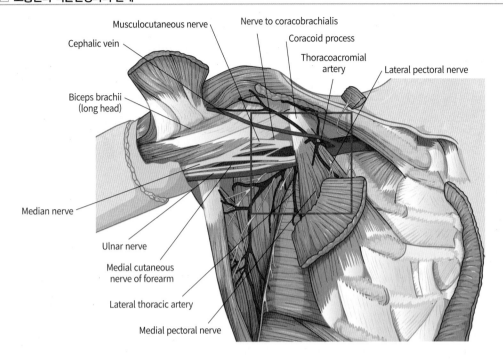

보게 하였더니 힘이 많이 떨어져 있었다. 엄지와 새끼손가락으로 집어보게 하였더니(pinching test) 양손의 증상이 같아 비교대상은 없었지만 역시 힘의 약화가 심했다.

본인은 별로 불편함은 느끼지 못하고 있었지만 양쪽 전박의 척측수근굴근을 촉진해보니 근육의 강직이 있고 압통이 심하다. 척골신경의 감각기능보다는 운동기능장애가 더 심하다고 느꼈다. 양쪽 가슴에서 소흉근을 촉진해보니 몹시 심한 압통을 호소하고 있어 소흉근의 통증유발점 때문에 생긴 척골신경의 장애가 의심되었다. 양쪽 손가락과 손바닥의 감각을 점검해보니 역시 척골신경의 감각이 무뎌져 있음을 알 수 있었지만 감각장애 때문에 불편한 것은 모르고 지내왔던 것 같았다.

우선 어깨의 통증이 심하다고 하여 우측 소원근과 소흉근에 0.7% 리도카인을 5 mL씩 시험 주사하였다. 어깨 통증은 약간 줄었지만 엄지손가락의 저림 증상은 감쪽같이 없어졌다고 한다. 소원근과 소흉근을 물리치료를 해주고 어깨관절의 운동요법을 시행했다.

3일 후에는 엄지의 저림 증세가 다시 나타났다고 하여 다시 국소마취제를 주사해주니 금방 증상이 없어졌다. 이로써 이 환자의 척골신경장애의 원인이 확인되었다고 생각되어 이틀 후에는 양쪽 소흉근의 유발점에 스테로이드 20 mg과 Botulinum Toxin 25 U씩을 혼합한 국소마취제를 각 5 mL씩 주사하고 물리치료를 하면서 경과 관찰하였다.

주사하고 물리치료를 마치고 나자마자 양쪽 엄지손가락의 저림이 모두 없어졌다고 한다. Botulinum Toxin의 효과는 며칠 후에 나타나겠지만 양쪽의 척골신경의 장애가 순식간에 사라진 것이다. 그 후부터는 척골신경 때문에 나타난 증상은 완전히 없어져 치료받을 필요가 없게 되었고 견갑관절의 구축증 때문에 간헐적으로 물리치료와 운동요법을 받고 있는 중이다.

척골신경(ulnar nerve)의 해부학적 고찰과 증상을 일으키는 기전

척골신경은 상완신경총의 내측삭(medial cord)에서 나오는 신경으로서 C8-T1신경근으로 이루어져 있다. 내측삭을 벗어나서 흉곽 앞쪽의 상부에서 소흉근의 밑으로 지나게 된다. 소흉근에 생긴 통증유발점에 의해 압박받으면 척골신경의 기능장애가 생기게 된다.

척골신경은 상박골의 내측을 타고 상박골내측상과의 뒤쪽에 있는 도랑을 타고 전박으로 내려와 전박의 상부에서 심지굴근(flexor digitorum profundus m.)의 내측 절반과 척측수근굴근(flexor carpi ulnaris m.)에 운동신경을 보내고 두 근육 사이를 타고 내려온다.

손목의 약 7 cm 상방에서 손바닥 감각신경(palmar cutaneous br.)이 나와 굴근지대의 앞을 지나 새끼두덩근(小指球, hypothenar eminence)부위의 피부감각을 맡는다.

손목의 5-10 cm 상방에서 후방척골신경(dorsal ulnar br.)이 갈라져 나와 손목의 내측후방으로 내려와 손등의 내측과 손가락의 뒤쪽 감각을 맡는다. 이 신경은 대개 2개로 나누어져 그 하나인 등 쪽 손가락신경(dorsal digital n.)은 새끼손가락의 내측 감각을 맡고, 나머지는 고유손등손가락신경(proper dorsal digital n.)으로 갈라져 4번과 5번 손가락의 마주보는 쪽 감각을 맡게 된다.

굴근지대를 지나서 얕은 척골신경과 깊은 척골신경가지로 갈라진다. 얕은 가지는 3개의 고유손바닥손가락신경(proper palmar digital n.)으로 갈라져 새끼손가락의 내측 피부감각을 맡고 4번과 5번 손가락의 마주보는 쪽의 손바닥 쪽 감각을 맡게 된다.

깊은 말단가지(deep terminal br.)는 새끼손가락의 벌림근(abductor m.)과 굽힘근(flexor m.)에 분포되고 새끼맞섬근(opponens digiti minimi m.)에 분포된다. 손바닥에서는 3과 4번 충양근(lumbricales m.)과 앞뒤 모든 골간근(interossei m.)에 분포되고, 엄지모음근(adductor pollicis m.), 짧은 엄지 굽힘근(flexor pollicis brevis m.)의 얕은 층에 분포되면서 끝난다.

제3-5번 갈비뼈에 기시해서 오훼골에 부착되는 소흉근이 평상시에 가슴을 웅크리고 생활을 하거나 가슴의 근육운동을 해주지 않으면 약화되게 되는데 갑작스런 운동으로 소흉근이 손상받으면 통증유발점을 형성하게 된다. 소흉근에 있던 통증유발점이 활성화되면 그 밑으로 지나던 상완신경총중 아래 부분에 해당하는 척골신경이 압박받으면서 여러 가지 척골신경의 장애로 인한 증상을 일으키게 된다.

결론

운동신경장애로 나타나는 증상 중에 척측수근굴근의 과긴장으로 상박골의 내측상과에 통증을 일으켜 내측상과염(golfer's elbow)으로 오진하는 경우는 흔히 있을 수 있는 일이다.

증례의 환자처럼 엄지의 내전기능 때문에 불편함을 겪는 환자는 극히 드문 일로써 각종 객관적 검사에서도 나타나지 않기 때문에 진단을 내릴 수 없었다. 이러한 환자에게 막연히 근근막증후군이라 진단을 내리고 장기간 투여했지만 전혀 효과를 볼 수 없었는데 소흉근에 있는 통증유발점을 찾아 치료함으로써 어렵지 않게 치료할 수 있었다.

2008. 5. 3.

46 필자는 봉와직염이 무엇인지 잘 몰랐다.

서론

의사생활을 할 만큼 했다고 생각되는 지금에도 주변의 사람 중에 어디가 아프다고 하면 어느 과로 소개해야할지 고민해야 하는 경우가 가끔 있다. 진료과목이 워낙 다양해지고 새로운 과목이 생겨나고 있어 그런 것인지, 필자가 무지해서 그런 것인지 모르겠다. 가끔은 필자의 진료능력 밖의 환자를 만나면 어느 병원의 누구에게 소개하는 것이 옳은지 몰라 답답한 경우가 있다.

봉와직염이란 세균 감염에 의한 염증정도로만 알고 있어 대수롭지 않게 여겨왔지만 필자의 팔에 생긴 봉와직염 때문에 여러 달 동안 고생을 많이 한 일이 있었다. 필자의 몸에 생긴 봉와직염(cellulitis)을 어느 과에서 진료해야 할지 몰라 정형외과에 맡기기는 했지만, 엄밀한 의미에서 정형외과 질환도 아닌 것 같고 지금도 어느 과의 진료대상 질환인지 잘 알지 못하고 있다.

봉와직염(또는 봉소염)에 관해 조사한 바를 먼저 간단히 적어본다.

봉와직염(cellulitis)이란

봉와직염은 피부의 깊은 부위인 피하조직에 세균이 침범한 화농성 염증성질환으로 다른 이름으로 봉소염(蜂巢炎)이라 부르기도 한다.

봉와직염의 원인

봉소염의 원인균은 화농성 연쇄상구균(streptococcus pyogenes)으로, 대개 초기의 조그마한 상처를 통해 감염된다. 보통 봉와직염이 선행되는 경우는 드물며, 대개는 이전에 수술을 받았던지, 화상, 다른 염증에서 퍼져나간 것 등과 같은 선행요인이 먼저 생기고, 그에 이어 봉와직염이 생기는 경우가 흔하다.

봉와직염의 증상

대개 염증은 문제가 생긴 부위에 혈액이 몰려 붉게 부어오른 현상을 보인다. 즉 세균의 감염이 없이 외상과 같은 원인에 의해서도 염증반응은 생길 수 있다. 그러나 세균의 감염에 의해서 생기는 경우에는, 염증반응 외에도 세균에 의한 농(고름)이 생기게 된다.

그러나 피부아래 피하지방층에 염증이 생긴 경우에는, 염증이 어느 일부분에 국한되어 농이 발생하는 형태로 나타나는 것이 아니라, 아주 넓은 부위에 퍼져 발생하게 된다. 심한 경우에는 피하지방층 밑에 있는 근육 층에도 염증이 퍼져 나갈 수도 있다.

즉 초기에는 가벼운 국소 홍반, 압통, 불쾌감, 전율 등을 보이다가 홍반이 갑자기 단단해지면서 주위로 퍼지고, 눌러보면 누른 자국이 남게 되며 심한 통증을 동반하게 된다. 결국 방치하게 되면 농양이 전파되어 괴사, 심한 패혈증등도 유발할 수 있다. 하찮은 질병으로 생긴 병변으로 자꾸 손으로 만지고 짜면 세균에 감염되어 이 질환에 걸리는 경우가 많다.

봉와직염의 치료법

항생제의 투여로 치료가 될 수 있으나, 염증이 심하게 진행되어 피하지방층 및 그 아래에 있는 조직들이 괴사(조직에 혈액 공급을 받지 못하여 썩는 경우)되면, 괴사에 빠진 조직들을 제거하는 수술이 필요할 수도 있다. 아주 작은 부스럼도 점점 진행하면 무서운 병이 될 수도 있으므로 항상 조기에 치료를 받는 것이 중요하다는 것을 명심해야 한다.

봉소염은 발생 즉시 치료를 해주어야 하는 질환으로 과거에는 이질환 때문에 목숨을 잃는 경우도 종종 있었다. 요즈음에는 좋은 항생제가 개발되어 목숨을 잃는 경우까지는 없지만, 점점 더 강한 내성균이 출현하여 더욱 고단위의 항생제가 필요한 실정이다.

본론

이렇게 정리해 보았으나 필자가 직접 체험한 봉와직염은 그리 쉽게 항생제요법만으로는 치료되지 못했기에 체면불구하고 여기에 글을 올리는 바이다.

2008년 9월 초순경에 필자의 왼쪽 팔꿈치에 굳은살이 생겨 두 번 정도 무심코 뜯어낸 일이 있었다. 그 부위를 통해 세균감염이 생겼던지 염증이 생겨 팔로 번져 벌겋게 달아오르더니 손목까지 부어올라 왔다. 필자의 클리닉에서 cephradine를 하루에 2회씩 혈관주사를 하면서 항생제를 복용했으나 증상의 완화가 없다고 생각되어 4일째 되는 9월 11일에는 대학병원 정형외과를 찾아갔더니 CRP와 ESR 검사를 하고는 당장 입원해서 치료해야 한다고 한다.

입원해서 팔을 사용하지 않고 24시간 얼음냉찜질을 하면서 하루에 세 차례 혈관주사를 맞고 세 차례씩 항생제를 복용하며 일주일이 지나니 손목까지 번져있던 염증이 가라앉기 시작했다. 필자의 클리닉에서 똑같은 치료를 받기로 하고 교수님의 허가를 얻어 일주일 만에 퇴원했다. 필자의 클리닉에서도 열심히 치료했지만 환부에 검붉은 색이나 열은 떨어지지 않았다. 일주일 후에 다시 정형외과 외래로 찾아갔을 때에 벌겋게 달아올라 있는 부위를 주사기로 뽑아보니 특별히 내용물이 나오지 않았다. 특별히 나오는 것이 없지만 염증이 아직 있는 것 같으니 항생제 주사를 일주일 더 맞도록 하고 일주일 분의 내복약을 처방해 주었다.

그 다음 일주일 후에는 주사는 맞지 않기로 하고 열흘 간의 내복약만을 처방받아 왔다. 공기 좋은 시골에 가서 요양하면 될 것으로 생각하고, 일주일 동안 24시간을 번갈아 가면서 얼음찜질을 했지만 열은 조금도 떨어지는 기색을 보이지 않았다.

서울로 상경하던 길로 아내의 안내로 양-한방을 함께 한다는 어느 약국을 찾아갔다. 체액이 뭉쳐서 흘러가지 않으면 이렇게 뭉쳐 염증 반응을 일으킨다는 것이다. 소독한 침으로 환부에 몇 곳을 꼽았다가 뽑으니 검붉은 피가 하염없이 흘러나왔다. 피를 뽑아낸 그 순간부터 펄펄 끓던 열이 사라지고 냉찜질이 필요 없게 되었다. 다음부터는 항생제를 끊고 필자가 가끔 직접 23 G 주사바늘 몇 개로 환부를 십여 개 찌른 다음 수시로 뽑아내어 열과 부종이 점점 줄어들었다. 문제가 생긴 부위에 혈액이 몰려 붉게 부어오른 현상을 보였던 것이다.

주사바늘을 피부 속으로 찌르면서 보면 내 몸속에 바늘이 들어간 것이 아니고 이물질인 왁스나 지우개 고무에 들어가는 것 같은 느낌이었다. 약 2주일가량 팔에 있는 피를 뽑아내고 나니 봉와직염은 차츰 가라앉아 없어지게 되었다.

그러나 약 한 달가량 맞은 주사와 복용한 항생제의 부작용은 생각했던 것 보다 심했다. 식욕감퇴와 체력의 저하는 물론이고, 전신의 피부가 허물 벗은 듯이 손으로 비비거나 털면 비듬이나 먼지처럼 쏟아져 나왔다. 여러 사람들의 염려 덕분에 체력도 많이 좋아져 2개월 만에 정상진료에 복귀할 정도로 회복되었다.

정형외과에서는 주사기로 뽑았을 때 체액이 나오지 않으니 항생제만 더 투여해야 한다고 생각했겠지만 순환하지 않고 조직 내에 스며들어 있는 순환하지 못한 피를 뽑아내야 한다는 사실을 간과한 것이다. 한방에서는 근육에 통증이 있으면 체액이 뭉쳐있어 담이 생긴 것이니 피를 뽑아내 주어야 한다는 얘기를 자주 하지만 이번 경우와는 완전히 다른 것이다.

이 경우에는 피가 혈액순환계를 벗어나 팔의 피하 지방층에 스며들어 있었던 것으로 주사기로 뽑아서 나올 수 있는 것이 아니고 바늘로 찔러서 찌른 자리에서 몇 방울씩의 검붉은 피를 흘러나오게 해서 굳어있고 부어있는 환부를 가라앉혀야 했다.

물론 원인은 세균감염에 의해 시작된 것이었겠지만 초기에 있었던 세균감염이 없어진 다음에 CRP나 ESR이 정상으로 돌아왔다면 치료 방법을 달리 생각하지 않고 끝까지 항생제로만 치료하려고 했던 현대의학에 적지 않은 문제점이 있었다고 생각된다. 화농성 염증이 없는데도 불구하고 환부에 그렇게 열이 나는 이유를 지금도 알 수 없으며 그 열을 식히겠다고 24시간 얼음찜질을 1개월 이상 했던 것을 생각하면 어처구니없는 일이였다 생각된다. 더구나 이해할 수 없는 것은 그렇게 뜨겁게 열을 내던 환부가 피를 한번 뽑아주고 나서부터는 냉찜질을 하지 않아도 열이 나지 않더라는 것이다.

혈액순환 밖에 있는 혈액은 혈종이라고 생각하는 것이 우리의 일반적인 개념이었다. 그러나 필자처럼 순환하지 못하고 조직 내에 스며있는 혈액이 그처럼 열을 내면서 조직을 단단하게 부어오르게 만든다는 것은 필자가 이제까지 알지 못했던 새로운 개념이다. 산소공급을 받지 못했던 조직의 무혈성대사장애가 이런 결과를 일으켰던 것이 아닌가 생각된다.

결론

만일에 필자에게 생긴 봉와직염을 항생제에만 끝까지 의존했더라면 아직까지도 낫지 않았을 것은 물론이고 몸은 훨씬 더 많이 망가졌을 것이라 생각하면 끔찍한 생각이 든다.

피를 뽑아내면 좋아질 것이라는 그 아이디어를 필자에게 주신 그 약사님이 고맙기 그지없다. 얼음찜질을 하겠다고 밤잠을 설쳤던 한 달간의 시간이 아깝기만 하고 3주일간의 혈관주사와 한 달간 열심히 복용했던 약이 원망스럽기까지 하다.

2008. 11. 27.

47 통증 대신에 감각이 없어진 편두통 변형의 치료경험

필자는 최근에 통증이 아닌 감각마비를 일으켰던 편두통 환자를 진료한 경험이 있어 소개하고자 한다.

2009년 8월 27일 47세의 개원하고 있는 피부과 여의사가 필자를 찾아왔다. 사연을 들어보니 10여 일 전부터 왼쪽 두피에 감각이 무뎌지고 있어 두피를 긁어보아도 감각이 없어서 걱정이 되어 신경과를 찾아갔다가, 어느 신경과 의사선생님이 신경과질환은 아닌 것 같으니 통증클리닉으로 가보는 것이 좋겠는데, 필자를 소개해주면서 찾아가보라고 하더란다. 필자가 자기의 의과대학 선배라는 것을 알게 된 이 의사는 자기네 피부과 선배 중에 필자와 동기생으로서 국내에 있는 유일한 여자 친구에게 연락해서 필자를 확실하게 소개 받고 찾아오게 되었다.

필자는 수없이 많은 편두통 환자를 치료해왔지만 통증 대신에 감각이 없어지는 환자를 만나기는 처음이어서 당황스러웠다. 그러나 진찰해 본 결과 왼쪽에 두통이 생기는 원인 중에 대후두신경을 조이고 있는 부위인 두측반극근(semispinalis capitis m.)과 후두동맥-정맥을 압박하면서 안면신경의 후두근 분지를 압박하는 두판상근(splenius capitis m.)에 심한 압통점이 있어 대후두신경이 조여지고 후두동맥과 안면신경의 후두근분지가 압박받고 있는 것을 의심할 수 있었다.

처음 경험해보는 일이라 몹시 당황스럽기도 했지만 근긴장에 의한 편두통의 치료 방법에 따라 0.7% 리도카인 7 cc에 스테로이드 20 mg과 hyaluronidase 1,500 U를 혼합하여 두 군데에 나누어 주사하고 물리치료한 다음에 보냈는데, 개원 중이기 때문에 일주일 후 오후에 찾아오겠다고 한다. 일주일 후에 오겠다는 후배의사를 기다리며 필자는 몹시 궁금하면서도 긴장이 되었다.

일주일 후에 찾아왔을 때에는 걱정스러운 마음으로 치료 효과를 물으니 치료받은 다음날부터 효과가 나타나는 것을 느낄 수 있어 스스로 치료에 대한 확신을 얻었다고 한다. 촉진해보니 일주일 전에 비해 증상이나 통증유발점의 압통은 감소했지만 아직도 증상은 남아있어 같은 방법으로 치료해 주었다.

다음에는 다시 오지 않을 것을 기대했는데 3주째에는 또 찾아왔다. 본인은 증상이 많이 개선되었다고 하는데 두피를 자극해보니 아직도 왼쪽 두피에 감각이 둔하게 느껴진다고 하며 통증유발점은 아직도 남아 있었다. 이번에도 주사하고 물리치료를 해주고 보냈다.

두통을 가진 환자들은 대부분 그 자리에서 증상이 사라지는 것을 경험해왔는데, 감각이 둔해지는 경우는 통증이 있는 환자보다 시간이 더 걸리는 것 같았다. 다음 주에는 오지 않고 좋은 소식이 오기만을 기다리고 있었다.

대부분의 감각신경은 가볍게 압박받으면 통증을 일으키지만 심하게 압박받으면 이 환자처럼 감각마비를 일으킬 수 있다는 것을 장기간의 진료 경험에서 터득하고는 있었으나, 이 환자의 경우처럼 두피에 감각이 없어서 찾은 경우는 처음 있는 일이었다.

실례를 들자면 척골신경이 압박당하면 운동신경을 맡고 있는 부분이 흥분을 일으키고 척측수근굴근(flexor carpi ulnaris m.)이 긴장하면서 팔꿈치의 내측에 통증이 생기게 된다. 그러나 감각분지는 손바닥이나 손가락의 척골신경의 지배영역의 감각기능을 감소시킨다.

소흉근에 있는 통증유발점이 척골신경을 압박할 때 이러한 현상이 일어나는데, 소흉근에 국소마취제를 주사하고 나면 팔꿈치의 통증은 그 자리에서 없어지거나 감소하는 것을 알 수 있지만, 감각의 둔화는 시간이 경과한 후에야 정상으로 돌아온다.

이상지각성대퇴신경통(meralgia paresthetica)의 경우도 그 원인이 되는 장골근에 있는 유발점을 제거해 준 후에도 감각이 완전히 회복되려면 2-3주의 시간이 걸리는 것을 경험할 수 있었다. 매일 치료를 받을 수 있으면 치료기간을 단축할 수 있으리라 생각되지만 개원하고 있는 의사이고 보니 일주일에 한번밖에 치료받을 수 없는 사람이여서 완치기간을 예측할 수 없는 것이 안타까웠다. 치료 효과를 환자가 확신하고 있으니 금명간 좋아질 수 있을 것으로 기대하면서 다음 주를 기다려보고 있는 수밖에 없었다.

네 번째 주에는 오지 않기에 어쩐 일인지 궁금했는데 다음날은 전화가 와서 이제는 다 나은 것 같아 가지 않았다고 하면서 이처럼 빨리 낫도록 해주어서 고맙다고 한다. 불안한 가운데 치료를 했지만 결국 단 세 번에 치료를 마쳐준 셈이 되었다.

일반적으로 아픈 것만을 통증이라고 생각하고 있지만, 통증의 정의는 본인이 원치 않는 불유쾌한 모든 감각을 일컬어 부르는 것이라고 한다. 이러한 측면에서 보면 아프지는 않았지만 감각의 둔화나 마비도 통증의 일부분이라고 간주한다면 이 환자도 분명히 편두통 환자였다고 볼 수 있었을 것이고 편두통과 같은 치료법으로 치료해서 효과를 볼 수 있었던 것이다.

치과에서 치료받을 때에 마취하고 나서 오랫동안 감각마비가 풀리지 않을 때에도 아픈 것 못지않게 불편하고 불쾌함을 느끼게 되는 것을 보아도 통증의 정의는 통하는 것 같다. 몇 십 년 만에 처음 경험했던 편두통의 변형의 치료경험을 소개하는 바이다.

2009. 9. 21.

48 뒷목이 아프다고 경추추간판탈출은 아니다.

뒷목과 어깻죽지에 통증을 가진 환자는 늘어만 가고 있는데 그 원인을 찾거나 올바로 치료해주지 못하고 있는 것이 의료계의 현실이고, MRI 검사 후에 목 디스크라는 판정을 받은 환자가 적지 않음을 보게 된다.

치료는 소규모 의료기관에서는 경추의 견인치료를 하거나 경막외강주사를 하기도 하고, 대형병원에서는 척추수술까지 하기도 하지만 이러한 통증의 완치효과를 본 환자는 없었다. 때로는 어깻죽지에 해당하는 승모근에 보톡스를 주사를 맞았다는 환자도 있었지만 그것도 일시적인 근이완 효과뿐이고 근본치료는 되지 못했다. 어떤 환자는 뒷목의 좌우측에서 나오는 신경근을 파괴하기 위해 10군데에 방사주파(radio-frequency)로 치료받고 1년가량 뒷목의 감각이 마비를 일으키는 불편을 겪었다고도 한다. 사무직에 종사하는 거의 모든 사람들에게 있는 통증으로서 필자에게는 가장 많은 환자들이지만 이러한 통증을 제대로 이해하고 치료해줄 수 있는 의사들이 없다는 것이 문제다.

최근에 목 디스크라는 진단을 받고 수술까지 받았던 환자의 치료경험담을 소개함으로써 잘못된 진료관행을 바로잡고자 한다.

증례

27세의 남자 환자는 4년여 전부터 목이 뻣뻣해지는 통증이 있고 어깻죽지가 굳어지면서 무거운 증상이 생겼다. 학교를 졸업하고 2년 전에 대기업 입사시험에 합격했지만 이러한 통증 때문에 치료를 받은 다음에 취업하기로 하고, 여러 곳을 전전하면서 치료를 받았다. 주로 근막통증증후군이라는 진단을 받고 IMS, prolotherapy 등을 받았지만 치료 효과를 보지 못했다. 척추수술을 잘한다는 Y대학 S병원에서 MRI 검사 후에 경추 제6-7번 사이에 디스크가 있다는 판정을 받고 2011년 4월에 전방 접근법에 의한 수술까지 받았지만 전혀 통증의 완화효과를 보지 못했다.

인터넷을 검색해서 필자의 홈페이지를 보고 찾아왔는데, C-arm 투시기로 확인해 보니 목뼈의 거북목 증상이 심했고 수술 부위에 나비모양의 금속판이 들어 있었다. 어떠한 수술을 하고 척추뼈를 고정을 위한 금속물을 넣었는지 알 수 없었다. 취업연장기간이 2012년 1월말까지여서 그때까지 취업하지 못하면 어렵게 합격한 직장을 잃게 될 처지에 놓여있다고 한다.

필자는 이러한 환자를 흔히 보는 증상이어서, 양측 흉쇄유돌근과 중사각근을 촉진해보니 척추부신경과 견갑배신경의 주행로에 통증유발점이 확인되었다. 양측 목의 네 군데에 있는 통증의 원인을 무슨 근거로 경추디스크라는 한 가지 병명으로 진단하고 수술까지 했는지 알 수가 없는 일이다.

시험적으로 한쪽 척추부신경과 견갑배신경의 포획을 풀어주기 위해 우측 흉쇄유돌근과 중사각근의 통증유발점에 0.6% 리도카인 3.5 cc씩 주사하고 물리치료를 해주었더니 우측 목과 어깻죽지가 한결 편해졌다고 한다. 이번에 주사한 것은 치료 목적이 아니고 환자에게 병소가 어디에 있는가를 알려주기 위한 수단으로, 환자에게 커다란 신뢰감을 주는 방법인 것이다.

다음날에는 어제 주사 맞은 부위가 올바른 치료점이라는 확신이 환자에게 생기자 곧바로 치료에 들어갔다. 좌측 통증유발점 위에 리도카인에 스테로이드 20 mg과 hyaluronidase를 혼합해서 각각 3.5 cc씩 주사하고 양측에 물리치료를 해주었다. 3일째에는 우측에 똑같은 용량의 주사를 해주었더니 목과 어깻죽지에 있던 통증이 없어지고 목의 움직임이 부드러워졌다고 한다.

스테로이드의 약효가 일주일 정도 지속되기 때문에 다음날부터는 양쪽 네 군데에 물리치료를 해주었다. 일주일쯤 지났을 때에는 처음에 왔을 때보다는 훨씬 통증이 약해졌지만 다시 통증이 나타나고 목과 어깨가 굳어지는 느낌이 생긴다고 해서 다시 반복해서 주사와 물리치료를 해주었다.

2주일이 지나고 나서도 완치효과를 보지 못하자 직장 때문에 마음이 급했던지 아버지와 함께 와서 이러한 통증 치료에 보톡스가 효과가 좋다고 하는데 필자는 어떻게 생각하느냐고 물어 왔다. 보톡스의 약리작용이 4-5개월 지속되기 때문에 이제까지 치료받던 것보다는 훨씬 효과가 좋을 것이라고 얘기해 주었더니 다음날 바로 보톡스 주사로 치료해달라고 한다.

다음날에는 보톡스 50 U를 0.5% 리도카인 4 cc에 섞어 우측 각 치료점에 2 cc씩 주사해 주고, 그 다음날에는 같은 용량을 반대편에 주사해 주었다. 보톡스의 효과를 확인하기 위해 다음날 또 오라고 얘기했는데 그 후로는 다시 오지 않는다.

고찰

어깻죽지가 굳어지고 무거운 감이 드는 이유는 승모근(trapezius m.)의 운동신경인 척추부신경(뇌신경 11번)이 흉쇄유돌근(SCM m.)의 상부를 관통하다가 흉쇄유돌근에 있는 통증유발점에 의해 조임을 당하면 흥분을 일으켜 자기가 지배하고 있는 승모근과 흉쇄유돌근을 긴장시켜 허혈성통증을 일으키게 된다.

뒷목이 뻣뻣해지고 통증이 있는 이유는 견갑거근의 운동신경인 견갑배신경이 중사각근에 있는 통증유발점에 의해 조여지게 되면 견갑배신경이 견갑거근을 긴장시켜서 허혈성통증을 일으키게 된다. 중사각근의 통증유발점은 경추 제5번의 횡돌기 후극에 있는데 이지점에서 견갑배신경이 중사각근을 관통하다 조여지게 되는 것이다. 이렇게 흉쇄유돌근과 중사각근에 생기는 통증유발점에 의해 발병하는 통증은 컴퓨터를 많이 사용하는 직장인들에게 흔히 발생하는 것으로 일명 "단말기증후군"이라고도 불리고 있다.

그러나 그로인한 통증의 발병기전을 이해하는 의사들이 없어 대부분 경추의 추간판탈출증으로 오진하거나, 근육의 단순긴장으로 진단내리는 경우는 흔히 있는 일이다. 이러한 통증은 객관적 검사로는 원인을 밝힐 수 없으므로, **통증유발점이 통증을 일으키는 기전**을 숙지한 다음에 진료에 임하면 좋은 결과를 얻을 수 있을 것이라 사료된다. 통증 환자를 객관적 검사소견에 억지로 꿰어 맞추는 진단을 내리지 말고 통증의 원인을 찾는데 좀 더 신경을 썼으면 좋겠다.

굴뚝에 연기가 나온다고 굴뚝에 물을 붓는 것이 아닌 것처럼, 환자가 아프다고 하는 곳을 치료하지 말고 그 통증도 원인은 제3의 장소에 있음을 이해하고 원인을 찾아 치료해 주어야 할 것이다.

2011. 12. 31.

49 군발성 두통(Cluster Headache)의 치료경험

증례

2001년 3월 29일 당시 35세의 남자 환자는 5년 전부터 왼쪽두통과 안구통증이 있었는데, 10일 전에 H대학병원 신경과에서 뇌MRI와 CT까지 촬영하고 뇌 속에는 이상이 없고 군발성 두통이라는 진단을 받고 필자를 찾아왔다.

촉진해 본 결과 왼쪽 두측반극근(semispinalis capitis m.)의 상단과 두판상근(splenius capitis m.)의 상단에서 통증유발점을 찾아 이곳에 0.7% 리도카인에 스테로이드 20 mg씩 혼합해서 각각 4 mL씩 주사하고 4일간 물리치료를 해주고 통증이 완전히 없어져 치료를 마쳤다.

그 후로 5년 반이 지난 2006년 12월 12일에 열흘 전부터 예전에 있던 편측성 두통과 턱관절증후군까지 생겼다고 다시 찾아왔다. 이번에도 똑같이 치료를 해주었더니 두통은 금방 없어졌다가, 16일 후에 통증이 다시 나타났다고 찾아왔기에 두측반극근, 두판상근, 교근(깨물근; masseter m.)에 Botulinum Toxin을 각각 20 U씩 주사하고 4일간 각 지점에 물리치료해 주었는데 통증이 없어지자 그 후로는 몇 년이 지나도록 찾아오지 않는다.

2년이 지나 2009년 4월 20일에, 옛날에 있던 왼쪽 편두통과 측두 부분의 통증과 안구통과 눈 위 안쪽에서 이마로 올라가는 통증이 심해지자 명성이 높은 A대학 통증클리닉의 K교수를 찾아갔다고 한다. 진찰 결과 군발성 두통인데 특별한 치료법이 없으니 대증요법이나 받으면서 그대로 지내는 수밖에 없다고 해서 필자를 다시 찾아왔다.

2년 반 만에 다시 찾아와서 옛날처럼 Botulinum Toxin 주사해주면 좋겠다고 졸라댄다. 증상이 옛날보다 훨씬 심해져 눈알이 빠질 것 같이 아프고 눈물까지 흘린다고, 얼굴을 감싸고 울다시피 한다.

촉진해보니 승모근(trapezius m.)의 최상단과 두측반극근(semispinalis capitis m.)의 최상단에서 두피의 감각신경인 대후두신경이 조임을 당해서 두통이 생긴 것이었다. 두판상근의 상단에서 안면신경의 후두근분지가 압박당해서 머리덮개근의 후두근을 긴장시켜 그 연장선상에 있는 전두근(이마근; frontalis m.)까지 당기게 되어 이마의 통증과 안구통증까지 생긴 것임을 알 수 있었다.

측두근(temporal m.)이 긴장되어 협골측두신경(zygomatico-temporal n.)이 눌려서 측두부에 통증이 생기고, 눈과 눈썹의 내측부위에 있는 추미근(눈썹주름근; corrugator supercilli m.)이 굳어져 활차상신경(도르래위신경; supratrochlear n.)을 압박해서 눈의 안쪽 부분과 이마 쪽으로 올라가는 통증이 생기는 것으로 추측되었다.

우선 검사삼아 국소마취제를 주사해서 증상이 완화되면, 다음에 BOTOX를 주사하자고 얘기하고 두측반극근과 승모근의 최상단, 두판상근의 부착점, 측두근의 앞쪽, 그리고 추미근에 국소마취제를 주사하고 물리치료를 해주었더니 증상이 모두 사라졌다. 한 달 만에 증상이 다시 나타났다고 찾아와서는 BOTOX를 주사해달라고 애원한다.

승모근의 운동점, 두판상근, 측두근, 교근에 BOTOX를 각각 20 U씩 주사하고, 추미근에는 5 U를 0.5 mL로 만들어 주사하고, 두측반극근의 상단에는 국소마취제만 주사하고 보니 모든 증상이 없어졌다고 하더니 그 다음날부터는 다시 오지 않았다.

고안

필자는 군발성 두통이라는 용어를 환자에게 적용해 본 일이 없고, 솔직히 말하면 그 의미와 정의를 올바로 이해하지 못하고 지내왔다. 그런데 군발성 두통이라는 진단을 붙여오는 환자들을 치료해 보고 나서 이런 환자가 진짜 군발성 두통 환자였는가 싶어 문헌을 찾아보았지만, 일반적인 편두통의 변형이라는 외에 그 정의가 명확하지 않고 그 발병기전은 알지 못하는 것으로 되어있었다.

군발성 두통이란 편두통의 변형으로 주로 35-50세의 남자에게 주로 발생하는데, 눈의 뒤쪽이나 눈 주위에서 갑자기 발작성으로 발생하여 격심한 통증으로 진전하여 얼굴이나 머리의 동일한 부위로 퍼져 올라간다. 통증은 비교적 짧아서 20분 내지 60분간 지속되는 것이 보통이다.

대부분 통증은 한쪽 얼굴에 한정되는 경우가 많고, 수반되는 증상으로 한쪽 얼굴이 달아오르기도 하고, 눈물이 나오기도 하며, 눈이 붉어지거나 콧물이 나온다고 알려지고 있다. 음주 후에는 증상이 악화되기도 한다.

치료법도 통상적으로 편두통치료에 사용하는 Ergotamine이나 스테로이드를 투여하는 외에 특별한 치료법이 없다. Indometacin이 통증을 극적으로 완화시켜 주기는 하지만 근본치료제는 아니라고 한다.

결론

의학용어로 나와 있는 병명 중에는 이름만 있고 치료법이 없는 것들이 있음을 더러 보게 된다. 필자는 이런 경우에는 그러한 병명을 믿지 않고 있어 군발성 두통이라는 진단명을 한 번도 사용해 본 일이 없었다. 다만 환자들에게는 이러저러한 원인으로 생기는 통증 같으니 진단 겸 치료를 해보자고만 얘기해왔을 뿐이다.

그런 이유에서 편두통이라는 병명도 사용하지 않고 있지만, 대학병원에서 붙여온 진단이기에 편의상 군발성 두통이라는 표현을 사용하고 치료했던 경험담을 소개하는 것이다. 이러한 증상을 가진 환자가 정말 군발성 두통이었다면 필자가 진단과 치료법을 새로 찾아낸 것이다.

그렇지만 어떠한 객관적 검사에도 나타나지 않는 통증유발점을 찾아 치료하면서 강력한 근이완제인 BOTOX를 주사해도 약의 작용기간이 지나면 재발하는 것을 막을 방법은 없었다.

50 일자목이라고 경추추간판탈출은 아닌데...!

언챙이(hare lips)를 사진 찍어 보여주고 언챙이라고 진단 내려주는 의사는 없을 것이다.

그런데 현대의료기관에서 그런 식의 진단을 내려주고 있으면서도 그 사실 자체를 모르는 의사들이 있다면 믿어지지 않을지 모르지만 사실이다. 그것도 값비싼 MRI까지 촬영해놓고 엉뚱한 얘기들을 하고 있는 진료 현장을 지켜보는 마음은 답답하기만 하다.

가끔 TV의 건강프로에서 어떤 질환이나 통증에 관한 문제점을 해결하겠다고 제목을 거창하게 내걸고 방송을 하면서 장황한 서론만 늘어놓고 시청자들에게 도움이 될 만한 결론은 없이 마무리를 하고 있어 무슨 목적으로 그러한 방송을 했는지 조차 알 수 없는 경우가 있다.

2005년 9월 25일 밤 어느 TV의 ○○○이라는 프로에서 목 디스크를 주제로 한 프로가 방영된 일이 있었다. 신경외과 교수를 모셔다놓고 연예인들을 대상으로 하여 목의 상태를 점검해가면서 진단과 해결책 및 예방법을 알아보는 프로였다.

출연한 젊은 연예인들의 목 척추를 X선과 MRI 촬영을 하여 그 소견을 가지고 진단하고 상태를 알아보면서 목의 이상여부를 가려내고 해결책을 마련해주겠다는 프로였다. 목 척추의 MRI 소견을 놓고 경추의 직선화나, 목이 앞으로 구부러진 현상을 보고 거북목증상이라는 얘기만 할 뿐, 그 원인이 어떤 것이라는 설명이나 해결책을 제시해주지 못했다.

필자가 보기에도 추간판탈출증이 있었던 사람은 아무도 없었다. 대부분의 검사대상자들이 뒷목이 뻐근한 정도는 있었지만 심한 통증이나 불편함은 없었는데 목의 직선화 소견을 보이고 있어 목뼈의 상태가 좋지 않다는 얘기를 듣고 당황해하거나 자기는 괜찮다고 해서 안도의 한숨을 쉬는 모습을 볼 수 있었다.

신경외과 교수님 왈, 경추추간판탈출이 위쪽에 있으면 두통이 생기고, 중간에 생기면 어깨에 통증이 생기고, 아래에 생기면 팔에 통증이 생길 수 있다고 한다. 어깨의 통증은 견갑관절액이 말라서 생기는 오십견과 목 디스크에 의한 통증의 두 가지가 있다고 한다.

이러한 모든 증상들을 목 디스크에 의해 신경근이 압박되어 나타나는 증상들로 풀이하고 있었다. 목 디스크가 있으면 특정 신경근에 의한 증상으로 한쪽으로 나타나게 되어 있는 것이지 양쪽으로 나타나는 증상들은 목 디스크와는 무관한 것이다.

후두부감각을 맡고 있는 대후두신경에 장애가 있으면 두통이 생길 수 있다. 대후두신경은 경추 제2번 신경으로 이루어져 있어 경추 제1-2번 사이에 경추 추간판탈출이 발생하면 두통이 생길 수 있다고 생각하는지 모르지만, 임상에서는 단 한 번도 본 일이 없는 얘기이다.

필자는 대후두신경이 두측반극근의 상부와 승모근의 상부에 있는 근막을 뚫고 나오다가 조여질 때에 두통이 생기는 것 외에 목 디스크에 의해 생기는 두통 환자를 만나본 일이 없다.

목의 중간에 디스크가 생기면 어깨가 아프다고 했는데, 어느 부위에 목 디스크가 있으면 어깨의 어느 부위에 통증이 생긴다는 것인지 알 수 없다. 추간판탈출보다 경추 제5번 신경인 견갑배신경이 중사각근의 유발점에게 조여지면 견갑거근과 능형근(rhomboid m.)을 등척성 수축을 일으켜 뒷목이나 날개 죽지 안쪽에 통증을 일으키게 된다.

만일에 어깨통증이라고 말한 것이 승모근(trapezius m.)에 있는 통증을 얘기한 것이었다면 이것은 정말로 잘못된 것이다. 승모근의 운동신경인 척추부신경이 흉쇄유돌근에 있는 유발점에게 조여지면 흥분을 일으켜 승모근을 긴장시켜 생긴 허혈성 통증이지 목 디스크와는 상관없기 때문이다.

견갑관절통을 얘기하면서 자동차의 엔진오일처럼 관절액(synovial fluid)이 말라서 통증이 생긴다거나 목 디스크가 있을 때 생긴다는 얘기도 역시 처음 들어 보는 것들이었다. 필자의 연구결과 견갑관절통증은 소원근(teres minor)에 있는 유발점에게 압박당한 액와신경(axillary n. C-5,6)이 삼각근을 과긴장시켜 생긴 통증임을 알 수 있었다.

목 디스크를 잘 일으키는 경추 제6, 7, 8번의 신경근에 생긴 장애는 팔 전체에 통증을 일으키기보다는 팔의 저림 마비증상과 함께 특정 손가락의 감각장애를 일으킨다. 아래 목에 디스크가 있으면 특정 신경근에 의한 증상을 일으키는 것이지 팔의 통증이 있는 것은 아닌 것이다.

특별한 증상이 없는 출연자들에게 객관적으로 나타난 검사소견만 가지고 목이 좋지 않다는 판단을 내려주고, 그런 현상이 나타난 원인설명이나 해결책은 제시해주지 않아 대상자들에게 건강 염려증만 안겨주었다고 생각된다.

목의 직선화 현상이 나타난 이유는 경추의 제1, 2번의 횡돌기와 제3, 4번 경추 횡돌기 후극에서 기시해서 견갑골의 내측상연에 부탁되는 견갑거근이 등척성 수축을 일으키면서 목뼈들을 뒤에서 작대기처럼 받쳐주고 있기 때문이다.

필자가 그 자리에 있었다면 목의 직선화는 목 디스크 때문에 생긴 것이 아니고 중사각근에 있는 통증유발점이 견갑배신경을 조이고, 흥분을 일으킨 견갑배신경이 목뒤의 견갑거근을 굳어지게 하여 직선화를 일으킨 것임을 설명해주고 그 해결 방안도 가르쳐 주었을 것이다. 해결 방안으로는 목의 직선화 소견만을 보이는 사람들에게는 증상이 나타나기 전에 목 운동을 자주해서 목 주위 근육의 유연성을 늘려주도록 조언해주고, 뒷목이 아프면서 일자목을 가진 사람의 경우에는 견갑배신경을 차단받도록 조언을 했어야 할 것이다.

어느 의료기관에 가거나 뒷목이 아프면 목 디스크라는 진단을 부치기 일쑤인데, 붕어빵은 붕어로 만들지 않듯이 뒷목이 아프다고 경추추간판탈출은 아닌 것이다. 객관적인 검사 소견에 의존하는 사고만으로는 뒷목의 뻐근한 통증이나 일자목의 원인도 규명하지 못하고 치료 방법도 찾아낼 수 없다.

목 디스크를 찾아 해결하겠다는 주제의 방송에서 목 디스크의 유무도 밝혀주지 않았고 나타난 문제점을 해결하기 위한 방향 제시도 없이 흐지부지하게 끝을 맺고 말았다. 이렇게 상식 밖의 얘기가 앞에 있는 연예인들이나 시청자들에게는 그럴듯하게 들렸는지 모르지만 그 방송을 지켜본 필자에게는 쓸데없는 말장난에 불과했던 것 같다.

51 필자가 급체했다는데, 그 치료는?

필자가 2011년 10월 29일 어느 토요일 오전에 근무 도중에 갑자기 현기증이 발생했다. 웬일인가 싶어 혈압을 측정해 보았지만 정상범위에 있었다. 갑자기 혈당이 떨어진 것은 아닌지 생각해보기도 했지만 그냥 지내보려고 했다. 마침 환자가 사다준 음료수가 책상 위에 있어 그걸 한 모금 마시자마자 갑자가 격심한 구토(projectile vomiting)가 발생해서 세면기에 가서 몽땅 토해냈다. 가까이에 있는 내과에 가서 문의했더니 급체한 것 같다면서 3일분의 약을 처방해 주었다.

처방약의 주성분이 무엇이냐고 물으니 위장근육의 운동을 촉진시켜주는 약이란다. 급체했을 때에는 평활근 이완제(relaxant of the smooth m.)를 투여하는 것이 아니냐고 물으니 위장운동이 약해서 체한 것이니 근력을 강화시켜주는 것이 좋다고 한다. 급체하는 것은 위장벽의 평활근이 긴장을 일으켜 아래로 내려 보내지 못한 현상이 아닌가 싶었지만 따지고 있을 처지가 아니어서 그냥 처방전을 받아들고 약국에 가서 약을 지어왔다.

오후 1시경 점심을 먹지 않은 채로 약을 한 봉지를 복용했는데 5분도 되지 않아 오전에 있었던 것과 똑같이 구토가 발생해서 모두 토해냈다. 아마도 복용한 약까지 모두 토해냈을 것이다.

저녁식사 시간이 되어서 가볍게 식사할 셈으로 죽을 쑤어서 두어 수저를 들자마자 또다시 구토가 나서 다시 토해내고 말았다. 위장이 안정될 때까지 금식을 하기로 맘먹고 잠자리에 들려고 했지만 세 번이나 토하고 나니 배가 고프고 속이 허해서 잠이 오지 않는다.

갑자기 구토가 생긴 원인이 궁금해져서 평상시에 가지고 있던 호기심이 발동했다. 손으로 복부를 촉진해 보니 우측 상부의 복직근(腹直筋)에서 연필 끝으로 찌르는 것과 같은 압통이 발견되었다. 평상시에 생각하고 있었던 가성 위장통(pseudo-gastric pain)이 아닌가 생각되어 즉시 치료를 시도해 보았다. 집에 상비되어 있는 약품과 주사기를 찾아서 리도카인 60 mg과 triamcinolone 20 mg을 혼합해서 생리식염수를 섞어 8 mL로 만들어 직접 압통이 심한 우측 복직근에 외측에서 내측방향으로 바늘을 찔러서 약물을 골고루 분포되게 약간씩 방향을 바꾸어 가면서 주사해주고 복근을 마사지해 주었다.

상비약으로 있던 평활근 이완제인 scopolamine제재인 10 mg부스코판 두 알을 복용하고 자니 속이 편해졌다. 혹시 무슨 일이 생길가 싶어 일요일인데 골프도 나가지 못하고 하루 동안 죽을 먹으면서 속을 달래며 지냈다. 다음 월요일부터는 식사도 자유롭게 하고 건강하게 지낼 수 있었다.

고안

현대의학은 모든 질병을 객관적인 소견에 의존해서 진단내리고 있어 객관적인 검사소견에 이상이 없으면 진단을 내리지 못하는 경우가 많다. 특히 위장장애가 있을 때 복부를 촉진해서 상복부에 압통이 있으면 위장에 기질적인 병이 있는 것으로 간주하고, 위내시경검사를 해보지만 이상소견이 나오지 않는 경우는 흔히 있는 일이다.

필자는 이러한 위장장애를 가성 위장통이라 이름 붙이고 치료하고 있지만, 대부분의 의료기관에서는 이러한 기능성 위장장애의 원인을 규명하지 못하고 있다. 필자는 젊어서부터 내장기관이 튼튼해서 아무리 과음을 해도 속 쓰리거나 위장장애로 식사를 거른 일이 없다. 위장이 튼튼해서 돌이라도 삼키면 소화를 시킬 수 있다고 할 정도로 내장기관은 건강했다.

생리학적 검토를 해보면 음식물이 들어가 위장이 충분히 확장되면 구심성 섬유를 타고 medulla oblangata(연수)로 자극이 전달되고 반사적으로 위장수축이 억제되고 위산분비가 촉진된다. 위산분비가 증가하면 음식물이 십이지장으로 내려가기 전에 위장 내에서 지속적으로 소화를 일으킨다. 위장 내에 위산이 축적되어 위장점막을 자극하면 위장수축력이 늘어나 음식물을 십이지장으로 내려 보내는 기능이 활발해진다.

갑작스런 구토증을 일으켰던 것은 전날 저녁식사가 많이 늦어져 허기진 김에 식사를 허겁지겁 빨리 먹었기 때문에 위장이 복근에 있던 통증유발점에게 압박당해서 음식물이 소장으로 내려가지 못하고 위장 내에 정체되어 있었던 것이 아닌가 생각되었다. 아침에는 별로 입맛이 없어 식사를 평소의 절반 정도만 가볍게 하고 출근했는데 전날 저녁 먹은 음식이 소화가 되지 못하고 위장 내에 가득 차 있었기 때문에 저혈당이 생겨서 현기증이 일어났던 것으로 추정되었다. 언제 생겼던 것인지 모르지만 우측 복직근에 있던 잠복성 통증유발점이 활성화를 일으키면서 위장을 압박해서 위장이 팽창되지 못하기 때문에 위산분비가 되지 않아 소화되지도 못하고, 음식물이 십이지장으로 내려가지 못하고 위장 내에 저류되어 있었던 것이다.

필자의 경우처럼 위장경련이 의심되거나 소화 장애가 있는 경우에는 위장의 수축을 일으키는 약물보다는 위장벽을 이완시켜줄 수 있는 cholinesterase inhibitor(부교감신경차단제)인 scopolamine제재의 약물이 위장경련을 풀어줄 수 있을 것이다.

일반적으로 복부를 촉진해서 압통점이 나타나면 그 압통은 위장 내의 병변 때문에 생기는 것으로 간주해서 근본적인 치료를 하지 못하고 장운동을 촉진시키는 위장약만 장기적으로 복용시키는 경우가 많다. 위장에 기능적인 장애가 있을 때에는 위장 자체에 원인이 있다고 생각하지만 말고, 필자처럼 우측복벽근육에 통증유발점이 있는지를 살펴보고 유발점을 풀어주는 지혜가 필요하리라 생각된다.

52 두통 환자의 두피에 주사하는 무모한 행위

(이렇게까지 비방을 공개해주어도 두피에 주사하는 의사가 있다면…!)

두통을 치료하겠다는 의사들은 많은데, 두통의 발병기전을 전혀 이해하지 못하고 있어, 굴뚝에서 연기 나온다고 굴뚝에 물을 붓는 것과 같은 무모함을 보이고 있는 의사들이 적지 않다.

얼마 전에 어느 재활의학과에서 두피에 BOTOX주사를 7군데에 맞고 두통이 낫기보다는 더 심해졌다는 군발성 두통 환자를 만난 일이 있었는데, 그 환자는 교과서에 나와 있는 내용 중에 군발성의 증상을 나열해놓은 것과 같은 증상을 가지고 있었지만 발병 원인은 의외로 단순한 편두통 증상을 가진 환자였다.

BOTOX가 두통치료에 효과가 있다는 미국의사들의 연구발표에도 두통의 발병기전은 밝히지 못하고 있음을 볼 수 있었다.

발표내용을 보면

앞이마의 주름살 제거제로 알려지고 있는 BOTOX (Botulinus Toxin제품의 상품명)가 두통 치료에 탁월한 효과를 보였다. 미국 North Carolina에 있는 의과대학 신경학과의 Todd Troost 박사는 American Headache Society(미국두통학회) 연례회의 개최 전에 가진 기자회견에서 BOTOX주사가 두통약에 반응하지 않은 환자의 치료에 최고 92%의 성공률을 보였다고 밝혔다.

그동안 의사들은 눈과 이마 주위의 근육, 때로는 턱에 BOTOX를 주사하여 두통을 치료하고, 통증이 머리 전체에 걸쳐있으면 목덜미의 위쪽과 어깻죽지에 추가로 주사해 왔다.

Troost 박사팀은 최소 3종의 두통약을 투여하고도 효과를 보지 못한 편두통, 긴장성 두통 또는 만성두통환자 134명에게 3개월 간격으로 1-4차례의 BOTOX를 시술하고, 매 시술 후 5단계 척도[1단계: none effect(개선무). 2단계: minimal effect(다소개선). 3단계: moderate effect(중간). 4단계: good effect(우수). 5단계: excellent effect(탁월)]로 결과를 기술하도록 환자들에게 요청했다.

전반적으로 84%의 환자가 개선을 보고했으며, 4차례 시술을 받은 환자 중에 92%는 평균 4.3을 기록, BOTOX 가 점차적으로 두통의 개선효과를 가지고 오는 것으로 나타났다. 특히 BOTOX는 다른 두통약에 비해 부작용이 적어 향후 두통의 치료 목적으로 적응증이 확대되면 미용목적 못지않은 폭발적인 인기가 예상된다.)는 이 발표내 용은 두통의 원인도 밝히지 못했고 치료점의 위치도 명확치 않고 결과도 만족스런 효과는 없었다.

30년 전부터 가지고 있는 좌측에 편두통치료를 위해 많은 의료기관을 다녀보았지만 효험을 보지 못하고 있다는 50대 후반의 여성이 필자의 저서를 보고 공부하고 있다는 대구의 어느 정형외과의사의 소개로 2012. 3. 15에 찾아왔다.

신문에 두통 치료를 잘한다는 광고성 기사를 보고 유명하다는 서울 강남의 어느 신경외과를 찾아가서 적외선체열검사 후에 두피의 7곳에 BOTOX주사를 맞았지만 전혀 치료 효과를 보지 못했다며 이 환자는 BOTOX에 대해서는 부정적인 생각을 가지고 있었다.

필자가 약 좋은 것 자랑 말고 잘 사용해야 명약이 된다는 점을 강조한 일이 있었는데, 꼭 이런 경우에 해당된다고 보아야 할 것이다. 필자는 환자에게 두통의 원인과 BOTOX의 약리작용을 설명하고 두통의 원인이 어디에 있는지를 먼저 알고 나서 BOTOX 사용 여부는 나중에 결정하기로 하고 시험적인 치료를 하기로 하였다.

필자에게 찾아왔을 때에는 두통은 없었지만 승모근(trapezius muscle)과 두판상근(splenius capitis muscle)의 통증유발점이 있다고 사료되어 각 지점에 각각 리도카인 20 mg과 스테로이드 10 mg를 혼합해서 3 mL씩 주사했더니 머리가 한결 가벼워졌다고 한다. 물리치료를 해주고 소염제와 근이완제를 처방해서 보냈다.

이 환자는 오래전부터 cafergot을 복용하면서 지내왔다고 해서 이 약제를 복용하지 말라고 했더니, 다음날에 왔을 때에는 두통은 없는데 머리가 무겁고 머-엉 하다고 하는 것이 장기간 복용했던 약물의 금단증 상이 아닌가 생각되었다. 그러한 증상이 cafergot 복용 전과 후에 어떠한지를 비교해 보도록 했다.

두피에 주사를 하고 있는 의사들에게 두통의 발병기전이 무엇이고 BOTOX의 약리작용이 어떠한 것인지 알기나하고 사용했는지 묻고 싶다. 오래전에 어느 TV방송에서는 BOTOX가 편두통의 치료에 탁월한 효과가 있다는 보도가 있었는데, 치료기전으로 BOTOX가 통증 메시지를 뇌로 중계하는 감각신경을 차단하기 때문에 두통을 억제하는 것으로 생각되고 있다는 미국 의사들의 발표를 인용하고 있었다.

어떻게 두통과 관련된 해부학이나 약물의 약리작용도 모르면서 BOTOX가 뇌로 가는 감각신경을 차단한다는 이론을 세웠는지 알 수 없다. BOTOX는 직접 감각신경을 차단하는 기능을 가지고 있지 않고, 신경전달물질인 Acetylcholine을 차단해서 골격근의 수축을 억제하는 효과를 가지고 있는 것이다.

Acetylcholine의 작용을 차단해서 골격근의 수축으로 인한 허혈성 통증을 없애거나, 골격근의 수축때문에 2차적으로 생기는 통증을 치료하는 것이다.

앞서 얘기한 환자의 경우는 두 가지 발병기전을 가지고 있었다.

첫째는 승모근의 motor point에 생긴 긴장성 통증유발점이 두피로 올라가는 감각신경인 대후두신경을 조여서 두피에서 통증을 느낀 것이고,

둘째는 두판상근이 유양돌기에 부착되기 직전의 위치에 생긴 통증유발점이 안면신경의 후두근분지를 압박해서 두개표근을 긴장시고, 두판상근이 후두동맥을 압박해서 두피에 허혈을 일으켜 왼쪽에 편두통을 30여 년간 가지고 있었던 것이다.

국소마취제는 마취작용 외에 근육을 이완시키는 작용을 가지고 있어 통증 치료에는 근이완 목적으로 많이 사용하고 있으나 그 약리작용시간이 짧기 때문에 반복주사를 해야 한다. BOTOX는 국소마취제처럼 근육의 수축을 떨어뜨리는 기능을 가지고 있지만 그 작용기간이 길어서 골격근의 긴장성 질환에 많이 사용되고 있다.

흔히 얼굴의 주름을 펴주는 신비의 약으로 일반인에게 알려져 있지만, 그 원리는 피부를 주름지게 하는 근육에 주사해서 근육의 긴장을 풀어서 주름을 없앤다는 것을 모르기 때문에 통증 치료에 BOTOX를 사용하는 것을 의아하게 생각하는 경우가 있는 것이다.

필자는 오래전에 두통과 편두통의 발병기전을 찾아 환자 치료에 활용하고 있을 뿐 아니라 인터넷이나 저서를 통해 널리 소개한 바 있지만 아직도 대부분의 의료인들에게 대중화되지 못하고 있다.

이 환자는 그 후로 2주일이 경과해도 나타나지 않기에 전화연락을 했더니 그날 치료 후에 아직까지 두통이 없는데 30년 묵은 병이 쉽게 낫지 않겠지만 다시 두통이 생기면 찾아가서 BOTOX로 치료받고 싶다고 하더니 다시 찾아오지는 않았다.

53 이런 것들이 복합부위통증증후군(CRPS)이 아닐까 생각해 본다.

서론

일반적으로 통증의 원인을 객관적 검사에서 찾지 못하면 대부분 근긴장성 통증이나 근근막 통증이라고 부르고 있는데, 필자는 그런 표현을 쓰지 않으며 과연 그러한 진단들이 옳은 것인지 의문스럽다. 예를 들어 골격근의 통증유발점에 의해 압박받거나 포획된 운동신경이 그 지배받고 있는 골격근을 과긴장시키면서 허혈성 통증을 일으켰을 때에 붙여주어야 할 병명이 마땅치 않아 고민할 때가 가끔 있다.

이러한 통증을 다발적으로 가진 환자를 만나면 통증의학을 공부한 젊은 의사들은 근년에 늘어나고 있는 복합부위통증증후군(complex regional pain syndrome, CRPS)이라 이름을 붙여주고 있지 않을까 생각해 본다. 이런 병명으로 이름 붙여질 법한 환자를 치료경험하였기에 소개해 본다.

증례

2005년 당시에 40세의 건장하게 생긴 남자 환자는 15년 전부터 뒷목, 어깻죽지, 견갑골 사이의 등 쪽에 통증이 있고 가슴이 조이는 듯이 답답하고. 호흡이 불편했다고 한다. 그리고 양쪽 턱관절에 통증이 있고 관절잡음이 난다고 한다.

어느 대학병원의 양-한방 의료기관을 모두 다녔고, 척추클리닉으로 유명한 어느 병원을 다니면서 모든 검사를 해보았지만 정확한 원인을 밝히지 못했다. 주로 아무런 이상이 없고 신경성 같으니 가능한 한 신경 쓰지 말고 스트레스를 받지 말라는 얘기를 들었다고 한다. 대증요법 치료를 다방면으로 해보았지만 전혀 효과를 보지 못했다.

얘기를 하면서도 몸을 가만히 두지 못하고 경부, 견대부분, 앞가슴 등을 흔들기도 하고 비틀어 쥐어짜는 동작을 하거나 가슴을 쥐어뜯는 행동을 보이기도 한다. 어쩌다 자기에게 이러한 병이 생겨서 고통을 주는지 모르겠다고 신세타령까지 하고 있다. 인터넷에서 필자의 홈페이지에 있는 내용을 모두 검색해 보고 나을 수 있을 것이라는 확신이 생겨 찾아왔으니 꼭 낫게 해달라고 통사정이다.

<진단>

객관적인 검사는 이미 다른 곳에서 모두 해본 상태이기 때문에 의미가 있을 것 같지 않아 이학적 검사로 바로 들어갔다.

1) 양쪽 중사각근에 통증유발점이 촉진되었는데, 이 통증유발점이 견갑배신경들을 조이면 그 신경의 지배를 받는 견갑거근과 능형근의 등척성 수축을 일으킨다. 그 결과 뒷목과 견갑골 사이에 뻐근한 허혈성 통증과 목뼈의 직선화를 일으킨다.

2) 양쪽 유양돌기의 약 3 cm 후하방의 흉쇄유돌근에 강한 통증유발점이 촉진되었다. 이 통증유발점들이 척추부신경을 압박해서 그 조절을 받고 있는 승모근과 흉쇄유돌근을 딱딱하게 굳어지게 만들어 어깻죽지의 통증과 목을 좌우로 돌리는데 지장을 일으킨다.

3) 가슴의 한 가운데를 조이는 통증 때문에 호흡하는 것조차 힘들다고 하여, 가슴의 근육들을 촉진해보니 흉골(sternum)의 양쪽에 붙어있는 대흉근의 긴장이 심했고, 유두(nipple) 아래의 늑골을 촉진해보니 제5-7번 갈비뼈 앞쪽에 심한 압통이 발견되었다.

대흉근의 운동신경인 외측흉근신경의 흥분으로 대흉근이 긴장되어 있는 것으로 의심되어 양측 전사각근(前斜角筋)을 촉진해보니 이곳에 통증유발점이 발견되었다.

4) 유두(乳頭) 아래의 갈비뼈에 있는 통증은 복직근(rectus abdominis m.)의 과긴장 때문임을 직감하고, 상복부를 촉진해보니 양측 복직근이 모두 굳어 있어 심한 압통이 있었다.

복직근은 치골릉(pubic crest)에서 기시해서 위로 올라가 제5-7번 갈비뼈에 부착된다. 상복부에 있는 복직근에 통증유발점이 생기면 복강용적을 감소시켜 기능성 위장장애를 일으키기도 하지만 직접 갈비뼈를 잡아당겨 가슴의 아래쪽에 통증을 일으킨다.

5) 턱관절의 밑에 있는 교근(咬筋; masseter m.)을 촉진해보니 양쪽 모두 단단하게 굳어진 압통점이 발견되어 교근의 통증유발점에 의해 턱관절간격이 좁아지면서 통증과 관절잡음을 일으키는 것을 알 수 있었다.

〈진단적 치료(diagnostic treatment)〉

견갑배신경, 척추부신경, 외측흉근신경, 복직근의 이상으로 생긴 통증이라 잠정적 진단을 내리고 시험적 신경치료에 들어갔다.

1) 10/4. 첫째 날은 오른쪽 흉쇄유돌근과 중사각근에 있는 통증유발점에 0.7% 리도카인을 각각 주사하고 증상을 물으니 한결 편해졌다고 한다. 이 지점에 물리치료를 해주고 NSAID, 해열진통제, 근이완제를 처방해서 보냈다.

2) 10/5. 둘째 날 왔을 때 물어보니 오른쪽이 많이 편해졌다는 것으로 보아 시험적 신경치료는 성공적이라 생각되고, 만성통증유발점에 의한 통증임을 감안하여 Botulinum toxin을 주사해서 근육을 이완시켜 신경의 압박을 풀어주기로 하였다. 양쪽 흉쇄유돌근과 중사각근에 있는 각 통증유발점에 0.7% 리도카인에 스테로이드 10 mg, Botulinum Toxin 20 U를 혼합하여 각각 4 cc씩 주사하고 물리치료를 하였다.

3) 10/6. 다음날은 그 전에 비해 목덜미와 어깻죽지는 많이 편해졌는데 견갑골 사이는 아직도 불편하다고 한다. 물리치료를 하루 더 해주었다.

4) 10/7. 다음 4일째에 보니 견갑골 사이의 능형근이 계속 불편하다고 한다. 양쪽 견갑거근이 견갑골의 내측상부에 부착되는 지점을 촉진해보니 심한 압통이 발견되었다. 견갑거근의 말단에 통증유발점이 생겨 그 밑을 지나 능형근에 분포되는 견갑배신경이 압박당하고 있음을 알 수 있었다. 양쪽 견갑거근의 부착점에 있는 통증유발점에 0.7% 리도카인을 4 cc씩 주사하고 이 지점을 치료해 주었다.

5) 10/10. 3일 만에 다시 왔을 때는 능형근에 있던 통증이 많이 감소했다. 견갑배신경을 풀어주기 위해 다시 한 번 견갑골 내측 상단에 있는 통증유발점에 주사해 주었다.

6) 10/11. 내원 7일째인 다음날은 뒤쪽의 불편함은 지낼만하니 가슴 앞쪽에 있는 통증과 답답함을 풀어주었으면 좋겠다고 한다. 우선 양쪽 외측흉근신경의 압박을 풀어주어 대흉근을 이완시키기 위해 전사각근에 있는 통증유발점에 0.7% 리도카인을 4 cc씩 주사하고 물어보니 가슴이 답답하고 조이던 통증이 많이 완화되었다.

7) 10/12. 조이던 가슴이 약간 편해지긴 했는데 이제는 가슴 아래쪽의 통증과 조여드는 감이 있다고 한다. 복직근의 상부에 있는 통증유발점에 국소마취제를 5 cc씩 주사하고 심호흡을 시켜보니 가슴 밑에 있던 불편함이 많이 사라졌다. 양쪽전사각근과 복직근의 통증유발점에 치료를 해주었다.

8) 10/14. 이틀 후에 왔을 때에는 나은 것은 아니지만 그곳을 치료해서 많이 편해진 것을 보니 그곳에 Botulinum Toxin 주사를 해달라고 한다. 양쪽 전사각근과 복직근의 통증유발점에 각각Botulinum

Toxin 20 U씩 국소마취제에 혼합해서 주사하고 치료해 주었다.

고찰

필자는 근년에 들어서 많이 거론되고 있는 **복합부위통증 증후군**이라는 진단명을 임상에 적용해보고 싶지만 아무리 노력해도 그 의미나 진단법이나 치료법을 전혀 이해할 수가 없어 포기해야 할 판이다. 그 원인도 확실히 모르고 객관적으로 입증할 검사법도 없으며 따라서 치료법도 잘 알려지지 않았고, 대증요법으로 치료해도 완전하게 치료되는 증례가 거의 없다는 사실만으로 개원하고 있는 의사가 함부로 진단 붙일 수 있는 병명은 아닌 듯하다.

현대의학은 같은 방법으로 진단과 치료를 했을 때에는 누가 시술하던지 같은 결과가 나와야 하는 객관성이 있어야 한다. 즉 모방진료가 가능해야 하는 것인데 누구나 시술할 수 없는 치료법은 의미가 없다고 보아야 할 것이다.

복합부위통증증후군이라고 진단하고 치료했다는 보고 내용들을 보면, 어떤 이유 때문에 어떤 목적으로 시술을 해서 어떠한 그 결과가 나왔다는 구체적인 분석이 하나도 없다. 통증 치료에 대한 필자의 편견이라고 생각할지 모르지만, 필자는 대부분의 통증의 원인과 치료에 대해 통증유발점과 신경과의 관계, 그리고 신경과 그 지배받는 근육과의 관계를 고려해서 통증의 발병기전을 설명해 왔다.

통증 치료를 할 때에 대부분의 의사들은 신경차단과 통증유발점주사를 따로 구분해서 시술하고 있다. 신경차단이란 단순 전달마취(conduction analgesia)의 범주를 벗어나지 못한 의료행위에 불과한 것이고 통증유발점주사라는 것은 통증을 호소하는 부위에 주사를 하고 있는데 이는 원인치료라기보다는 결과에 매달렸던 것이라 생각된다.

그러나 필자는 통증을 일으키는 신경을 압박하거나 포착을 일으키는 통증유발점을 찾아 제거해줌으로써 **통증유발점주사와 신경치료**라는 목적을 동시에 달성하는 일석이조의 효과를 얻어 온 것이다. 따라서 필자의 치료법은 신경차단이 아닌 신경치료 한다는 개념이고 통증을 호소하는 부위가 아닌 한 단계 높은 위치에서 통증유발점을 찾아 치료를 해주는 것이다.

결론

증례의 환자처럼 동시에 다발적으로 통증을 가진 환자에게 대부분의 의료계에서는 정확한 진단을 붙이지 못하고 있다. 이러한 환자에게 구태여 진단을 부쳐줄 수 있었다면 복합부위통증증후군이 아니었을까 생각되지만, 필자는 복합부위통증증후군을 알지도 못하고 그러한 진단을 붙일 만한 환자를 볼 수 없었지만, 근년에 들어서는 타 의료기관에서 붙여오거나 자칭 이러한 진단명을 붙여가지고 오는 환자가 더러 있음을 볼 수 있었다.

2012. 10. 21.

54 척골신경통 환자에게 척골절골술을?

몇 년 전에 손목과 팔꿈치 내측에 통증을 가진 30대의 젊은이 두 사람이 서로 다른 대학병원에서 겨드랑이에서부터 손목까지 피부를 절개해서 척골신경을 압박하는 원인을 찾아야 한다고 하는데, 그것도 확신이 없다는 말을 듣고 수술을 거절하고 필자에게 찾아와 치료받은 일이 있어 증례 보고한 일이 있었다.

그들 중의 한 젊은이는 프로농구선수가 되는 것이 꿈이었는데 우측의 손에 힘이 없어 자주 공을 놓치는 바람에 선수가 되는 꿈을 접었는데, 몇 년 전에만 필자를 알아 치료를 받았으면 프로농구선수가 되었을 터인데 늦게 알게 된 것이 아쉽지만 그나마 다행이라고 했던 일이 있었다.

2013. 2. 8. 우측 손목이 아프다는 47세의 여자 환자가 내원했는데, 3년 전부터 우측 손목의 척골 쪽에 통증이 있었다고 한다. 본인의 말로는 컴퓨터 작업을 하면서 마우스를 너무 많이 사용해서 그런 것 같다고 주장하고 있었다. 1년 전쯤 대학병원 정형외과 교수(필자도 알만한)에게 손목의 MRI 검사한 후에 우측의 척골(ulna)이 선천적으로 정상인보다 길어서 척골 끝이 손목에 닿기 때문에 발생한 통증이니 척골을 약간 잘라내어 길이를 줄여주어야 한다는 진단을 받았는데 수술은 받지 않았다고 한다. 왜 의사의 지시를 듣지 않고 수술받지 않았느냐고 물으니 수술받으면 한동안 손을 사용할 수 없어 직장생활에 지장이 있을 것 같아 수술을 하지 않고 참으면서 지내왔단다. 처음 들어 본 얘기이고 무슨 내용인가 싶어 C-arm 투시기로 양측 손목을 확인해 보았지만 한쪽 척골(尺骨)이 더 길다는 근거는 어디에서도 찾을 수 없었다.

손목을 촉진해 본 결과 손목의 내측에 있는 두상골(豆狀骨; pisiform bone)에 압통이 있었다. 마음에 집히는 데가 있어 양측 팔꿈치 내측을 촉진해보니 우측에서만 압통을 호소한다. 바늘로 피부감각을 점검해 보니 우측 손의 척골 쪽과 새끼손가락 전체와 환지의 척골쪽의 피부감각이 둔해져 있는 것을 알 수 있었다.

필자는 이런 통증을 흔히 경험한 일이 있어 환자의 뒤에 서서 양손의 중지로 가슴을 촉진해보니 우측 소흉근에 압통을 호소한다. 환자에게 소흉근에 생긴 통증유발점 때문에 척골신경이 압박받아 척측수근굴근을 긴장시켜 팔꿈치에 통증이 있고 이 근육의 끝에 해당하는 손목의 두상골을 잡아당겨 생기는 것임을 설명했지만 환자가 이해하는 것 같지는 않았다.

소흉근의 주행방향의 직각방향으로 3 mg/mL의 스테로이드를 혼합한 0.6% 리도카인 6 mL를 주사하고 마사지한 다음 팔꿈치와 손목을 점검해보니 내측 팔꿈치에 있는 근육의 긴장이 풀리고 손목의 통증이 없어졌다. 오늘은 치료라기보다는 검사라고 생각하고 앞으로 지속적으로 소흉근을 치료해서 누를 때 통증이 없어질 때까지 치료받도록 얘기해 주었다.

소흉근은 오훼골에서 기시해서 늑골의 3, 4, 5번의 중간에 부착되는데, 그 밑으로 상완신경총이 지나다가 통증유발점이 생긴 소흉근에게 척골신경이 압박받아 척골신경통이 생긴다. 그렇지만 척골이 길어서 손목이 아픈 것이라는 얘기는 금시초문이었고, 그러한 증세에 대한 어떠한 병명이 있는지 알 길이 없었다.

정형외과 의사의 어떠한 시각에서 MRI 검사까지 받고 척골의 길이가 선천적으로 길어서 두상골에 통증을 일으킬 수 있다는 진단이 나왔고 어떤 목적으로 MRI 검사까지 했는지 모르지만 필자가 C-Arm으로 간단히 투시해 보아도 척골의 길이가 더 길지 않았다. 그리고 선천적으로 길어져 있는 척골이라면 어떤 이유로 손목의 통증이 3년 전부터 발생할 수 있는가를 의심해 보지 않을 수 없다.

하루 치료받고 일주일이 지나도 다시 오지 않아서 환자에게 전화를 걸어 물어보니 현재는 아픈 것이 많이 줄었고 바빠서 가지 못했는데, 다음 주에는 다시 찾아와서 치료를 더 받겠다고 한다. 10일 후인 2월 18일에 다시 내원해서 소흉근에 주사하고 물리치료를 해주었더니 3일 후에 다시 찾아왔을 때에는 손목의 통증은 완전히 없어졌고 다른 부위의 통증을 호소해서 손목의 통증은 치료 종결지었다.

척골신경의 장애로 나타나는 증상은 내측팔꿈치의 통증, 손목의 두상골에 통증, 손가락 쥐는 힘의 약화 등의 여러 가지 증상을 호소하고 있는데 그 원인이 가슴에 있는 소흉근에 있다는 사실을 아는 사람은 없어 보인다. 기본적으로 가슴근육의 기초체력훈련이 되어 있지 않은 암벽 등반가들이 팔에 힘을 많이 사용하는 암벽등반을 하다가 소흉근의 손상을 일으켜 발생하는 것을 자주 볼 수 있다. 골퍼들은 스윙 시에 팔꿈치를 몸통에서 떨어지지 않고 스윙을 해야 하는데, 팔꿈치를 몸통에서 90도 이상 떨어지는 사람들에게서 이러한 증상이 나타나는 것을 알 수 있다. 개인 클리닉에서 나온 얘기도 아니고 대학병원 정형외과 교수가 내린 진단이니 일리 있을지도 모르겠다는 생각이 들기도 했지만, 이 환자의 경우는 의사의 수술 권유를 뿌리친 것이 잘된 일이라 사료된다.

많은 의사들이 알지도 못하는 통증을 아는 척하며 얼버무리려 치료하는 것을 흔히 보게 되는데, 모르는 것을 모르겠다고 환자에게 얘기할 수 있는 것은 진정한 의사의 용기이고, 알지도 모르는 질환을 얼버무리고 있는 것은 비겁한 행위라 할 것이다.

55 거북목증후군에 대해 얘기 좀 합시다.

서론

현대인 중에서 사무직에 종사하는 사람들에게 가장 많은 통증이 목과 어깻죽지, 그리고 견갑골 사이의 통증인데, 어느 병원에서나 X선검사 소견상 일자목이나 거북목 증상이 있다고 얘기하고 있지만 그 원인을 명쾌하게 설명하지 못하고 있다. MRI 검사까지 하고 경추의 추간판탈출이 있다고 진단내리고 있는데 정확히 그러한 통증의 발생기전을 설명하지 못하고 얼버무리고 있다. 명의라는 의과대학 교수들도 더러는 TV에 출연해서 컴퓨터를 많이 사용하는 현대인에게 흔히 있을 수 있는 직업병 정도로 간주하고 있지만 그 치료법에 대해서는 구체적으로 설명하지 못하고 있다.

필자는 오래전에 그 원인과 치료법을 밝혀서 그 내용을 논문으로 발표한 일도 있고 인터넷에 소개도 했고 필자의 저서에 올리기도 했는데, 아직도 활용하지 못한 의사들이 많다는 것을 느껴 증례를 들어 설명하고자 한다.

증례

35세의 남자 환자는 4년 전부터 뒷목의 통증과 굳어짐, 견갑골 내측의 찢어지는 것 같은 통증, 양쪽 견대 부위의 통증으로 고생해 왔다. ○○대학 ○○○○병원 신경외과에 가서 MRI 검사 후에 경추 제4-5번의 추간판탈출이 있다는 진단을 받았다.

통증클리닉으로 전과되어 통증이 있는 부위에 신경주사라는 이름으로 다발적인 주사(TPI?)를 일주일 간격으로 2회 주사 맞고 효과가 없자, 흉추 부위에 카테터를 삽입하고 경막외강주사를 1회 받았으나 효과가 없었다. 다시 신경외과로 전과되어 상의해보니 수술을 해서 추간판 제거 수술을 하는 것이 좋겠는데 그 것도 결과를 장담할 수 없는 일이라고 해서 수술도 포기했다. 개인클리닉에 가서 인대증식치료(prolotherapy)를 35회 받았으나 효과를 보지 못해 치료를 포기할 수밖에 없는 상황이었다.

그 후로 1년이 지나서 인터넷을 검색하다가 필자의 홈페이지를 접하게 되어 관련 내용을 전부 읽어보고 2013.4.5. 필자를 찾아오게 되었다. 촉진해보니 양측 흉쇄유돌근에 압통점이 발견되었고 중사각근의 중간 지점에 압통점이 발견되었다.

C-arm 투시기로 촬영해보니 고도의 거북목이 발견되었다. 시험 삼아 치료하는 것임을 설명하고 왼쪽 흉쇄유돌근과 중사각근의 통증유발점에 triamcinolone 3 mg/mL와 0.5% lidocaine을 각각 4 mL씩 주사하고 통증을 비교해 보았다.

환자는 깜짝 놀랄 정도로 통증이 없어졌다고 좋아했다. 물리치료를 해주고 소염진통제와 근이완제를 처방해서 보내고 다음 월요일에 오도록 했다. 4월 8일에 내원했을 때에는 우측에 다시 주사해주고 물으니 4년 만에 이렇게 편한 것을 느껴본 것은 처음이라고 감탄한다. 이제 겨우 검사가 끝난 것에 불과하니 치료를 계속하자고 약속해두었다.

고안

근년에 들어 이러한 증상을 가진 환자들은 점점 더 늘어가고 있는데, 필자에게 찾은 환자 중에서 가장 높은 비율을 차지하는 통증이다.

오늘 아침 TV방송에서도 정형외과 의사와 마취통증의학과 의사가 함께 나와서 목과 어깻죽지의 통증 환자에 대한 대담이 있었다. X선 검사결과를 가지고 목뼈가 직선화되어 있는 것은 컴퓨터를 많이 사용하거나 스마트폰의 보급이 늘어나서 그런 일이 생기는데, 방치하면 목 디스크가 생긴다는 얘기만 있었고 근본적인 원인이나 치료 방침은 소개하지 못했다.

필자는 오래전에 이런 통증에 대한 연구 결과를 통증학회지(제5권 2호, 1992)에 발표를 했고, 인터넷의 필자의 홈페이지에도 소개했고 필자의 저서 "개원의를 위한 통증사냥법"에 게재해서 개원의들에게 많은 호응을 얻고 있지만 유난히 대학교수들은 그런 내용을 알지 못하는 것 같다.

어느 대학병원이고 이러한 통증 환자에게 MRI 검사 후에 경추추간판 탈출이나 척추관협착증을 의심하고 경막외강 주사법을 시술하고 있지만 치료 효과를 보았다는 환자는 없었다. 마취과 의사들은 경추추간판 탈출증이 있는 경우에 경막외강주사 외에는 해줄 수 있는 것이 없지만, 그 효과는 비교적 탁월하다. 그러나 추간판탈출이 있을 시에는 통증이 양측으로 있을 수 없다는 사실은 모르고 있는 것이 아닌가 싶다.

경추의 직선화가 있거나 거북목현상을 보이는 것은 경추의 뒤에서 받치고 있는 견갑거근이 긴장을 일으켜 뒷목을 밀어서 나타나는 현상을 목 디스크라고 착각하고 있다. 경추 제5번 횡돌기의 후극근처에 있는 중사각근의 통증유발점에게 운동신경인 견갑배신경이 압박당하면 흥분을 일으켜 견갑거근을 등척성 수축을 일으켜 뒷목에 허혈성통증을 일으키고 경추의 직선화를 일으키고, 뇌신경의 11번에 해당하는 척추부신경이 흉쇄유돌근의 상부에 생긴 통증유발점에게 압박받으면 그 지배를 받고 있는 흉쇄유돌근과 승모근을 긴장시켜서 어깻죽지에 허혈성 통증을 일으키는 것이다.

촉진만으로도 진단이 가능한 기능적 통증을 거창하게 MRI같은 객관적인 검사를 하고 나서 검사 소견과 관계없는 통증을 객관적 소견에 억지로 일치시키려는 현대의료계의 관행이 환자에게 고통만 주고 있을 뿐이다. 추간판탈출이란 진단을 내려놓고 뒷목과 어깻죽지 부위에 다발적으로 신경 주사했다는 행위는 무엇이었으며, 개인클리닉에서 어떠한 사유로 인대증식치료를 35회나 했던 것일까?

컴퓨터나 스마트폰의 보급이 늘어나고 있는 이 시대의 문명병이라고 알려지고 있는 이 통증을 지금부터라도 잘 좀 이해해서 환자의 고통을 쉽게 덜어주고, 의사 체면에 손상을 주는 일이 없었으면 한다.

2013. 4. 9.

56 어느 첼리스트의 좌측 검지(指示指; index finger) 뒤쪽에 있는 통증 치험

증례

가끔은 컴퓨터를 사용하면서 우측 검지로 마우스를 많이 작동한다는 사람들이 우측 검지의 등 쪽이 아프다는 호소를 하면서 필자를 찾아오는 경우가 극히 드물게 있었지만 손가락 자체에 문제점을 발견할 수 없어 필자는 모르는 일이라고 정형외과로 보냈었다.

그런데 세계적인 첼리스트인 정○○(70. 여)씨는 가끔 어디에 통증이 있을 때는 필자를 찾는 단골이었는데, 2013. 3. 12. 갑자기 필자를 찾아오셨다. 3주 전부터 좌측 검지에 통증이 생겼는데 외견상 특별히 이상이 없어 그냥 방치하고 지냈더니 통증이 점점 더 심해져 연주하기가 불편하다는 것이다.

손가락 자체에서는 이상소견을 찾을 수 없어 그냥 보내고 싶었지만 그럴만한 처지가 못 되는 사이라 원인을 찾아보기로 하였다. 무언가 느낀 바가 있어 손가락으로 더듬어 가면서 팔뚝에서 수지신근(extensor digitorum m.)을 찾아 엄지로 지긋이 눌러보니 많이 굳어 있다는 느낌이 있었다. 본인은 심한 압통을 호소하면서 그렇게 누르면 아프지 않을 사람이 어디 있겠느냐고 원망이 심했다. 그러면 반대편을 눌러보자고 하고 우측을 눌러보아도 굳어진 느낌도 없었고 압통도 없는 것을 보고 이해가 되는 것 같았다.

검지와 중지를 구부렸다 폈다하는 동작을 시켜보면서 촉진하면서 팔뚝에서 근육이 움직이는 것을 확인해서 압통이 가장 심한 부위를 치료점으로 택했다. 요측 수근신근(extensor carpi radialis m.)과 수지신근이 주행을 함께 하고 있기 때문에 정확한 치료점의 위치는 tennis elbow의 치료점과 같은 높이의 약간 뒤쪽에 위치했다.

0.7% 리도카인과 스테로이드 10 mg을 섞어 4 cc로 만들어 압통점에 주사하고 손가락을 움직여 보라고 했더니 통증도 없어졌고 움직임도 편해졌다고 한다. 물리치료 해주고 1주일 후에 다시 치료하기로 하고 보내드렸다.

2주일 후에 다시 내원했을 때에는 손가락통증이 많이 감소해서 연주를 할 때에도 전에 비해 많이 편해지셨다고 한다. 똑같이 수지신근에 있는 팽대부를 치료해 드렸더니 2개월이 지나 다시 불편하다고 찾아오셨다. 역시 같은 방법으로 치료해드렸더니 금방 편해지셨다고 한다. 아무래도 수지신근에 있는 유발점을 지속적으로 치료해야 할 것 같은데, 첼로 연주를 하지 않을 수 없고 매일 치료받을 형편도 되지 않아 그때그때 통증이 생기면 반복해서 치료할 수밖에 없다고 생각된다.

고찰

현악기 연주의 특성상 엄지를 제외한 4개의 손가락이 악기의 현(弦)을 강하게 누르면서 연주를 하기 때문에 손가락을 구부리는 수지굴근에 무리가 갈 것 같은데, 반대로 현란하게 놀리는 손가락 동작 때문에 수지신근에 많은 무리가 생겼던 것 같았다.

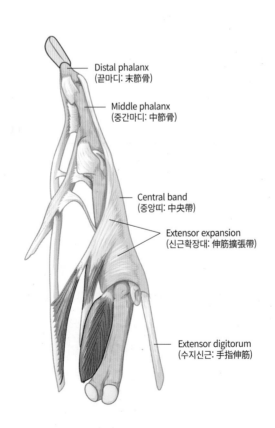

Distal phalanx
(끝마디: 末節骨)

Middle phalanx
(중간마디: 中節骨)

Central band
(중앙띠: 中央帶)

Extensor expansion
(신근확장대: 伸筋擴張帶)

Extensor digitorum
(수지신근: 手指伸筋)

수지신근은 상완골 외측상과에서 소지신근(extensor digiti minimi m.)과 함께 기시해서 3개의 힘줄로 갈라져 2, 3, 4 손가락 3개의 둘째마디와 끝마디에 부착된다. 이 힘줄들이 M-P joint를 지나서 손가락 첫째마디의 등쪽에서 앞으로 감싸고 있는 넓은 섬유질로 된 dorsal hood(일명; extensor expansion) 밑을 지나간다. 신경은 요골신경의 운동분지의 조절을 받고 있다.

손가락을 반복해서 무리하게 사용하다 보면 수지신근 팽대부의 근섬유에 손상으로 탄력이 떨어지면 통증유발점을 형성하게 되고, 이러한 상태에 있는 손가락을 반복해서 신전운동을 하게 되면 팽대부의 통증유발점이 힘줄을 잡아당기게 된다. 그 힘줄이 손가락 첫째마디의 등쪽에 있는 dorsal hood(등쪽 덮개)을 잡아당겨 손가락 등쪽에 통증을 일으키는 것을 알 수 있다.

컴퓨터 작업 시에 마우스를 많이 사용하게 되면 가벼운 손가락동작이지만 반복된 동작으로 검지신근(extensor indicis m.)에 과부하(過負荷)를 받게 되어 근팽대부에 통증유발점이 생기게 되는 것을 알 수 있다.

대부분 필자와 가까이에서 사무직에 종사하는 젊은 회사원들이 가끔 우측 인지에 통증을 호소하는 환자를 보게 된다. 대부분 컴퓨터를 많이 사용하면서 손가락으로 마우스를 많이 작동시켜서 통증이 생긴 것을 알 수 있었다. 아무리 신경학적 검사나 촉진을 해보아도 손가락 자체에 이상소견을 발견할 수 없었다.

환자는 두 번째 손가락의 등쪽에 통증을 호소하지만 그 원인은 팔꿈치 근처에 있는 수지신근의 팽대부에 있음을 알 수 있었다. 증례의 환자는 필자와는 특별한 친척관계에 있고 필자의 클리닉과 가까이 있지 않고 바쁜 분이었기에 유발점주사로 쉽게 해결할 수는 있었지만 반복되는 통증은 어쩔 수 없는 것 같은 생각이 들어 해부학적 고찰을 거쳐 통증의 발병기전을 소개하는 바이다.

01 나의 실수! 경막외강차단(Epidural Block)

1989년 필자의 개원 전이나 개원 초기만 해도 허리나 다리의 통증 환자에게 경막외강차단법(Epidural Block)은 거의 만능치료법이라고 믿고 있었다. 그러한 무모한 생각이 평생 잊을 수 없는 마음에 상처를 남기게 한 자신의 실수담을 소개함으로써 경막외강차단을 최상의 무기로 가지고 진료하는 의사들에게 경막외강차단이 항상 좋은 결과만을 주는 것이 아니라는 것을 알리고자 한다.

증례

(1) 1988년 필자가 개원하기 1년 전 쯤 당시에 55세였던 여자 환자는 요통과 우측상지의 저림과 근력약화를 주호소로 다른 과에서 의뢰되었는데, 팔이 다 낫게 되자 요통을 심하게 호소해 왔다. 허리가 아프면서 양쪽다리가 저리고 찌릿찌릿한 감각이 오래 전부터 있어 왔다고 한다. 혈액순환장애가 있다는 한방진단을 받고 혈액순환에 좋다는 약을 먹어 보았지만 효과가 없어 포기했는데 팔이 낫는 것을 보니 허리와 다리도 치료받고 싶단다.

요추 X선과 KUB 소견은 다발성으로 척추에 퇴행성 변화를 보이는 것 외에는 별다른 이상을 찾을 수 없었다. 신경학적 검사로는 achilles건 반사기능(ankle jerk), 하지직거상검사(SLR test), 무지신전력(great toe extensor power)등은 거의 정상수준이었으나, 양쪽 다리의 피부감각이 가볍게 둔화되어 있음을 알 수 있었다.

하지의 피부지각대(dermatome)을 검사해보니 제2번 요추신경부터 제5번 요추신경의 분포지역 전체의 감각둔화가 있었다. 즉 대퇴부의 앞쪽과 뒤쪽에 피부감각이 모두 둔해져 있었다. 척추관협착(spinal stenosis)이나 경막외강유착증(epidural adhesion)에 의한 신경장애라 생각되어 경막외강차단을 하면 좋아질 것이라는 기대를 가지게 되었다.

요추 제1-2번 사이에 경막외강 차단하기 위해 22 G 끝이 무딘 Epidural Needle로 찔러서 바늘 끝이 경막외강에 도달했다고 생각되는 순간 환자가 다리로 찌릿하게 내려가는 통증이 있다고 비명을 지른다. 척추마취할 때에 가끔 경험하는 일이지만 경막외강에서 웬일인가 싶어 바늘을 뒤로 약간 뽑고 소탐침(stylet)을 뽑아 보았지만 뇌척수액(CSF)은 보이지 않았다.

국소마취제(pucain)와 스테로이드혼합액을 주입하자마자 우측다리로 내려가는 심한 방사통이 있어 준비했던 10 mL 중에서 약 1-2 mL 정도의 약물밖에 주입하지 못했다. 바늘을 뽑고 보니 환자는 하지가 마비되면서 척추마취 상태가 되어 있었다. 실수로 경막(dura)이 천자(puncture)되어 지주막하강(subarachnoid space)으로 약물이 들어가 척추마취가 된 것으로 간주하였다. 마취가 회복된 다음에는 우측하지에 통증을 호소하여 신경근에 일시적 손상 정도로 생각하고 귀가시켰다.

다음날 왔을 때는 우측하지가 아프고 발의 처짐(foot drop)이 왔다. 제1번 천추신경근의 장애를 의심하여 Emg검사를 해보니 천추 제1번 신경근에 마비가 있는 것으로 확인되었다. 신경외과 의사들과 상의하였으나 시간이 지나면 좋아질 것이라는 얘기 외에는 별다른 해답이 없었다. 일시적인 신경근의 손상 정도로 간주하고 시간이 지나면 회복될 것으로 기대하고 보존적 치료를 계속하면서 관찰하였지만 1개월쯤 지나자 증세는 호전되지 않고 오히려 종아리의 통증이 심해지고 근육위축이 오기 시작했다.

그 당시만 해도 전신 CT 촬영기가 필자가 근무하던 병원에 없어 척추강 내에 조영제를 주사하고 다른 병원으로 가서 요추 CT 촬영을 해보니 흉추와 요추 사이에 심한 척추관협착(spinal stenosis)이 있고 경막외강주사한 근처의 경막(dura)에 부종이 몹시 심했다.

척추강협착을 확인하고 나서 역으로 추리해보니, 협착증 때문에 그러한 증상이 있었으며, 경막, 척수, 신경근에 부종이 심해서 경막을 뚫는 느낌을 느끼지 못했고 뇌척수액의 유출도 없어 곧바로 제1천추신경근이 찔렸던 것으로 추리할 수 있었다.

정상인에게서는 설령 척추천자 때 실수를 하더라도 신경이 절대로 바늘에 찔릴 수가 없다. 척추동물의 신경절편을 유리 위에 올려놓고 일부러 바늘로 찔러보려고 노력해도 옆으로 밀리기만 하고 찔리지 않는 것을 보아도 알 수 있는 일이다. 이 환자의 경우에는 협착증으로 좁아진 척추관에 조여 있던 척수(脊髓; spinal cord)가 부종까지 생겨 있었기에 바늘을 피하지 못하고 찔렸던 것이며, 경막(dura)과 척수 사이에 공간이 없어 뇌척수액(CSF)의 유출도 없었을 것으로 사료된다.

바늘에 찔려 손상받은 신경근의 정상 회복을 위한 방법을 강구하기 위해 여러 문헌을 찾아보았지만 해결책을 찾을 방법이 없었다. 소염진통제와 스테로이드를 투여하거나, 요부 교감신경절차단으로 신경근의 혈류개선을 시도하면서 1년 이상 경과를 지켜보았지만 신경의 손상은 회복되지 않고 영원한 신경장애를 남기게 되었다.

이 환자는 장애판정을 받아 병원에서 손해배상처리를 해주고 마무리 지었지만 환자는 회복되지 않았다.

(2) 경막외강차단(Epidural Block)을 했다가 쇼크(shock)가 발생해서 심폐소생술시행으로 혈압과 호흡은 회복되었으나 의식이 돌아오지 않아 종합병원으로 옮겨 중환자실에서 1개월 만에 의식이 회복되었다가 몇 개월 후에 치매가 발생했던 이야기!

1993년 3월 25일 65세의 여자 환자는 필자 아내의 친구 모친인데 무릎의 통증으로 치료받던 중에 오른쪽 다리 전체에 찌릿찌릿한 감이 오래 전부터 있어 왔다고 호소했다. 신경학적 검사를 해보니 특별한 이상소견은 찾을 수 없었지만 교감신경장애로 생각이 들어 경막외강차단으로 교감신경차단으로 해결해보기로 했다.

고혈압이 있다는 얘기는 들었지만 당시의 측정 혈압은 정상범위에 있었고 생활에 불편함이 없는 것 같아 혈압에 대한 신경을 쓰지 않았다.

수액주사로(I.V. route)를 확보해서 수액을 연결하고 제4-5번 요추 사이에 22 G Epidural Needle로 천자하고 0.5% 리도카인에 스테로이드 40 mg을 혼합하여 16 mL을 주입하였다. 주사하고 똑바로 눕히자마자 환자는 어지럼증을 호소하다가 갑자기 의식을 잃고, 호흡이 없어지고 혈압이 잡히지 않았다. 기관내삽관(intubation)을 하고 심폐소생술을 실시하여 호흡과 맥박은 돌아왔지만 의식이 돌아오지 않아 가까운 종합병원에 이송하였다.

응급실에서의 뇌 MRI와 흉부 X선 검사에서 뇌 세포의 위축증상과 소생술 때 생긴 갈비뼈 두 개의 골절이 확인되었다. EKG상으로도 심장질환을 의심할 소견은 없었다. 경막외강차단 직후에 혈압이 측정되지 않은 것은 심장정지 때문이었는지, 심한 저혈압상태 때문이었는지는 심전도(EKG)가 없었기에 확인할 수 없었다.

나중에 알았던 사실이지만 이 환자는 아침식사 후에 혈압약을 복용하고 왔다고 한다. 고혈압약과 경막외강차단의 이중효과로 인한 저혈압으로 추측되었으나, 저혈압이나 심장정지에 대한 적절한 처치로 소생은 되었지만 의식이 돌아오지 않아 중환자실에서 한 달 동안이나 인공호흡기를 달고 있어야 했다. 한 달 후에는 의식이 돌아와서 일반병실로 옮겼고, 입원 2개월 후에는 의식이 완벽하게 회복되어 퇴원할 수 있었다. 퇴원한 직후에는 기억력이 선명하여 집안의 베개 속에 숨겨둔 예금통장과 재산을 챙기는 치밀함을 보였으나, 퇴원하고 5개월쯤 지나 차츰 치매현상이 나타나기 시작했다. 일단 의식이 명확하게 좋아졌던 것이기 때문에 치매와 지난번의 쇼크(shock)와는 무관하다고 설명했지만 보호자들은 그 때 뇌가 손상받아 치매가 생긴 것이라는 주장을 해왔다. 65세가 넘으면 5-10%에서 치매가 올 수 있다는 의학적인 통계를 제시하며 설명해도 도무지 막무가내였다.

어머니의 치매상태가 3년 이상 지나고 보니 가족들의 태도가 달라지기 시작하고 더 이상 시간을 끌어보아야 보호자가 이해할 것 같지도 않았다. 법적인 심판을 받아 볼까 하는 생각도 들었지만 명쾌한 해결책이 쉽게 나올 것 같지도 않아 금전적으로 합의하고 말았다. 경막외강차단을 한 번 했다가 무능한 의사로 매도되어 여러 가지 문제를 겪었다. 3년 동안 정신적으로 스트레스를 받고, 가깝던 인간관계마저 깨어졌으며 금전적인 손해도 이만저만이 아니었다

결론

경막외강차단(Epidural Block)을 만능치료법으로 알고 있었던 필자에게 이러한 경험이 경막외강차단의 의미를 다시 한 번 더 생각할 수 있게 해주었고 다음과 같은 결론을 얻을 수 있었다.

1) 경막외강차단을 요-하지통의 만능요법이란 생각을 버리고, 척추강 내의 병변이 의심될 때에만 시험적 치료수단으로 시술할 필요가 있다.
2) 가능한 한 가는 바늘을 사용하여 경막천자 후에 올 수 있는 두통을 방지토록 한다.
3) 경막외강차단 전에는 반드시 심혈관계의 이상 유무나 고혈압치료제의 투여여부를 확인해서 심장정지나 쇼크 발생을 예방해야 한다.
4) 노인들의 경우에는 경막이 비후(肥厚)되거나 부종이 있어 경막의 천자(puncture)가 생기기 쉬운데 경

막이 천자되어도 뇌척수액(CSF)의 유출이 안 되는 수가 있어 전척추차단(total spinal block)을 일으킬 위험이 있음으로 각별히 주의를 요한다.

5) 국소마취제는 작용시간이 긴 약제보다는 작용시간이 짧은 0.5% 리도카인이 이상적이다.

6) 한번 시술해서 효과가 좋다고 인정되는 경우에 일정기간 경과하고 나서 필요하다고 생각되면 반복 시술은 가능하며 효과가 없을 때 반복 시술은 의미가 없다.

7) 경막외강주사를 반복해 줄 필요가 있다고 생각될 때는 일회성 차단보다는 catheter를 이용한 지속적 차단을 하도록 한다.

8) 치료 효과는 현저한 증상완화가 있거나, 반복 차단하게 되는 기간이 길어질 때에 인정되고, 첫 번 시술 후에 통증이 원상태로 돌아오는 것은 의미가 없는 단순마취효과로 보아야 한다.

9) 지속적 차단이나 반복 차단 시에는 세균감염이 없도록 무균처리를 철저히 해야 한다.

2001. 4. 18.

02 경막외강주사에 의한 80세 노의사의 척추관협착증 치료

산부인과 전문의로 한 때에는 지역의료계에서 이름을 날리시던 80세 되신 의사선생님께서 양쪽 다리가 저리고 힘이 없어 몇 년 동안 거동을 못하시다가 필자를 찾아오셨다. 필자의 의과대학시절 친구인 외과 전문의를 아들로 두신 분이시다.

전남지방에 살고 계셔서 그곳의 종합병원과 가까운 대학병원에 입원하여 검사를 받고 다발성 척추관협착증(spinal stenosis)으로 진단받으셨다. 연세가 많으시고 척추의 여러 곳에 퇴행성 변화가 심해 수술을 하지도 못하고 고민만 할 뿐 마땅히 치료할 방법을 찾지 못하고 있었다.

필자에게 오시기 전에는 아들의 친구가 정형외과 교수로 있는 어느 대학병원에 입원 중이셨지만 이렇다 할 처치를 받지 못하고 지내시다가 필자가 통증클리닉을 한다는 소식을 듣고 MRI 필름을 가지고 가족들이 상담하러 왔다.

필자가 보기에도 MRI 소견에서 심한 다발성 척추관협착이 있어 감히 치료를 한다는 용기가 생기지 않았다. 그러나 완치할 수 있다는 확신은 없었지만 한번 시도해볼 필요가 있겠다는 생각이 들었다. 경막외강차단(epidural block)의 효과에 대해 가족들에게 자세히 설명드린 다음, 치료 가능성을 50% 정도로 예상하고 모셔오도록 했다.

다음날 환자분을 휠체어에 모시고 왔는데 이학적 진찰 소견은 양쪽 이상근(piriformis m.)에 압통이 있어 이상근증후군을 의심하게 했고, 하지의 근력이 극도로 약화되어 있었다. 지팡이라도 짚고 가벼운 산책이라도 하실 정도만 된다면 더 이상 소원이 없으시겠단다.

22 G Epidural Needle로 요추 제4-5번 사이에 경막외강을 천자하여 0.4% 리도카인 20 mL에 스테로

이드 40 mg을 혼합하여 주사하였다. 평소에는 0.5% 리도카인을 사용하지만 고령자임을 감안해서 0.4%를 사용했고 부위가 넓어서 용량을 많이 했다.

주사 즉시 환자의 자각증상이 사라지고 하지에 힘도 생겨 혼자서 일어나 보행이 가능했다. 환자 본인이나 가족들은 다 나은 것처럼 기뻐했지만 필자는 마취제의 일시적인 제통효과일지도 모른다는 생각에 결과는 일주일 후에 보기로 하고 귀가시켰다.

일주일 후에 다시 방문하셨을 때에는 환자와 가족들 모두가 매우 만족스런 표정이었다. 당장 고향집으로 내려가고 싶으니 한 번만 더 시술해달라는 간곡한 부탁 말씀이 있었다. 가족들과 상의 후 똑같은 시술을 한 번 더 받으시고 지방으로 가신지 일 년 반이 지났지만 아직도 별 탈 없이 잘 지내고 계신다는 소식은 가족들을 통해서 들을 수 있었다.

결론

추간판탈출, 척추관협착, 척추전방전위 등에 의한 신경증상을 보면 기존의 고정관념에 젖어있는 대부분의 의사들은 신경이 곧바로 경조직(硬組織)인 뼈에 의해 압박당한 것으로 생각한다. 그러한 사고 때문에 이러한 질환을 대하면 수술만을 생각하게 되고 수술할 수 있는 여건이 되지 않을 때에는 치료를 하지 못하고 포기하게 된다.

척추관이 좁아지면 척추 뼈가 직접적으로 신경을 압박하는 것이 아니고, 척추관 내의 혈액순환장애가 생겨 2차적으로 연조직들에 부종이나 울혈을 일으켜 신경을 압박하는 원인으로 작용하게 된다. 척추관이 좁아져 있는 환자에게 경막외강차단은 척추관 내에 있는 교감신경의 차단으로 연조직의 부종과 울혈을 가라앉혀줌으로써 신경증상을 없애주는 것이지 척추관협착 자체를 없애주는 것은 아니다. 경막외강차단을 마지막 치료수단으로 사용하기보다 진단이나 예후 판단목적으로 시술해보면 예상 외로 좋은 치료 효과를 보는 수가 있다.

증례의 환자에게서 보듯이 첫 번째 시술에 명쾌한 치료 효과가 있다고 인정될 때에만 필요에 따라 경막외강차단은 반복시술을 할 수 있는 것이다. 국소 마취했던 것처럼 시간이 지나면 증상의 개선이나 완화효과 없이 통증이 똑같이 재발할 때는 반복해서 시술할 필요가 없다. 그러나 경막외강차단을 최후의 치료수단으로 생각하고 수십 번씩 반복해서 시술하는 것은 경막외강차단의 의미를 제대로 이해하지 못한데서 비롯된 행위로서 이 점은 경계해야 할 것이다.

2001. 7. 6. 여의도 통증의학과

03 혼동이 잘되는 좌골신경통?

좌골신경통이라 하면 대부분의 의사들은 요추추간판탈출증을 먼저 의심할 것이다. 그러나 좌골신경통의 가장 많은 원인을 차지하는 것이 추간판탈출이 아니고 이상근증후군(梨狀筋症候群; piriformis syndrome)이라고 생각하는 의사들은 많지 않은 것 같다.

그런데 이상근증후군에 의한 좌골신경통이 가끔 말썽이다. 이상근증후군에 의한 좌골신경통으로 진단 내리고 치료해도 효과가 빨리 나타나지 않으면 혹시 척추장애 때문이 아닌가 하는 염려를 하게 된다.

이상근은 천추 제1-2번 신경(S1-2)의 지배를 받고 있다. 만일에 이 신경근들이 먼저 척추강 내에서 압박 당해서 이상근을 굳어지게 하고, 따라서 이상근이 좌골신경을 압박해서 생긴 신경통이 아닌가하는 염려가 되기도 한다. 물론 환자의 자각증상과 신경학적 검사, 그리고 MRI 촬영까지 해보면 구분할 수 있는 문제겠지만 개인클리닉에서 모든 외래 환자에게 MRI 검사까지 할 수는 없는 일이기 때문이다.

이상근증후군에 의한 좌골신경통과 하퇴부의 외측에 통증이 동시에 생겼을 때에도 좌골신경통 증상의 일부분으로 비골신경(peroneal n.)의 분포지역에 통증이 생긴 것인지, 아니면 별도로 비골신경에 장애가 생긴 것인지 혼동될 때가 있다.

2001년 7월말에 필자에게 좌골신경통을 호소로 단 1회의 치료를 받은 38세의 여자 환자가 있었다. 병력은 8개월 되었고 두 달 동안 한의원에서 침술 치료를 받았던 환자였다.

진찰결과 SLR, ankle Jerk, great toe extensor m.의 힘이 모두 정상범위에 있었고 다만 이상근에 심한 압통점이 발견되어 이상근증후군에 의한 좌측좌골신경통으로 추정되었다. 환자에게 필자의 추정 소견으로는 추간판탈출에 의한 좌골신경통으로 보이지는 않는데, 확인을 위해서는 MRI 촬영을 해야겠지만 이상근에 있는 통증유발점을 먼저 치료해보고 결과가 좋지 않으면 그때 촬영해보자고 설명했다.

치료와 진단을 겸해 0.7% 리도카인 10 mL를 이상근에 주사하고 통증의 유무를 물으니 많이 편해졌다고 한다. 물리치료를 해준 다음 계속해서 치료받도록 당부해서 보냈는데 그 후로 소식이 없다가 6개월 후에 전화가 왔다.

필자에게 치료받고도 완치되지 않아 1개월 후에 종합병원에 가서 MRI 촬영을 했는데 제5요추-제1천추 사이의 척추가 퇴행성으로 내려앉아 신경을 누르고 있는 것으로 판명되어 척추수술을 받았단다. 수술 후에도 다리가 저려서 집도의사에게 물으니 수술시기가 늦어져 예후가 별로 좋지 않은 것 같다고 하더라는 것이다. 필자가 일찍이 MRI 촬영을 권유했더라면 결과가 좋지 않았겠느냐는 항의 비슷한 전화내용이었다. 6개월 동안 방치하고 2개월간 침 맞으러 다닌 기간은 모두 어디에 두고 단 1회의 치료를 해준 필자를 탓하는지 모를 일이다.

환자에게 필자가 시술한 것은 진단과 치료를 겸한 것이었는데, 어떻게 처음 보는 젊은 환자에게 퇴행성 척추증을 의심했겠느냐고 했더니 따지려고 전화한 것은 아니란다. 수술을 받고도 아직 불편한 점이 많은데 필자에게 다시 치료받으러 가면 되지 않겠느냐는 것이다. 필자는 수술과 관련된 문제가 해결된 다음에도 불편한 점이 있거든 그때 찾아오라고 대답해 주었다.

이 환자의 경우에 필자는 이학적 검사에서 신경근 증상이나 경막증상(dural sign)이 없고 단순히 좌골신경통증상만 있었기에 이상근증후군이라는 진단을 내려주었는데, 제5요추와 제1천추 사이에 척추가 무너졌다니 도저히 이해가 되지 않는다. 수술 후에도 결과가 좋지 않다니 어느 진단이 옳았는지 알 수 없는 일이다. MRI 소견에서 척추에 이상소견을 보였기에 척추수술을 했겠지만, 아직도 남아있다는 좌골신경증상은 필자가 초기에 진단했던 이상근증후군에 의한 것이 아니었던가 생각된다.

수술을 했던 의료기관에서는 MRI 소견을 너무 확대 해석한 나머지 이상근증후군 환자에게 불필요한 척추수술까지 해주었지만 치료 효과를 보지 못했던 것인지도 모를 일이다. 언젠가 그 환자가 다시 온다면 진찰해서 원인을 찾을 수 있겠지만 단순좌골신경통으로 진단내렸던 환자가 수술까지 받고도 경과가 좋지 않다니 좌골신경통도 올바로 진단을 못하는 의사로 낙인찍힌 기분이다.

필자의 체면을 생각해서는 그 환자의 낫지 않은 부분은 필자에게 다시 와서 마무리 치료를 지었으면 좋겠지만, 환자의 입장으로 보아서는 필자에게 오지 않더라도 빨리 완쾌되었으면 좋겠다.

정말로 혼동되는 것 중의 하나가 좌골신경통이다.

필자처럼 억울한 얘기를 듣지 않으려면 치료 전에 모든 외래 환자에게 미리 MRI 검사를 할 수 있는 진료 여건이 마련되었으면 좋겠다.

04 119 구급차에 실려 왔던 환자의 요통

의료기관에서 의료사고가 났을 때 가족들은 멀쩡하게 걸어들어 왔던 사람이 들 것에 실려 나간다고 떠들어댄다. 그런데 반대로 구급차로 실려 왔다가 금방 멀쩡하게 걸어 나간 환자의 얘기를 하고자 한다.

2001년 5월 22일 아침에 허리통증이 심해서 움직이지 못하는 환자가 있으니 구급차를 보내달라는 전화가 왔다. 근처 주민의 전화로 생각하고 구급차가 없으니 대학병원이나 119구급대로 연락하시라고 얘기하고 끊었다. 점심시간이 지나자마자 119구급요원들이 들 것에 어느 젊은이를 싣고 들어왔다. 교통사고에 의한 중증환자로 추정되어 근처의 대학병원으로 보낼까 생각했다. 뒤따라온 가족들의 설명을 들으니 누구에게 소개받고 필자에게 오려고 아침부터 전화로 구급차를 요청했던 환자라고 한다.

이 근처에서 온 것이 아니고 같은 서울이지만 멀리 떨어진 곳에서 구급차를 불러 타고 일부러 온 것이란다. 환자는 통증이 워낙 심해서 스스로 들 것에서 진찰대로 옮겨 갈 수가 없어 여러 사람이 들어서 옮겨야 했다.

가족들에게 몇 가지 묻는 것 외에는 자세한 검사나 진찰을 할 수도 없었다. 환자는 32세의 건장한 남자였는데 3일 전에 갑자기 허리통증이 발생해서 꼼짝 못하고 누워있으면서 한의사를 청해서 침을 두 번 맞았다고 한다. 제4-5번 요추 부위에 수지침(手指鍼) 시술 때 사용하는 4개의 침을 꽂고 반창고를 붙여놓은 상태로 왔다.

환자를 엎드리게 하고 척추를 위에서부터 아래로 두드려 보아도 특별히 아픈 곳이나 결리는 점이 없는 것으로 보아 최소한 척추의 골절이나 내부의 장애는 아니란 생각이 들었다. 다시 척추의 좌우를 엄지로 촉진해보니 흉추와 요추의 사이에서 심한 압통점이 발견되었다.

이 통증은 필자에게 가장 친숙해 있는 요통으로서 흉-요추 사이에 있는 최장근(longissimus m.)에 생긴 통증유발점이 제12번 흉추신경을 압박해서 생긴 요통임을 쉽게 짐작할 수 있었다. 보호자들에게 상황 설명을 하고 제12번 흉추신경 후지(posterior br.)를 풀어주기 위해 시험 주사하기로 했다.

스테로이드 40 mg을 혼합한 0.5% 리도카인 10 mL를 준비하여 흉추와 요추 사이에서 옆쪽으로 약 3-4 cm 떨어진 양측 최장근에 있는 통증유발점에 5 mL씩 주사하고 잠시 후에 환자 스스로 일어나게 했더니 엉거주춤 일어날 수는 있었지만 요추를 구부리지는 못했다. 주사 부위에 물리치료를 한 다음 관찰해보니 통증이 많이 완화되어 요추도 절반쯤 구부릴 수 있었다. 비교적 보행도 자연스러워졌기에 계속해서 며칠 동안 통원치료 받도록 권유하고 귀가시켰다.

그 다음날 그 환자가 왔을 때는 자기 어머니와 동생을 새로운 환자로 동반해 왔고, 요통이 많이 감소되어 지낼만하다고 하지만, 치료점은 아직도 통증이 심해서 일주일쯤 치료받고 직장에 출근시켜 주겠다고 약속했다. 필자는 5일간 치료하고 그 약속을 이행했고, 약 2주일간은 무리하지 말고 물리치료를 받도록 권유했다. 그 환자는 다시 나타나지 않아 연락을 했더니 직장에 출근하고 있는데 별로 불편한 점이 없다고 한다.

3년 전에도 충청지방의 어느 대학병원에 1개월간 입원하고 있으면서 각종 검사를 다 받고도 진단이 내려지지 않아 꼼짝없이 누워서 주사만 맞고 지내던 30대 여자 환자가 있었다. 환자의 시아주버니가 필자에게 와서 상담한 후에 휴대전화로 연락해서 119구급차를 불러 타고 상경하여 필자에게 치료받은 예도 그러했다. 며칠간 휠체어에 실려 다니다가 목발에 의지하여 걷다가 완전해져서 고향으로 내려갈 때까지는 2주일 걸렸다.

요통의 원인은 대부분 하부요추에 있지 않음을 필자가 밝혀 소개한 바 있었고, 여러 차례에 걸쳐 강조해 왔으나 아직도 많은 의사들이 요통의 원인을 아래요추에서 찾으려고 한다. 또한 대부분의 통증클리닉에서는 요통 환자에게 "경막외강차단"만을 반복하면서 치료를 기대하는 것 같다.

때로는 시험적인 신경차단을 할 수도 있겠지만, 치료 목적의 신경차단은 진단이 확실하다고 생각될 때에 시술해야 할 진료행위이다. 진단이 잘못된 환자에게 신경차단만을 아무리 반복하더라도 통증 치료에는 도움이 전혀 되지 않을 것이다.

신경차단을 많이 하고 있는 의사들의 경우를 보면 진단을 잘 하려고 노력하지 않고, 반복된 시술행위에만 신경을 많이 쓰는 것을 볼 수 있다. 필자의 경험에서 보면 진단만 확실하면 신경치료는 한 번이나 두 번이면 나을 수 있는데, 수차례씩이나 반복해서 차단하는 것은 근본적으로 진단이 잘못 내려진 것이라 생각된다.

결론

정도의 차이는 있지만 이러한 상황은 특정인에게 한정되어 있지 않고 우리 주변에서 흔히 볼 수 있는 사건들이다. 그러나 문제점은 환자에게 있기보다는 이러한 상황에 대처하는 우리 의료계에 있어 왔다.

이런 환자들을 보았을 때에 흔히 객관적인 소견을 얻기 위해 단순 X선, CT, MRI 검사를 해왔고, 그 판독 소견에 의한 진단만을 내려왔던 것이다. 기능장애에 의한 통증을 객관적으로 찾으려는 의료계의 잘못된 관행이 이러한 환자의 통증의 원인을 찾지 못하고 엉뚱한 치료를 하게 만들 수 있다.

이번 기회에 당부해두고자 한다. **요통의 원인을 하부요추 부위에서만 찾지 말아 달라고!**

2001. 5. 31.

05 요통으로부터 해방되어 모처럼 편한 잠을 잤어요.

요통환자 중에는 일상생활할 때는 별로 통증이 없는데, 취침 시에만 허리가 아파 똑바로 눕지 못하고 옆으로 누워 자거나 엎드려 잠을 잔다는 사람들이 있다. 이런 환자들은 대부분 대퇴사두근의 근력약화나 무릎관절통증까지 동반하는데, 특히 계단을 올라갈 때나 등산할 때에 현저하게 나타난다. 만성화된 경우에는 대퇴부전방의 대퇴사두근이 경직되거나 위축을 일으키기도 한다.

요통과 다리의 통증이 함께 있지만 요통이 더 심하면 다리의 불편함은 별로 느끼지 못하고 있다가 요통 치료를 받고 나면 다리까지 편해지는 것을 보고 그때서야 다리나 무릎관절에도 불편함이 있었음을 알게 되는 경우가 있다. 요통과 다리통증을 가진 환자에게 의료계는 척추에서 그 원인을 찾기 위해 객관적인 검사에만 의존하고 있지만 아직도 그 원인을 찾지 못하고 있다.

한 가족 중에 60대의 아버지와 20대의 딸이 똑같은 요통과 다리통증을 함께 치료받은 일이 있었기에 그 실례를 소개하고자 한다.

67세 되신 남자 환자는 여기저기에 아픈 곳이 많았지만 그중에서도 오래 전부터 오래 서 있거나 똑바로 누워있을 때에는 허리의 아래 부분에 통증이 심하다고 한다. 고관절(股關節)을 구부려 무릎을 세우고 누우면 편하기는 하지만 오랜 시간은 무릎을 세우고 있을 수 없단다. 치료를 위해서 각종 검사를 받아보았어도 그 원인을 찾지는 못했다고 한다.

무릎통증과 다리근력의 약화가 있어 불편하기는 했지만 나이 때문에 생긴 퇴행성 관절로 생각했기에 치료할 수 있는 병이라는 생각은 하지 않았단다. 잠을 자다가 자주 깨어나서 수면이 부족한 형편이니 제발 편안하게 잠을 잘 수 있도록 도와달라는 것이었다.

척추의 후방에 있는 근육이나 척추에서 통증의 원인이 될 만한 것을 찾을 수 없었고, 단지 환자를 엎드린 상태에서 척추를 골고루 눌러보니 요추의 각 추간관절마다 약간씩의 압통이 있었다.

환자를 앙와위로 눕혀놓고 양측 대퇴부전방의 대퇴사두근을 만져보고 두드려보니 근육이 많이 굳어있고 타진통이 있어 대퇴사두근의 긴장이 있음을 알 수 있었다. 환자를 눕힌 상태에서 무릎을 세우게 하고 배꼽의 양쪽 옆을 깊숙이 압박해보니 양쪽 모두에서 심한 압통이 있었다.

양쪽 대요근(psoas major m.)의 강직으로 인한 요추의 전만증(lordosis) 때문에 고관절을 신전(extnsion)시키고 누우면 요통이 생긴다. 고관절을 굴곡시키면 즉시 전만증이 풀어지면서 요통이 완화되는 것을 알 수 있었다.

대요근의 긴장을 풀어주기 위해 요추측방접근법으로 대요근에 약물을 직접주사해서 진단과 치료를 하기로 했다. 환자를 측와위로 눕히고 요추 제3-4번 사이의 정중앙에서 우측으로 6 cm 떨어진 곳을 10 cm의 22 G 주삿바늘로 찔러 대요근의 근막을 뚫는 촉감을 느낀 다음 바늘을 더 전진시켜 약 1.5 cm 정도 더 깊이까지 도달할 수 있도록 한다.

대부분 천자는 blind technique로 하기도 하지만 투시장비를 이용할 경우에는 바늘 끝이 요추 제3번의 척추체의 중간 깊이에 도달하도록 하고 스테로이드와 Botulinum Toxin 50 U를 혼합한 국소마취제를 20 mL 주입하였다.

약물주사가 끝나자마자 환자는 우측대퇴부가 시원해지며 무릎관절이 부드러워지고 똑바로 누워있어도 요추 부위에 통증이 없단다. 첫날은 한 쪽만 치료했는데도 그날 밤은 모처럼 편한 잠을 잘 수 있었다고 하였으며, 그 다음날은 반대편에 같은 시술을 해주었는데 양측 무릎과 대퇴부가 부드러워지고 누워있어 보니 허리는 말할 수 없이 편해졌단다.

곧바로 직장에 나가있는 딸에게 전화해서 빨리 와서 진찰을 받고 치료를 받아 보라고 권했다. 오후에 20대 후반인 그 환자의 딸이 찾아왔는데 5년 전부터 아버지와 똑같은 요통을 가지고 있었는데 특히 양측 대퇴부 전방에 통증이 심해서 틈만 나면 두드리는 것이 일과였단다. 병원에서도 병명이 나오지 않아 1년 전부터는 경락마사지를 받고 있다고 한다.

아버지와 마찬가지로 오른쪽 대요근에 주사해줬더니 대퇴사두근의 긴장이 풀리면서 다리가 부드러워지고 대퇴앞쪽을 두드려도 아프지 않고 본인도 미처 몰랐던 무릎의 불편함까지 순식간에 사라졌단다. 오른쪽이 편해지니 상대적으로 반대편의 무릎이 뻣뻣하고 더 아픈 것을 알 수 있단다. 다음날은 반대편을 치료했는데 역시 모처럼 편한 잠을 잤다고 한다. 오래된 증상이기에 단 한 번에 완치를 기대하기는 어렵겠지만 원인이 확인되었기 때문에 반복치료하면 완치될 것으로 기대되었다.

척추전만증(lordosis)을 가진 사람들은 똑바로 누우면 허리 아래 부분에 심한 통증이 있기 때문에 옆으로 눕는 것이 편하다고 한다. 이런 증상을 가진 환자를 자주 접하게 되지만 의료계는 이런 환자에게 올바른 진단을 내려주지 못하고 요추후방근육군에 물리치료만 해주고 있다,

요추의 전만증을 일으키는 기전을 살펴보면 대요근은 주로 고관절을 구부리는 역할을 하지만 고관절이 신전상태에 있을 때는 요추를 앞쪽으로 당기는 기능도 가지고 있다. 대요근이 수축하면서 길이가 짧아지면 요추를 앞쪽으로 당겨 전만증을 일으키면서 동시에 대퇴신경을 압박하는 원인으로 작용하기도 한다.

우리의 옛날 생활방식은 무릎이나 고관절을 충분히 굴곡과 신전운동을 하는 생활방식이었다. 재래식 화장실 이용, 쪼그리고 앉아 아궁이에 군불 때기, 설거지하기, 빨래터에서 빨래하기, 텃밭의 김매기, 방바닥에 앉아하는 생활들이 불편한 점은 있었다. 그러나 그러한 생활방식이 대요근과 장골근이 가지고 있는 기능을 충분히 활용하였기 때문에 근육의 신축성을 늘려주어 근육이 굳어지는 기회가 적었던 것이 사실이다.

생활이 서구화되면서 입식생활을 많이 하다 보니 재래식 생활방식에 비해 고관절과 무릎의 운동의 범

위가 반감되었다. 따라서 대요근과 장골근들이 충분히 신장을 일으키는 기회가 적어 근육들이 약화되어 사소한 운동에도 손상받아 굳어지는 환자들이 많이 생기는 것으로 추측된다.

대요근의 긴장에 의해 생기는 요통에 관해서 오래 전부터 관심을 가지게 되어 몇 년 전부터 필자와 뜻을 함께하는 후배들에게 이러한 요통 환자들의 치료경험을 모아서 논문을 만들어 발표하자고 제의한 일이 있었다. 몇 년이 지나도 그 제안에 호응하는 사람이 없어 필자 단독으로 논문을 만들어 학회지에 게재하지 않고 미발표 연구논문으로 인터넷에 올린 바 있다.

대요근에 의한 이러한 통증들을 예방하기 위해서는 일상생활 중에 제자리에서 앉았다 일어서기를 반복하는 하체운동을 꾸준히 해주는 것이 좋으리라 생각된다.

날이 갈수록 이러한 요통환자는 늘어가고 있는데, 우리 의료인들은 요통환자 특히 누워있을 때 아프다는 환자를 보면 요추와 척추 뒤쪽의 근육에서만 원인을 찾지 말고 척추몸통의 앞-옆쪽에 있는 대요근에서 찾아 해결해볼 것을 권유하는 바이다.

2002. 3. 27.

06 척추 압박골절로 오진되었던 요통의 치료경험

증례

75세의 여자 환자가 2002년 5월 1일 실내에서 넘어진 후에 요통이 심해서 구급차를 불러 대학병원에 입원한 일이 있었는데, 진단명은 요추의 급성 압박골절로 척추를 보호대로 고정하고 8주간 입원하신 후 퇴원하셨다고 한다.

입원하고 안정가료 기간에는 통증이 없었는데, 퇴원하고 나니 요통은 조금도 나아진 것 같지가 않다고 하신다. 단지 척추골절의 후유증이겠거니 하고 퇴원하고 9개월 동안 집안에 누워 안정을 취하면서 한의원에 가서 침을 맞고 한약을 복용하면서 지냈지만 전혀 개선의 여지가 없었다.

필자에게 찾아 오셨을 때에는 요추를 펴지 못하고 앞으로 절반쯤 구부린 상태에서 보호자의 부축을 받고 오셨다. C-arm 투시기로 투시해보니 골다공증이 심해서 척추의 형태가 흐리게 나왔고 흉추의 중간에서부터 요추 전체의 척추몸통이 퇴행성 변화를 일으켜 압박골절 소견을 보이고 있었고 추간판은 골화를 일으켜 두꺼워져 있었다. 척추를 측방에서 본 소견은 척추몸통의 정중앙은 1/2 정도로 낮아있고 추간판은 2배 이상 볼록하게 솟아있어 마치 볼록렌즈와 오목렌즈를 교대로 배열해놓은 것과 같은 소견을 보였다. 영상 소견만을 가지고는 도저히 어디에서부터 손을 써야할지 생각나지 않았다.

이학적 검사를 하기 위해서 베개를 배에 대고 엎드리게 한 다음 척추를 촉진해보니 흉추에서 요추까지 아프지 않은 곳이 없을 만큼 압통이 심했다. 그중에서도 흉추와 요추의 사이에서 가장 심한 압통이 촉진되어 흉추와 요추 사이의 옆쪽으로 4 cm 떨어진 점에 0.5% 리도카인 5 mL씩 주사하고 일으켜 세워보니 일어서기가 한결 편해지셨단다. 그 부위에 물리치료를 해주고 소염진통제와 근이완제를 투여하면서 일주일 경과한 다음 다시 진찰해보니 요통은 많이 감소했지만 흉추와 요추 사이의 통증유발점은 아직 풀리지 않았다. 환자와 상의해서 각 통증유발점에 Botulinum Toxin 15 U와 스테로이드 20 mg씩을 포함한 0.5% 리도카인 5 mL씩을 주사하였다.

다음날부터는 요통은 거의 없어져 약 1 km 정도 떨어진 자택에서 걸어서 통원치료를 다니시는데, 요통이 많이 좋아지니 왼쪽 아래쪽갈비뼈가 당기고 저리며 아프다고 하신다. 갈비뼈에는 이상이 없고 복벽의 외복사근(external oblique m.)의 긴장으로 늑골골막을 당기면서 생기는 통증으로 생각되어 갈비뼈의 아래 가장자리를 따라가면서 외복사근에 국소마취제를 주사하고 치료했더니 쉽게 좋아지셨다.

그 후로 일주일 간 치료를 더 해드리고 관찰해보니 노인성 질환이기에 젊은이들처럼 완벽한 건강생활은 힘들겠지만 정상생활하시는데 별로 불편하지 않을 것으로 사료되어 요통치료는 종결지었다. 요통치료를 마치고 나서 환자께서 하신 말씀이 진즉 여길 찾아오지 못해 그동안 고생한 것이 몹시 후회가 되신단다.

이 환자의 요통의 발생기전에 관한 고찰

동서고금을 막론하고 하부요추부위에 통증(즉, 요통)이 있을 때에 그 원인은 하부요추에서 찾거나 그 근처의 근육, 인대 등에서 찾아왔었다. 필자는 대부분 요통의 원인은 통증 부위에 있지 않고 흉추와 요추의 사이에 있음을 일찍이 발견하고 임상에서 많이 활용하고 있고, 그 기전과 치료법을 소개한 바 있다(근 긴장성 요통의 치료에 관한 새로운 소견. 대한통증학회지 제6권1호, 1993.).

장골릉(iliac crest) 근처에 있는 통증 특히 허리를 구부리거나 펼 때 심하게 발생하는 통증은 신경의 분포를 고려해서 볼 때 그 원인이 제12흉추신경의 장애 때문에 나타나는 것을 알 수 있다. 환자들은 물론 의사들까지도 요통이 있으면 요추 제4-5번 사이의 추간판탈출을 의심하고 치료는 요추경막외강차단(lumbar epidural block)을 하거나 하부요추 부위에 물리치료를 하고 있음을 보게 된다. 그러나 통상적으로 추간판탈출증 때문에 문제되는 신경근들은 좌골신경통을 일으키는 것이지 요통을 일으킬 수 있는 능력을 가지고 있지 않다.

이 환자의 경우에는 넘어진 후에 하부요추에 심한 통증이 발생하니까 대학병원에서는 X선 소견으로 척추의 급성 압박골절로 간주하고 8주간 척추를 고정하고 입원시켰던 것으로 사료된다. 이 환자의 X선 소견은 흉추 중간부터 요추 전체가 만성적인 퇴행성 변화를 일으킨 것이었지 급성으로 생긴 압박골절은 아니었다.

척추상태가 워낙 좋지 않아 운동부족에 의한 골다공증이 아닌가 싶어 환자에게 물었더니 평소에 운동도 많이 해왔고 30여 년 동안 골프도 하셨단다. 특별히 다친 일도 없어 운동부족으로 인한 골다공증이나 영양상태가 나쁠만한 이유가 없다고 한다. 그러나 환자의 상태로 볼 때 척추의 골다공증이 너무 심해 만성적으로 척추 뼈의 높이가 낮아진 것을 급성으로 생긴 척추골절과, 그로 인한 요통으로 오진하였던 것으로 보인다.

이 환자의 요통발생기전은 제12흉추와 제1요추 사이의 추간공을 통해서 척추강을 나온 제12번 흉추신경후지(posterior br. of T12 n.)가 척추기립근(erector spinae m.)을 뚫고 들어가 이 근육들에게 운동신경을 보내고, 근육을 관통한 후에 장골릉 쪽으로 내려가서 감각분지가 분포된다.

만일에 척추기립근 중의 최장근(longissimus m.)이 흉추와 요추의 접합부에 강직성 통증유발점을 가지면 이 근육을 관통하던 흉추 제12번 신경이 압박받는다. 그 중에서 감각신경분지는 후장골릉(posterior iliac crest)에 통증을 일으키고, 운동신경분지는 이 근육을 더욱 긴장시키는 악순환을 거듭하게 된다. 신경의 흥분으로 척추기립근이 등척성 수축을 하게 되면 요추의 평편화 현상을 일으킨다.

흉추와 요추의 접합부는 구조적으로 척추의 굴곡과 회전 운동이 가장 많은 부위이다. 따라서 일상생활이나 운동도중에 그 척추 부위가 손상받기 쉽고, 근육도 뒤틀리는 손상을 받아 통증유발점이 잘 생긴다. 대부분의 통증은 근육 내에 만성적으로 가지고 있던 잠복성통증유발점이 활성화되면서 통증을 일으키는 것이지 급성으로 생긴 병은 아니었다.

이 환자는 만성적으로 가지고 있던 통증유발점이 넘어지면서 활성화되어 통증을 일으키고 최장근과 흉추 제12번신경이 악순환의 고리(vicious circle loop)를 형성해서 만성적인 요통을 일으켰던 것으로 신경과 근육의 접합부에 있는 통증유발점을 풀어줌으로서 통증이 쉽게 풀어졌던 것으로 사료된다.

결론

현대의학의 특성상 객관적 검사소견을 무시할 수는 없겠지만, 환자의 증상과 일치되지 않는 검사소견에 의존하는 것은 바람직하지 않다. 아무리 첨단장비를 이용한 검사를 했더라도 환자의 증상과 일치하지 않은 검사소견은 무의미한 것이다.

구조적인 병으로 간주하고 치료에 실패했던 기능적인 요통환자를 치료하여 좋은 결과를 볼 수 있었기에 소개하는 바이다.

2003. 4. 15.

07 미골통(尾骨痛; causalgia)으로 상경한 어느 환자의 사연

전북의 어느 중소도시에 사는 52세의 여자는 2002년 10월에 넘어지면서 꼬리뼈에 골절을 당했다. 시일이 경과해서 꼬리뼈의 골절은 치유되었다는 판정을 받았지만 꼬리뼈의 통증은 그대로 있어 앉아있지 못하고 1년 이상 누워 지내야 했다.

정형외과에서 꼬리뼈에는 이상이 없다는 얘기를 듣고, 대학병원에서 꼬리뼈의 MRI 검사를 받았지만 명확한 진단도 내리지 못했다. 통증클리닉에서 경막외강차단을 네 차례 받아보아도 효과가 없었다. 동네재활의학과에서 꼬리뼈에 물리치료받으면서 미추강차단도 1회 받았다.

집 근처에 있는 통증클리닉에서 15회의 미추강차단(caudal block)을 받았으나 꼬리뼈의 통증은 전혀 없어질 낌새가 보이지 않았다. 치료에 효과가 없자 치료를 해주던 통증클리닉에서 필자에게 가보라는 진료 의뢰서를 발급받아 서울까지 오게 되었다. 서울에 와서 필자를 찾기 전에 척추수술로 유명하다는 모 병원에 가서 진찰을 받아보고 전혀 이상이 없다는 진단을 받았다.

환자가 필자에게 찾아온 이유는 꼬리뼈의 통증이 주 증상이었지만, 척추에 주사 맞은 것 때문에 항문에 불편함이 생긴 것 같다는 걱정도 하고 있다. 어느 병원에서 척추에 주사를 많이 맞으면 척추강에 유착이 생겨 그럴 수도 있다는 얘기를 들었단다. 항문 근처에 이질통(Allodynia)이 있었던 모양인데, 항문에 관한 것은 필자는 잘 모르는 일이라고 미리 얘기해 두었다.

환자는 미골의 통증으로 잠시도 똑바로 앉아있을 수 없고, 특히 의자에 앉을 때는 자세를 약간만 뒤로 젖혀도 통증이 더 심해진단다. 지방에서 서울에 올라 올 때에도 승용차의 뒷자리에 누워서 왔다고 한다. 환자의 병력을 들어보면 검사와 치료를 받아보지 않은 것이 없을 정도라고 하니, 장황한 환자의 얘기와 검사 결과들을 접어두고 본론에 들어갔다.

진단

본인의 가장 불편한 점은 꼬리뼈의 통증이었다. 베개를 아랫배에 대고 엎드리게 하고 꼬리뼈를 촉진해 보았지만 통증은 호소하지 않는다. 꼬리뼈의 맨 아래쪽에 해당하는 부위의 좌우측에 있는 근육을 촉진해보니 오른쪽에서만 심한 통증을 호소한다.

객관적으로 확인할 수는 없지만 이 환자의 통증은 꼬리뼈에 문제가 있었던 것이 아니라는 것을 직감할 수 있었다. 해부학 책에서 꼬리뼈와 둔부의 근육을 입체적으로 보여주는 그림을 찾아 환자와 보호자에게 통증의 발생기전을 해부학적으로 설명하였다.

미골통의 발생기전

꼬리뼈는 4개의 척추마디가 융합을 이루고 있는 구조물로서 척추의 가장 낮은 부위에 위치하며 각 마디가 별개로 기능을 발휘하지 않는다. 기립성 활동을 하는 인간은 앉아 있을 때에는 꼬리뼈가 가장 낮은 부위에 해당하기 때문에 방바닥에 닿을 수밖에 없다. 그러나 창조주께서 이러한 인간생활의 불편함을 배려하시어 대둔근의 가장 두꺼운 부분으로 꼬리뼈의 가장 아래 부분을 감싸서 방석처럼 만들어 주셨다.

넘어져 엉덩방아를 찧으면서 꼬리뼈에 손상을 입었다는 환자들의 대부분은 꼬리뼈의 골절을 의심하고 걱정을 하게 된다. 이 환자의 경우도 꼬리뼈의 골절이 있었는지는 시간이 많이 흘러 알 수 없었지만 본인이 호소하는 통증은 골절과 상관없는 일이라 생각되었다.

엉덩방아를 찧게 되면 꼬리뼈의 손상에 앞서 척추의 가장 하부를 감싸 보호하고 있는 두툼한 대둔근이 먼저 손상받게 된다. 손상받은 근육이 굳어지면서 탄력을 상실하게 되면 이 근육이 부착되는 꼬리뼈의 골막을 잡아당기게 되어 꼬리뼈에서 통증을 느끼게 되는 것이다.

치료

2004년 3월 23일 초진일에 0.5% 리도카인에 스테로이드 20 mg과 Botulinum Toxin 20 U를 혼합하여 8 mL를 만들어 우측 미골의 가장자리를 따라 압통이 있는 대둔근에 주사하고 물리치료를 해주었다.

4일쯤 치료를 하다 보니 통증은 많이 감소했는데 미골의 끝에만 통증이 미세하게 남아있다고 한다. 자세히 촉진해보니 우측 대둔근의 가장 밑 부분에만 조그만 압통점이 확인되었다. 같은 농도의 약제를 5 mL 만들어 우측 대둔근의 가장 아래 부분에 다시 주사해 주었다.

주말을 보내고 월요일에 왔을 때에는 먼 곳에서 승용차를 타고 필자의 클리닉까지 왔는데 통증이 거의 없었다고 한다. 치료 부위를 촉진해도 압통이 없어 치료를 종결하고 귀향시켰다. 아직은 통증유발점이 완치되지는 않았지만 유발점의 핵(Core)은 풀렸다 싶으니 고향에 가서 물리치료로 마무리하도록 하고 보낸 것이다.

- 다른 환자의 얘기지만 30대 중반의 어느 간호사는 아무런 이유도 없이 7년 이상 꼬리뼈의 통증이 심하여 다니던 대학병원 수술실 근무도 그만두고 결혼도 못하고 있었다.

  확실한 진단이 내려지지 않은 채로 대학병원 통증클리닉에서 수차례의 미추강내주사, 경막외강주사, 궁둥구멍근(梨狀筋)내 주사, 또한 경막외강 유착박리술을 받았으나 효과를 보지 못했다.

  또한 이름 있다는 몇몇 통증클리닉을 찾아 다녔지만 전혀 차도를 보지 못했다. 친구인 어느 마취과 의사의 소개로 필자를 찾아와서 2주일 만에 완치효과를 볼 수 있었다.

- 또 다른 남자의 일인데 오래 전에 꼬리뼈를 발로 채인 뒤부터 꼬리뼈 통증으로 고통받고 있었다. 검사결과 꼬리뼈가 길고 기형적으로 생겼다는 진단을 받는데 통증이 너무 심해 자원해서 꼬리뼈를 절제하는 수술까지 받았지만 통증은 없어지지 않았다. 그 환자도 통증의 원인은 꼬리뼈 자체에 있지 않고 양쪽 대둔근의 아래 부분에 있었던 것이다.

결론

지방에서 상경한 이 여자 환자와 같이 엉덩방아를 찧어 부상당한 일이 없으면서도 꼬리뼈의 통증으로 고생하는 환자가 적지 않다. 대부분 꼬리뼈의 이상여부를 알고 싶어 하지만, 실제로 꼬리뼈의 손상으로 생기는 환자를 필자는 한 번도 보지 못했다.

꼬리뼈에 부착된 근육들이 탄력을 상실하면 꼬리뼈골막을 자극해서 생긴 통증을 꼬리뼈 자체의 이상으로 통증이 생긴 것으로 오해하고 있는 것이다.

이 환자의 항문에서 느끼고 있는 증상은 필자가 잘 알지 못하는 분야였지만, 마미총증후군의 한가지로 의심되었다. 반복적인 미추강차단으로 미추강안에 생긴 기계적인 손상이나, 스테로이드에 의한 마미총(馬尾叢)의 괴사나 유착에 의한 증상이었을 것으로 추정해 보았다.

2004. 4. 1.

08 상상을 초월했던 요통과 대퇴신경통의 원인

요통과 다리 통증 환자를 수없이 진료해 왔지만 대부분 예상범위를 벗어나지 않은 환자들이었기에 비교적 어렵지 않게 진단과 치료가 가능했었다. 그런데 최근에 상상을 초월한 원인의 요통과 대퇴부 앞쪽의 통증 환자를 만나 새로운 고민에 빠지는 경험을 했기에 소개하는 바이다.

증례

(1) 42세의 남자는 요통과 오른쪽 대퇴부에 힘이 없어 고생한지는 30년가량 되었다는데 병원에 갈 때마다 추간판탈출이라는 진단만 받고 물리치료만 받으면서 지내왔다. 평소에도 요통이 있어 왔지만, 며칠 전부터 갑자기 오른쪽에 심한 요통이 생기면서 요추를 똑바로 펼 수 없게 되어 반쯤 전방으로 구부린 상태로 찾아왔다.

이학적 검사에서 좌골신경통을 의심할만한 소견은 없었다. C-arm 투시기로 요추를 투시해보니 제3-4번 요추의 간격이 좁아있고 우측으로 커다란 골극이 솟아있어 오래 전에 척추의 부상으로 압박골절이 있었던 것으로 의심되었다. 촉진해보니 흉추와 요추사이에 압통이 심하고 요추 제4-5번 사이의 오른쪽 추간관절부근에 압통이 있을 뿐이었다. 필자가 흔히 경험한 흉추 제12번신경의 장애와 추간관절증후군에 의한 요통으로 잠정적 진단내릴 수 있었다.

양측 흉추 제12번 신경과 추간관절에 국소마취제를 주사했으나 통증완화에 전혀 도움이 되지 못했다. 요추 제3-4번 사이의 추간판에 문제가 있다 싶어 0.5% 리도카인에 스테로이드 40 mg을 혼합해서 16 mL로 만들어 요추경막외강차단을 하였으나 아무런 효과가 없었다.

서둘러 요추 MRI 검사를 해보니 오른쪽 요추 제3-4번 사이의 퇴행성척추염과 함께 거대한 추간판의 돌출이 있어 제4요추 신경근을 압박하고 있음이 확인되었다. 환자를 다시 진찰해 보니 MRI 검사 전에는 미처 파악하지 못했던 우측 대퇴사두근의 심한 위축도 발견할 수 있었다. 요추 제4-5번 사이의 추간관절 부위에 통증이 여전히 심했고, 환자를 눕히고 양쪽 대요근을 촉진해보니 오른쪽 대요근에 심한 압통이 발견되었다.

제3-4번 요추 사이의 추간판돌출로 제4요추신경이 압박받고, 그 조절을 받고 있는 대요근의 수축으로 허리가 앞으로 구부러지면서 요통이 생긴 것으로 사료되었다. 다음에는 대퇴신경을 구성하는 제4번 요추 신경근이 추간판에 의해 압박되고, 수축을 일으킨 대요근에 의해 대퇴신경이 압박받아 오른쪽 대퇴사두근에 긴장성 통증이 생겼던 것으로 추정되었다.

환자에게 상세하게 설명해주고 종합병원으로 가서 수술을 받도록 진료의뢰서를 발부해서 보냈는데, 수술 경과가 좋아 30년 묵은 통증이 완치되었다는 얘기를 전해 들었다.

(2) 75세의 여자 환자는 8일 전부터 갑자기 요통이 생기면서 왼쪽 대퇴부의 앞쪽에 통증이 심해지셨단

다. 앉아있을 때보다는 누워있을 때에 통증이 더 심해 숙면을 취하지 못하신다고 한다. CT 촬영으로 척추관협착증이라는 진단을 받고 며칠간 치료받았으나 효과가 없어서, 오래전에 아들이 필자에게 치료받았던 기억이 나서 필자에게 찾아 오셨단다.

CT 결과를 가지고 오셨는데 온통 척추의 퇴행성 변화만 보일 뿐 환자의 통증의 원인을 찾아내는데 도움이 되지 않았다. 진찰해보니 좌측 대퇴사두근이 굳어있고 좌측 대요근과 장골근에 압통이 심했다. 젊은이들 같으면 장요근(iliopsoas m.)의 긴장에 의한 요통이나 대퇴신경통을 의심을 했겠지만 나이도 많고 척추상황이 별로 좋지 않아 MRI 촬영을 해보았다. MRI 판독 소견은 다음과 같이 나왔다.

CONCLUSION:

severe disco-osteophytic degeneration, L2-S1.

L2-3, severe diffuse bulgin G Lt paracentral protrusion, spinal stenosis.

L3-4, severe diffuse bulging, neural foramen narrowing, spinal stenosis.

L4-5, severe diffuse bulging, hypertrophy of ligamentum flavum, severe spinal stenosis.

L5-S1, severe diffuse bulgin G

이상과 같은 판독 소견과 MRI 영상을 보는 필자의 마음이 더욱 착잡해졌다. 어디에서 오는 문제 때문에 갑자기 요통과 대퇴신경통이 왔는지 환자에게 설명이 되지 않았다. 영상 소견만으로는 만성적인 척추의 퇴행성 변화를 의심해야 되겠지만 통증은 비교적 급성으로 발생했던 것이다.

골격구조로 볼 때에 극히 만성질환으로 생각되는 통증을 어느 곳에서부터 손을 써야할지 의문스러웠다. 증상이 급성이었기에 일단 경막외강차단을 해보기로 했다. 보호자에게는 효과가 있을 수도 있고 없을 수도 있으니 너무 큰 기대는 말고 처치해 보자고 했다.

0.4% 리도카인에 스테로이드 40 mg을 혼합하여 20 mL로 만들어 요추 제4-5번 사이의 경막외강에 주입하였다. 주사 후 수분 내에 다리통증과 누워있을 때 있던 요통이 감쪽같이 사라졌다. 환자 본인이나 보호자는 몹시 만족스런 표정이었지만 필자는 이 효과는 일시적일 수 있으니 시간이 지나면서 통증의 재발여부를 지켜보고 연락하도록 당부하고 귀가시켰다. 이틀 후에 보호자로부터 연락이 왔는데 환자의 통증이 없어져 편안하다고 한다. 그런 상태가 일주일 이상만 지속될 수 있다면 결과가 좋을 수 있을 것이니 경과를 잘 관찰해주도록 부탁해두었다.

그런데 5일째 되는 날 아침에 연락이 왔는데 새벽부터 통증이 재발하여 꼼짝할 수가 없다고 한다. 골격구조가 너무나 좋지 않아 다시 경막외강주사를 반복하는 것은 의미가 없겠다 싶어 MRI 영상을 지참시켜 대학병원으로 가시도록 조치했다.

진료의뢰를 받은 병원에서는 나이도 많고 L2-3, L3-4, L4-5의 광범위한 추간판돌출과 척추관협착이 심한 환자를 어떻게 치료하게 될지 귀추가 주목되었다. 가까운 대학병원에 입원 중인 환자분과 몇 차례 직접

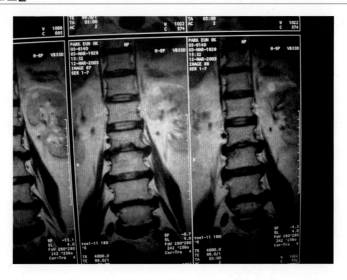

전화통화를 했는데 정형외과 의사들도 수술을 하는 것이 좋기는 하겠는데 범위가 넓어서 어디서 어디까지 손을 써야 할지 몰라 고민하고 있었다고 한다.

수술은 하지 않고 3주일간 약물투여하면서 입원하다가 퇴원하셨는데, 심한 통증은 가라앉았지만 아직도 활동이 불편하셔서 조심하면서 지내고 있는데 경과를 지켜보다가 다시 통증이 심해지면 대요근에 직접 주사하기로 약속하고 경과를 지켜보고 있는 중이다.

이 통증에 대한 병태생리

의료계는 요통환자가 있으면 우선 하부요추의 이상여부를 가리는데 급급했다. 척추에 이상소견을 찾지 못하면 척추후방에 있는 근육성 통증이라고만 생각하고 있을 뿐 어느 근육의 어떠한 문제 때문에 통증이 생긴다는 명쾌한 대답을 못해주고 있는 실정이다.

필자는 근육성 요통 중에는 요추의 앞-옆쪽에 위치하고 있는 대요근의 긴장이 요추의 전만증을 일으키면서 요통을 일으키고 대퇴신경을 압박하여 대퇴신경통을 일으킬 수 있음을 일찍이 발견하여 치료에 활용하고 있고 여러 경로를 통해 소개한 바 있다.

대요근에 긴장이 생겨 근육의 신축성이 없어지고 근육의 길이가 짧아지면 요추의 전만증(lordosis)을 일으키기 때문에 직립자세로 장시간 서 있거나 고관절을 뻗고 똑바로 누워있으면 추간관절(facet joint)들의 간격이 좁아지면서 추간관절에 통증을 일으킨다.

대요근의 주 기능은 고관절굴곡(hip flexion)과 요추의 굴곡이지만, 요추를 굴곡 시키면서 한편으로는 요추의 전만증을 일으킬 수 있는 기능을 가지고 있다. 이러한 두 가지 반대되는 기능을 Rasch는 "Psoas Paradox"라 불렀다. 대요근(psoas major m.)과 장골근(iliacus m.)이 긴장하면 그 사이로 지나가는 대퇴신경을 압박하여 그 지배를 받는 근육에 긴장성 통증을 일으키고 대퇴사두근(quadriceps femoris m.)의 긴장은 무릎관절에 통증을 일으킨다. 이때 환자의 요통은 장시간 서있을 때나 고관절을 뻗고 똑바로 누워있을 때에 심하고 무릎관절통증은 계단을 올라 갈 때에 더 심하고 다리에 힘이 없는 것이 특징이다.

이제까지 필자는 대요근에 의한 요통과 대퇴신경통은 대요근의 긴장에 의한 것만을 생각해왔는데, 근래에 들어서 대요근을 지배하는 신경근들의 이상이나, 대퇴신경의 구성성분인 요추 제2, 3, 4번의 신경근을 압박하는 요소가 요추에 있음을 발견하게 되었다.

추간판탈출이나 척추관협착같은 병변은 하부요추인 L4-5 사이나 L5-S1 사이에서 주로 생겼고 그에 대한 증상은 좌골신경통이었다. L2-3 사이나 L3-4 사이의 추간판탈출로 요통이나 하지에 통증을 일으키는 경우는 이제까지 한 번도 경험하지 못한 일이다.

필자는 대요근과 장골근의 단순한 긴장이 요통이나 대퇴신경통을 일으키는 것으로만 간주하고 있었다. 그러나 대퇴신경의 구성성분인 상부요추 신경근의 병변 때문에 대퇴신경이 흥분을 일으켜 대퇴부 앞쪽에 통증을 일으키거나, 대요근을 긴장시켜 요통을 일으킬 수도 있다는 사실을 위에 소개한 증례 환자의 MRI 검사 결과를 보고 알게 되었다.

상부요추에 있는 추간판탈출이 흔한 것은 아니고, 희소하기는 하지만 있을 수 있는 가능성은 반드시 배제해야 할 것이다. 대요근에 의한 요통이나 대퇴신경통이 있을 시에는 반드시 X-ray나 MRI 촬영해서 상부요추의 추간판탈출의 유무를 가려낸 다음에 치료에 들어가는 지혜가 필요할 것으로 사료된다.

2003. 4. 26.

09 어느 마취과 의사의 좌골신경통!

어느 해 봄 일요일, 전국에 있는 필자의 의과대학 동기생들이 모여 동기회 겸 친선골프가 있던 날이었다. 대학동기생으로 어느 종합병원의 마취과장으로 있는 닥터 김이 골프를 시작하기 직전에 요즘에 오른쪽 다리가 가끔씩 기분 나쁠 정도로 저릴 때가 있다고 하는 말을 예사로이 받아넘기고 지나갔다.

그날 행사의 모든 진행을 맡고 있던 닥터 김은 마지막 팀에 편성되어 있었다. 필자는 맨 첫 번째 팀으로 골프를 마치고 맨 먼저 탈의실에 들어갔더니, 닥터 김이 혼자서 오른쪽 다리를 붙잡고 울고 있는 것이다. 웬일이냐고 물으니, 다른 사람들을 모두 내보내고 마지막 팀으로 경기를 하려고 첫 스윙하는 순간 갑자기 다리가 당기면서 일어설 수 없을 정도로 통증이 심해 골프를 포기할 수밖에 없었단다. 쉬면 나을까 싶어 기다시피해서 욕실의 열탕에 들어앉아 몇 시간 동안 쉬고 있어도 통증이 가라앉지를 않아 구원자가 올 때까지 울고 있었다는 것이다.

곧이어 여러 사람들이 줄줄이 들어오기 시작했는데, 그 중에는 신경외과나 정형외과 전문의들도 있었다. 그들에게 서둘러 진찰해보고 진단해 보라고 했더니 얘기만 듣고 하지직거상 검사(SLR Test) 한 번 해보더니 "요추 추간판탈출이구만! 고생 좀 하겠는데!" 하는 얘기가 전부였고 누구하나 도움 줄 생각을 못하고 있는 것이다.

하는 수없이 필자가 직접 나서 진찰을 해보기로 했다. 우선 허리에 통증이 없다는 얘기는 들어서 알고 있었고, 하지직거상 검사를 해보니 약간의 장애는 있었지만 경막자극에 의한 증상(Lasegue Sign)은 없었다. 엄지발가락의 신전력(extensor power)검사나 Achilles건의 반사검사는 양측 모두 정상이었다. 엎드리게 한 다음 양측 둔부 깊숙한 곳에 있는 이상근(piriformis m.)을 촉진해보니 우측에 극심한 압통이 있음을 발견했다.

잠정적으로 이상근증후군이란 진단내리고 통증완화를 위해 엄지로 둔부를 깊숙이 약 30분간 마사지를 해주고, 고관절을 굴곡과 내회전을 반복시켜주고 일으켜 세워 운동시켜보니 통증이 많이 완화되어 걸음걸이를 할 수 있었다, 상비약으로 소지하고 있던 진통제인 Tridol 50 m G 짜리 두 알을 복용시켰다.

여러 사람들이 빨리 서둘러 병원으로 가서 진단받고 치료하기 위해 서울로 가자고 했으나 본인은 견딜만 하니 그냥 지내보겠단다. 응급처치 덕분에 골프가 끝나고 그 날 밤에 있었던 동기회행사의 진행 업무까지 무사히 마칠 수 있었다.

다음날 자기네 병원에 가서 MRI 촬영을 했는데 척추에는 이상이 없다는 소견이 나왔고, 신경외과 과장에게 진찰받았으나 별일이 아니니 휴식을 취하면 되겠다는 진단을 받았다고 한다. 어제와 같은 심한 통증은 없지만 둔부에서부터 다리의 바깥쪽까지 당기면서 저리는 증상이 있다고 필자를 찾아왔다.

필자는 이상근증후군(piriformis syndrome)으로 확진내리고 bupivacaine에 스테로이드를 섞어 10 mL로 만들어 이상근에 주사하고 물리치료를 하고 보냈다. 하루가 지나고 경과보고가 왔는데 증상은 거의 사라지고 다리의 외측에만 미세한 이상감각이 있다고 한다. 며칠 경과 후에도 그런 증상이 남아있으면 비골신경장애를 의심하고 장비골근(peroneus longus m.)을 치료해보자고 했다. 발병 일주일 후에 전화가 왔는데 이제는 다 나았다고 한다.

결론

많은 의사들이 닥터 김의 경우처럼 편견을 가지고 진료에 임하고 있다는 것이 문제이다. 다리가 당기고 아프면 추간판탈출이라는 고정관념을 가지고 있었기에 자기의 친구가 아프다는데도 건성으로 하지직거상 검사(SLR test) 한 번 해보고 추간판탈출이라는 진단을 내렸다는 것은 너무 형식적인 진찰이었다고 생각된다.

MRI 소견에 아무 것도 나오지 않았다고 해서 환자의 애로사항은 아랑곳하지 않고 별 일이 아니라고 진단해주는 같은 병원의 동료신경외과 의사도 문제는 있다. MRI와 같은 특수 장비를 갖추지 못한 개원의사들은 단순 이학적 검사와 X선소견만 가지고 추간판탈출이라는 진단을 내리는 것을 많이 보는데, 이는 X선소견에 의한 진단이 아니고 본인들의 고정관념에 의한 진단이었음을 알 수 있다.

닥터 김의 경우에서 보듯이 신경외과나 정형외과 의사들은 다리에 통증이 있으면 요추추간판탈출이라는 고정관념 외에 다리의 통증은 이상근증후군이 더 많이 작용하고 있다는 사실을 전혀 모르고 있음을 많은 진료경험에서 알 수 있었다.

2001. 10. 26.

10 요부교감신경절절제술을 방지할 수 있었던 교감신경절차단

필자가 수술실에 근무할 때 생긴 일이었다. 신경외과에서 작열통(causalgia)이라는 진단명을 가진 환자에게 요부교감신경절절제술(lumbar sympathectomy)을 하겠다는 수술계획서가 들어왔다. 모처럼 들어보는 진단명이지만 진단이 확실한 것인지도 알 수 없었고 수술을 한다고 해서 반드시 나을 수 있다는 확신도 있을 것 같지 않았다. 진단명의 확인과 수술의 적응 여부를 확인하기 위해 수술에 앞서 시험적 요부교감신경절차단(lumbar sympathetic ganglion block)을 먼저 해보자고 제의를 했더니 신경외과에서 흔쾌히 수락해 왔다.

환자와 병상일지가 수술실로 보내왔는데 26세의 젊은 남자는 군복무시절인 4년 전에 작업하다가 나무뿌리에 오른쪽 발바닥의 안쪽을 찔려 깊은 외상을 입고 치료받은 일이 있었다고 한다. 그 후로 아무 일없이 잘 지냈는데 2년이 지나고 나서부터 발바닥의 안쪽이 찌릿찌릿하고 아파서 걸을 수가 없었단다.

필자는 작열통에 대해서는 별로 아는 바가 없었지만 교감신경절을 차단해서 일시적인 통증해소 효과라도 있다고 확인된 통증에 한해서 교감신경절절제술(sympathectomy)의 적응이 될 것이라는 예상을 할 수 있었다.

환자를 베개를 배에 대고 엎드리게 한 다음 요추 제2, 3, 4번 교감신경절을 차단할 수 있도록 요추 부위에 세 곳을 찾아 표시를 해놓고, 가장 다리의 혈액순환에 영향을 많이 미친다는 요추 제2번 교감신경절을 먼저 차단하기로 했다.

22 G 10 cm 길이의 척추마취 주사바늘로 제2번 요추체의 전-측방에 있는 교감신경절에 1.0% 리도카인 15 mL를 주사하고 관찰하였더니 다리로 가는 혈관이 확장되면서 열감이 나기 시작했다. 교감신경절이 효과적으로 차단되었음이 확인되어 다른 부위는 차단하지 않았다.

환자를 일으켜 세우고 확인해보니 오른쪽 다리의 혈관이 현저하게 확장되어 있음을 육안으로도 알 수 있었고, 본인이 느끼기에도 열감과 함께 다리가 부풀어 오른 것 같은 느낌이 있다고 한다. 환자를 걷게 하였더니 아프던 발바닥의 안쪽에는 여전히 찌릿한 통증이 있다고 한다. 필자가 아프다는 부위를 찾아 만져보았더니 내측족척신경(medial plantar n.)이 발바닥 안쪽에서 발바닥으로 들어가기 직전의 위치에 심한 압통이 있고, 그 지점을 두드리니 발바닥으로 전기가 통하는 것 같은 통증이 있다고 한다.

신경외과에 교감신경의 차단효과를 확인시켜 준 다음, 이 환자는 작열통이라고 생각되지 않고 내측족척신경(medial plantar n.) 주위의 유착이나 신경종(neuroma)이 의심되니 요부교감신경절절제술을 하지 않는 것이 좋겠다고 통보해 주었다.

그 후로 그 환자는 다시 수술 계획을 세워 발바닥 안쪽을 수술했는데, 내측족척신경에서 좁쌀보다 약간 큰 신경종을 찾아 제거함으로써 그 통증을 해결할 수 있었다.

작열통(灼熱痛)이란 어떠한 신경의 부분적 손상 후에 주로 손과 발부위에 타는 것과 같은 통증(burning pain), 이질통(allodynia), 감각과민반응이 나타나는 것이라고 정의하고 있다. 반사성 교감신경성위축증(reflex sympathetic dystrophy)과 구분되는 것은 교감신경성통증이지만 작열통은 반드시 확실한 신경손상이 있어야하고 교감신경차단으로 통증이 소실되어야 한다고 한다.

아마도 작열통의 기전은 신경이 손상받으면서 신경으로 가는 영양동맥(nutrient a.)을 조절하는 교감신경의 흥분으로 영양동맥이 폐쇄(occlusion)되어 신경에 허혈(ischemia)을 일으켜 나타나는 통증으로 추측된다.

약물요법으로는 교감신경차단제인 α2-blocker, β-blocker, Ca-antagonist를 쓰기도 하고 항우울제나 항경련제를 쓰기도 한다고 한다.

마취과적인 치료는 교감신경차단이 가장 유력한 치료법으로 알려져 있다. 반복적인 교감신경차단에도 통증 완치가 안되고 일시적 완화만 있을 때에는 신경파괴방법이나 교감신경절절제술이 고려된다. 그러나 이 환자의 경우는 교감신경차단에 의한 병명의 확인이나 치료 효과도 확인해보지 않고 곧 바로 교감신경절절제술을 시도하려고 했던 것이다.

기계적인 자극에 의한 이질통이나 과민성통증반응으로 보아 신경외과에서 작열통이라 진단내릴 수 있는 가능성은 충분히 있다고 사료되지만 조금만 더 관심 있게 관찰했더라면 교감신경절절제술까지는 고려하지 않았을 것이다. 만일에 이 환자를 작열통 환자로 간주하고 교감신경절을 절제했더라면 수술 후에도 통증이 계속남아 있었을 텐데, 그 후의 뒤처리를 어찌 했을지 생각하면 아찔한 생각까지 든다.

마취통증의학과 의사가 수술 마취만 하고 있는 것보다는 이렇게 부적절한 수술은 골라내어 신경차단술로 감별진단해서 사고를 방지해주는 것도 중요한 역할 중의 하나라고 생각된다.

2002. 6. 27.

11 좌측 추간판탈출에 의한 우측 좌골신경통

일반적으로 추간판탈출증(HNP)이라 하면 경조직(hard tissue)인 추간판에게 신경뿌리가 기계적으로 압박당해 생기는 신경장애로 생각해 왔다. 그래서 외과계열에서는 수술로 제거하는 것만이 최선의 치료법이라고 생각하고 있는 것이다.

경막외강주사법(epidural Injection)이 도입된 이후로 수술은 많이 줄었지만, 한편으로는 경막외강차단이 남발되는 경향도 없지 않다. 필자는 추간판탈출증 환자가 경막외강주사로 증상이 호전되는 것을 보고 기계적 자극 때문에 생긴 증상만은 아니라는 것을 알 수 있었다.

불과 교감신경만을 차단할 수 있는 농도인 0.5% 리도카인과 미량의 스테로이드를 주사해서 추간판탈출이나 척추탈위증(spondylolisthesis)에 의해 생긴 좌골신경통이 주사한지 몇 분 이내에 사라지는 것을 볼 때마다 느껴왔던 것이다.

그래도 대부분의 의사들은 신경뿌리가 압박되었다고 생각되는 쪽의 신경증상과 MRI 소견이 일치되었기 때문에 의심의 여지없이 수술도 해왔을 것이고, 경막외강에 주사 후에 통증이 없어지면 그러려니 생각해왔던 것이다.

필자는 2003년 12월 2일에 오른쪽 좌골신경통을 5년이나 가지고 있었던 35세의 젊은이를 치료하면서 또 다른 체험을 하게 되었다. 이학적 검사에서 오른쪽 하지직거상(SLR) 검사 소견은 정상이었지만, 오른쪽 이상근에 압통이 있었다.

오른쪽 Achilles건의 반사기능(Ankle Jerk)이 전혀 없어 우측 L5-S1의 추간판탈출을 의심하여 MRI 검사를 의뢰했다. 검사결과 Herniation of the nucleus pulposus (L5-S1) through an annular defect causes Lt. paracentral protrusion of disk material with thecal sac compression이라는 판독이 나왔다.

필자는 MRI 결과를 보고 오른쪽 추간판탈출을 왼쪽 추간판탈출로 판독을 잘못한 것이 아닌가 생각했는데, 자세히 보니 환자의 증상과는 반대쪽에 추간판탈출이 있었던 것이다. 황당하기도 하고 의아스러워 MRI실에 전화하여 잘못된 것이 아닌가 물었더니 검사가 잘못된 것은 없고 가끔은 본인의 증상과 MRI 소견이 반대쪽으로 나오는 수가 있다고 한다.

좌골신경통 증상은 분명히 오른쪽에 있는데 MRI 소견에는 추간판탈출은 왼쪽에 있고 왼쪽 경막을 압박하고 있다고 나왔으니 어떻게 치료해야 할지 망설여졌다. 필자가 해줄 수 있는 치료법은 경막외강주사 밖에 없으니 선택의 여지가 없었지만 신경외과로 수술을 의뢰할까하는 생각이 들기도 하였다.

환자는 수술받기를 완강히 거부하고 있어 증상과 검사결과가 반대로 나온 사실과 경막외강차단의 효능과 치료 효과가 없을 수도 있는 가능성에 대해서 설명하고 시술하였다.

L5-S1 사이의 경막외강에 0.5% 리도카인 16 mL에 스테로이드 40 mg을 희석하여 주입하였는데 주사 시에 환자는 오른쪽 다리로 뻗치는 통증을 호소하였다. 주사 후에는 환측의 다리가 더 훈훈해지는 것을 느낄 수 있었으나 약 30여 분 침상 안정 후에 물어보니 그동안 아팠던 오른쪽 다리가 개운하게 나은 것 같다고 한다. 일시적인 약물효과로 통증이 없을 수도 있으니 경과를 보고, 통증이 재발하면 내일이라도 종합병원으로 가도록 하고, 통증이 없으면 일주일 후에 다시 보자고 얘기하고 귀가시켰다.

▣ MRI상에 왼쪽 추간판탈출증으로 나타난 오른쪽좌골신경통 환자

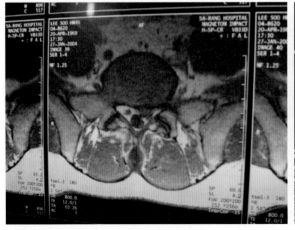
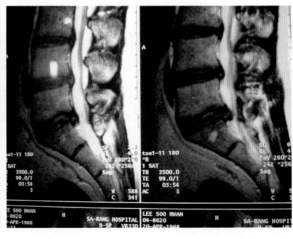

2주일이 지나도 연락이 없기에 전화로 물어보니 전혀 불편한 것이 없다고 하며 다음에 통증이 나타나면 찾아오겠단다. 0.5% 리도카인은 경막외강으로 투여하면 그 자체의 작용시간은 한 시간 이상 지속되지 않고 스테로이드의 작용기간은 일주일 이상 지속되지 않는다. 이 환자의 경우 2주일 이상 통증이 없는 것으로 보아 필자는 치료 효과가 있었던 것으로 간주하였다.

소위 추간판탈출이라고 하면 환자들은 물론이고 의사들까지도 연골같이 딱딱한 추간판이 신경뿌리를 기계적으로 압박해서 생기는 통증만을 생각하고 있다. Murphy는 추간판의 기계적인 압박보다는 추간판의 퇴행성 변화에서 생긴 화학적산물이 신경에 염증을 일으켜 요통과 좌골신경통의 원인으로 작용하는 것이라고 제안하고, 경막외강주사는 화학적 통증유발 물질을 희석시킨다고 했다.

문헌에 보면 경막외강(epidural space)에 주입한 국소마취제는 신경뿌리를 마취시켜 통증의 악순환을 차단시켜주고 근육을 이완시키며, 요추의 무통운동은 2차적으로 근육을 이완시켜 지속적으로 통증을 완화시켜준다고 알려지고 있다. 다량의 생리식염수는 정수학적 압력(hydrostatic pressure)을 증가시켜 조직의 유착을 박리시켜주고, 스테로이드는 염증이 있는 신경뿌리의 부종을 가라앉혀 준다고 소개하고 있다.

진료경험에서 지각신경이나 운동신경을 차단시킬 수 없는 농도인 0.5%의 리도카인으로도 확인된 추간판탈출이나 요추탈위증에 의한 다리의 통증을 즉시 없앨 수 있었던 것은 분명히 문헌에 소개된 마취효과나 화학적 산물에 의한다는 Murphy의 견해와는 다른 이유가 있을 듯하다.

국소마취제가 요추 부위의 교감신경을 차단시켜 척추강(spinal canal) 내의 혈액순환이 개선되면서 통증이 먼저 제거되고, 약물의 용적(volume) 효과에 의해 유착이 박리되거나 스테로이드의 항염효과에 의해 추간공(intervertebral foramen)안에 있는 여러 조직에 생긴 부종, 염증 등을 없애줌으로써 통증 치료가 되는 것으로 사료된다.

경막외강차단으로 효과를 볼 수 있었던 것은 경조직(hard tissue)에 의해 신경뿌리가 기계적 압박받아 생긴 통증이 아니고 신경뿌리주위의 연조직의 염증, 부종, 울혈 때문에 생겼던 것이라 사료된다.

필자가 경험한 이 환자의 MRI 소견은 분명히 기계적 압박은 왼쪽에 있었지만 환자가 가진 통증은 오른쪽에 생긴 기능적 좌골신경통이었다. 만일에 기계적 압박에 의한 통증이었다면 반대편으로 신경증상이 나왔을 리도 없고 경막외강주사로 통증이 치료되었을 수가 없을 것이다.

MRI는 객관적으로 보여줄 수 있는 영상검사 중에서 가장 신뢰할 수 있는 검사 중의 하나이긴 하지만 그 소견이 환자의 증상과 일치할 때에만 신뢰할만한 가치가 있는 것이다.

MRI상에서는 본인이 느끼는 좌골신경통과 반대방향에 추간판탈출(HNP)이 있었지만 경막외강주사를 해서 완치효과를 볼 수 있었다. 수술적인 제거가 아닌 경막외강주사로 치료 효과를 볼 수 있는 추간판탈출에 의한 좌골신경통은 기계적 자극이 아닌 기능적 장애에 의한 통증이었음을 증명하는 실례라고 생각된다.

2003. 12. 16.

12 대퇴동맥의 폐쇄에 의한 대퇴신경통

대퇴부 앞쪽 근육에 통증과 근력의 약화와 피부감각의 감퇴가 있고 심해지면 무릎에 통증까지 생기며, 무릎관절운동 때 관절잡음이 생기는 경우를 필자는 대퇴신경통이라 이름붙인 바 있다.

그 원인은 골반강 안에서 대요근(psoas major m.)과 장골근(iliacus m.)이 긴장을 일으키면서 그 사이를 지나가는 대퇴신경을 압박하고, 압박당해 흥분을 일으킨 대퇴신경이 지배하고 있는 근육과 피부에 증상을 일으킨다. 그리고 무릎관절의 상하를 연결하고 있는 대퇴사두근이 긴장하면서 무릎관절의 간격을 좁혀 무릎에 통증과 관절잡음을 일으키는 것이었다.

대요근구(psoas compartment) 내에 전이된 악성종양이 요방형근(quadratus lumborum m.)과 대요근 사이에 염증이나 유착을 일으켜 그 사이에 있는 요부신경총(lumbar plexus)을 압박하여 이러한 증상이 나올 수도 있다.

필자는 이러한 견해만으로 많은 환자를 치료해 왔는데 하나의 이변이 생겼다. 대요근의 긴장에 의한 대퇴신경통으로 진단하고 2회나 주사치료를 해주었는데도 전혀 치료 효과가 없어 몹시 당황스러운 일이 생긴 것이다.

대상자는 서울에서 통증클리닉을 개원하고 있는 60세의 동료의사로서 스스로 대요근에 의한 대퇴신경통이 생겼다고 자가진단하고 필자에게 찾아 온 것이 6개월 전이었다. 병력을 들어보니 좌측 대퇴부전방에 통증이 심하여 단거리의 보행마저 몹시 불편하단다. 촉진에서 대퇴사두근에 강직이 있고 대요근에는 심한 압통이 있어 대요근의 긴장에 의한 대퇴신경통이라 생각되었다.

0.5% 리도카인에 스테로이드 40 mg을 혼합하여 20 mL로 만들어 C-arm 투시기로 투시하면서 좌측 대요근의 팽대부에 주사하였더니 주사하자마자 통증이 없어지고 편해졌다고 하며 돌아갔다. 그 후로 좋아진 것으로 생각하고 지냈는데 3개월쯤 지나서 다시 찾아왔다. 며칠 동안 편하다가 다시 통증이 재발해서 자기 나름대로 자기네 클리닉에서 치료해 보았지만 효과가 없어서 하는 수 없이 찾아왔단다.

진찰결과는 지난번과 마찬가지로 여전히 대요근에 압통이 심해서 대요근의 긴장이 풀리지 않은 것으로 생각되어 상의결과 이번에는 Botulinum Toxin을 투여하기로 하였다. 지난번과 같은 용량의 약물에 Botulinum Toxin을 100 U를 혼합하여 주사하였더니 주사하자마자 이번에도 크게 만족하고 돌아갔다.

이번에는 완벽하게 좋아질 것으로 기대했는데 열흘쯤 후에 연락이 왔다. Botulinum Toxin주사 후로 대요근의 긴장은 완전히 풀리고 대퇴사두근의 강직도 풀렸는데 통증은 다시 시작되어 전혀 차도를 보이지 않는다고 한다.

혹시 대퇴골두(femoral head)의 무혈성괴사(ischemic necrosis)가 있거나 대요근구에 종양이 있지 않나 하는 의심이 들어 서둘러 대요근구의 MRI와 고관절(hip joint)의 X-ray 촬영을 해보았다. 그 결과 MRI에서 대요근구에는 아무런 이상소견을 발견할 수 없었는데, 단순촬영에서는 서혜부인대 근처(inguinal ligament area)에 석회침착소견을 보인단다.

그 석회 침착의 위치가 대퇴동맥에 있는 것이라 의심되어 그 정체를 확인하기 위해 대학병원에 의뢰하여 대퇴동맥의 혈관조영술(angiogram)을 시행했더니 서혜부 인대근처에서 대퇴동맥이 심하게 막힌 것을 확인할 수 있었다. 알 수 없는 원인에 의한 석회침착이 대퇴동맥의 혈류를 거의 완전히 차단시켰던 것이다.

그러한 사실이 확인된 후에 발등에 있는 족배동맥(dorsalis pedis a.)의 박동을 촉진해보니 환측의 발등에는 동맥의 박동이 만져지지 않고, 대퇴부 앞쪽의 피부온도가 낮은 것을 감지할 수 있었다. 본인에게 들어보니 대퇴부 앞쪽의 통증뿐 아니라 차갑다는 느낌도 함께 있었다고 한다.

대학병원에 가서 풍선(baloon)달린 catheter를 이용해서 폐쇄된 동맥부분을 확장시켜주고 그 사이에 다시 폐쇄(collapse)되지 않도록 stent를 끼워주었더니 금방 통증이 없어지고 대퇴부 앞쪽의 차가운 기운도 사라졌다.

그 후로는 많이 걷고 운동해도 전혀 장애나 통증이 없다고 한다. 환자인 당사자는 통증이 없어졌으니 좋다고 생각하겠지만 치료를 맡았던 필자는 다행이다 싶으면서도 한편으로는 동맥의 폐쇄에 의한 통증을 대요근의 긴장 때문이라는 편견을 가지고 치료함으로써 그런 오진을 한 것이 미안하기도 하고 부끄러웠다.

대요근과 대퇴동맥의 관계를 해부학적으로 다시 검토해보니 서혜부인대의 밑으로 대퇴신경, 대퇴동맥과 정맥이 나란히 지나간다. 동맥과 정맥은 대퇴동정맥초(femoral sheath) 안에 있고 신경초(nerve sheath)의 밖에 있다. 대퇴신경은 위에서부터 대요근과 장골근의 사이로 내려오는데 이 근육들이 과긴장하면 압박받아 대퇴신경 증상을 일으킨다.

대퇴동정맥초의 위로는 서혜부인대가 지나고 있고 밑으로는 대요근의 말단부가 지나간다. 이 환자의 경우에 대요근의 긴장이 대퇴신경을 압박하고 대퇴신경의 지배를 받는 대퇴사두근이 등척성수축(isometric contraction)을 하면서 일차적인 대퇴신경통이 생긴 것이다.

이차적으로는 굳어지거나 비대해진 대요근의 하단부가 위로 지나고 있는 대퇴동정맥초를 밑에서 압박해서 대퇴동맥의 혈류를 감소시키고 여기에 석회가 침착되면서 혈관의 내경이 좁아지면서 막혔던 것으로 추리할 수 있었다.

혈관 벽이 약화되어 있지 않아 풍선요법(baloonlng)으로 혈관을 확장시킬 수 있어 다행스러운 일이었지만, 실패했더라면 혈관이식수술을 할 뻔했다. 같은 동료의사로서 함께 상의해가면서 진단과 치료를 했던 일이기에 다행이었지 일반 환자에게 그러한 일이 생겼더라면 크게 망신당할 뻔했다 생각하니, 상상만 해도 얼굴이 달아오른다.

이제까지 대퇴부 앞쪽이나 무릎의 통증과 부종이 있을 때에 필자는 대요근과 장골근의 과긴장에 의한 대퇴신경의 압박으로 생긴 대퇴신경통만을 생각해 왔었다. 흔치 않게 생긴 이번 일로 대퇴동맥의 폐쇄에 의한 대퇴부의 통증도 있을 수 있음을 알게 되었다. 다시는 그러한 실수를 범하지 않기 위해 대퇴신경통 환자의 진찰 시에는 반드시 발등에서 족배동맥(dorsalis pedis a.)의 박동여부를 먼저 확인하는 것도 오진을 방지하는데 도움이 될 것으로 사료된다.

2003. 9. 23.

13 요추후방탈위증에 의한 양측 대퇴신경통의 치료

서론

척추탈위증(spondylolisthesis)이란 위쪽에 있는 척추가 아래쪽에 있는 척추보다 전방으로 위치이탈되어 있는 것이 보통이며, 그 증상으로는 양측 하지에 저림이나 통증, 감각장애가 있어 필자는 그러한 환자의 치료경험을 모아 논문을 발표한 일이 있었다.

그러나 상위척추가 후방으로 탈위를 일으켜 양측 대퇴신경통을 일으킨 환자를 만나는 것은 처음 있는 일이었다. 전방으로 전위되거나 후방으로 전위되거나 모두 척추관의 내경을 좁혀 척추관협착과 같은 증상을 일으킨 것이라 생각하고 치료하여 좋은 효과를 볼 수 있었기에 치료경험을 보고하는 바이다.

증례

2005. 5. 31. 62세의 여자는 오래전부터 요통으로 고생했고, 3년 전부터 양측무릎관절과 대퇴부앞쪽의 근육통과 근력의 약화증세를 나타내기 시작했다. 식당에서 막노동을 하면서 살고 있는데 7개월 전인 작년 10월부터는 요통과 다리통증 때문에 그런 일도 못해 놀고먹고 지낸다고 한탄이 대단하다. 치료받으러 지하철을 타고 계단을 올라오는 일이 힘들어 죽을 것만 같다고 한다.

이학적 검사에서 흉추와 요추 사이에 있는 양쪽 최장근(longissimus dorsi m.)에 심한 압통이 있었고, 양쪽 대퇴사두근(quadriceps femoris m.)의 강직과 함께 근육의 심한 위축이 있었다. 무릎을 구부리고 앉아보게 했더니 무릎관절이 완전히 구부러지지 않아 쪼그리고 앉을 수가 없었다. 환자를 똑바로 눕히고 양쪽 복부를 촉진해보니 양쪽 대요근(psoas major m.)에 심한 압통이 촉진되었다. 피부감각을 확인해보니 뒤쪽에 비해 현저하게 대퇴부 앞쪽에 감각감퇴가 있었다.

요통은 필자가 가장 많이 경험하고 있는 흉추와 요추 사이의 최장근에 생긴 통증유발점에 의해 요추의 하부에 생긴 통증임을 알 수 있었다. 다리의 통증은 대요근의 긴장에 의한 대퇴신경증상으로 대퇴사두근의 긴장으로 무릎과 대퇴부전방에 생기는 통증임을 추정할 수 있었지만 양측 동시에 생긴 증상이라는 것이 염려되었다.

C-arm 투시기로 투시해보니 제2-3번 요추 사이에서 제2번 요추체가 1/3 가량 후방으로 전위(posterior displacement)되어 있어 **제3번 요추 신경근**이 압박되어 있음을 의심할 수 있었다. 자신이 있는 요통부터 치료하기로 하고 흉추와 요추 사이의 최장근에서 통증유발점을 찾아 주사하고 5일간 치료를 해주었더니 요통은 없어졌는데, 양쪽 다리와 무릎관절의 통증이 심해서 견딜 수 없다고 한다. 통증유발점 주사와 물리치료 등으로 더 많이 심하던 요통이 없어지니 양쪽의 다리가 더 문제되는 것 같다.

양쪽에 있는 대퇴신경의 장애가 요추 제2-3번 사이의 후방전위 때문에 제3번 요추 신경근이 압박받아 생긴 증상인지, 아니면 양쪽 대요근의 긴장이 대퇴신경을 압박해서 생긴 증상인지 구별을 해야만 했지만 임상증상으로는 구별을 할 수가 없었다.

MRI 촬영을 해보면 알 수 있겠지만, 환자의 경제 사정을 고려해 볼 때 MRI 검사를 쉽게 해볼 수가 없다. 만일 MRI상에 척추의 후방전위에 의한 것이라고 판명되더라도 경조직(hard tissue)이 직접 신경근을 압박하고 있는 것이라면 치료는 반드시 수술을 해야 할 것이다.

수술요법으로 치료해야 한다면 다른 척추증과 달리 척추신경의 감압술과 함께 척추고정술까지 해주어야 할 것 같다는 생각이 든다. 만일에 그러한 수술을 받아야 한다고 하면 이 환자는 치료를 포기할 것이 뻔하다.

과거에 척추탈위증이나 척추관협착증(spinal stenosis)을 치료해 본 경험이 있었던 필자는 이번에도 시험적인 치료에 도전할 수밖에 없었다. 경막외강차단술을 시술해보기로 하고 환자에게는 크게 기대하지 말고 또 하나의 검사를 받는다고 생각하고 편안한 마음으로 진료를 받도록 타일러 두었다.

0.5% 리도카인에 스테로이드 40 mg을 혼합하여 16 mL로 만들어 요추 제2-3번 사이에 주사하였다. 약물이 들어가는 순간 환자는 양쪽 다리로 따스한 기운이 흘러내려가는 것을 느꼈다고 한다. 주사를 끝내고 일어나 걸어보게 하였더니 다리에 힘이 생기고 무릎을 구부리는 운동을 시켜도 통증이 없다고 한다.

기대했던 이상의 효과를 얻었다고 생각되지만 일시적인 효과일지 모른다는 생각에 경과를 하루 지나고 보기로 하고 귀가시켰다. 다음날 환자의 증세를 물어보니 다리의 불편함은 완전히 없어졌다고 한다.

약효가 떨어지면 다시 경막외강차단술을 시행해야하는 경우도 있으니 일주일 정도 경과를 지켜보기로 하고, 요통의 원인인 유발점이 완치되지는 않았지만 허리통증은 없다고 해서 치료를 종결지었다.

그 후로 한 달이 경과하고도 연락이 없어 전화로 문의했더니 지금은 불편함이 없어 일하러 다닌다는 얘기를 들을 수 있었다. 만성요통과 3년 묵은 대퇴신경통을 일주일 간의 치료로 완치효과를 보게 된 것이다.

고찰

척추의 상하를 연결하고 있는 최소 척추단위를 기능적 단위(functional unit)라고 하는데, 이 unit에서 상위에 있는 척추가 정상위치를 벗어난 것을 척추탈위증이라 하며, 그중에서 상위의 척추가 하위척추보다 전방으로 밀려나와 있는 상태를 전방전위증이라 한다. 반대로 상위에 있는 척추가 뒤쪽으로 밀려있는 경우는, 전방전위증(anterior displacement)에 비해 발생빈도는 낮다. 분명히 형태학적으로는 두 가지가 다르지만 그들이 증상을 일으키는 기전은 모두 척추관을 좁혀서 생기는 것이다.

그동안 필자의 치료경험에서 퇴행성척추관협착증, 척추탈위증 등은 특정 신경근을 압박하기보다는 척추관을 좁힘으로서 척추관 내의 뇌척수액이나 혈액의 순환장애를 일으켜 척수(脊髓)나 마미총(cauda equina) 전체에 영향을 미치는 것을 알 수 있었다.

이제까지 의료계는 추간판탈출, 척추관협착증, 척추탈위증이 있으면 경조직이 특정신경을 직접 압박한다고 생각해 왔고, 그렇기에 수술적 감압술을 최우선 치료 방법으로 고려하고 있으나 여러 가지 여건상 수술을 할 수 없는 경우(환자의 나이, 건강상태, 경제적 여건 등)에는 치료를 포기하는 수밖에 없었다.

경막외강에 국소마취제와 스테로이드를 주입하여 추간판탈출증에 탁월한 효과를 보고는 있지만 그 치료의 기전에 대해서는 국소마취제가 근이완을 시켜주고 감각신경을 차단해서 통증을 없애주는 것으로 잘못 알려지고 있다. 그러나 필자의 연구결과 0.5% 리도카인으로도 완벽한 치료 효과를 볼 수 있었기에 그 치료기전을 달리 생각하게 되었다.

0.5% 리도카인은 운동신경이나 감각신경의 기능에는 영향을 미치지 않고 오직 교감신경의 기능만을 차단할 수 있을 뿐이다. 이러한 농도의 국소마취제로 치료 효과가 있었던 것은 이러한 질환들이 척추관이나 척추간공을 좁아지게 해서 순환장애를 초래한 것이고, 신경근의 증상이 나타난 것은 척추관 내의 울혈 때문에 2차적으로 생긴 것이라 생각된다. 그래서 추간판탈출이나 척추탈위증, 척추관협착증 등의 치료는 경막외강주사로 교감신경을 차단하여 척추강 내의 울혈을 풀어주어 혈액순환을 원활하게 해줌으로써 신경증상까지 없앨 수 있었던 것으로 풀이된다.

결론

객관적인 검사소견에 의해 진단 내려진 추간판탈출, 척추탈위증, 척추관협착증에 의한 통증들은 경조직인 뼈들이 신경에 기계적인 자극을 주어 생긴 신경증상이라는 고정관념은 버리고 보존적 요법인 경막외강 차단법을 최우선으로 시술해볼 것을 권유하는 바이다.

14 선후배지간의 품앗이 통증 치료(working in turn for one another)

선배와 후배가 한날한시에 같은 장소에서 같은 시술을 주고받는 일이 생겨 이것을 "품앗이 치료"라고 이름 붙여보았다. 원래 품앗이란 농촌에서 농사일을 무보수로 서로 거들어 일해 주는 풍습을 일컫는 말이다.

후배되는 사람은 몇 년 전인 수련의 때부터 양측 무릎관절에 통증이 있어 대학병원 정형외과에서 슬개골연화증(chondromalacia patellae)이란 진단을 받았었다. 그의 증상은 양쪽 무릎에 통증과 함께 무릎을 구부릴 때마다 관절에서 "뿌지직"거리는 관절잡음이 생기고 계단을 오를 때에는 양쪽 다리에 힘도 없고 통증도 심하였다. 특히 계단을 오르다가는 발이 계단에 걸리기 일쑤였다. 무릎을 구부릴 때에도 완전히 구부려지지 않아 발뒤꿈치가 둔부에 닿지 않았다.

선배되는 사람은 통증 치료를 전문으로 하는 개원의인데, 오래전부터 똑바로 누워서 잠을 잘 수 없었다. 평소에 옆으로 누워 자거나 엎드려서 자는 것이 편하게 느끼는 것은 단순히 수면습관 때문이라고 생각하고 지내왔을 뿐이었다.

그런데 2002년 12월 말쯤에 백내장수술을 받고 하룻밤 입원하고 있는 동안 똑바로 누워있어야 한다는 지시를 받았는데, 도저히 하룻밤을 똑바로 누워 있을 수가 없어 그날 밤이 고문당하는 이상의 고통의 시간이었다. 그제야 비로소 단순한 수면습관 때문에 생긴 불편함이 아니고 요통의 원인이 자신에게 있음을 깨달았던 것이다.

그 후배는 슬개골연화증(chondromalacia)이라는 진단을 오래전에 받았지만, 객관적으로 입증되지 않는 진단명이고 확실한 치료법도 없어 고통을 감수하며 살아야만 했었다. 1998년도에 두 사람이 만났을 때에 이런 사실을 알고 일차적인 검사 겸 치료를 하고 나서 증상이 완화되어 슬개골연화증이 아니라는 사실은 확인되었지만, 시간관계로 지속적인 치료를 하지 못하고 지내왔었다.

요통을 가진 그 선배는 자신의 요통이 대요근(psoas major m.)의 긴장에 의한 통증이라는 것까지 알고는 있었지만, 자기 머리 깎는 스님이 없듯이 자신의 통증을 스스로 치료하지 못하고 있던 터였다.

역사적인 시간이 찾아왔다. 2004년 음력 설 전날인 1월 21일 후배가 그 선배에게 명절인사차 찾아와 얘기하는 도중에 옛날부터 가지고 있던 무릎통증이 재발해서 고생하고 있다는 얘기를 하게 되었다. 여러 정황을 들어본 선배는 그 후배의 통증은 대요근의 긴장에 의한 대퇴신경통이 불완전치료로 다시 나타난 것이라는 진단을 내렸다. 같은 대요근의 긴장에 의해 선배는 요통이 있었고, 후배는 무릎의 통증으로 고생을 하고 있었던 것이다.

평상시에 서로 신뢰하고 지내던 선배와 후배는 서로 **품앗이** 치료하기로 결정하고 공휴일이어서 아무도 없는 선배의 클리닉으로 함께 갔다. 먼저 동일용량의 주사제 두 개를 똑같이 만들고 22 G 10 cm 길이의 주사바늘도 두 개 준비했다. 우측의 무릎이 더 불편하다는 후배에게 먼저 시술하기로 했다.

후배를 투시용 침상위에 우측 측와위(right latetral decubitus position)로 눕혀놓고 척추천자(spinal tapping) 자세를 취하게 한 다음 요추 제3-4번 사이의 정중선에서 우측으로 5.5 cm 떨어진 지점을 주사자리로 택해 표시해두었다.

C-arm 투시기로 투시하면서 표시해둔 지점에 10 cm 길이의 주사침으로 찔러서 제3번 요추몸통의 정중앙에 해당하는 지점에 바늘 끝을 위치시키고 0.5% 리도카인에 스테로이드 40 mg을 혼합한 용액 20 mL를 서서히 주입하였다. 시술받으면서 그 후배는 대퇴골두(femoral head) 쪽으로 전이되는 통증을 호소하면서 대퇴신경에 직접 약물이 닿는 것이 아니냐는 자기 나름의 소견을 피력하기도 했다.

이 통증은 근육이 심하게 굳어 있다가 주사제를 주입하면서 압력 때문에 근육의 말단부위로 가는 전이성통증이 생겼던 것으로 생각되었다. 그 후배는 대요근에 직접 주사하는 이 시술을 대요근구차단 때에 나타날 수 있는 신경증상과 혼동하고 있는 것 같았다. 시술이 끝나고 침상에서 내려오자마자 무릎을 굽혀보니 통증도 없어지고 발뒤꿈치가 둔부에 자연스럽게 닿는다고 한다.

다음은 선배가 시술받을 차례였는데 좌측 허리가 더 좋지 않다고 생각되어 왼쪽에 먼저 시술하기로 하였다. 선배는 체격도 후배보다 더 크다고 생각되어 정중선에서 좌측 측방으로 6 cm 떨어진 곳을 주사자리로 택하였다. 투시하면서 주사바늘을 찔러보니 주사침의 끝이 정확히 요추 제3번과 4번의 중간에 있는 추간판의 정중앙 깊이에 위치하였는데 주사침이 들어간 깊이는 피부에서 약 8.5 cm 정도였다.

그 후배는 주사 맞고 시간이 약간 경과하자 우측 대퇴사두근의 힘이 약화되는 느낌이 들었다. 걱정할 필요는 없지만 대퇴사두근의 일시적인 이완으로 걸을 때에 무릎을 구부리다가 넘어질 수도 있으니 무릎을 구부리지 말고 똑바로 뻗은 상태로 걷도록 당부했다. 다리의 힘이 약간 약화되어 있었지만 승용차를 운전하는 데에는 지장이 없어 자동차를 운전하고 잘 돌아갔다.

요통이 있었던 그 선배는 집에 오자마자 똑바로 누워서 고관절을 길게 뻗고 한 시간 이상을 누워있어 보았다. 평상시에는 단 5분도 똑 바로 누워있지 못하던 허리가 한쪽만을 치료하고도 불편 없이 한 시간을 누워있을 수 있음을 보고 스스로 감탄했다. 그날 밤에는 주사 맞은 자리에 주사 후 통증(Post-Injection Pain) 때문에 뻐근한 통증이 있어 소염진통제를 복용하고 편안하게 잘 수 있었다.

2일 후인 1월 23일 오후에 다시 만나 서로 반대편에 주사를 주고받았는데, 그 후배는 두 번째 시술 시에는 첫 번째 때와는 달리 마음에 여유까지 생겨 주사바늘 끝이 요방형근(quadratus lumborum m.)의 근막을 관통해서 다시 대요근의 근막을 뚫는 촉감을 손끝에 느낄 수 있었다고 한다. 두 사람의 치료 효과는 후일에 평가할 일이지만 그 시술효과만은 크게 만족할 수 있었다.

품앗이 치료를 하고 4층에서 계단으로 걸어 내려오면서 그 선배는 새삼스러운 현상을 발견했다. 무릎이나 대퇴부가 불편하다고 느끼지는 않았지만, 평소에 운동 삼아 아파트 9층에서 계단을 걸어서 내려오는데 무릎이 부드럽지 않아 통로 주민의 눈치를 살펴야할 만큼 터벅터벅하는 소리를 내면서 걸어야만 했다.

또한 젊은이들이 계단을 사뿐사뿐 걸어 오르내리는 것을 보면서 몹시 부러워 했었는데, 치료를 받고 내려올 때에는 무릎이 편안해져서 고양이걸음을 하면서 가벼운 걸음으로 계단을 소리 없이 걸어 내려올 수 있었다. 계단을 내려가는 것 뿐 아니라 반대로 계단을 걸어 올라가는 것도 훨씬 가볍고 편해졌다.

평상시에 공원이나 한강 둔치에 나가 5-6 km씩 걷기운동을 하면서도 걸음걸이가 과히 경쾌하지 않고, 계단을 오르내릴 때에는 가볍지 않음을 느꼈지만 이런 현상은 운동부족이나 나이 때문이라고만 자처하고 걷는 운동을 열심히 하고 있는 중이었다.

계단 오르내리기가 편해지니 자연히 걸음 걷는 것이 편해지고 경쾌해진 것이다. 마치 채웠던 족쇄라도 풀어놓았거나 모래주머니를 달고 다니다가 풀어놓은 것과 같은 기분이다. 그 선배는 품앗이 치료를 하면서 치료해주는 기쁨과 가르쳐주는 보람도 있었지만, 또한 자신이 더 많은 것을 얻었음을 깨달았다.

자신은 대요근의 긴장이 전만증을 일으켜 누워있을 때에 요통이 있었던 것으로만 생각했고 다리의 불편함은 병적인 것으로 생각하지 않았는데, 양쪽 대요근의 과긴장을 풀어줌으로써 요통은 물론이고 다리의 불편함까지 일시에 없어진 것이다.

그 자신이 연구해서 자기의 홈페이지에 소개했던 "대퇴신경통의 진단과 치료"와 "대요근의 긴장에 의한 요통"에 있는 내용이 본인에게 한꺼번에 있다는 사실을 치료를 받아보고서야 깨달은 것이다.

명절 며칠 전에 단체로 등산할 기회가 있었는데, 그 선배란 사람은 다리에 힘도 없고 무릎이 좋지 않아 정상까지 오르지 못하고 중도에서 포기하고 하산해야만 했었다. 이러한 현상을 신경장애라 생각하지 않고 단순히 노쇠현상이라고만 생각했었다. 그런데 치료받고 난 후인 그 다음 일요일에는 거뜬히 관악산을 다녀올 수 있었다. 불과 일주일 사이에 대퇴부와 무릎관절에 엄청난 변화를 볼 수 있었던 것이다.

갑신년 명절을 맞이하여 선배와 후배가 함께 품앗이 통증 치료를 하면서 서로가 상대방과 즐거움을 주고받는 기쁨을 맛보았다. 받는 기쁨보다 주는 기쁨이 더 큰 것이라고 얘기하고 있는데 그 두 사람은 서로 간에 큰 기쁨을 주고받았다.

그 두 사람 사이의 관계는 그 선배가 외래교수로 강의하러 나가면서 알게 된 사이로 선후배 관계이자 사제지간이다. 그 후배는 현재 ○○대학교병원의 마취통증의학과의 ○○○교수이고, 그 선배란 사람은 여의도에서 통증클리닉을 개원하고 있는 필자 자신이었음을 밝혀둔다.

2004. 1. 31.

15 대퇴신경통과 동반된 대퇴직근의 강직증

필자는 대요근(psoas major m.)과 장골근(iliacus m.)의 강직 때문에 대퇴신경이 압박받아 대퇴부 전방근육의 긴장에 따른 증상으로 대퇴부전방의 통증, 대퇴사두근(quadriceps femoris m.)의 강직과 무릎의 통증이 있는 것을 대퇴신경통(femoral neuralgia)이라 이름붙인 바 있다.

이런 증상의 환자에게 필자는 진단을 겸한 치료로서 두 개의 근육 중에 접근이 용이한 장골근에 국소마취제를 주사하여 근육을 이완시켜주면 일시적이나마 증상이 완화되는 것을 보고 확진을 내릴 수 있었다. 확진이 내려진 다음에 만성화된 통증이라 생각되면 대요근과 장골근에 국소마취제에 Botulinum Toxin 을 혼합하여 주사하여 대퇴신경의 압박을 풀어주는 치료를 하고 있다.

진단이 정확하면 모든 환자들이 즉석에서 대퇴부 전방과 무릎통증이 없어지는 것을 확인할 수 있었는데, 최근에 들어 대요근과 장골근에 이러한 주사치료를 해주어도 통증이 남아있다는 환자를 두 사람이나 비슷한 시기에 만나게 되었다.

확인결과 대요근과 장골근의 긴장을 치료해서 대퇴사두근 중의 내측광근 외측광근, 중간광근(vastus medialis, vastus lateralis, vastus intermedius m.)들은 풀어졌지만, 대퇴직근(rectus femoris m.)에는 심하게 굳어진 띠(band)가 생겨있음을 확인할 수 있었다.

증례

(1) 45세의 방송국 카메라맨은 6개월 전부터 왼쪽 무릎이 불편하여 방바닥에 앉기가 불편하다고 한다. 평소에 걸을 때는 잘 몰랐지만 무릎을 구부리고 앉으려 하면 대퇴부 앞쪽이 당기면서 슬개골(patella) 부근에 통증이 생긴다고 한다.

한의원에서 침술치료를 받아보았지만 효과가 없어 필자를 찾아왔다. 왼쪽 무릎 관절의 상부에 약간 부종이 있었으나 삼출물이 들어있는 것 같지는 않았다. 대퇴사두근을 만져보니 반대편에 비해 굳어 있고 근육의 약화가 약간 있었다.

똑바로 눕혀놓고 좌우의 대요근과 장골근을 촉진해보니 좌측에 압통점이 발견되었다. 양측 족배동맥(dorsalis pedis a.)을 촉진해보니 모두 정상적인 박동을 확인할 수 있었다. 우선 장골근에 0.7% 리도카인을 8 mL 주사하고 살펴보니 대퇴사두근이 풀리면서 증상이 개선되고 객관적으로는 대퇴부전방의 피부온도가 올라가는 것으로 보아 근육에 혈액순환이 개선된 것을 알 수 있었다.

다음날은 대요근을 치료하기 위해 0.5% 리도카인에 스테로이드 40 mg과 Botulinum Toxin 50 U

를 혼합하여 20 mL로 만들어 척추 측방접근법에 의해 대요근의 중심부에 주사했다.

척추측방접근법에 의한 대요근의 주사법

1) 환자를 척추마취 때와 같은 자세(lateral decubitus position)를 취하게 한다.

2) 제3-4번 요추의 극돌기 중간지점에서 약 6 cm 정도 외측지점에 주사할 위치를 표시한다.

3) 10 cm 길이의 22 G 주사침을 약간 내측으로 찔러서 주사침의 끝이 대요근구(psoas compartment)를 지난다음 대요근의 근막을 뚫고 약 2 cm 정도 더 깊이까지 접근시킨다.

4) 준비된 약물을 서서히 주사한다.

※ C-arm 투시기로 투시하면서 시술할 때에는 바늘 끝이 제4번 요추몸통의 정중앙에 위치하는 것을 확인할 수 있고, 이때 조영제를 함께 섞어 주사하게 되면 대요근의 안으로 약물이 퍼져나가는 대요근의 모양(psoas shadow)을 영상으로 직접 확인 할 수 있다.

주사 직후에 확인해보니 다리가 많이 편해져서 무릎을 구부리기가 편해졌고 통증도 없다고 하여 다음날 오도록 하고 귀가시켰다. 그런데 이 환자는 출장갔다가 8일 만에 다시 찾아왔는데 대퇴부와 무릎이 별로 좋아진 것 같지 않다고 실망스러운 표정이다.

다시 진찰해보니 대퇴사두근은 전반적으로 풀려서 부드러워졌는데, 대퇴사두근의 정중앙에 있는 대퇴직근(rectus femoris m.)에 딱딱하게 굳어진 기다란 띠(band)가 만져진다.

일단 장골근에 Botulinum toxin 25 U를 0.7% 리도카인에 희석해서 7 mL로 만들어 주사하고, 대퇴직근에는 40 mg의 스테로이드를 혼합한 0.5% 리도카인 10 mL를 주사하고 물리치료를 하면서 대퇴직근을 마사지하면서 스트레칭시켜 주었다. 물리치료 후에 무릎의 굴곡운동을 시켜보고 계단을 오르내려보게 하였더니 많이 부드러워졌다. 그 후로 대퇴직근에 3일간 물리치료를 받고 나서는 치료받으러 오지 않는다.

(2) 41세의 남자 회사원은 4개월 전부터 좌측 무릎관절과 대퇴부 전방에 통증이 있으면서 무릎을 구부리는 것이 불편하다고 한다. 운동부족 때문이다 싶어 스스로 운동으로 극복해 보겠다고 열심히 달리기도 하고 등산도 했다고 한다.

확인결과 대요근과 장골근의 긴장에 의한 대퇴신경통이라 생각되어 대요근과 장골근에 리도카인 주사로 확인시켜주었다. 다음날은 0.5% 리도카인에 스테로이드 40 mg과 Botulinum toxin 50 U를 혼합하여 20 mL로 만들어 척추측방주사법에 의해 대요근에 주사하였다. 그 당시에는 많이 편해져서 좋다고 갔던 이 환자도 4일 후에 와서는 무릎이 아직 편치 않다고 한다. 다시 확인해보니 대퇴직근에 앞의 환자와 똑같이 딱딱하게 굳어진 띠가 만져진다. 이 환자도 마찬가지로 대퇴직근에 주사하고 치료해 주었더니 편해지는 것을 확인할 수 있었다.

다음날에는 대퇴부는 괜찮은데 무릎에만 통증이 있다고 한다. 진찰결과 반막양근의 통증유발점에 의해 내측관절신경이 압박당해 생긴 무릎신경통으로 확인되어 내측관절신경을 풀어주는 치료를 며칠간 받고 좋아졌다.

대퇴직근의 강직 발생기전

대요근과 장골근에 의해 생기는 대퇴신경통에 대해서는 이미 잘 알려져 있는 사실이고, 대퇴직근에 생긴 과 긴장이 문제였다. 대퇴신경이 흥분을 일으켜 대퇴사두근을 굳어지게 하면 무릎관절 상부와 대퇴부 전방에 근 긴장성 통증과 함께 피부감각장애가 생기게 되어 있다.

대퇴사두근이 긴장되어 있을 때 대부분의 환자들은 그 원인을 찾으려 하지 않고 운동을 해서 굳어진 근육을 풀어주겠다고 근육운동을 과도하게 하거나, 업무적으로 무릎을 무리하게 사용하다보면 대퇴사두근이 손상받는 일이 생기게 된다.

대퇴사두근 중에서 중심에 위치하고 있는 대퇴직근이 손상을 받으면 본인도 모르는 사이에 근육 내에 유착이 생기거나 반흔(瘢痕)조직이 생겨, 근육의 탄력을 상실하게 된다. 탄력을 상실한 대퇴사두근이 운동하지 않으면 근육이 위축되어 약화를 일으키게 되고, 근육운동을 하다보면 근섬유들의 손상으로 근육단백(myoglobulin)들이 흘러내려와 무릎관절 주위에 부종을 일으키게 된다.

무릎에 부종이 생기면 rheumatic arthritis (R.A.)나 관절내부조직의 손상에 의한 것으로 오진하여 잘못된 치료를 하게 되는 경우는 흔히 있는 일이다. 일반적으로 골격근에 긴장성통증이 생기면 근육을 직접 치료하겠다고 굳어진 근육을 지압이나 안마하다보면 근육에 제2의 손상을 주어 근육에 강직성 결절이 생기게 된다.

결론

두 사람의 증례에서 보았듯이 골격근의 운동신경장애에 의한 근긴장성 통증은 신경장애의 요인만 풀어주면 근육의 긴장은 저절로 해결된다. 그러나 근육 자체의 손상으로 생긴 근강직은 신경치료로 풀어지지 않는다.

근육이 굳어져 생기는 허혈성 통증이 있으면 신경장애에 의한 통증인지 아니면 근육자체에 생긴 병인지 잘 구별해야 하지만 그 구별이 쉽지가 않다. 신경장애가 원인이라고 생각되면 먼저 신경치료를 해주고 나서 근육자체에 생긴 근긴장성 통증은 다음에 직접 찾아 주사하고 치료해주면 될 것이다.

통증 치료를 주로 하는 마취과 의사들이 이러한 환자를 만나게 되면 반복적인 신경차단에 의존하는 수가 생길 것이다. 이 증례환자들의 경우를 경험했듯이 무모하게 신경차단만 반복하는 것보다는 통증유발점이 통증을 일으키는 기전을 고려해서 그 원인을 잘 찾아 치료해주는 것이 현명한 조치라 생각된다.

16 무릎이 꼬이면서 부상당했다는데!

통증을 가진 환자들은 그 원인에 대해서 자기 나름의 핑계를 가지고 있기 마련인데, 원인과 결과를 반대로 생각하거나 상관없는 것을 핑계로 가진 경우가 많다. 가령 본인들은 운동하다 넘어져 부상당해서 아프다고 생각하는데, 실제로는 넘어지지 않았더라도 아플 수 있는 원인을 자신의 몸에 오래 전부터 가지고 있었음을 알 수 있다.

《실례를 들어본다》

2003년 9월말 경에 40세의 남자 환자는 조기축구 도중에 무릎이 꼬이면서 넘어져 부상당했는데 통증이 심해 종합병원에 가서 MRI 검사를 했다. 우측 무릎연골이 손상당해서 수술을 받아야 하는데, 감기가 심해서 전신마취하는데 지장이 있으니 감기가 나은 후에 수술하자고 했단다. 전에 치료받은 일이 있었던 축구동호회회원의 소개로 필자를 찾아왔다.

필자가 보기에 무릎에 통증이 심했고 약간의 부종도 있었지만 진찰해보니 관절의 불안정은 없었고 관절을 움직여보아도 관절 내부의 염발음(crepitus)도 없었다. 통증과 부종이 있어 무릎을 구부리는데 지장은 있었지만 관절 내의 연골손상이나 인대의 손상은 있어 보이지 않았다.

눕혀놓고 대퇴부(thigh)의 전방에 있는 대퇴사두근(quadriceps femoris m.)을 만져보니 오른쪽 근육에 강직이 있고 위축이 심한 것을 알 수 있었다. 환자 본인에게 양쪽 대퇴사두근을 만져보고 어느 편이 더 굵은지를 확인해보라고 했더니 전에는 그런 사실을 전혀 알지 못했지만 오른쪽 대퇴부근육이 가늘다는 것을 알아차렸다.

다시 대요근(psoas major m.)과 장골근(iliacus m.)을 촉진해서 양쪽을 비교해보니 오른쪽에 압통이 훨씬 더 심했다. 대요근과 장골근의 긴장 때문에 대퇴신경이 압박당해서 대퇴사두근을 긴장시키고 약화를 일으켰던 것을 알 수 있었다.

대요근과 장골근에 동시에 있는 병이지만 둘 중에 하나만 먼저 치료해주면 대퇴신경의 압박이 풀어질 것으로 생각되어 우선 장골근을 먼저 치료하기로 하였다. 전상장골극(A.S.I.S.)의 1.5 cm 내측하부에 있는 장골근에 0.5% 리도카인과 Botulinum Toxin 30 U 그리고 스테로이드 20 mg을 혼합하여 8 mL로 만들어 골고루 주사하였다.

주사 직후에 환자를 일어나게 하여 무릎을 구부려 쭈그리고 앉아 보도록 권유했다. 환자가 신기하다고 느낄 만큼 무릎의 통증이 감소했고 구부리기가 훨씬 편해졌다. 환자에게 무릎 내부의 손상은 없어 보이지만 MRI 검사에 나왔다고 하니 먼저 무릎통증과 부종을 해결하고 나서 관절연골은 나중에 상황을 봐서 수술하라고 얘기해 두었다.

일주일간 장골근에 물리치료를 해주고 소염제와 근이완제를 투여하면서 무릎의 굴곡운동을 시켜주었더니 무릎의 부종과 통증이 없어져 수술을 받지 않고도 정상생활에 복귀할 수 있었다. 언젠가는 대요근도 치료해야할 것으로 생각은 되지만 장골근의 치료만으로 우선 문제는 해결된 것이다. 무릎의 MRI 소견이 어떻게 나왔는지 필자는 알 수 없었지만 수술해야 할 상황이 아니었던 것만은 사실이었던 것 같다.

통증의 발생기전

대퇴사두근이 약화되고 위축되어 있었다는 것은 대퇴신경이 오래 전부터 대요근과 장골근 사이에서 압박받고 있었음을 암시하고 있다. 그 결과 대퇴사두근이 약화되어 있어 본인도 모르는 사이에 그쪽 다리에 힘이 약해져 있었다. 이런 사람들이 운동할 때에 갑자기 달리다 보면 약해진 다리에 힘이 없어 균형을 잃고 넘어져 무릎관절에 손상을 줄 수도 있다.

이때에 무릎에 부종이 생기거나 관절 내부에 여출물(transudate)이 쌓이는 경우가 있다. 이는 단순타박에 의한 부종일 수도 있지만 근섬유의 만성손상으로 유출된 근육단백이 흘러내려 온 것이거나, 근육의 급성파열로 생긴 내출혈이 관절 내로 흘러 들어와서 고이는 경우가 더 많다.

환자들은 대부분 넘어지면서 손상받았다고 생각하지만, 넘어지고 부상당하는 원인이 대퇴부근육의 약화 때문이었다는 사실을 모르고 있었던 것이다. 그 환자에게는 치료 효과를 먼저 보여준 다음, 자신이 부상당한 기전을 설명해주니 확실하게 이해하는 것 같았다.

대퇴신경통을 일으키는 원인은 대요근이 80% 정도 관여하고 장골근이 20% 정도 관여하고 있지 않나 싶은데, 이 환자처럼 진단 겸 치료를 위해서 장골근만 치료해주어도 대부분의 환자들이 만족스러워하는 것을 볼 수 있다.

장골근에는 병소가 없고 대요근의 긴장만 있는 경우가 드물게 있는데 이때에는 척추측방 접근법으로 Botulinum Toxin 50 U와 스테로이드 40 mg을 혼합한 0.5% 리도카인 20 mL를 10 cm의 주사침을 이용해 대요근의 중심부에 주사해주면 대요근이 이완되면서 대퇴신경을 풀어주기 때문에 즉시 통증완화를 볼 수 있다.

척추측방접근법이란 필자가 편의상 붙인 이름이다. 환자를 척추마취 때처럼 측와위로 눕히고 C-arm 투시장비로 투시하면서 제3-4번 요추간의 중심부에서 5.5-6 cm 측방에서 약 5도 정도 내측 방향으로 바늘을 찔러 바늘 끝이 요추체의 중심부에 도달하게 접근하는 방법을 말한다. 바늘 끝이 머무는 곳이 대요근 팽대부의 중심부분에 해당하는데 이곳에 약물을 주사해주면 대요근의 긴장을 풀어 줄 수 있다.

투시장비가 없는 상태에서는 같은 방법으로 바늘을 찔러 진행하다가 요부방형근의 근막을 관통한 다음 대요근의 근막을 뚫는 촉감을 느끼고 나서 약 1.5-2 cm가량 더 깊이 들어간 곳이 약물을 주입할 장소가 된다.

필자가 "대퇴신경통에 관한 연구"라는 논문을 발표하던 1993년도만 해도 필자는 대퇴신경통에는 대요근만 관여하고 장골근이 함께 작용한다는 사실을 몰랐었다. 그래서 대퇴신경통 환자에게는 대요근만을 치료해 왔는데, 장골근도 함께 관여한다는 사실을 알고 난 후부터는 장골근만을 먼저 치료해주어도 많은 치료나 확인효과를 볼 수 있었다.

똑같은 대퇴신경의 장애에 의해 나타나는 증상이지만 상황에 따라 증상이 달리 나타날 수 있기 때문에 자칫 잘못하면 진단명이 달라질 수 있다. 만일에 오진을 하게 되면 치료 방법이 달라지므로 환자들은 치료

효과를 보지 못하고 고통을 받게 될 것이다. 실례로 들었던 이 환자의 경우에 관절연골손상이라는 최초진단에 따라 수술을 받았더라면 낫는 것은 고사하고 오히려 수술후유증으로 더 큰 고생을 했을 것이다.

며칠 전에도 TV에서 씨름경기 중계가 있어 시청한 일이 있었는데, 좌측 무릎 앞에 습포제를 부착하고 출전하는 선수가 있었다. 그 선수는 씨름 도중에 좌측무릎을 힘없이 꿇으면서 시합에서 지는 것을 보았는데 이 선수도 대퇴신경통을 가진 환자가 아니었나 하는 생각이 들었다.

무릎이 부어있어 관절손상이 의심된다고 해서 관절 자체만을 보아서는 안 될 것이다. 나무만을 보지 말고 숲을 보아야한다고 했듯이 이러한 상황에서는 반드시 무릎관절 자체만을 보지 말고 멀리 떨어진 곳에서 대퇴신경의 장애 여부를 검토해보면 이처럼 좋은 효과를 볼 수도 있을 것이다.

이러한 상황은 태권도, 마라톤, 축구, 씨름, 테니스선수 같이 하체운동을 많이 하는 사람들에게서 적지 않게 발견될 수 있는 것으로, 진료 시에 좀 더 세심한 관심을 가지면 오진을 막을 수 있을 것으로 사료된다.

참고문헌

대퇴신경통에 관한 연구. 대한통증학회지 제6권 2호, 224-230 p. 1993.

2003. 11. 15.

17 나의 착각, 무릎통증!

필자는 생활여건 때문에 하체운동이 부족하다싶어 조금이나마 도움이 될까하여 평소에 급한 용무가 아니면 운동 삼아 9층 자택아파트에서 걸어 내려오는 것을 습관화하고 있다. 그런데 최근에 약간의 사건이 발생했는데 계단으로 걸어 오르내릴 때 통증이 없고 부드럽던 무릎이 어느 날부터 갑자기 시큰거리고 아프기 시작했다.

평소에 운동이 부족했던 것이 이렇게 무릎관절의 통증으로 나타나는 것이구나 싶었다. 무릎운동을 해야겠다고 마음먹고 관절을 굽혔다 폈다하는 동작을 반복해보니 무릎이 굳어져 뻣뻣하고 가벼운 동작이지만 쉽지가 않았다.

실내체육관에 가서 running machine 위에서 걷기나 달리기를 하거나, 골프 스윙할 때에도 무릎이 시큰거린다. 벌써 노쇠현상이 나타났나 싶어 은근히 걱정이 되기도 했다. 소염진통제를 복용해가며 운동해 보았지만 운동한다는 자체가 무리된다는 생각이 들 정도로 상태가 좋지 않다. 무릎관절 상부의 후방(後方)근육을 만져보니 딱딱한 감이 들면서 통증이 상당히 심하다.

운동으로 통증을 극복해볼까 했으나 운동이 되지 않으니 불안이 앞서고 걱정이 커졌다. 일반적으로 무릎통증은 퇴행성 때문이라 생각하지 않고, 관절주위 근육의 긴장 때문에 생긴 신경통으로 알고 있었는데 이런 상황이 자신에게 생기니 순간적으로 고민스러워졌다.

필자 자신이 많은 무릎관절통증 환자를 치료해 왔는데, 자신의 통증이라고 치료하지 못할 이유가 없을 것이라는 생각이 문득 들었다. 미리부터 가지고 있는 편견들을 모두 버리고 자신을 객관화시켜 놓고 상상적으로 진찰해 보았다.

무릎통증 환자 중에서 가장 많이 호소하는 통증이 계단을 내려갈 때 더 아프다는 것이었으며 그때 그 통증의 원인은 어디에서 찾았었는지를 생각해 보았다. 무릎관절의 후방에서 내측으로는 반막양근(semi-membranosus m.)과 외측에서는 대퇴이두근(biceps femoris m.)에서 원인을 찾지 않았던가?

집에서 혼자서 무릎의 뒤쪽에 있는 반막양근을 짚어보았더니 양측에서 똑같이 깜짝 놀랄 만큼 심한 통증을 느꼈다. 외측에 있는 대퇴이두근에서는 그러한 압통이 없었다. 그래, 바로 이것이었구나 싶었다. 그 날은 토요일인데 출근하자마자 직원들과 상의하여 시험 삼아 0.5% 리도카인 4 mL씩 양쪽 반막양근에 주사하고 무릎운동을 해보니 금방 통증이 없어지고 운동이 쉬워졌다. 일단 원인을 찾아 확인하고 주 치료는 뒤로 미루었다.

만성화된 통증은 아니니까 국소마취제만으로도 치료 효과가 있을 것으로 생각하고 다음날 골프하러 나갔는데 라운드 도중에서 다시 무릎에 통증이 생기기 시작했다. 국소마취제가 통증유발점을 완전히 풀어주지 못한 탓으로 간주하고 참고 골프를 마쳤다.

다음 월요일에는 출근하자마자 0.5% 리도카인에 스테로이드(triamcinolone) 20 mg씩을 섞어 4 mL씩 환부에 주사를 했다. 그 후로는 별도의 치료를 하지 않았지만 무릎통증도 없어지고 관절이 부드러워 활동하기가 훨씬 편해졌다. 계단을 내려가다 보면 한쪽 발이 아래 계단에 닿을 때쯤 되면 버티고 있던 무릎에 심하게 있던 통증도 없어져 편안하게 걸어 내려갈 수 있게 되었다. 약 보름동안 고민하던 통증이 말끔하게 사라진 것이다.

무릎의 통증에서 통증유발점의 의미

일반적으로 외상없이 생기는 중-노년기 환자들의 무릎통증에 퇴행성관절염이라는 진단을 많이 붙이고 있다. 수년 전까지만 해도 관절에 스테로이드 주입만을 반복해왔지만, 근년에 들어서는 그 대신에 연골을 재생시켜준다는 약제들을 주사하고 있는데 그 효과는 아직도 신뢰할만한 수준은 못되는 것 같다.

그러한 약제들을 관절에 많이 주사하는 통증클리닉도 늘어나고 있는데, 무릎통증은 관절연골의 마모 때문에 생긴 것이 아니라는 생각을 아무도 하지 못했기 때문이었던 것 같다.

나이가 많아져 관절연골이 닳아지더라도 관절뼈의 심한 변형이 있거나 골극이 형성되어 관절피막을 자극하기 전에는 무릎통증은 생기지 않는다. 많은 의사들이 관절통증을 담당하는 신경은 관절 내부에 있는 것으로 착각하고 있으나, 실제로는 관절피막에 망상으로 분포되어 있는 것이다.

무릎관절에 분포되는 감각신경은 좌골신경을 타고 내려와서 관절의 상부후방에서 안팎으로 갈라진다. 내측으로는 반막양근(semimembranosus m.)의 밑을 지나 대퇴골내측상과의 융선(medial epicondyle ridge)을 넘어서 앞쪽으로 넘어온다. 외측으로는 대퇴이두근의 밑을 지나 외측상과의 융선(隆線)을 넘어 전방으로 넘어와 내측신경과 서로 문합(吻合; anastomosis)을 이루어 망상으로 관절피막에 분포된다.

무릎후방의 반막양근이나 대퇴이두근의 하단에 통증유발점이 형성되면 이 밑을 지나던 관절신경들이 압박받아 관절의 앞쪽에 통증을 느끼게 된다. 무릎통증의 80% 이상에 해당하는 환자들이 이러한 기전에 의해 통증이 생기는데 퇴행성관절염이라고만 생각하고 있기에 치료를 못하고 있는 것이다.

앞으로는 무릎통증 환자를 만나면 퇴행성관절염이라는 선입견을 버리고, 환자의 무릎관절 뒤쪽 상부의 내측(內側)에서는 반막양근의 유발점과 외측에서는 대퇴이두근의 유발점을 찾아 치료해줄 것을 당부 드리는 바이다.

2002. 5. 11.

18 여출물(濾出物)이 자꾸 고이는 수녀님의 무릎통증

필자가 잘 알고 지내는 수녀님들 중에서 가장 존경하는 어느 분의 무릎에 관한 얘기를 소개하고자 한다. 이태리 출신으로 당시 59세이신 수녀님은 주로 힘들고 고된 일을 많이 하시고 특히 궂은 일을 많이 하시기로 유명한 분이시다.

윤락가의 골목 안에 조그만 골방을 거처로 삼으시고, 윤락녀들을 돌보시면서 공부방을 마련해 그녀들의 자녀들을 모아 보호하고 계시는 분이다. 돈 없는 걸인들 중에 환자가 생기면 직접 업고 무료진료 받을 수 있는 의료기관을 찾아 동분서주하시는 어려운 사람들의 대모님이시다.

이 분은 워낙 자기 몸을 아끼지 않고 무리하시기 때문에 오래 전부터 왼쪽무릎관절에 통증이 심하고 자주 부어올라 가끔 병원에 가서 주사기로 관절에서 물을 50-100 cc씩 뽑아내곤 했단다.

2001년 2월에는 대학병원에서 검사결과 관절 내부의 연골손상으로 염증이 생겼다는 진단을 받고 관절 내의 손상된 연골을 제거하는 관절경(arthroscopic) 수술을 받으셨다. 수술 후 2개월이 지나서 다시 관절이 붓고 여출물(transudate)이 차올라 필자를 찾아오셨다.

필자가 진찰해 본 결과 왼쪽 대퇴사두근(quadriceps femoris m.)의 위축으로 대퇴부가 많이 가늘어 있고 근육들을 만져보니 심하게 굳어있었다. 부종이 심해서 무릎을 구부리기 힘들기도 했지만, 부종이 없던 때에도 무릎통증이 심해서 완전히 구부릴 수 없었다고 한다.

이학적 검사 소견으로 보아 퇴행성 변화나 인대의 손상에 의한 통증은 아님을 알 수 있었다. 대퇴사두근을 지배하는 대퇴신경의 장애를 의심하고, 대퇴신경의 주행과정에 있는 장골근(iliacus m.)과 대요근(psoas major m.)을 촉진해보니 심하게 굳어져 있고 심한 압통을 보였다.

장요근(腸腰根; iliopsoas m.)의 긴장에 의한 대퇴신경통으로 진단을 내리고, 먼저 주사기로 무릎관절에서 50 mL가량의 여출물을 빼낸 다음, 주된 치료인 대퇴신경의 치료에 들어갔다.

환자를 옆으로 눕혀 척추천자(spinal tapping) 자세를 취하게 하고, 제3-4번 요추 높이에서 약 6 cm 좌측으로 떨어진 곳에 길이 10 cm의 주사바늘로 약 5도 가량 내측방향으로 찌른다. 바늘 끝이 요부방형근

(quadratus lumborum m.)을 관통하고 대요근의 근막을 뚫은 다음에 2 cm 더 진행시켜 여기에 Botulinum Toxin 50 unit, Depo-Medrol 40 mg을 pucain 0.125%에 희석하여 20 mL로 만들어 주입하였다.

약물 주입 후 똑바로 눕히고 무릎을 구부렸다 폈다하는 운동을 반복시켜보니 통증이 금방 없어지고 대퇴사두근이 이완되어 있음을 확인할 수 있었다. 자가 요법으로 혼자서 누워서 엉덩관절과 무릎관절(hip & knee joint)운동을 반복하시도록 하고 귀가시켜 드렸다.

* 이보다 몇 개월 전에도 30대 초반의 방송국 카메라맨이 같은 증상으로 온 일이 있었는데, 그 환자는 무릎이 부어오르면 가끔씩 정형외과 외래에 가서 8회나 물을 뽑아냈다고 한다. 근무여건상 힘들게 뛰어 다녀야하는 카메라맨에게는 반복된 손상으로 무릎에 물이 고일 수밖에 없었다. 이 환자도 대요근에 단 1회의 치료를 받고 2년이 지난 지금까지 잘 지내고 있다.

결론

무릎이 붓거나 물이 차오르면 현대의학에서는 대부분 관절의 활액막염(synovitis), 외상성관절염이나 류마티스성 관절염만을 생각해 왔기에 이러한 **대퇴신경통**을 간과해 왔다.

필자는 수술실에서는 화농성무릎관절염을 수술하는 것을 가끔 본 일이 있지만, 세균감염이 없는 상태에서 무릎관절이 부어있을 때에는 관절 내의 염증을 본 기억이 없다. 직접외상이 없는 상태에서 무릎에 쌓이는 내용물은 관절 자체에서 생성되는 것이 아니고, 대퇴사두근(quadriceps femoris m.)의 근섬유가 손상받아 생기는 근육단백(myoglobulin)이나 혈액이었다고 생각된다.

대퇴신경의 장애로 굳어지고 위축되어 있던 대퇴사두근의 근섬유가 사소한 손상을 반복해서 받으면 근육단백이 유출되어 무릎에 고이게 되고, 근육이 급성으로 심한 손상을 받으면 근육에 생긴 내출혈이 밑으로 내려와 관절 안에 혈액이 고이게 된다.

대퇴신경통의 개념에 관해서는 대한통증학회지에 소개한 바도 있고 통증 치료의 실제 편에도 소개한 바 있다. 무릎관절의 통증과 부종이지만 대퇴신경을 압박하는 원인이 대요근과 장골근에 있다는 사실을 한번쯤 기억해 둘 필요가 있다.

2001. 6. 13.

증례

미국 뉴욕에 살고 계시는 필자의 숙모님은 85세의 연세에도 불구하고 아주 건강하셔서, 세계를 이웃같이 드나드시는 분이시다. 1999년 가을쯤 무릎이 불편하시다는 소식은 들었지만 노인들에게 흔히 있을 수 있는 퇴행성관절염일 것이라는 추측만 하고 있었다.

통증이 점점 심해지셔서 진찰과 정밀검사까지 받아보시고 검사결과를 필자에게 보내왔다. 진단명은 나오지 않았지만 ESR이 높아있고, 혈중철분수치가 낮은 것 외에는 아무런 이상이 없었고 퇴행성 관절이란 소견도 없었다. 무슨 약인지는 모르지만 관절에 값비싼 주사도 맞으셨는데 효과가 없었다고 한다.

가족들을 통해 전해들은 병세는 무릎이 굽혀지지 않아 좌변기에 앉아 용무를 볼 수 없을 정도로 불편하시고 계단을 오르내릴 수가 없다고 한다. 미국에서는 치료가 될 수 없다고 판단하고 1999년 12월 27일 조카인 필자를 믿고 귀국하셔서 다음날 곧바로 필자에게 오셨다.

진찰해보니 통증과 함께 무릎을 90도 이하로 굽힐 수 없어 불편함이 이만저만이 아니었다. 관절의 구축이 아니고 근육의 긴장 때문에 생긴 통증과 장애란 느낌이 들어 C-arm 투시기로 확인해 보니 걱정할 만큼의 무릎관절퇴행성 변화는 찾을 수 없었다.

과거 경력으로 보아 숙모님은 미국에 사시는 35년 이상을 의자, 침대생활만 해오셨고 단 한 번도 맨 방바닥에 앉으실 일이 없었다고 한다. 따라서 무릎을 완전히 구부려 본 일이 없었다는 것을 알 수 있었다.

양쪽대퇴부의 근육을 촉진해보니 심한 압통이 있으면서 딱딱하게 굳어 약화되어 있고, 복부에서 배꼽의 옆을 촉진해보니 양쪽 대요근에 심한 압통이 발견되었다. 대요근의 긴장에 의한 대퇴신경통이 대퇴사두근(quadriceps femoris m.)에 긴장과 위축을 일으켜 관절의 구부리는 동작을 방해하고 있는 것으로 추측되었다. 객관적으로 아무런 소견을 찾을 수 없기에 오른쪽 대요근에 검사 겸 치료를 위한 시험적 주사를 먼저 하기로 했다.

측와위로 눕히고 C-arm 투시기로 투시하면서 요추측방접근법에 의해 22 G 10 cm의 바늘로 제4번 요추 극돌기의 우측 측방으로 5.5 cm 떨어진 곳에서 약 5도 정도 내측 방향으로 찔러서 바늘 끝이 제4번 요추체의 중심부에 이르도록 진행시켰다.

촉감으로는 요부방형근(quadratus lumborum m.)을 관통한 다음에 대요근의 근막을 뚫는 촉감을 느끼고 약 2 cm 더 진행시켜 대요근의 중심부에 도달했다. 여기에 리도카인 100 mg, Botulinum Toxin 50 U 생리식염수를 혼합해서 20 mL로 만들어 주사했다. 주사 후에 이상이 없음을 확인하고 무릎운동을 시켜보니, 완벽하지는 않지만 오른쪽 대퇴부에 힘도 생기고 아무런 통증 없이 무릎을 45도 이하로 구부릴 수 있게 되었다.

이로써 병명은 대퇴신경통으로 확인되었기에 무릎관절 주위에 물리치료와 운동요법을 추가로 해드리고 귀가시켜 드렸다. 그날밤에 전화 왔는데 한쪽 다리만 치료했는데도 관절이 편해지셔서 변기에 편히 걸터앉아 용무를 보실 수 있었다고 한다. 그럴 것이라고 기대하고 있었지만 전화를 받고 보니 한결 더 자신감이 생겼다.

다음날은 반대쪽에 똑같은 시술을 하고, 양쪽 무릎에 물리치료를 하고, 관절의 유연성과 근육의 탄력을 찾을 수 있도록 관절운동을 시켜드리고 근이완제와 소염진통제를 투여했다. 그 다음 3일 동안은 물리치료와 운동요법만을 시켜드렸는데 거짓말처럼 활동이 자연스러워져 12월 31일 밤에는 예술의 전당에서 개최된 "정명훈과 함께 하는 송년음악회"에 걸어서 참석하실 수 있었다.

계속해서 치료를 받으시면서 집에서는 의자에 앉지 말고 방바닥에 앉는 연습을 하시도록 권해드렸다. 습관이 되어 있지 않아 방바닥에 앉거나 무릎을 꿇어 앉기가 몹시 불편하셨지만 모시고 있는 큰 따님의 성화에 힘입어 열심히 운동을 하셨다.

그처럼 노력하신 결과 2000년 1월 중순에는 친구들을 만나 한식집에 가서 방바닥에 앉아 점심식사도 하고 장시간 환담도 나누셨다는 자랑까지 하게 되었다. 서울에 3개월가량 머무시면서 간헐적인 치료를 받으시고 미국으로 가셨는데, 1년이 지난 지금까지 불편 없이 지내고 계신데, 지금도 방바닥에 앉는 운동은 계속하시고 계신단다.

고안

우리 인체는 기계와 마찬가지로 어느 부분이나 자기가 가진 기능을 충분히 활용하지 않으면 퇴화하거나 굳어지게 된다. 여기에 소개드린 필자의 숙모님 경우에는 연세도 많으시고 평소에 운동을 별로 하지 않으시는 분이신데, 수십 년 동안의 미국생활에서 주로 의자에 앉아 계셨기에 완전한 무릎 구부리기를 거의 해본 일이 없으신 분이셨다.

엉덩관절(hip joint)이나 무릎관절은 방바닥에 앉았다 섰다 할 때에 각각 180도의 굴곡운동과 신전운동을 하게 되어있다. 그러나 의자생활은 이 관절들의 운동범위를 절반으로 감소시키기 때문에 관절운동에 관여하는 근육들이 약화되거나 퇴화를 일으킨다.

대퇴골의 굴곡운동에 관여하는 대요근이 약화되고 굳어지면 대퇴신경을 압박해서 대퇴부 앞쪽의 근육들을 긴장시키고 약화시켜 무릎에 통증과 운동장애를 초래한다. 대퇴사두근이 위축되면 이처럼 관절의 통증과 함께 굴곡장애를 일으키게 된다.

이런 상태에 있는 대퇴사두근이 무리한 운동이나 중노동으로 근섬유에 파열을 일으키면 혈액이나 근육단백(myoglobulin)이 내려와 무릎에 부종을 일으키게 된다. 이때에 관절에 축적된 내용물의 출처를 알아보지도 않고 관절염이란 진단 하에 반복해서 관절에서 내용물만을 뽑아주는 수가 있다.

생활의 서구화나 문명의 이기(利己)가 우리에게 안락함과 편리성을 주었지만, 운동부족으로 건강에 상당한 피해도 주고 있다. 신토불이(新土不二)라는 말이 있듯이 우리에게는 재래식 전통가옥 구조에서 생활하는 것이 우리의 건강을 유지하기에는 훨씬 좋을 듯하다. 재래식 부엌살림과 서양식부엌살림을 비교해보면 편리성뿐 아니고 운동량도 비교될 수 있을 것이다.

제자리에서 무릎을 구부리고 앉았다 섰다하는 운동의 반복이야말로 나이와 관계없이 누구에게나 발목부터 무릎과 엉덩관절까지 하체의 기능유지에 가장 적절한 운동이라 생각된다. 특히 가정주부들은 틈틈이 요추부와 무릎을 가볍게 굽혀주는 생활습관만으로도 요통과 무릎통증을 상당부분 예방할 수 있을 것이다.

직장인들은 가정에서 휴식할 때만이라도 방바닥에 앉는 생활을 해주면 엉덩관절이나 무릎의 장애와 통증예방에 도움이 될 것이다. 직장에서도 가끔씩 의자에서 일어나 몇 번씩 쪼그리고 앉는 운동을 해주었으면 좋겠다.

2001. 3. 29.

20 태권도 선수의 양쪽 무릎관절에 있는 통증

19세의 고3 여학생이 양쪽 무릎이 아프다고 엉거주춤 걸어 찾아왔다. 그 학생은 초등학교 2학년 때부터 태권도를 해온 공인 4단의 특기생인데, 태권도실력으로 대학에 진학해야 할 입장이다. 1년 전부터 조금씩 아프기 시작해서 3개월 전부터 무릎통증이 너무 심해서 발차기를 할 수 없게 되었는데, 빨리 서둘러 치료하여 4일 후에 있을 태권도시합에 출전할 수 있도록 해달라는 것이다.

얘기를 자세히 들어보니 엉덩관절이 굴곡되지 않고 무릎은 신전이 잘 안 되는 것 같았다. 엉덩관절의 굴곡이 되지 않으니 다리를 높이 올릴 수 없고, 무릎굴곡근(Hamstring m.)이 늘어나지 못하니 발차기가 되지 않아 태권도를 할 수 없는 상태였다. 그동안 정형외과에서 물리치료만 받았지만 정확한 병명이 나오지 않아 치료 효과를 보지 못하고 있다가 친지의 소개로 필자를 찾아오게 되었다.

필자는 진찰하기 전에 짐작되는 바가 있어 이번 시합에는 나가지 않는 것이 좋겠다고 얘기했더니, 이번 시합에서 우승을 해야만 대학 진학하는데 도움이 되기 때문에 반드시 출전토록 해달라는 것이다.

촉진해보니 양측 대요근(psoas major m.)과 장골근(iliacus m.)이 대퇴신경을 압박하고 있고, 그리고 반막양근(半膜樣筋)과 대퇴이두근(大腿二頭筋)들이 무릎관절신경들을 압박할 수 있는 원인으로 작용하고 있을 것으로 판단되었다. 양쪽의 대요근과 장골근이 긴장되어 있어 그 사이를 통과하는 대퇴신경이 압박받아 흥분되면서 대퇴사두근(大腿四頭筋)을 등척성 수축시켜 무릎에 통증과 운동장애를 일으키고 있음을 알았다.

또한 무릎 뒤쪽에 있는 반막양근(semimembranosus m.)에 의해 내측관절신경이 압박되고 대퇴이두근(biceps femoris m.)에 의해 외측관절신경이 압박받아 관절에 통증을 일으키고 있음을 알았다. 2개 근육의 긴장이 신경을 압박하여 통증을 일으키기도 하지만 발차기도 잘되지 않는 것 같았다.

아무리 설명해도 환자나 보호자가 이해할 것 같지 않아 대충 설명하고 시험적 치료를 먼저 해보자고 하고 오른쪽 대요근에 국소마취제와 스테로이드를 혼합하여 20 mL를 주사하였다. 주사 후에 곧바로 확인해보니 오른쪽 고관절의 운동이 쉬워지고 대퇴사두근의 긴장이 풀어져 근육이 부드러워진 것을 확인할 수 있었다. 다음날 좌우측을 비교해보니 치료받은 쪽과 치료하지 않은 쪽은 천지 차이만큼이나 달랐다.

반대편을 똑같이 시술해 주고 효과를 보니 양쪽이 똑같아졌단다. 우선은 편해졌지만 완치된 것이 아니니 연습도 심하게 하지 말고 시합에 출전하지 않도록 당부했다. 그 후로 5일 만에 다시 나타났는데 시합에 나가려고 연습을 했더니 다리는 올라가는데 발차기가 되지 않아 출전은 포기하고 다음 시합에 대비해서 다시 치료받으러 왔단다.

Botulinum Toxin으로 대요근의 긴장을 풀어서 대퇴신경의 압박을 없애주니 대퇴사두근이나 대요근의 운동이 좋아져 다리는 올라갔지만, 무릎의 뒤쪽에 있는 무릎굴곡근(Hamstring m.)이 굳어있기 때문에 발차기가 어려울 것이라는 사실은 필자가 예견하고 있었던 터였다.

양측 대퇴이두근에 먼저 주사 후에 물리치료를 해주고, 3일 후에 반막양근에 주사하고 치료를 해보니 급속도로 좋아지게 되어 10여 회의 치료를 받고 훈련에 복귀시켰다. 이 학생은 태권도의 발 높이 올리기와 발차기 할 때 사용하는 근육들이 만성적인 손상으로 굳어있음을 확인할 수 있었다.

이 학생의 경우에는 너무 어려서부터 태권도를 무리하게 하다 보니 완전히 성숙되지 않은 근섬유들의 반복된 손상으로 근육 내에 뭉쳐진 흉터가 통증유발점으로 작용하게 된 것이다. 손상받은 근섬유들이 유착을 일으켜 근육이 탄성을 상실한 상태에 있어 운동할 때에 늘어나는 것이 아니고 오히려 굳어졌던 것으로 풀이된다.

우리의 교육현실이 너무 운동을 무시하는 환경에 빠져있기는 하지만, 반대로 이 학생처럼 어려서부터 너무 과격한 운동을 하게 되면 여러 근육, 인대, 관절들의 손상이 누적되어 만성 통증이나 장애를 남기게 될 것이다. 특히 태권도는 유연성과 부드러움을 이용하지 않고 너무 강한 힘과 직선적인 공격에 의존하는 무술이다. 다른 무술처럼 부드럽고 유연함 가운데 강한 힘이 나오는 것이 아니어서 어린 나이부터 태권도를 지나치게 열심히 시킨다는 것은 별로 좋은 일이라 생각되지 않는다.

체력 단련이나 호신 목적으로 태권도를 배우는 것은 좋지만 선수를 만들기 위해 초등학교 2학년 때부터 태권도를 해왔다는 이 학생의 부모에게 **지나친 것은 부족함만 못하다**는 교훈을 깨우쳐주고 싶다.

2002. 4. 22.

21 인공관절 대치수술받은 환자의 무릎통증

서론

일반적으로 비교적 나이 많은 사람이 무릎에 통증을 호소하면 퇴행성관절염이란 선입견을 가지고 대하는 수가 많다. 더구나 방사선 소견에서 관절 간격이 좁아 있거나, 미세한 골극이 보이거나, 연골 밑의 뼈에 경화를 보이면 퇴행성관절염으로 확진내리게 된다.

나이가 많고 그런 방사선 소견을 가진 사람들도 통증이 전혀 없을 수 있고, 통증이 심한 사람도 그러한 소견이 전혀 없을 수 있다. 특히 젊은 사람의 무릎통증은 객관적 소견마저 없기에 진단을 못 내리고 대증요법에만 의존하게 된다.

필자의 통증클리닉에서는 양쪽 무릎인공관절대치수술을 받고도 무릎관절의 통증으로 고통받는 환자 2명의 치료를 경험하였다.

증례

(1) 1995. 6. 29. 현재 71세의 여자 환자.

대전에서 올라온 이 환자는 1년 전에 양측 무릎에 인공관절대치수술을 받았으나 증세의 호전을 전혀 보지 못하고 계속해서 무릎에 통증이 있었다. 안정 시에는 통증이 별로 없으나 걸을 때 특히 계단을 내려갈 때는 양쪽 무릎 앞쪽에 통증이 심했다. 수술 받았던 병원에서는 수술은 잘 되었다는 얘기만 해줄 뿐 그 통증의 원인을 찾아주지 못했다.

수술 후에 촬영한 X-ray 필름을 가지고 왔으나 아무런 도움이 되지 못했다. 이학적 검사를 해보니 관절의 움직임도 부드러웠고, 외견상 부종이나 염증 같은 것은 보이지 않았다. 촉진해보니 좌측 대퇴사두근(quadriceps femoris m.)의 강직과 위축이 있고, 복부에서는 왼쪽 대요근(psoas major m.)에 압통이 발견되었고 고관절의 굴곡능력이 저하되어 있었다. 무릎 뒤쪽에 있는 양쪽 반막양근(semi-membranosus m.)에 강한 압통점이 발견되었다.

일단 반막양근의 통증유발점에 의한 무릎내측관절신경 장애에 의한 무릎통증과 대요근에 의한 대퇴신경통으로 진단내릴 수 있었다. 먼저 내측관절신경(medial articular n.)을 풀어주기 위해 안쪽 반막양근의 통증유발점에 주사를 한 다음 걸어서 계단을 내려갔다 오도록 해서 주사 전과 후를 비교했더니 주사 후에는 거의 통증이 없다고 한다.

2일 동안 물리치료를 받고 대전에 갔다가 일주일 후에 다시 내원했다. 다시 확인해보니 무릎의 통증은 거의 없고 왼쪽 대퇴사두근의 긴장으로 인한 왼쪽 대퇴부 앞쪽의 통증과 근력의 약화를 볼 수 있었다. 대요근에 의한 대퇴신경통의 치료를 위해 C-Arm 투시기로 투시하면서 척추후방접근법으로 대요근에 조영제, 국소마취제, 스테로이드혼합액 20 mL를 주사하고 관찰했더니 근육의 긴장이 풀리면서 뻐근함도 없어지고 대퇴사두근의 힘도 생기는 것이 확인되었다.

양쪽 무릎의 뒤쪽에 있는 반막양근과 왼쪽 대요근에 물리치료와 심부열 치료를 2일간 더해주고 통증이 재발하면 다시 치료하기로 하고 치료를 마쳤다(이 분은 대전에서 냉면집을 직접 운영하시기 때문에 한시도 자리를 비울 수 없어 대요근이 완전 치료된 상태는 아니지만 불편이 없으니 자가 운동요법을 꾸준히 하면서 지내도록 하고 종결했다.).

(2) 1997. 12. 23. 현재 71세의 여자 환자.

1990년에 양측 무릎 인공관절대치수술을 받은 이 환자는 1년 전부터 왼쪽 무릎에 통증이 생기면서 다리에 힘이 점차 없어지며 휘청거린다고 한다. 인공관절에 고장이 생겼는가 싶어 점검받아 보았으나 이상은 없다고 해서 관절 주위에 물리치료를 받았지만 전혀 효과를 보지 못했다고 한다.

C-arm 투시기로 보면서 양측 무릎의 운동 상태를 관찰했지만 인공관절에서는 별 이상소견은 찾지 못했다. 외견상으로 보아 왼쪽 대퇴사두근이 위축되어 있음을 알 수 있었고, 촉진에서는 근육에 심한 강직이 있으면서도 약화되어 있음을 발견할 수 있었다. 복부의 촉진에서 왼쪽의 대요근에 강한 압통점이 있는 것을 보고, 긴장된 대요근에게 압박받은 대퇴신경이 대퇴사두근을 과긴장시켜서 근육에 허혈성 통증과 근육의 위축을 일으킨 것임을 알 수 있었다.

환자에게 상황을 설명하고 척추후방접근법으로 대요근에 20 mL의 약물을 주사 후에 확인해보니 대퇴사두근의 긴장이 풀리고 다리에 힘이 생기는 것을 볼 수 있었다. 대요근의 긴장을 풀어주기 위해 복부접근법으로 일주일동안 심부 열치료를 해서 증상이 완화되는 것을 보고 치료를 종결지었다.

▣ 인공관절대치술 받은 무릎

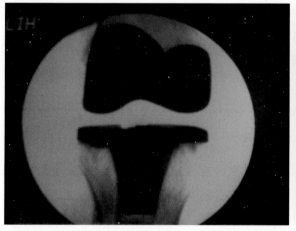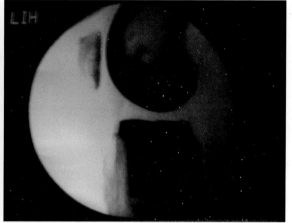

고안

무릎은 인체에서 가장 큰 관절로서 관절염을 가장 잘 일으키는 곳이다. 외상이 없는 무릎 통증 환자에게 가장 많이 붙여진 진단이 퇴행성관절염이다. 통증의 원인을 객관적으로 규명하려고 X-ray나 MRI 촬영소견에 의존하다보니 그 소견에 따를 수밖에 없었다.

그러나 무릎에 생긴 통증 중에서 신경장애에 의한 신경통은 방사선 소견으로 규명이 되지 않는다. 많은 의사들이 무릎의 감각신경은 관절 내부의 연골에 있는 것으로 알고 있어 무릎의 통증은 연골이 닳았을 때 생기는 것이라고 알려지고 있다.

무릎의 신경은 관절 내부에 있지 않고, 과일을 싸는 그물망처럼 관절을 감싸고 있는 관절피막에 망상으로 분포되어 있다. 내측관절신경은 반막양근의 밑을 지나 관절내측 전방에 분포되고, 외측관절신경은 대퇴이두근의 밑을 지나 관절외측의 전방 앞쪽에 망상으로 분포된다. 퇴행성 무릎관절의 통증은 연골이 마모되면서 형성된 골극(spur)이 관절피막의 신경을 자극해서 통증을 일으키는 것이다. 아무리 연골이 심하게 닳아서 뼈끼리 서로 맞닿는 소리가 나더라도, 뾰족한 골극이 생기지 않고 둥글게 마모된 관절에서는 통증이 일어나지 않는다.

이러한 개념이 정립되어 있지 않아 퇴행성 변화가 있으면 무조건 통증을 일으키는 것으로 알고 있고, 치료는 무릎관절 앞쪽에 대증요법을 하면서 소염진통제를 투여하는 정도에 그쳐왔다. 퇴행성 관절에 약물을 주사해서 통증완화 효과를 보는 것은 골극에 의한 골막의 자극으로 생긴 염증을 소염효과가 강한 스테로이드가 풀어주기 때문에 한시적으로 통증을 없앨 수 있는 것이다.

관절의 변형이 있을 정도로 퇴행성 변화가 심하거나 골극이 많이 생겼을 경우에는 인공관절 대치수술을 하는 경우가 있는데, 대치수술의 적응증을 확대적용하다 보면 증례1과 같은 경우도 생길 수 있다.

두 건의 증례 모두 수술 전의 소견을 알 수 없었지만, 증례1의 경우는 수술적응증을 잘못 잡은 것 같고, 증례2의 경우는 수술 후에 대퇴신경의 장애가 생겼던 것으로 생각되어 각각 내측관절신경과 대퇴신경의 장애를 풀어 줌으로써 해결할 수 있었다.

결론

인공관절대치수술을 받은 환자 두 명을 치료하고 다음과 같은 결론을 얻을 수 있었다. 무릎관절의 통증은 그 원인이 관절의 뼈에만 있는 것이 아니고, 무릎의 감각신경장애 때문에 오는 경우가 더 많다. 무릎관절신경은 관절의 내부에 있지 않고 관절을 둘러싸고 있는 관절피막에 분포되어 있다. 무릎의 신경통은 내측관절신경이 반막양근에 의해, 외측관절신경이 대퇴이두근에 의해 압박받아 생긴 통증이었다. 또한 대퇴신경의 장애로 대퇴사두근이 강직되거나 위축되면서 무릎에 통증을 일으키기도 한다.

2001. 3. 13.

22 10년 이상 만성적으로 있었던 필자 자신의 무릎통증

필자는 왼쪽 무릎통증으로 십년 이상 고통을 받아 왔지만 객관적인 검사소견에 의해 관절에는 이상이 없다는 진단을 받았다. 객관적 소견이 없는 이 통증을 치료해 줄 수 있는 의사를 만나지 못해 오랫동안 고생하다가 본인 스스로 진단내리고 치료했던 일이 있었다.

일반적으로 흔치 않은 통증이어서 문헌상에도 이런 통증의 진단과 치료에 대한 얘기를 찾을 수 없었기에 자신의 치료경험담을 소개해 본다.

필자는 수련의시절부터 왼쪽 무릎에 시큰거리는 통증이 있었는데, 산을 오를 때나 계단을 오를 때면 반드시 통증이 나타났다. 평소에 등산을 즐겨서 주말이면 배낭을 메고 서울 근교의 산행을 즐겼는데, 어느 날 갑자기 무릎에 통증이 생겨 등산은 하지 못하고 계곡에 앉아 술잔이나 기울이는 수준으로 전락하게 되었다.

수련의 때에는 통증이 심하지 않았고 바쁘게 살아왔기에 그런대로 지냈는데, 수련을 마치고 군의관시절부터는 통증이 더 심해져 계단을 하나만 걸어 올라가도 시큰거리고 아파서 견딜 수 없었다. 방바닥에 앉아서 무릎을 구부려보아도 관절의 위쪽에 시큰거리는 통증이 있음을 알 수 있었다.

군의관 시절에는 정형외과 군의관들에게 진찰을 받아 보았지만 X-ray 촬영해보고 관절 자체에는 이상이 없고, 체중이 많아서 그런 것 같으니 체중을 줄여보라는 충고만 들었다.

필자는 과체중 때문이라 생각하지도 않았고 체중 때문이라면 양쪽이 아니고 한쪽만 아플 리가 없다고 생각했었다. 체중이 문제가 된다고 하더라도 체중을 본인 마음대로 줄일 수 있는 문제가 아니라고 생각했기에 10년 이상을 그대로 견디면서 살았었다.

군복무를 마치고 종합병원에 근무할 때에 통증 치료에 관심을 갖기 시작하면서부터 자신의 무릎을 그대로 둘 수가 없다는 생각을 했다. 본인 스스로 관절을 관찰하고 만지다가 왼쪽 무릎의 위쪽에서 반대편과는 달리 딱딱하게 굳어있는 압통점이 있음을 발견한 것이 1985년 여름이었다.

슬개골 위쪽의 대퇴사두근의 힘줄(quadriceps tendon)에 만성적인 염증이 있다고 생각되었지만, 객관적 근거도 없이 혼자서 판단하는 것은 옳지 않겠다고 생각되어 정형외과 과장에게 상의했다. 정형외과 과장은 관절 자체에는 이상이 없으니, 힘줄에 문제가 있다고 생각되면 물리치료나 받으면서 지내라고 한다.

10년 넘은 힘줄의 염증이 물리치료로 좋아질 것이라는 기대를 할 수 없어 정형외과 과장에게 압통점에 주사를 해보는 것이 어떻겠느냐고 물었다. 초년 전문의인 정형외과 의사는 힘줄(腱)에 스테로이드를 주사했다가 잘못되면 힘줄이 파열될 수도 있고, 세균감염이 생기면 큰일날 수 있으니 주사하지 말고 물리치료나 하자고 주사를 꺼리는 것이었다.

진료경험이 많지 않아 교과서적인 진료를 하고 있는 정형외과 의사의 기우(杞憂)라 생각되어 책임은 필자 자신이 질 것이니 지적해 준 위치에 주사만 놔달라고 했다. 지금 같으면 남의 손을 빌릴 것도 없이 필자가 직접 주사하겠지만 그 당시 만해도 자신의 몸에 주사할 용기가 없던 때였다.

슬개골(patella)에서 약 5 cm 정도 상방에 있는 근육의 압통점에 주사할 자리를 확실하게 표시해놓고 2% 리도카인 2 mL에 depo-medrol 20 mg을 혼합하여 주사를 하도록 했다. 주사 직후에는 마취효과로 감각의 마비가 있더니 그날 밤부터 주사한 부위에 2일 동안은 통증이 어찌나 심하던지 반쯤은 후회를 하기도 했다. 3일이 지나고나니 통증이 말끔하게 가시고 계단이나 산을 오르는데도 전혀 지장이 없게 되었다.

예전에는 서울근교의 북한산에 등산한다고 나섰다가 계곡에 앉아서 술이나 마시다 내려오던 등산객이 그 후로는 험한 길을 걸어서 북한산의 정상까지 오르내리는 등산객이 되었다. 필자는 고등학교 시절에는 기계체조며 기구운동으로 체력단련운동을 열심히 해왔는데, 의과대학 6년과 수련의시절에 운동을 게을리했던 생활이 필자의 하지의 근육을 약화시켜 문제를 일으켰던 것 같았다.

평상시에는 거의 운동을 하지 않고 지내다가 수련의시절에는 여가만 나면 등산하겠다고 나서서 무리를 하다 보니 대퇴부 앞쪽근육이 손상받아 굳어지면서 무릎 상부의 슬개골을 잡아당겨 통증을 일으켰던 것 같다. 처음에는 힘줄(tendon)에 생긴 병변이라 생각했었지만 치료 후에 해부학적인 고찰을 해보고 대퇴사두근의 힘줄(quadriceps tendon)의 직상방에 있는 대퇴직근(rectus femoris m.)에 통증유발점이 생겼던 것임을 알게 되었다. 힘줄(tendon)에 직접 주사하거나 근-골막접합부에 스테로이드를 주사하면 힘줄의 파열이 일어날 수 있다는 염려 때문에 주사를 꺼려했던 정형외과 의사의 입장을 이해할만 했다.

객관적 검사로 나타나지 않는다고 해서 근긴장에 의한 무릎통증을 과체중 때문이라고 치료를 방치하는 동료의사의 무책임한 진료관행이 필자를 오랫동안 고생시켜 왔다. 또한 그러한 진료관행은 다른 환자에게도 계속되고 있을 것이라고 생각하니 치료보다는 의사들의 진단에 대한 책임의 중대함을 느끼게 되었다.

그 후로도 흔치는 않은 일이지만 필자는 그러한 무릎통증 환자들을 어쩌다 만나게 되면 쉽게 찾아 치료해줄 수 있었기에 하나의 진단과 치료법으로 필자 자신의 치료경험을 소개한다.

2001. 11. 26.

23 보이지 않는 통증은 류마티스(Rheumatic disease)인가?

30대 초반의 여자 환자는 9개월간 정형외과에 다니면서 류마티스라는 진단을 받고 그에 해당하는 투약을 계속 받아 왔단다. 약을 복용하면 통증이 완화되어 견딜 만하지만 치료의 기미는 전혀 보이지 않았다고 한다.

류마티스라는 병이 완치가 어렵다니 그러려니 하면서 지내는 수밖에 없었다고 한다. 그 환자의 남편이 필자에게 치료받으러 왔다가 자기 아내의 병세를 얘기하면서 정말 치료되지 않으면 평생동안 그렇게 약만 복용하면서 지내야 하느냐고 울상이다.

얘기를 들어보니 그의 아내는 컴퓨터 프로그래머인데 양측 손목과 손이 모두 아프고 발등과 발바닥, 발가락이 모두 아프다는 것이다. 고생이 너무 심해서 직장생활을 그만 둘 예정이니 그 때에나 진료를 받으러 데려오겠단다. 며칠 후에 그 여자 환자가 직접 찾아 왔는데 30대 중반의 이 환자는 한 마디로 진단내릴 수 있는 특정 병명을 가진 것이 아니고 팔과 다리에 있는 불특정 다수의 통증이었다.

증상을 나열해보면 양쪽 다리에서 발목과 발등까지 쑤시면서 아프고, 발바닥과 발가락이 모두 당기면서 아프다고 한다. 양측 손목이 아프면서 손가락까지 쑤셔서 주먹을 쥐기가 불편하단다. 그리고 등이 뻐근하고, 양쪽 앞가슴이 조여드는 느낌이 들어서 어깻죽지를 자주 흔들어 주어야 한다고 한다.

필자의 클리닉에는 류마티스를 감별해 낼만한 검사시설을 갖추고 있지 않기 때문에, 하나하나 촉진해가면서 그 원인을 찾고 진단 겸 치료를 하지 않으면 안 되었다.

1) 우선 발목과 발등의 통증을 찾기 위해 천비골신경(superficial peroneal n.)의 분포지역에 감각기능을 살폈더니 양쪽의 감각둔화를 보이고 있다. 심비골신경의 감각분포지역인 엄지와 둘째 발가락 사이의 감각을 점검해보니 양측 모두 감각둔화가 현저하다.

양쪽 장비골근(peroneus longus m.)의 상단을 촉진해보니 심한 압통점이 발견되었다. 장비골근에 생긴 통증유발점 밑을 통과하고 있던 총비골신경(commmon peroneal n.)이 압박받아 흥분을 일으켰다고 생각되었다.

천비골신경 때문에 장딴지 바깥쪽에 이상감각이 생기고, 심비골신경의 흥분으로 장지신근 이 엄지를 제외한 발가락 4개를 뒤로 신전시키면서 발가락에 뻐근한 통증을 일으켰음을 의심할 수 있었다.

확인을 위해 장비골근의 압통점에 0.5% 리도카인 4 mL씩을 주사한 후에 본인에게 물어보니 하퇴부의 바깥쪽과 발목, 발등에 시원한 감이 든다고 한다. 첫 번째 사항은 확인이 된 셈이다.

2) 발바닥과 발가락이 아픈 원인을 찾기 위해 양쪽 하퇴부 후방의 안쪽에 있는 장지굴근(flexor digito-rum longus m.)의 팽대부를 촉진해보니 심한 압통점을 찾을 수 있었다. 이는 장지굴근의 통증유발점이 탄력을 상실하여 발가락을 잡아당기고 있어 발바닥과 발가락에 통증을 일으켰던 것으로 추측되었다.

양측 장지굴근의 통증유발점에 0.5% 리도카인 6 mL씩을 주사하고 나서 살펴보니 발바닥이 펴지는 기분이 들면서 걸을 때 발가락에 있던 불편함과 통증이 사라졌다.

3) 양측 손목과 손가락의 끝이 쑤시는 원인은 상완신경총이 전사각근의 통증유발점에 의해 압박받아 양측 수지신근(手指伸筋; extensor digitorum communis m.)들이 긴장을 하면서 손목도 아프고 손가락의 끝이 당기는 통증이 있어 손가락을 구부려 주먹을 쥐면 손이 아팠던 것이다. 양측 전사각근에 0.5% 리도카인 4 mL씩을 주사하고 관찰해보니 양측 손이 금방 편해졌다.

4) 등에 있던 통증은 능형근(rhomboid m.)에 있는 긴장성 통증으로, 중사각근에게 견갑배신경이 포착(entrapment)당해서 생기는 통증이었다. 경추 제5번 높이에서 양쪽 중사각근의 통증유발점에 0.5% 리도카인 4 mL씩을 주사하고 물어보니 등 쪽이 한결 시원해졌다고 한다.

5) 양쪽 흉곽외측에 있는 통증은 전거근(serratus anterior m.)에 있는 긴장성 통증으로서, 전거근의 운동신경인 장흉신경 중에 제5-6번 신경근이 중사각근의 가장 밑부분을 관통하는데 여기에 생긴 통증유발점에게 포착당해서 전거근을 긴장시켜 생긴 통증이었다. 확인을 위해 쇄골의 바로 위에서 중사각근 하단에 있는 통증유발점에 각각 0.5% 리도카인 4 mL씩을 주사하고 보니 답답하던 흉곽이 시원하게 풀어졌다.

치료 겸 진단삼아 이곳저곳에서 통증유발점을 찾아 확인하는데 6일이 걸렸다. 이 환자는 류마티스가 아니고 운동부족으로 인해 여러 부위의 근육들이 약화되고 손상받아 통증유발점들을 형성해서 다발성 통증을 일으켰던 것이다.

다리에 있는 통증들은 단순 국소마취제만으로 잘 풀려서 쉽게 완치효과를 볼 수 있었다. 그러나 경추와 견대부분에 있는 통증의 원인들은 만성적인 직업병이었던 관계로 각 부위에 스테로이드 10 mg씩 혼합주사하고 물리치료를 해주어야만 했다.

내원 3주일 만에 치료를 끝내고 우리 클리닉 식구들에게 근사한 점심을 대접하고 수료식을 가졌는데, 그 환자 왈, "괜히 병원 잘못 찾아가서 불필요한 약만 3개월 복용했는데, 잘못했으면 평생 류마티스약을 복용하며 살 뻔했다"고 안도의 숨을 쉬었다. 이러한 환자를 어떤 시각에서 보면 CRPS(복합부위 통증증후군)라는 병명을 붙였을지도 모르겠다.

2004. 2. 27.

24 급성으로 생겼던 발바닥의 통증

60세 남자 환자에게 발바닥에 급성으로 생긴 통증을 소개하고자 한다.

근년에 들어 이 환자는 운동이 부족하다는 생각이 들어 달리기는 못하더라도 걷기 운동이라도 해두어야 겠다는 생각이 들었다. 동네에 있는 공원을 두 바퀴 돌면 최소한 5 km는 된다고 하여 매일 새벽에 일어나 공원을 두 바퀴 정도 걷기로 어려운 결심을 했다. 그런데 이 환자의 결심이 하루 만에 무너지는 비운을 맞았다. 어느 토요일 새벽에 운동복 차림으로 부인과 함께 모처럼 공원 산책길로 나가서 빠른 걸음으로 두 바퀴를 돌았다.

남녀노소 많은 사람들이 나와서 자전거를 타기도 하고 달리기도 하고 있었지만, 주로 대부분은 걷기 운동을 하고 있었다. 모처럼 나와서 힘은 약간 들었지만 시원한 공기를 마시면서 약 1시간 30분가량을 속보로 걷고 나니 등에 땀이 촉촉해질 정도로 배게 되었고 다리가 뻐근해지는 것이 운동을 잘했다는 기분이 들었다.

다음날 오후에 골프를 하는데 라운드 중간쯤에서부터 왼쪽 하퇴부가 아프더니 점차 발바닥으로 통증이 내려가는 것 같았다. 마지막 4개 홀을 남겨 놓고는 발바닥에 통증이 심해서 걷기가 힘들어져서 전동차를 타고 다니면서 겨우 play를 마쳤다.

골프를 마치고 나서 발바닥을 아무리 만져보아도 특정 부위에서 통증의 원인을 찾을 수 없었다. 뒤꿈치로 걸으면 괜찮은데 정상적인 보행을 하면 발바닥의 앞쪽에 심한 통증이 생기는 것이다. 발뒤꿈치를 들고 걸어보면 발바닥 앞쪽에 통증이 생기면서 장딴지 뒤쪽이 당기는 것을 느낄 수 있었다. 월요일 아침에 정형외과에 가서 진찰을 받았는데 발바닥에서는 이상소견을 찾을 수 없다는 진단을 받고 오후에 필자를 찾았다.

필자가 통증이 있는 위치를 살펴보니 엄지를 제외한 4개의 발가락과 발바닥뼈를 연결하는 관절부근이라 생각되었다. 하퇴부의 근육을 촉진하면서 통증의 원인이 될 만한 근육을 찾아보니 장딴지근육의 내측상부에 해당되는 곳에 심한 압통이 있었다. 이 부위의 해부학적인 위치는 장지굴근(flexor digitorum longus m.)에 생긴 통증유발점이라고 생각되었다.

마침 필자에게 와서 1개월째 연수 중인 후배 의사에게 0.5% 리도카인 10 mL를 유발점에 주사하도록 지시했다. 주사하고 확인해보니 주사 위치가 비복근의 내측두(medial head of gastrocnemius m.)에 주사했다는 느낌이 들었는데 하루를 지내보아도 예상했던 대로 효과가 없었다.

이틀 후에 다시 찾아와 필자가 정확한 위치를 찾아서 다시 주사를 했다. 내측 복사뼈의 뒤쪽 선을 따라 약 다섯 손가락 넓이(5 finger breadth)만큼 상방으로 올라간 곳의 장지굴근에 있는 통증유발점이었다.

필자는 유발점의 만성화 여부를 확인하기 위해 스테로이드는 섞지 않고 0.5% 리도카인 10 mL를 시험적으로 주사했다. 주사하는 순간에 밑으로 뻗쳐가는 가벼운 통증을 느낄 수 있다고 하여 올바른 위치에 주사했다는 느낌을 받을 수 있었다. 주사 후에 발뒤꿈치를 들고 걸어보게 했더니 발바닥의 통증은 한결 가벼워졌다. 24시간이 지난 다음 날에 보니 발뒤꿈치를 들고 걸어도 발바닥에 통증이 전혀 느껴지지 않는단다.

필자는 이미 결과를 예측했던 일이지만, 시술을 옆에서 보고 있던 연수 중인 후배의사는 신통하다고 느끼면서 기분이 몹시 좋은 모양이다. 내일부터 서서히 장딴지 근육을 충분히 신전시켜준 다음에 다시 걷기 운동을 나가도록 권유해 주었다.

통증의 기전

장지굴근은 경골(tibia)의 후방상부 1/3부위에서 기시하여 외측 4개의 발가락의 끝마디에 부착된다. 신경은 경골신경(tibial n.)의 지배를 받고, 작용은 4개의 발가락 끝마디를 굴곡시키면서 발을 앞쪽으로 굴곡(plantar flexion)시킨다. 장지굴근이 손상 후에 급성으로 긴장을 일으키거나, 만성적으로 잠복해있던 통증유발점이 발을 뒤로 굴곡(dorsiflexion)시킬 때에 활성화되면 발가락 끝을 잡아당기게 되면서 발바닥의 끝부분에 통증을 일으킬 수 있다.

이 환자의 통증은 오래전부터 장지굴근에 잠복성 통증유발점이 있다가 갑자기 많이 걷거나 골프할 때에 장딴지근육(calf muscle)의 무리한 동작으로 활성화를 일으키면서 이 근육의 말단 부위인 발바닥에 통증을 일으켰던 것으로 사료된다.

결론

이 환자처럼 평소에는 운동하지 않다가 갑자기 무리하게 운동을 하다보면 근육에 손상받는 일은 흔히 있는 일이다. 운동의 강도는 step by step으로 높여가고, 근육이나 관절에 무리가 되지 않도록 운동은 slow & steady하게 하는 것이 바람직할 것이다. 또한 발바닥이 아프다고 발바닥만 들여다보지 말고 위쪽에서 그 원인을 찾는 지혜는 어느 통증 환자를 진찰할 때나 필요할 것으로 사료된다.

2001. 9. 20.

25 통풍이라 진단받은 가성통풍 환자의 치료경험

통풍성관절염(gouty arthritis)이라는 진단을 받고 10일 동안 치료받고도 전혀 효과를 보지 못했던 환자를 2일 만에 낫게 해준 치료경험을 소개하고자 한다.

필자와 함께 ○○대학 경영자 과정을 밟고 있는 53세된 어떤 원우가 수업이 있는 어느 날 한쪽 발에 슬리퍼를 신고 절뚝거리고 다니면서 많은 사람들의 시선을 받고 있었다. 통풍(痛風; gout)이라는 진단을 받고 열흘 정도 치료 중인데 전혀 차도를 보이지 않고 통증이 몹시 심해 신발을 신고 걸을 수가 없다고 한다. 아무데서나 함부로 나설 수 없어 조심스럽게 혹시 관절 마디가 벌겋게 달아오르지 않았느냐고 물었더니 그렇지는 않단다.

뭔가 진단이 잘못되었다는 느낌이 들어 치료받아 보고도 효과가 없으면 필자를 한번 찾아오도록 넌지시 얘기해 두었다. 그 후 3일째 되는 날 어려운 발걸음으로 필자를 찾아왔다.

발을 관찰해보니 외견상 부종이나 색깔의 변화는 없었고, 촉진상에는 오른쪽 엄지의 발가락과 발바닥을 연결하는 관절(M-P Joint)에 압통이 심하다. 엄지를 뒤로 젖혀보니 통증이 엄청나게 더 심해진다. 단무지굴근(flexor hallucis brevis m.)의 내측두(medial head)를 압박해보니 심한 압통점이 발견되었다.

이 환자의 통증은 진성통풍성 관절염이 아니고 필자가 명명한 가성통풍(pseudo-gout)이라 생각되었다. 확인검사 겸 치료를 위해 심한 압통점에 스테로이드 20 mg을 혼합한 0.5% 리도카인 2 mL를 주사하고 물리치료를 해주고 NSAIDS와 진통제를 처방해서 보냈다.

다음날 다시 왔을 때에는 주사 맞은 그날 밤에는 통증이 몹시 심해서 혼났는데 자고 나니 통증이 많이 완화되고 오후가 되니 많이 편해졌다고 한다. 주사 후에 있을 수 있는 통증이었음을 설명해주고 물리치료 해주고 보냈는데, 며칠 후에 학교에 갔더니 원우들에게 소문이 퍼져 있었다. 여러 날 동안 정형외과에 다니면서도 전혀 효과를 보지 못했던 통풍이 필자에게 두 번 치료받고 완쾌되었다고 여러 사람들 앞에 자랑을 했던 것이다. 우리 원우는 전체가 50명인데 어느 누구에게 사소한 일만 생겨도 모두 소문나게 되어 있어 이분이 아프다는 것은 전체 원우들에게 다 알려져 있었기 때문이다.

필자는 임상에서 엄지의 중족지관절(M-P joint)에 통증이 있는 환자들은 혈중 요산치(尿酸値)가 정상범위에 있음에도 불구하고 통풍이란 진단을 받고 잘못된 치료를 받고 있음을 흔히 보게 되어 연구결과 이러한 통증을 **가성통풍**이라 이름붙인 바 있다. 필자가 가성통풍이라고 이름붙인 이 통증은 엄지와 발바닥뼈를 연결하는 단무지굴근의 내측두가 긴장하거나 굳어져 관절피막을 압박하고 관절간격을 좁히면서 생긴 통증을 말한다. 그래서 엄지를 뒤로 젖힐 때 근육이 신전을 일으키면서 통증이 심해지는 것이다.

통풍이란 purine의 대사장애로 혈중에 요산치가 높고 요산결정체가 관절주위나 연조직에 침착되어 격심한 발작성 관절통을 일으키는 질환으로 엄지발가락의 중족지관절(中足-指關節; M-P joint)에 가장 많이 나타난다. 그 원인은 purine체의 과잉생성과 핵산대사의 증가나 요산의 배설감소로 혈중 농도가 높아져 발생한다.

임상적인 진단은 통증이 있을 때에 Colchicine 투여로 통증과 염증반응이 소실되는 것으로 알 수 있다. Colchicine은 근본치료제는 아니지만 통풍성관절염의 통증에만 반응하기 때문에 다른 질환에 의한 통증과 감별 진단하는데 유용한 약제이다.

검사법으로는 관절 내부나 주위조직에서 요산결정체를 확인하거나, 전자현미경으로 관절의 삼출액에서 바늘모양의 요산결정을 확인한다. 혈중의 요산치 증가와 소변에서 요산의 배출량을 측정하기도 한다. 치료는 요산의 배설을 촉진시키는 probenecid와 요산 생성억제제인 allopurinol을 투여하며, 통증의 완화 목적으로는 colchicine을 투여한다.

필자는 진성통풍성 관절염에 대해서는 아는 것이 별로 없어 근본 치료를 위해서는 내과적으로 치료받을 수 있도록 소개해주고 있다. 단일관절에 통풍성 관절통을 가진 환자에 한해서 colchicine 투여와 물리치료로 통증을 완화시켜주고 있다.

어느 한의원의 홈페이지(www. antimedicine. com.)에는 환자의 이름을 빌린 글을 통해 "정형외과에서 통풍이란 진단받고 치료해도 차도가 없었는데, 이 한의원에 가서 6개월 간 한약을 복용하고 좋아졌다.

2개월간 한약을 끊었더니 증상이 다시 나타나 다시 2개월째 약을 복용 중인데 조금만 더 치료하면 좋아질 것 같다"는 환자의 치료소감을 읽을 수 있었다. 이런 것도 자랑이라고 글을 올리는지 모르겠지만 유치한 말장난이라 생각된다.

상담실을 통해서는 어느 환자가 정형외과에서 혈액과 소변검사 X선 검사를 통해 통풍은 아니라는 진단을 받았다는데, 자기는 엄지발가락이 아픈데 치료할 수 있겠느냐는 질문이 있었다. 이 질문에 한의사는 검사상에서 뇨산(尿酸)수치는 정상이더라도 자기가 보기에는 통풍이 틀림없다고 본다고 한다. 비장과 신장의 기능을 개선시켜주고 관절에 쌓인 노폐물을 제거하기 위해 수개월간 약을 투여하면 좋아질 수 있으니 자기에게 오라는 답변을 올렸다.

통풍성 관절염의 원인과 치료법도 공개하지 못하고, 치료기전도 공개하지 못하는 방법으로 비장과 신장의 기능을 개선시켜주고, 노폐물을 제거시키기 위해 몇 개월씩 정체불명의 한약을 복용시키겠다는 것이 어느 한의사의 비방이란다.

통풍성관절염은 발병기전이 현대의학에서 밝혀 붙인 이름이고, 그 진단기준은 혈중 요산(尿酸) 수치에 따른 것이다. 정형외과에서 검사해서 통풍이 아니라고 내린 진단을 한의사가 환자를 보지도 않고 통풍이라고 단정한다는 것은 있을 수 없는 일이다.

www.antimedicine.com이라는 명칭은 투약을 거부한다는 어느 한의원의 홈페이지의 이름이다. 약(medicine)의 투여는 반대한다면서 6개월 이상 한의원에서 투여하는 것은 약이 아니고 무엇이었는지 모르겠다. 현대의료기관의 투약은 한 달만 투여받고도 치료 효과가 없으면 항의하면서 한의원에서 주는 약은 6개월씩 복용하면서도 아무 말 없는 그 신비를 알 수가 없다.

통풍이란 체질상의 문제와 대사장애로 인한 질환이어서 간단하게 며칠간의 투약으로 완쾌될 수 없는 것이기에 이런 엉뚱한 발상을 하는 한의사가 생기는 것 같다. 통풍이라는 진단을 받은 사람들의 90%는 진성통풍이 아닌 가성통풍 환자임을 필자는 경험했다. 특히 엄지발가락의 통증은 통풍이라는 의사들의 고정관념이 이러한 오진을 하게 된다. 고정관념을 버리고 현실을 직시하는 진료자세를 가지고 환자를 대해야 할 것이다.

* 필자가 가성통풍(pseudo-gout)이라고 붙인 진단명은 관절 내에 calcium pyrophosphate가 쌓여서 생기는 관절통증으로 pseudogout(articular chondrocalcinosis)라는 용어가 오래전부터 내과교과서에 실렸었다는 사실을 필자가 모르고 있었지만 그 발병기전은 완전히 다른 것이었다.

2002. 11. 16.

26 용천혈(涌泉穴)을 찔렸어요!

50대 중반의 남자 환자가 11개월 전부터 발바닥이 아파서 물리치료와 침술치료를 받아보았는데 전혀 효험을 보지 못했단다. 본인이 아프게 된 연유를 들어보니 11개월 전에 중국여행을 간 일이 있었는데, 여행 중에 발마사지를 받은 일이 있었단다. 마사지를 할 때에 왼쪽 발바닥을 누를 때 따끔하게 아팠다고 한다. 여행을 마치고 돌아와서부터 발바닥이 붓고 아파 오기 시작했다. 대학병원에서는 발에 석고고정을 하고 쉬게 하여 4주간 쉬었더니 부종은 가라앉았는데 걸을 때는 발바닥 앞쪽이 아프단다.

부종이 가라앉은 다음 물리치료와 침술치료를 받았는데, 한의사가 발을 마사지하면서 날카로운 기구로 잘못해서 용천혈을 찌른 것 같다고 얘기를 하더라는 것이다. 용천혈(Yung chuan)이란 한방에서 사용하는 침술점의 이름으로 발가락들을 양옆에서 모아 쥐면 발바닥에서 사람 인(人)자의 두 획이 만나는 지점처럼 보이는 곳인데, 해부학적으로는 두 번째와 세 번째 중족골(metatarsal bone)의 머리(head) 부분에 해당하며 뒤꿈치를 들고서면 체중이 실리는 곳으로 생각된다. 신경은 내측족저신경과 와측족저신경의 이중분포를 받는다.

환자 본인이 얘기하는 용천혈을 필자가 촉진해보니 역시 깜짝 놀랄만한 통증이 있었다. 마음에 집히는 데가 있어 환자를 엎드리게 하고 장딴지에서 장지굴근(flexor digitorum longus m.)의 팽대부를 촉진해 보니 반대 측에 비해 환측의 근육에 심한 통증을 가지고 있었다.

설명에 앞서 통증이 있는 장딴지에서 장지굴근의 팽대부에 6 mL의 국소마취제를 주사하고 일어나 걸어 보게 하였더니 금방 발바닥의 통증은 없어졌다고 한다. 발바닥의 통증은 없어졌는데 장딴지근육(calf m.)이 잡아당기는 것을 느낀다고 한다.

발바닥에 통증이 없을 때 여행을 했지만 평상시에 굳어 있던 장딴지에 있는 근육이 발바닥을 잡아당기고 있었기에 발바닥의 용천혈이라고 하는 특정 부위를 눌렀을 때 통증을 느꼈을 것이라고 설명을 해주었다.

중국여행을 가면 오랜 시간을 걸어야 하는 관광지가 많이 있는데 그렇지 않아도 굳어있던 장딴지의 장지굴근이 무리한 보행으로 서서히 파열되면서 내출혈을 일으켜 발바닥으로 피가 흘러 내려와 발바닥이 부었던 것이다. 치료하면서 설명을 해주니 환자 자신도 발마사지를 할 때에 찔려서 통증이나 부종이 생긴 것이 아님을 충분히 납득하게 되었다. 다음 날은 스테로이드를 포함한 주사를 해주고 10일간 물리치료를 했더니 발의 불편함은 전혀 없고 장딴지의 근육이 약간만 당기는 느낌이 있다고 한다.

평상시에도 발가락과 발목을 뒤로 젖혀주면서 장딴지에 있는 근육들을 신전시켜줄 수 있는 운동을 지속적으로 하도록 일러주고 치료는 종결지었다.

결론

교통수단의 발달로 현대인들은 걸음걷는 시간이 줄어들어 하체운동이 부족하기 때문에 장딴지의 근육들이 많이 약화되어 있어 갑자기 장거리를 걷거나 달리기를 하다보면 근육이 급성파열을 일으키면서 장딴지 자체에 혈종과 함께 통증이 생기기도 한다.

자신도 모르는 사이에 근섬유가 하나씩 서서히 파열되면서 근육 내부에서 섬유화(fibrotic change)나 유착으로 근육이 탄력을 상실하여 그 근육의 건이 부착되는 말단의 골막을 잡아당겨서 멀리 있는 곳에 통증이 생기는 경우가 있다.

예를 들면 테니스엘보우(tennis elbow)는 수근신근 팽대부의 강직으로 상박골 외측상과에 있는 골막을 자극하여 팔꿈치에 통증을 일으키는 것이고, Achilles tendinitis는 힘줄을 형성하는 비복근(gastrocne-mius m.)에 생긴 근 긴장이 발뒤꿈치에 부착되는 골막을 자극하여 통증을 일으키는 것이다. 긴 머리카락 끝을 심하게 잡아당기면 두피에서 통증을 느끼거나 출혈이 있을 수 있는 것과 같은 이치일 것이다. 이때에 두피가 아프다고 두피만 만지거나 치료하는 어리석은 사람은 없을 것이다.

뼈에 골절이 있으면 간격이 벌어지거나 움직이지 않도록 잘 맞추어 고정해주어 골절부위가 붙게 되면 지장이 없게 된다. 그러나 근육이 손상받았을 경우에는 근섬유 하나하나가 완전하게 원상회복되는 것을 기대할 수 없기 때문에 기능적으로만 지장 없기를 기대하는 수밖에 없다.

손상받은 근섬유는 끝과 끝이 정확하게 연결되기보다는(end to end anastomosis) 손상받은 주변섬유와 유착(side to side anastomosis)되기 쉽고 유착된 근섬유들이 모여서 근육 내에 통증유발점을 만들고, 내출혈이나 부종을 일으킨 액체성분들은 유기화하여 근섬유 사이에 유착을 더 심하게 한다.

근육의 손상은 대수롭지 않게 생각하고 방치하는 수가 있는데 근육 손상은 초기부터 출혈과 부종을 방지해주고, 서로 간에 유착이 생기지 않도록 가볍게 마사지와 수동적 신전운동을 해주면서 치료해주는 것이 좋다.

이러한 근육의 손상을 예방하는 길은 근육 내에 혈액순환이 잘되도록 가벼운 근육운동을 꾸준히 해주는 것이 좋다. 근육에 산소공급을 위한 유산소운동(aerobic excercise)을 해주어 근육의 탄력을 유지하도록 하는 것이 좋다.

필자는 이러한 환자들에게는 평상시에도 제자리에서 발뒤꿈치를 들었다 놓았다하는 운동을 반복해서 장딴지의 근육을 강화하도록 권유하고 있다.

2002. 5. 6.

27 배뇨장애도 통증클리닉에서 치료하면 어떨까?

대기업 중견간부임을 자처하는 45세의 남자가 찾아와서 성상신경절차단으로 자기의 배뇨장애를 치료해줄 수 있느냐고 물어왔다. 어찌된 일이냐고 물으니 본인은 초등학교시절부터 배뇨장애가 있어 고생해 왔는데, 비뇨기과에 가서 방광과 전립선검사까지 받아보았는데 아무런 이상이 없다는 것이다. 방광에 소변이 차 있지만 배뇨가 곧바로 시작이 되지 않아 한참동안 고생을 하다가 일단 배뇨가 시작되면 소변줄기도 강하고 소변을 보고 나면 잔뇨감도 없이 편하다는 것이다. 옆에 사람이 있으면 항상 배뇨의 시작이 늦기 때문에 신경이 쓰여 혼자 있을 때에만 소변을 보곤 한다는 것이다. 진찰과 검사를 마친 다음 심리적인 배뇨장애 같으니 심리치료를 받으라는 권유받기도 했단다.

인터넷에서 어느 통증클리닉에서 성상신경절차단(SGB)로 수십 가지의 질환을 치료한다는데 배뇨장애도 포함되어 있더라는 것이다. 그 홈페이지에 자기의 증상을 치료할 수 있는지 질문을 했지만, 확실하게 치료할 수 있다는 자신 있는 답변을 듣지 못했는데 같은 통증클리닉을 하고 있으니까 혹시 필자가 치료해 줄 수 있을까 해서 찾아왔다는 것이다.

필자는 한 마디로 말해 배뇨장애라는 질환을 알지도 못하고 성상신경절차단으로 나을 수 있다는 확신이 없으니 그 통증클리닉으로 가보라고 권유했다. 그 환자는 필자에게 성상신경절차단으로 배뇨장애를 치료한다는 의견에 대해 어떻게 생각하느냐는 사견을 묻기에 필자는 부정적으로 생각한다고 대답했다.

그러나 확신은 없지만 필자에게 맡겨준다면 요추경막외강차단을 한번 시도해보고 싶다고 했다. 그 이유는 교감신경절차단을 경추에서 하는 것보다는 요추부에서 직접 차단해주는 것이 더 타당성 있다고 생각했던 것이다.

필자는 개원하기 전 종합병원에 근무할 때에 수뇨관결석을 수술하지 않고 짧은 시간 내에 배출시키기 위해 요추경막외강차단을 가끔 실시했었는데, 비뇨기과 과장에게 경막외강차단에 대한 기전을 설명한 다음 결석환자가 있으면 시험적으로 시술해보자고 했다.

첫 번째 환자에게 경막외강차단을 한 다음 다량의 수액과 이뇨제를 투여하면 수뇨관이 열리면서 홍수 때 하수구에 물이 쏟아져 나오듯이 소변이 나오면서 방광으로 결석이 밀려나오는 것을 방광경으로 확인하여 쉽게 꺼낼 수 있었다. 비뇨기과 과장은 첫 경험에서 너무나 쉽고 간단하게 치료할 수 있어 좋다고 효과를 극찬하며 만족했고 환자는 더욱 감격하고 고마워했다. 그 후로 자주 그러한 방법으로 수술하지 않고 수뇨관결석을 치료를 했던 경험이 있었다.

그 환자에게 배뇨장애의 원인이 밝혀지지 않은 것으로 보아 기질적인 질병에 의한 것보다는 기능적인 장애로 생긴 것 같으니 기능회복을 위해서는 자율신경의 부조화를 조율해보는 것이 좋겠으나 치료에 대한 장담은 할 수 없다고 얘기했다.

시술하기 전에 방광에 소변이 어느 정도 차있다는 것을 확인하고 0.5% 리도카인 16 mL를 가지고 L4-5 사이에 경막외강주사를 시술했다. 시술 후에 곧바로 소변을 보게 했더니 아무런 불편 없이 배뇨를 했다고 한다. 일단 기대를 해볼 만하다 싶어 집으로 보내고 다음날 와서 경과를 알아보기로 하였다. 다음날 왔을 때 물어보니 서너 차례의 배뇨기회가 있었는데 아무런 장애가 없었다고 한다. 우선 효과가 있다고 기대가 되니 아무 때고 배뇨장애가 생기면 다시 오라고 보냈는데 1개월 반이 지난 지금까지 아무런 소식이 없는 것으로 보아 불편이 없이 잘 지내고 있다는 생각이다.

배뇨와 관련된 해부와 기능에 대한 고찰

소변을 배설하는 데는 신장(腎臟)과 수뇨관(輸尿管), 그리고 방광이 모두 관여하겠지만, 배뇨 문제에 있어서 중요한 역할을 하는 것은 방광이다.

신장은 소변을 배설하는 기관으로 교감신경의 조절을 받고 있어, 교감신경이 항진되면 소변의 배설이 감소된다. 수뇨관은 단지 배설된 소변을 방광까지 보내는 관에 불과하며, 교감신경과 부교감신경의 조절을 받는다. 교감신경이 항진되면 수뇨관이 좁아져 수뇨(輸尿) 기능이 억제되고 부교감신경이 항진되면 수뇨관이 열리면서 수뇨량이 늘어난다.

방광은 하복신경총(下腹神經叢; hypogastric plexus)으로부터 교감신경의 분포를 받고, 천추 제3-4번으로부터 부교감신경의 분포를 받는다. 방광의 근육은 세 겹의 평활근섬유(smooth m. fibers)로 이루어져 있는데 제일 바깥층의 윤상근(circular m.)은 배뇨근(detrusor m.)이라 하는데 교감신경의 작용으로 이완되고 부교감신경에 의해 수축된다. 교감신경이 흥분되면 방광의 배뇨근이 이완으로 수축되지 못하기 때문에 배뇨가 되지 않는다.

방광삼각(trigonum vesicae)이란 요도(尿道)의 내측구(internal orifice of urethra)의 바로 위쪽과 뒤에 있는 삼각형의 작은 부위를 말하는데, 앞쪽 각(angle)은 요도의 내측구로 형성되어 있고, 측후방각(posterior lateral angle)은 수뇨관의 출구(orifice)로 되어있다. 방광삼각은 교감신경기능에 의해 수축을 일으키고 부교감신경기능에 의해 이완된다. 다시 말해 수뇨관의 말단에 있는 출구(orifice)와 요도의 내측구는 교감신경의 작용으로 닫히고 부교감신경의 작용으로 이완되어 열린다.

결론

해부학적인 고찰을 통해서 보더라도 이 환자의 배뇨장애는 자율신경의 장애 때문임을 알 수 있었다. 교감신경의 항진 때문인지 부교감신경의 저하로 생긴 배뇨장애인지도 알 수 없다. 또한 자율신경의 장애가 어떤 이유로 그토록 오랫동안 지속되었는지는 알 수 없었지만, 단 일회의 경막외강차단(epidural block)으로 30년 동안 지속되었던 배뇨장애가 해결되었다는 것 또한 경이로운 일이 아닐 수 없다.

경막외강차단으로 하복신경총으로부터 오는 교감신경과 천추 제3-4번에서 오는 부교감신경을 동시에 차단할 수 있었지만, 자율신경의 균형(balance)으로 볼 때 부교감신경의 기능보다는 교감신경의 기능이 항진되어 배뇨장애를 일으켰던 것을 알 수 있었다.

배뇨장애에 대해 어떠한 식견도 가지고 있지 않은 필자가 경막외강차단으로 수뇨관을 열어 수뇨관결석을 쉽게 치료했던 경험을 바탕으로 시험적 차단을 해보니 치료 효과가 좋다는 결론을 얻었다.

배뇨기전과 치료 효과의 기전을 알기 위해 역으로(retrograde) 해부학적 그리고 생리학적 고찰을 통해 기능장애에 의한 배뇨장애는 교감신경의 기능항진 때문에 생긴 것으로서, 경막외강차단이나 요부교감신경절차단(lumbar sympathetic ganglion block)으로 치료가 가능하다는 확신을 얻을 수 있었다.

배뇨장애가 이제까지는 통증클리닉의 영역 밖에 있었지만, 기왕 비뇨기과에서 해결이 되지 않는 배뇨장애라면 통증클리닉의 한 분야로 간주하여 우리가 해결하기로 하고 필자의 경험담과 함께 그 기전을 소개하는 바이다.

2002. 6. 18.

28 교통사고환자의 치료에 문제가 많다

필자는 마취과 전문의라는 이유로 자동차보험회사와 진료계약이 이루어지지 않아 개원초기인 1989년부터 교통사고 환자의 1차적인 진료를 맡아본 적이 없었다. 그러나 몇 년 전부터 국가에서는 손해보험사와 의료기관간의 계약제를 없애고 모든 의료기관에서 교통사고 환자를 진료하도록 하고 있다. 그러한 조치가 규제를 풀어 모든 의료인에게 진료의 기회를 준 것인지 아니면 의료계에 또 하나의 굴레를 씌운 것인지는 알수 없다.

필자는 그동안 많은 교통사고 환자들이 보이지 않는 손상 때문에 진단과 치료를 잘못 받고 있음을 수없이 보아왔다. 자동차보험지정병원에서 입원치료받던 환자들 중에 잘 낫지 않게 되자 수소문해서 필자에게 찾아와 치료를 마무리했던 사람들이 적지 않았던 것이다.

자동차 추돌사고에 의한 상해 환자들에게 의료기관에서는 한결같이 객관적인 검사소견에만 의존해서 진단하기 때문에 구조적인 고장이 아닌 기능장애 때문에 생긴 통증의 원인을 찾아내지 못하고 있는 것이다. 많은 환자들이 첨단장비인 MRI나 CT 검사에서 이상소견이 나오지 않으면 단순 염좌로 진단받거나 이상이 없다는 진단을 받아왔다.

《실제로 필자의 아들이 자동차추돌사고를 당한 경험을 소개한다.》

33세된 필자의 아들이 2004년 7월 31일 아침 출근길에 추돌사고를 당했는데 어지럼증이 있고 두통이 있고, 뒷목과 어깻죽지에 통증이 있고 허리통증이 심하다고 한다. 충격의 정도를 알아보기 위해 자동차상태를 알아보니 자동차의 후방범퍼가 망가져 교체할 정도였고, 뒤에서 추돌을 일으킨 차량은 앞부분이 완전히 망가진 상태였다고 한다. 몸에도 상당한 손상이 있겠다 싶어 급히 서둘러 교통사고를 전문으로 진료하는 의료기관에 가서 검사받고 입원치료를 받도록 했다.

정형외과를 전문으로 하는 이 병원에서는 뇌, 경추, 요추의 CT 촬영 후에 뇌진탕, 경추 및 요추의 염좌, L4-5, L5-S1 사이의 추간판 팽융(bulging disk)이라는 진단명을 붙여주고, 약 2주일간의 안정가료를 요한다는 진단서가 발부되었다.

1주일 동안 그 병원에 입원하면서 치료받은 것은 하루에 두 차례 경추와 요추에 기본적인 물리치료인 온열치료(IR Lamp), 경피신경자극치료(TENS), 초음파치료뿐이었다고 한다. 일주일간의 치료 경과를 물어보니 통증완화에 전혀 도움이 되지 않았단다. 일주일 입원해서 안정가료를 마치고 필자가 직접 치료하기로 하고 퇴원시켰다. 필자가 진찰 후에 내릴 수 있는 진단명은 그쪽 병원에서 간단히 내린 것과는 달리 상당히 복잡했다.

a) 두통: 두측반극근(semispinalis capitis m.)의 통증유발점에 의해 대후두신경이 압박받아서 생기는 대후두신경통

두판상근(splenius capitis m.)의 통증유발점에 의한 후두동맥의 압박으로 생긴 두피의 허혈성 통증 및 안면신경의 후두근분지의 압박으로 후두근이 전두근을 잡아당겨 생기는 앞쪽머리의 통증과 눈에 나타나는 증상.

b) 경추통: 중사각근(scalenus medius m.)의 통증유발점에 의해 견갑배신경이 포착을 일으켜 생기는 견갑거근의 등척성 수축(isometric contraction)에 의한 뒷목의 통증.

c) 어깻죽지의 통증: 흉쇄유돌근(S cm m.)에 생긴 통증유발점에 의해 척추부신경(spinal a ccessory n.)의 압박으로 생기는 승모근(trapezius m.)의 등척성 수축에 의한 근육통.

d) 요통: 흉추와 요추의 사이의 최장근이 손상받아 제12번 흉추신경의 후지를 조이면서 요추의 하부인 장골능(iliac crest) 근처에 생긴 통증과 요추부의 근강직증.

이상과 같이 진단내리고 환자가 가장 통증이 심하다고 호소하는 곳부터 순서대로 치료하되 반드시 신경차단 한다는 개념으로 하루에 2군데씩 치료하였다. 초기에는 신경차단을 주로하면서 물리치료를 병행하였고, 2주일 후부터는 물리치료를 하다가 상태가 좋지 않다고 생각될 때 가끔 신경치료를 하면서, 소염진통제, 근이완제, 해열진통제를 복용시켰다.

치료경과

제1일: 흉추 제12번 신경후지차단, 양측(요통)

제2일: 우측 대후두신경차단과 후두동맥 및 안면신경후두분지의 차단(우측 두통)

제3일: 좌측 대후두신경차단과 후두동맥 및 안면신경후두분지의 차단(좌측 두통)

제4일: 견갑배신경과 척추부신경 차단, 우측(우측 목덜미와 어깻죽지 통증)

제5일: 견갑배신경과 척추부신경 차단, 좌측(좌측 목덜미와 어깻죽지의 통증)

제6일: 흉추 제12번 신경후지차단(2차), 양측(요통)

제7일: 견갑배신경과 척추부신경 차단(2차,) 우측(우측 목덜미와 어깻죽지 통증)

제8일: 견갑배신경과 척추부신경 차단(2차), 좌측(좌측 목덜미와 어깻죽지의 통증)

제9일: 대후두신경차단, 양측(두통)

제10일: 견갑배신경차단, 우측(목덜미통증)

제12일: 흉추 제12번 신경후지차단(3차), 양측(요통)

제13일: 흉추 제12번 신경후지차단(4차), 양측(요통)

제14일: 물리치료

제15일: 흉추 제12번 신경후지차단(5차), 양측(요통)

제16일: 물리치료

제17일: 물리치료

제18-22일: 물리치료

제23일: 흉추 제12번 신경후지차단(6차), 양측(요통)

이상과 같이 23회의 치료로 치료는 종결지었지만, 아직도 하부요추에 약간 남아있는 통증은 시간이 나는 대로 물리치료를 좀 더 받도록 권유하였다.

필자는 이러한 통증의 원인들을 신경장애 때문이라 간주하고 그 원인을 찾아 신경차단술로 치료했지만, 정형외과의사들의 식견으로는 이러한 통증의 원인을 찾아낼 수 없었을 것이다. CT 촬영으로도 원인을 찾지 못하니 두통에 대해서는 뇌진탕(cerebral concussion)이라 하고, 경추부의 통증에는 경추부 염좌라 하고, 요통에 대해서는 요추의 염좌나 추간판 팽융이라는 진단을 붙여주었을 뿐이다. 치료는 환자가 아프다고 호소하는 곳에 광범위하게 물리치료를 해주었던 것이다.

통증의 발생기전

목덜미와 어깻죽지의 통증: 경추의 중심에 해당하면서 편타손상 때에 가장 손상받기 쉬운 위치가 경추 제4-5번 사이이며, 동시에 손상받기 쉬운 곳이 흉쇄유돌근이 부신경과 교차하는 부위로서 평소에도 통증유발점이 잘 생기는 곳이다.

경추 제5번 신경근으로 된 견갑배신경이 조여지면서 흥분하게 되면 견갑거근이 긴장하면서 뒷목에 통증을 일으키고, 부신경이 흥분하게 되면 승모근에 긴장성 통증을 일으키게 된다.

두통: 경추가 갑작스럽게 앞으로 꺾이면서 후두골 부근에 있는 근육들 중에서 두측반극근(semispinalis capitis m.)이 신전손상을 받아 굳어지면 그 사이를 지나는 대후두신경이 조임을 당하고, 두판상근(splenius capitis m.)이 굳어지면 후두동정맥과 안면신경의 후두근분지를 압박하여 각종 두통과 안구통 및 시력장애를 초래하게 된다.

요통: 흉추와 요추의 접합부위 관절은 척추의 굴곡과 회전운동을 하는데 가장 크게 작용하는 부위이기 때문에 운동하다가도 손상받기 쉬운 부분이고, 아울러 그 부위에 있는 최장근도 손상을 잘 받게 된다. 흉추-요추사이에 있는 최장근(longissimus thoracic m.)에 강직이 생기면 흉추 제12번 신경의 후지(posterior br.)를 조이게 되어 요추부위의 근육이 굳어지고 하부요추부위에 통증을 일으킨다.

문제점

이러한 통증을 잘못 진단하고 치료를 잘못하는 것은 그 정형외과 의사만의 잘못이 아니고, 모든 의사들이 공통적으로 가지고 있는 편견 때문이다.

정형외과의 관점에서는 통증의 원인을 객관적 소견에서 찾으려하고, 보이는 원인이 찾아지지 않으면 염좌라고 진단내리고 고식적인 물리치료에 의존하고 있다. 마취통증의학과에서는 객관적 소견이 없는 통증에는 근근막증후군(myofascial syndrome)이라 진단붙이고 치료는 말초신경차단, 경막외강차단, 성상신경절차단, 통증유발점주사, 그 외에 IMS, Prolotherapy 등에 의존하고 있지만 아직도 확실한 치료법이 정립되어 있지 않다.

결론

교통사고와 같이 상해에 의한 통증 환자를 진료할 때에는 객관적인 소견 여부를 가리기 위해서 반드시 검사는 해야 할 것이다. 그러나 이상소견이 나타나지 않는다고 이상이 없다고 생각하거나, 염좌라는 진단을 붙여주고 막연히 통증 부위에 물리치료나 주사를 해서는 안 될 것이다. 필자가 자신의 아들을 치료했던 것 처럼 통증의 원인을 하나하나 찾은 다음에 통증유발점주사를 이용한 **신경치료**로 정확한 치료를 해주어야 할 것이다.

필자가 의사들을 위한 통증클리닉에 소개한 통증 치료에서 "**신경차단**의 의미", "**성상신경절차단**의 의미", "**통증유발점**의 의미", "**경막외강차단**의 의미"들을 충분히 숙지하고, 그것들을 응용만 잘하면 마취통증의학과 에서도 대부분의 교통사고에 의한 통증은 잘 치료할 수 있을 것으로 사료된다.

2004. 9. 25.

29 무릎에 관절영양주사까지 맞았는데…!

얼마 전까지만 해도 의료계는 무릎의 퇴행성관절염에는 습관적으로 스테로이드를 관절에 직접 주사하는 일이 많았다. 그 때문에 우리 국민들에게는 스테로이드가 뼈 주사란 이름으로 불리게 되었다. 스테로이드의 과용과 오용으로 인한 부작용 때문에 근년에 들어서는 대부분의 의료기관에서는 퇴행성 관절염 환자에게 스테로이드주사를 하지 않지만 아직까지도 이런 주사만을 하고 있는 의료기관이 없지는 않다.

근년에 들어서는 손상된 연골세포를 보호하고 prostaglandin E2의 생성을 억제한다고 하여 관절에 스 테로이드 대신에 1% Sodium Hyaluronate(상품명: Hyal 또는 Hyruan)를 관절에 직접주사를 많이 하고 있는데, 이 약제의 무용론을 주장하는 환자들이 더러 있는 것을 본다(안과에서는 0.1% sodium hyaluro-nate를 안구건조증 환자에게 인공눈물로 사용한다).

필자는 그러한 약제를 사용한 일이 없어 그 효과에 대해서는 언급을 할 수 있는 처지가 못 되지만, 그 약 제를 주사맞고도 치료 효과를 보지 못했다는 환자들이 많은 것을 보면 사용자들이 이 약제를 **오용**했거나 아니면 **약효가 없는 것**이 아니냐는 의심을 하게 한다.

《주사를 맞고도 효과를 보지 못했다는 환자의 실례를 들어 본다.》

양측 무릎관절에 관절영양주사(Sodium Hyaluronate을 의미함)를 일주일 간격으로 5회나 맞았지만 전혀 효과가 없다고 이 약제의 효능을 완전히 부인하는 환자가 있었다. 인천에서 곡물상을 하신다는 66세 의 여자 환자는 10년 전부터 무릎통증과 6년 전부터 허리통증으로 고생해 왔는데, 병원에 갈 때마다 퇴행 성관절염이라고 진단하고 물리치료만 받다가 무릎관절에 좋다는 관절영양주사까지 맞았지만 효과가 없었 다고 한다.

2004년 10월 23일 필자의 클리닉 근처의 직장에 다니는 사위의 소개로 필자를 찾게 되었는데, 단 9일간의 통원치료를 받고 완치효과를 보게 되어 소개한다.

병력 청취

10년 전부터 무릎통증이 있었는데 퇴행성관절염이라는 진단을 받고 운동을 많이 하라는 권유를 받고 운동을 하다가 넘어져 허리를 다친 후로 6년 전부터 허리통증까지 생겼다고 한다. 허리통증은 앉아있을 때 심하고, 앉아 있다가 일어서려고 하면 더욱 심하다고 한다. 수면 자세를 물으니 허리 부위가 불편해서 똑바로 누워서 잠을 자지 못하고 항상 옆으로 누워 새우잠을 잔다고 한다. 양쪽 무릎의 통증은 계단을 올라갈 때보다 내려 갈 때 더 심한 통증이 있고, 평지를 걸을 때나 계단을 오를 때 우측 대퇴부에 힘이 없어 절뚝거리게 된다고 한다. 무릎관절을 구부리면 우측에 통증이 심해 완전히 구부리지 못하고 관절에서 소리까지 난다고 한다.

이학적 검사

환자를 엎드리게 하고 촉진해보니 흉추와 요추 사이의 최장근에 통증유발점이 발견되었다. 무릎관절에서는 양측 대퇴골 내측상과(內側上顆)의 후방에 있는 반막양근(半膜樣筋)에 심한 압통점이 있었다.

우측 무릎관절에 부종은 있었지만 주사기로 뽑아낼 만큼의 여출액(濾出液; transudate)이 차있지는 않았다. 대퇴부 전방의 근육을 촉진해보니 우측 대퇴사두근이 굳어있으면서 근위축이 심한 것을 알 수 있고 대퇴부 앞쪽의 피부감각의 둔화도 있었다. 똑바로 눕히고 양쪽의 대요근(psoas major m.)과 장골근(iliacus m.)을 촉진해보니 우측의 근육들에만 심한 압통이 발견되었다.

영상 검사

C-arm 투시기로 투시해보니 척추에서는 요추 제1번에 심한 압박골절이 있어, 넘어지면서 생겼던 것으로 생각되었지만 허리통증과는 무관한 것으로 생각되었다. 무릎에는 퇴행성을 의심할만한 연골의 마모, 인대의 비후화 또는 골극 형성 등의 병변을 찾을 수 없어 객관적 검사로는 통증의 원인을 전혀 찾을 수 없었다.

진단

1) 허리통증은 흉추와 요추 사이에 있는 최장근(longissimus m.)의 통증유발점이 흉추제 12번 신경을 압박하여 장골능(iliac crest) 근처에 생긴 통증이라 생각되었다.
2) 양측 무릎관절의 통증은 내측관절신경이 반막양근에 있는 통증유발점에 의해 압박받아 무릎관절의 전방에 통증을 일으킨 것이다.
3) 우측 대퇴부에 힘이 없으면서 무릎관절이 붓고 통증이 있는 것은 강직이 있는 대요근과 장골근 사이에서 대퇴신경이 조여져서 대퇴신경통을 일으킨 것이었다.

대퇴신경이 흥분을 일으켜 대퇴사두근을 등척성 수축을 일으키면서 근육이 약화되어 힘이 없고, 무룼관절간격을 좁히면서 관절에서 소리가 나고 통증을 일으킨 것이다. 약화되고 굳어있는 대퇴사두근의 근섬유가 파열되어 근육단백(myoglobulin)이 흘러내려와 관절에 부종을 일으켰던 것이다.

4) 잠잘 때에 허리가 불편한 것은 우측의 대요근의 긴장이 요추의 전만증을 일으켜 똑바로 누우면 요추의 아래 부분이 떠있기 때문이었다.

치료

환자 자신이 계단을 오르내리는 것이 가장 불편하다고 하여 무릎통증 치료부터 먼저 하기로 하였다. 0.5% 리도카인에 Botulinum Toxin 20 U씩을 혼합해서 양측 반막양근의 압통점에 4 mL씩 주사해 준 다음 곧바로 계단을 걸어서 한 층쯤 내려갔다가 올라오게 했다. 예상했던 대로 계단을 걸어 내려가 보았더니 거짓말같이 아프지 않다고 한다. 물리치료를 해준 다음 소염제와 근이완제, 해열진통제를 처방해서 보냈다.

이틀 후에 내원했을 때에는 무릎의 통증이 없어졌다고 매우 만족스러운 표정이었다. 다음에는 우측 대퇴부의 통증과 근력약화와 잠잘 때 허리 불편함을 치료하기로 하였다.

척추측방접근법으로 시술하기 위해 환자를 우측 측와위로 눕히고 요추 제4번의 극돌기에서 6 cm 우측으로 떨어진 곳에 표시해두었다. C-자형 투시기로 투시하면서 22 G 10 cm 길이의 주사바늘을 표시해둔 자리에서 찔러 바늘 끝이 제4번 요추몸통의 중간까지 들어간 것을 확인했다. 여기에 0.5% 리도카인에 스테로이드 40 mg과 Botulinum Toxin50 U를 혼합하여 20 mL로 만들어 서서히 주입하였다.

잠시 안정을 시킨 다음 무릎의 굴곡운동을 시켜보니 통증도 없고, 관절을 구부리기가 편하고 관절잡음도 없어졌다. 다시계단으로 가서 한층만 내려갔다 올라오도록 하였더니, 계단을 오르내리는데 불편함이 거의 없고, 한발씩 걷던 발걸음도 양쪽 발을 교대로 편하게 걸어 올라올 수 있다고 한다.

3일 후에 다시 왔을 때 확인해보니 우측 하지에 힘이 생겨 계단을 오르기도 편하고 요통이 없어져 잠잘 때에 똑바로 누워서 편안하게 잘 수 있었다고 한다. 0.5% 리도카인에 Botulinum Toxin 25 U를 혼합하여 8 mL로 만들어 우측 장골근에 주사하고 물리치료를 하였다.

대요근의 긴장에 의한 요통을 치료했더니 최장근에 있는 유발점에 의한 요통도 없어졌다 하여 별도로 치료를 하지 않았지만 언젠가는 치료를 해주어야 할 것으로 사료되었다. 대요근과 장골근 그리고 양측 반막양근에 각 1회씩 3회의 Botulinum Toxin 주사로 양측 무릎통증과 우측 대퇴신경통, 그리고 요통의 검사 겸 치료를 마쳤다.

며칠 동안 보조적으로 물리치료를 받도록 하였더니, 일주일에 두 차례씩 본인이 즐거운 마음으로 치료받으러 다녔는데, 지난 주말에는 친구들과 어울려 지리산에 놀러가서 산 정상까지 무리 없이 다녀왔다고 자랑까지 하였다. 주사 후 6회의 통원치료 후에 치료를 종결지었다(11/12).

결론

일반적으로 객관적인 검사로 확인이 되지 않은 통증에 대해서 의료계는 "검사에는 이상이 없는데…!" 또는 "뼈에는 이상이 없는데, 류마티스는 아닌데…!"라는 말은 많이 해주고 있다. 환자들은 이상이 없다는 말을 듣기 위해 의료기관을 찾아가는 것이 아니라, 자신이 가지고 있는 통증의 원인을 확실하게 찾아 치료해 주길 바라고 찾아가는 것이다. 비교적 나이가 있는 중-노년층의 무릎관절 통증 환자에게 흔히 붙여주는 진단명은 퇴행성관절염이 많은데, 아직까지 퇴행성관절염에 대한 확실한 기준을 모르고 진료에 임하는 의사가 많지 않나 하는 생각이 든다.

그보다는 객관적 검사에서 나타나지 않는 통증을 찾아 치료할 수 있는 방법을 공부할 기회가 없었던 것이다. 그렇기에 객관적 소견이 없는 환자들에게 붙여줄만한 병명을 찾을 수 없어 궁여지책으로 붙여준 진단명들이 퇴행성관절염이나 류마티스성관절염이었던 것 같다.

필자는 척추나 무릎을 X-ray 촬영을 해서 퇴행성 변화가 나타났을 때에는 통증과의 관계를 고려해서 환자에게 나타난 퇴행성 변화와 통증과는 무관함을 알려주고 진짜 통증의 원인을 찾아 치료하고 있다. 통증의 원인이 정말 퇴행성 변화 때문이라고 판단되면 관절에 주사하지 않고 수술을 받도록 권유하고 있다. 퇴행성 관절 환자들에게 고장성 약제(hypertonic solution)인 **Hyaluronate** 주사가 관절의 윤활작용으로 증상 완화에 도움이 될 수도 있겠지만 통증 치료 목적으로 사용할 약제는 아니라 생각된다.

위에서는 환자 한 분을 실례로 들었지만 이러한 예는 몇몇 사람에게 한정되어있는 것이 아니다. 관절통증 환자의 대부분은 관절의 통증을 담당하고 있는 감각신경의 장애 때문에 오는 신경통이었기 때문에 신경치료(일반적으로는 **신경차단**)로서 쉽게 완치 효과를 볼 수 있었다.

통증의 원인을 제대로 찾지 못했기 때문에 훌륭한 약제를 사용하고도 결과가 좋지 않으면 약의 무용론이 나올 수 있으나, 약의 좋고 나쁜 것을 논하기에 앞서 통증의 원인부터 제대로 알고 치료하는 풍토가 조성되어야 할 것 같다.

2004. 11. 25.

30 좌골신경통 환자에게 신경근차단을 왜 하나?

통증 치료를 하는 의사들이 추간공(intervertebal foramen) 부근에서 신경근에 국소마취제나 스테로이드의 주사로 신경근차단(nerve root block)을 한다는 얘기를 자주 들어왔는데, 근년에 들어서는 실제로 그런 치료를 받았던 환자를 자주 만나게 된다. 그러나 필자는 그 의미를 알지 못할 뿐 아니라 그 효용성을 믿지 않기에 그러한 시술을 하지 않는다.

신경근 자극에 의한 통증이라면 반드시 유해자극을 주는 원인을 찾아 제거함으로써 신경근을 자유롭게 해방시켜주는 것이지, 신경근에 직접 국소마취제나 스테로이드를 주사해서 일시적인 통증 완화를 얻는 것이 통증 치료는 아니라 생각하기 때문이다.

엄밀한 의미의 신경근차단이란 신경근에 약물을 주입해서 직접 신경근의 기능을 마비시켜주는 것을 말한다. 약물요법으로 해결되지 않는 신경병적 통증(neuropathic pain)에 한해서 통증을 일으키는 신경근을 차단하거나 파괴할 수는 있겠지만, 원인도 모르는 통증에 대해 신경근을 차단하거나 파괴해서는 안 될 것이다.

좌골신경통을 가진 환자에게 신경근차단을 해주었지만 효험을 보지 못하고 필자를 찾은 환자가 있어 소개하고자 한다.

증례

39세의 여자 환자는 4개월 전부터 오른쪽 둔부에서부터 발끝까지 내려가는 통증이 있어 대학병원에서 MRI 검사결과 약간의 추간판팽융만 있고 추간판탈출은 없다는 진단을 받았다. 재활의학과에서 특별히 치료법은 없으니 운동이나 하면서 지내라는 조언과 함께 운동 프로그램과 한 달분의 투약처방을 받아왔다.

직장에서 가까운 통증클리닉에 갔다가 단순히 좌골신경통이라는 진단을 받고 신경주사를 맞았는데 다리로 뻗치는 통증이 있는가를 물어가면서 요추 아래쪽에 3군데에 주사를 맞았다. 주사 후에도 통증이 완화되기는커녕 오히려 더 심해져서 잠을 자지도 못했고 걸을 때에도 열 발자국만 걸으면 다리가 아파서 주저 앉았다가 걸어야만 했다고 한다.

척추 MRI 소견이 담긴 자료를 가지고 필자를 찾아 오는데 환자를 직접 진찰해보지 않은 방사선과 전문의의 판독결과는 척추에는 이상이 없다는 것이었다. 필자가 보기에도 MRI 결과는 추간판탈출보다는 추간판의 팽융 정도만 있어 보였다. 이학적 검사를 해보니 우측 ankle jerk이 전혀 없어 L5-S1 사이의 추간판탈출에 의한 S1신경근 자극 증상과 오른쪽 이상근에 심한 압통점이 발견되어 이상근증후군에 의한 좌골신경통을 동시에 가지고 있다고 사료되었다.

우선 다리의 통증이 심하니 이상근에 0.7% 리도카인 10 mL를 주사하고 물리치료를 하고나니 한결 통증이 가벼워졌지만 발끝까지 저리고 당기는 증상은 남아있다고 한다. 3일 간격으로 3회 주사를 해주었는데 주사 직후에는 통증이 가벼워졌다가 시간이 지나면 둔부로부터 발바닥까지 통증이 다시 생긴다고 장딴지부터 발바닥까지 습포제를 붙이고 오는 것이다. 검사 겸 치료 목적으로 경막외강차단을 시술하되 효과가 전혀 없다고 생각되면 곧바로 수술을 받고, 효과는 있지만 만족스럽지 못하다고 느껴지면 일주일 후에 다시 시술하기로 했다.

스테로이드 40 mg을 혼합한 0.5% 리도카인 10 mL를 L5-S1 사이의 경막외강에 주사해 주었더니 다리의 통증이 금방 사라지고 시원해졌다고 본인 스스로 습포제를 떼어내는 모습을 볼 수 있었다. 경막외강 주사의 효과는 일주일 경과 후에 판단하기로 하고 다음날부터는 이상근에 있는 유발점을 치료했다.

다음날 왔을 때에는 통증이 심하지는 않지만 다리가 저리거나 당기는 불쾌감은 남아 있다고 한다. 이상근에 물리치료를 하면서 경과를 지켜보니 점점 증상이 개선되고 있지만 다리로 가는 미세한 저림 증상이 남아 있다. 일주일째 되는 날 경막외강차단을 다시 해주고 나니 당장 그런 자각증상들이 모두 없어졌다. 자각증상들이 없어졌으니 그대로 지내보고 일주일 후에 경과를 보도록 하고 치료를 마쳤다. 그 후로는 소식이 없는 걸보니 지낼만한 것 같다.

증례의 환자 외에도 통증의학과를 다녀온 환자들 중에는 C-arm으로 투시하면서 조영제까지 투여해가면서 어렵사리 신경근 차단을 받았던 환자들을 만날 수 있었다.

고안

통증 치료를 하면서도 통증 치료 목적으로 시술하는 신경차단의 의미를 아직도 올바로 이해하지 못하는 의사들이 적지 않다고 생각된다. 통증이 있으면 이유야 어떠하건 반복해서 신경을 차단시켜 통증의 악순환(vicious cycle)을 끊어줌으로써 통증을 치료한다는 신경차단에 대한 고전적인 개념 때문이 아닌가 싶다.

그렇기에 수술마취와 통증 치료를 구분하지 못하고 통증에 대한 개념도 세우지 못하고 수술마취만 해오던 마취과전문의들이 통증클리닉을 하겠다고 개원의 길에 뛰어들고 있다. 그들의 대부분은 통증 치료 시의 국소마취제는 신경을 마비시키는 것이 아니고, 신경에 유해자극의 원인이 되고 있는 통증유발점을 이완시켜줌으로써 신경의 기능을 되살려주는 것이라는 개념이 서있지 않다는 얘기다.

증례의 환자는 이상근에 있는 통증유발점에 의해 좌골신경이 압박받는 증상과 L5-S1 사이에서 S1 신경근이 압박받아 생긴 신경근 증상의 두 가지가 겹쳐져 나타난 것이었다. MRI 검사를 했던 병원에서는 환자의 증상을 고려하지 않고 MRI 결과에서 객관적인 소견이 나타나지 않자 이상이 없다고 진단 내려주었고, 신경근 차단을 했던 통증클리닉에서는 신경근 증상의 원인을 찾으려하지 않고 신경근만을 차단하려고 했던 것이다.

신경병적인 통증을 제외하고는 신경을 직접 차단하는 것은 통증 치료가 아니고 수술마취에 해당하는 것이기 때문에 약물의 지속시간만 지나면 통증은 다시 생길 것이다. 신경근 증상에 의한 통증이 있다고 유해자극을 일으키는 원인을 찾아 제거하지 않고 신경근을 직접 차단하는 것은 통증 치료가 아니고 신경전달마취라고 할 것이다.

결론

근년에 들어 신경근 차단을 받았다는 환자들을 자주 보게 되지만 그러한 치료를 받고 효과 보았다는 환자는 볼 수 없었다.

신경근 증상이 있었으면 반드시 그 원인이 있을 것이고, 그 원인이 추간판탈출이었다면 신경근을 직접차단하지 말고 마취과 의사들에게 익숙해 있는 경막외강차단으로 유해자극을 풀어주었어야 할 것이다.

잡초를 제거할 때에 뿌리까지 뽑지 않고 줄기만 낫으로 베고 나면 잡초가 다시 자라나듯이 통증 치료를 위해 신경근만을 차단해주면 잡초가 다시 자라는 것처럼 시간이 지나면 통증은 다시 나타나게 될 것이다.

2006. 7. 7.

31 필자가 의료배상 소송에서 승소하던 날!

필자에게 의료배상청구 사건이 들어와 길고도 지루한 법정투쟁이 3년이 지나 2003년 3월 17일에야 결판이 났다. 필자에게 진료받았던 환자가 3년이 지나서 소송을 제기해와 3년을 끌어온 소송사건이었다. 추간판탈출증이 의심되는 환자에게 경막외강차단을 3회 시행하고도 결과가 좋지 않아 전원시킨 일이 있었는데, 수술을 지연시켜 결과가 좋지 않다는 이유로 소송을 제기한 것이다.

진료과정과 소송과정을 간추려 정리하고 이러한 의료사건에 우리 의사들이 대처해야 할 몇 가지를 적어본다.

필자의 환자진료과정

환자(윤○○. 61년생)가 최초로 필자의 클리닉을 방문했을 때(1997. 3. 22.)에는 극심한 왼쪽 다리의 통증 때문에 걷지도 못할 정도였고, 이학적 검사를 제대로 할 수 있는 형편이 아니었다. SLR. great toe extensor 및 ankle jerk test로 일단 L4-5의 추간판탈출을 의심할 수 있었다.

통증이 워낙 심해 정밀검사보다는 우선 통증의 완화 겸 진단을 위해 0.5% 리도카인에 스테로이드 40 mg을 섞어 20 mL로 만들어 L4-5 사이의 경막외강에 주사했다. 약물을 주사하자마자 환자는 다리의 통증이 없어지고 제한되어있던 하지직거상 소견(SLR test)이 개선되었다.

이틀 후에는 대퇴부 후방감각의 둔화와 좌골신경통을 호소하여 진찰해보니 왼쪽 이상근에 압통이 발견되어 HIVD와 Piriformis Syndrome이 함께 있다고 생각되었다. 이상근에 10 mL의 국소마취제를 주사하고 또다시 물리치료를 해주었더니 경쾌한 기분으로 돌아갔다.

일주일 되던 날은 대퇴부 후방의 통증과 감각둔화가 없어지지 않아 경막외강주사를 다시 해주고 이상근에는 물리치료를 병행하였다.

다시 6일 후에는 이상근의 압통은 없어졌는데 대퇴후방에 불편함을 호소하고 있어 추간판탈출이 천추신경근까지 압박하고 있다고 생각되었다. 천추강 내의 유착과 천추신경근의 압박을 풀어줄 생각으로 제2번 천추공(sacral foramen)을 통해 같은 량의 약물을 주입했다. 약물 주입 후에 곧바로 증상의 개선은 있었지만 열흘이 지나도 증상은 완전히 없어지지 않았다. 약물에 의한 보존요법에는 한계가 있다고 사료되어 수술을 전제로 MRI 검사를 의뢰하였다.

MRI 촬영 후에 필자에게는 상의도 없이 S병원에 가서 수술하게 되었으니 진료의뢰서를 발부해 달라고 가족이 찾아왔던 기억밖에 없었다. 그 후로 3년이 지난 2000년 2월 3일자로 갑자기 필자를 상대로 1억 553,534원의 손해배상 청구소송이 날아들었다.

소송 결과

필자는 동양합동법률사무소를 법정대리인으로 선정하여 기나긴 법정투쟁이 시작되었다. 재판이 2년

10개월까지 끌어가자 재판부는 2002. 12. 15.에 판사 3인의 합의사항으로 필자에게 위로금 명목으로 원고에게 1천만 원을 주고 화해하고 소송비용은 각자가 부담하도록 권유해 왔다. 필자는 변호사의 권고를 받아들여 이를 수용하기로 했는데 원고 측에서는 이 제의를 받아들이지 않았다.

재판부는 최종적으로 원고의 청구를 기각하고 위로금도 줄 필요 없고 소송비용은 원고가 부담하도록 판결했다. 당연한 귀결이고 올바른 판결이라고 생각되며 오히려 필자가 정신적인 손해배상까지 청구하고 싶은 심정이지만 3년 반 이상 끌어온 재판이 너무 지루하고 속상해서 이만 종료하기로 했다.

환자의 진료와 소송 과정

소장에서 원고 측은 필자의 첫째 과오는 사전에 MRI나 CT 같은 정밀검사를 하지 않아 L5-S1 사이의 추간판탈출이 있는 환자를 오진하여 L4-5 사이만 치료를 시도한 것이라는 주장이다. 원인 치료가 아닌 임시방편 치료만을 함으로써 수술할 수 있는 적기(適期)를 잃게 해 수술 후에도 마미증후군(cauda equina syndrome)이 남게 한 것이 필자의 둘째 과오라고 주장했다.

그러나 경막외강의 한 분절의 용적은 약 3 cc 정도 된다. 따라서 필자가 시술 시에 20 cc를 주입한 것은 단지 그 약효가 L4-5 사이에 국한되지 않고 상하로 퍼져 약 6-7개 분절에 효과를 준다는 사실을 원고 측 변호사가 알 리 없었던 것이다.

최초 2회의 시술 시에는 L5 신경근 증상이 심해서 시행했으나, 그 증상이 없어지고 나서 S1 신경근 증상이 나타나게 되어 S2 추간공(sacral foramen)을 통해 약물을 주입한 것이다. S1 신경근 증상은 반드시 L5-S1 사이의 추간판탈출 때만 나타나는 증상이 아니고 L4-5 사이의 추간판탈출이 심할 경우에도 나타날 수 있다. 외부에서 진찰할 때 나타나는 신경증상은 반드시 내부의 병변과 일치하지 않는 경우는 흔히 있는 일이다.

필자가 진료하면서 최초로 붙인 진단명이 확정된 최종진단이었다고 보는 원고 측 주장도 잘못이다. 초기 추정진단을 토대로 진료하다가 경과를 보아가면서 MRI 등을 검사해서 확정 진단이 나올 수 있는 것이지 최초에 붙인 진단이 틀렸다고 오진이라고 하는 것은 아니다.

이 환자는 1997. 4. 21. 오후 2시에 S병원에서 수술을 받고 3일 만에 퇴원했는데 수술결과가 만족스럽지 못하였던 것 같다. 퇴원 5주 후에, 또 7주 후에, 그 다음 3개월 후에 외래로 환자를 오게 하여 이학적 검사만 하고 특별한 처치 없이 돌려보내곤 했다.

그 다음은 6개월 후에 오게 하여 MRI 검사를 하고는 수술은 잘되었다는 평가만을 내려주었다. 그 후로는 6개월에 한 번씩 오게 하여 각종 검사만 하고는 치료행위는 전무한 상태로 2000. 3. 20.까지 끌고 가다가 마지막으로 장애진단서를 의뢰하게 되었다(이때는 이미 환자가 필자를 상대로 민사소송을 제기한 후의 일이었다.).

2000. 5. 27. 발부된 환자의 신체감정서에는 타각적 증세로 좌측 족부 굴신력의 감퇴와 감각의 둔마(鈍痲)가 있다고 되어 있는데, 그 의미는 S1 신경근이 압박받고 있다는 것이다. 그리고 기왕증으로 퇴행성 요추증이 있어 50%는 기여했을 것이라고 감정했다.

필자는 환자의 추간판파열이 있어 수술의 지연으로 마미증후군을 남길 정도의 상태였다면 미세수술로 단순히 추간판만을 제거하는 것으로 수술이 완벽하게 되었다고 생각하지 않는다. 신경근 유착을 박리하기 위해서는 미세수술로 한 시간 이내에 해결할 수 있는 성질의 수술은 아닌 것이다.

S병원에서 수술 전의 진단명은 L4-5 추간판탈출증이었고, 수술도 L4-5 사이로 계획했었고 수술 후에 작성한 주치의의 수술 보고서에도 L4-5 사이를 수술한 것으로 기록되어 있었다. L5-S1 사이를 수술했다는 집도의사의 수술기록지(operation note)는 진료기록부의 다른 부분에 있는 기록과는 내용이 달랐다. 계획은 L4-5를 수술 예정이었는데 수술 시의 착오로 L5-S1 사이를 수술했던 것인지 집도의사의 진료기록에만 L5-S1 사이를 수술했다고 적혀 있었다.

수술 후 5년이 지난 2002년 6월 7일자로 집도의사는 사실조회 답변서에서 수술요법은 6-8주 이상의 보존적 치료를 하여 효과가 없거나 참기 어려운 통증이 있거나 하지마비가 초래되어 호전되지 않거나 진행되는 경우, 대소변 기능의 장애가 초래되는 경우 등이 있을 때 시행한다고 하였다.

이러한 정황으로 볼 때 발병초기에 보존적 치료법 중에는 가장 신속하고 효과가 탁월한 경막외강에 주사하는 것이 잘못이라는 주장은 근거가 없다고 할 것이다. 또한 집도의사는 수핵의 파열 여부는 환자의 증상이나 예후와 큰 관계없다고 하였다. 마미증후군에 대해 S1 신경근 이하의 신경근들로 구성된 마미들이 눌리게 되면 요통, 하지의 방사통, 하지의 근력약화 및 감각이상, 회음부와 항문주변의 감각마비, 대소변 기능장애 등을 나타내는 증후군이라 정의하고 있다. 그 원인으로는 골절, 종양, 감염, 척추관협착증, 추간판탈출증 등을 들고 있다.

문헌에는 마미증후군은 그 외에도 척추수술실패증후군(failed back surgery syndrome)에서 많이 발생하는데 수술수기의 잘못으로도 올 수 있지만, 수술이 잘 된 후에도 내출혈, 염증, 유착 등이 원인이 되는 수가 많아 그 원인을 명쾌하게 가리기가 어렵다.

집도의사는 수술 전 환자의 증상을 마미증후군이었다고 진단했는데, 추간판탈출에 의해 신경근들이 일시적으로 압박상태에 있는 증상을 마미증후군이라 함은 잘못이다. 그러한 압박상태에 있는 신경을 풀어주는 것이 수술목적이다. 수술 후에 통증과 회음부의 감각마비는 호전되고 천추 제1번 신경근의 증상만 남아 있다면 이는 마미증후군이 아니고, 단순한 신경근 증상일 뿐이다.

수술 후에 발목 힘의 약화와 요통이 남아 있는데, 이는 수술로 해결될 문제는 아니라고 주장했었다. 하지만, 추간판탈출과 상관없는 요통과 달리 발목 힘의 약화는 S1 신경의 억압상태를 풀어주었으면 해결되었을 것이다. 첫 번 수술을 해서 증세의 호전이 없으면 재수술을 해서라도 신경근을 박리시켜 주었으면 현재와 같은 불구상태를 만들지는 않았을 것이다.

수술하고 11개월 지나서 환자는 S병원 외래를 방문해서 요통을 호소하였고, 수술 전 증상이 수술하고도 호전이 없다고 불평했다. 이때에 의료진은 X-ray 검사를 하고 L5-S1의 불안정성이 있다고 진단하고 아무런 처치 없이 요부근육 강화운동과 TRAST patch를 처방해주고 돌려보냈다.

그 후로 수술 후 3년이 경과해서 장애진단을 의뢰할 때까지 의료진들은 무슨 결과를 기대하고 환자를 방치했는지 알 수 없다. 경막외강주사가 일시적으로 통증을 완화하기 위해 시행한 것이며, 이것이 질병을 악화시켰다고 볼 수는 없다는 집도의의 답변 또한 잘못이다.

경막외강에 주사한 국소마취제는 0.5% lidocaine이었는데 이 농도의 국소마취제로는 감각신경이나 운동신경을 마비시킬 수 없다. 이 농도의 국소마취제로 통증이 없어지는 것은 경막외강의 교감신경을 차단시켜 경막외강내부나 신경근의 혈류개선 때문으로 보아야 한다. 경막외강 주사로 단기간의 통증완화 효과를 기대하면서 사용한다는 답변은 전혀 경막외강 주사의 의미를 모르는 의사의 견해일 뿐이다.

추간판탈출이 있어 경막외강 주사로 치료 효과를 본 사람은 일시적 통증완화가 아닌 항구적인 완치 효과를 보는 환자가 수술을 받고 완치 효과 보는 숫자보다도 더 많다. 경막외강 주사요법이 추간판탈출로 압박받아 혈액순환이 되지 않는 신경근의 치료에 막강한 치료 효과를 발휘할 수 있다.

Y대학교 마취통증의학과 김○○ 교수는 2002년 5월 13일자 사실조회 답변서에서 경막외강차단으로 대퇴후면의 감각이 둔해지거나, 엄지에 통증이 심해지고 다리를 절게 된다고 생각할 수 없고, 오히려 이러한 증상이 있을 때에 치료법으로 사용된다고 하였다.

수핵이 탈출하여 신경근을 1개월 정도 지속적으로 압박할 경우 신경근의 손상이 올 수 있느냐는 질문에 신경근에 손상이 올 수는 있지만 압박이 있다고 반드시 신경손상이 나타나는 것은 아니라고 했다.

수핵탈출로 신경근이 압박당하고 있는 동안에는 신경의 기능장애가 있을 수 있지만, 신경의 변성이나 괴사가 생길 수는 없고 단지 압박당한 상태에서 기능장애만 있을 뿐이다.

필자의 진료경험상 만약에 신경근의 손상이 있었다면 이 환자는 그 정도의 장애에 그치지 않을 것이다. 제1 천추신경근의 주행에 따라 격심한 통증이 있고, 하퇴부 후방의 근육은 위축되고 피부감각은 완전히 없어지고 피부도 얇아져있는 것을 확인할 수 있을 것이다.

추간판탈출이 1개월 정도 지속되었다고 해서 신경의 손상을 줄 수 있다고 얘기는 것은 전혀 근거 없는 것이다. 단순압박상태에 있는 신경을 완전히 손상받아 회생불능이라고 판정하는 것은 혼수상태에 빠진 사람을 사망 처리하여 장례를 치르는 것과 같은 우를 범하는 것과 같다. 이 환자의 수술에 관여한 의료진은 환자의 상태를 다시 점검하여 재수술이라도 해서 환자를 완치시켜줄 생각은 않고 자기 방어에만 노력했던 것 같다.

이번 소송 같은 경우는 환자를 위해 최선을 다하다가 살려내지 못한 의사를 살인자로 규정하여 단죄하려는 의도와 같은 행위라고 보지 않을 수 없다. 금번 의료소송을 겪으면서 느끼는 것은 의료문제 소송대리인은 좀 더 의료와 관계되는 지식을 풍부하게 가지고 있어야지, 의학적인 용어 정도를 알아 가지고는 안 되겠다는 점이다. 원고 측 대리인은 치과의사출신 변호사이기에 의료상식이 있을 것이라 생각했었다. 그런데 환자 진료의 내용 전체는 보지 못하고 부분적인 용어 하나하나에 집착하는 것을 볼 때 안 되었다는 생각이 들기도 하고, 이런 방법으로는 사건의 전반적인 것을 깨우쳐주지 못하는 마음이 안타까웠다.

그 변호사는 법률지식이 전혀 없는 우리 의사들에게 법률적인 자문을 해주는 정도까지는 좋으나 의료사건을 맡기에는 미흡하다는 느낌이다. 의료상식이 있답시고 임상의사에게 실습 중인 의과대학생 수준의 진료와 의무기록을 요구하고 있다.

의사가 필요하다고 생각하면 어렵히 검사할 텐데도 마치 자기가 알고 있는 것을 필자는 모르거나 빠뜨려

오진을 한 것으로 생각하고 있다. 환자를 진단할 때 필요한 검사만 하면 되는 것이지 온갖 검사를 다 해야만 한다는 사고는 잘못이다.

싸움터에 나갈 때는 소총부터 대포까지 동원하고 심지어는 핵무기까지 지참하여야 하는 것이 아닐 것이다. 어떤 사람이 일기장에 매일 식사했다는 말을 기록하지 않았다고 해서 그 사람이 굶었다고 생각하는 것과 같은 논리를 펴고 있다. 의사의 눈으로 보면 S병원에서 잘못했다는 것이 훤히 보이는데, 어찌 원고 측 대리인의 눈에는 보이지 않았는지 알 수가 없다.

S병원의 진료기록의 의문점

환자의 진료기록을 보면 곳곳에 모순점이 많음을 보게 되는데, 대충 간추려보면 다음과 같다.

1) 최초에 붙인 진단명은 L4-5 HIVD였는데 나중에 L5-S1 HIVD로 수정했다.
2) 수술 및 처치란에 computer 글씨를 지우고 ball pen으로 L5-S1 laminectomy로 수정했다.
3) 수술 직후에 작성한 주치의의 수술기록에는 L4-5 사이를 수술했다고 기록되어 있었고, 집도의사는 L5-S1 사이를 수술했다고 기록하고 있다.
4) 수술 후에 병실에서 기록한 간호기록이 간호사의 자필이 아닌 computer 글씨로 되어 있어 간호기록이 부분적으로 변조되었음을 알 수 있었다.
5) 수술 중 간호기록지에도 척추마취 하에 L4-5 HIVD 수술했다고 기록되어 있었다.
6) 마취기록지에도 HIVD L4-5라고 기록되어 있었다.
7) 수술을 마치고 한참 후에 검사한 discography상에서는 L4-5에서 통증이 유발했다고 기록되어 있었다.

이 환자는 1997년 4월 21일 오후 2시경에 S병원에서 수술받고 4월 24일 오전 11시에 퇴원하고, 반복해서 외래로 오게 하여 각종 검사만 하고는 치료는 전무한 상태로 방치되고 있었다. 그 동안 수술 후 3년이 다 되도록 외래에서 반복 진찰과 검사를 하면서도 치료는 해주지 않고 무엇을 기다리면서 시간을 끌어 온 것인지 알 수 없다.

필자는 결론적으로 늦게나마 근전도(E mg)를 실시해서 S1 신경근의 손상 정도를 확인하고, 미추강을 통한 경막외강 조영술을 시행해서 어느 부분이 막혀있거나 유착이 있는가를 확인해서 재수술을 해서라도 장애를 해결해주는 것이 환자를 위하는 길이라 생각되었지만, 자기방어에 급급한 의료진은 환자를 방치하여 영원한 장애자로 살게 만든 것이다.

결론

필자는 여러 고비를 넘겨 승소하였지만 이런 사건은 필자만이 아닌 의료인 누구에게나 있을 수 있는 사건이다. 개원의사들에게 이러한 소송의 진행 과정의 중요성과 사건에 대비한 몇 가지를 간추려 소개하고 마무리 짓고자한다.

1) 이러한 사건에 대비해서 특별히 검사가 필요하지 않더라도 일단은 MRI나 특수검사의 필요성을 미리서 강조하고 권유해둘 필요가 있다(검사를 하던 말건 권유했다는 데에 의미가 있음).
2) 진료 시에 시행했던 모든 이학적 검사는 의미가 있건 없건 모두 기재를 해둘 필요가 있다(검사를 했다는 데에 의미가 있음).
3) 법정에 일단 제출된 잘못 기재된 진료기록은 본인에게 불리하게 작용할 수도 있으므로 진료기록 정리에 신중할 필요가 있다.
4) 법정대리인을 세울 때에는 믿을 만한 변호사를 선임하고, 의료문제에 관한 전문지식이 필요한 사항의 것은 최대한으로 협조를 해주어야 한다(변호사는 의학에 관한 전문지식이 없으므로).

2003. 1. 17.

32 맥 한번 짚어보고 골다공증이라는데…!

서론

2004년이 저물어가는 12월 30일 3년 전부터 양쪽 발등의 통증으로 고생했다는 59세의 여자 환자가 찾아왔다. 전남 신안군 어느 섬에서 살고 계신데 시골에서 치료받아도 효과를 보지 못해 서울에 사는 아들네 집에 다니러 오신 김에 맘먹고 치료받으러 나서게 되었다.

먼저 찾아 간 곳이 한의원이었는데 진맥을 해보고 난 한의사께서 내려준 진단명은 골다공증(osteoporosis)이었고 침을 다섯 번 정도 맞으면 나을 것이라고 하더란다. 침을 네 번 정도 맞아도 효과를 느끼지 못하자 아드님이 그러면 통증클리닉에 가서 진찰받아 보시라고 해서 필자를 찾아오게 되었다. 진찰하기 전에 다섯 번 맞으라는 침을 왜 네 번만 맞고 그만두었느냐고 물으니 효과가 있을 것 같지 않아서 그만 두었다고 한다.

이러한 것이 한의원에 대한 우리 국민들의 정서가 아닌가 생각된다. 침술이 무슨 요술이라도 되는 것처럼 착각하고 감쪽같이 통증을 없애주지 않을까하는 기대를 가지고 몇 차례 맞다가 아니다 싶으면 그대로 발길을 돌려버리는 것이다.

한 번만 더 맞았으면 나았을지도 모르는데 왜 한 번을 더 가지 않았느냐고 농담을 해주었지만, 이 환자에 대해 그 한의원에서는 어떻게 생각하고 있을까 생각해 볼 필요가 있겠다. 네 번 오고 더 이상 오지 않는 환자에 대해 그 한의사는 자신의 진단과 침술 효과가 엉터리였다는 생각은 하지 못하고 침술 효과를 과대평가하고 있지나 않는지 모르겠다.

진찰소견

필자가 자세히 문진을 해본 결과 양쪽 장딴지 옆이 시리다는 느낌과 걸을 때 발목에 힘이 없다는 느낌도 함께 있었다는 것을 알 수 있었다. 이학적 검사로 피부감각의 점검을 위해 양쪽 종아리의 안쪽과 바깥쪽의 감각을 비교해보니 바깥쪽의 피부감각이 많이 무뎌져 있었다. 발등에 있는 피부감각을 점검해보니 양쪽 모두 무뎌있고, 엄지와 둘째 발가락 사이의 감각도 둔해있는 것을 알 수 있었다.

발목을 억제된 신전을 시켜보니 신전력의 약화가 있다고는 느꼈지만, 양쪽이 똑같은 증상으로 비교대상이 없어 발목 신전력의 약화 여부는 확실하지 않았다. 총비골신경(common peroneal n.)의 장애 때문에 생긴 여러 가지 신경증상 중에서 환자는 그 일부분인 발등의 통증만을 얘기했지만, 피부감각의 둔화, 신전력 감소를 함께 가지고 있었다.

정확한 통증의 원인을 찾기 위해 촉진해보니 비골(腓骨)의 경부(頸部) 근처에 있는 장비골근(長腓骨筋; peroneus longus m.)의 상단에 심한 압통으로 인한 **"jump sign"**을 나타내었다.

치료

진단 겸 치료를 위해 우측의 장비골근의 상단에 0.5% 리도카인 4 mL를 시험 주사한 후에 이 지점에 물리치료를 해주었다. 치료 후에 증상을 물어보니 우측의 통증이 많이 사라진 것 같다고 한다. 다음 날은 반대편을 주사를 해주고 똑같이 치료를 해주었더니 양쪽 발등의 통증이 많이 완화되었다.

이로써 양쪽 총비골신경이 장비골근에게 압박받아 생긴 비골신경통임이 확인되었다. 양측의 장비골근에 있는 통증유발점만 풀어지면 이 신경장애는 어렵지 않게 치료될 것으로 예상되었다. 이 지점에 물리치료를 해주고 내원 3일째인 2005년 1월 3일에 양쪽에 다시 주사를 해주고 다음날 점검해보니 통증도 거의 없고 감각도 많이 좋아졌다.

점차 치료 효과를 보이고 있어 머지않아 완치될 것으로 생각되어 지속적인 치료를 받도록 권유했지만, 그 다음날 하루 치료받고 1월 5일부터는 오시지 않는데, 아프지 않아서 고향으로 내려가셨다는 얘기를 들을 수 있었다. 좀 더 치료받았더라면 완치효과를 볼 수 있었을 터인데, 아프지 않다고 완치된 것으로 잘못 생각하고 고향에 가셨다는 것이 마음에 걸린다.

통증의 기전

이 환자가 발등에 통증이 있다고 얘기한 것은 발등에 어떤 손상이나 병변이 있었던 것이 아니다. 장딴지의 외측 상부에서부터 내려오는 장지신근(extensor digitorum longus m.)의 건이 발등에 있는 하신근지대(inferior extensor retinaculum)를 잡아당기면서 발등의 신근지대에서 통증을 일으킨 것이었다.

총비골신경(common peroneal n.)이 장비골근(peroneus longus m.)의 상단에서 압박받으면서, 장지신근의 운동신경인 심비골신경(deep peroneal n.)이 흥분을 일으켜 장지신근을 등척성 수축(isometric contraction)을 시켰기 때문에 그 발등에 있는 힘줄들이 당겨지게 된 것이다.

비골근(peroneal m.)들의 운동신경과 하퇴부의 바깥쪽과 발등의 감각을 맡고 있는 천비골신경(superficial peroneal n.)은 위에서부터 장비골근에 생긴 통증유발점과 악순환의 고리(viscious cycle)를 형성하고, 그 감각분지는 피부의 감각장애를 가지고 있었던 것이다.

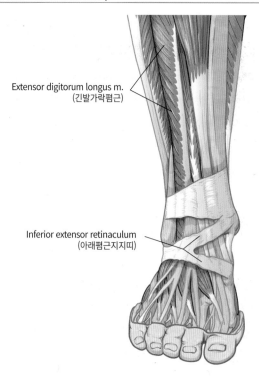

Extensor digitorum longus m.
(긴발가락폄근)

Inferior extensor retinaculum
(아래폄근지지띠)

국소마취제를 장비골근의 상단에 있는 통증유발점에 주사하여 근육을 이완시켜 줌으로써 신경의 억압을 풀어주고 근육의 긴장을 이완시킴으로써 발등에 있는 통증과 장딴지 외측의 감각둔화까지 쉽게 해결할 수 있었다.

결론

이러한 환자에게 한의원에서 진맥 한 번 해보고 골다공증이라고 진단내렸다는 사실과 침을 다섯 번 맞으면 좋아질 것이라고 장담했다는 사실에 놀라움을 금할 수 없다. 현대 장비로 골밀도를 검사해 보고 알 수 있는 골다공증을 손목을 한 번 짚어보고 진단내릴 수 있다는 한의사의 진단능력에 경의를 표해야 하지 않을까 싶다. 더구나 다섯 번의 침술만으로 골다공증을 치료해주겠다고 했다니 현대판 허준 선생이 등장한 것인지 엉터리 한의사가 등장한 것인지 알 수 없다.

언젠가는 작열통(causalgia)을 항문에 있는 통증이라고 인터넷에 글을 올린 자칭 산부인과 교수라는 한의사가 있었는데, 한방(韓方)에는 골다공증이라는 용어에 우리가 알지 못하는 다른 의미가 있는지 모르겠지만 어쩐지 기분이 개운치 않다.

의학적으로 골다공증은 하루 아침에 생기는 것도 아니요, 치료되는 것도 아니다. 그리고 골다공증이 있다는 것은 뼈가 약해져서 부서지기 쉽다는 의미이지 어디가 아프다는 얘기는 아니다. 골다공증이라는 진단이 확실하더라도 장기간의 요양, 영양섭취, 그리고 지속적인 운동으로 극복할 수밖에 없는 노인성 질환인 골다공증을 침술 다섯 번으로 해결하겠다고 얘기한 사람의 정신상태가 정상이었는지 의문스럽다.

현대의료기관에서도 가끔은 통증 환자에게 골다공증이라는 진단을 붙여오는 경우가 있었는데, 골다공증 자체로는 통증의 원인이 되는 것이 아니었다. 골다공증을 가진 사람은 실수해서 넘어지면 뼈의 골절이 생길 수가 있으므로 골절 예방 목적으로 치료해두라는 것이지 통증 치료 목적으로 골다공증을 치료받으라는 의미는 아니다. 현대의료기관에서도 이러한 통증 환자에게 정확한 진단을 붙이기 쉽지 않을 것 같은데 다른 통증클리닉에 갔었다면 어떤 진단을 내려주었을지 궁금하다.

2005. 1. 7.

33 대퇴신경통 환자에게 인대가 늘어났다는 진단을!

42세의 남자가 왼쪽무릎통증으로 절뚝거리면서 필자를 찾아온 것이 2005년 3월 11일이었다. 하체가 약하다 싶어 오래전부터 헬스클럽에 가서 하체운동과 러닝머신에서 걷기를 많이 해왔는데, 4개월 전부터 왼쪽 무릎이 아프면서 약간씩 부어올랐다. 한의원에 가서 인대가 늘어났다는 진단을 받고 약 14회의 침을 맞았다고 한다. 초기에는 침을 맞으면 통증도 줄어들고 부기(浮氣)도 가라앉는 것 같이 느껴지더니, 시간이 갈수록 부종이 더 심해지고 통증이 심해져 걸음걸이도 불편할 정도가 되었다.

통증이 심해서 무릎을 90도까지 구부릴 수도 없고, 촉진해보니 왼쪽 대퇴사두근의 약화가 있고 굳어 있었으며 압통이 몹시 심했다. 대퇴부 앞쪽의 피부감각도 좌측이 현저히 둔화되어 있었고, 관절의 부종이 심해 관절에 종창이 있음을 알 수 있었다.

환자를 눕힌 상태에서 촉진해보니 좌측의 대요근과 장골근에 심한 압통이 발견되어 필자가 흔히 치료를 경험하고 이름붙인 **대퇴신경통**(大腿神經痛)이라 생각되었지만, 환자는 한의원에서 내려준 진단명에 얽매어 인대가 늘어진 것뿐이라는 생각을 버리지 못하고 있었다.

필자가 실제로 그러한 환자를 본 일은 없지만 문헌상에는 대요근구(psoas compartment) 내에 혈관종, 지방종이 있거나, 대요근의 농양 등이 있으면 요부신경총(lumbar plexus)을 압박해서 대퇴신경장애를 일으킬 수 있다고 한다.

대요근구 내에 종양이나 무릎의 인대 손상여부를 알아보기 위해 **MRI 검사**를 해보니 대요근구와 무릎인대에는 이상이 없으나 무릎관절에 내용을 알 수 없는 수액이 가득 차 있고 대퇴사두근의 아래 부분에 부분적인 파열이 있다는 소견이 나왔다.

먼저 무릎관절을 주사기로 천자하여 뽑아보니 정상적인 활액(synovial fluid)과 달리 화농성관절염에서나 볼 수 있을 법한 노란색깔의 액체가 60 mL나 나왔다. 관절내의 내용물을 뽑아내고 부종이 가라앉으니 한결 가벼워지고 무릎을 구부리기가 쉬워졌다.

C-arm 투시 하에 척추측방접근법에 의해 대요근에 0.5% 리도카인에 스테로이드 40 mg과 Botulinum Toxin 50 U를 혼합하여 20 mL로 만들어 주사하고, 동일한 비율로 배합한 약물 8 mL를 장골근에 주사하

였다. 그리고 곧바로 계단을 걸어내려 갔다가 올라오도록 하였더니 무릎의 통증이 전혀 없고 걸음걷기가 아주 편해졌다고 한다.

검사 겸 치료의 시작은 만족스럽게 성공한 것이다. 그 후로 경과를 관찰하면서 장골근과 대요근에 심부열치료와 마사지를 6일간 해주었더니 무릎통증과 부종이 다시 생기지 않고 다리에 힘도 생겨 계단을 오르내리는데 지장이 없다하여 치료를 종결했다.

대퇴사두근에 생긴 파열이 완치될 때까지는 약 1개월가량 무릎운동을 자제하고, 대요근과 장골근의 탄력을 찾아주기 위해 고관절의 운동을 많이 해주도록 당부해두었다. 치료 후에 왼쪽 다리가 심하게 약화되어 있다고 생각되어 하체운동을 조금씩 했더니 무릎이 다시 부어올라온다고 3주일 만에 찾아왔다. 운동을 삼가라는 충고를 무시하고 근육강화를 하겠다고 운동을 시도했던 것이다.

근육파열이 있었던 대퇴사두근이 완전회복되기 전에 운동을 해서 생긴 여출물이라 생각되어 관절을 천자해서 50 mL 가량의 여출액(濾出液; transudate)을 뽑아준 후에 압박붕대로 파열이 있었던 대퇴사두근 부위에 감아주고 운동을 삼가도록 단단히 당부해서 보냈다.

이 통증의 발병기전

무릎관절의 상하를 앞에서 연결하고 있는 대퇴사두근에 강직이 생기면 무릎관절 간격이 좁아지면서 관절잡음이 생기고 관절의 마모를 일으키고 무릎을 구부릴 때에 근육들이 늘어나지 못해 운동장애와 통증을 일으킨다. 근육이 굳어있는 상태에서 무릎을 과도하게 사용하면 대퇴사두근이 만성적인 손상을 받아 근섬유에서 혈장 여출액이 생겨 관절내로 흘러내려와 고이게 되고, 급성손상을 크게 받으면 출혈이 생겨 관절에 혈액이 고이게 된다.

대퇴사두근이 굳어지는 이유는 그 자체에 잘못이 있기보다는 근육을 조절하는 운동신경인 대퇴신경이 대요근과 장골근 사이에서 압박을 받으면 흥분을 일으켜 골격근을 긴장시켜 굳어지게 만드는 것이다.

평소에 대퇴신경이 대요근과 장골근 사이를 타고 골반 강에서 서혜부를 통해 대퇴부 앞쪽으로 나오게 되는데 이들 근육에 강직이 생기면 대퇴신경이 압박을 당하게 된다. 압박받은 대퇴신경의 감각분지는 대퇴부앞쪽의 감각둔화를 일으키고, 관절신경분지는 고관절과 슬관절에 통증을 일으키며, 운동신경분지는 대퇴부 앞쪽의 근육을 긴장시킨다. 대퇴부 앞쪽 근육들의 과긴장은 근력의 약화로 등산을 하거나 계단을 올라갈 때에, 또는 달릴 때에 다리 힘의 약화를 초래하게 된다. 장골근과 대요근에 생기는 근강직의 확실한 원인을 알 수는 없지만, 선천적인 요인과 후천적인 요인이 있다고 생각된다.

선천적 원인으로는 어린애가 두발로 걷게 된 초기에는 원숭이처럼 아장아장 걸음을 걷게 된다. 무릎으로 기어 다니던 어린애가 갑자기 일어서게 되면 고관절의 굴곡근인 대요근과 장골근이 충분히 늘어나지 못해서 고관절은 충분히 신전되지 못하고 요추는 전만증을 일으키게 된다.

차츰 성장해가면서 대요근과 장골근이 충분히 늘어나면 전만증은 없어지게 되지만, 성인이 되어서도 근육들이 늘어나지 못한 상태로 있는 수가 있다. 성인이 되어서도 요추의 전만증이 풀리지 않으면 요통의 원인이 되거나 두 개의 근육사이로 내려가는 대퇴신경을 압박해서 대퇴신경장애를 일으키는 것으로 추정된다.

후천적인 요인으로는 갑자기 고관절의 운동(태권도, 축구)을 할 때에 발을 높게 차올리다가 대요근이나 장골근이 손상받은 후에 굳어지면서 통증유발점으로 남을 수도 있다.

결론

대퇴사두근이 만성적인 손상을 받으면 근육의 특정부분이 아닌 광범위한 곳에서 근섬유의 손상으로 무릎에 여출물이 고이게 되는 것이 보통이다. 이 환자의 경우는 MRI 소견에서 근육의 파열이 확인될 정도로 대퇴사두근의 특정부위가 손상받았지만 관절에 혈액이 아닌 혈장 여출액이 고여 있는 것이 좀 특이한 소견이었다.

이 환자와 같이 대퇴신경장애 때문에 생기는 무릎통증의 원인을 찾아 치료해 줄 수 있는 의사도 흔치 않다고 생각되지만, 한의원에서 진찰받고 그 원인을 찾아 치료한다는 것은 상상도 할 수 없는 일이다. 통증의 원인도 알지 못하는 환자에게 침이나 놔주고 방치해서 병세를 악화시키는 것은 양식 있는 의료인이 할 일은 아니라 생각된다. 자기의 진료영역 밖이라 생각되는 환자는 기꺼이 해당되는 의료기관으로 보내줄 수 있는 의료인의 미덕이 아쉽다고 생각된다.

2005. 4. 19.

34 대퇴골두의 무혈성 괴사의 수술과 그 후의 얘기

우측 대퇴골두의 무혈성 괴사가 확인되어 수술을 받은 환자가 반대편에 같은 증상으로 찾아와 치료받은 얘기를 소개한다.

증례

2004년 9월 30일 40대 초반의 남자(전○○)가 우측의 대퇴부 앞쪽에 통증과 둔부의 통증과 엉덩관절(股關節)과 무릎관절(膝關節)의 관절잠음을 주소로 찾아온 일이 있었다. 증상은 2개월반 전부터 나타났는데 정형외과를 몇 군데 다녀보았지만 X-ray 촬영을 해보고 엉덩관절에는 이상이 없다는 얘기를 듣고 물리치료만을 받아 왔다고 한다.

필자의 이학적 검사에서 우측 대퇴사두근(大腿四頭筋)이 굳어있고 양쪽의 대요근(大腰筋)과 장골근(腸骨筋)에 심한 압통이 있었고, 우측둔부의 이상근(梨狀筋)에 압통이 있었다. C-arm 투시기로 확인해보니 우측 대퇴골두(大腿骨頭; femur head)의 가장자리가 불규칙하게 보였다. 고관절에 이상이 있음을 직감하고 MRI 검사를 해본결과 양쪽 대퇴골두 무혈성괴사(ischemic necrosis of femur head)라는 판정이 나왔다.

무혈성괴사는 정형외과적인 질환이라 생각되어 3차 진료기관으로 진료 의뢰하면서 수술이 필요하다고 하면 수술을 받고, 보존적 치료를 권유받거든 필자에게 오도록 당부해두었다. 그 후에 필자에게 치료받으러 온 가족들을 통해 수술을 받았다는 소식을 들을 수 있었다.

4개월 후인 2005년 1월 28일 이 환자가 갑자기 양쪽목발을 짚은 채로 필자에게 찾아왔는데, 이번에는 지난번에 우측에 가지고 있던 것과 똑같은 통증이 좌측에 생겨서 찾아왔단다. 우측 수술후유증이 아직 회복도 되지 않은 상태인데 반대편에 똑같은 증상이 생기자 지난번에 쉽게 진단 내려준 필자가 생각나서 다시 찾아왔다고 한다.

그간의 경과를 들어보니 필자의 의뢰서를 가지고 대학병원에 가서 우측에는 4등급 정도, 좌측에는 2등급 정도의 대퇴골두의 무혈성괴사가 있음을 확인받고 먼저 우측관절의 수술을 권유받았다.

과거병력에 3년 전에 돌발성난청이 생겨 대학병원 이비인후과에서 대상포진이 귀속으로 생겼다고 하여 항바이러스제와 스테로이드를 투여받고, 통증클리닉에 의뢰되어 성상신경절차단(SGB)까지 수십 차례 받았지만 돌발성난청은 효과를 보지 못해 치료를 포기했다.

엉덩관절 수술을 받기위해 엉덩관절 수술의 권위자 몇 사람 만나본 결과 인공관절대치술을 받지 않고, 자기의 대퇴골두를 재활용하는 방법을 선택했다. 인공관절로 대치했을 경우 10년 정도 지나 관절이 마모되면 새로 바꿔야한다는 부담감 때문이었다고 한다.

2004년 11월 8일 ○○대병원에서 대퇴골두절골회전술(大腿骨頭切骨回轉術)의 국내 유일한 실력자에게 수술을 받았다. 우측대퇴골 경부를 잘라서 골두(femur head)를 회전시켜 고정하는 방법이었다. 수술하고 80일이 지난 현재 양쪽 목발을 짚고 겨우 보행하는 정도이며 엉덩관절과 무릎관절의 구축증이 있어 보였다.

진찰해보니 좌측의 대퇴사두근에 강직이 있고 압통이 있었으며, 무릎에도 통증이 있었고 촉진에서 좌측의 대요근과 장골근 그리고 이상근에도 통증유발점이 발견되었다. 좌측에도 무혈성괴사가 이미 있었던 것인 만큼 진단에 아무런 어려움은 없었다. 필자는 그 원인을 고관절의 운동에 관여하는 대요근과 장골근, 그리고 이상근에 생긴 통증유발점들이 고관절의 간격을 좁히고 혈액순환을 방해하여 생긴 것으로 단정했다.

본인이나 가족들에게 필자의 생각을 충분히 설명하여 이해를 시킨 다음, 대퇴신경통이나 이상근증후군의 치료 방법에 따라 치료하기로 하고 약제는 국소마취제를 반복 주사하는 번거로움을 피하기 위해 곧바로 Botulinum Toxin 주사를 하기로 하였다.

내원 첫날은 0.5% 리도카인에 Botulinum Toxin 50 U를 섞어 20 mL로 만들어 C-arm 투시기로 확인하면서 대요근의 중심부에 주사하고, 환자를 똑바로 눕힌 다음에 같은 비율로 혼합한 약제를 6 mL를 장골근에 주사하였다. 주사한 직후에 일어나게 하여 걷게 하고 무릎의 굴곡운동을 시켜보니 고관절, 무릎관절, 그리고 대퇴부에 통증이 없어지고 다리의 운동이 유연해졌다. 다음날은 이상근에 0.5% 리도카인에 Botulinum Toxin 30 U를 혼합하여 10 mL를 주사하고 물리치료를 해주었더니 둔부의 통증도 없어졌다.

본인의 불편한 점이 없어지고 좁혀져 있던 고관절의 간격에 여유가 생기면 무혈성괴사가 자연히 회복될 것을 기대하고 고관절의 유연성운동을 지속적으로 하도록 권유하고 당분간 물리치료를 받도록 하였다. 수술 후유증이 회복되는 대로 수술받은 우측 고관절도 관절간격을 정상으로 유지시켜 무혈성괴사의 재발방지를 위해 우측의 대요근, 장골근, 이상근도 치료받을 것을 권유하였다.

고찰

대퇴골두의 무혈성괴사는 증후성 대퇴골두 괴사와 특발성 대퇴골두 괴사로 나눌 수 있는데,

1) **증후성(symptomatic)괴사**는 (1). 외상성(대퇴골 경부골절, 외상성 고관절탈구). (2). 전색성(栓塞性; embolic) (3). 방사선조사 후에 생기는 괴사로 구분된다.

2) **특발성괴사(idiopathic necrosis)**는 스테로이드의 과다투여 환자나, 알콜 중독자나 과다섭취자의 30%에서 발병율을 보이고 있고, 신장 이식 후에 발병하는 경우가 많고 당뇨병이나 통풍과 합병하는 경우도 있다고 한다.

◾ **대퇴골두의 혈류공급(전방)**

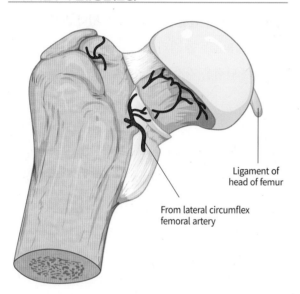

Ligament of head of femur

From lateral circumflex femoral artery

◾ **대퇴골두의 혈류공급(후상방)**

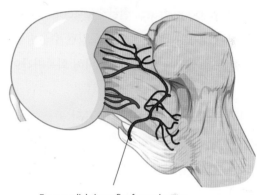

From medial circumflex femoral artery

◾ **대퇴골두의 혈류공급(후하방)**

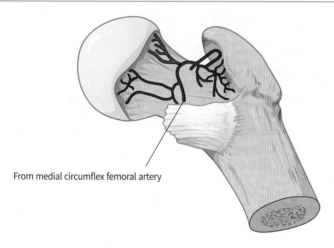

From medial circumflex femoral artery

증상은 고관절, 대퇴부 및 무릎관절에 갑자기 통증이 나타난다. 대개의 경우 계단을 헛디뎠을 때나 무거운 것을 들어 옮기다가 나타나게 되어 고관절의 염좌나 좌골신경통 정도로 생각하는 경우가 많다. 이러한 증상들은 모두 필자가 경험해온 대퇴신경통과 이상근증후군에서 볼 수 있는 전형적인 증상들로서 고관절운동은 굴곡운동보다 주로 내회전과 외회전에 제한을 일으킨다. 한쪽의 무혈성괴사가 있을 경우에 50% 정도에서 반대편까지 생길 수 있는 확률을 가지고 있다.

진단은 임상소견과 방사선 소견으로 대부분 확인이 가능하지만, 골주사(bone scanning; 骨走査)도 보조적으로 이용된다.

치료는 조기발견으로 견인 또는 체중부하를 피하게 하는 보존적 치료를 해준다. 이러한 보존적 요법은 증상을 해소시키는데 도움은 되지만, 골두의 변형은 없앨 수 없다.

수술방법으로는 관절의 고정술(hip fusion), 골개창술(骨開倉術; fenestration), 소파(搔爬) 및 골 이식술(curettage & bone graft), 절골술(osteotomy), 인공골두치환술, 또는 관절전치환술들이 있다고 한다.

이 환자의 경우는 최근에 새로 도입된 수술방법으로 자기의 대퇴골두를 잘라서 방향을 바꾸어주는 방법을 시술했는데, 인공관절치환술에 비해 회복기간이 너무 길다는 단점을 가지고 있었다.

대퇴골두 무혈성괴사의 발병기전

엉덩관절 운동에 관여하는 근육으로는 앞쪽에는 소회전자(lesser trochanter)에 부착된 대요근과 장골근이 엉덩관절을 굴곡시키면서 외회전시킨다. 후방에서는 대회전자(greater trochanter)에 부착된 이상근과 내폐쇄근(obturator internus m.), 쌍자근(gemelli m.)들이 고관절을 외회전과 외전시킨다.

이 대요근과 장골근의 긴장이 대퇴신경을 압박하고, 이상근의 긴장이 둔근신경과 좌골신경을 압박하여 대퇴신경통과 좌골신경통 증상을 일으키지만, 이 근육들의 긴장이 함께 나타나면 고관절의 간격을 좁힐 뿐만 아니라 대퇴골두로 가는 혈액순환을 방해할 수 있다고 생각된다.

대퇴골두(femoral head)의 혈액공급은 외장골동맥(external iliac a.)의 분지인 대퇴심동맥(profunda femoral a.)으로부터 갈라진 내측, 외측대퇴회선동맥(medial & lateral circumflex femoral a.)들로부터 공급받는데, 이 동맥들이 대퇴골 경부의 앞뒤를 타고 골두로 올라간다. 대퇴골두 앞쪽 하부에는 외측 대퇴회선동맥(lateral circumflex femoral a.)이, 뒷면의 상부와 하부는 내측 대퇴회선동맥(medial circumflex femoral a.)이 혈액공급을 맡고 있다.

내측 대퇴회선동맥은 둔부에서 내폐쇄근과 쌍자근밑으로 지나고, 외측 대퇴회선동맥은 앞쪽의 소회전자 근처에서 장골근의 밑으로 지나간다. 평상시에 이러한 증상을 가진 환자들을 만나면 필자는 대요근과 장골근의 긴장에 의한 대퇴신경통과 이상근의 긴장에 의한 둔부통과 좌골신경통으로 진단하고 치료를 해서 좋은 치료 효과를 볼 수 있었다.

이 환자는 평소에 술을 즐겨하는 사람이었고, 돌발성난청 때문에 스테로이드를 투여받은 일이 있었다고 해서 **스테로이드로 인한 무혈성괴사**라는 추정결론이 내려졌던 것 같다. 그러나 해부학적 고찰결과 고관절운동에 관여하는 근육들의 과긴장이 신경통만을 일으키는 것이 아니고, 대퇴골두로 가는 혈류를 방해하여 무혈

■ 외측 대퇴회선동맥을 압박하는 장골근

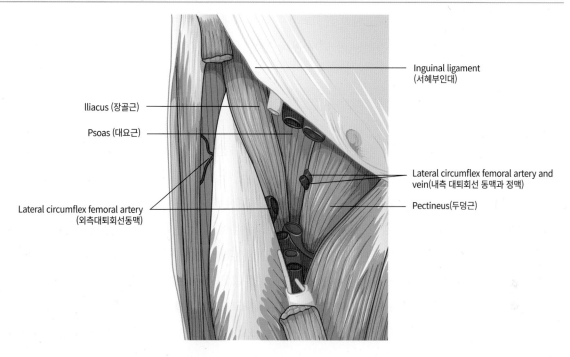

Inguinal ligament
(서혜부인대)

Iliacus (장골근)

Psoas (대요근)

Lateral circumflex femoral artery and vein(내측 대퇴회선 동맥과 정맥)

Lateral circumflex femoral artery
(외측대퇴회선동맥)

Pectineus(두덩근)

■ 내측 대퇴회선동맥을 압박하는 내폐쇄근과 쌍자근

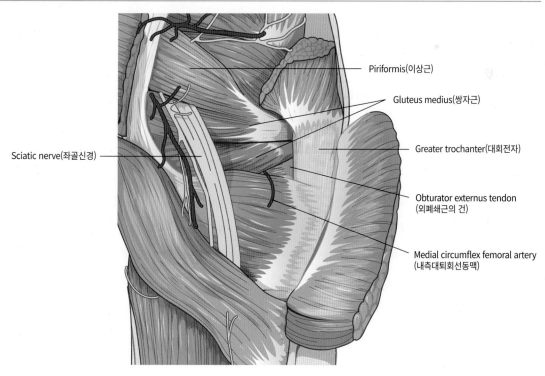

Piriformis(이상근)

Gluteus medius(쌍자근)

Greater trochanter(대회전자)

Sciatic nerve(좌골신경)

Obturator externus tendon
(외폐쇄근의 건)

Medial circumflex femoral artery
(내측대퇴회선동맥)

성괴사를 일으킬 수 있다는 생각이 들었다.

치료는 우측고관절은 수술을 받고 아직 완치되지 못한 상태에서 반대편에 증상이 생겼기 때문에, 현재로서는 반대편까지 수술받을 수 있는 형편이 되지 못해 고관절의 운동에 관여하는 근육들의 과긴장을 풀어주는 방법을 택한 것이다.

결론

수술받은 쪽의 대퇴골두괴사의 정상회복 여부는 2년이 경과해야 알 수 있다고 하며, 예후가 좋지 않을 경우에는 인공관절전치환술을 다시 받아야한다고 한다. 필자가 치료해서 통증은 없어졌지만 좌측 대퇴골두의 괴사가 관절간격을 유지해주고 혈관의 압박을 풀어 준다고 해서 회복될 수 있을지는 두고 볼 일이다.

하지만 필자가 생각했던 대로 대요근과 장골근, 그리고 둔부에 있는 근육들의 긴장을 풀어주어 대퇴골두의 혈액순환을 원활하게 해주는 것은 증상완화뿐 아니라 근본적인 치료에도 도움이 되지 않을까 생각된다.

※ 이 환자의 추적조사를 위해 수술 25개월이 지난 2006년 12월 15일 본인에게 전화해서 상태를 물어 보았다.

필자에게 치료받았던 왼쪽은 아무런 증상이 없어 잘 지내고 있는데, 병원에서 무혈성괴사는 더 진행되지 않고 있으니 그대로 지내보자고 한단다. 그러나 수술받은 오른쪽 엉덩관절은 불편하기는 하지만 그런대로 견딜 만하여 그냥 지내고 있다고 한다.

2006. 12. 16.

35 요통 환자의 허리 수술은 왜 했는지 알 수 없다.

서론

의료계는 아직까지도 요통이 있으면 그 원인을 요추에서 이상 유무를 찾으려 하고 있고, 어떤 핑계가 생기면 대부분 수술로서 해결하려고 한다. 필자는 요추에 이상이 있을 때에 요통이 생기는 경우는 거의 없지만 있더라도 극히 드문 일이라 믿고 있다.

허리가 아프다는 사람에게 수술을 두 번이나 했는데도 전혀 치료 효과를 보지 못한 사람을 어렵지 않게 치료한 경험이 있어 소개하고자 한다.

증례

요통과 양쪽대퇴부앞쪽의 통증이 있었다는 52세의 남자 환자(조○○)는 5년 전에 척추전문병원으로 알려진 강남 ○○○병원에서 MRI 검사를 받고 요추 제4-5번 사이의 추간판탈출증이 있다는 진단을 받았다. 의사의 권유를 받고 수술을 받았지만 전혀 도움이 되지 않았다.

4년 동안 전전긍긍하고 지내다가 1년 전에 일산소재 ○○병원에서 다시 MRI 검사를 받고 요통은 요추추간판탈출 때문이고, 대퇴부의 통증은 대퇴골두 무혈성괴사 때문이라는 진단을 받았다. 먼저 요통치료를 위해 추간판을 제거하고 요추 제4-5번을 고정하는 수술까지 받고, 차후에 대퇴골두 무혈성괴사는 별도로 시기를 보아 인공관절대치술을 받기로 하고 1년이 지났지만 효과는 전혀 없었다.

2007년 1월 10일 심한 요통과 대퇴부 앞쪽의 통증으로 필자를 찾아 왔다. 시진 상에서는 요추의 4-5번 사이의 중앙과 양측에 척추수술 흔적이 보였고, 촉진상에서 양쪽 흉추 제12번 부위에 심한 압통이 발견되었고, 대퇴사두근을 촉진해보니 강직이 있고 양쪽 대요근과 장골근에 통증유발점이 촉진되었다.

C-arm 투시기로 확인해보니 요추 제 3-4번 사이에 고정 장치가 보였고(사진 참조), 그리고 대퇴골두에도 아무런 이상을 발견할 수 없었다(사진참조).

필자의 진찰 소견은 허리의 통증은 흉추와 요추 사이에 있는 최장근(longissimus m.)의 통증유발점에게 조임을 당한 흉추 제12번 신경이 장골능(iliac crest) 부근에 일으킨 것이었다. 대퇴부의 통증은 대요근과 장골근에 생긴 통증유발점에 의해 양측대퇴신경이 조임을 당해서 대퇴사두근을 과긴장시켜 생긴 통증임을 짐작할 수 있었다.

흉추 제12번신경과 대퇴신경기능의 시험적 치료를 위해 각각 양측 최장근에 0.5% 리도카인 4 mL와 양측 장골근(iliacus m.)에 5 mL를 각각 주사하고 상태를 알아보았다. 요통도 없어지고 앞쪽 대퇴부의 통증도 금방 사라졌다. 이것으로 검사는 완료되고 요통은 추간판탈출 때문이 아니고, 대퇴부의 통증은 대퇴골두 무혈성괴사(avascular necrosis of femur head) 때문이 아니라는 것이 확인된 것이다.

만성화된 증상이고 수술을 두 번까지 받았던 환자이기 때문에 더 망설이지 않고 다음 날은 주 치료에 들어갔다. 0.5% 리도카인에 스테로이드 10 mg과 BOTOX 50 U를 혼합해서 양측 대요근의 팽대부에 15 mL씩 주사하고, 최장근의 통증유발점에는 스테로이드 10 mg과 Botulinum Toxin 30 U씩 주사하였다.

주사 후에 증상을 물어보니 허리의 통증과 대퇴부의 통증이 금방 사라지고 편안해졌다고 한다. 통증이 당장 사라진 것은 국소마취제 효과에 의한 근이완효과로 신경의 압박이 풀어졌던 것이었고 스테로이드와 Botulinum Toxin의 효과는 시간이 가면서 차츰 치료 효과를 발휘할 것으로 생각되었다.

그러나 2일 후부터는 허리와 다리는 아프지 않으니 전부터 있던 두통 치료를 하고 싶다고 하여 두통 치료와 함께 일주일간 물리치료만 해주고 허리와 대퇴부의 통증 치료는 종결지었다.

고안

의학이 발달되고 첨단진단장비가 개발되어 보급되고 있지만 의료계는 아직도 요통을 일으키는 대부분의 원인을 밝히지 못하고 있는 것 같다. 이론적으로는 요통의 원인은 80%가 근육계 질환 때문이라고 알려져 있지만, 근육계 질환은 객관적 검사로 보이지 않기 때문에 눈에 보이는 척추 뼈의 검사 결과에만 의존하고 있다.

요통환자를 검사했을 때 추간판탈출, 척추의 퇴행성 변화, 척추탈위증이 있으면 당연히 그것들을 요통의 원인으로 삼고 수술로 해결하려 들지만 요통이 없어지는 경우는 거의 없었다고 생각된다.

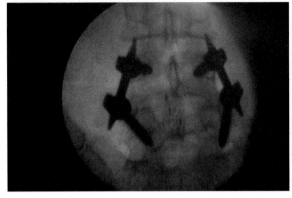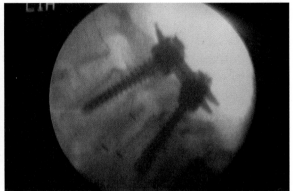

■ 무혈성괴사가 있다는 대퇴골두

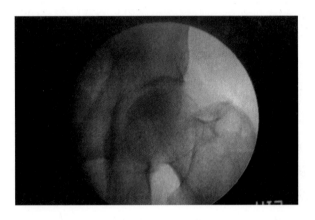

척추관절의 기능적 단위에 객관적인 이상소견이 있더라도 그 사이에 있는 신경근을 자극하지 않으면 통증을 일으키지 않고, 신경근의 자극증상이 있다고 해도 하부요추의 신경은 허리통증에 관여하지 않는다.

하부요추의 통증과 장골능 부근의 통증은 흉추 제12번신경의 장애 때문에 생기는 것이라는 것은 필자가 오래전에 밝혀 논문을 통해 소개한바 있고 임상진료에 많이 활용하고 있다. 그런데도 불구하고 증례의 환자처럼 많은 의사들이 하부요추에 이상이 생기면 요통이 발생하는 것으로 오해하고 수술로 해결하려 한다.

대퇴부 앞쪽의 근육통과 무릎통증까지 생기는 원인은 대퇴사두근을 조절하는 대퇴신경이 골반강 안에서 대요근(psoas major m.)과 장골근(iliacus m.) 사이를 통과하다가 이 근육들이 굳어지면 압박받아 흥분을 일으켜 통증을 일으키게 되는데 필자는 이것을 대퇴신경통이라 이름 붙인 바 있다.

요즘에 척추수술전문 의료기관을 자처하는 곳에서 척추수술을 많이 하고 있는데, 하부요추의 추간판탈출이 신경근을 압박하고 있어 감압목적으로 수술하는 것은 바람직한 일이나 허리통증을 추간판탈출 때문이라고 진단하고 수술하는 것은 도저히 이해할 수 없는 일이다. 그것도 국내에서 유명하다고 알려지고 있는 척추수술전문병원에서 수술하기 전에 MRI 검사를 하고 요추 제4-5번의 추간판탈출이 요통의 원인이라고 진단내리고 수술했다는 것은 용납할 수 없는 진료과오라 생각된다.

두 번째 수술하기 전에도 다시 MRI 검사를 하고 추간판을 제거하고 척추고정수술까지 했다는데 첫 번째 수술 시에는 무엇을 해준 것인지 모르겠다. 수술 전 상황이 어떠했는지 알고 싶어 MRI 결과를 가져오라고 했으나 환자는 통증이 없어졌는데 그런 것은 무슨 필요가 있겠느냐며 가져오지 않으려고 한다. MRI 결과가 담긴 CD를 가져오게 해서 확인 결과 요추 제4번의 퇴행성 변화와 추간판의 팽융이 있었지만 요통의 원인은 찾을 수 없었다.

결론

하부 요추에 이상이 생겨 요추 신경근을 자극하면 다리로 내려가는 신경증상이 있을 수 있으나, 하부 요추의 신경이 허리통증을 일으킬 수 없다는 것은 해부학적으로 명백한 일이다. 그럼에도 불구하고 통증의 인과관계를 고려하지 않고 MRI 검사소견만을 가지고 요통 환자에게 두 번이나 수술을 시행한 이유를 필자는 이해할 수 없다.

값비싼 진단장비와 시설을 잘 갖추어 놓고 요통환자의 척추수술을 하고도 해결을 하지 못했다면 이는 환자를 위한 진료가 아니고 장비와 시설유지를 위한 의료행위라는 비난을 면치 못할 것이다.

2007. 2. 5.

36 백만 분지 일의 특수체질이라는 변명

의사들이 환자를 치료하다가 잘 낫지 않을 때 사용하는 변명 중의 하나가 이런 것일 수 있다고 생각된다. 실제로 희귀성 질환의 환자에게나 극히 드문 경우의 특이체질의 환자에게 붙일 수도 있겠지만 자신들의 실수나 무능함을 변명하는 수단으로 사용하는 경우도 있다고 생각된다.

증례

미국 San Francisco에 거주하시는 78세의 여자가 미국 의사들에게 그런 얘기를 두 차례나 듣고나서부터 스스로 백만 명에 한 명 있을까말까하는 특수체질(one of million)이라는 생각으로 살게 되었다. 1950년대에 미국으로 건너가 남편은 산부인과의사로 공직에 근무하다가 은퇴했고, 본인도 대학에서 역사학교수로 재직하다가 은퇴하신 분이다.

10년 전에 백내장이 있어 한쪽 눈을 수술 받았는데 결과가 좋아지지 않아 물어보니 수술은 잘되었는데 각막에 물이 고이는 일이 발생했다고 한다. 그 이유는 알 수 없지만 자기네 병원 백년 역사상에 처음 있는 일이고 백만 명 중의 한 명이나 있을 수 있는 특수체질이라고 얘기하더란다.

11년 전부터 왼쪽 다리가 아프고 저리면서 다리에 힘이 약화되어 있어 계단 오를 때에는 왼쪽 다리에 힘을 쓸 수가 없었다. 오른쪽 무릎에 통증이 있어 계단을 내려가기가 몹시 불편했다. 척추전문가에게 진찰받고 요추MRI 촬영을 했는데 이 모든 것이 요추의 제3, 4번 사이에 척추탈위증으로 nerve pinching이 생겼기 때문이라는 진단을 받았다.

척추수술을 권유받고 수술하면 완치는 될 수 있느냐고 물으니 그건 장담할 수는 없다고 하더란다. 수술하지 않는 방법이 없느냐고 물었더니 Epidural steroid injection을 하면 되는데 약물을 일주일 간격으로 세 번으로 나누어 주사해야 한다고 하더란다.

첫 번째 경막외강주사를 하고도 통증의 완화는 전혀 보이지는 않고 갑자기 가슴 쪽에 대상포진(herpes zoster)이 생겼는데 대상포진은 치료하고 나았지만 다리의 통증이 낫지를 않았다. 다리의 통증과 대상포진은 관련이 없다고 생각되지만 환자분은 경막외강에 주사한 것 때문에 생겼던 것으로 알고 있었고 그곳의 의사들도 그에 대한 자세한 설명은 없었던 것 같았다. 환자의 통증이 없어지지 않자 의사들이 백만 명 중에 하나쯤 생길 수 있는 특수체질이어서 반복해서 주사를 할 수가 없고 의학적으로는 더 해줄 것이 없으니 환자를 위해 해줄 것은 기도밖에 없다고 얘기하더라고 한다.

진단

이 분의 고등학교 시절 은사님이셨고 현재 뉴욕에 계시는 필자의 숙모님에게 소개를 받고 한국에 오신 김에 2006. 3. 28. 필자를 찾아오시게 되었다.

본인의 증상을 들어보니 왼쪽의 다리에 힘이 없어 다리를 끌다시피 걷게 되고, 왼쪽 엉덩이에서부터 대퇴부까지 내려가는 통증이 있었다. 오른쪽 무릎의 통증이 심해 계단을 내려갈 때에는 교대로 걷지 못하고 왼쪽 발이 먼저 내려가고 오른쪽 발이 뒤따라 내려딛게 된다고 한다.

영상검사를 위해 C-arm 투시기로 확인해보니 요추 제3-4번 사이에서 약간의 척추탈위가 있었지만 신경에 영향을 미칠만한 정도는 아니었다. 양쪽 무릎관절을 확인해보니 고령의 연세에 비해 관절의 뼈에는 아무 이상소견이 보이지 않았다.

하지 직거상 검사(SLR test)는 정상이어서 경막자극증상(dural sign)은 없음을 알 수 있었다. 양쪽 엄지발가락의 신전능력도 정상이어서 요추 제5번 신경근 자극증상은 R/O할 수 있고, 양쪽 ankle jerk이 정상이어서 천추 제1번 신경근의 자극증상도 R/O할 수 있었다.

양쪽 대퇴사두근을 만져보니 왼쪽이 상당히 위축되어 있었고 근강직이 있었지만 본인은 이제까지 모르고 지내오셨단다. 골반 부위로 올라가 대요근과 장골근을 촉진해보니 왼쪽에 심한 압통이 있어 대요근과 장골근에 의한 대퇴신경장애를 의심할 수 있었다.

엉덩이부터 허벅지까지 당기면서 통증이 있다고 하여 둔부에서 이상근을 촉진해보니 여기에도 심한 압통이 있어 이상근증후군에 의한 좌골신경통도 같이 있음을 알 수 있었다. 양쪽무릎을 촉진해보니 우측무릎의 내측후면에 있는 반막양근(semimembranosus m.)에 심한 압통이 있어 반막양근에 있는 통증유발점에 의해 내측관절신경이 압박받아 생긴 무릎의 신경통임을 알 수 있었다.

시험적 치료로 왼쪽 장골근(iliacus m.)에 0.7% 리도카인 6 mL를 주사한 후에 곧바로 대퇴사두근을 촉진해보니 굳어져 있던 근육이 이완되어 있는 것을 느낄 수 있었고, 스스로 앉았다 서기를 반복시켜보니 다리의 힘이 생긴 것을 알 수 있었다. 다음날은 좌측 둔부에서 이상근에 0.7% 리도카인 10 mL를 주사하고 물리치료한 다음 점검해보니 둔부에서 허벅지로 내려가는 통증이 완화되었다.

치료

시험적 치료에 효과가 있음을 확인하고 제3일째부터는 본 치료에 들어가기로 했다. 환자를 척추천자 때처럼 측와위(Right lateral decubitus position)로 눕히고 C-arm 투시기로 보면서 좌측 대요근에 0.5% 리도카인에 Botulinum Toxin 50 U스테로이드 20 mg을 혼합하여 20 mL로 만들어 주입하였다.

똑바로 눕히고 전상장골극(A.S.I.S.)의 내측으로 접근하여 좌측 장골근(iliacus m.)에 0.5% 리도카인에 Botulinum toxin 20 U와 스테로이드 10 mg을 혼합하여 5 mL로 만들어 주사하고 물리치료를 하였다. 걸어보게 하였더니 힘이 없어 끌려 다니다시피 했던 왼쪽다리에 힘이 생기고 걷기가 편해지셨다고 한다.

4일째에는 엉덩이에서부터 허벅지로 내려가던 통증과 당기는 이상근증후군을 치료하기 위해 엎드리게 하고 이상근(piriformis m.)에 Botulinum Toxin 30 U와 스테로이드 20 mg을 0.5% 리도카인에 섞어 10 mL로 만들어 주사하고 이 지점에 물리치료를 하였다.

5일째에는 우측 무릎의 통증 치료를 위해 반막양근(semimembranosus m.)의 통증유발점에 0.7% 리도카인에 스테로이드 20 mg과 Botulinum toxin 20 U를 혼합해서 5 mL로 만들어 통증유발점에 주사하고 걸어서 계단을 내려갔다가 올라오시게 하였다. 그동안 계단을 내려갈 때에는 왼쪽다리가 먼저 내려간 다음에 오른쪽 다리가 따라서 내려갔는데 거짓말같이 무릎통증이 없어져 계단을 오르내리기가 편해지셨다고 한다.

그 후로 약 열흘쯤 물리치료를 하면서 소염진통제와 근이완제를 복용시켰더니 위에서 열거했던 통증들은 물론, 오래전부터 양쪽 눈썹사이 미간(眉間)에 있던 통증과 불편한 증상까지 사라졌다. 14회의 통원치료를 마치고 4월 15일에는 치료를 종결지을 수 있었다.

다리에 통증이 낫고 나니 우측 견갑관절에 통증을 호소하신다. 오래전부터 물리치료를 받고 지내왔으나 호전이 없어 늙어서 그런 것이려니 하고 포기하고 지내셨다는 것이다. 촉진해보니 우측 소원근에 통증유발점이 있었지만 관절은 굳어있지는 않았다. 스테로이드를 섞지 않고 리도카인에 Botulinum toxin 20 U를 혼합해서 4 mL를 주사하고 나니 쉽게 편해지셨다. 어깨의 통증도 어깨를 감싸고 있는 삼각근에만 물리치료를 하고 지냈던 것이다.

미국의 의사들이 백방으로 노력해도 원인을 찾지 못하고 백만 명 중에 하나라는 특수체질의 환자로 진단을 내려주었던 것들이 며칠간의 시험적 신경치료로 간단히 진단내릴 수 있었고, 어렵지 않게 완치할 수 있었다. 치료받는 동안 내내 환자분은 감격스러워하시며 미국의사들은 이런 방식의 진찰이나 치료를 해주지 않았다고 원망이 이만저만이 아니다.

고찰

객관적인 검사소견을 중시하는 현대의학의 본 고장인 미국에서 객관적인 소견이 없는 통증의 원인은 완전히 무시되고 MRI 검사에서 나타난 약간의 척추탈위(脊椎脫位)를 이 환자가 가진 여러 가지 통증의 원인으로 진단내린 것이다.

대요근과 장골근에 의한 대퇴신경의 장애, 이상근에 의한 좌골신경의 장애, 무릎 뒤쪽의 반막양근에 의한 안쪽 무릎관절신경의 장애로 생긴 통증들을 척추전방전위가 신경을 압박해서 생긴 것이라고 간주했던 것이다. 척추전방전위증이 의미가 있었다면 척추관의 내경이 좁아져 있기 때문에 특정 신경근을 압박하는 것이 아니고 그 이하 부위의 마미총(cauda equina)을 압박하여 양쪽 다리 전체의 마비와 저림 증상 또는 통증을 일으켰을 것이다.

증례의 환자는 그 원인을 척추전문가라는 의사가 경막외강차단 한 가지로 해결하려다가 전혀 효험이 없자 특수체질 때문에 효과가 없는 것이라는 변명을 했던 것이다. 미국의사가 진단 내린 척추전방전위라는 것도 필자가 보기에는 심하지 않아 통증을 일으킬 수 있을 것으로 생각되지 않았고 경막외강차단의 적응증이 되지 않는 것이었다.

결론

이 환자를 통해서 의료선진국이라고 생각하고 있는 미국의사들에게서 우수한 의학지식을 배운 것이 아니라 잘못된 진단과 치료 전후에 환자들에게 대처하는 법을 배웠다고 생각된다.

1) 대퇴신경의 장애와 이상근증후군, 무릎관절신경의 장애로 생기는 여러 가지 통증을 한 가지 원인으로 진단내리는 오류를 범하고 있었다.
2) 치료라고 해준 것은 경막외강주사 뿐이었는데 주사를 3회하는 것이라 하지 않고 약물을 세 번으로 나누어 주사한다고 설명함으로써 반드시 세 번은 맞아야 하는 것으로 받아들이게 했다.
3) 시술을 해서 효과가 없을 때에 진단이나 치료법이 잘못되었다고 얘기하지 않고 백만 명 중의 하나에 해당하는 특수체질이라고 설명해 준다.
4) 의학적으로는 최선을 다했으니 당신에게 해줄 수 있는 것은 기도뿐이라고 환자를 위로해 준다.

1년 전에도 미국에서 목과 어깻죽지의 통증을 가진 환자가 목 디스크란 진단을 받고 경추에 경막외강주사를 맞고도 효과를 보지 못하고 필자에게 와서 치료받고 간 일이 있었다. 이 환자들을 통해 전해들은 바로는 미국에서 경막외강차단 1회 시술받는데 3,300불인데 본인 부담금이 300불이라고 한다. 같은 약품으로 똑같은 시술하는데 우리나라에서는 그 치료비가 미국인들의 1/100정도 밖에 되지 않는다. 같은 몸이고 생명인데 우리나라 사람들의 몸값은 왜 이다지도 싸구려 취급받아야 하는지 어쩐지 서글프기만 하다.

2006. 5. 15.

37 척추탈위증(spondylolisthesis)과 관계 없었던 요통

현대의학은 특정 일부분을 제외하고는 대부분 객관적인 결과에 따라 진단하고 치료하는 의학이라 할 수 있다. 그러나 통증클리닉이란 객관적 소견보다는 기능적인 장애로 생긴 통증을 주로 치료하는 분야라 할 수 있다.

통증의 원인을 찾는데 객관적인 검사결과를 무시할 수는 없지만, 그 결과에 맹목적으로 매달리다가 오진하고 치료에 실패하는 경우는 흔히 있는 일이다. 대부분의 의사들이 통증의 원인으로 구조적인 장애만을 염두에 두는 경향이 있다. 오랫동안 허리통증을 가지고 있던 환자가 MRI 검사 후에 심한 척추탈위증(脊椎脫位症)이 있으니 척추수술을 받으라는 권유를 받았지만, 수술을 받지 않고 나을 수 있었기에 소개하는 바이다.

증례

70년대에 미국으로 가서 뉴욕에 거주하는 62세의 남자는 10년 전부터 허리통증이 심했지만, 주로 물리치료와 침을 맞으면서 지내왔다. 업무차 한국에 와서 장기간 머무를 기회가 있어 척추수술로 유명하다는 서울의 어느 병원에 가서 MRI 검사를 받았다.

검사결과 요추 제4-5번 사이에 척추탈위증이 심해서 척추수술을 받아야겠는데, 수술이 상당히 커서 장기간 입원을 해야 할 터이니 준비하라는 얘기를 들었다. 수술을 받기로 마음먹고 미국에 있는 가족들에게 전화 연락을 했다가 수술하지 않고도 치료할 수 있는 통증클리닉이 있다니 가보라는 연락을 받고 필자를 찾아왔다.

MRI 소견은 제4-5번 요추 사이에 2/5정도의 척추탈위증이 있어 척수가 압박받아 한쪽으로 밀려나와 있는 것을 볼 수 있었다. C-arm 투시기로 확인해보니 흉추와 요추 전체에 수백 개의 금침이 있는 것이 확인되었고 요추 제4-5번 사이에 심한 척추탈위증을 보였다. MRI 소견만을 먼저 보고나서는 양측하지의 마비와 통증이 심할 것으로 사료되어 반드시 수술을 받아야 할 것 같다는 생각이 들었는데 환자를 진찰하고 나서는 생각이 달라졌다.

병력청취를 해보니 이 환자의 주 호소는 MRI 소견과 전혀 관계없는 요통과 우측둔부의 통증뿐이었다. 환자를 엎드리게 하고 이학적 검사를 해보니 다리에 신경근 증상은 없고, 단지 흉추 제12번과 요추 제1번 사이의 최장근에 통증유발점과 우측 중둔근에 압통이 촉진되었다. 객관적 검사소견만으로 보아서는 척추탈위증때문에 양쪽다리에 통증이나 저림, 마비가 있어야 하겠지만 전혀 그런 증상은 없고 허리에 통증만 있을 뿐이었다.

환자에게 이 요통은 MRI 소견과는 상관없는 것이니 먼저 흉추 제12번 신경차단 치료를 받아보도록 권유했지만 믿어지지 않는 눈치였다. 치료라기보다는 또 다른 검사라 생각하고 시술을 받아보도록 얘기했더니 반신반의하면서 치료에 응했다.

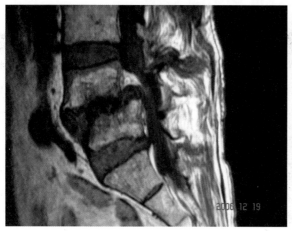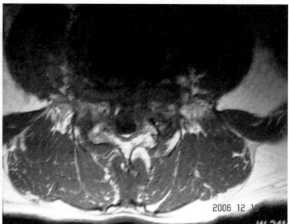

흉추와 요추 사이의 최장근에 있는 통증유발점에 0.7% 리도카인에 스테로이드 40 mg을 혼합해서 10 mL 주사하고 일으켜 세우고 증상을 물으니 한결 편해졌단다. 이곳을 물리치료하고 보냈는데 2일 후에 물리치료 한번 받고 가서 다시 5일 만에 찾아왔을 때에는 80% 이상 나은 것 같다고 한다.

일주일 후에 최장근에 있는 통증유발점에 다시 주사해 주었는데, 이틀 후에 왔을 때에는 요통은 없어져 지낼만한데 우측 둔부(臀部)에 통증이 있다고 한다. 촉진해보니 우측 중둔근에 통증유발점이 있어 이곳에 유발점주사를 해주었다.

다시 일주일 후에 왔을 때에는 요통은 없는데 지난번에 치료받은 흉추와 요추 사이가 뻐근하다고 한다. 스테로이드를 혼합하지 않은 리도카인으로 통증유발점주사를 해주고 물리치료를 해주었다. 이 환자는 45일에 걸쳐 간헐적인 치료를 8회 받고 치료를 종결지었다.

고찰

척추관협착이나 척추탈위증이나 모두 척추관을 좁혀서 척수(脊髓)를 압박할 수 있는 질환들이다. 부위에 따라 다르겠지만 요추 제4-5번 사이에 이러한 병변이 있으면 마미총(cauda equina)을 압박하기 때문에 요통을 일으키지 않고 양쪽 다리가 당기거나 저리고 마비를 일으켜야할 것이다.

그럼에도 불구하고 환자의 증상과 일치하지 않은 MRI 검사결과만을 보고 수술을 권유했다는 것은 요통에 대한 근본적인 개념이 잘못된 오진이라고 생각된다. 필자는 요통의 가장 많은 원인은 척추 뼈의 잘못에 있기보다는 제12번 흉추신경의 후지가 기능적인 장애를 받아 아래허리와 장골릉부위에 통증을 일으킨다는 사실을 일찍이 깨닫게 되었다.

오래전에 대한통증학회지에 통증을 일으키는 기전과 치료법을 소개했지만 다른 과 의사들은 물론 통증클리닉을 하는 의사들마저 이 치료 방법을 활용하지 못하고 있다(근긴장성 요통에 관한 연구. 통증학회지, 제3권 제2호,1990년).

하부요추의 추간판탈출이나 척추관협착이 요통의 직접원인이 될 수 없음은 필자가 수차례에 걸쳐 강조해 온 점이다. 필자의 얘기가 아니더라도 대부분의 의사들이 알고 있을 법한 일인데도 척추수술을 전문으로 하는 의료기관에서는 수술로 해결하려 하고 있다.

흔히 있는 제4-5번 요추추간판탈출에 의해 침해받은 제5번 요추신경근은 허리에 통증을 일으키지 않고 좌골신경에 합류하여 좌골신경통 증상을 일으킨다. 요통과 하지에 통증이 동시에 있을 때에 추간판탈출증에 의한 통증으로 간주하고 척추수술을 했을 때 추간판탈출증에 의한 좌골신경통은 쉽게 낫지만 요통은 그대로 남아있어 고민스럽다는 어느 신경외과 의사의 고백에서도 들을 수 있었다.

추간판탈출증 환자에게 경막외강주사를 해보지 않고 곧바로 수술을 해주는 것까지는 진료 방법 차이 때문이라고 보아 넘길만하겠다. 그러나 요통의 발병기전을 고려하지 않고 MRI 소견만 보고 수술을 서두르는 풍토 때문에 척추수술에 대한 불신을 키우고 의료계의 신뢰를 떨어뜨리고 있다고 생각된다.

필자는 척추탈위증에 의한 하지통증을 가진 환자에게 수술을 하지 않고 경막외강에 국소마취제와 스테로이드를 주사하여 완치효과를 볼 수 있음을 발표한 일이 있었다.

만일에 척추탈위증 증상으로 다리에 신경증상이 나타났다면 필자는 수술을 권유하지 않고 경막외강차단을 먼저 했을 것이다. 그러나 증례의 환자는 영상검사에는 심한 척추탈위증이 있었지만 그에 합당한 증상은 없었다. 객관적으로 척추탈위증이 있을 경우에는 척추 뼈가 신경을 직접 압박하기보다는 척추관이 좁아져서 척추관의 내부조직이 부종을 일으켜 이차적으로 신경들을 압박하여 증상이 온다고 생각하기 때문이다.

결론

증례의 환자가 수술을 받지 않았기에 다행이지, 척추수술을 받고도 요통이 없어지지 않았다면 어떤 결과가 나왔을지 짐작되지 않는다.

근년에 들어 척추수술을 전문으로 하는 의료기관들이 늘어나고 있다지만, 척추수술에 대해 불신의 눈초리로 보고 있는 의사들이 있다는 사실도 간과해서는 안 될 것이다. 값비싼 MRI 검사를 해서 그 결과만 보고 수술을 서두르는 것은 눈에 보이는 것만 믿는 유물론자나, 보이지 않은 것은 믿지 않는 무신론자의 사고방식이 아닌가 생각된다.

의사들은 눈에 보이는 것만 믿고 보이는 것만 치료할 것인가?

보이지도 않고 만져지지도 않고 자로 잴 수도 없으며 저울로 달아 측정할 수 없는 통증을 치료하기 위해서는 깊은 심미안(審美眼)을 가졌으면 한다.

2007. 7. 13.

38 허리통증은 IMS로 추간판탈출을 바로 잡아 치료한다는데!

IMS (intramuscular stimulation; 근육내자극 치료)란 침(針)처럼 뾰족한 도구를 이용해서 신경주변의 근육과 관련조직을 자극함으로써 신경의 활성화를 돕고 근육통증을 완화하는 치료 방법이라고 한다. FIMS는 Fluoroscopy-IMS로 영상증폭장치에 의한 IMS란 뜻이라고 하기도 하고, functional intramuscular stimulation(기능적 근육내자극 치료)라고 하기도 하여 어느 정의가 옳은지 알 수 없다.

치료는 조영장치를 이용해 동영상으로 보면서 바늘로 환부에 해당하는 디스크 옆 심부근육을 자극해서 좁아진 디스크 사이의 간격을 넓히고 인대를 강화시켜주는 여러 가지 주사요법으로 잘못된 신경을 치료하는 방법이라 한다.

필자는 이러한 시술에 대해 아는 바 없어 논의할 입장이 아니지만, 한의학계에서는 IMS를 자기들의 침술 영역이라고 주장하고 소송을 벌여 대법원에서 심의하고 한의학의 영역은 아니라고 판정을 내렸다. 복지부에서는 신의료기술로 인정해야 할지의 여부를 놓고 그 효능을 검증하기 위해 고심하고 있다.

빈 바늘로 어느 근육을 어떻게 자극해서 디스크 사이의 간격을 넓혀줄 수 있는지 이해되지 않지만, 인대를 강화시켜주는 약물을 주사한다는 얘기는 인대증식요법(Prolotherapy)을 의미하는 것이 아닌가 싶다.

그 이론에 의하면 척추후방의 심부근육을 바늘로 자극함으로써 이완시켜 척추 간격을 넓혀주어 추간판의 압력을 감소시켜 신경압박을 없애주고, 인대를 강화시키기 위해 여러 가지 주사(?)를 해준다고 한다.

그러나 FIMS를 이용해서 비수술요법으로 허리통증을 치료한다는 일간지를 통한 어느 의료기관의 의료 광고에서는 내용이 달랐다. 내용인즉 허리통증은 튀어나온 디스크가 압박하는 신경에 염증을 일으키기 때문에 방사선영상증폭장치를 이용해서 정확한 병변 부위를 확인하고 염증을 감소시켜주는 약물을 신경 가까이에 주입해서 신경주위의 소염작용을 일으켜 통증을 완화시키는 치료 방법이라 한다. 추간판이 신경을 압박하는 부위에 소염효과가 있는 약물을 주입한다는 개념은 통증클리닉에서 흔히 시행하는 경막외강에 스테로이드 주사하는 것을 표현만 바꾼 것이 아닌가 싶다.

경막외강주사는 경막외강에 다량의 약물을 주사해서 국소마취제의 교감신경차단효과로 인한 경막외강의 혈액순환개선과 스테로이드의 소염효과로 추간판 주위의 염증부종을 가라앉혀 신경의 자극을 없애주는 것이지 특정 신경근을 치료하지 않는다. FIMS로 디스크에 의한 특정 신경주위의 염증을 풀어준다면, 경막외강주사는 특정 신경이 아닌 주사한 척추높이의 위에서부터 그 이하의 척추신경 모두의 염증을 한꺼번에 풀어주는 기능을 가지고 있다.

만일 가장 흔히 있는 제4-5번 요추 사이에 추간판탈출이 생기면 압박받은 제5번 요추 신경근은 좌골신경에 합류되기 때문에 다리에 통증을 일으키는 것이지 요통을 일으키지 않는다. 요통의 원인은 80% 이상이 근긴장성 통증이라고 얘기하고 있고, 요통의 10% 미만이 수술의 적응대상이 된다고 한다. 그러나 척추치료를 전문으로 하고 있는 의료기관들이 척추디스크를 요통의 원인으로 간주하고 있다는 점이 문제가 될 듯싶다.

대부분의 추간판탈출이나 척추관협착은 요추의 하부에서 잘 생기고 증상은 하부요추신경들이 압박받기 때문에 요통을 일으키지 않고 둔부와 하지에 저림, 마비, 통증을 일으킨다.

그런데도 척추전문 의료기관들이 요통이 있으면 하부요추에 물리치료를 하다가 효과가 없으면 FIMS로 치료하고, 그래도 효과가 없으면 디스크가 심해서 그런 것으로 간주해서 수술을 하고, 수술 후에도 통증이 남아있으면 FIMS를 다시 시술한다고 한다.

추간판탈출의 수술은 옛날에는 척추판(Lamina)을 제거하고 들어가 탈출된 추간판 전체를 들어내는 수술을 해왔다. 지금은 미세수술방법으로 조그만 구멍을 통해 디스크의 돌출부분만 오려내는 방법을 사용하기 때문에 국소마취로 해서 간단히 해결하고 있다.

근긴장성 요통의 발생 기전

요통의 가장 많은 원인은 80% 이상이 근긴장성이라고 알려지고 있지만, 정확한 원인이나 기전은 알려진 바 없고 치료는 통증이 있는 근육에 물리치료를 하는 정도에 그쳐왔다. 근년에 들어 IMS라는 개념이 도입되었으나 아직도 요통의 원인을 알지 못하기 때문에 근본치료를 못하고 있는 실정이다.

필자는 근긴장성 요통의 원인과 발병기전, 그리고 치료법을 찾아 1993년 대한 통증학회지 제6권 1호에 발표한바 있었다. 그러나 이러한 개념들이 많은 의사들에게 보편화되지 못하고 있어 통증의학과 의사들도 활용하는 숫자가 많지 않다.

요통 중에 가장 흔한 근긴장성 요통은 요추의 아래 부분에 있는 통증으로서 척추 뒤쪽에 있는 척추기립근의 과긴장 때문에 오는 것이 대부분이다. 요추기립근 중의 최장근(longissimus m.)은 하부흉추신경 뒷가지(dorsal ramus)의 안쪽가지(medial br.)의 지배를 받고, 장늑근(iliocostalis m.)은 가쪽가지(lateral br.)의 지배를 받고 있다.

흉추 제12번 신경의 뒷가지는 흉추와 요추의 접합부에서 최장근을 뚫고 나오는데 이 지점에 있는 통증유발점이 흉추 제12번 신경 뒷가지를 압박하여 신경의 흥분을 일으킨다. 주로 운동신경인 흉추 제12번 신경이 흥분하면 척추기립근들을 과긴장시켜 허혈성 통증을 일으키고 일부 감각분지는 장골릉 부위에 통증을 일으킨다. 흉추와 요추의 접합부는 척추를 구부릴 때 가장 운동량이 많은 곳으로서 여기에 통증유발점을 가진 환자가 허리를 구부리면 통증유발점에 긴장(tension)이 심해져 신경에 강한 압박을 주기 때문에 통증을 일으키는 것이다.

근긴장성 요통은 만성적인 환자들이 대부분이지만, 평소에 요통이 없던 사람들 중에는 갑자기 무거운 것을 들다가 허리를 삐었다고 생각하기도 한다. 그러나 무거운 것을 들어 올리지 않더라도 이런 통증이 생길 수 있는 것은 맨몸으로 허리를 구부리더라도 흉추와 요추사이에 있던 최장근에 많은 힘(tension)이 가해지기 때문에 통증이 생기는 것이다.

대부분의 의사들이 허리를 구부릴 때에 요추 하부에 있는 추간판의 내압이 높아지기 때문에 요통이 심해지는 것이라고 풀이하고 있는데 요통의 기전을 크게 잘못 이해하고 있기 때문이다. 이러한 환자들은 서있을 때보다는 허리 굽혀 인사를 하거나 허리를 구부정하게 앉아서 장시간 작업할 때에 통증이 심한 것이 특징이다.

근긴장성 요통의 진단

대부분의 요통은 객관적 소견이 없기 마련이지만 X선 소견에 따라 하부요추의 추간판탈출이나 척추의 이상을 그 원인으로 오진하는 일이 많다. 환자를 세워놓고 손을 땅에 닿도록 허리를 구부리는 동작을 시켜보면 허리를 구부릴 수도 없을 뿐 아니라 그런 동작을 취할 때 통증이 현저히 심해진다.

환자를 엎드리게 하고 척추정중앙에서 측방으로 약 4 cm 떨어진 곳에서 흉추 11-12번 사이, 요추 1-2번 사이, 흉추-요추 사이를 촉진해서 압통을 비교한다. 요통 환자의 대부분이 흉추와 요추 사이에 심한 압통점이 있는 것을 알 수 있으며 이 지점이 바로 요통의 치료점이다. 이 지점에 0.7% 리도카인을 5 mL씩 주사한 후에 다시 허리운동을 시켜보면 통증이 완화되고 운동범위가 크게 늘어난 것을 알 수 있다.

치료

급성인 경우에는 그 자리에 물리치료만 해주어도 완치효과를 보게 된다. 그러나 대부분 만성적으로 가지고 있었던 통증유발점들이기 때문에 스테로이드를 혼합해서 주사하면서 치료하는 것이 좋다. 스테로이드의 금기 증상(고혈압, 당뇨)이 있거나 빠른 효과를 얻고 싶으면 Botulinum Toxin을 주사하면 쉽게 완치 효과를 보게 된다.

결론

이러한 이유로 필자는 추간판탈출에 의한 좌골신경통 증상을 IMS나 FIMS, 미세수술로 치료할 수 있다는 주장을 부정하지는 않겠지만, 추간판탈출에 의한 요통을 치료한다는 주장에는 동의할 수 없는 것이다.

2007. 12. 17.

39 경막외강차단은 좌골신경통의 만능해결사가 아니다.

서론

경막외강차단(epidural block)은 통증 치료를 하고 있는 마취과전문의들에게 가장 친숙한 치료법 중의 하나인데, 모든 요통과 좌골신경통(sciatica)은 물론 대퇴신경통에까지 적용하려는 의존심 때문에 오용과 남용이 있지 않나싶다. 원인이 척추강 내에 있는 좌골신경통 환자에 한해 특효를 발휘할 수 있겠지만, 모든 좌골신경통이 경막외강차단의 적용대상이 되는 것은 아니다.

이학적 검사를 통해 좌골신경통의 원인을 감별진단하지 않은 채, 객관적인 소견인 MRI결과에 의존하여 추간판탈출증이라 믿고 무조건 경막외강차단에 매달리고 있는 의사들이 적지 않다.

실례로 강원도 태백시에 산다는 어느 젊은 좌골신경통 환자가 추간판탈출이라는 진단을 받고 일곱 번이나 경막외강주사를 맞고도 효과를 보지 못했다고 한다. 필자에게 와서 이상근증후군이라는 진단을 받고 이상근에 단 1회의 주사치료를 받았는데 효과가 매우 좋다고 한다. 의술은 치료보다는 진단이 앞서야 한다는 필자의 생각이다.

증례

〈필자의 상담실에 들어온 환자의 사연〉

대퇴후면의 방사통의 원인을 알고 싶습니다.

39세의 남자로 운동량이 많은 환경(체육교사)에서 생활하고 있습니다.

〈진단 및 치료경력〉

좌측 대퇴부후면에 통증의 시작은 2005년 1월초로 기억되며, CT 촬영결과 L1-L2, L4-L5 사이에 경미한 추간판탈출증이라는 진단을 받고 3주 정도 병원처방약을 복용하였으나 효과가 없어, 3-4주 간격으로 요추부위에 총 7회의 주사를 맞았습니다.

주사 맞으면 2주 정도는 통증이 없다가 다시 좌측 대퇴부후방으로 방사통이 심해집니다. 5월초에 MRI 촬영 결과 경미한 추간판탈출이 있다는 진단을 받고, 척추에 주사를 맞으면 통증이 없어졌다가 2주 정도 지나면 통증이 재발합니다.

5월말부터 요부의 어혈을 풀어준다는 한약을 복용하고 통증이 조금 약해져 8월부터는 완만한 산을 오르거나 통증이 심하지 않을 때는 하루에 5 km 정도를 걷고 뛰기도 했습니다. 8월 20일까지는 뻐근한 정도의 통증만 있었으나, 지금은 통증이 다시 심해져 걷고 뛰는 것은 못하고 있습니다.

종합병원과 유명하다는 한방병원에서 진료한 결과 공통적인 진단은 요추 4-5번 사이에서 신경이 눌린 것이니 수영과 걷기를 꾸준히 해서 요부근육을 강화시키라는 것입니다. 9월초에는 서울의 모 신경외과에서 적외선체열검사 후 요추 4-5번 사이에 문제 있는 것으로 진단하고 인대를 강화시켜 추간판의 공간을 넓혀 신경압박을 줄인다는 FIMS 시술을 받았지만 효과가 없었습니다.

여러 병원을 다녀보고 여러 가지 약을 복용해도 증세가 나아지지 않아 답답한 마음에 이곳저곳을 뒤지다 원장님의 홈페이지에서 새로운 사실을 발견하고 상담드립니다.

저의 통증 부위는 좌측 둔부 안쪽에서 대퇴후면을 따라 장딴지까지 이어지는 당기고 저린 방사통입니다. 허리는 아무런 통증이 없습니다.

- 누워서 왼쪽 다리를 들어 올리면 통증이 심하여 30-40도 정도 밖에 올릴 수 없습니다.
- 엄지발가락을 위로 당기는 힘에서는 아무런 제약을 못 느낍니다.
- 누워서 스트레칭을 하고 나면 다소 통증이 적어집니다.
- 엉덩이와 대퇴부 근육에 힘을 주는 것도 아무런 문제가 없습니다.

MRI는 제가 보아도 요추 제1-2, 4-5번 사이에서 추간판이 조금 뒤로 밀려 있습니다.

(지금까지 진료하신 모든 선생님께서는 심하지 않으니 수영과 걷기를 열심히 하여 허리근육을 강화시키라 하십니다.)

저의 경우 통증의 원인이 추간판탈출 때문인지 아니면 이상근 때문인지 원장님 병원에서 진찰 방법과 치료절차를 알려주시기 바랍니다. 긴 사연 읽어주셔서 감사합니다. 2005. 9. 12.

〈그 질문에 대한 필자의 답변〉

자세한 설명 잘 읽었습니다. 여러 의사들이 MRI 소견에 너무 매달렸다는 생각이 듭니다.

엄지발가락의 뒤로 젖히는 힘의 약화가 없다면 제4-5번 요추의 추간판탈출증은 아니라고 생각됩니다. 귀하께서 생각하신 대로 이상근증후군에 의한 좌골신경통이 아닌가 생각됩니다.

직접 진찰해보기 전에는 장담할 수 없으니, 검사결과를 가지고 한번 찾아주십시오. 9. 13.

※ 그 답변을 보고 환자가 모든 검사결과와 진료기록을 들고 찾아온 것은 2005년 추석연휴 전날인 9월 16일이었다. 확인해보니 제4-5번 요추 사이에 추간판탈출이 있다는 진단과 투약 및 경막외강차단을 7회했다는 것 외에는 별로 참고될 만한 자료는 없었다.

이학적 검사에서 좌측의 하지직거상검사(SLR)에서 30도 정도로 제한되어있을 뿐 무지신전력(Great toe extensor power)이나 Ankle jerk은 모두 정상이어서 요추의 신경근 증상은 없다고 사료되었다. 환자를 엎드리게 하고 양측 둔부에서 이상근을 촉진해보니 좌측에만 심한 압통이 발견되었다.

이상근증후군에 의한 좌골신경통으로 잠정 진단내리고 리도카인 60 mg과 스테로이드 40 mg, hyaluronidase 3,000 U를 혼합하여 10 mL로 만들어 이상근에 주사하고 고관절을 굴곡과 내회전 운동을 시킨 후에 다리를 들어 올려보니 약간의 통증은 있지만 150도 이상 올라갈 수 있었다. 일으켜 세우고 운동시켜 보니 대퇴부 후면에 있던 통증이 거의 없어졌다 한다. 물리치료 후에 치료 효과는 며칠 후에 판정하기로 하고 소염진통제와 근 이완제를 지참시켜 귀가시켰다.

〈치료 후에 환자가 필자의 방명록에 올린 글〉

원장님 안녕하셨습니까? 지난 9월 16일 점심시간이 다 되어 대퇴부 방사통으로 치료를 받은 태백에서 체육교사로 근무하는 신○○입니다.

9개월 동안 고통의 시간과 답답함으로 여러 병원을 찾아 헤매다 치료하지 못하고, 인터넷을 통해 알게 된 원장님을 마지막 희망이라 생각하고 새벽 6시에 저려오는 다리의 통증을 참으며 열차를 타고 태백에서 올라갔습니다. 지금까지의 치료경과를 요약한 것을 보시고 "이렇게 멀리서 오면 부담스럽다" 하시면서도, 점심시간이 되어 죄송한 마음이었는데도 아픈 이곳저곳을 누르시며 진술한 말씀과 함께 치료하시는 것을 보면서, 9개월 동안 괴롭혀온 다리의 통증이 이번엔 꼭 나을 것이라는 믿음이 생겼습니다.

치료 후 서울 어머니 집에서 쉬는 동안, 잠자리에 들기 전까지는 뼈 속 깊이까지 저려오는 통증이 마찬가지였으나, 다음날 일어나 보니 아무런 통증 없이 마음까지 상쾌했습니다. 원주까지 버스로 내려가 아내와 아이들을 만나 운전을 하고 서울로, 다음날은 춘천으로, 연휴 마지막 날은 다시 태백으로 내려오는 동안 계속운전을 하였는데 아직까지 아무런 통증 없이 잘 지내고 있습니다.

지금까지 다닌 모든 병원에서는 MRI 결과만 보시고 심각하지 않은 디스크로 말씀하시며 운동이나 열심히 하라 하셨지만 극심한 통증을 느끼며 살아야 하는 저의 느낌은 항상 대퇴부 근육 속 어디에선가 통증의 원인이 있는 느낌이었고 원장님의 자료실에서 "이상근 증후근"이라는 새로운 정보를 보고는 "이것이었구나"하는 예감이 왔습니다. 다시 통증을 느끼게 되더라도 이제는 통증의 원인을 알게 되었으니 걱정이 없고 마음이 한결 후련하고 일상생활 모든 상황에서 자신감도 생깁니다. 9. 21.

고찰

둔부에서부터 다리로 내려가는 통증 환자에게 대부분의 의료기관에서는 좌골신경통이라는 진단을 붙이고 있다. 이러한 진단은 머리가 아프다는 환자에게 두통이 있다거나, 치아가 아프다는 환자에게 치통환자라고 진단내려주는 것과 같다고 할 것이다.

현대의료기관에서는 좌골신경통이라 하면 요추의 추간판탈출을 빼놓고는 그 원인을 생각해 본 일이 거의 없는 것 같다. 그러한 사고(思考) 때문에 CT나 MRI 검사를 해놓고도 그 통증이 추간판탈출과 인과관계가 있는지 없는지 구분하지 못하고 요추 견인을 하면서 하부요추에 물리치료를 해주거나, 통증클리닉에서는 반복적인 경막외강차단을 하고 있다.

경막외강차단법은 일시적인 제통효과만을 얻기 위한 것이라고 잘못 해석하고 있는 의사들이 많은데, 경막외강차단은 진통이나 마취효과를 얻기 위해서 하는 것이 아니다. 척추강 내에 염증과 부종을 가라앉혀주어 신경근에 주는 유해자극을 없애주기 위해 시행하는 것이다. 경막외강주사가 일시적인 진통작용을 얻기 위한 것이라는 생각도 잘못이지만, 원인도 모르면서 반복된 경막외강주사로 해결하려는 것도 잘못이라 생각된다.

좌골신경이란 L4-5, S1, 2, 3 신경근으로 이루어진 집합체이기 때문에 좌골신경통이라면 부분적인 신경근 증상이 아닌 이 신경 자체의 증상이 있을 때라야 할 것이다. L4-5의 추간판탈출에 의한 L5 신경근 증상이나 L5-S1 추간판탈출에 의한 S1신경근 증상이 있으면 일반적으로 좌골신경통이라 부르고 있지만, 엄밀히 말하면 특정 신경근 장애라 불러야 옳을 것이다.

MRI 검사에서 추간판탈출소견이 보이더라도 이학적 검사를 거쳐서 신경근의 장애에 의한 증상(great toe extensor power -L5 , ankle jerk -S1)이나, 피부 감각장애 여부를 점검해서 판단해야 할 것이다.

이상근증후군에 의한 좌골신경통은 좌골신경 전체가 압박받아 생기는 증상이기 때문에 추간판탈출증 때문에 나타나는 특정 신경근 증상이 없어 감별진단이 가능하다. 필자는 임상경험을 통해 추간판탈출보다는 이상근증후군이 좌골신경통의 원인으로 더 많이 작용한다는 것을 알게 되었다.

좌골신경은 둔부에서 주로 이상근의 밑으로 지나지만 더러 근육을 관통하는 경우도 있는데 이상근에 통증유발점이 생기면 좌골신경이 압박받거나 조여지면서 신경증상을 일으킨다. 이상근증후군과 추간판탈출증을 감별진단만 할 수 있어도 막연한 MRI 소견에만 의존하여 잘못된 치료를 받고 있는 많은 환자들의 고통을 쉽게 덜어줄 수 있을 것이다.

결론

필자는 증례의 환자가 단 1회의 치료로 완치되었으리라 생각하지는 않지만, 정확한 진단을 내렸다는데 의미를 두고 싶다. 우측 이상근증후군에 의한 좌골신경통으로 의정부에서 여의도까지 치료받으러 오시는 58세의 어느 여자 환자는, 20년 전부터 추간판탈출이라는 진단으로 물리치료 받으면서 지낸 고통의 세월이 억울하다고 했다.

통증 환자를 진찰할 때에 객관적인 MRI 검사 소견은 환자의 증상에 따른 이학적 검사소견과 일치할 때만 그 의미가 있는 것이다. 무의미한 검사결과에 얽매이지 말고 환자 자신에게 있는 정보를 충분히 활용할 수 있는 지혜를 갖추도록 하고, 경막외강차단 한 가지로 온갖 통증을 모두 해결하려는 구태의연한 자세를 버렸으면 한다.

2005. 10. 15.

40 억울한 누명을 쓰게 된 어느 병원의 사연

오비이락(烏飛梨落)이라는 말이 있는데 의사들이 환자를 진료하다보면 생각지 않은 일로 억울한 소리를 듣는 수가 가끔 있다. 실례를 들어본다.

30대 중반의 여성(김○○)은 4일 전부터 생긴 좌측흉통으로 필자에게 내원했는데, 근육주사를 잘못 맞은 후에 허벅지에 감각장애가 생겼으니 그것도 함께 치료해달라고 한다. 2007년 3월 4일 어느 종합병원 산부인과에서 둔부에 근육주사를 맞은 일이 있었는데 주사 맞는 순간에 다리로 뻗치는 통증이 있었다고 한다. 그 후로 좌측 대퇴부 측면에 감각장애가 생겨 그 병원에 가서 얘기했더니 주사 맞다가 신경에 손상을 입은 것 같으니 다른 병원에 가서 치료 받고나면 치료비를 보상해주겠다는 약속을 받았단다. 대학병원에 가서 좌골신경에 대한 종합적인(?) 검사를 받았는데 별 이상은 없고 신경이 약간 손상받은 것 같으니 약물치료나 해보자고 2개월가량 약을 복용하고 있지만 전혀 효과가 없단다.

필자는 둔부에 주사하다가 부주의로 좌골신경에 손상을 입힐 수 있다는 것은 옛날 문헌에나 나올법한 얘기지 지금은 그런 일이 일어날 수 있는 시대는 아니라고 생각한다. 그 환자는 주사 맞자마자 대퇴부 뒤쪽으로 통증이 생기면서 부어오르기까지 했다고 하는데, 설령 둔부에 근육주사를 잘못했다고 해서 갑자기 대퇴부 아래쪽까지 부어올랐다는 얘기는 도저히 믿어지지 않는 얘기였다. 아프다는 왼쪽 가슴을 진찰해보니 왼쪽 흉곽의 바깥쪽에 광범위하게 압통이 있다. 가슴을 직접 타박받은 일이 있느냐고 물으니, 1개월 전인 4월 5일에 승용차를 타고 가다가 우측 측방에서 충돌당하는 일이 있었기는 한데, 흉통은 그것과 관련이 없는 것 같다고 한다.

쇄골의 바로 위에 있는 중사각근의 하부를 촉진해보니 왼쪽에 압통이 심하다. 왼쪽 중사각근 하방에 0.7% 리도카인 4 mL를 주사하고 상태를 물으니 흉통은 금방 없어졌다. 중사각근의 하부에 생긴 통증유발점에게 조여진 장흉신경이 전거근(serratus anterior m.)을 긴장시켜 생긴 통증임이 확인되었다.

환자의 대퇴부의 피부감각을 점검해보니 대퇴부 후방이나 전방에는 이상이 없었지만 좌측 대퇴부 측면에만 감각감퇴현상을 보였다. 환자를 똑바로 눕히고 양쪽 서혜부인대의 외측 상부에 있는 장골근을 촉진해보니 좌측만 압통이 심하다. 이런 증상은 주사 때문에 생긴 좌골신경의 장애가 아니고, 대퇴외피신경(lateral femoral cutaneous n.)의 기능장애 때문에 생긴 이상지각성대퇴신경통(meralgia paresthetica)이라 생각되었다.

환자에게 해부학 책을 보여주면서 이 감각장애는 주사 때문에 생긴 것이 아니고 신경이 주행과정에서 압박받아 생긴 신경통이라고 설명해주었지만 전혀 믿으려 들지 않는다. 어느 병원의 억울한 누명도 벗겨주고, 환자 자신의 불편함을 해결해주고 싶었지만 주사 맞은 그 순간부터 생겼다는 고정관념을 바꾸기가 힘들 것이라고 예상되었다.

우선 흉통을 먼저 치료받고 필자의 말이 옳다고 생각될 때 치료받으라고 얘기하고 그냥 넘어갔더니 다음날은 가슴통증은 없어졌으니 다리의 감각장애를 치료받고 싶다고 한다. 통증 유발점주사 한 번 했다고 완치되리라 생각되지는 않았지만 통증이 완화되니 다른 쪽을 치료받고 싶은 것 같다. 대퇴부 측면의 감각장애가 주사 맞은 것과 관련이 없다는 것을 믿어야 치료를 할 수 있다고 했더니 그 말을 믿고 치료방침에 따르겠다고 한다.

0.7% 리도카인 7 mL를 장골근(iliacus m.)에 주사하고 물리치료를 해주고 보냈는데 4일 후에 왔을 때 증세를 물어보니 약간 더 편해진 것 같다고 한다. 그날은 스테로이드 20 mg과 hyaluronidase 1,500 U를 혼합해서 주사하고 치료해 주었다. 다음날은 허벅지의 감각둔화는 많이 감소했는데 우측팔과 손의 감각이 둔하고 저리다고 한다. 촉진해보니 우측 전사각근(scalenus anticus m.)에 통증유발점이 발견되었다. 전사각근의 통증유발점에 0.7% 리도카인 4 mL를 주사하고 물리치료를 해주니 금방 편해졌다.

이 환자에게는 중사각근의 통증유발점에 의한 장흉신경의 조임으로 전거근에 생긴 통증과, 장골근에 생긴 통증유발점에 의한 대퇴외피신경장애로 이상지각성대퇴신경통, 전사각근의 통증유발점 때문에 상완신경총의 장애로 팔의 저림 증상이 있었던 것이다.

이상지각성대퇴신경통에 대한 고찰

대퇴외피신경은 요추 제2, 3 신경의 앞쪽 1차가지(ventral primary ramus)의 뒤쪽가지로 이루어진 감각신경이다. 대요근(psoas muscle)의 외측과 장골근(iliacus m.) 사이로 해서 장골의 안쪽 벽을 비스듬히 타고 골반강을 내려와 장골근과 서혜부인대사이를 뚫고 봉공근(sartorius m.)의 위로 나와 대퇴부 측방의 피하조직으로 분포된다. 대퇴골의 대회전자에서 무릎까지의 전측방의 피부와 근막에 분포된다.

이 신경에 장애가 생기면 대퇴부 외측에 감각장애가 생기는데, 감각과민이 생기는 경우도 있지만 대부분 감각감퇴현상을 일으킨다. 그 발병기전에 대한 구체적 설명은 없고 전상장골극 근처에서 신경이 외상받아 생기는 신경염이라는 정도로 알려지고 있다. 때로는 고도의 복부비만이 있는 사람이 골반에서 신경을 압박해서 생기거나 골반에 꽉 조이는 바지를 입으면 서혜부에서 신경이 손상받는다고 알려지고 있다.

치료는 대퇴외피신경을 반복적으로 차단해주는 것으로 알려지고 있다. 필자의 진료경험에서 대퇴외피신경이 서혜부로 나오기 전에 서혜부인대와 장골근 사이를 통과하는데 장골근에 강직성 통증유발점이 생기면 신경이 압박 받아 그러한 증상이 나오는 것임을 알게 되었다. 감각신경은 가볍게 압박받으면 통증을 일으키지만, 지속적으로 심하게 압박받으면 감각의 둔화나 마비를 일으키게 된다.

진단은 대퇴부 측방의 피부감각의 둔화나 마비를 확인한 다음, 전상장골극(ASIS)의 내측에서 장골근에 있는 통증유발점을 찾는다.

치료는 전상장골극의 약 1.5 cm 가량 내측과 하부의 장골근에 국소마취제를 6-8 mL 주사해 주고 물리치료를 시행해서 압통이 없어질 때까지 치료해준다. 통증이 주증상인 경우에는 즉시 개선효과를 볼 수 있는데 감각마비가 있는 경우에는 시일이 경과해야 한다.

결론

증례의 환자는 둔부에 주사를 잘못 맞아 생긴 좌골신경장애가 아니었고 장골근의 강직 때문에 생긴 대퇴외피신경의 장애라는 것이 확인되고 어렵지 않게 치료되었다.

승용차의 측면충돌로 경추가 편타 손상받아 전사각근과 중사각근의 근섬유에 생긴 미세파열이 시일이 경과하면서 통증유발점을 형성하여 상완신경총과 장흉신경을 자극하여 통증을 일으킨 것으로 추측되었다. 그러나 환자는 1개월 전에 있었던 교통사고와 아무런 관련이 없다고 주장하고 있지만, 장골근에 있는 유발점을 찾아 간단히 치료함으로써 억울한 누명을 쓰고 있는 어느 의료기관의 누명을 벗겨 줄 수 있었다. 본인에게 가지고 있던 질환을 의료사고로 간주하여 엉뚱한 치료를 받았던 환자나, 정밀검사 후에 2개월간 투약을 했던 대학병원 모두가 진단상의 착오를 일으킨 것이다.

우리 의료계는 지금부터라도 기능장애를 객관적 검사로만 확인하려는 구태를 벗어났으면 싶다.

2007. 5. 31.

41 신장이식 후에 생기는 대퇴신경통에 관한 고찰

서론

필자는 국내에서 신장이식을 시작하던 때인 1970년대 초-중반인 수련시절에 마취를 해본 후로 신장이식수술에 직접 관여해 본 일이 없다. 그 당시만 해도 신장이식수술은 흔치 않은 일이였고 수술이 워낙 깊은 곳에서 행해지기 때문에 마취과 의사들이 수술하는 장면을 직접 들여다 볼 수도 없었고 수술기법이나 해부구조에 관해서는 거의 관심 밖의 일이었다.

그러나 근년에 들어 신장이식수술이 보편화되어 그 시절에 비해 상상도 못할 정도로 이식술이 많이 시술되고 있다. 그러다보니 수술과 관련된 합병증도 나타나고 있고, 그 중에는 통증의학과 의사들이 관심을 두고 해결해주어야 할 부작용도 발생하는 것으로 보인다. 그 중의 한 가지로 대퇴신경의 병증이 적지 않게 발생하는 것 같다. 어느 보고에 의하면 수술 후 대퇴신경장애의 발병률이 7.9%가량 되었다고 하는데, 그 원인을 정확히 찾아주지 못하고 여러 가지 가능성만을 나열하고 있었다.

생명과 직결되는 신장이식에 비해 그 정도의 신경병증은 감수할 수 있는 문제라고 생각할 수 있겠으나, 환자가 겪고 있는 불편함이 있다면 반드시 찾아 없애 주어야 하는 것이 의사들의 임무라고 생각된다. 대퇴신경통에 관해 오래전부터 관심을 가지고 지내왔던 필자는 해부학적 및 수술과 관련되어 발생할 수 있는 대퇴신경의 장애를 관심 있게 고찰하여 보았기에 소개하는 바이다.

신장(kidney)의 해부학적 위치 및 주변 조직과의 관계 고찰

신장은 위쪽으로는 12번째 흉추의 상단높이와 아래로는 제3번 요추의 높이에 위치한다. 통상적으로 간장(liver)이 약간 위쪽에 있기 때문에 우측의 높이가 좌측에 비해 약간 낮게 위치하고 있다. 양쪽 신장은 척추와 평행하게 배열되어 있고 그 길이는 평균 약 11.25 cm, 폭은 5-7.5 cm이고, 두께는 2.5 cm이다. 좌측 신장이 약간 더 길고 가늘다.

〈신장과 대요근의 해부학적 관계〉

신장의 후방에는 횡격막(diaphragm), 내-외측 요늑골궁(lumbocostal arches), **대요근(psoas major m.)**, 요부방형근(quadratus lumborum m.), 복부가로근(transverse abdominis m.)의 힘줄, 늑하근(subcostalis m.), 한 두 개의 상부요부동맥, 마지막 흉추신경, 장골하복신경, 장골서혜신경 등이 위치하고 있다. 좌측신장의 상단은 11번째 늑골에 위치하고 우측신장은 11번째와 12번째 늑골 사이에 위치하고 있다.

고안

2007년 추계 대한통증학회에서 '신장이식 후에 생기는 대퇴신경장애에 관한 고찰'이라는 어느 대학병원

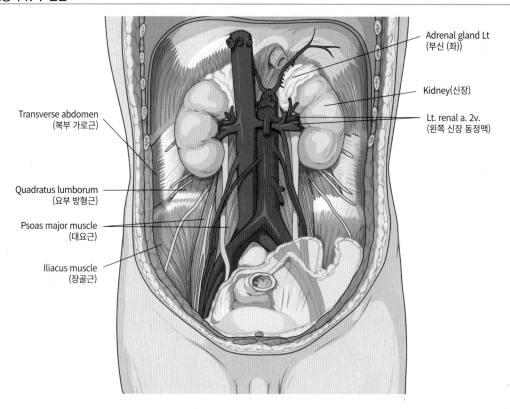

Adrenal gland Lt
(부신 (좌))

Kidney(신장)

Lt. renal a. 2v.
(왼쪽 신장 동정맥)

Transverse abdomen
(복부 가로근)

Quadratus lumborum
(요부 방형근)

Psoas major muscle
(대요근)

Iliacus muscle
(장골근)

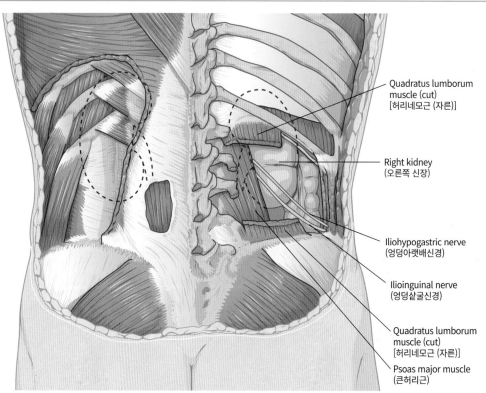

Quadratus lumborum
muscle (cut)
[허리네모근 (자른)]

Right kidney
(오른쪽 신장)

Iliohypogastric nerve
(엉덩아랫배신경)

Ilioinguinal nerve
(엉덩샅굴신경)

Quadratus lumborum
muscle (cut)
[허리네모근 (자른)]

Psoas major muscle
(큰허리근)

의 발표가 있었는데 그 원인이나 해결방법에 관한 구체적인 언급이 없어 아쉬웠다. 그 발표에서 마취통증전문의는 대퇴신경병증의 발생가능성에 대하여 숙지하고 있어야 하며 신경병증의 조기발견, 적절한 약물치료와 올바른 재활치료 등이 시행된다면 좋을 것이라고 결론을 지었다.

해부학적 구조와 수술방법을 고려할 때 당연히 생길 수 있는 부작용 중의 하나라고 생각되지만 수술 시에 집도자의 잘못 때문에 생길 수도 있다는 의미를 내포하고 있었다. 위에서 본 해부학적인 관계를 볼 때 신장적출수술과는 달리 신장이식수술은 신장과 관련된 혈관의 연결 및 신장의 고정을 위해서는 훨씬 더 넓은 수술시야가 필요할 것이다. 수술시야의 확보를 위해서는 신장의 주변조직을 밀쳐야 하기 때문에 조직의 사소한 손상은 있을 수도 있는 일이다.

그 중의 하나가 신장 뒤에 있는 대요근이 밀리고 당겨지면서 근섬유의 부분적 손상이나 근육의 팽대부에 손상이 생길 수 있다. 그 손상의 정도에 따라 부작용으로 요부신경총이 압박받으면 증상을 나타낼 수 있겠지만, 그중에서 가장 큰 신경인 대퇴신경의 장애가 나타났던 것이다.

신장이식 후에 생기는 대퇴신경의 장애는 필자가 직접 경험한 일은 없었다. 그러나 대퇴신경의 장애는 수술 직후에 생기는 것이 아니고 시간이 지나면서 생길 것으로 생각된다. 그 이유는 대요근이 손상받으면 시간이 경과하면서 손상받은 근섬유가 치유과정을 거치면서 근육이 굳어지거나 근육 내에 통증유발점이 생길 것이기 때문이다.

대요근이 굳어지면서 탄력을 상실하면 대요근과 장골근 사이로 내려가는 대퇴신경을 압박자극하면서 대퇴신경 장애가 나타나게 될 것이다. 수술시야를 확보하기 위해 단순히 대요근이 견인당하기만 하고 근섬유의 손상이 없었다면 대퇴신경병증이 없었거나 나타났더라도 수술상처나 통증이 없어질 때쯤이면 나타났던 증상도 없어졌을 것이다.

그러나 대요근의 손상을 입었다면 그 손상 정도에 따라 손상된 근육이 치유과정을 거치면서 근육이 점차 굳어지기 때문에 대퇴신경을 압박하면서 한시적이거나 영구적인 대퇴신경장애가 생기게 될 것이다. 그 보고에서 유발인자로 환자의 연령, 체질량지수, 공여신장(donor kidney)과 집도의의 시술능력이나 수술시간 등을 들고 있었지만, 어느 것이라고 꼭 집어내지 못하고 있었다.

모든 것이 개연성은 있어 보이지만 어느 것이 원인이라는 확정적인 근거가 없어 해부구조나 수술기법에 따른 대퇴신경장애를 이해하지 못한 상태에서 막연히 추측만 하는 것은 잘못이고 해결책을 제시하지 못한 것은 연구로서의 가치가 결여된다 할 것이다. 집도의사의 손이나, 공여된 신장이 너무 크거나 환자가 비만이 심해도 수술시야 확보 때문에 문제가 될 수 있겠으나 환자의 연령을 관련짓는 것은 잘못된 것이라 할 것이다.

필자는 일찍이 신장이식술과는 관계없이 대요근과 장골근의 근긴장 때문에 생기는 대퇴신경의 장애를 대퇴신경통이라 이름 붙이고 치료법을 통증학회지에 소개한바 있었다(대한통증학회지 제6권 2호.1993 - 대퇴신경통에 관한 연구). 이 논문에서 필자는 blind technique로 요추 제3-4번 사이의 5-6 cm 측방에서 22 G 척추천자 침으로 약 5도 정도 내측방향으로 바늘을 찔러 넣는다고 했다. 요즘은 C-arm 투시기로 보면서 주사하면 요추체의 정중앙에 바늘 끝이 도달하도록 하면 대요근의 팽대부에 도달하는 것을 알 수 있다.

급성인 경우에는 0.5% 리도카인에 스테로이드를 혼합해서 15-20 mL를 주입하지만, 만성화된 경우에는 Botulinum Toxin을 혼합해서 주입해주면 쉽게 증상의 완화를 보게 되면서 단 1회의 주사로 완치효과를 볼 수 있다.

결론

신장이식 후에 대퇴신경의 장애가 나타나게 되면 수술과정에서의 잘못 때문이 아니라 수술 도중에 어쩔 수 없이 생길 수 있는 대요근의 손상이 대퇴신경을 압박해서 생길 수 있는 합병증이다. 발병 초기에는 척추 후방접근법에 의해 국소마취제만으로도 대요근을 이완시켜주면 대퇴신경의 장애를 풀어줄 수 있을 것이다.

69명의 증례에서 발생한 이러한 신경증상에 대한 증례연구발표를 하면서도 그 원인을 추적하지 못하고 결론을 내렸다는 것은 해부학적 고찰이 부족했던 때문이 아닌가 생각된다.

2008. 6. 9.

42 무릎인공관절대치수술 후의 문제점

서론

무릎은 퇴행성관절염을 가장 잘 일으키는 대표적인 장소로 알려져 있고, 장-노년층의 환자들에게 가장 많이 붙여지는 진단명이 퇴행성관절염이기도 하지만, 오진을 가장 많이 하는 병명 중의 하나가 아닌가 생각된다.

의료공학의 발달로 근년에 들어서는 노인층의 퇴행성관절염 환자에게 인공관절대치수술이 보편화되고 있다. 수술 후에도 통증이 지속되는 환자 중에는 수술받지 않아도 될 것을 수술했다고 생각되는 경우가 있거나, 수술은 잘 되었지만 수술 후 관리를 잘못해서 수술이 무효로 돌아가는 경우도 있다. 수술 전에 신중히 진단을 내려서 불필요한 수술은 하지 말아야 할 것이고, 수술효과가 만족스럽도록 하기위해서는 수술 후 관리까지를 잘해주어야 할 것으로 사료된다.

증례

(1) 10년 전에 있었던 일이다. 20년 전부터 무릎통증이 있었다는 70대 중반의 여자 환자는 겉으로 보기에도 다리가 O-자형으로 굽어있고, 무릎관절주변조직의 비후화가 심했고 X선 소견에 골극이 심해 전형적인 퇴행성관절염으로 진단내릴 수 있었다. 내-외측 관절신경치료를 몇 차례 해주었지만 일시적인 제통효과 외에 근본적인 치료를 기대할 수 없어 환자분에게 인공관절대치수술을 권유하여 대학병원으로 보냈다.

수술을 잘 받았다는 소식은 며느님을 통해 전해 들었지만, 6개월쯤 후에 그 환자는 다시 필자를 찾아왔다. 인공관절을 넣으면 통증도 없어지고 운동도 자유롭게 할 수 있을 것으로 생각했는데 무릎이 완전히 굳어져 구부릴 수도 없어진 것이 인공관절에 녹이 슬어 굳어진 것이 아니냐는 것이다. 함께 온 며느님의 말을 들으니 수술을 받고 의사들로부터 무릎운동을 많이 하라는 당부는 들었지만, 통증이 워낙 심해서 무릎운동을 하지 않았던 탓에 이 지경에 이르게 되었다는 것이다.

C-arm 투시기로 보아도 인공관절 자체에는 아무런 문제가 없었지만, 관절의 피막이 완전히 굳어져 관절을 전혀 구부릴 수 없었고 억지로 구부려보려고 했지만 통증을 견뎌내지 못해 운동을 시킬 수가 없었다. 척추마취라도 해놓고 무릎을 억지로 꺾어주면 좋아질까 싶었지만 가족들의 거부로 치료를 포기하고 말았다.

(2) 1년 반 전의 일이다. 60세의 비만이 심했던 필자의 가까운 친척은 오래전부터 양쪽 무릎에 퇴행성관절염이 있어 가끔 찾아와 관절신경을 풀어주면 한두 달은 고통 없이 지냈지만 근본치료를 위해서는 수술을 받으라고 권유했었다. 얼마 후 대학병원에 입원해서 수술을 받았다는 소식을 듣고 문병하러 갔다. 수술 상처도 다 아물고 아무런 문제가 없으니 재활치료를 조금만 받고 무릎운동만 가능하면 조만간 퇴원할 수 있겠다는 얘기를 주치의를 통해 들었다고 한다. 그러나 통증 때문에 무릎을 구부리는 운동을 할 수가 없어 물리치료실에 가서도 관절 주위에 찜질이나 전기치료만 받았을 뿐 운동요법은 되지가 않았다고 한다.

필자가 무릎을 구부려보려고 했더니 통증은 심했지만 관절의 구축까지는 오지 않았다는 느낌이 들었고 대퇴사두근을 촉진해보니 강직과 압통이 심했다. 대퇴사두근의 강직을 풀어주면 되겠다는 생각이 들어 필자의 진료가방을 열어 양쪽 장골근에 1% 리도카인을 6 mL씩 주사해 주었다. 주사를 하고 잠시 후에 양쪽 대퇴사두근을 촉진해보니 강직이 많이 풀어져 있음을 알 수 있었다.

약간 아프겠지만 참으라고 얘기한 후에 완전히 접혀질 때까지 갑자기 무릎을 꺾어주었다. 통증 때문에 잠깐 비명은 질렀지만 금방 무릎이 구부러지고 운동을 할 수 있다는 사실을 알고는 모두가 깜짝 놀랐다. 곧바로 일어서서 걸어보라고 한 후에 무릎운동을 시켜보았더니 언제 그랬냐는 듯이 무릎을 구부릴 수도 있었고 자유롭게 걸을 수도 있었다. 그 후로 회복이 순조로워 완벽한 무릎관절을 갖게 되었다.

※ 이후로도 증례로 소개된 환자들이 아니더라도 인공관절대치수술을 받은 환자들이 뒤처리의 잘못으로 고통 받는 환자들이 많다는 얘기는 자주 들을 수 있었다.

고안

인공관절대치수술을 받은 환자 중의 대부분은 수술 직후에 수술 자체로 인한 통증을 많이 호소하고 있어 가끔은 통증클리닉에서 PCA나 관절에 국소마취제를 주입하기도 한다고 한다. 수술 후에도 지속적인 무릎통증으로 고통받는 환자가 적지 않지만 대부분의 집도의사들은 수술은 잘 되었으니 그 후의 문제는 물

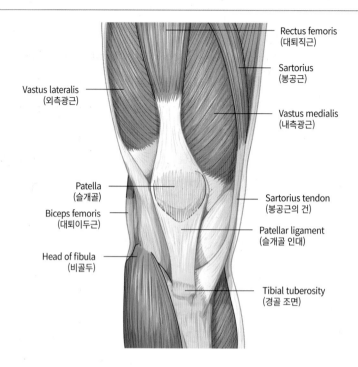

Rectus femoris
(대퇴직근)

Sartorius
(봉공근)

Vastus lateralis
(외측광근)

Vastus medialis
(내측광근)

Patella
(슬개골)

Biceps femoris
(대퇴이두근)

Head of fibula
(비골두)

Sartorius tendon
(봉공근의 건)

Patellar ligament
(슬개골 인대)

Tibial tuberosity
(경골 조면)

리치료실에 맡기고 무릎운동을 열심히 하도록 권유하고 있다.

집도의사들의 대부분은 수술에만 신경을 쓰고 있고 그 후에 생기는 환자의 고통에 대해서는 별 관심이 없거나 그 고통을 심각하게 생각하지 않는 것 같다. 그래서 의사들도 환자가 되어 직접 고통을 겪어 보지 않고서는 환자의 애로사항을 이해하지 못한다는 말이 있다. 거창한 수술은 잘해주었으니 하찮은 물리치료나 운동요법을 환자가 알아서 하거나 물리치료사가 해주면 될 것이 아니냐고 말하는 것이다. 하지만 수술받고 나서 몹시 후회하는 환자가 적지 않다는 사실은 집도의사들이 명심해야 할 사항이고 수술 후 마무리까지 깔끔하게 해주었으면 한다.

어느 대학에서는 인공관절대치술 후에 생기는 통증을 줄여주려고 관절강 안에 국소마취제를 다량 주입했지만 통증완화를 위한 진통제를 줄일 수 없었다는 보고도 있었는데, 이는 무릎관절의 해부를 잘 이해하지 못한데서 나온 것이었다. 무릎관절 주변의 통증은 관절피막에서 생기는 것인데 인공관절을 삽입한 환자의 관절에 국소마취제를 주사한다고 통증을 완화시켜줄 수 없다는 사실을 알지 못했던 것이다.

무릎관절의 피막은 주로 대퇴사두근과 그 연장선상에 있는 근막들로 이루어져 있고, 그 감각은 주로 무릎의 뒤쪽에서 넘어 오는 내-외측관절신경이 맡고 있다. 무릎을 신전시키는 작용은 대퇴부 전방의 대퇴사두근과 무릎관절근(articular m. of knee: articular genus)이 맡고 있는데 이 근육들은 대퇴신경의 조절을 받고 있다.

무릎관절 수술 후에 가장 문제가 되는 것은 무릎을 굽히는데 장애가 있고 통증이 심하다는 것이다. 대퇴부앞쪽의 근육들이 굳어있어 탄력을 상실하면 무릎의 밑에 있는 슬개골인대까지 잡아당기면서 통증을 일으키고, 그대로 방치하면 관절이 굳어지게 된다.

이러한 통증의 원인을 관절 내부에 있는 것으로 착각하고 관절 안에 국소마취제를 주사한다는 발상 자체가 잘못된 것이다. 퇴행성 변화가 심한 환자에게 관절 안에 주사한 국소마취제는 골극에게 자극받아 관절피막에 생긴 통증을 일시적으로 완화시켜줄 수 있고, 스테로이드는 소염효과를 주게 될 것이다.

이미 인공관절대치수술을 받은 환자의 통증은 관절강 내에서 일으키는 것이 아니고 대퇴골의 앞쪽에 있는 근육들의 강직이 일으키는 것이다. 대퇴사두근들의 긴장이 무릎주위의 관절피막을 잡아당겨 통증을 일으키고 운동장애를 초래한다.

대퇴사두근은 대퇴신경이 조절하고 대퇴신경은 골반강 안에서 대요근과 장골근 사이를 통해서 서혜부를 통해서 대퇴부로 나온다. 대요근과 장골근에 근긴장이 있으면 대퇴신경이 압박받아 흥분을 일으켜 대퇴사두근을 긴장시켜 대퇴신경통을 일으켜 무릎의 통증까지 생긴다.

인공관절대치수술을 받은 환자는 될 수 있는 대로 빠른 시기에 무릎의 굴곡운동을 시켜주어야 한다. 대퇴사두근이 굳어져 굴곡이 힘들다고 생각되면 서둘러 장골근의 강직을 이완시켜 줌으로써 대퇴신경의 압박을 풀어 대퇴사두근의 강직을 풀어주고 운동시켜야 할 것이다.

결론

무릎관절의 통증은 관절내부에 있지 않다는 것을 유념해 두고, 관절강 안에 주사할 때에는 그 통증의 발병기전을 고려한 다음 꼭 필요하다고 생각될 때에 한해 적응이 되는 약물을 선택해야 할 것이다. 무릎인공관절대치수술을 받은 환자가 가지는 고통은 수술자체로 생기는 한시적인 통증보다는 관절운동을 할 수 없는 것 때문에 장기적인 통증이나 관절구축증이 더 심각하다는 이유를 먼저 생각해야 할 것이다.

2008. 6. 16.

43 발뒤축(踵部)의 통증은 족저근막염 때문이라고?

발뒤꿈치의 아래쪽에 통증이 있으면 의료계는 교과서적인 진단으로 족저근막염이란 병명을 붙여주고 있다. 환자가 아프다고 하는 발뒤축(heel pad)을 치료해 주고 있지만 원인 치료가 되지 못해 치료 효과를 보지 못하고 있다. 만성 환자에게는 치료법이 없기 때문에 발뒤축이 신발 바닥에 닿지 않도록 신발 뒤축에 pad를 넣고 다니거나, 신발 뒤축에 구멍을 뚫어 뒤꿈치에 충격을 주지 않도록 생활하라는 권유하기까지 하기도 한다.

이러한 통증에 대한 연구가 전혀 되고 있지 않아 교과서에는 정형외과적인 견해만 소개하고 있을 뿐이다. 필자의 추적결과 발뒤꿈치 뼈 하부에 생긴 통증은 발뒤축의 감각신경인 내외측 종골신경(media& lateral calcaneal n.)이 발목터널(tarsal tunnel)에서 압박당해서 생긴다는 사실을 알게 되었다.

증례

(1) 골프장에서 60대 초반의 어느 의사가 왼쪽 발뒤축이 아파서 걷기가 불편하다는 호소를 하자 그 자리에 동석했던 정형외과 의사가 두말없이 많이 걸어서 생기는 족저근막염(plantar fasciitis)이니까 운동을 삼가고 물리치료를 받는 것이 좋겠다고 한다.

필자는 그냥 지나칠 수가 없어 그분을 조용히 만나 언제부터 통증이 생겼느냐고 물었다. 확실치는 않지만 4-5개월 전부터 시작되었는데 1개월 전부터는 통증이 심해져서 골프할 때에는 전동차에 많이 의존한다고 한다. 탈의실로 가서 양말을 벗기고 양측 발목 안쪽에 있는 굴근지대(Laciniate li G; flexor retinaculum)를 만져보니 왼쪽에 심한 압통이 있고 인대에 부종이 있는 것이 느껴졌다.

필자가 생각하기에 족저근막염은 아니고 발목 내측에 있는 인대의 손상 때문에 생긴 통증 같으니 시간을 내어 필자에게 들리라고 얘기해두었다. 어느 토요일 오전에 필자의 클리닉으로 찾아왔기에 다시 한 번 촉진해서 굴근지대에서 압통점을 확인하고 왼쪽 굴근지대에 0.5% Lidocaine 4 mL에 triam-cinolone 20 mg을 혼합하여 주사하고 물리치료를 했다.

치료가 끝나고 나서 물어 보니 발뒤꿈치의 통증도 없어졌고 감각마비나 이상감각도 생기지 않았단다. 소염진통제를 일주일분 처방해서 보내고, 그 다음날 골프장에서 만났는데 주사 맞은 부위가 아프기는 하지만 발뒤꿈치는 멀쩡하게 나은 것 같단다. 처방약을 다 복용 후에 다시 아프거든 한 번쯤 더 치료하자고 얘기했는데 다시 찾는 일은 없었다.

(2) 최근에 어느 20대의 직장 여성 환자는 일주일 전부터 오른쪽 발뒤축에 갑자기 통증이 생겨 정상적인 보행을 할 수가 없었다. 발뒤축에 patch제를 부착하고 절뚝거리며 걸어 다녔지만 전혀 효과를 보지 못했다. 특별히 뒤축을 손상받을 만한 이유는 없었는데, 열흘 전쯤 급한 일이 있어 갑자기 짧은 거리를 뛰어 달린 일이 있었단다. 발뒤축이 닿지 않으면 통증이 없지만 걸으려고 발뒤꿈치가 땅바닥에 닿는 순간 격심한 통증이 와서 한 걸음도 옮길 수가 없단다. 외견상 부종이나 색깔의 변화가 전혀 없어 외상을 의심할 여지가 없었다.

정형외과에 갔더니 종골을 X선 촬영하고 나서 뼈에 이상은 없고 족저근막염이 생겼으니 물리치료나 받으라는 처방을 받았는데 필자의 클리닉이 직장에서 가까워 찾아 왔다.

환자를 양쪽 발바닥을 마주대고 앉혀놓고 엄지로 양쪽의 안쪽복사뼈(medial malleola)와 종골(cal-caneus)을 연결하는 굴근지대(Laciniate li G)를 눌러보니 오른쪽에 심한 통증을 호소한다. 짐작되는 바가 있어 압통점에 0.5% lidocaine에 triamcinolone 20 mg을 섞어 3 mL로 만들어 안쪽복사뼈와 종골의 뒤끝을 연결하는 선상의 중간지점에 있는 굴근지대에 주사해주고 물리치료를 받게 했다.

주사하기 전에 혹시 주사하고 나면 발뒤축의 감각이 둔해질 수도 있으니 염려하지 말라고 얘기해 두었는데, 물리치료를 받고 나올 때 물어보니 발뒤축의 감각이 거의 없어졌다고 한다. 1시간쯤 후에는 감각마비가 풀어질 것이라 얘기하고 보냈다.

다음날 왔을 때에는 종골 밑에 있던 통증은 없는데, 어제 주사 맞은 부위에만 통증이 있단다. 물리치

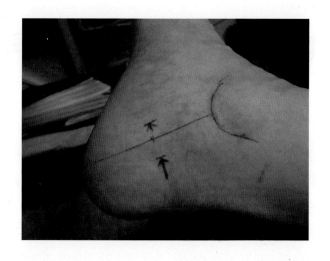

료를 해주었는데 그 다음 날부터 굴근지대에만 통증이 있어 굴근지대에 통증이 없어질 때까지 며칠 동안만 치료받도록 했다.

발뒤축통증의 기전과 해부

경골신경(tibial n.)이 발목터널 안에서 족척신경(plantar n.)과 내측종골신경분지(medial calcaneal nerve br.)로 갈라진다. 족척신경은 발바닥에 있는 여러 근육들에 운동신경을 보내고 발가락들의 감각신경이 된다. 종골신경은 종골(calcaneus)의 밑바닥 감각을 맡고 있는데, 내측분지는 경골신경에서 나오고, 외측분지는 비복신경(sural n.)에서 갈라져 나온다.

발목터널 안에는 후경골근(tibialis posterior m.)의 힘줄, 장지굴근(flexor digitorum longus m.)의 힘줄, 후경골동맥과 정맥, 장무지굴근(flexor hallucis longus m.)의 힘줄과 후경골신경이 함께 지나간다. 터널 안에서 갈라져 나온 내측종골신경은 터널을 덮고 있는 굴근지대를 관통해서 발뒤축의 밑바닥으로 가서 감각을 맡는다.

굴근지대를 이루고 있는 인대가 손상받아 염증과 부종이 생기거나 인대섬유 사이에 유착이 생기면 굴근지대를 관통하는 내측종골신경분지가 압박받게 된다. 걸으면서 굴근지대에 긴장성이 높아지면 종골신경분지가 압박받게 되어 발뒤축밑바닥에 염증이 있는 것과 같은 통증을 느끼게 된다. 이때의 통증은 종골을 바닥에 닿고 걸을 때에만 아프고 걷지 않을 때에는 전혀 통증이 없다.

치료

발목터널을 덮고 있는 굴근지대의 염증과 부종, 또는 유착을 풀어주는 치료를 해준다. 발병초기에는 국소마취제만 주사하고 물리치료로 부종을 가라앉혀주면 쉽게 치료가 된다. 만성화되어 유착이 있을 때에는 국소마취제와 steroid를 함께 주사해 주고, 인대의 유착박리를 위해 마사지를 잘 해주는 것이 좋다.

통상적으로 족저근막염이라고 알려지고 있는 뒤꿈치의 통증 환자에게 발목터널을 덮고 있는 굴근지대의 염증과 부종, 유착을 풀어주어 탁월한 치료 효과를 볼 수 있었기에 통증 치료의 한 분야로 소개하고자 한다.

서론

오랫동안 수술마취에 종사하면서 신경차단 몇 가지를 익힌 것 외에 질병의 진단과 치료의 경험이 거의 없었던 마취과전문의인 필자가 통증 치료를 하면서 느끼는 애로사항은 다른 진료과목에 대해서는 거의 문외한이었다는 사실이다. 진료 현장에서는 통증의 원인으로 여러 과의 질환들을 만나게 되는데, 그러한 질환들에 대해 아는 것이 별로 없어 당황하는 일이 적지 않았던 것은 필자만의 문제는 아니었을 것이다.

16년을 넘게 통증클리닉을 개원하고 있는 지금도 가끔 생소한 질환에 의한 통증 환자가 찾아오면 곤혹스러울 때가 있다. 최근에 피부과 질환으로 생각되는 환자가 찾아와 적절히 대처하여 좋은 결과를 얻고 위기를 모면하기는 했지만 피부과에 대해 무식했던 자신을 다시 한 번 돌아보게 되었다.

명쾌한 치료법이 소개되지 못한 결절성홍반증이라는 질환을 단 1회의 치료로 완치효과를 볼 수 있었기에 새로운 치료법의 한 가지로 소개하고자 한다.

증례

25세의 여자 환자는 3개월 전부터 양쪽 하퇴부 뒤쪽의 근육이 단단하게 굳어지고 통증이 있으면서 앞면에는 엄지손가락 끝마디만한 붉은 반점들이 여러 개 생겼다.

피부과에서 결절성홍반증이라는 진단을 받고 투약을 받다가 효과가 없자 통증클리닉으로 가보라는 권유를 받고 필자에게 왔다. 진찰소견에서 종아리가 팽팽하게 부풀어 있고 홍반이 있는 부위는 촉진할 때 통증이 몹시 심하고 종아리에서는 터질 듯한 팽창감을 호소했다.

이름만 들어보았을 뿐 실제 진료 경험이 없었던 환자를 직접 치료해야 한다는 부담감 때문에 적지 않게 당황스러웠다. 결절성홍반증에 대해서는 아는 바 없었지만 혹시 정맥혈의 울혈(congestion)에 의한 혈액순환장애로 생긴 통증이 아닌가 싶어 환자를 눕힌 상태에서 다리를 교대로 올리고 있었더니 올리고 있는 동안에는 통증이 완화되는 것을 볼 수 있었다. 이로써 혈액순환장애 때문에 생긴 증상임을 알 수 있었고 이 혈액순환장애는 교감신경을 차단해주면 개선될 수 있으리라는 생각이 들었다. 자신은 없었지만 필자 특유의 호기심이 발동해서 경막외강차단을 해보기로 했다.

0.5% 리도카인에 스테로이드 40 mg을 혼합해서 12 mL로 만들어 요추 제4-5번 사이의 경막외강에 주사하였다. 주사하자마자 하퇴부에 있던 팽창감이 없어졌고 홍반이 있는 자리를 눌러보아도 통증은 없다고 한다. 일으켜 세워놓고 보니 하퇴부의 통증은 감쪽같이 없어지고 홍반 자체의 색깔도 많이 옅어져 보였고 압통도 없다.

예상이 맞아떨어졌다고 생각되어 경과를 보기로 하고 다음 날 다시 오도록 하고 귀가 시켰는데, 8일이 지나도 오지 않아 전화로 확인해보니 전혀 통증도 없고 홍반증도 완전히 없어져 치료받을 일이 없는데 이상이 생기면 다시 찾아가겠다고 한다.

고찰

마취과 전문의인 필자에겐 너무나 생소한 질환이었기에 문헌적 고찰을 해보았다. 결절성홍반증이란 피부나 피하조직에 과민성 반응으로 생긴 통증성 붉은 결절을 말하는데 주로 다리의 앞쪽에 나타나지만, 때로는 팔의 전박 앞쪽에 나타나는 수도 있다고 한다. 병리학적으로는 호중구(neutrophils), 임파구(lympho-cytes), 때로는 호산구(eosinophils)의 침윤이 생기는 정맥의 내피반응(endothelial response)으로 생긴 혈관염(vasculitis)을 말하는 것으로서, 후반기에 가면 임파구와 상피세포(epithelial cells), 거대세포(giant cell)들의 침윤이 늘어난다.

정확한 원인은 알려지지 않고 있지만 Allergy성 과민반응으로 생기는 것이라 하며, 세균감염이나 약물반응과 관련이 있다고도 하고, 내장에 생기는 악성종양이나 나병이 있을 때에 나타나기도 한단다. 주로 젊은 여성에게 호발하며 봄과 가을에 많이 발생한다고 한다. 치료하지 않아도 3-6주 후에는 후유증 없이 소실되는 것으로 알려지고 있다. 치료는 원인을 찾아 치료해 주어야 하지만, 원인을 모르기 때문에 대증요법에 의존할 뿐 특별한 치료법은 알려져 있지 않다.

결절성홍반증의 구체적 원인은 알려져 있지 않지만 과민반응에 의한 혈관염이라는 것이 사실이라면, 그 원인이야 어떠하건 말초혈관을 확장시켜 혈액순환을 개선시켜주면 치료될 수 있다는 추리가 가능하다. 혈액순환이 잘 안되어 울혈이 생겼다고 의심되는 경우에는 해당되는 부위를 심장보다 높이 올려주어 정맥혈복귀(venous return)를 도와주면 증상의 개선이 되는 것은 흔히 볼 수 있는 일이다. 시험적으로 다리를 올려주어 증상의 완화를 보고서 말초혈관의 순환능력이 떨어져있는 것으로 단정할 수 있었다. 교감신경 기능만을 차단할 수 있는 농도인 0.5% 리도카인으로 경막외강차단으로 일시적인 증상완화만이 아닌 영구적인 증상완화효과를 볼 수 있었다는 것은 결절성홍반증은 교감신경차단만으로도 치료될 수 있는 자율신경장애에 의한 질환임을 말해주는 것이다.

결론

이 환자의 경우는 다리의 혈류를 개선시키기 위해 교감신경기능을 차단할 수 있는 농도의 국소마취제로 요부경막외강 주사법을 시행해서 효과를 볼 수 있었지만, 만약 팔에 이러한 증상이 생긴다면 성상신경절차단으로도 좋은 치료 효과가 있을 것으로 생각되어 결절성홍반증의 치료법으로 교감신경기능의 차단을 추천하는 바이다.

2005. 5.

45 하지 함요수종(pitting edema)의 치료경험

필자는 마취과전문의로서 통증 치료만 하다 보니 잘 알지 못하는 질환을 가진 환자를 만나게 되면 당황하는 일이 종종 있다. 통증 이외의 질환은 전혀 관여하지 않지만 가끔은 병명도 모른 채 고통받는 환자들을 만나면 고민하다가 해결책을 찾는 기쁨을 맛보는 경우가 있다.

이번에도 통증과는 전혀 관계없이 다리에 부종을 가진 환자를 맞나 치료할 수 있는 기회가 있었다. 하지에 부종이 있으면서 손으로 누르면 함몰되는 상태를 함요수종(陷凹水腫)또는 함몰부종(陷沒浮腫; pitting edema)이라 하지만 그 정확한 원인을 규명하기는 쉽지 않다. 어떻게 궁리해서 문제를 해결하기는 했지만 더 많은 공부가 필요하리라 싶어 문헌적 고찰을 해보았다.

증례

(1) 평소에 안면 있는 60대 중반의 남자가 치료보다는 상담삼아 필자를 찾았다. 언제부터인지 모르게 오후만 되면 하지가 부어올라 신고 있던 양말의 목 부분이 잘록하게 함몰되는 현상을 보인다고 한다. 약 2-3년쯤으로 생각되는데 크게 불편함은 없지만 양말을 벗을 때보면 양말목이 있던 자리가 고무줄로 묶었다가 풀어놓은 것처럼 깊게 함몰되어 있어 신경이 쓰이곤 했다한다.

평상시 건강관리를 잘하고 있고 매년 건강검진을 받고 있어 건강에는 이상이 없다고 믿고 있었다. 이런 현상이 건강과 관련된 것은 아닌지 염려되어 어느 병원의 무슨 과를 찾아가야 할지 몰라 상담 후에 안내나 받을까하고 찾아왔다는 것이다.

특별히 통증이 있거나 불편한 것은 없으니 그럭저럭 지내고 있지만 어쩌다가 한번 관심을 가지게 되면 한참 동안은 신경을 많이 쓸 수밖에 없었다고 한다. 자고나서 아침에는 부종이 없어졌다가 오후에는 부종이 심해져서 가끔씩 다리를 높이 올려놓고 쉬어보기도 했다.

2007. 6. 8. 오후에 왔을 때의 초진 시의 소견은 발목의 상부에 양말신은 자국이 심하게 함몰되어 있어 그 부분을 손가락으로 눌러보니 깊숙이 밀려들었다가 한참 만에 원상복귀가 되는 것이다. 흔히 얘기하기는 pitting edema가 상당히 심했다. 별로 아는 것이 없는 상황에서 진찰해 보아야 별 수 없겠다는 생각이 들었지만 양말을 벗기고 양쪽다리를 관찰해 보니 하퇴부의 바깥쪽보다는 내측부분이 발목에서부터 무릎 아래까지 심한 함요수종이 있음을 알 수 있었다.

하퇴부의 외측에는 여러 근육들이 있는데 근육 위의 피부를 눌러도 함몰은 나타나지 않고, 근육이 없는 경골(tibia)의 내측부분에만 부종이 있었고, 누르면 함몰현상이 상당히 심했다. 그리고 내측부분의 정맥이 외측에 비해 유별나게 확장되어 있었다. 대복재정맥(大伏在靜脈; great saphenous vein)의 주행을 따라 대퇴부내측까지 정맥을 살펴보니 어느 곳에서 정맥이 압박받고 있다는 느낌이 들 정도로 정맥의 팽창이 있었다. 어렴풋이 대복재정맥의 혈류가 장애를 받아 그 주행을 따르는 림프의 배출(lymphatic drain)이 안 되어 생긴 림프부종(lymphedema)이라는 생각이 들었다.

양쪽 장골근(iliacus m.)을 촉진해보니 굳어있고 압통이 있어 대요근과 장골근 사이에서 정맥혈이 압박받아 울혈을 일으킨 것이라는 의심이 들었다. 장골근에 0.75% 리도카인을 6 mL씩 주사하고 상태를 알아보니 양쪽 대퇴사두근의 긴장이 많이 풀려 부드러운 것 같다고 한다.

다음날 오후에 왔을 때 상태를 물으니 대퇴부근육이 부드러워진 느낌만 있고 부종의 개선은 없었다. 양쪽 무릎내측하방에 있는 거위발(pes anserinus)에 국소적인 압통이 심하고 대퇴부내측에 있는 근육들을 만져보니 앞쪽 대퇴사두근에 비해 안쪽에 있는 근육들이 많이 굳어있고 통증이 심하다.

0.75% 리도카인에 스테로이드 20 mg를 혼합해서 6 mL로 만들어 양쪽 거위발에 3 mL씩 골고루 분포되도록 주사했다. 주사제가 들어갈 때에 환자는 주사하는 자리에 극심한 통증과 다리의 내측 방향을 타고 발목까지 전기에 감전된 것 같은 통증을 호소했다.

일요일인 다음날은 하루 쉬고 월요일 오후에 왔을 때에는 주사 맞은 자리만 뻐근한 통증이 있고 부종은 전혀 없었다. 다른 때 같으면 골프하고 난 다음에는 반드시 함몰부종이 심하기 마련인데, 다음날은 골프도 했고 월요일에는 오전에 활동을 많이 하고 오후에 왔는데도 전혀 부종이 없었다. 종아리내측부분을 눌러보아도 부종은 전혀 없고 딱딱하다.

그 후로 부종이 다시 생기지 않는 것을 확인하면서 3일간 거위발과 대퇴부 내측부분을 물리치료해주고 치료를 마쳤는데, 3주일 후에 다시 찾아왔다. 예전처럼 심하지는 않았지만 다시 약간씩 다리가 붓는다고 한다. 양쪽 거위발을 촉진해보니 여전히 압통이 남아있었다. 다시 예전처럼 거위발에 주사를 해주고 3일간 물리치료와 마사지를 해주었더니 다리의 부종도 없어지고 거위발의 통증도 없어졌고 그 후로는 그러한 부종은 재발하지 않는다고 한다.

(2) 여름 휴가철에 친척이 살고 있는 농촌에 내려가 며칠간 머물게 되었는데, 그 지역이 무의촌은 아니지만 통증 치료를 해줄 만한 의료기관이 없어 무의촌이나 다름없는 농촌이었다.

저녁식사를 마치고 50-60대의 동네아낙네들이 우리가 머물고 있는 친척집에서 같이 과일을 먹으며 환담을 나누는 시간을 갖게 되었는데, 여기저기 아프지 않은 사람은 하나도 없었다. 아프다는 농촌주민들의 얘기를 듣고 방관할 수 없어 임시진료실을 차릴 수밖에 없었다. 몇 년 전부터 시골에 갈 때에는 간단히 진료할 수 있는 진료가방을 챙겨가지고 가서 통증을 가진 한 두 사람씩 치료해 주다보니 이 동네에는 이미 입소문이 나있었던 것이다. 그중에서도 59세의 여자 환자의 pitting edema를 소개하고자 한다.

이 환자는 5개월여 전부터 양쪽 종아리와 발이 많이 부어있어 신발을 신을 수 없을 정도였고 터질 것 같은 팽창감으로 고통 받고 있었다. 전신에 비만이 있어 보이기는 했지만 유난히 장딴지 아래가 많이 부어있어 상피병(象皮病; elephantiasis)을 연상하게 했다. 대학병원에 가서 각종 정밀검사를 받았지만 원인은 찾지 못했다고 한다.

촉진해보니 무릎의 위쪽대퇴부에는 부종이 없고 양쪽 장딴지내측에만 함몰부종이 몹시 심했다. 다른 원인은 찾을 수 있는 상황도 아니었기에 치료 경험이 있었던 거위발에 있는 통증 유발점에 의한 함요수종을 의심하여 양쪽 거위발을 촉진해보니 몹시 심한 통증을 호소한다. 예상이 맞아 들어간 것 같은 생각이 들어 0.75% 리도카인 4 mL에 스테로이드 20 mg을 혼합해서 양쪽 거위발에 2 mL씩 나누어 주사하고 마사지를 해주고 준비해간 소염제와 근이완제를 몇 봉지 지참시켜 보내면서 집에 가서 이 부분에 찜질이라도 해주라고 일러주었다.

하룻밤을 자고 나서 다음날 아침 일찍 찾아와서는 다리의 팽창감이 없어지고 부종도 많이 가라앉은 것 같으니 주사 한 번 더 해달라고 한다. 주사는 매일 맞는 것이 아님을 말해주고 부종이 일단 가라앉은 것으로 보아 진단이 맞아 원인은 찾은 것 같으니 주사 맞은 자리에 찜질과 마사지를 해주면서 경과를 보자고 했다.

3일간 그곳에 머무는 동안 매일 경과관찰을 해보니 하루가 다르게 부종이 내려앉아 정상적인 모습을 볼 수 있었다. 거위발에 있던 통증유발점이 완전히 없어지면 완치될 것으로 사료되지만 완치 여부는 차후에 다시 보기로 하고 작별을 했다.

1개월 반 정도 후인 추석연휴에 또다시 시골에 갈 일이 있었다. 도착하자마자 그 여자 환자가 찾아와 반기면서 부어있던 다리는 물론 전신에 있던 부종까지 빠져 많이 날씬해졌다고 치사가 이만저만이 아니다. 다리의 함요수종 외에 다른 효과는 지난 번 치료와 관계없는 일이라고 얘기했지만 모든 것이 필자의 치료덕분이라고 믿고 있는 생각까지 바꿀 줄 수는 없었다.

《림프부종에 대한 일반론》

림프계의 수송능력이 감소하여 림프의 흐름이 방해를 받아 원활히 흡수되지 않아 말단부위에 림프가 정체가 되어 사지가 점차적으로 붓는 것으로 대개 통증이 없다. 대개는 통증 없이 사지가 천천히 점진적으로 부어오르며 초기에는 함요수종(陷凹水腫)의 양상을 보이다가 심해지면 눌러도 함몰되지 않은 상태로 진행된다.

치료 림프부종의 치료는 원인을 제거하고(그러나 원인을 알기 어려워 원인제거가 어렵다), 잔류 림프액의 저류를 없애기 위해서는 고식적인 방법으로 다리를 높이 올리고 쉬는 것이다. 식염 섭취를 제한하고, 압박붕대착용하기 등이 있는데, 제한적인 경우 외과적 치료가 필요한 경우도 있다고 한다.

예방법 림프부종의 예방은 우선 원인질환이 있는 경우 질환의 악화나 새로운 발생을 예방하는 것이 가장 중요하다. 그 외에 부종이 있는 경우 부종을 감소시키는 적절한 투약, 감염질환에 대한 치료, 비만한 경우 체중감량이 필요하고, 부종의 있는 사지를 주기적으로 올려주거나, 적절한 운동, 저염식(低鹽食), 금주 및 사지부종이 있는 경우 기계적인 방법을 통한 압박이 림프부종의 발생예방에 도움이 될 수 있다. 그 외에 조심해야 할 것으론 지나치게 신체를 조이는 의류나 속옷은 피해야 한다.

고안

부종을 일으키는 원인을 다음과 같이 설명할 수 있다.

1. Edema resulting from abnormal capillary dynamics - 주로 말초의 부종을 일으킨다.

    1) Increased capillary pr. - venous obstruction or arteriolar dilatation, obstruction of venous return due to cardiac failure, arteriolar dilatation due to allergic reaction

    2) Decreased plasma protein

    3) Lymphatic obstruction

    4) Increased permeability of capillary

2. Kidney retention of fluid - 전신부종을 일으킨다.

3. Pulmonary edema - 전신부종을 일으킨다.

림프액이란 세포간질에 있는 체액으로서 동맥과 정맥을 거치지 않고 림프관을 통해 정맥으로 유입되는 부분을 말한다. 하체부위의 림프액은 림프관을 타고 상위로 올라가서 대부분 내경정맥(internal jugular vein)과 쇄골하정맥(subclavian vein)이 만나는 지점에서 정맥으로 유입되고, 일부는 서혜부나 복강에서 정맥으로 유입된다.

미세동맥으로부터 말초조직으로 나갔던 대부분의 체액은 말초에서 정맥혈로 재흡수되어 되돌아오지만, 그중의 약 10%는 정맥으로 재흡수되지 못하고 림프관을 통해 되돌아온다. 말초간질에서 단백질 같이 분자량이 큰 성분들은 말초정맥으로 들어오지 못하고 림프관을 통해 혈류로 들어온다.

말초동맥 내의 단백은 0.15 g%이지만 세포간질에 있는 단백은 평균 1.8 g%의 농도로서 간질에 있는 단백이 10배 이상 농도가 높다. 이 차이 때문에 간질(interstitial space)에 있는 단백은 말초정맥으로 재흡수되지 못하고 간질에 쌓이고 수분만 재흡수되는 것이다.

종아리내측 전방의 표피림프관(superficial lymph vessel)은 대복재정맥(great saphenous vein)을 따라 올라가 서혜부 표피림프절(superficial inguinal lymph node)로 유입되고, 뒤쪽의 표피림프관(superficial lymph vessel)은 소복재정맥을 타고 위로 올라가 슬와부의 림프절(popliteal lymph node)로 유입된다.

대복재정맥은 무릎의 내측하방에 있는 거위발의 밑을 지나 서혜부로 올라가서 대요근과 장골근 사이를 타고 골반강으로 들어간다. 필자는 서혜부에서 정맥혈이 차단되어 부종이 생기는 환자를 치료한 경험이 있어 증례의 환자에게도 서혜부에서 풀어줄 수 있을까 해서 먼저 시도했지만 효과가 없었다.

Pes anserinus란 반건양근(semitendinosus m.), 치골경골근(gracillis m.), 봉공근(sartorius m.)들이 경골(tibia)에 공동으로 부착되는 지점으로 경골조면(tibial tuberosity)의 하단에서 내측으로 약 3 cm에 위치한다. 이곳을 정형외과에서는 활액낭염을 잘 일으킨다고 하여 중요시하고 있는데, 필자는 견해를 달리하고 있다.

거위발은 대퇴부 내측에 있는 3개 근육의 공동부착점인데, 복재신경(saphenous n.)이 거위발의 밑을 지나 아래로 내려가고 대복재정맥이 이 밑을 지나 위로 올라간다. 필자는 여기에 염증이 생기면 감각신경인 복재신경을 압박해서 다리의 내측부분에 감각장애나 통증을 일으키는 환자를 가끔 보아왔다. 그러나 이번처

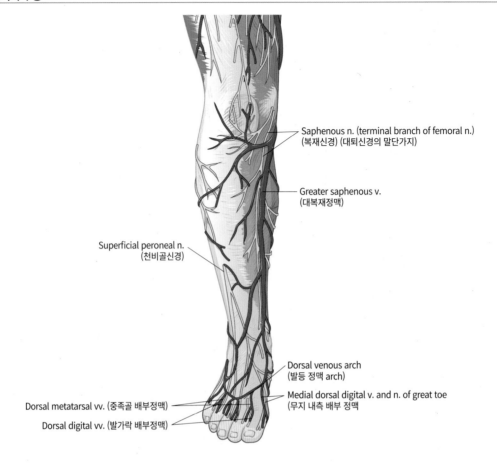

Saphenous n. (terminal branch of femoral n.)
(복재신경) (대퇴신경의 말단가지)

Greater saphenous v.
(대복재정맥)

Superficial peroneal n.
(천비골신경)

Dorsal venous arch
(발등 정맥 arch)

Dorsal metatarsal vv. (중족골 배부정맥)

Medial dorsal digital v. and n. of great toe
(무지 내측 배부 정맥

Dorsal digital vv. (발가락 배부정맥)

■ Pes anserinus의 해부학적 위치

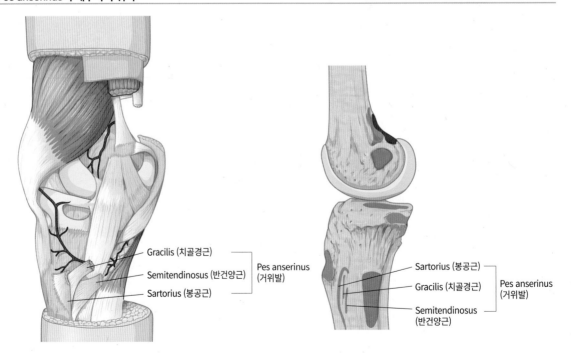

Gracilis (치골경근)

Semitendinosus (반건양근)

Sartorius (봉공근)

Pes anserinus
(거위발)

Sartorius (봉공근)

Gracilis (치골경근)

Semitendinosus
(반건양근)

Pes anserinus
(거위발)

럼 함요수종을 일으키는 것은 처음 보는 일이었지만 효과가 매우 좋았고 흥미로운 일이었다.

거위발 그 자체는 어떤 기능을 가진 것은 아니지만 3개 근육의 공동부착점이라는데 의미가 있다. 대퇴부 내측에서 무릎굴곡과 고관절의 내전에 관여하는 3개의 근육들이 탄력을 상실하면 반복적인 운동 시에 그 근육들의 부착점인 건-골막 접합부를 자극해서 염증을 일으킬 것이다.

이 거위발에 염증이 생기면 그 자체에서 통증을 느끼기보다는 복재신경의 슬개골하분지(infrapatellar br. of saphenous n.)를 압박해서 무릎 내측에 통증을 일으킨다. 만일 복재신경의 내측종아리 피부분지 (medial crural cutaneous br. of saphenous n.)를 압박하면 장딴지 내측감각장애나 통증을 일으키는 것은 가끔 볼 수 있었다.

이번 증례를 통해서 거위발이 정맥을 압박하여 림프의 순환을 방해하는 또 하나의 요소로 작용한다는 것을 알게 되었고, 이 부위에 부착되는 근육의 탄력상실이 거위발에 자극을 주어 염증을 일으킨다는 새로운 사실을 알게 되었다.

결론

의료계에서 거의 그 존재가치조차 인정받지 못하던 **거위발**이 하퇴부에 림프부종을 일으키는 원인으로 작용하는 것을 알 수 있었고, 단 일회의 유발점주사만으로 탁월한 치료 효과를 볼 수 있었지만, 자주 재발하는 것을 사전에 예방할 수는 없었다.

2007.10. 25.

46 외측장단지피부신경(Lateral sural cutaneous nerve)의 장애에 의한 통증

증례

21년간 개원하면서 수많은 통증을 경험하면서 지내왔지만, 가끔은 책에서 본 일이 없고 진료현장에서 경험해보지 못했던 통증을 만나는 일이 있으면 고민하게 되고, 궁리 끝에 그것을 해결하는 재미로 살아왔던 것으로 생각된다.

2010년 7월초에 필자를 찾아온 60대 초반의 남자는 매주 등산을 자주하고 있는데, 3-4개월 전부터 산에서 내려올 때에 우측 하퇴부의 바깥쪽 피부에 통증이 생기기 시작했는데, 점차 심해져 근래에는 옷깃만 스쳐도 피부에 통증이 몹시 심하다고 한다. 혹시 피부병이 아닌가 싶어 피부과에 갔었지만 증상으로 보아서는 대상포진(herpes zoster) 비슷한데 포진이 전혀 없고 피부에 나타나는 외적인 증상이 전혀 없어 알 수가 없다고 하더라고 한다.

필자에게 다녀간 친지의 소개로 혹시나 해서 찾아왔다고 한다.

통증이 있는 위치를 확인해보니 하퇴부 외측후방(postero-lateral side) 상부에 손바닥넓이만큼의 피부에 손으로 문지르기만 하여도 쓰라린 통증이 있다고 한다. 피부감각을 확인하기 위해 붓으로 가볍게 터치해보니 천비골신경의 분포지역의 감각에는 이상이 없었지만, 바로 그 윗부분에 약간의 감각둔화가 있었으나 약간 강한 자극에 대해서는 매우 민감한 통증반응을 보였다.

감각분포를 확인해보니 외측장단지피부신경(外側腓腹皮神經; lateral sural cutaneous n)의 분포를 받는 부분인 것을 알 수 있었지만 그 통증의 원인을 알 수가 없었다. 확실치는 않지만 의심되는 바가 있어 환자를 엎드리게 하고 양쪽 대퇴이두근(biceps femoris m.)의 하부를 촉진해보니 우측에만 압통을 호소한다. 대퇴이두근에 생긴 유발점이 외측장단지피부신경을 압박해서 생기는 통증이 아닌가 하는 의심이 생겼다.

진단삼아 주사해 보기로 하고 환자에게도 검사삼아 주사하는 것임을 주지시키고 대퇴이두근의 압통점에 0.7% 리도카인 5 mL에 스테로이드 20 mg을 혼합해서 주사해주고 물리치료를 한 후에 다시 확인해보니 가지고 있던 통증도 없어졌고 대퇴이두근의 압통이 많이 감소한 것을 알 수 있었다.

그 부위에 물리치료를 해주고 소염진통제와 근이완제를 3일분 처방해서 보냈는데 다시 찾아오지 않더니 일주일 후에 다시 찾아왔다. 다시 주사하고 물어보니 감쪽같이 통증이 없어졌다고 한다. 통증이 없어졌다고 완치되었다고 생각하지 말고 주사한 자라에 압통이 없어질 때까지 치료를 받아두도록 일러주었다. 3주일에 걸쳐 3번 주사하고 치료를 마칠 수 있었다.

고안

신경의 주행경로를 찾아 상부로 올라가면서 해부학적인 고찰을 해보았다. 좌골신경은 무릎의 후방 위쪽에서 경골신경과 총비골신경으로 갈라져 총비골신경(common peroneal n.)은 대퇴이두근(biceps femoris m.)의 하부근처에서 무릎관절신경을 내어 무릎관절 외측의 통증을 담당하고, 외측장단지피부신경(lateral sural cutaneous n.)을 분지로 내어 비골(fibula) 외측상부의 피부감각을 맡게 한다. 나머지 총비골신경(總腓骨神經)은 비골의 상단 옆으로 돌아 하퇴부의 앞쪽으로 내려와 심비골신경과 천비골신경으로 갈라져 하퇴부 측면부터 발등까지 피부감각과 하퇴부 앞쪽 근육의 운동기능을 맡게 된다.

무릎외측관절신경이 대퇴이두근의 장두(長頭) 밑으로 통과하다가 대퇴이두근에 생긴 유발점에게 압박받아 무릎에 통증을 일으키는 경우는 흔히 경험하는 일이 있었지만, 외측장단지피부신경까지 대퇴이두근의 압박을 받게 되는 줄은 미처 알지 못했던 것이다.

결론

필자도 그동안 경험하지 못했던 통증이었지만 만에 하나라도 환자의 통증을 해결해주지 못하면 환자에게는 실망이 클 것이고 통증의학에 대한 신뢰가 떨어질 것으로 생각되어 치료경험담을 소개하는 바이다.

2010. 9.10.

제3절 의사들이 재미로 읽을거리

01 필자가 자신의 비방을 공개하는 뜻은?

어떤 사람이 대학도서관에 가서 많은 장서들을 보고 감탄하며 말했다.

"이처럼 많은 책을 다 읽은 사람은 얼마나 지혜로울까?"

그때 옆에서 그 얘기를 들은 도서관직원이 이렇게 말했다.

"저 많은 책을 다 읽은 사람은 한 권도 읽지 않은 사람과 똑같답니다. 인간들의 생각은 서로 상반되는 것이 많아, 모든 책을 다 읽은 사람은 세상사를 올바르게 판단하는데 도움을 주지 못하기 때문에 오히려 바보가 된답니다. 필요한 것만 찾아 읽고 잘 활용해야 지혜롭게 되지요. 그런데 세상에서 가장 무서운 사람은 어떤 사람인지 아십니까? 그 사람은 책을 딱 한 권만 읽은 사람이랍니다."

무서운 사람이란 이 세상에 무서울 것이 없는 사람이라는 얘기다. 한 가지 밖에 모르는 사람은 세상만사를 한 가지로 생각하고 판단한다. 한 가지 길 외에는 다른 길을 알지 못하기 때문에 주저할 이유 없이 망설이지 않고 일사천리로 곧 바로 나간다. 어찌 보면 분별력 있고 적극적이며 추진력 있어 보일지 모르나, 알고 보면 무식한데서 나오는 우발적인 행동인 것이다. 열 가지를 아는 사람이 열 번 생각하는 신중함을 하나밖에 모르는 사람의 시각으로서 보면 분별력이 없는 것으로 보일 것이다.

내일이라는 것을 체험하지 못한 하루살이 곤충에게 아무리 내일이라는 얘기를 해주어도 무슨 말인지 그 의미를 모른다는데, 어찌 책 한 권 읽은 사람이 열 권 읽은 사람의 생각을 알겠는가?

주사위의 한쪽 면만을 보고 주사위는 한쪽만 있다고 주장하는 사람들은 우리 의료계에도 있을 수 있다. 근년에 들어 통증 치료를 표방하는 의사들의 수는 늘고 있는데, 그들이 내세우고 있는 치료법은 신경차단 몇 가지와 통증유발점주사라는 것이 비장의 무기이다.

간혹 새로운 치료법이라고 알려지고 있는 chiropractice나 taping요법, prolotherapy(증식요법), IMS 등을 한 가지씩 익혀가지고 통증클리닉의 전문가임을 자처하는 사람들도 있다. 수술마취만 하다가 통증의 원인질환을 진단하고 치료할 수 있는 능력개발의 기회도 가져보지 못한 의사들이 어느 날 갑자기 통증치료를 하겠다고 나서고 있는데, 통증 치료와 수술마취를 구분하지 못하고 있기 때문이다.

대부분의 초보자들은 통증 치료를 위해서는 무엇을 알고 있어야 하며, 자신에게 필요한 것이 무엇인지조차 모르고 있기에, 자기가 알고 있는 것이 지식의 전부라고 생각하는 것이다. 장님들에게는 촛불이 필요 없고 문맹자에게는 책이 필요 없듯이 이렇게 한 가지만 알고 겁 없는 사람들에겐 더 이상의 새로운 지식은 전혀 필요하지가 않다.

오랫동안 일반의(G.P)로 개원하고 있던 마취과 후배를 만나 어떻게 지내느냐고 물었더니, "저 진료과목을 통증클리닉으로 바꾸었는데, 선배님은 모르셨어요?"하고 당당하게 말하는 것을 보고 할 말을 잃었다. 연극배우가 의상을 갈아입고 다른 배역을 연기하듯이, 저렇게 쉽게 변신할 수 있는 저런 사람들이 무서운 사람이겠구나 싶었다.

우리나라의 음식점촌에 가보면 원조임을 내세우는 음식점들이 사방에 널려 있다. 그러나 잘 알지 못하고 찾아 들어갔다가는 음식에 대한 기본도 알지 못하는 음식점을 만나기 마련이다. 자기 나름대로 음식 솜씨가 있다고 생각하고 식당을 차려놓고 보는 사람이 많은 것 같다.

통증 치료에 대해 아는 것도 없으면서 무조건 통증클리닉을 개원해 놓고 보는 의사들이 동네 어디에고 즐비해 있는 음식점의 주인들과 같다고 한다면 모순되는 얘기라고 할까? 이런 음식점 주인들은 자기네 음식이 맛있다고만 생각할 뿐, 다른 식당에 비해 무엇이 부족하고 어떻게 하면 좀 더 좋은 맛을 낼 수 있을지에 대해 생각해 본 일들이 없을 것 같다. 나름대로 개원해서 통증 치료를 하고 있는 의사들도 자기는 신경차단도 할 만큼 해주었고 통증유발점주사(TPI)도 해줄 만큼 해주었으니, 낫고 낫지 않는 것은 환자 자신들의 탓이라고 생각한다.

통증클리닉을 개원하고 있는 어느 의사가 후배에게 치료효율이 50%만 되어도 해볼 만하겠는데 20%밖에 되지 않아 통증클리닉도 한계가 있으니 아직 시작하지 않은 사람은 아예 손도 대지 말라는 충고를 하더라는 얘기를 들은 적이 있다.

필자는 그 의사는 수술마취마저 떠나 오랫동안 지방에서 일반의로 개원하다가 신경차단 몇 가지의 효과만을 믿고 통증의학계에 뛰어든 의사로 알고 있다. 자기 실력의 한계가 20%인지도 모르고, 통증 치료의 한계성이 20%밖에 되지 않는다며 통증클리닉 자체를 비하하는 이 의사야말로 정말로 무서운 사람이라 생각된다.

근년에는 이러한 의사들이 많이 개원함에 따라 사회에 **"통증클리닉"**이라는 이름이 많이 알려지게 되었다. 많은 사람들에게 통증클리닉이라는 진료과목을 알리는 것에는 도움은 주었을지 모르지만 치료 효율을 높이지 못함으로써 통증클리닉의 전체 명예를 손상시키고 있는 것도 사실이다.

필자에게 요즘 속상한 일은 통증클리닉을 다녔는데도 낫지 않기 때문에 침을 맞으러 다니거나 지압, 안마를 받으러 다닌다는 환자를 만날 때이다. 오늘도 잘 아는 후배의 통증클리닉에서 물리치료와 Taping 요법을 받았다는 환자를 만나고 몹시 속상했다.

필자가 자신의 진료경험과 비방을 공개하는 뜻은 우리 의료계에 이렇게 무서운 의사가 없어지고, 통증 치료의 진료 수준을 평준화시켜 환자들이 어느 의사에게나 마음 놓고 치료받을 수 있게 함으로써 실추되어 있는 의료계의 명예를 높이자는 것이다.

2001. 10. 31.

02 명사들의 특강엔 총론만 있고 알맹이는 없었다.

대부분의 의료학회 연수강좌나 지상강좌를 보면 두루뭉술한 총론만 있고 각론은 없어 무슨 얘기를 듣고 읽었는지 알 수가 없다. 대상자에게 어떤 지식을 전달해주겠다는 목적보다는 마치 자신들의 해박한 지식을 과시하려는 것 같은 느낌을 주게 된다.

필자의 학창시절 어느 기초의학 교수님은 강의시간에 총론 편에서는 각론에 들어가서 자세히 얘기하기로 하고 대충 넘어가자고 하시고, 각론에 들어가서는 총론 편에서 자세히 얘기했으니 여기서는 간단히 하고 넘어가자고 하시던 분이 계셨다.

개원의 길에 들어선 의사들은 광범위한 학문적인 총론이나 총체적인 각론이 필요해서 연수강좌를 듣거나 책을 보는 것이 아니고 당장에 환자에게 활용할 수 있는 살아있는 지식을 하나라도 얻기 원한다. 이미 학자라는 자리를 포기하고 개원하고 있는 개원의들에게는 해박한 지식보다는 단답형식의 지식이 필요한 것이다. 어떠한 학설이 어떻고 누구의 이론은 어떻고 하는 얘기보다는, '내가 해보니 이러저러한 방식이 좋던데 당신들도 이렇게 해보라'는 얘기를 듣고 싶어하는 것이다.

그럼에도 불구하고 강사들은 자기의 실전 경험에서 얻은 새로운 지식은 제공하지 않고, 대부분 여러 학자들이 제기했던 이론들이나 책에 있는 얘기들만 간추려서 나열해 놓고 확실한 결론이 없이 끝맺기 일쑤이다.

몇 년 전 연말 의사협회지에 모처럼 필자의 진료와 관계되는 특집기사 제목이 실렸기에 반가운 마음에 펼쳐들었는데, 필자가 전문적으로 진료하고 있는 분야에 관한 얘기인데도 읽어보고 나서 이런 글들을 게재한 의도를 알 수 없었다. 의대 교수님들의 지상강좌라면 임상의사들이나 학생들에게 직접적인 영향력을 미칠 수 있는 것이라야 할 것인데 내용을 보니 누구를 위한 강좌인지 도무지 알 수가 없었다.

전국의 모든 의사들에게 읽혀져야 할 의사협회지에 의사가 읽어도 이해가 되지 않고, 의사들에게 도움이 되지 못할 글이라면 편집의도가 잘못되었든지, 아니면 기고자들이 편집자의 의도를 잘못 이해하고 글을 쓴 것이 아닌가 싶다. 몇 번이나 읽어보고 얻을 것이 있으면 챙겨두고 싶었지만 읽을수록 머리만 혼란스러운 총론적인 얘기뿐이었다. 만약 그러한 글들이 특정의학전문지에 실렸다면 더 의미가 없다고 생각되는 것은, 그런 내용들은 오래 전에 책에 실렸던 얘기들로 이 분야에 관심가진 사람들에게는 이미 잘 알려져 있을 것들이었기 때문이다.

필자는 두통 치료를 많이 하고 있지만 두통에 관한 문헌들을 읽으면 이론과 학설이 너무 많아 환자보다 의사들의 머리가 더 복잡해지리라 생각된다. 그래서 필자는 간단 명료한 자신의 이론에 의한 진료를 하고 있고, 그런 내용을 학회지에 게재하여 많은 의사들에게 호응을 얻고 있다.

우리나라 사람들의 생선회에 대한 취향은 싱싱한 활어만을 유난히 좋아하여 금방 죽은 생선이라도 살아있지 않은 생선을 대하면 물고기의 시체를 보는 것 같은 느낌을 갖는다. 학회 때 특강이라고 나온 명사들의 강의 내용들을 보면 새로운 지식도 아니고, 자기가 연구한 내용도 아니다. 옛날 문헌에서 베껴온 것이 것이나 외국에 갔다가 어깨너머로 보고 배워온 것들을 단골메뉴로 들고 나와 되풀이해서 강의하고 있어 듣는 이들을 식상하게 한다. 먼지 낀 장서 속에 잠들어 있어 곰팡이 냄새나는 묵은 지식들은 논문을 쓸 때 참고로나 인용하고, 강의를 하려면 싱싱하고 참신한 것을 소개해야 많은 의사들에게 도움이 될 것이다.

필자가 2007년 봄 어느 연수강좌에 강의를 부탁받고 가서 강의시간을 기다리는 동안에 다른 강사들의 강의를 들을 기회가 있었다. 강의를 들으면서 누구에게 무엇을 전달해주려는 강의인지 혹은 맡은 숙제를 마지못해 해결하려고 강단에 올라온 것인지 알 수 없었다. 옆에서 강의를 열심히 듣고 있는 젊은 의사들에게 무슨 내용인지 알아들을 수 있고 진료에 도움이 되겠느냐고 물었더니, 이해도 되지 않을뿐더러 졸려서 그만 집에 가고 싶은 심정뿐이라고 했다.

의사협회지의 원고는 편집위원회의 청탁에 의한 것을 원칙으로 한다고 명시되어 있다. 청탁대상자의 선정기준이 어디에 있는지 모르겠으나, 의사회에 소속된 회원들의 좋은 견해나 지식은 누구나 올릴 수 있도록 기회를 주는 것이 좋겠다. 참신하고 새로운 내용의 원고를 공모하여 여러 회원들에게 유익하다고 생각되는 것은 널리 알리고 포상도 해주는 것이 바람직하리라고 본다. 편집위원 몇 사람들에게 위촉받아 만들어진 글들이 많은 회원들에게 공감을 주지 못하고 있다는 것을 알았으면 한다.

아까운 의사들의 회비로 만들어 배포된 의사협회지가 장서로 보관되는 숫자보다 일간지처럼 한번 훑어보고 쓰레기통에 들어가는 숫자가 더 많다는 것을 편집자들은 알아야겠다. 학회에서 주관하는 연수강좌의 제목과 강사는 억지로 떠맡겨 청탁하지 말고, 여러 의사들에게 반드시 필요한 제목을 선정하고 어느 분야에 조예가 있다고 생각되는 인물을 선정해서 위촉하는 것이 좋을 듯하다.

크리스 스토머 성인은 "내용을 믿게 만드는 것은 이름이 아니며, 이름을 믿게 만드는 것은 내용"이라고 얘기했다고 한다. 이름 있는 사람의 글보다는 이름 없는 사람의 글이라도 많은 사람들에게 공감과 도움을 줄 수 있는 글이었으면 더 좋겠다.

03 나무를 보되 숲을 먼저 보는 지혜를 갖자!

통증 치료를 위해 신경차단이라는 방법을 많이 이용하고 있지만, 신경차단보다 중요한 것은 통증의 원인을 정확하게 찾는 것이라는 얘기는 필자가 항상 강조해온 점이다.

통증 치료를 하는 의사들은 환자의 전체를 파악하기보다 국소적인 통증만을 찾아보기 일쑤이다. 나무를 보기 전에 숲을 먼저 보지 못했기에 필자에게 있었던 사건을 소개한다.

1) 우리나라에 IMF라는 외환위기가 심각했던 1999년에 IMF의 피해로 전에는 해본 적이 없는 막노동 일을 하다가 통증이 생겼다는 50대 중반의 남자환자가 필자를 찾아 왔다.

노동을 오랫동안 한 것도 아니고 삽질과 곡괭이질을 잠시 했을 뿐인데 가슴과 등이 결리고 아파서 습포제를 아무리 붙여도 좋아지지 않아 친구의 소개로 찾아 왔다고 한다. 진찰해보니 가슴이 아픈 것은 전거근(serratus anterior m.)의 긴장 때문이었고, 등의 통증은 능형근(rhomboid m.)의 긴장 때문으로 생각되었다.

촉진해보니 장흉신경(long thoracic n.)이 중사각근의 하단에 생긴 통증유발점에 의해 조여지면서 흥분을 일으켜 전거근을 긴장시키면서 생긴 통증이고, 견갑배신경(dorsal scapular n.)이 중사각근의 중간쯤에 생긴 통증유발점에 의해 조여지면서 그 지배를 받는 능형근을 긴장시켜 생긴 통증으로 간주되었다.

압박으로 흥분된 운동신경들을 풀어주기 위해 양측 중사각근의 중간부위와 하부에 있는 통증유발점들을 교대로 주사해가면서 물리치료를 해주었다. 치료초기에는 좋은 반응을 보이더니 시간이 갈수록 통증이 재발하여 한 달 넘게 치료를 하여도 완치효과가 나타나지 않았다. 아무래도 치료의 한계점에 도달했다 싶어 대학병원으로 보냈는데, 생각하지도 않았던 폐암말기라는 진단이 나왔고 머지않아 그 환자는 사망했다는 소식을 들었다.

그동안 치료하면서도 폐에 이상이 있다는 징후를 전혀 발견할 수 없어 전혀 의심해 보지도 않았던 일이었다. 돌이켜 생각해보니 필자는 통증 환자를 진료하면서 단 한 번도 종합병원에서 검사하는 기본검사(routine check)를 해본 일이 없었던 것을 알았다. 기본적으로 흉부 X-ray를 한번 촬영했더라면 쉽게 알 수 있는 것을 엉뚱한 치료만 해왔던 것이다. 필자는 폐암 환자를 직접 진료해 본 일이 없기에 그러한 실수를 범했던 것 같았다. 폐암말기에 전이된 통증이 그렇게 나타날 수 있다는 생각을 전혀 해본 일이 없었던 것이다.

2) 2002년 5월에 있었던 일인데, 50대 중반의 남자환자가 1개월 전부터 양쪽 엉덩이부터 다리까지 당기고 아프다며 찾아왔다. 촉진으로는 양쪽 둔부에서 심한 압통이 발견되었다.

양쪽 이상근증후군에 의한 좌골신경통으로 보였지만 양측에 동시에 이런 증상이 있을 시에는 척추강 안에 문제가 있음을 암시하게 된다. 흔히 척추강협착증이 있거나 척추탈위증(spndylolisthesis)이 있을 때에 양쪽 좌골신경통을 일으키는 것을 볼 수 있다.

C-arm 투시기로 척추를 투시해보니 L5-S1 사이에 약간의 척추전방전위증이 있어 보였을 뿐 별다른 이상소견은 볼 수 없었다. 환자에게 MRI 촬영을 먼저 했으면 좋겠지만 우선 의심되는 부분을 치료해보고 효과가 없으면 나중에 촬영해 보자고 다짐해 두었다.

척추강 안에서 신경근이 눌려있음을 의심하고 L4-5 사이에 경막외강주사(epidural Injection)를 시행했더니 금방 통증과 당기는 증상이 없어졌다. 경과를 두고 보자고 했더니 다음날은 완전히 나은 것 같이 아무렇지도 않다고 한다.

일주일가량 지내면서 경과 관찰하기로 하고 보냈는데 일주일쯤 지나서 다시 찾아와서는 옛날처럼 똑같이 아파졌다고 한다. 혹시 양쪽에 생긴 이상근증후군인가 싶어 양쪽 이상근에 주사했더니 증상이 금방 없어졌다. 이상근증후군을 잘못 진단내렸나 싶어 또 두고 보자고 하며 보냈는데 3일 후에 다시 아프다고 연락이 왔다.

무언가 잘못되고 있다는 생각이 들어 MRI 검사를 의뢰하면서 만일에 어떤 병변이 발견되면 필자에게 보내지 말고 그 병원에서 처치하도록 당부해 두었다. MRI 촬영 후에 결과 보고가 왔는데 L5-S1 사이에 커다란 종양이 있는데, 제5번 요추의 척추몸통까지 침범되어 자기네 병원에서 손댈 수가 없어 S-병원으로 보냈다고 한다.

이틀 후에 환자에게서 연락이 왔는데 S-병원에서도 MRI 소견을 보더니 자기네도 손대기가 힘드니 더 큰 병원으로 가보라고 해서 밀려났고, I 의과대학 병원에 아는 사람이 있어 갔다가 그곳에서도 밀려나 ○○대학병원에 예약해 놓았는데 진찰받고 연락 주겠다고 하더니 연락이 없다고 한다.

필자의 생각에는 엄청난 확정 판결을 받고 넋이 나간 상태에 있거나 아니면 곧바로 서둘러 수술하고 누워 있던지 둘 중의 하나라고 추측되었다. 여기에서 필자는 깨달음이 생겼는데, 통증 환자를 만나게 되면 아픈 곳만을 생각하지 말고 전신적인 질환이나 다른 곳에서 전이된 통증일 가능성도 생각해 보아야겠다.

폐암에서 전이된 통증을 발견하지 못하고 대학병원에서 찾게 되었다는 것이 생각할수록 부끄럽지만, 그래도 다행스러운 것은 끝까지 붙잡고 있다가 필자 앞에서 사망하는 사태까지 가지 않았다는 것이다.

척추종양 환자도 MRI 검사를 미리 해보았더라면 좋았겠지만, 그래도 다행스러운 것은 경막외강과 이상근에 시험적으로 주사를 한 번씩만 시술하고 효과가 없어 곧바로 MRI 검사를 하도록 했다는 것이다. 이러한 환자들을 만일에 필자도 맹목적인 신경차단만을 반복했더라면 그 환자에게는 커다란 실수를 한 것은 물론이고 필자자신에게도 적지 않은 피해가 있었을 것이다.

필자는 통증 치료를 할 때에 신경치료는 단 한 번 시술로 치료 효과가 인정되어야 하고, 효과가 인정될 경우에 한해 시간이 경과한 후에 추가로 시술하지만 효과가 인정되지 않는 경우에는 두 번 다시 시술하지 않는다. 개인클리닉의 특성상 종합병원에서와 같이 기본검사(routine check)를 하지 못하는 어려움이 있지만 막연한 기대 속에 신경차단만을 반복하지 않았던 것이 다행스럽다고 느낀 적이 한 두 번이 아니다.

요즘에 통증클리닉을 다녀왔다는 요통 환자들에게 들어보면 기본적으로 경막외강차단을 대여섯 번 이상씩 하는 곳이 적지 않다는 것을 알 수 있는데, 만약 이 환자들 중에 필자가 예로 들었던 사람들처럼 악성종양 환자들이었다면 어찌 되었을까 생각해 본다.

통증클리닉 의사들이 필자가 경험한 환자들과 같은 경우를 만나게 되었을 때에 너무 반복적인 한 가지 시술에 치중하다보면 나중에 곤혹스러운 지경에 빠질 우려가 있다고 생각된다. 특히 마취과학을 전공하고 수술마취만 해오다가 통증클리닉을 하게 된 의사들은 통증만을 보지 말고, 앞과 뒤를 돌아보고 좌우를 살펴서 전신질환과 통증과의 관계를 살피는 지혜가 더욱 필요하리라 생각된다.

나무만 보고 숲을 보지 못하는 어리석은 사람이 되지 말고, 숲을 먼저 보되 나무를 보는 슬기로움을 가지라고 당부해두고 싶다.

2002. 7. 25.

04 관계라는 말과 관절이라는 말의 상관관계

1) 관계란 두 개 이상의 개체 사이에서 이루어질 수 있는 말로서 어떠한 개체 혼자서 만들 수 있는 것이 아니다.

모든 개체 사이에는 적당한 간격을 유지해야 원만한 관계가 이루어질 것이며, 너무 가까워도 안 되고 너무 멀어도 안 될 것이다. 예를 든다면 톱니바퀴 사이에도 요철(凹凸)이 적당한 간격을 유지해야 한다. 간격이 너무 멀면 그 기능을 발휘할 수 없고, 너무 간격이 가깝거나 凹와 凹가 만나거나 凸과 凸이 만나게 되면 서로 반대편의 톱니에 손상을 주어 마모를 일으키게 된다.

사람들의 관계도 마찬가지라 생각된다. 성격이 완만한 사람과 예민하고 날카로운 사람이 만나면 조화를 이루고 지낼 수 있지만, 똑같은 성격을 가진 사람들끼리는 좋은 관계를 이룰 수 없음을 알 수 있다. 상대방과 적당한 거리를 지키면서 유기적인 관계를 유지해야 하는 것이지 필요 이상으로 가깝다보면 상대방에게 상처나 흠집을 줄 수도 있고, 자기의 흉허물을 상대방에게 노출시키게 되어 틈이 생기게 된다.

인간관계에서 서로를 이어주는 띠 역할을 하는 것은 이념, 혈연, 지연, 학연, 신앙, 취미생활 등의 함께 공유하는 공통점이 될 것이고, 또한 상대방에 대한 신뢰와 상대방이 가진 미덕이 밑바탕이 될 것이다. 그 신뢰가 무너지게 되면 불신이 쌓이게 되고 미덕은 보이지 않고, 흠집만 눈에 띌 때 그 대인관계는 결국 무너지게 될 것이다. 그러한 공통점과 상관없는 인간관계를 유지하는 것은 이권만을 쫓아 이합집산(離合集散)하는 이권단체에서만 성립할 수 있는 관계인 것이다.

인간이란 누구나 완전한 존재가 아니므로 인연이라는 띠로 맺어진 테두리 안에서 상대방이 가진 미덕만을 아껴주고, 되도록 상대의 흠은 보지 않도록 해야 한다. 사랑하는 사람의 미덕이 흠으로 보이기 시작하면 먼저 자신의 마음에 상처를 받게 될 것이다. 그 상처가 치유되려면 고통과 인내가 따라야 하며 이를 극복하지 못하면 사랑이 증오로 변하게 된다. 미덕이라고 믿었던 것이 흠으로 보이게 된다면 상대방에게 잘못이 있기보다는 자신의 시각이 달라져 그런 것이 아닌가하고 자기의 눈을 한 번 더 씻고 보아야 할 일이다.

부부간에도 적당한 거리를 유지하여 내보일 것은 보여주고 안 될 것은 보여주지 않는 것이 금슬 좋은 부부관계를 유지할 수 있는 것이다. 적당한 거리 없이 너무 가깝다는 것은 마찰과 충돌이 있을 수 있음을 의미하게 된다.

요즘 젊은 부부들의 이혼이 늘어가는 이유 중 하나도 가까운 사이라고 해서 너무 허물을 드러내는 데서 생기는 것으로 생각된다. 자신의 아름답지 못한 과거를 드러내거나 검은 마음속까지 훤히 다 보이게 행동하는 배우자와 좋은 관계를 유지하기는 힘들 것이다.

필자에게는 가장 가까우면서도 조심스러운 사람이 바로 아내이다. 아내가 뒤에서 눈을 흘기거나 인격적으로 경멸하는 일이 생기지 않을까 조심스럽다. 가장 가까이 지내면서 나의 흉허물과 내면까지 들어다 볼 수 있는 사람이 아내이기 때문이다. 자기 아내에게 인격적으로 존경받지 못하는 남편이 사회에 나가서 어찌 제대로 처세를 하겠는가? 자기의 아내 위에 군림한다고 자처하는 남자들 중에는 뒤에서 아내가 자기를 멸시하고 있다는 사실을 모르는 남자들이 있다.

스승과 제자, 사제와 신자들 사이에도 분명히 그 거리는 유지하고 있어야 한다. 존경과 신의로 맺어진 사이에는 존경과 신의를 깨뜨릴 수 있는 계기를 만들지 않아야 한다. 평소에 어떤 신부님을 존경하고 따르던 여신도들 중에는 그 관계를 깨뜨려서 신부님을 파멸에 몰아넣는 경우도 더러 있다고 한다. 사제는 사제의 위치에 있을 때에 품격이 있는 것이지 사제복을 벗겨놓은 벌거숭이 사내를 존경할 사람은 없는 것이다.

스승이란 학식과 인품이 함께 갖추어 있을 때 존경받을 수 있는 것이고, 지식만을 전수해 줄 수 있는 것 가지고는 스승이란 존칭을 받을 수 없는 것이다. 필자도 후배들에게 필자가 가진 지식을 전해주느라 애썼지만 존경받지 못하는 이유 중의 하나는 지식의 전달자 노릇만 해왔기 때문이라 생각된다.

기름과 물이 섞여 하나가 될 수 없고, 헌옷에 새 천을 붙인다고 새 옷이 되지 못하듯이 동질성을 가진 개체끼리 만나야만 서로 섞여 일치를 이룰 수 있는 것이다. **누구나 자신의 처지를 알고 자신의 위치를 잘 지킬 때 모든 관계는 원만하게 유지 지속될 것이다.**

2) 관절이란 2개 이상의 뼈로 복합체를 이루어 유기적인 관계를 유지하는 구조물을 말한다.

관절을 구성하는 요소는 2개 이상의 뼈와 그 사이에는 충격을 완화시키는 연골판이 있고, 뼈들을 연결하는 인대, 그리고 이들을 움직여 주는 근육들이 있고, 근육을 조절하는 운동신경과 관절 주변의 감각을 담당하는 감각신경들로 구성되어 있다.

관절에 통증이 있으면 주로 연골이 닳아져 생기는 퇴행성관절염(degenerative arthritis)이라 진단하는 경우가 가장 많은데 퇴행성관절염의 대표적인 장소로 꼽히는 곳이 무릎이다. 관절의 퇴행성 변화라는 것은 관절을 구성하는 뼈의 간격이 지나칠 정도로 너무 가까워져있기 때문에 뼈 사이의 마찰로 관절면이 마모현상을 일으킨 것을 말한다.

체중과다도 원인 중의 하나가 될 수는 있겠지만, 그보다 중요한 것은 관절을 연결하고 있는 근육들의 긴장이 문제가 된다. 필자는 관절을 연결하는 골격근에 생긴 긴장성통증유발점이 관절간격을 좁혀 관절면에 마모를 일으키거나 관절 사이에 있는 연골판을 파열시킬 수 있다고 밝힌 바 있다.

관절을 구성하고 있는 뼈들의 간격이 너무 가깝다보면 관절의 활액면(synovial membrane)이 압박받아 마모되면서 관절 밖으로 밀려나와 골극(spur)을 형성하고, 그 골극들이 관절피막에 있는 감각신경을 자극함으로써 관절에 통증을 일으키는 것이다. 무릎관절에 퇴행성 변화가 생기지 않게 하려면 관절의 간격이 정상 상태를 유지할 수 있도록 도와주어 더 이상의 마모가 생기지 않게 하는 것이 최우선 과제이다.

무릎관절 통증 환자에게 대부분의 의료기관에서 퇴행성관절염이라 진단 붙이고 있지만 실제로 퇴행성 변화로 오는 통증 환자는 극소수에 불과하다. 대부분 관절의 통증은 관절의 안에서 생기는 것이 아니고 관절을 싸고 있는 피막에 분포되는 관절신경들이 자극받아 생긴다는 사실을 대다수의 의사들이 생각해 본 일이 없었다.

무릎관절의 뒤에서 상하를 연결하고 있는 근육들(반막양근이나 대퇴이두근)의 긴장이 장기간 지속되면 관절신경을 자극해서 통증이 생길 뿐 아니라, 무릎관절 간격이 좁아지게 되어 무릎에 퇴행성 변화를 초래하게 된다.

무릎관절 간격에 영향을 주어 통증을 일으키거나 관절 간격을 좁혀 퇴행성 변화를 줄 수 있는 다른 요소로는 무릎 앞쪽에 있는 대퇴사두근의 긴장도 크게 관여한다. 대퇴신경이 흥분하면 대퇴사두근을 긴장시키고 근육을 약화시키고 무릎관절 앞쪽에서 무릎 간격을 좁혀 퇴행성 변화와 무릎통증까지 일으킨다. 그러나 대퇴신경의 흥분은 신경 자체에 생긴 질환 때문이 아니고, 그 주행도중에 골반강 안에 있는 대요근(psoas major m.)과 장골근(iliacus m.) 사이에서 압박받아 흥분을 일으키는 것이다.

외상에 의하지 않는 무릎통증은 골반강에서 내려오는 대퇴신경의 압박과 무릎 뒤쪽에 있는 내측관절신경(medial articular n.)과 외측관절신경(lateral articular n.)의 억압을 풀어주는 것이 통증 치료의 첫 단계가 될 것이요, 퇴행성 변화를 막는 첫걸음이다.

대부분의 의료기관에서 진단 붙여 온 퇴행성관절염들은 관절염이기보다는 관절신경들이 압박받아서 오는 관절신경통이었다. 척추의 추간관절증(facet syndrome)도 관절의 상하를 연결하고 있는 근육의 긴장이 관절 간격을 좁혀 생기는 증상임을 필자가 오래 전에 밝혀 소개한 바 있다.

추간관절증에 의한 통증을 대부분 관절신경을 차단하거나 파괴하고 있지만 필자는 신경차단이나 관절에 주사하지 않고 관절을 연결하고 있는 근육을 이완시켜 관절의 안정공간을 확보시켜줌으로써 보다 신속하고 완전한 치료효과를 볼 수 있었다.

Robertson은 추간관절증 환자에게 여러 가지 방법의 신경차단법을 시행했는데도 3개월 내지 1년 반이면 모두 통증이 재발한다고 보고했는데, 이는 그 원인을 찾아 제거하지 못하고 통증만을 없애주었기 때문으로 풀이된다.

관절에 통증이 있을 때에는 내부에 있는 구조물의 잘못된 점만을 찾으려 하지 말고 관절을 구성하고 있는 요소들의 상호관계를 먼저 살피는 것이 원인 치료의 첫걸음이 될 것이다. 통증이란 객관적인 검사나 눈으로 볼 수 있는 객관적 소견 때문이 생기는 것만이 아닌데, 객관적 소견에만 집착하는 것이 현대의료의 가장 큰 맹점이 아닌가 생각된다.

대인관계를 이루고 있는 연결 띠나, 관절을 이루고 있는 뼈들이나 서로의 간격과 위치를 잘 유지만 하고 있으면 좋은 관계와 관절이 될 수 있을 것이다.

2003. 3. 5.

선생님은 있어도 은사님은 없다(학생은 있어도 제자는 없다?).

2005년 스승의 날을 맞이하면서 여론조사를 했더니 스승의 날을 2월로 옮기자는 의견이 44%, 스승의 날을 폐지하자는 의견이 40%, 그대로 두자는 의견이 16%로 나왔다고 한다. 학교에 다니는 재학생을 기준으로 하면 새로 맞은 선생님께 대한 고마움이 부족하기 때문에 한 해 동안 배우고 나서 헤어지기 전에 그동안 가르쳐 주신 분에게 대한 고마움을 표시하기 위해 2월로 옮기자고 생각하는 사람들이 많았던 것 같다.

반대로 요즘 교육계의 비리문제(부정입학, 촌지, 성적조작)들로 교사들에 대한 신뢰가 무너진 현실을 반영하여 스승의 날을 폐지하자는 의견도 적지 않았다. 옛날에는 우리 선생님, 또는 우리 담임선생님으로 불리던 학교 담임교사에 대한 용어가 요즘 중·고등학생들에게서는 담임선생님이 아니고 그냥 "우리 담임"이라는 말로 비하되어 있음을 보게 된다. 자기들을 가르쳐 주고 보살펴 주시는 선생님이 아니고, 행동을 감시 감독하고 잔소리나 하는 담당자라고 생각하는 쪽으로 사고가 바뀌고 있다는 느낌이다.

지식 전달 매체의 다양화로 선생님들이 가르쳐주는 지식은 아무데서나 얻을 수 있다고 생각하기 때문에 학교의 지루한 수업보다는 알맹이만 챙겨주는 학원 강사의 강의가 더 소중하다고 생각한다. 수업 시간에 배운 것은 상급학교 진학용 지식일 뿐 자신에게 영원한 양식이 된다고 여기지 않기 때문에 수업이 크게 중요하지 않고 선생님들의 교훈적인 얘기는 잔소리로만 들릴 뿐이다.

대학이나 대학원 이상의 교육과정에서도 마찬가지임을 알 수 있다. 의과대학을 졸업하고 전공과목을 선택해서 4년간 수련을 마치고 나온 전문의들의 생각도 마찬가지라는 사실을 교수들은 알고 있는지 궁금하다. 어느 교수에게나 누구를 얘기하면 그 친구는 자기가 가르친 자기 제자라고 서슴없이 얘기한다. 그러나 피교육생이었던 사람에게 그 교수님을 자신의 은사님이라고 생각하느냐고 물으면 그냥 교수님일 뿐이지 은사님이라고 생각하지 않는다고 한다. 교수들은 자기가 가르쳤으면 당연히 은사로 대접을 받을 자격이 있다고 생각하지만, 그 밑에서 배운 사람들은 단순히 지식만 전달받았을 뿐이지, 자기의 인생에 영향을 주었다고 생각하지 않는다. 단순히 지식만 전달받았을 뿐 그들이 가지고 있는 사상이나 철학을 전수받은 바 없고, 그들의 따뜻한 사랑을 받아보지 못했기 때문에 교사는 교사일 뿐이고 교수는 교수일 뿐 은사는 아니라는 것이다.

그러면 선생님과 은사님은 어떻게 다른 것일까? 요즘에도 초등학교의 섬마을 분교로 자원해 들어가 전교생이 10여 명밖에 되지 않는 아이들과 생활을 함께 하면서 간식도 직접 만들어 주고, 머리도 직접 잘라주거나 감겨주고 머릿속의 서캐까지 잡아주는 교사들이 있음을 볼 수 있다.

그런가 하면 물(?)좋은 도시 학교로만 옮겨 다니면서 학부형들을 부담스럽게 하여 교육계에 얼룩으로 남는 교사들도 없지는 않다. 그 교사들 밑에서 단 1년이란 기간의 교육을 받은 학생들은 두 종류의 교사에 대해 어떠한 평가를 할까? 단순히 교재에 있는 내용만을 앵무새처럼 반복해서 전달해주고 자기들이 가르쳤노라고 하면 학생들이 가르침을 받았다고 생각할까?

가르침이란 지식 전달도 중요하겠지만 깨달음까지 주어야 한다. 자기가 알고 있는 지식을 누구에게 알려주었다고 대단한 것을 가르쳐준 것처럼 착각하는 교육자가 있다면 이는 크게 착각하고 있는 것이다. 자기에게 사랑을 베풀어주고 깨우침을 준 사람에게만 은사님이란 존칭은 붙여줄 수 있고 그 존칭은 한시적인 것이 아니고 영원한 것이다. 그러나 선생님과 교수님이라는 직함만을 가지고는 이 시대의 은사님으로 남기는 어려울 것이다.

자기의 지식과 철학, 그리고 마음속 깊이에서 나오는 따뜻한 사랑의 전달 없이는 스승과 제자의 고리는 생길 수 없다고 생각된다. 부모가 자식에게 사랑을 베푸는 것과 같이 희생과 사랑 없이 단순히 지식만을 전달해주었다고 스스로 은사로 자처하는 것도 안 될 일이다. 자기에게 상당기간 동안 먹고 살 수 있는 양식을 주는 것보다 자기에게 직접 소량의 양식이라도 마련할 수 있는 능력을 길러준 사람이 있다면 그분이 자기의 은사임을 알아야 할 것이다.

옛날 신앙의 선조들은 자기 소출의 십 분지 일만 종교 단체에 바쳐도 신앙 문제, 교육, 사회 문제, 국가의 의무를 대신 할 수 있었다. 그러나 요즘의 종교는 국가기관과 달리하고 있기 때문에 기독교의 구습인 십일조의 정신을 그대로 실천하면서 살아갈 수 없다.

현대는 어느 특정인에게 배워야 하는 기간은 짧고, 배워야 하는 항목은 많기에 특정인 한두 사람에게 배워 평생 생활방편으로 살아 갈 수 없게 되어 있다. 그래서 십여 년간 학창시절에 배운 지식들은 별개로 두고 생계수단을 위해서는 별도로 배워할 것이 많은 세상이 되었다. 그런데도 자기에게 배운 것을 가지고 세상을 살아갈 것으로 생각하는 교육자들의 뒤떨어진 현실감이 문제다. 학문세계는 아니지만 장인(匠人)들의 세계에서는 자기에게 생계방편을 마련해준 사람에게 사부님이라는 칭호를 붙여 왔다.

필자는 스스로 찾아와 도움을 청해 온 후배 의사들에게 생계형 교육을 시켜 온 지 20년이 되어 왔지만 사제지간이라 생각하지 않았고, 직업적으로는 동료이고 의사의 선후배 관계로 생각해 왔다. 그러나 몇 년 전부터 스승의 날이면 그 후배들로부터는 꽃바구니나 화분들을 선물로 받게 되면서 내가 어느 누구에게는 은사님이 되었고, 누구에게는 단순히 옷깃을 스치는 인연으로 그치는 선생으로 지나쳤는가를 생각하게 되었다.

은사에 대한 사랑과 감사의 표시는 학창시절 당장 눈앞에 있는 선생님에게 억지로 드러내라는 것이 아니고 오래 지날수록 새록새록 자라나 커져야 하는 묵은 김치 같은 것이라 생각한다. 스승의 날은 자기 앞에 있는 선생님들에게 감사를 드리기 위해 마련한 것이 아니라 두고두고 먼 훗날에 옛 임을 그리워하며 감사드리기 위해 생긴 기념일이란 것을 교육자나 학부모들이 알았으면 한다.

스승의 날을 맞이하여 1999. 5. 9. 작고하신 고 김 광우교수님의 사랑을 생각하게 된다. 그런 의미에서 스승의 날을 맞아 꽃바구니 안고 찾아가 뵈올 은사님들은 계시지 않으니 어찌 서글프지 않을 수 있겠는가? 부모님을 그리는 옛 시인의 글이 생각나 적어본다.

"반중의 조홍감이 좋아도 보이나다.
유재 아니라도 품음직 하다마는
품어가 반길 이 없으니
이를 슬허하노라"

2005. 5. 15. 스승의 날을 맞이하여

06 마음속에 있는 아픔까지 치료하는 의사가 되기로 했는데

필자가 2002년에는 서강대학교 가톨릭 경영자과정을 다니면서 만학의 기쁨을 누린 일이 있었다. 수료식 날 각자 수료 소감과 장래의 희망을 얘기하는 시간을 가졌다. 50여 명이 모인 그 자리는 천주교 신자들만의 모임이고 직업들은 다양했지만 의사 직업을 가진 사람은 필자 한 사람뿐이었다.

필자는 이제까지 육신의 고통만 치료하는 의사로서 살아왔는데, 앞으로는 예수님의 제자답게 육신의 고통은 물론 마음속에 있는 아픔까지 치료할 수 있는 의사가 되고 싶다고 했다. 이 한마디로 많은 박수를 받았지만, 어떻게 해야 마음속의 아픔까지 치료할 수 있겠는가 두고두고 생각해보게 되었다. 마음의 통증은 필자와 같은 의사보다는 심리학자의 심리 상담을 통해서나, 사제에게 신앙고백을 함으로써 마음속 깊숙이 들어있는 마음의 병을 풀어주는 것이 바람직할 것이다.

많은 의사들이 객관적으로 입증되지 않는 아픔을 정신질환, 또는 신경성 질환이라고 부르거나 마음의 병이라고 하기도 한다. 정신질환(psychogenic disease)이라 하면 사리판단할 수 있는 정신계에 이상이 생긴 것을 말할 수 있는데, 많은 사람들이 신경성(neurogenic) 질환과 혼동하고 있는 것 같다.

신경성 통증이라고 불리는 것들은 대부분 기능적인 통증이 평소에는 잠복해 있다가 심리적인 스트레스를 심하게 받을 때 활성화되어 증상이 나타날 때 그렇게 부르고 있는 것 같다.

마음과 **정신**을 구별한다는 것이 쉽지 않은 일이지만 필자는 마음은 감성적인 것으로 따뜻하고 부드럽고 포용성 있는 것이지만, 정신은 이성적인 판단 능력으로 냉철하고 차갑고 강한 것이라고 구분지어 보았다. 마음이란 가슴속에 자리 잡고 있고 정신은 뇌 속에 있다고 생각된다.

마음의 상처로 생긴 슬픔을 억제하다 보면 육신에 영향을 미치게 되어 신체적 기능장애까지 일으킨다. 정신계에 이상이 생기면 사리판단이 되지 않아 인격장애가 생기게 될 것이고, 노인성 치매나 소위 미쳤다고 불리는 정신병 환자들이 여기에 속하게 된다.

마음에 병을 가진 사람은 본인만 고통을 받게 되지만, 정신에 병이 들면 본인보다도 타인에게 피해를 입힐 뿐 아니라 제3자의 도움을 받지 않고는 정상적인 생활을 할 수 없다. 불특정 장소에서 방화를 하거나 불특정 대상에게 이유 없이 피해를 가하는 사람은 정신질환을 가지지 않고서는 있을 수 없을 것이다.

마음의 병이 깊어져 육신의 병으로 되기도 하지만, 육신의 병이 오래가면 마음에 장애를 일으키기도 한다. 현대의학은 객관적 소견을 중시하기 때문에 모든 통증의 원인을 객관적 검사로만 찾다가 원인이 밝혀지지 않으면 대부분 이러한 통증을 육신의 병이 아닌 마음의 병에서부터 온 것으로 간주하는 경향이 있다.

객관적 소견을 가진 통증은 구조적인 질환에 의한 통증들이고, 통증클리닉의 진료 대상은 객관적 소견이 없는 기능장애 때문에 생긴 통증들이 대부분이다. 눈에 보이지도 않고 만져지지도 않고 저울로 달아볼 수 없는 통증을 객관적으로만 진단하려는 현대의학이 통증 환자들을 정신병자로 몰았고, 아무리 들어도 이해할 수 없는 형이상학적인 용어로 환자를 혼동시키는 동양의학은 한 술 더 뜨고 있다.

보이지 않는 것은 존재하지 않은 것이라고 주장하는 유물론자나 무신론자들과 같은 개념을 가지고 환자에게 접근하기에 통증의 원인을 찾지 못하고 마음속의 병이나 정신적인 이상으로 돌리고 있다.

기능장애에 의한 만성통증을 마음속의 병이나 정신적인 병이라는 진단을 받게 되면 환자는 본의 아니게 그러한 환자가 되어야 했고, 이차적으로 마음에 병까지 생기게 된다. 실제로 고통받고 있는 통증을 의사에게 인정받지 못하는데서 오는 마음의 병이 더 클 것이다.

이렇게 환자들의 마음속에 생긴 병은 의사가 만들어낸 의인성(iatrogenic) 질환이라 한다. 고통스럽다는 환자에게 아플만한 이유가 없다거나 꾀병 환자나 정신신경성 환자로 매도하고, 늙어 그런 것이니 참고 지내라는 얘기를 듣는데서 오는 마음속에 병이 적지 않다. 의료기관을 전전해도 원인을 찾아 해결해주는 곳이 없다보니 주위 사람들은 물론 가족에게까지도 꾀병 환자나 신경성 환자로 취급받기 쉽다. 실제로 통증으로 고통 받는 환자에게 신경성으로 생긴 것이니 신경을 쓰지 말고 편안한 마음으로 살도록 권유해주기도 한다.

의사는 환자를 대할 때에 선입견이나 편견을 가지지 않아야 하며, 검사에서 이상이 없더라도 환자가 아프다는 사실만은 인정해주고 들어가야 한다. 통증 환자들의 설움은 자신이 아프다는 사실 자체를 인정해주는 사람이 없다는 사실이다.

필자는 심리학자도 정신과 의사도 아니기에 심리분석이나 정신분석할 수 있는 능력을 가지고 있지 않지만 어떠한 상황에서도 환자가 아프다는 사실만은 인정해 준다. 통증이란 신체의 어느 부분에 이상이 생겼을 때 그것을 알려주는 신호에 불과한 것이지만, 눈에 띄지 않는 고장들이 많이 있다는 사실을 알려줌으로써 환자의 불안감을 풀어줄 수 있다.

통증의 진단과 치료는 한 번 보고 알아볼 수 있는 것이 아니기 때문에 추리를 해가며 추적조사를 해야 한다. 설령 첫 번째 예상했던 질환이 아니더라도 실망하지 말고 제2, 제3의 원인을 찾도록 해야 한다. 그러한 점은 환자에게 미리 알려주고 시작하는 것이 신뢰감을 주게 된다.

대부분의 의료기관에서는 X-ray를 찍어 보고 뼈에는 이상이 없다거나, 근육이 굳어있으니 물리치료나 받아보라는 처방을 해준다고 한다. 근육이 굳어있다는 사실은 환자들이 이미 알고 있는 사실이고, 근육이 굳어지는 원인을 알고 싶어 하는 것이다. 그러한 환자에게 원인 설명은 없고 물리치료나 받아보라거나, 신경을 너무 많이 써서 그런 것 같다는 얘기를 함으로써 환자를 진짜 신경성 환자로 만들고 있다. 눈에 보이지 않는 통증을 찾기 위해서는 육안으로만 보지 말고, 마음의 눈으로 찾아야 한다. 환자의 통증을 낫게 해주지는 못할지언정 설상가상으로 마음의 병까지 얹어 주지는 말아야 할 것이다.

인도의 성현 **간디**는 **예수님**은 존경하지만 그리스도인은 좋아하지 않는다고 얘기했다는데, 그 이유는 예수님을 따르는 사람들이 예수님을 닮은 모습을 보여주지 못했기 때문이라 했다고 한다. 많은 사람들이 **Hip-pocrates**는 존경하지만 그의 후예들은 존경하지 않고 있음은 그의 후예들이 **Hippocrates** 정신을 제대로 지키는 사람이 많지 않기 때문이 아닌가 생각한다.

Hippocrates 선서를 현대화한 《**Geneva 헌장**》을 다시 한 번 상기하며 여기에 옮겨본다.

이 헌장은 1948년 SWISS **Geneva**에서 개최된 세계의학협회 총회에서 채택되고, 1968년 **Sydney**에서 개최된 제 22차 세계의학협회에서 개정된 것으로 의학이 추구하는 인간적인 목표에 대한 의사들의 공헌을 표현한 헌장이다.

이 **Geneva** 헌장은 현 시대와 잘 맞지 않는 **Hippocrates** 선서를 현대화시키기 위하여 시도된 것이다.

필자는 예수님께서 행하신 병자치유의 능력을 나에게도 나누어주실 것을 청하며, Hippocrates의 후예로서 그가 내려주신 선서를 마음에 새겨가며 환자 앞에 나서기로 다짐한다. 그렇지만 필자는 아직도 마음속에 있는 병을 치료할 수 있는 의사는 되지 못하고 있다.

2003. 4. 2.

07 통증 치료를 하려면 먼저 통증의 맥을 알아야 한다.

지하수를 파려면 수맥을 찾아야 하고, 금을 캐려면 금맥을 먼저 찾아야 할 것이다. 수맥이나 금맥을 찾지 않고 아무 곳이나 파헤친다고 지하수나 금이 나오지는 않을 것이다. 통증 치료를 하려면 통증의 맥을 먼저 알아야할 것이다. 통증을 나무에 비유한다면 뿌리가 있고, 몸통이 있으며, 가지가 있고 나뭇잎이 있듯이 통증도 치료를 하려면 그 뿌리에 해당하는 맥을 찾을 줄 알아야 할 것이다.

2004년 6월 16일자 어느 일간신문에 근 근막통증에 주사요법보다는 스트레칭이 더 좋다는 어떤 가정의

학과교수의 글이 실렸다. 내용인즉

40대의 어느 직장인은 뒷목이 뻣뻣하고 양쪽 어깻죽지에는 천근이 달린 것 같이 무겁고 아파왔다. 병원에 가서 약도 먹어보고 근육에 주사도 맞아보았지만 일시적인 효과만 있었다고 한다. 용하다는 안마사에게 비싼 돈 주고 경락치료를 몇 개월 받아보았지만, 이 역시 오래가지 않았단다. 몸이 항상 무거우니까 짜증만 늘고 인생이 왜 이리 고달플까 하는 생각이 들었다고 한다.

이 환자가 앓고 있는 질환은 근막통증증후군으로 근육이 지속적으로 뭉쳐있는 병이라고 한다. 특별한 이유 없이 어깻죽지가 뻐근하고 뒷목이 당기는 경우에 대부분이 근근막통증증후군이라고 한다.

근근막통증증후군은 전신근육에 다 올 수 있는 병이지만 특히 뒷목, 양측 어깻죽지, 흉배부의 근육에 잘 생긴단다. 근근막통증증후군의 치료법에는 뭉친 근육을 풀려고 하는 대증요법과 아예 뭉치지 않게 하는 원인치료가 있다.

대증요법의 대표적인 방법으로 통증마취주사, 물리치료, 마사지 등이 있다. 어느 방법이나 뭉친 근육을 푸는 효과는 좋으나 원인이 제거되지 않기 때문에 다시 재발하는 단점이 있다.

원인치료법은 치료받는다기보다 스스로 해야 하기 때문에 힘들기는 하지만 근본적인 치료가 될 수 있다. 그 방법으로는 뭉친 근육스트레칭, 평소에 운동하기, 직접 운전 덜하기, 컴퓨터작업 시 과도한 긴장 안하기 등이 있다.

이 글을 쓴 교수님은 통증에 대해서 얼마나 알고 있었으며 이러한 환자를 만났을 때 어떻게 대처했는지 모르지만, 그 교수님도 통증의 맥을 알지 못하고 있었기에 이런 얘기들을 하게 된 것 같다.

현대인들은 직업병적으로 뒷목, 어깻죽지, 흉배부의 근육이 잘 뭉치는 것은 사실이다. 근육이 굳어져 있다고 해서 그 근육에 직접주사나 물리치료들을 하고 있는 것은 근육이 뭉치는 원인이 그 근육자체에 있지 않다는 사실을 알지 못했기 때문일 것이다. 아프고 뭉쳐있는 근육은 통증의 맥이 아니고 나뭇가지 끝에 불과하며, 근육이 뭉쳐있는 것은 어떠한 원인에 의한 결과일 뿐이고 통증의 원인은 아니다.

후경부의 근육이란 견갑거근(肩胛擧筋; levator scapular m.)을 말하고, 흉배부의 근육이란 능형근(菱形筋; rhomboid m.)을 말하며, 어깻죽지의 근육이란 상부 승모근(trapezius m.)을 말한다. 이 근육들이 뭉쳐있다고 그 자체에 병이 있다고 생각하는 것부터 잘못된 것이다.

견갑거근과 능형근의 운동신경인 견갑배신경(dorsal scapular n.)이 중사각근을 뚫고 지나다가 중사각근에 있는 통증유발점에 의해 포착당해서 흥분을 일으킨다. 견갑배신경이 흥분하면 지배하는 근육들을 굳어지게 하고 혈액순환을 차단하여 통증이 생기는 것이다.

승모근의 운동신경인 척추부신경(spinal a ccessary n.)이 흉쇄유돌근(SCM m.) 밑을 지나다가 이 근육에 생긴 통증유발점에 의해 압박당하거나 포착당하면 신경이 흥분을 일으켜, 흉쇄유돌근과 승모근을 굳어지게 하며 통증을 일으킨다.

이 두 개의 신경의 주행과정에서 생긴 통증의 발생기전을 알지 못하고 많은 사람들이 뭉쳐있는 근육만을 풀어주려고 주사를 하였기 때문에 주사요법은 일시적이고 대증요법이란 오명을 쓰게 된 것이다. 이는 자신이 통증의 맥을 잘못 알고 있었다는 자체를 모르고 한 얘기인 것이다.

중사각근과 흉쇄유돌근에 있는 통증유발점을 찾아 국소마취제를 주사해주면 신경의 조임이 풀리면서 목과 어깻죽지, 그리고 등 쪽에 있는 근육의 뭉침이 풀어지고 통증들이 없어지게 된다. 이렇게 신경을 풀어주어 통증과 뭉침이 사라진 다음에 근육의 스트레칭이나 강화운동이 필요할 것이다.

그 교수님은 몇 가지 스트레칭 방법을 그림으로 제시했는데, 이론적으로는 좋은 치료법으로 보일지 모르지만 실제로는 굳어있는 근육을 스트레칭한다는 것은 무모한 행동이라 할 수 있다. 왜냐하면 굳어져 탄력이 상실된 근육을 잡아당기고 늘려준다는 것은 근육이 늘어나는 것이 아니고 근섬유가 파열되는 결과를 초래하고, 파열된 근섬유들은 다시 유착과 섬유화를 일으켜 더욱 근육을 굳어지게 만들 수 있기 때문이다.

먼저 압박받고 있는 골격근의 운동신경을 풀어주어 근육의 긴장이 풀어진 다음에 스트레칭을 해주는 것은 좋지만, 뭉쳐있는 근육으로 스트레칭을 하는 것은 설상가상으로 근육에 손상을 더 주게 된다.

많은 환자들이 의사의 손을 빌리지 않고 운동으로 통증을 치료할 수 있는 방법을 알고 싶어 하는데, 고장난 자동차를 수리는 하지 않고 저절로 고쳐질 수 있는 방법을 알고 싶어 하는 것과 같다.

목덜미와 어깻죽지에 통증을 가진 환자들에게 경막외강차단, 성상신경절차단, 통증유발점주사를 반복하다가 효과가 없어 두판상근(splenius capitis m.)과 승모근(trapezius m.)에 Botulinum Toxin 200 U를 1.0% 리도카인에 섞어 주사했더니 통증이 20-30%로 감소하였다는 증례보고가 대한통증학회지 16권 2호에 게재된 일이 있었다.

이 논문의 저자는 고찰에서 Botulinum Toxin을 주사하기 전에 경막외강차단, 성상신경절차단, 통증유발점주사를 반복했던 필요성이나, 그 차단주사에 효과가 없었던 이유에 대한 설명이 전혀 없었다. 또한 Botulinum Toxin을 주사한 위치를 선정한 이유에 대한 언급이 없이 Botulinum Toxin의 약리작용에 대한 설명만 장황하게 열거하고 마치 치료 효과가 있었던 것과 같은 표현을 했다.

통증은 완전히 없애주려고 치료하는 것이지 감소시키려고 하는 것이 아니기 때문에 치료 후에는 단 몇 %의 통증도 남아있으면 안될 것이다. 이 증례 발표에서 Cheshire 등의 논문을 인용하였는데, 그들은 6명의 환자에게 Botulinum Toxin을 주사해서 4명에서 좋은 결과를 얻었는데 그 효과는 4개월간 지속되었다고 한다.

약리학적으로 Botulinum Toxin의 근육이완 효과는 3개월 이상 지속된다. 따라서 통증의 맥을 잘못 짚고 뭉쳐있는 근육에 주사를 했더라도 몇 개월간의 근이완 효과로 근육의 허혈성 통증은 없어질 수 있다. 국소마취제인 리도카인의 근이완 효과가 1시간 정도 지속되는 것과 같이 Botulinum Toxin의 근이완 효과는 4개월간 지속할 수 있는 것이다. 6명에게 시술해서 4명이 효과를 보았다는 것은 결코 좋은 치료 성적이라고 할 수 없다.

근육을 뭉치게 하는 원인이 그보다 위에서부터 내려오는 운동신경의 흥분이었고, 신경의 흥분은 신경의 주행과정에 있는 통증유발점 때문이었다는 사실을 전혀 알지 못했던 것이고, 때문에 근육 자체를 치료했던 것이며 그 효과는 만족할 만한 결과를 보여주지 못한 것이다.

필자는 이러한 통증 환자에게 흉쇄유돌근과 중사각근의 통증유발점에 0.5% 리도카인을 4 mL씩 시험

주사한다. 리도카인의 근이완 효과로 제통 효과는 인정되나 만성화되어 반복주사해도 완치 효과가 어렵다고 판단될 때에 유발점 한 곳에 Botulinum toxin 10-15 U를 주사하고 있다.

필자가 가장 싫어하는 진료행태가 통증의 맥도 잡지 못한 상태에서 막연하게 통증유발점주사와 신경차단만을 남발하고 있는 것이다. 의사들이 어떠한 시술을 할 때에는 반드시 해야 할 필연성이 무엇인가를 알고 있어야하며, 그 시술 결과가 좋지 않았을 때에는 무엇이 잘못되었는지 반드시 되새겨 보아야 한다.

한방에서 진찰하면서 짚는 맥은 동맥의 박동을 말하는데, 이 맥의 박동의 강약과 간격을 가지고 인체의 모든 이상여부를 판단한다고 한다. 필자가 맥이라고 하는 것은 한방에서 얘기하는 것과는 다르지만 통증을 일으키는 핵심이라고 보는 것이 좋을 것이다. 통증유발점이야말로 근막통증의 원인이 되는 대표적인 통증의 맥이라 할 수 있다.

하지만 그 맥을 제대로 알고 있는 사람이 많지 않기에 나무뿌리에 물을 주지 않고 나뭇잎에 물을 뿌려주는 것과 같은 치료를 하고 있는 것이다. 통증유발점의 치료는 명확하게 치료 목표를 세워 특정 근육의 특정 위치에 하는 것이지 막연하고 광범위하게 여러 곳에 하는 것이 아니다.

통증 치료는 무차별 난사하는 기관총 사격이어서는 안 되고 정조준해서 목표물을 명중시키는 명사수의 단발소총사격과 같은 치료를 해야 한다. 그렇게 하기 위해서는 통증이 흐르는 맥을 잘 알아야 한다. 필자가 얘기하는 맥을 이해하려면 **신경차단의 의미와 통증유발점의 의미**를 잘 새겨보면 알 수 있을 것이다.

08 의료경영과 기업경영을 접목시켜 보면?

필자의 대학시절 정신과 시험문제의 제목이 "의사와 기술자의 차이점을 논하라"는 것이었고 답안지는 두 장씩이나 되는 백지였다. 필자의 실력으로 시험지 두 장을 채울 능력은 없었고, 횡설수설하는 답안을 제출했었다.

의사의 취급 대상은 인간의 생명과 건강이기 때문에 의학적인 지식과 인술이 함께 해야 하며, 의사의 진료과실에 대한 책임은 외형상으로는 금전보상으로 끝나지만 실제적으로는 절대로 책임을 면할 수 없는 무한책임이다. 기술자의 취급 대상은 유형의 장비나 기계이기 때문에 그 분야에 대한 식견만 있으면 되고 기술자의 과실에 대한 책임은 금전으로 보상하면 되기 때문에 유한 책임이고, 인격이나 도덕성이 반드시 개입되는 것은 아니라고 답을 적었었다. 그 답안에 대해 교수님은 어느 정도 평가를 내려주셨는지는 알 수 없다. 그 후로 35년이 지나서 대학원 AMP 과정에서 경영학에 대한 공부를 하면서 기업인과 의료인의 차이점은 어디에 있는가를 생각해보게 되었고, 그때 필자의 답안지는 엉터리였다는 것도 알게 되었다.

의사 한 사람이 치료를 잘못하면 치료받은 환자에게만 피해를 주게 된다. 그러나 국내에서 대우(大宇)라는 대기업이 도산하면서 많은 국민들에게 피해를 입혔던 것을 보고서 기업인이 경영을 잘 못하면 아무 상관없는 여러 사람들이나 사회에 커다란 피해를 준다는 사실을 깨닫게 되었다.

의료업도 경영을 잘못하면 오랫동안 쌓아온 공든 탑이 하루 아침에 무너지는 것도 보았다. 필자의 친구 한 사람은 20여 년 동안 개업해서 벌고 투자해서 모은 돈으로 종합병원을 세웠다가 1년도 되지 않아 부도를 만나 완전 파산하는 것을 보았다. 환자의 진료보다는 경영이 더 큰 몫을 차지하고 있는 종합병원의 경영에 대해 잘 알지 못하는 사람이 손댔다가 실패했던 것으로 생각된다.

기업경영의 목적은 이윤추구에 있는데 물건을 팔아 원가를 빼고 남는 것이 이윤이라고 한다. 제대로 된 기업이라면 이익만을 얻는데서 끝나는 일이 아니고 소비자에게 제공된 상품의 가치와 만족도가 인정되어야 할 것이다. 의료업은 타 기업과는 달리 이윤에 앞서 고객가치(치료 효율)가 높아야 한다. 의료소비자에게 고객가치를 제공하지 않고 이윤만을 추구하는 의료업이란 존재할 수 없다.

경영관리 측면에서 통증 환자를 통하여 환자의 가치 기준을 파악하는 방법을 보면
① 잠재 환자: 치료의 필요성을 느끼면서 왜 치료하지 않는가?
② 신규 환자: 왜 새로운 환자가 우리에게 치료를 받기 시작하는가?
③ 불평 환자: 환자가 제기하는 불평의 원인은 무엇인가?
④ 만족 환자: 환자가 만족하는 이유는 ?
⑤ 단골 환자: 무엇 때문에 우리에게 계속해서 치료를 받고 있는가?
⑥ 이탈 환자: 치료받던 환자가 왜? 우리에게 받던 치료를 단절하게 되었는가?

1) 잠재 환자
전신에 통증을 가진 환자는 무궁무진하게 많지만, 대부분 무형의 통증을 객관적 검사로만 원인을 찾으려는 의사들로부터 이상이 없다는 진단을 많이 받아왔다. 통증에 대한 이해가 없는 의료기관들을 전전하면서 원인도 모르고 대증요법만 받다가 효과를 보지 못하면 치료를 포기하거나, 민간요법이나 유사의료업자들에게 의존하고 있는 잠재 환자가 많다.

2) 신규 환자
객관적 검사 소견에만 의존하던 치료 방법에서 통증 치료의학이라는 새로운 진료과목에 대한 기대감이 환자들의 호기심을 불러일으켜 많은 환자들이 관심을 가지게 되어 환자 수는 늘어나고 있다.

3) 불평 환자
단순한 신경차단의 반복이나 근근막통증이라고 진단붙이고, 근육 내에 산발적으로 주사를 반복하게 되면 기대에 미치지 못하는 치료 효과에 대해 실망하는 환자들이 늘어갈 것이다.

4) 만족 환자
정확한 진단명과 통증의 기전을 자세히 설명해서 환자를 이해시킨 다음 효과적인 치료법으로 환자를 만

족시켜주었기 때문이다. 통증 환자는 단 한 번의 시술로서 그 효과를 입증해서 환자를 감격하게 만들어 주면 만족하게 되어 있다.

5) 단골 환자

만족 환자는 언제든지 다른 통증이 생기면 다시 찾아오게 되어 있고 단골 환자가 될 뿐 아니라 다른 환자까지 소개하게 된다.

6) 이탈 환자

너무 단조롭고 매너리즘에 빠진 치료에 만족하지 못하는 환자는 이탈하게 되어 있다. 많은 의료기관들이 이탈 환자를 모두 완치된 환자로 간주하는 경향이 있다.

그럼 의료업을 하는 의사들은 신규 환자, 만족 환자, 단골 환자를 늘리기 위해 어떠한 노력과 투자를 했는지 생각해 볼 필요가 있다.

기업경영의 ① 초급단계는 값싼 제품을 싸게 파는 것이나

② 중급단계는 좋은 제품을 싸게 파는 것이고

③ 상급단계로 가면 좋은 물건을 비싸게 파는 것이고

④ 고급단계는 평범한 제품을 비싸게 파는 것이다.

의료업에도 기업경영처럼 여러 단계의 수준이 있을 수 있는데 정부는 국민건강보험이라는 미명아래 진료의 수준과 품질을 하향조정한 채로 한 가지로 묶어 의료계에 초급단계의 싸구려 진료만을 요구하고 있다.

모든 진료수준을 틀에 구워낸 국화빵처럼 획일화시켜 기업경영에서 볼 수 있는 경쟁이라는 개념이나 노하우를 완전히 배제해 버렸다. 일반기업이 취급하는 대상이 물품과 정보라면 의료업의 취급 대상은 인간의 건강과 생명이고 의료인이 가진 노하우는 환자에게 만족을 줄 수 있는 것은 고품질의 치료기술이다.

의료업의 이윤은 생명과 건강을 지켜주는 진료기술의 제공대가로 나오는 것이지 약품판매의 차액에 있는 것이 아니다. 진료기술은 의료인마다 독자적으로 개발한 신기술이나 노하우를 가지고 있을 수 있고, 의료인이라면 몇 가지의 노하우쯤은 반드시 가지고 있어야만 할 것이다.

이러한 신기술마저도 정부의 사전심사를 거쳐야 하도록 규제하고 있고, 의료의 신기술은 기술특허도 되지 않는다. 의약분업의 근본 취지는 약품의 보관관리책임을 누구에게 맡기느냐 하는 기능면에서 분업이라야지 약품판매의 이익을 누가 챙기느냐에 있어서는 안 될 것이다.

필자는 약품처방전을 이웃 약국들로 보내고 있지만 환자를 필자에게 의뢰해 오는 약국은 거의 보지 못했다. 우리나라는 의약분업을 함으로써 약국을 제2의 진료기관으로 만들어 재정파탄을 일으키게 되었음에도 그 탓을 의사에게 돌리고만 있다.

통증클리닉이란 고품질의 진료를 적정가격에 공급해주는 고급진료라야 하지만, 국가의 저수가정책은 진

료의 품질을 일괄적으로 하향조정하여 싸구려 진료만 강요하고 있다. 환자의 치료에 필요한 각종 시술 횟수마저 제한하여 사실상 의사들의 손발을 묶어놓고 있다.

의사의 자존심을 지키기 위해서는 박리다매의 경영전술보다는 진료행위 하나하나에 무거운 비중을 실어야 할 것이다. 무해 무익한 시술을 반복하는 것보다는, 꼭 필요한 진료만을 함으로써 진료의 질을 높여야 한다. 환자가 진료 결과에 만족하고 감격하도록 만들어야 한다. 환자들에게 진료 현장에서 치료효과를 보여줌으로써 통증 치료를 차별화시켜야 한다.

투자는 적게 하고 이윤을 많이 내는 것이 기업의 목적이다. 부적절한 진료행위를 남발하는 것보다는 단 한 번의 시술로서 환자를 만족시킬 수 있는 노하우를 축적해야 한다. 통증 치료를 하겠다는 마취과 의사들의 대부분은 통증 치료에 대한 노하우를 개발하거나 습득하는데 투자를 소홀히 하고 있다.

통증 치료에 사용할 수 있는 신경은 수십 가지나 있는데 실제로 사용되고 있는 신경의 종류는 불과 대여섯 가지를 넘지 않는다. 기왕에 신경치료로 승부를 걸기로 했다면 치료할 수 있는 신경의 종류를 늘려야 할 것이다. 요즘에는 신경파괴제와 장비의 발달로 신경의 기능장애를 원상회복시키려고 노력하기보다는 신경의 기능을 무력화시켜 통증을 느끼지 못하게 하려는 경향이 높다고 보여진다.

필자는 교과서에는 없지만 통증 치료에 필요한 신경을 찾아 주위 조직과의 관계를 정리하여 **통증 치료의 실제편**이나 **환자들을 위한 통증클리닉**에 올려 소개한 바 있다.

진료 기관이 흑자 경영을 하려면 만족 환자와 단골 환자를 늘려야 하고, 그러려면 값비싼 장비나 시설(hardware)에만 투자하지 말고 치료에 대한 노하우(soft ware)의 축적에 더 많은 투자가 필요하리라 생각된다.

통증클리닉을 새로 시작하려는 사람들은 대부분 통증이 생기는 원리부터 공부하려 하지 않고 무슨 약을 얼마나 어디에 주사하느냐에 관심을 쏟고 있다. 치료법 몇 가지만 익히면 객관식 시험문제의 모범답안을 얻은 것처럼 곧장 환자 앞에 가서 뽐내려 한다. 그러다가 모범 답안에 없는 환자를 만나면 헤매게 되기 마련이지만 기초지식이 튼튼하면 어떤 상황에 처하더라도 응용해서 정답을 이끌어 낼 수 있는 능력이 생기게 될 것이다.

수술마취를 하면서 가끔 몇 가지의 신경차단으로 통증 치료를 했던 것은 본업이 아닌 취미로 해보는 아마추어에 해당한다. 의료기관을 개설하고 환자에게 통증 치료를 전문적으로 제공한다는 것은 기업경영인의 프로정신에 입각해야 한다.

의료인은 시대의 흐름과 변화에 적응해서 자신부터 변모시킬 줄 알아야 할 것이다. 수련의 때 배운 지식만 가지고 오랫동안 우려먹었으면, 버릴 것은 버리고 새로운 지식으로 교체하지 않고 평생 해묵은 지식만을 가지고 환자를 대한다면 의료소비자들은 등을 돌릴 것이다.

특히 근년에 들어 통증클리닉을 개원하는 마취과전문의들의 숫자가 부쩍 늘어가고 있는데, 자신이 수술마취의사인지 통증 치료의사인지 구분을 하지 못하고 있는 것 같다. 수술마취를 하던 마취과 의사가 통증 치료를 하기 위해서는 한층 up-grade 되어야 한다는 사실을 모르고 있다. 가끔 자신은 조금도 변한 것이 없는데도 진료기관의 간판만 통증클리닉으로 바꾸고 up-grade 되었다고 생각하는 사람이 많은데, 얼굴화장을 고치고 의복을 갈아입었다고 사람이 달라진 것은 아니다.

환자의 만족 없이 의료기관이 존속할 수 없는 일이다. 고객, 즉 환자에게 만족을 주는 길은 오로지 머릿속을 새로운 **software**로 교체하고 **up-grade** 시키고 또한 환자의 고통을 함께 나눌 수 있는 따뜻한 마음이 없어서는 되지 않음을 명심하도록 해야겠다.

2004. 2. 13.

09 동양의학이 현대의학과 가까워지고 있다.

1979년에 김태영 선생이 저술한 침구의학전론에 의하면 좌골신경통, 두통, 안면신경마비를 다음과 같이 기술하고 있는데, 그 원인들을 나름대로 현대의학 측면과 동양의학적 측면에서 함께 설명하고 있음을 보게 된다.

그 몇 가지 예를 들어보면

1) 좌골신경통

좌골신경의 통로나 그 분포지역의 동통을 좌골신경통이라 한다. 원발성, 속발성, 반사성으로 대별된다. 원발성 좌골신경통은 좌골신경자체의 병변, 또는 감염과 관계가 있으며, 속발성이란 신경통로 근처의 조직적 변화, 척추추간판탈출, 척추관절염, 척추관 내나 골반강 내에 기능성 압박증상에 기인한다. 반사성은 배부외상 혹은 염증으로의 자극이 중추로 전달되어 반사성으로 좌골신경통을 야기함을 말한다.

동양의학적으로는 痺에 속하며 風寒, 風濕이 경락에 침입된 관계로 본다.

2) 두통

두통은 임상에서 가장 많은 증상으로 그 원인은 다양하다. 감기 등으로 인한 일시적 두통도 있지만, 고혈압, 지주막하출혈, 뇌 속의 염증 발생, 안, 이, 인후 등 오관질환, 편두통과 같은 기능질환, 월경전후, 갱년기 두통 등 일일이 열거하기 힘들다.

동양의학적으로는 풍사(風邪), 적열(積熱), 간양(肝陽), 담습(痰濕), 체질허약 등을 원인으로 하였다.

3) 안면신경마비

일명 면탄(面癱)이라고 부르기도 하며 중추성과 국부성으로 양별할 수 있으며 중추성은 뇌혈관질환과 뇌종류(aneurysm) 등에서 발생되며, 국부성은 유양돌기내 안면신경염 혹은 국부한랭, 전염병, 중독, 외상 등이 원인이 된다.

동양의학적으로는 **外感, 風寒의 顔面部經絡侵襲, 經氣流行常失, 氣血不和, 經筋失調濡養, 縮緩不收**가 본 병의 원인이다.

이상과 같이 동양의학만을 전공하신 분도 통증을 설명하는 데는 동양의학적인 사고만으로는 설명하기 힘들기 때문에 현대의학의 해부학적인 용어나 통증의 발생의 기전이 필요했으리라고 보인다. 동양의학의 교과 내용이 언제부터 정립되었는지는 알 수 없으나 최근의 한의과 대학의 교과과목을 보면 순수한 한의학이라고 보기엔 믿어지지 않는 내용들이 많다. 옛날의 한의사들은 전혀 들어보지도 못한 교과과목일 것이다.

동양의학이 발전을 위해서는 현대의학이 마련한 구체적이고 객관적으로 입증된 학문의 도입이 불가피할 수밖에 없었을 것이다. 해부학, 병리학, 생리학, 미생물학 등은 아무리 해도 동양의학적인 개념만으로는 설명할 수 없는 현대의학의 산물들이다. 동양의학의 특수성 때문에 현대의학을 접목해서 환자의 진료에 이용하는 것을 누구도 탓하는 사람은 없다. 그러나 전통 동양의학에 현대의학의 기초의학을 도입함으로써 한층 더 발전할 수 있었다는 사실을 부인해서는 안 될 것이다.

옛날에 순수한 동양의학을 공부한 한의사들은 현대의학의 기초의학을 배운 일이 없기에 해부학적인 용어조차 알지 못하고 지냈을 것이다. 현재 교육 중이거나 수련 중인 한의학도들은 자기들이 배우고 있는 과목이 현대의학에서부터 유입되었다는 사실을 모르기 때문에 자기들이 배우고 있는 학문이 순수한 전통 동양의학이라고 알고 있는 것이다. 교과과정에서 배우니까 당연히 전통 한의학일 것이라고 믿고 있는 것 같다. 한글이나 한문으로 번역된 책들을 보고 공부하면서 그 내용들이 현대의학에서 나온 것이라는 것조차 모르고 있다.

치료의학으로서 동양의학을 평가절하하거나 무시하고 싶은 생각은 추호도 없지만 질병을 진단하는 데는 현대의학을 접목해서 더 유익하다는 것을 부정해서는 안 될 것이다.

침구의학전론(鍼灸醫學典論)을 저술하신 김태영 선생께서도 우리나라에 한의과 대학이 생기기 전인 옛날에 전통 한의학을 공부하셨던 분이 아닌가 싶은데, 책을 편찬하실 때에는 현대의학의 개념 도입이 불가피했을 것이다. 요즘 젊은 한의사들에게 좌골신경통이나 두통, 안면신경마비를 순수한 한의학적으로만 설명한다면 이해할 수 있는 사람은 거의 없을 것이다.

한의대의 교육과목을 살펴보면 예과에서는 물리학, 화학, 생물학, 조직학, 생리학, 발생학, 생화학, 해부학, 양방생리학, 식물학 등을 배우고, 본과에서는 생리학, 미생물학, 약리학, 양방병리학, 병리학, 양방진단학, 진단학, 내과계학, 부인과학, 안과학, 이비인후과학, 신경정신과학, 정형요법학, 침구학, 사상의학, 외과학, 상한론, 본초학, 방제학, 방사선과학, 임상병리학 등을 공부한다고 한다.

한방교육의 독자성이라고 주장하고 있지만 상당 부분의 교과목이 의과대학과 중복되고 있어 한의학 교육 내용의 한계를 드러내고 있다. 배우는 학생들이야 자기네 교과목이니까 순수 한의학이라고 믿고 있겠지만 모두가 현대의학의 번역판임은 누구나 아는 사실이다.

동양의학의 원조인 중국에서도 의료일원화가 되어있어 의과대학에서는 대부분 동양의학과 현대의학을 함께 공부하고 졸업 후에 중의학과 현대의학으로 구분해서 전공한다고 한다.

요즈음 TV에 출연해서 환자 진료나 건강 상담하는 의료인들을 보면 도대체 한의학을 공부한 의료인인지 현대의학을 공부한 의사인지 구분이 되지 않는 이론전개를 많이 보게 된다. 한의사가 얘기하는 질병에 관한 이론이 현대의학의 이론과 거의 똑같음을 보게 된다. 마치 현대의학을 하는 의사로 혼동을 일으키는 경우가 있는데 마지막에 치료법을 얘기할 때에는 한약과 침술에 관한 내용이 언급되고 있을 뿐이다.

몇 년 전에 어느 TV 건강프로에 나이 들직한 어느 의사가 좌골신경통 환자의 가정을 직접 방문해서 환자를 진찰하는 장면이 있었다. 진찰하고 통증의 원인을 설명하는 것을 보고 필자는 그분이 현대의학을 하신 분으로 알았다. 진찰하는 방법과 통증에 대한 이론전개가 완전히 현대의학의 추간판탈출증으로 인한 좌골신경통을 진단하는 것과 똑같아 필자가 오해를 했었다.

그 분의 얘기로는 좌골신경통의 원인은 요추의 추간판에서 오는 것인데, 추간판은 도가니와 같은 성분으로 되어있으니 추간판탈출을 예방하려면 도가니탕을 많이 먹으면 되고, 그리고 치료를 위한 침술방법 몇 마디가 있어서 한의사임을 알았다.

한의사들의 식품 얘기 중에는 비타민이 많이 들어 있고, 전해질이나 무기질이 풍부하다는 현대의학이나 식품영양학에서 나올법한 용어가 많이 등장하고 있음을 보게 된다. 동의보감이나 본초학에서 찾아 볼 수 없는 현대의학 용어가 한의학계에 많이 스며들어 있는 것이다.

통증 환자들의 상당 숫자가 한방의료기관을 먼저 찾아가 침술과 물리치료를 몇 차례 받다가 효과가 없으면 상의도 없이 발길을 현대 의료기관으로 돌리는 것을 보게 된다. 필자는 침술치료를 받았다는 환자를 볼 때마다 몇 번이나 맞았으며, 한의사에게 통증의 원인에 대해서 무슨 얘기를 들었느냐고 물어본다.

환자들의 일관된 대답은 아무 얘기도 해주지 않고 그냥 침이나 맞고 치료받아 보라고 하더라는 것이었고, 침술치료는 대부분 1회 내지 5회 내외가 대부분이었다. 침술의 효과에 대해서는 현대의학도인 필자가 왈가왈부할 일은 아니다. 그렇지만 그처럼 침술치료 몇 차례 받고 통증들이 완치되리라고 생각하지 않기에 한의원에서 그만오라고 할 때까지 다니지 않고 본인의 자의로 그만 두는 것은 잘못이라고 환자들을 책망하곤 한다.

침술치료 몇 회 받고 효과 없다고 침술의 효능을 부인하는 사람들을 보면 침술을 의술로 생각하지 않고 요술로 생각하는 것 같다. 침술의 효능을 옹호하는 것은 아니지만 1-2회의 시술로 완치를 기대하는 환자들에게 문제가 있다고 생각된다.

어느 의료기관을 일단 찾아갔으면 진료해 준 의사가 완치되었다고 판정해주기 전에 환자 스스로 효과를 판정하는 것은 잘못된 것이다. 침술치료를 받고 그 예후에 대해 그 한의사에게 묻지도 않고 효과가 없다고 판단하고 발길을 돌려서는 안 될 것이다. 환자가 몇 차례 오다가 나타나지 않으면 침술 치료를 해준 한의사는 완치되었던 것으로 착각하는 오류를 범할 수도 있기 때문이다.

환자들의 그런 태도가 한의학 발전을 저해할 수 있다고 생각된다. 침술치료를 계속하면서 언제쯤 치료효과가 나타나는지 경과를 관찰해봐야 할 텐데 침술의 효과가 나타나기도 전에 환자 스스로 효과가 없다고 판정해버리면 한의사와 환자는 상반된 생각을 할 수 있다. 치료해 준 한의사는 환자가 완치되었을 것이라고 오해할 수 있고, 환자는 침술로는 나을 수 없다고 지레 짐작했기에 침이란 도대체 맞을 것이 못된다고 생각할 것이다. 양쪽 모두 잘못 생각하고 있는 것이다.

생약을 이용한 치료법으로 현대의학에서 해결하지 못하는 질환도 치료할 수 있는 부분이 있을 수 있다고 필자는 믿고 있기에 현대의학의 체계적인 진단과 동양의학의 치료법을 잘 접목하면 제3의 훌륭한 의술이 태어날 수 있으리라 생각된다.

동양의학은 현대의학과 가까워지지만 말고 중국처럼 초기 교육부터 함께 하여 의료일원화를 이루어보면 좋겠다. 한의학은 현대의학의 객관성을 이모저모로 많이 받아들이고 있지만 현대의학을 공부한 사람들은 한의학에 대한 개념이 잡혀있지 않아 한의학을 받아들이기가 극히 힘들다.

최근에 보도된 바에 의하면 어느 의과대학에서는 의료일원화를 위해서 교과과정개편을 통해서 한방과정을 도입해서 의학교육에서부터 일원화시켜 나가겠다는 뜻을 의무부총장이 밝힌 바 있다. 의료일원화를 하자고 제의하면 한방 측에서는 전통한의학을 흡수 통합하거나 말살하려 한다고 주장하고 있는데, 이러한 점을 고려해서 초대학장을 한의학 쪽에 맡길 수도 있다고 한다.

어떤 의학의 전통성을 주장하는 것보다 중요한 것은 환자의 고통을 덜어주는 일일 것이다. 그런 이유에서 필자의 홈페이지를 들여다보는 젊은 한의사들이 많아지고 있음을 알고 있으며 그들의 심정을 필자는 이해한다. 어느 젊은 한의사의 책장에 10권으로 된 "The Ciba Collection"이 꽂혀있는 것을 보았지만 필자는 놀라지 않았다. 오죽 답답하면 그런 책을 들여다볼까 싶었기 때문이다.

남의 지식을 훔쳐보는 것보다는 함께 공유하는 사회를 이루기 위해서는 의료일원화가 바람직할 것이다. 현대의학에게 지식을 빼앗기는 것이 아깝다면 굳이 권하지는 않겠지만 서로 주고받는 관계를 만들기 위해서는 의료일원화를 이루는 것이 좋겠다고 생각한다.

동양의학의 원조인 중국에서는 동양의학을 中醫學이라고 부르고 있지만, 한국에서는 韓醫學이라고 부르고 있어 한국이 동양의학의 원조인 것처럼 강조하고 있다. 과연 동양의학의 뿌리는 어디에 있는 것일까?

2003. 7. 22.

10 통증 치료를 배우려면 1년 정도는 투자하라!

요즘 젊은 마취과 의사들 가운데에는 전문의로서 자부심을 전혀 갖지 못하고 있는 사람이 많아지고 있다. 4년간 고생해서 수련하고 받은 전문의자격증을 받자마자 헌신짝처럼 팽개치고, 잘 알지도 못하는 통증 클리닉을 하겠다고 나서는 사람들이 많아지고 있다.

4년간 마취과수련은 받았지만 통증 치료를 수련받을 만한 기회가 없어 제대로 배울 기회도 갖지 못했다. 어디서 배웠다는 내용들은 세미나라는 명목으로 행해지고 있는 몇 가지 의학강좌 몇 회 들은 것이거나, 외국에 가서 남의 진료 현장을 견학하는 정도들이다. 때로는 먼저 개원한 선배 의사에게 가서 어깨너머로 진료하는 것을 보는 정도에 그치고 있다. 수련이라는 것은 지식을 머릿속에 암기시키는 것이 아니라 몸에 배도록 익혀서 필요할 때 반사적으로 지식이 튀어나오게 하는 반복된 훈련을 말한다.

70년대 초에 한국군대에서는 마취과 전문의가 부족해서 일반군의관을 3개월간 교육시켜 수술 현장에 투입했던 때가 있었다. 간단한 이론과 실기교육을 그 정도 받으면 급한대로 수술은 감당할 수 있다고 생각했었기 때문이다. 단순히 지식만을 주입하려고 하면 전문의 수련과정은 1년이면 충분하리라 생각된다.

통증 치료만을 배우기 위해 마취과를 지원한 사람이 있다면 4년간의 수련기간은 지루했고 불필요한 시간낭비였을 것이다. 통증클리닉이라는 분야를 수련받을 곳이 있어 그 수련 기간을 통증 치료에 몰두했더라면 훨씬 바람직했을 것이나, 불행히도 완벽하게 수련받을 만한 기관은 세계 어디에도 아직은 없는 실정이다.

4년 동안이나 수련받았으면 최소한 몇 년 정도는 수술마취 전문의로 종사해야 할 텐데, 자격증을 단 1년도 써보지도 않고 통증 치료만을 고집한다면 수련 기간이 너무 아깝다는 생각이 든다. 참고로 필자는 13년 반 동안을 마취과 전문의로 봉직했고, 그 기간의 절반은 통증의학을 공부하는데 전념했었다.

반면에 4년간 수련받은 전문의를 포기한 사람들은 평생 생활 방편으로 삼을 통증 치료를 공부하는데 불과 일 년도 투자하지 않고, 몇 시간의 강의 내용이나 어깨너머로 구경한 경험을 가지고 평생 생계유지할 밑천으로 삼으려 하고 있다. 4년간 수련받으면서 통증 치료에 관해서 수련받을 기회가 몇 시간이나 되었는가를 되돌아보면 마취통증의학과 의사라는 이름만 가지고 통증 치료할 수 있는 능력을 갖추었다고 볼 수 없는 것이다.

필자가 개원한 이후로 자기 스스로 찾아와 배움을 청하는 사람들이 늘어났고, 어느 누구에게도 가르침을 거절해 본적은 없으나 수용능력 때문에 받아들이지 못한 일은 있었다. 개원 초기에 배움을 청하는 사람들에게 1개월 정도 필자와 함께 공부하면 될 것으로 생각했었다.

그러나 세월이 갈수록 통증 치료가 더 어려워지고 원인이 다양해져서 120일 정도로 늘려 잡았지만 그것도 모자란다는 생각을 떨칠 수가 없다. 배움의 현장에서는 다 터득한 것 같았지만 막상 본인들이 개원을 해 놓고 보면 부족함이 많아 헤매다 못해 진료의 질이 변질되고 있는 것을 보게 된다.

통증클리닉 의사 한 사람을 길러낼 때에는 도예가가 작품 하나를 만들기 위해 온갖 심혈을 기울이듯 필자도 명품(?) 하나를 만들어 보고자하는 욕심으로 온갖 정성을 기울여 왔다. 그러나 근래에 찾아와 배우겠다는 의사들은 약 2-3개월 정도 공부하다보면 벌써 모두 터득했다는 눈치를 보이기 시작하고, 4개월째 접어들게 되면 다음 진로를 준비하는데 정신 팔려 필자의 조언이 귀에 들어가지 않기 시작한다.

본인들의 진단이 틀렸고, 어떠한 시술이 실패해서 환자가 낫지를 않았어도 아랑곳하지 않고 오로지 취업이나 개원 준비에 온통 정신이 빠져있는 것을 보게 된다. 그들에게 부족함을 아무리 채워주려고 해도 이미 딴 생각으로 가득 찬 머리에는 더 이상의 지식이 들어갈 여지가 없음을 볼 때 필자는 서글픔이나 배신감마저 느끼기도 한다.

마음먹고 통증의학을 공부하겠다고 나선 사람들의 지식을 받아들일 수 있는 용량이 이것밖에 되지 않았다는 말인가? 바람직한 통증클리닉 의사 한 사람 만들어 보자고 온갖 정성을 다 했건만 본인은 도중에서 이미 득도(得道)를 한 것으로 생각하고 더 이상 필자의 손길을 거부할 때마다 실망을 한 것이 한두 번이 아니다. 이런 경우에는 마음이 떠나 있는 사람을 붙잡고 있어봐야 서로에게 손해라 싶어 도중하차시킬 수밖에 없지만, 정작 떠나는 본인들은 도사에게 모든 것을 전수받고 하산하는 무림의 고수가 된 것 같은 기분이었던 것 같다.

이름 있는 음식점에 종업원으로 들어가 요리하는 것을 배우려면 몇 년씩 주방 밖에서 일을 한 다음, 주방에 들어가더라도 가장 힘든 허드렛일부터 서서히 배우다가 음식에 손대는 데는 한참 후라고 한다. 하물며 평생의업이 될 통증의학을 공부하겠다는 사람들의 자세가 그래서는 안 되겠다고 생각된다.

다시는 사람들을 받아들여 내 귀한 시간과 정력만 낭비하고 후회하는 어리석은 일은 절대 없으리라는 결심을 몇 번이나 해놓고서도 또 누가 추천하거나 본인이 직접 찾아와 배움을 청할 때는 거절하지 못하는 것은 나의 의지가 약한 탓일 것이다.

금년 봄에도 또 배우러 오겠다는 사람이 줄 서 있지만 과거에 배워간 사람들이 이름조차 기억하지 못하게 하는 것을 생각하면 다음 차례를 기다리는 사람에게 약속을 지켜야 할지 의문이 든다. 혹시 이후에라도 필자에게 와서 공부하겠다는 사람이 있다면 평생의 생활 기반을 튼튼히 다지기 위해서는 1년 동안만이라도 정성들여 배움에 임하라고 당부하고 싶다. 또한 수술마취를 쉽게 포기할 것 같으면 마취통증의학과를 분리해서 마취과와 통증의학과를 따로 교육시켰으면 오히려 낫겠다는 생각을 하기도 한다.

2012. 3, 26.

11 방향 잃은 돛단배에 나침반이라도 붙여주고 싶지만…!

현대를 살고 있는 사람들은 자기가 어디쯤에 있는지 그 위치도 모르고 지내는 사람이 많은 것 같다. 물론 나침반으로 찾을 수 있는 동서남북의 위치만이 아니고 시대의 흐름에 따른 세월의 위치나, 사회적으로 본 자신의 위치를 모르는 사람이 많다는 얘기이다.

환자들은 현대의학과 동양의학, 그리고 민간요법의 틈바구니에서 방향을 찾지 못하고 있고, 교과서에서 배운대로 환자를 진료해도 효과를 보지 못한 의사들은 기존의학과 대체의학 사이를 오가며 방황하고 있다.

모든 제품에 잘못이 있으면 제조사는 반드시 A/S를 해주어야 하고, 그 제품의 기능이 새롭게 향상되었으면 기능도 up-grade시켜주어야 한다. 요즘에는 자녀의 외모를 반듯하게 낳아주지 못한 부모는 A/S 차원에서 성형수술까지도 시켜주어야 하는 세상이다. 구시대 교육을 받은 사람 중에는 시대에 뒤떨어지지 않으려고 신학문이나 신기술을 배워 자신을 up-grade시키려고 안간힘을 쓰고 있다. 그나마 자기가 뒤떨어졌다는 사실을 알고 있는 사람만이 자기발전의 기회를 잡을 수 있을 것이다.

필자는 지식의 공유화를 신조로 삼고 진료수준의 평준화가 되기를 간절히 바라는 사람이다. 그래서 실전에서 생긴 지식은 논문을 통해 전달에 힘썼고, 생면부지의 후배들이 직접 찾아와 배움을 청하면 거절하지 않고 지식을 함께 나누어 왔다.

어떤 사람들은 자기가 알고 있는 것을 남에게 알려주면 큰 손해나 보는 것처럼 벌벌 떨고 공개하기를 꺼린다고 한다. 그 지식도 자기의 것이 아니고 어디선가 얻어온 복제품이면서…! 머릿속에 있는 지식 좀 나누어 갖는다고 자기의 머릿속이 텅 비어버릴까 싶어 우려하는 것일까? 아니면 기쁨은 나누면 나눈 만큼 불어난다는 이론을 몰라서일까?

또한 직접 찾아오지 못하는 사람들을 위해서 서투른 컴퓨터 솜씨를 발휘해서 인터넷에 글을 올려왔던 것이다. 그런데도 필자의 글 솜씨가 없어서인지 모르지만 글을 읽고도 뜻을 이해하지 못하고 엉뚱한 진료를 하는 사람이 많다는 것도 알았다. 필자에게 와서 보고 배워 간 사람은 수십 명에 달하고, 그 배움의 기간은 한 달에서부터 서너 달 정도 되었지만, 필자의 개원 초기에 다녀갔던 사람과 근년에 다녀간 사람은 진료 수준에서 차이가 많음을 알 수 있다. 그 이유는 시간이 흐름에 따라 본인들이 배워간 것들을 까먹은 것들도 있을 것이고, 개원 초기에는 필자의 진료수준이 현재만 못했거나, 남에게 지식을 전해주는 능력도 지금과는 많은 차이가 있었을 것이다. 그 당시에는 한 달 정도 공부하면 어느 정도는 지식전달이 가능하리라 생각했었다.

필자는 가르쳐 내보내면서 챙겨간 것들은 제발 까먹지 말고 종자삼아 가꾸고 키우고 늘려서 백배 이상으로 늘어나도록 하라고 당부해 주었다. 그리고 진료하다가 필자가 알지 못한 새로운 것을 터득하게 되면 필자에게 반드시 알려줄 것도 부탁해 두기도 했다.

성경에서 예수님께서는 씨 뿌리는 사람의 비유를 들어 복음을 설명하셨다.

"씨를 뿌리는데, 어떤 것은 길바닥에 떨어져 새들이 와서 쪼아 먹고, 어떤 것은 흙이 많지 않은 돌밭에 떨어졌다. 흙이 깊지 않아서 싹은 곧 나왔지만 해가 뜨자 뿌리도 내리지 못한 채 말라버렸다. 그러나 어떤 것은 좋은 땅에 떨어져서 싹이 나고 잘 자라 열매를 맺었는데, 열매가 삼십 배가 된 것도 있고 육십 배가 된 것도 있고 백배가 된 것도 있었다(Marko 4: 4-8)."

필자도 씨를 열심히 뿌렸지만 좋은 열매를 맺은 사람이 있기도 하고, 도중에서 포기하거나 길을 잘 못 걷고 있는 사람이 있는 것을 보면 모든 씨가 좋은 땅에 떨어진 것만은 아니었던가 보다. 의료계 전체는 아니더라도 최소한 필자를 거쳐 간 의사들끼리 만이라도 진료 수준이 평준화되기를 필자는 바랐는데 세월이 갈수록 서로의 가는 길이 멀어지고 있음을 여러 곳에서 느낄 수 있다.

백배 이상으로 수확을 늘려서 얻어간 종자라도 되돌려주기를 바랬지만, 얻어간 종자마저 다 까먹은 사람이 적지 않은 것을 보면 필자가 씨앗을 잘못 뿌렸다는 생각이 들기도 한다. 처음엔 방향이 약간만 틀어져도 멀어져 가다보면 나중에는 엄청난 차이가 나듯이 세월이 한 두 해씩 거듭하다보니 완전히 동떨어져 있는 사람들이 많아지는데 방향감각을 잃은 당사자들은 그 사실 자체를 모르고 있는 것 같다.

엉뚱한 진료를 하고도 자기는 올바로 진료했다고 생각하고 낫지 않으면 환자의 탓으로 돌리거나 필자에게 배운 것이 잘못 되었다고 생각하는 것 같다. 한번 빗나가기 시작하면 나침반 없는 배나, 방향키를 잃은 배처럼 돌이킬 수 없는 길을 걷게 되는 것이다. 눈 먼 장님들은 지팡이 하나 잡으면 방향을 잃지 않고 제 갈 길을 잘 찾아가지만, 눈 뜬 장님들은 제 갈 길을 한번 잃고 헤매면 자기 집도 잘못 찾아간다.

나침반 잃은 일엽편주처럼 방황하는 그들을 어떻게 해서든지 붙들어다 A/S도 해주고, up-grade도 시켜주고 방향을 잃지 않도록 나침반이라도 달아주고 싶지만 너무 멀리 가버린 그들을 불러들이기에 이제는 역부족이라고 생각된다.

혼자서 "돌아와요! 부산항에…. 그리운 내 형제여!"하는 노래나 불러볼까?

이제부터라도 아무데나 씨앗을 뿌려 헛농사짓는 일이 없게 텃밭을 잘 골라 씨앗을 뿌려야 할까보다.

2002. 2. 25.

12 우물 안 개구리 의사들의 논쟁

통증클리닉이라는 조그만 우물 안에 살고 있는 젊은 의사들이 서로 자기들만이 정통통증의학을 전수받은 의사이고 다른 사람들은 사이비라고 해서 논쟁을 벌였다고 한다. 논쟁의 발단은 어느 대학교수에게 통증을 배워서 개원하고 있는 의사들이 개원의인 필자에게 통증클리닉을 배워 개원하고 있는 후배에게 정통성을 논하는데서 시작되었단다.

예수님께서는 2천 년 전에 이미 소경, 앉은뱅이, 나병환자, 꼽추, 중풍병자, 벙어리, 미친병 환자들을 치료하셨고 죽은 사람도 살려내셨다. 21세기를 살고 있는 의사로서 의료 분야에서도 극히 일부분인 통증 치료를 조금 한답시고 우쭐대는 꼴은 우습지 않은가 싶다.

모든 통증을 치료할 수 있는 능력을 갖춘 것도 아니고, 가지고 있는 것도 자기가 독창적으로 연구개발한 치료법이 아니고 남에게 얻은 지식 몇 가지로 진료하면서 정통성 시비를 하는 우물 안의 개구리 의사들이 떠들어대고 있다고 해서 한마디 한다.

전국의 어디를 가든지 이름 있는 음식점이 많은 마을에 가면 자기네 집이 원조라고 간판을 내걸고 있다. 의료계가 청진동의 해장국집이나 무교동의 낙지 집, 안양의 해물탕 집처럼 원조나 정통성을 따질 형편인가? 모든 지식을 총동원해서 환자를 진료해도 해결해주지 못하는 통증이 아직도 많이 산적해있는데 자기가 알고 있는 것 몇 가지가 통증의 전부인 것처럼 생각하고 잘난 체하는 우물 안의 개구리들에게 정통성이 무엇인지 알려주어야 한다.

필자는 학자나 교수도 아니고 개원하고 있는 의사로서 남을 가르칠 수 있다는 생각을 해본 일이 없었다. 개원하기 전부터 진료하면서 본인이 터득한 것이 있으면 혼자 알고 있기가 아까워 학회지에 논문이란 형식을 통해 소개해 왔을 뿐이다.

그런 글들을 보고 필자의 치료 방법을 알고 싶다고 스스로 찾아오는 의사들이 하나 둘씩 생겨났고, 그때마다 필자는 거절하지 못하고 그 동안 쌓아온 치료법을 숨김없이 알려주었더니 그걸 가지고 가서 개원하여 호구지책으로 삼고 있는 것이다.

필자의 논문이란 발표를 위해 계획적으로 마련한 것이 아니고 실전 체험에서 터득한 귀중한 지식이었기에 여러 사람과 나눠 갖기 위해 글로 남겨 소개한 것들이지만, 눈을 가지고도 보지 못하고, 보고도 알아보지 못하는 문맹의사가 많음을 필자는 뒤늦게 깨달았다.

근년에 들어 필자가 학회지에 글을 올리지 않고 인터넷에 공개하고 책을 출판해서 소개하고 있는 것은, 아무나 보라는 뜻이 아니고 볼 수 있는 눈을 가진 사람만 보라는 뜻이다. 홈페이지를 만들어 소개하는 목적이 통증 치료를 하고자 하는 마취과의사들이 안됐다 싶어서였는데, 만들어 놓고 느낀 것은 통증에 관한 지식을 갈망하는 쪽은 마취과의사들보다는 다른 과 의사들이 더 많다는 사실을 알게 된 것이다.

신경외과, 정형외과, 재활의학과, 가정의학과 의사들과 대화 중에 필자가 느낀 것은 마취과 의사들만이 임상진료경험이 없었기에 본인에게 부족하고 필요한 점이 무엇인지를 모른다는 사실이었다.

필자는 후배들이 통증클리닉을 공부하는데 가장 좋은 책을 물어오면 가리지 말고 많은 책을 읽어 참고하되, 책 한 권에서 진료에 적용할 수 있는 것 한 가지만 찾을 수 있으면 그 책이야말로 좋은 책이라고 일러준다.

누구에게 가면 완벽한 통증클리닉을 배울 수 있을까 하고 물어오면 누구도 완벽하게 가르쳐 줄 사람은 없지만, 임상에 필요한 치료법을 한 가지만이라도 가르쳐 줄 수 있는 사람이 있다면 그 사람을 스승으로 삼으라고 얘기해 주었다.

몇 년 전에 후배의사 두 사람을 배출시킬 때 쯤, 그들은 좀 더 배울 기회를 가지고 싶어 했다. 물론 필자에게 배운 것만으로는 부족할 것이니 기왕에 외국으로 배우러 가려면 의사소통이 자유로워야 한다고 생각했다.

외국에 가고 싶으면 중국 연변의학부의 마취과 엄○○ 교수가 그 곳에서는 유명하다고 알려져 있고 필자와는 친분이 있으니 말이 통하지 않는 일본보다 중국으로 가보라고 보냈다. 한 달쯤 지나서 돌아와 하는 말이 환자는 많은데 이론이 정립되지 않아 배울 것이 없더라는 것이었다. 그들은 그 후에 우리나라에 잘 알려진 일본의 모 병원에도 3개월 다녀왔지만 별다른 소득이 없었다는 것이다. 선진국에 대한 사대주의에 빠져 있는 의사들에게 꼭 들려주고 싶은 말이다.

오래 전의 일이지만 현재처럼 통증클리닉이 많이 생기기 전에 대학에 있는 젊은 마취과 교수가 청운의 꿈을 안고 미국으로 통증클리닉을 공부하러 유학의 길을 떠났다. 저명하다는 의사들의 이름만 듣고 찾아가 배움을 청할 때마다 그 쪽의 답변은 한결같이 자기 밑에 1년 이상은 있어야 자신의 치료법을 전수해주겠다고 하더란다.

누구나 아는 사실이지만 잘 알려진 명의들일수록 자기의 비방 몇 가지 외에는 진료하지 않기 때문에 그런 명의들에게서 여러 가지를 배울 수는 없다. 마음 같아서는 한꺼번에 몽땅 배우고 싶지만 그렇게 가르쳐 줄 만한 곳이 선진국의 어느 곳에도 없었다. 하는 수 없이 유명인사 몇 사람을 찾아다니며 몇 개월씩 견학하면서 공부하다가 2년을 훌쩍 넘기고 귀국했다. 그 당시로서는 미국에서 그 기간정도 공부하면 통증에 대한 달인이 되어 돌아올 수 있을 것이라는 기대가 국내에서는 대단히 컸었다. 때문에 대학에서도 그 교수가 귀국하게 되면 우리 국내의 통증의학계에 큰 기둥이 되어줄 것으로 기대하고 있었고, 따라서 그 교수가 오자마자 대학병원에는 온통 기대감에 가득 찬 의사 가족들의 진료 요청이 쇄도해 왔다.

장모님의 견관절 통증, 노모의 무릎통증, 어느 친척의 만성두통, 만성요통 등등 미국에서도 전혀 체험하지 못한 통증 환자들이 줄을 서는 것을 보고 당황할 수밖에 없었다. 그 교수가 그 때 맨 먼저 생각나서 찾아온 곳이 필자의 클리닉이었다.

미국 유학 중에는 듣지도 보지도 못했던 통증 환자들이 필자의 클리닉에 많은 것을 보고, 통증 환자는 멀리에서 찾으려 하지 말고 우리 주변에 흔히 있는 통증부터 찾아 치료해 주어야 한다는 사실을 깨달았을 것이다.

지금은 명실상부하게 대학의 통증클리닉을 이끌어 나가는 교수님이지만, 미국유학 중에도 체험하지 못한 통증을 조그만 개인클리닉에서 보고 깨달을 수밖에 없었다는 사실을 우물 안의 개구리들이 알 수 있는지 모르겠다.

그 후로 그 교수님은 한동안 개원을 하기 위해 통증클리닉을 배우고자하는 사람이나 통증클리닉을 견학하려는 사람이 있으면 자기네 병원이 아닌 필자의 클리닉을 추천하곤 했다.

정통성을 자처하는 교수님은 무엇을 얼마나 연구하신 분이었기에 그 밑에서 배운 제자들이 남의 진료방법을 사이비 취급하고 잘 알지도 못하면서 남의 실력을 비하하는지 알고 싶다.

옛말에도 꿩 잡는 것이 매라고 했다. 환자의 고통을 덜어줄 수 있는 의사가 되었으면 그만이지 음식점 주인들처럼 유치하게 정통성 따위는 논하지 말았으면 좋겠다.

도둑에게도 배울 점이 있다고 했거늘 누구의 지식이 되었건 받아들여 환자의 진료에 도움이 되었으면 그만 아닌가? 남의 것을 올바로 받아들이지 못하는 사람들 때문에 우리 통증의학은 발전을 못하고 항상 제자리걸음만 하고 있는 것 아닌가 싶다.

어느 신부님이 말씀하시기를 사제들에게서 예수님, 그 자체이기를 기대하지 말고 예수님의 한 부분만이라도 닮은 사제를 기대하라고 하신 일이 있었다.

누구나 자신이 만병을 다스릴 수 있는 만능의사가 되고 싶겠지만, 그보다는 어느 한 가지만이라도 제대로 치료할 수 있는 능력을 갖출 필요가 있을 것이다. 일단 통증클리닉을 한다는 의사가 되었으면 단 한 가지의 통증 치료법이라도 스스로 깨우쳐 후대에 전수시켜줄 수 있는 의사가 되도록 힘쓰도록 해야겠다.

多事多難했던 2001년을 보내면서

13 50분간 수업하고, 10분간 휴식하기!(50분간 근무하고, 10분간 휴식하기!)

필자가 두통, 목과 어깻죽지의 통증으로 필자를 찾는 젊은이들에게 매번 묻고 되새겨주는 말이다. 학창시절에 몇 분간 수업하고 몇 분간 휴식했느냐는 질문에 한 사람도 빠짐없이 50분간 수업하고 10분간 휴식을 했다고 대답한다.

그럼 직장에서는 얼마 만에 휴식시간을 갖느냐고 물으면, 한결같이 아침에 출근해서 퇴근시간까지는 별도의 휴식시간을 갖지 못한다고 한다. 초등학교 때부터 대학에 다닐 때까지 16년간 수업시간을 지켰듯이 근무시간도 그렇게 지킬 수 없느냐고 물으면, 할 수는 있겠지만 근무하다보면 휴식시간을 갖지 못하고 지낸다고 한다.

이러한 수업시간에 관한 규칙은 누가 제정했는지 모르지만, 너무 오랫동안 긴장 속에 있지 말고 육체적-정신적 긴장을 풀어가면서 생활할 수 있도록 합리적으로 만들어진 규칙이라고 생각된다.

아무리 좋은 기계라도 가동하지 않고 장기간 방치하면 녹슬어 못쓰게 된다. 우리 몸도 아마 50분 이상한 가지 자세로 움직이지 않고 있으면 근육이 굳어지면서 혈액순환의 장애를 일으키고 기계가 녹스는 것과 같이 굳어지고 통증이 생기게 되어있는 것 같다.

기계를 닦고 조이고 기름 쳐서 정비해주듯이 우리의 몸도 수시로 점검해서 예방정비를 해주어야 할 것이다. 몸은 과용해서도 안 될 것이지만, 움직이지 않고 장시간동안 같은 자세로 방치하는 것은 더욱이 안 될 일이다.

컴퓨터 앞에 오래 앉아 시선을 집중하고 긴장상태에서 근무하게 되면 눈의 피로, 두통, 어깻죽지, 목의 통증이 생기게 된다. 또한 장시간 앉아 있다가 일어서면 허리도 뻐근하고 뻣뻣해진 것을 느끼게 된다. 이러한 통증을 단순히 근육이 굳어져 생긴 것이라고 진단하고 아픈 부위에 물리치료나 해주고 있는 의사들이 대부분이 아닌가 생각된다. 때로는 목뼈의 X-ray촬영을 해보고 목은 뒤로 휘어져 있어야 하는데 목이 일자(一字)로 뻗어있다고 진단 내려 줄 뿐 그 원인까지 설명해준 의사는 한 사람도 없었던 것 같다.

시선을 한곳에 집중함으로써 컴퓨터에서 나오는 유해전자파나 밝은 빛 때문에 안구통과 눈의 피로가 생기고, 긴장 속에 장시간 목과 어깨의 운동을 해주지 않음으로 인해 뒷머리에서부터 앞이마까지 통증이 생길 것이다.

목뼈는 어느 정도 따로 움직일 수 있는 여유를 가진 7개의 척추 뼈로 되어 있다. 그러나 목을 장시간 움직이지 않고 한 가지 자세로 있다 보면, 목을 움직이거나 어깻죽지를 들어 올리는 근육들을 조절하는 신경의 통로들이 막히기 때문에 근육이 굳어진다.

일반인들은 운동이라 하면 수영, 달리기, 에어로빅, 골프, 등산과 같이 자기들이 즐기는 스포츠를 생각하지만, 의사가 권하는 운동이란 경기용 스포츠(sports)를 말하는 것이 아니고 몸의 각 부분을 조금씩이라도 움직여주는 것(exercise)을 말한다.

근육은 고무줄처럼 늘어났다 줄었다하는 동작을 반복함으로써 근육자체에 혈액순환이 잘 되어 튼튼해지고 탄력도 좋아진다. 관절마디를 연결하고 움직여주는 근육들의 탄력이 좋아지면 관절운동이 원활해지고 관절마디마디에 유연성을 유지할 수 있게 된다.

우리의 목뼈는 바람에 휘날리는 수양버들가지처럼 유연성을 가지고 있지 않고, 장작개비처럼 딱딱하게 굳어있으면 그 자체로도 통증이 있을 수 있고, 외력에 의해 손상받을 기회도 많아진다.

통계적인 보고를 보지는 못했지만 50분 이상 움직이지 않고 있으면 근육에 혈액순환장애가 생기고 근육이 굳어져 관절 마디의 운동까지 지장을 초래하게 되는 것 같다.

현대인의 직장생활은 대부분 고정된 자세로 앉아 근무를 하거나 컴퓨터작업을 많이 하기 때문에 손가락 몇 개를 움직이는 것 외에 몸 전체의 운동이 거의 없는 상태에서 몇 시간씩 앉아있기 마련이다. 하루 종일 앉아서 컴퓨터에 매달려 있던 사람들이 주말에 즐겨하는 운동을 하다보면, 평상시에 굳어있던 근육들이 갑작스런 동작에 견디지 못하고 자신도 모르는 사이에 근섬유에 손상을 받게 된다.

근섬유의 손상이 반복되면 손상된 근섬유의 흉터들이 모여 통증을 일으키는 통증유발점이 되고, 신경의 통로를 막는 원인으로 작용하여 이러한 통증들을 일으키게 된다.

레저스포츠는 스트레스를 풀어주고 즐거움을 주어 정신건강에는 좋을 수 있지만 반드시 건강에 유익하다고만은 말할 수 없다. 레저스포츠를 잘못하다보면 오히려 건강을 해치는 일까지 생길 수 있다.

가끔은 환자에게 운동부족인 것 같다고 얘기하면 건강에 좋은 운동이 무엇인지 가르쳐주면 당장에 실천하겠다고 서두르는 사람이 있다. 외양간은 소를 잃기 전에 잘 고쳐두어야지 소를 잃고 고치는 것이 아니다.

건강도 건강할 때 지키는 것이지 건강을 잃고 나서 지키는 것은 아니다.

일단 통증의 원인을 찾아 치료해준 다음에 50분 작업하고 10분간 휴식하기를 실천하도록 할 것을 권유한다. 휴식이라도 일을 하지 않고 앉아만 있는 아니고 가벼운 운동으로 모든 근육의 긴장을 풀어주되, 다음의 요령대로 실시하는 것이 도움이 될 것이다.

첫째, 눈의 피로를 풀어준다. 두 손을 비벼서 손바닥을 따뜻하게 한 다음에 눈 전체를 지그시 압박해 준 다음, 검지로 안구를 누르면서 비벼준다. 그 다음 눈을 크게 뜨고 감기를 반복해주고 눈의 시선을 좌우상하로 움직여 준다. 눈이 시원해지고 시야가 밝아질 것이다.

둘째, 긴장된 안면근육을 풀어준다. 거울 앞에 서서 입을 크게 벌려 턱을 좌우로 이동시키면서 얼굴의 표정을 여러 가지로 지으면서 안면근을 움직여 준다. 안면에 있는 표정근들이 풀어지면서 얼굴의 혈액순환이 좋아질 것이다.

셋째, 손가락의 운동을 골고루 시켜준다. 주로 마우스(mouse) 작업을 많이 하다 보니 손가락의 한두 개만 많이 사용하게 되므로 손가락 전체를 운동시켜주어야 한다. 양손의 모든 손가락을 활짝 폈다가 주먹 쥐는 운동을 열 번 이상씩 반복해 준다. 그리고 손목을 전후좌우로 돌려주어 전박에 있는 근육의 긴장이 풀어주면 근육운동까지 될 것이다.

넷째, 목과 어깨의 근육을 풀어준다. 귀가 어깨에 닿도록 목을 좌우교대로 기울여 목 옆에 있는 근육들을 스트레칭시켜 준다. 목을 전후로 구부렸다 폈다하면서 목의 앞뒤근육을 운동시켜 준다. 머리를 좌우로 돌리면서 목을 회전시키는 근육을 스트레칭시켜 준다.

어깻죽지 근육의 긴장을 풀기위해 어깨를 들었다 놓았다하는 동작을 반복해준다. 어깨근육은 물론 등쪽에 있는 근육의 혈액순환까지 좋아진다.

다섯째, 양쪽 어깨관절의 근육긴장을 풀어주기 위해 양팔을 올렸다 내렸다 해주고 어깨관절을 크게 돌려준다. 팔꿈치를 앞으로 모았다 옆으로 펼치면서 앞가슴의 근육을 풀어준다.

여섯째, 손이 땅에 닿을 수 있도록 허리를 구부렸다 펴는 운동을 반복해주고 몸통을 좌우로 회전시켜 준다. 근무 중에 의자에 앉아서도 허리를 구부리거나 돌리는 운동을 하는 것도 바람직한 일이다.

목과 어깨, 눈, 얼굴, 손과 팔의 피로, 허리 등을 풀어주기 위해서는 이상의 여섯 가지를 실시하는데 5분이면 충분할 것이다. 빨리 서두르지 말고 서서히 그리고 지속적으로 운동을 해주도록 하자.

기업체의 생산성이 높아지려면 그 구성원인 직원들의 건강이 무엇보다 중요할 것이다. 30층 이상의 높은 빌딩을 가진 기업체들도 직원들의 건강생활을 위해서 한층 정도의 공간이나 한 시간에 단 10분씩의 휴식을 배려하는 기업이 없다는 것은 서글픈 일이 아닐 수 없다.

기업체의 비품이나 장비가 고장나면 큰일이 난 줄 알고 서둘러 정비를 보내지만, 직원들이 어디가 아파 치료받으려고 하면 상사의 눈치를 살피거나 몰래 빠져나와야 한단다.

직장에서 건강을 지켜주지 못할 바에는 자기 스스로 50분 작업하고 10분간 휴식하기를 실천하여 자기 건강은 자기 스스로 지키는 것이 바람직할 것이다.

2005. 1. 6.

14 뇌사환자를 살려낸 추억담과 안락사를 반대하는 이유!

마취과 의사라는 것이 자랑스럽기만 했던 수련의 시절에 있었던 생사의 기로에 있던 환자의 생명을 구해낸 경험담을 소개한다. 1973년 봄쯤 일곱 살짜리 초등학교 1학년 남자어린이가 뇌막염으로 혼수상태에 빠져 대학병원 중환자실에서 인공호흡기에 의존하고 있었다.

소아과에서는 모든 상황과 뇌파검사결과를 보고 뇌사판정을 내리고 퇴원 처리했다. 중환자실을 맡고 있는 우리 마취과에서는 심장이 건강하기 때문에 소생가능성이 있을 것이라고 기대하고 보호자와 소아과의 요구에도 불구하고 인공호흡기를 환자로부터 떼어 낼 수가 없었다. 지금 세상 같았으면 장기이식이 필요한 환자에게 장기기증자로 처리되었을 것이다.

보호자는 이미 퇴원수속이 끝났고 치료비를 낼 수 없으니 환자(시체?)를 인도해 달라고 요구했지만 우리는 치료비와 관계없이 살려내겠다는 일념만으로 열심히 돌보았다. 약은 옆에 있는 환자들의 것을 동냥해서 치료했고, L-tube를 통해 제공되는 음식은 중환자실에 근무하는 간호사들의 간식인 우유, 요구르트, 쥬스 등으로 해결하였다.

부모들은 자식을 완전히 포기했던지 보러오지도 않았다. 부종이 심하다 못해 터질 것만 같던 몸이 옆 환자에게 가끔씩 알부민주사액 몇 cc 얻어서 주사했더니 부종이 금방 빠졌다. 거의 한 달쯤 정성스런 돌봄을 받게 되자 조금씩 손가락부터 움직이기 시작하더니 팔다리를 움직이고 급기야는 눈을 뜨고 호흡이 차츰 살아와 인공호흡기를 뗄 수 있게 되었다.

소아과에 연락했더니 소아과 의사들이 모두 몰려와서 죽었던 환자가 살아났다고 야단법석을 피우고 새로 입원 수속하고 다시 자기들이 돌보겠다고 병실로 데려갔다. 그때 환자의 어머니가 눈물 콧물 짜고 울면서 미안해하던 모습은 평생 잊지 못할 광경이었다.

그 후로 한 달쯤 지나 말끔하게 차려 입은 미소년이 엄마 아빠의 손을 잡고 중환자실에 퇴원 인사를 하러 왔을 때 밤새워 중환자실에서 당직 근무하던 보람으로 가슴이 뿌듯했다.

일반적으로 의료계에서는 뇌파검사에서 반응이 없으면 뇌사로 인정하고 뇌사는 즉 사망이라고 판단해 왔다. 장기간 혼수상태에 있더라도 뇌사상태만 아니면 소생할 수 있는 경우도 있어 심장이 건강하면 기대치는 낮더라도 치료해 봄직하다.

그러나 뇌사상태에 있는 환자는 심장은 뛰고 있더라도, 회생을 기약할 수도 없을 뿐 아니라 그 치료 비용의 부담 때문에 의사의 기대감만으로 무한정 치료할 수도 없는 일이다. 안락사 제도가 합법화되어서는 안 되는 가장 큰 이유라면 충분히 치료가능하고 살고자 하는 의욕이 있는 중환자들이 간혹 자기 나름대로 불치병자라는 판단을 내리는 수가 있다.

이러한 환자에게는 가족들도 미덥지 못하고, 의사를 보면 가족들과 결탁해서 자기를 안락사시키기 위해 오는 것은 아닌지 의사의 진료행위 하나하나를 두려운 눈초리로 바라보게 될 것이다. 즉 환자와 가족 간에, 환자와 의사간에 상호신뢰가 없어진다는 점이다.

회생가능성이 없는 말기암 환자도 요즘에는 통증관리가 잘 되고 있지만, 통증클리닉이 생기기 전에는 환자가 몹시 고통스러워하고 경제적 부담 때문에 본인이 요구해오면 의사는 안락사를 한 번쯤 고려해야 할 상황도 있었을 것이다.

어떤 경우 의사가 치료 중단에 동의하지 않을 때는 간혹 보호자로부터 치료할 수 없는 환자를 시간만 끌어감으로써 경제적 부담만 안겨준다는 비난도 받을 수 있다.

실례로 들었던 소아과 환자처럼 회생이 되면 모르지만 살아나지 못할 경우에는 진료비 문제로 의료기관과 보호자 간에 시비도 생길 수 있을 것이다.

의사가 회생불능이라고 판단하더라도 치료의 중단여부는 의사와 보호자 간의 문제는 아닌 듯하다. 이제는 보호자가 법원에 소송을 내서 법원에서 치료를 중단해도 좋다는 판결을 받기 전에 치료를 중단했다가는 의사와 보호자는 모두 살인혐의로 쇠고랑을 차게 될지도 모른다.

안락사란 의사가 어떠한 시술을 함으로써 환자를 편안하게 사망하게 하는 행위라면, 뇌사 환자에게서 인공호흡기를 제거하는 것은 치료의 중단이지 안락사는 아닐 것이다. 법적 해석이 어떤 기준으로 내려지는지는 모르겠지만 안락사와 불필요한 치료의 중단을 같은 살인이란 개념으로 보아서는 안 되리라 생각된다.

마취과 의사로 봉직할 때만 해도 중환자실을 자청해서 맡아가며 생과 사의 갈림길에 있는 환자들을 돌보아 왔었다. 이제는 생명을 직접 다루는 수술마취를 떠나 통증 치료에만 전념하고 있으니 그러한 부담을 느끼지 않게 되었지만, 중환자실에서 밤을 지새우며 환자를 돌보면서 치료의 중단 여부를 놓고 고민해야 하는 많은 의사들을 생각하면 마음이 무겁다.

최근에 네덜란드가 안락사를 합법화함으로써 세계를 떠들썩하게 했고, 천주교로부터 강한 비난을 받고 있다. 그 나라에서는 나름대로 어떠한 기준을 마련하고 있겠지만 의사의 입장에서 우선 안락사를 합법화한 의미나 그 기준을 어디에 두고 있는지 궁금하다.

예로부터 생사의 구분은 의사의 판단에 따라 해왔는데, 요즘에는 생명의 존엄성을 내세워 법조계에서 나름의 잣대를 들고 나와 의료계와 법조계가 보는 생사에 대한 시각이 달라지고 있다고 보인다.

몇 년 전 모 병원에서 의사가 치료불능판정을 내려 치료를 중단했던 환자 때문에 검찰에서는 담당 의사를 살인혐의로 환자 가족을 살인교사혐의로 기소했었다.

중환자실에서 근무해 본 경험이 있는 필자도 회생가능성이 없어 보이는 뇌사 환자를 많은 인력과 장비 그리고 경제적 부담을 해가며 무한정 시간을 끌어간다는 것이 옳은지 그른 것인지 판단하기 곤란한 일이다.

회생시킨다는 보장만 있다면 어떤 희생과 투자도 마다할 수 없는 것이 인간의 생명이다. 이제까지는 희박하다 못해 가능성이 없어 보이는 식물인간상태에 빠진 사람에게 투자를 하고 안하고는 의사의 입장보다는 가족들의 입장이나 그보다는 경제력이 우선 고려되어 왔었다.

그런데 모 병원의 사건 이후로 가족이나 의사들의 입장보다는 법의 잣대로 기준이 정해지게 될 것 같다. 중환자 치료의 중단여부를 판가름하는 잣대는 이미 법조계로 넘어간 만큼 의료계는 어떠한 눈금으로 법조계가 판단하는지 보고 있으면 될 일이고, 고민은 법관들이 해야 할 차례가 아닌가 생각한다.

2001. 6. 15.

15 **What do I think?**

인간은 생각하는 갈대라고 한다.

필자는 언제부터 생각하고 살기 시작했으며, 그 생각을 실천하는 내 삶의 길을 걷고 있는지, 또는 남의 발자국만 따라 눈길을 걸을 때처럼 무작정 앞으로만 가고 있는 것은 아닌지 뒤돌아 볼 때가 되지 않았나 싶다.

1976년 봄 필자가 전문의 자격을 받고 대학교실 문을 나서는 순간 찡하고 느껴지는 것이 있었다. 지금부터는 누구에게 의지하지 않고 혼자서 문제를 해결해야 하는구나 하는 두려움이었다.

전문의가 되는 순간 가슴이 텅 빈 것 같은 공허함과 외로움이 덮쳐왔던 것이다. 수련받을 때에는 전문의 자격증에 대한 기대감이 제법 컸으련만, 전문의자격증을 받아들고 막상 교실 문을 나서는 기분은 명예로운 졸업이 아니고 퇴학당해 쫓겨나는 기분뿐이었다.

수련기간 동안에는 시계속의 톱니바퀴처럼 틀에 박힌 일에만 매달리다 보니 생각하고 따져 볼 여유도 가져보지 못하고 4년이란 세월을 훌쩍 넘겼다고 느껴졌다. 수련기간에는 자신의 의지나 생각과는 상관없이 계획된 프로그램에 맞추어 반복된 일에 매달리다 보니 머리와 몸에 못 박히듯이 굳은살이 되어 남은 것이 전문의자격증이었나 싶다.

그 수련 프로그램에는 어느 누구의 뜻 깊은 사상이나 따뜻한 애정이란 들어 있지 않았고 오직 입력된 차가운 명령어만 있을 뿐이었다. 그래서 **우리 임상의들에겐 선배나 스승에 대한 존경심이나, 후배, 제자를 사랑하는 마음을 찾기 힘들다. 스승과 제자, 선배와 후배의 관계는 없고 동업자와 경쟁자의 관계만 남아 있을 뿐이다.**

교과서에는 마취하는데 많은 위험요소들을 열거하고 있고 이러저러한 요소들은 피하라고 되어 있지만, 어떠한 상황에서는 어떻게 대처하라는 구체적인 방법까지 제시한 일이 없었다. 수련기간에는 위험요소를 만나면 선배의 뒤로 피신하면 되었고, 위험한 수술을 피할 수 있으면 피하기만 하면 해결되었다.

그러나 전문의는 현실을 피해가며 살 수는 없고, 오로지 적극적인 대처로 극복해 갈 수밖에 없는 운명이란 것을 깨달은 순간부터 잠 못 이루며 고민하는 나날이 많아졌다. 그때부터 홀로서기를 위한 많은 준비가 필요했는데, 그 중의 하나가 수술마취를 전신마취에만 의존하지 않고, 부분마취(regional block)의 능력을 개발하는 것이었다.

그 결과 내가 오늘에 이르러 통증클리닉을 하게 되었는지도 모른다. 5. 18. 광주 민주항쟁으로 유혈사태가 있던 1980년 5월에 필자는 사건 현장인 국군광주통합병원에 근무 중인 전문의 5년차 군의관이었다. 그때에 비로소 교과서적인 진료에만 매달릴 수 없는 상황들이 수없이 발생했다.

흉부나 복부의 총상으로 출혈이 심해 혈압이 잡히지도 않는 응급환자가 자주발생하고 혈액공급도 원활치 못한 상황이었고 팔다리에 총상을 입은 환자도 많았다. 수술실에 EKG Monitor나 인공호흡기가 달린 마취기도 없는 상태에서 이런 환자들의 마취에 임해야 하는 초보전문의들이 할 수 있는 얘기는 환자상태가 나빠 마취하기가 곤란하다는 것뿐이었다.

그러나 교과서적인 사고를 떠난 진료가 있었기에 대량출혈로 생명을 잃을 뻔했던 환자들은 수술을 받고 생명을 건질 수 있었다. 그리고 수술 환자가 많아서 미처 수술실까지 가지 못한 수많은 환자들은 병실이나 복도에서 신경차단으로 간단한 수술을 받을 수 있도록 해줄 수 있었다.

필자는 의사와 같은 전문인을 1) mocking bird type 2) cook book type 3) maestro type으로 구분하였는데, 내 위치는 어디에 속하는가를 생각해보자고 한 일이 있다.

응급실에서 폼 잡고 있는 인턴선생들을 "mocking-bird"(앵무새)에 비유한다면 실례가 될지 모르지만, 옛날 얘기하나 해본다.

지금은 의과대학 교수가 되신 분인데, 70년대 초에 마취과에 근무를 할 때의 얘기이다. 마취과 근무를 마칠 때쯤 되어 그 인턴선생이 전신마취 환자의 기관내 삽관(intubation)을 자기가 할 수 있는 기회를 달라고 해서 흔쾌히 맡기고 옆에서 지켜본 일이 있었다.

그 인턴 선생이 후두경(laryngoscope)을 입에 집어 넣더니 후두를 들여다보지도 않고 삽관튜브를 입에 밀어 넣는 것이 아닌가? 그 당시 그 선생의 얘기는 자기는 마취과를 할 것도 아니고 별로 관심도 없는데, 그저 수련과정에 들어 있으니까 근무할 뿐이라고 했다.

몇 개월 후에 응급실을 지나다가 그 인턴 선생이 기관내 삽관해 놓은 환자에게 튜브가 아닌 콧구멍에 산소 줄을 꼽아놓고 있는 것을 목격했다. 이 얘기는 누구의 비난꺼리나 꾸며낸 픽션이 아니다.

이건 우리 의사들의 성장과정에서 있을 수 있는 얘기이고 누구나 상황은 다르지만 유사한 경험은 가지고 있을 것이다. 그러나 문제는 그 성장이 어느 수준에서 멈추어 있는가 하는 것과 자기의 성장이 멈춘 점을 인식하느냐하는 점이다.

수련의 때 수준을 벗어나지 못하고 성장이 멈추어버린 사람들을 Cook-Book style이라고 한다. 교과서에서만 너무 집착하여 자기의 주장이나 생각을 평생 가져 보지 못하고, 오랜 세월이 지나도 진료방법에 대한 자기지론이 없다.

이처럼 성장이 멈추어버린 사람들은 본인이 무엇을 모르고 있는지를 모르고, 경륜과 관록만 내세워 어디에 가거나 똑같은 내용의 강의만 열심히 하고 있어 악화가 양화를 구축한다는 경제속담을 실감나게 한다.

강의에 자주 나가는 사람들은 대중가수가 자기의 애창곡을 부르듯이 어느 강의에서나 단골제목을 들고 나와 듣는 사람을 피곤하게 만든다. 듣기 좋은 꽃노래도 석 자리 반이란 속담을 아는지 모르겠다.

우리는 어려서부터 주입식교육에 길들어 왔고, 죽도록 암기에 매달려야 하는 의학과정을 마친 사람들이다. 암기해놓은 지식에는 이자가 붙지 않고 오히려 세월이 가고 경륜이 늘어 갈수록 잊혀져가고 낡아서 쓸모없는 죽은 지식이 되어간다.

암기해놓은 지식으로 말하면 금방 새로 태어난 새내기전문의보다 많은 것을 가진 사람이 없을 것이다. 그러나 저장만 해놓고 아끼다보면 먼 세월 후에는 바람 빠진 풍선처럼 줄어들어 있을 것이다. 암기했던 지식은 자주 꺼내어 up-grade시켜주고 묵은 것들은 솎아서 폐기시킬 줄도 알아야 한다.

마취과교실을 떠나 25년이 지난 자신의 모습을 되돌아보고 남은 앞날을 어떻게 살아갈 것인지 설계해 본다. 초라하게 늙어가는 의사로 남을 것인지 또는 사회에서 꼭 필요한 존재로 인정받는 원로의사가 될 것인지 생각해보아야 하겠다.

오늘의 현실에 만족하지 말고 창의적인 생각을 가지고 노력하며, **maestro(달인)**의 경지에 이를 수 있는 날까지 몸은 늙어갈지라도 생각만은 항상 젊음을 유지하며 살아보도록 하자.

2001. 2. 18.

16 좋은 여행은 지혜를 얻을 수 있는 지름길

여행을 많이 한 사람은 아는 것이 많고, **경험**이 많은 사람은 지혜롭게 말한다.
경험이 없는 사람은 아는 것이 적고, **여행**을 많이 한사람은 모든 일에 능숙하다.
나는 여행하면서 많은 것을 보았다. 하지만 내가 배운 것을 말로 다 표현할 수가 없다.
나는 여러 번 죽을 고비를 당했지만, 내가 쌓은 **경험**의 덕으로 살아남았다.

(집회서 34: 9-12)

이 성경구절은 기원전 50년경에 쓰여진 구약에 나온 말씀이다. 그 원전은 그보다 더 오래전에 이스라엘의 현자 솔로몬이 쓴 것이라고 한다. 이 성경구절을 읽으면 지금도 깊게 공감하는 바가 크다.

지식, 지혜, 그리고 경험은 좋은 여행을 통해서 얻어질 수 있는 것이다. 특정목적을 가지고 여행하는 것을 요즘 말로 테마여행이라고 표현하며, 신앙인들의 테마여행은 성지순례라고 한다. 목적 있는 여행을 했으면 반드시 느낀 것이 있고 깨달음이 있을 것이다.

필자는 1995년 봄에 20여 일 동안 이스라엘과 유럽 몇 개국으로 가는 천주교 신자들의 성지순례에 동참할 기회를 가진 일이 있었다. 그때 받은 감동이 필자를 천주교 신자가 되도록 했는데, 세계 각국에서 성지로 모여든 순례자들의 모습이 필자를 감동시켜 그들과 동반자의 길을 걷게 했던 것 같다.

언젠가 누가 세상에서 가장 무서운 사람은 딱 책 한권만을 읽은 사람이라고 말했다는 얘기를 한 일이 있다. 다시 말해서 한 가지를 알면 그것 한 가지에 너무 집착해서 다른 모든 것들을 부정하는 사람이 되기 때문이다.

통증의학을 공부하는데 가장 좋은 책 한 권을 소개해달라는 부탁을 받을 때가 자주 있었는데 필자는 본인의 기대에 부합하는 답변을 해주지 못해왔다. 그에 대한 답변은 항상 많은 책을 보고 공부하되, 한 권의 책에서 임상에 적용할 수 있는 것 한 가지만이라도 취할 수 있으면 그 책은 훌륭한 책이라 했다.

또 한 사람에게서 너무 많은 것을 기대하지 말고 한 가지만이라도 제대로 가르쳐줄 수 있는 사람이 있거든 그를 스승으로 삼으라고 얘기해왔다. 대부분 명의라고 알려진 사람일수록 여러 가지 노하우를 가지고 있지 않고 몇 가지만 가지고 있기 마련이다.

보석은 아무데나 흔하게 널려있는 것이 아니기 때문에 귀하게 여겨지는 것이다. 산속의 심마니들은 몇날 며칠 헤매다가 어쩌다 한 뿌리 찾으면 "심봤다!"하고 소리 질러 환호한다고 한다.

평생의 생계수단인 통증의학을 배우겠다는 사람들이 노력해서 학문의 본질을 찾으려 하지 않고 도매상에서 물건 사듯이 쉽게 지식을 얻으려고 하기도 한다. 거저 얻은 것은 하찮은 것으로 알고 귀하게 여기지 않기 때문에 머릿속 깊이 남아있지 않고 쉽게 빠져나가게 된다.

어느 누구에게 매달려 지식을 전수받더라도 도매상에서 물건 구입하듯이 환자 치료에 필요한 지식을 한꺼번에 취할 수는 없다. 그 이유는 우리의 인체는 그만큼 오묘하게 만들어진 창조주의 피조물이기 때문이다.

통증 치료에 대한 완벽한 지식을 전수받기 위해 외국에 유학 갔던 젊은 의사들이 완벽한 능력을 갖춘 사람도, 완벽한 체계를 갖추고 있는 의료기관도 만나지 못하고 돌아온다. 그나마 노하우를 몇 가지 가졌다는 학자들을 만나면 자기의 것을 배우고 싶으면 몇 년간은 자기 밑에서 공부하라고 한단다.

10년 전에 마취과 선배 한분이 자신의 허리가 아프다고 필자를 찾아와 치료받고 나서, 통증 치료를 누구에게 배웠는가를 물어왔다. 특별히 누구에게 배운 일은 없지만 책을 보고 공부했을 뿐이라고 했더니, 자기도 공부 좀 하게 어떤 책인지 소개해달라고 한다.

특별히 소개할만한 책은 없으니 공부하고 싶으시면 필자가 도와드리겠다고 했더니, 마치 필자가 무언가 숨기고 소개해주기 싫어하는 것으로 오해하는 모습으로 돌아가는 것을 보았다. 좋은 책 한 권 소개받아 읽어 공부하고 나면 금방 통증 치료를 할 수 있는 것으로 생각했던 것이 아닌가 싶었다.

필자는 수술마취를 하던 때부터 신경전달 마취를 많이 해왔고 오랜 기간 동안 통증 치료에 관심을 가지고 공부를 해왔다. 당장 개원해서 활용하겠다는 생각보다는 통증의학에 대한 호기심 하나로 공부를 했었고, 공부한 것을 실천 확인해 보기 위해 근무하던 병원에 통증 치료실을 개설했다.

그러나 통증 치료실을 개설해놓고 통증 환자를 진료해보니 그동안 책에서 보고 익힌 신경차단술만 가지고는 통증 치료가 될 수 없다는 사실을 진료 초기부터 느낄 수 있었다. 수술마취에서 시행하던 신경차단이란 개념으로는 통증 치료가 되지 않는다는 것을 깨달은 것이다.

수술마취할 때에 신경전달 마취를 남달리 많이 해왔던 필자로서는 신경차단만은 자신이 있었지만 신경차단으로는 국소마취 효과만 있고 통증 치료에는 도움이 되지 않아 새로운 차원에서 통증 치료에 접근할 수밖에 없었다.

해부학 책을 다른 관점에서 들여다보면서 통증이 있는 위치와 그곳에 분포되는 신경과 그 신경의 주행경로들을 찾아 헤매다가 겨우 통증의 **맥**을 새로 찾기 시작했다. 통증이 있다고 해서 그 자리에 주사를 반복하거나, 그곳에 분포되는 신경만을 차단해주는 것으로 통증 치료를 하겠다는 생각이 잘못되었다는 것을 몇 년이 지나서야 알게 된 것이다.

통증 치료실을 개설해놓고 반년쯤 지난 후부터 나름대로 통증에 대한 가닥이 잡혀가는 것 같았다. 그때까지 너무 오랫동안 맹목적으로 떠돌아다니는 방랑객처럼 많은 책들 사이에서 방황했었다고 생각된다. 책에 적혀있는 것은 모두가 옳은 것이고 그런 것들을 이해하기보다는 무조건 암기해서 임상에 적용하면 될 것이라고 생각했던 것이다.

요즘 통증클리닉을 하려는 대부분의 젊은이들은 외국 책에 실린 내용은 취사선택의 여지없이 그대로 받아들여 자기 것으로 삼고 환자들에게 시술하는 무모함을 보이고 있다. 한 가지를 얻어들으면 두 번 생각할 필요 없이 그것만이 최선의 길이라고 확신하는 것이다.

경막외강차단, 성상신경절차단, 반복적 신경차단, 무차별적인 통증유발점주사, 증식요법주사, IMS를 하는 사람들은 다른 것을 알아야할 필요성을 느끼지 못하고 있다. 그 시술의 의미를 잘 생각해보지도 않고 자기가 얻은 것은 모두 진리라고 믿고 있기 때문이다.

어떤 사람들은 많이 아는 것은 좋은 것이라 생각하고, 보는 것마다 몽땅 자기의 것으로 삼는 포식주의자가 되고 있다. 그런 사람들은 자기주관이 없어 한번 보고 들은 것은 모두 자기의 것으로 생각하고 자신은 모든 지식의 달인이 된 것으로 착각한다.

주관 없이 이것저것 주워 모으다 보면 자기 것은 하나도 없고, 잡동사니 지식만 모아놓은 창고가 되고 만다. 다양한 것들을 배웠다고 생각하는 사람들은 먼저 배운 것은 밑바닥에 깔려 녹슬어 있고, 최근에 보고 들은 것만 떠올라 수시로 생각이 변하기 때문에 남의 눈에는 줏대 없는 사람으로 보인다.

많은 여행을 직접 할 수 없어 남의 기행문을 읽듯이, 직접 경험을 할 수 없기에 책을 통해 남의 실전경험을 간접적으로 경험하는 것이다. 어떤 사람들은 남이 어렵사리 쌓아온 귀한 경험을 한 번 보고 마치 자기의 것인 것처럼 착각하기도 한다.

근년에 들어 수술목적의 신경차단에 관한 번역서적들이 몇 권 출판되고 있지만, 이 책들이 통증 치료에 크게 도움을 줄 수 있어 보이지 않은데, 그 사실 자체를 모르고 무조건 줄을 그어가면서 암기하고 있다. 책에 있는 내용을 취사선택해서 필요한 것만 자기의 것으로 삼을 수 있는 안목을 가진 것만으로도 절반의 성공이라 할것이다.

심마니들이 산속을 뒤지고 다니듯이, 수석수집가들이 좋은 돌맹이 하나를 찾으려고 온갖 산천을 뒤집고 다니듯이, 공부하겠다는 사람들은 앉아서 책을 암기하지 말고 치료의 현장체험에서 "보물"을 찾는 기쁨을 맛보아야 할 것이다.

좋은 여행을 하려면 훌륭한 여행 안내자를 만나야 하듯이, 제대로 된 공부를 하려면 직접 가르쳐만 주기보다는 스스로 깨우침을 줄 수 있는 훌륭한 안내자를 만나야 한다고 생각된다.

2000. 12. 24.

17 Digital시대에 Analog의사의 푸념

의사생활 36년 쯤 되고 보니 이제는 필자도 꽤 구닥다리 의사가 된 것이 아닌가 싶다. 필자는 청진기를 목에 걸고 품위를 지키던 의사의 모습을 오래전에 잃은 의사이다.

수술마취에서 손을 뗀지도 17년쯤 되고 보니 근래에 사용되고 있는 마취약제의 이름도 알지 못해 수술실에 들어가기도 겁이 난 마취과 의사이다. 통증 치료만을 하다 보니 일반질환 환자에게 의사로서 기본적으로 진단하고 처방할 수 있는 능력까지 상실한 의사이다.

다른 의료기관에서 최첨단검사라고 해온 MRI 소견마저도 환자 본인의 증상과 맞지 않으면 믿지 않을 때가 많아 어떤 사람들은 필자의 진단방법이 원시적이라고 얘기하기도 한다.

이 시대는 디지털(digital)시대마저 뒤돌아보아야 하는 시점에 있는데, 아직까지 아나로그(analog)시대를 걷고 있으니 구닥다리취급 받는 것은 당연할지도 모르겠다.

대부분의 의사들이 객관적인 검사소견에 의존해서 병의 원인을 찾으려 노력하고 있지만, 필자는 객관적인 소견을 가진 질환은 필자가 지향하는 통증클리닉의 진료대상이 아니라고 생각한다.

간혹 MRI같은 영상 검사를 하게 되는 것도 혹시 객관적인 소견이 발견되면 다른 진료 기관으로 보내야 하지 않을까하는 우려 때문에 해보는 것이지, 어떤 원인을 찾아 치료하기 위해서 하는 것은 아니었던 것이다.

필자의 주 무기인 진단장비는 해부학에 근거를 둔 추리력과 신통력을 가진 손가락들이 거의 모두라 할 수 있다. 첨단진단장비라는 MRI보다도 더 진단효율이 높은 것이 손가락의 예민한 감각이다. 이러한 의미에서는 필자는 Digital(손가락) 의사인지도 모르겠다.

머리에서부터 발끝까지 있는 수십 가지의 통증을 진료하고 있지만, 첨단 진단 장비인 MRI 소견으로 확인할 수 있는 것은 척추강 내에 있는 어떤 병변(space occupying lesion)의 내용을 감별 진단하는 정도뿐이었다.

교통사고에 의한 척추의 염좌(sprain)나 편타손상(whiplash injury)에 의한 통증의 원인도 찾아주지 못했고, 요통으로 고생하는 환자에게 그 원인도 찾아준 일 없이 대부분의 의료기관은 MRI상에는 이상이 없다는 얘기를 해줄 뿐이었다.

두통, 편두통, 후경부의 통증, 견대부분의 통증, 각종 신경장애에 의한 어깨 및 팔의 통증, 그리고 요통과 하지통들 거의 모두가 객관적 검사소견과는 무관한 것들이었기 때문이다.

문헌에는 두통, 편두통과 군발두통(cluster headache)에 대해 구구절절 이론이 많지만 필자는 서로 구별할 필요성도 느끼지 않고, 이러한 통증을 모두 같은 맥락의 통증으로 간주하고 모두 똑같은 방법으로 치료하고 있다.

요즘에는 새로운 진단명들이 자주 생겨나고 있어 처음 들어본 것들이 있은데, 그 개념과 이론이 정연하지 않아 어떠한 증상에 붙인 이름인지 이해할 수 없는 것들이 더러 있다.

특히 그중에는 복합부위통증증후군(CRPS)이라는 병명은 구체적으로 어디에 어떻게 나타나는 증상들을 말하며, 진단과 치료는 어떻게 하는지 읽어보고도 이해 못하는 필자는 현대판 문맹자가 아닌가 싶다.

학회지에 실린 논문에 나오는 복합부위통증증후군들은 구체적으로 어디에 있는 어떠한 통증을 말하는지 알 수 없고, 여러 가지 주사와 약물을 투여하다보니 통증이 없어지기는 했는데 어떤 치료기전에 의해 나았는지 알 수가 없어 모방진료를 할 수 없다.

근근막통증후군(myofascial syndrome)이라는 진단명이 많이 사용되고 있고, TPI를 한다고 하는데 어떤 원인에 의한 어떤 증상이었으며, 어느 근육에 주사했다는 얘기가 없어 통증유발점의 의미나 올바로 알면서 주사하는지 알 수가 없다.

통증의 원인을 애매모호하고 두리뭉실하게 얘기하지 말고 구체적이고 간단명료하게, 그 원인과 통증의 발생기전을 설명하고 증상, 진단, 치료법 등을 소개해주었으면 좋겠다.

의료장비 중에 적외선체열진단기나 고주파열응고기 같은 장비를 가지고 진단이나 치료를 했다고들 자랑하는데 실제로 그러한 장비들이 얼마나 진단가치나 치료효용성을 가지고 있는지 알고 싶다.

체열진단기는 피부온도의 변화를 보여줄 수 있는 것은 사실이지만, 통증의 원인을 찾는 데까지는 도움이 되지는 못하는 것으로 알고 있다. 진짜로 체열진단기가 아니면 진단내릴 수 없는 병명이 있다면 그것 한 가지라도 먼저 알았으면 싶다.

요즘에 많이 사용하고 있는 고주파열응고치료기는 신경병적인 통증 환자에게 감각신경을 열로 응고시켜 신경기능을 마비시키는 장비라고 한다. 비정상상태에 있는 신경기능을 되살려주는 것이 통증 치료의 목표라고 생각하는 필자에게 신경을 파괴해야 하는 통증은 많지 않다고 생각된다.

오래전부터 얘기 들어온 장비들이지만 이러한 것들이 아니면 진단이나 치료를 할 수 없는 통증들이 어떤 것들인지 알지 못해 선뜻 사다놓고 사용할 용기가 나지 않는다.

근년에 들어 IMS나 Prolotherapy 같은 치료법이 보급되고 있는데, 그것들은 여러 가지 치료 방법 중의 한 가지로 적용이 되는 통증에 시술하면 효험을 볼 수는 있겠지만, 한 가지 방법으로 온갖 통증을 전부 다스리겠다고 주장하는 것은 무리가 아닌가 생각된다.

이러한 치료법들을 각종 강좌에서 조금씩 주워들은 사람들은 자신들이 상당히 박식해진 것으로 오해하는 경우가 있는데, 수련과정을 거쳐 습득하지 않고 수박겉핥기식으로 듣고 배운 이러한 지식이 과연 환자 치료에 얼마나 도움이 될 수 있었는지 의문이다.

명사들의 강좌에는 대부분 문헌에 있는 남의 견해들만을 주어모아 짜깁기해서 장황하게 나열하고 있는데, 자신의 소신 있는 지론으로 깔끔하게 마무리를 지어 이해를 도와주었으면 좋겠다. 외국문헌에 있는 자료들을 인용할 때에도 아무런 해석 없이 원문 그대로 옮겨 나열하고 있어 의미전달이 제대로 되지 않아 보는 사람이 쉽게 이해할 수 있도록 의역을 해주거나 비유를 들어 설명해주었으면 좀 더 이해가 쉽지 않을까 싶다.

이렇게 자기 나름의 통증 치료에만 매어 살다보니 주위 사람들에게 어떠한 질환이 있어도 진단내리고 치료해줄 수 있는 능력을 상실하고, 가족들이나 친지들에게 의사로서 도움을 줄 수 있는 능력이 극히 제한되어버린 사람이다.

훌륭한 의사가 되어 많은 사람들을 질병으로부터 해방시켜주겠다던 젊은 시절의 꿈도 접고 겨우 통증 치료 하나에만 매달리고 있는 의사가 되어버렸다.

누구의 생명을 연장시켜주거나, 어떤 질병으로부터 생명을 건져주지 못하는 의사가 되어있지만, 통증으로부터 누군가를 해방시켜줄 수 있는 능력 하나만이라도 남아 있다는 것이 다행인가 싶다.

통증을 가지고 장수하는 것보다는 통증 없이 짧게 사는 것이 고품질의 삶이라 생각한다. 그런 의미에서 생명연장은 시켜주지 못해도 통증으로부터 해방시켜 삶의 질을 높여주는 것이 통증클리닉의 역할이라면 그것도 의사로서 중요한 역할을 맡고 있다고 자부한다.

새로운 지식들이라면 무조건 좋은 것이라고 생각하고 맹목적으로 많은 것을 빨리 받아들여 박식해지려고 노력하는 의사들을 보게 되는데, 한 가지라도 제대로 받아들이고 깊이 새겨 한 우물을 파는 장인(丈人) 정신을 갖추라고 충고하고 싶다.

나이 들어가면서 급변해가는 시대 조류에 적응하기가 힘들어져 은퇴할 수 있는 시기를 계산하고 있지만, 아직도 한 우물만 파면서 환자들이나 후학들을 위해서 무언가 해줄 수 있는 것이 있다고 자부하기에 오늘도 힘든 하루를 시작하면서 이렇게 글을 쓰고 있는 것이다.

2006. 1. 26.

18 급수도 없고 계급장도 없는 의사들, 그러나…!

의사가 환자를 진료하는데 있어 95% 정도의 환자들은 의사에게 치료받고 좋아지면 그냥 고맙다고 생각하는 사람들이고, 4-5%의 환자는 별것도 아닌 치료 결과에 감격하고 감사하며 명의라고 극찬하는 사람들이 있다.

그러나 1% 정도는 아무리 설명을 잘해주어도 새겨들으려 하지도 않고, 자기 주장을 먼저 내세우고 치료의 결과에 만족하기보다는 불평과 불만을 하는 사람이 있다. 이러한 1% 미만의 사람들이 의사들의 진료의욕을 떨어뜨리고 있는 것이다.

불평과 불만을 가진 환자도 문제지만, 너무 특정의사를 과대평가하여 그 의사에게 가면 한 번에 낫는다고 선전하는 사람도 문제다. 그런 환자들에게 소개받아 오는 사람들 중에는 진료대상이 되지 않는데도 불구하고 주사 한 번이면 나을 수 있다는 기대감으로 찾아와 의사를 곤혹스럽게 하기도 한다.

의사를 믿어주는 것도 좋지만 자기 증상과 비슷하다고 남의 것도 자기와 같은 질환으로 단정하고 자기가 나았으니 남의 것도 금방 나을 것이라는 생각을 하는 것은 위험하다. 일반인이 보면 다 같은 질환으로 보일지라도 전문가의 입장에서 보면 천차만별의 차이가 있을 수 있는 것이다.

한편 부정적인 시각을 가진 일부 사람들은 의사들의 진료 수준에도 많은 차이가 있음을 이해하지 못하고 의술을 옷가게에 가서 그냥 살 수 있는 기성복과 같이 취급하고 있다. 어떤 사람은 진료실에 들어오자마자 의사의 얼굴보다는 주위를 두리번거리면서 의사의 경력을 먼저 훑어보기도 한다.

어떤 환자는 어느 대학 병원의 모 교수한테 진찰받고 MRI도 촬영했는데 수술받을 정도는 아니니까 가까운 동네의원에 가서 물리치료나 받으라고 해서 왔으니 진찰할 필요는 없고 물리치료만 해달라고 주문하기도 한다.

원장의 진찰을 받아야만 치료를 할 수 있다는 직원과 실랑이를 벌이다 겨우 접수해 가지고 들어서면서부터 불만을 토로하기도 한다. "검사도 다 하고 진찰을 다 받고 왔는데 다시 진찰받을 필요가 없지 않겠느냐?" 진찰은 하지 않고 물리치료만 받게 해달라고 졸라댄다.

물리치료를 하는 것은 좋지만 어느 부위에 어떤 치료를 해야 할지는 다시 진찰해봐야 한다고 설명해도 그냥 물리치료만 해달라는 것이다. 종합병원에서 진찰받으면서 각종 검사 비용이 많이 들었던 탓에 또 진찰하면 비용이 많이 들어갈 것을 염려함일 것이다.

통증 치료의 특성을 이해하지 못하기 때문에 물리치료나 받아볼까 하고 왔다는 사람들이 있다. 감기 환자가 자기의 증상도 얘기하지 않고 그냥 약만 달라고 하는 것이나, 사주(四柱)보러 가서 자신의 생일생시도 가르쳐주지 않는 것과 같다. 그런 내용도 모르는 환자들은 종합병원에서 받은 물리치료라는 처방을 대단한 것으로 알고 동네의원에 와서 치료를 강요한다.

한정식도 집에 따라 음식의 종류와 맛이 천차만별이고, 대대로 전해 내려오는 특별한 음식솜씨와 조리비법이 있어 이름은 같은 한정식이지만 내용은 다르기 마련이다. 물리치료를 하는 데에도 환자의 상태나 치료 부위에 따라 치료법이 다르고, 의사에 따라 특별한 치료 비방이 있을 수 있고 의료기관에 따라 치료 장비가 같지 않음을 전혀 모르고 있는 것이다.

일반적으로 대형병원에서는 각종 검사를 해보고 특별히 수술할만한 진단명이 나오지 않을 때는 동네의원에 가서 물리치료나 받아보라는 경우가 많다. **이 기회에 종합병원에서 동네의원에 가서 물리치료나 받으라고 보낼 때는 그 병원에서 확실한 진단이 나오지 않았다는 얘기임을 알아두라고 일러주고 싶다.**

의사들에게는 바둑기사처럼 급수가 매겨져 있지 않고, 군인들처럼 계급장은 없지만 각자의 전공과 연구실적 또는 경력에 따라 급수나 계급을 매긴다면 수십 등급으로 나눌 수 있을 것이다. 계급장이 없다고 다 똑같은 의사로 본다거나, 큰 병원에 근무하는 의사는 훌륭하고 개원하고 있는 동네 의사는 별 볼일 없는 의사로 보는 것은 잘못이다.

환자는 의사에게 최상의 진료를 받을 권리가 있고, 의사의 앞에 가면 그 의사가 가진 최고의 기량을 발휘 할 수 있도록 협조를 해야 할 의무가 있는 것이다. 이것저것 간섭하여 의사의 손목을 붙잡아놓고 자기 몸이 잘 낫기를 원한다면 결과적으로 손해는 환자 자신이 보게 될 것이다.

해장국집에 가서 기름 빼고 선지 빼고 뼈다귀 빼고 맛있게 해달라면 그 해장국 맛이 어떤 맛이 될 것인가를 생각해 볼 일이다. 진료과목 이름이 같다고 다 같은 능력을 가진 의사로 보는 것은 환자의 안목이 부족한 탓일 것이다.

어느 사회에나 불평불만이 많은 사람은 있기 마련이고, 성격상 모든 일에 만족하지 못하고 세상을 부정적으로만 보고 살기에 항상 불만 속에 사는 사람들이 있다. 이런 성격의 소유자들은 치료효과를 물으면 항시 부정적인 면만을 내세운다.

치료받은 후에는 좋아진 부분은 얘기하지 않고 아직 남아있는 통증만을 강조한다. 세상만사를 부정적으로만 보는 사람들보다는 긍정적으로 보는 사람들이 세상 살기에는 편할 것이다.

많은 환자들이 의사에게 서비스업에 종사하는 사람과 같은 수준의 친절을 요구하기도 한다. 의사의 친절은 정확한 진단과 자상한 설명, 그리고 확실한 치료에 있는 것이지, 부드럽고 상냥하고 매끈한 말솜씨에 있는 것은 아닐 것이다.

자신의 진료와 관계없는 질문을 계속하면서 의사를 괴롭히는 환자에게 진료와 관계없는 질문을 말아달라고 하면, 몰라서 묻는데 친절하게 가르쳐주면 되지 않느냐고 되받기도 한다.

기껏 자기의 병세에 대해 설명해주고 나면 "그럼 뼈에는 이상이 없는 건가요?" "치료하지 않고 그냥 놔두면 어떻게 되나요?" 등의 질문으로 의사를 괴롭히는 사람이 있다. 환자를 이해시키기 위해 어느 의사보다 설명을 많이 하고 있는 필자에게 불친절하다고 얘기하는 사람이 있다면 그건 필자의 상냥스럽지 못한 말투 때문이거나, 환자가 주의의무를 하지 않는다고 필자에게 책망들은 때문일 것이다.

언제부터 아프기 시작했느냐고 물으면 아픈 것은 3일 전부터라는 대답이다. 그럼 그전에는 아프지 않았느냐고 물으면, 아픈 것은 아니었고 뻐근한 것은 오래 전부터 있었다고 한다. 뻐근한 것도 아픈 것이라고 얘기하면 아프지는 않았다고 강하게 주장하는 사람이 있다.

병아리는 닭의 새끼요, 강아지는 개의 새끼다. 병아리를 거치지 않고 어미 닭이 될 수 없고, 강아지 시절이 없는 어미 개가 있을 수 없듯이 통증도 초기에는 뻐근한 정도로 시작해서 견딜 수 없는 통증으로 진전되는 것이다.

우리나라 사람들은 의사와 돌팔이를 구별하려 하지도 않고, 오히려 돌팔이를 더 높게 평가하는 경우도 있다. 병원에 가도 낫지 않으니 돌팔이를 찾아간다는 식이다. 그것은 우리 의사들이 환자의 치료를 잘못해 준 책임도 없지는 않을 것이다.

운동선수들의 근 긴장을 풀어주기 위해 생겨난 스포츠마사지도 요즘에는 유사의료업종의 한 자리를 차지하고 있고, 경혈마사지라는 행위도 어디서 생겨났는지 모르지만 한 자리를 차지해서 많은 주부들을 현혹하고 있다.

스포츠마사지나 경혈마사지로 통증을 치료하다가 더욱 더 증상이 악화되어 치료가 힘들어지게 만들어 오는 환자가 늘어가고 있다는 사실을 알았으면 좋겠다.

아무리 급수나 계급장은 없는 의사들이지만 환자들도 자기에게 필요한 의사가 누군지를 식별할 수 있는 식견을 갖추어야 하고, 의사로 하여금 최선의 능력을 발휘할 수 있도록 믿고 맡기며 의지하는 풍토가 조성되었으면 좋겠다는 생각을 하게 된다.

19 나의 존재 가치를 깨닫게 해준 당신들께 감사를!

이 세상에는 있어서는 안 될 것들이 있고, 있어도 그만 없어도 그만인 존재도 있고, 꼭 있어야만 할 존재가 있다고 한다. 이런 이론은 인간에게도 똑같이 적용될 것이다. 자신의 존재가치를 스스로 평가해서 자기는 이 세상에 반드시 필요한 존재라고 자처할 수 있는 사람이 몇이나 될까?

우리네 부모들은 자녀들에게 너희들만 아니면 오늘 죽어도 한이 없겠다는 말을 되풀이하면서 살아왔다. 자기네들의 삶의 가치나 핑계를 자녀의 양육과 뒷바라지에 두고 있는 얘기들이었을 것이다.

영국의 어떤 시인은 자기를 필요로 하는 사람이 단 한 사람이라도 있다는 것을 감사하고 그 사람을 위해 모든 것을 조심하고 빗방울 하나 맞는 것까지 조심한다고 적었다고 한다.

나도 자식들을 다 키워놓은 입장에서 가정에서도 별로 중요한 위치를 차지한 것도 아니어서 새로운 의미의 존재 가치를 찾아야겠다고 생각하고 있다.

필자에게 치료받으러 다니시던 어느 70대 할머니가 벽에 걸린 영감님의 영정(影幀)을 올려다 보면서 "영감! 고마워요! 늙어서 내 고생시키지 않으려고 일찍 가시고 내 노후에 쓸 만큼 재산 남겨 놓고 가신 것이 정말 고마워요!" 하신다는 말씀이 생각난다.

내 나이가 그 정도는 아니지만… 혹시…! 우리 집에서도 그런 존재가 되지 않을까?

나는 의사란 직업을 가지고 30여 년이 지났는데 절반은 수술실과 중환자실에서 생명을 지키는 일에 매달려 살아 왔다. 수많은 사람들이 내 손을 거쳐 수술을 받았었고, 적지 않은 사람들이 내 손의 힘을 빌어서 생명을 건질 수 있었으련만 그 사람들은 한결같이 고마움을 느끼지 못한다. 아니 고맙기는커녕 나 같은 사람의 존재 가치를 생각해 본 일조차 없었을 것이다.

그러나 통증 치료를 하면서부터는 분위기가 달라졌다. 거의가 생명에 비해서는 사소한 통증이지만 통증을 해결해주고 나면 환자들에게서 느끼는 감정이 다르다. 치료의 결과에 만족함은 물론 고마움을 표시하는 방법은 환자에 따라 각양각색이다.

고마움의 표시는 물질적인 선물도 있었고, 마음의 표시로 꽃바구니나 꽃다발을 보내거나, 인터넷이나 E-Mail에 글 올리기, 엽서나 감사의 카드 보내기도 하지만, 가장 고마운 것은 나의 건강을 염려해주시는 얘기들이다.

나를 감동시키는 얘기들은 "원장님 부디 몸 건강하게 오래 사셔서 우리 같은 사람 많이 치료해주세요", "원장님 피곤하시겠어요. 너무 무리하시지 말고 몸조심하세요.", "원장님이 건강하셔야 저 같은 환자를 치료해주시지요. 너무 과로하시지 말고 일주일에 한 번쯤 쉬면서 운동도 좀 하세요"라는 말씀들이다.

하긴 내가 환자들에게 운동 열심히 하시라고 입이 닳도록 말씀을 드리고 있지만, 나 자신은 나 자신을 위한 운동을 제대로 하지 못하고 살고 있는 것이다. 핑계 같은 얘기지만 아침 일찍 일어나서 운동을 하면 진료시간에는 피곤하여 졸음이 오고, 퇴근하고 저녁에 운동하려 하면 배고프고 피로에 지쳐 운동하지 못하는 경우가 많다.

모처럼 주일날 골프 한번 가려고 하면 결혼식이 있거나 성당에 행사가 있어 못나가기도 한다. 골프를 시작한지 18년에 "핸디18" 신세를 면치 못한다면 비웃을 사람 많을 것이다. 그래도 하는 수 없지 뭐! 연습을 많이 못하니까!

근년에 들어 나를 필요로 하는 사람들이 많아지는 것을 보고 나도 새삼스럽게 나의 존재가치를 인식하게 되었다. 따라서 내 자신을 소중히 생각하게 되었고 자신을 돌봐야겠다고 느끼고 있다.

두주(斗酒) 불사하던 주량도 많이 줄였고 술자리 횟수도 많이 줄였다. 평생 건강을 장담하며 영양제나 비타민 같은 것은 거들떠보지도 않다가 이제는 혈액순환 개선제나 몸에 좋다는 건강보조식품도 챙기고, 별로 즐기지 않던 보양식도 찾으며, 체중조절에도 신경을 써서 체중을 10 kg이나 감량했고, 많지도 않은 흰머리지만 더 젊어 보이게 하려고 염색까지 했다.

천주교 신앙을 가진 나는 죽음을 두렵다고 생각하지는 않지만, 죽는 것보다는 사는 것이 낫고, 기왕 살 바에는 보람 있는 삶을 살아야겠다고 생각하고 있다.

삶의 의미에 대한 핑계를 환자들의 치료에 두었다면, 환자들을 위해서라도 나 자신이 건강해야겠다고 생각되기에 요즘은 건강관리에 힘쓰고 있다. 환자 앞에서 허약해 보인다는 것은 의사의 도리가 아니라고 생각하기 때문이다.

필자의 클리닉을 찾으시는 환자 여러분들이 나에게 삶의 의미를 느끼게 해주신 것 감사하게 생각한다. 건강관리를 철저히 해서 언제 찾아오시든지 건강한 모습으로 여러분을 맞을 테니 염려하지 마시라고 말씀드리고 싶다.

2001. 2. 15.

20 내 참, 기가 막혀서!

스물 네 살의 젊은 아가씨가 퇴행성관절염이라니 필자가 기가 막혀 말을 못하고 답답해 죽을 일이 생겼다. 어제 24세의 미혼여성이 무릎이 아픈데 다른 병원에서 진찰을 받았으니 진찰을 받을 필요는 없고 물리치료만 받고 싶다고 한다.

진찰하면서 다른 병원에서 무슨 진단을 받았느냐고 물으니 양쪽 무릎에 퇴행성관절염이라고 하더란다. 정형외과를 두 군데 찾아갔는데 모두 X-ray 촬영을 하고 나서 이러한 병명을 붙여주었단다. 무릎 뼈의 가장자리가 하얗게 변화되어있는 사진을 본인도 보았다 한다.

두 군데 정형외과에서 같은 진단이 나오고 치료법은 똑같이 Hyaluronate(상품명: Hyal 혹은 Hyruan) 주사를 맞으라고 하니 진단이 맞는 것으로 생각되어 어제 두 번째 갔던 정형외과에서 무릎에 주사를 맞고 왔으니 오늘은 물리치료만 해주라는 것이다.

무릎이 언제부터 아팠느냐고 물으니 5년 전인 고등학교 시절부터라고 한다. 어처구니가 없다는 생각이 들어서 무릎이 계단을 오를 때와 내려갈 때 언제가 더 아프냐고 물으니 항상 내려갈 때가 더 아프단다.

필자가 평소에 무릎통증 치료에 많이 활용해온 반막양근(semimembranosus m.)에 생긴 통증유발점에 의해 안쪽관절신경(medial articular branch)이 압박당했을 때 생길 수 있는 무릎의 신경통임을 짐작하고 양쪽 반막양근을 촉진해보니 심한 압통과 근육의 강직점이 촉진되었다.

환자에게 이 통증은 퇴행성관절염 때문에 생긴 것이 아니라고 설명을 해주었더니, 두 군데 정형외과에서 똑같은 진단명과 관절주사 처방이 나왔으니 퇴행성관절염이라고 우겨댄다.

필자도 하는 수없이 C-arm 투시기로 양쪽 무릎을 확인해주었지만 퇴행성이란 흔적은 어디에서도 찾을 수 없었다. 본인에게 직접 보여주고 확인시켜주어도 정형외과의사 두 사람의 진단에 미련이 강하게 남아있어 필자의 설명이 믿어지지 않는 것 같았다.

정형외과 의사 두 사람이 퇴행성관절이란 진단과 관절주사를 추천해 주었는데 왜 필자만 그 진단명을 부인하느냐는 것이다. 필자가 보는 소견은 무릎 뼈에 생긴 병이 아니고 신경장애 같아 보이니 지금이라도 생각을 바꾸면 신경치료를 해서 통증을 낫게 해주겠다고 얘기했다.

만일에 환자 자신이 퇴행성관절염이란 진단을 그대로 믿고 싶으면 관절주사를 다 맞은 다음에도 낫지 않으면 그때 필자의 진단에 따른 치료를 하자고 하고 보냈다.

환자는 누구의 말을 믿어야 할지 혼란스럽다고 고개를 절레절레 흔들면서 그냥 나갔다. 그 환자를 보내 놓고 마음이 착잡하고 답답해서 머리가 터질 것 같은 심정이 되었다. 환자야 의사 두 사람에게 같은 진단을 받았으니 민주주의의 다수결원칙(?)에 따라 필자의 말보다 그 진단을 믿을 수밖에 없으리라 생각된다.

그렇지만 정형외과 의사들의 어찌된 견해가 이팔청춘의 아가씨에게 퇴행성관절염이란 진단을 붙일 수 있었는지 이해가 되질 않는다. X-ray 촬영 결과를 어떻게 판독했기에 관절 안에 Hyaluronate 주사를 해주어야 한다는 진단이 나왔는지 의문스럽다.

퇴행성관절염이란 관절의 연골이 닳아 없어져 윤활기능이 상실되고 골극이 형성되고, 연골하골의 경화, 활막의 섬유질화, 관절피막의 비후화 등 일련의 변화를 말한다. 설령 무릎관절의 퇴행성 변화가 있다고 해도 활액막염이 생겨 삼출액이 차거나 관절의 강직, 관절피막의 비후, 관절가장자리에 골극이 형성되어 관절의 피막에 있는 관절신경을 자극하기 전에는 통증이 생기지 않는다.

정형외과 의사들은 무릎의 통증은 반드시 객관적으로 설명할 수 있는 소견이 있어야만 하는 것으로 알고 있기에 억지로라도 퇴행성관절염이란 진단을 붙여준 것이 아닌가 생각된다. 그러나 필자가 보기엔 객관적으로 나타나는 이상소견 없이 단순한 신경의 압박 장애로 나타나는 신경통 증상이었을 뿐이었다.

예전에는 중년 이후의 무릎통증 환자들이 관절 내에 뼈 주사로 불리던 스테로이드를 많이 맞고 일시적 진통효과는 보았지만 완치보다는 스테로이드의 부작용에 시달리는 모습을 많이 볼 수 있었다.

그런데 근년에 들어서는 Hyaluronate가 소개되면서 스테로이드 주사를 맞는 환자는 거의 볼 수 없는 것 같다. 필자의 클리닉을 찾는 환자들 중에 Hyaluronate 주사 치료를 받았다는 사람들을 많이 보게 된다. 완치효과를 보았다는 환자를 보지 못했지만 부작용은 없어 보였다.

요즘에는 통증클리닉을 하고 있는 통증의학과에서도 무릎관절에 Hyaluronate를 많이 주사한다는 얘기를 자주 듣게 된다. 무릎관절통의 원인을 관절의 기능성 장애에서 찾지 않고 기질적 손상으로만 찾으려는 정형외과의 흉내를 내는 것이었을 것이다.

나이가 많은 분들이 무릎에 퇴행성관절염이 생기는 것을 아니라고 할 수는 없지만, 19살 때부터 무릎이 아파 왔던 젊은 아가씨에게 퇴행성관절염이라는 진단을 붙여주고 관절에 영양제역할을 한다는 약제를 주사한 것은 너무 한 것이 아닌가 생각한다.

다수결의 원칙에 따르면 매번 패하는 필자지만, 이번 경우에도 일차 전에서는 민주주의 다수결의 원칙에 따른 환자의 판정에 따라 2대1로 필자가 판정패했다는 생각이 들지만 다수결의 원칙에 따르는 결정만이 옳은 것은 아닌 듯하다.

제발 통증의학을 하는 사람들만이라도 무릎통증의 발생기전을 생각해보고, 관절 안에 주사하는 치료는 삼갔으면 하는 바람을 가지고 글을 올린다.

2003. 5. 30.

21 당신의 자녀는 콩나물인가요, 콩나무인가요?

요즘 젊은이들에게 콩나물과 콩나무의 차이점을 아느냐고 물으면 대부분 같은 것이라고 하거나 콩나무를 본 일이 없다는 대답이 많다.

필자가 90년대 초에 KBS방송국의 "무엇이든지 물어 보세요"라는 건강 상담프로에 출연했을 때 방청객 주부들에게 물은 얘기이기도 하다. 당신네 자녀들은 콩나물입니까 혹은 콩나무입니까? 이런 얘기가 무슨 소용이 있느냐고 생각할지 모르지만 꼭 집고 넘어가야 할 필요가 있다 싶어 한 마디 하고자 한다.

콩나물과 콩나무는 그 재료가 원래 다른 것일까? 분명히 그렇지는 않다. 똑같은 두 알의 콩알 중에 하나는 그늘지고 바람도 없고 따뜻하고 물 많은 온실에 심었고, 다른 하나는 뙤약볕이 뜨겁고 바람 불고 물이 많지 않은 맨 땅에 심었다.

자라기에 좋은 온실에 심은 콩은 뿌리만 나서 자라고 싹은 콩깍지에 끼어 있어 잎을 피어나지 못하고 꽃을 피우지 못해 열매도 맺지 못한다. 이렇게 온실에서 콩이 자라면 콩나물이 된다.

맨땅에 심은 콩은 싹이 나서 무성하게 잎을 피우고 줄기가 뻗고 꽃을 피워 열매를 맺는다. 이렇게 맨땅에서 자란 콩은 콩나무가 되었다. 콩나물은 아무리 보기엔 좋고 탐스럽지만 조그만 환경의 변화에 적응하지 못하고 시들고 말라지고 꺾어지고 부러진다. 한번 시들거나 꺾어진 콩나물은 두 번 다시 살아나지 못한다.

척박한 땅에 심어진 콩나무는 비바람 속에서도 꺾이지 않고 뙤약볕 속에서도 시들지 않으며, 가뭄 속에서도 무성히 자라고, 온갖 어려움이 많지만 모두 견뎌내고 결실을 맺는다.

이 얘기는 단지 콩알 두 개에 관한 것을 말하려고 장황하게 늘어놓은 잡담이 아니다. 우리 인간에게도 콩나물과 콩나무의 비유는 적용되고 있는 것이다. 우리 인간에게도 인간 콩나물과 같은 인구가 늘어가고 있지만 정작 당사자들은 이 사실을 모르고 있다. 60-70년대에 콩나물 교실에서 자란 아이들이 커서 콩나물이 되었을까?

식생활이 나아지면서 영양섭취는 늘어나고, 편리해진 생활환경이 운동 부족을 초래하고 있는 현 시대에 올 수 밖에 없는 필연적 귀결이 아닌가한다. 성장기의 청소년들은 겉 자란 야채처럼 성장만 빨라지고 숙성될 틈이 없어, 체격만 커지고 몸을 유지하고 지탱할 수 있는 체력이 뒷받침되지 못하고 있다.

부모의 과보호가 자녀들을 콩나물로 만들었고, 운동보다는 학과공부만을 강요하는 교육풍토가 학생들을 콩나물로 만들었다. 성장기에 있을 때는 모르고 지내지만 먼 훗날에 그들은 여물지 않은 채로 거두어들인 곡식이나 밤톨들이 시간이 갈수록 말라 줄어드는 것과 같은 허약한 모습이 드러나기 시작한다.

40대를 전후한 사람들의 통증은 특정부위 한 군데에 있는 통증이 아니고 전신에 다발적으로 나타나는 것이 보통이다. 허약해진 근섬유들은 오랜 세월을 거치면서 찢어지거나 끊어지고 닳아지면서 미세한 손상을 받게 된다.

조직의 미세한 손상이 오래 누적되면 그 숫자가 더 많아지고 그것들이 모여서 통증을 일으키는 통증유발점으로 작용하여 전신에 통증을 일으킬 수 있다. 잘 반죽되고 많이 주물러 쳐댄 밀가루반죽은 탄력이 좋아

길게 자장면가락을 뽑을 수 있지만, 대충 주물러 놓은 반죽은 탄력이 없어 부서지고 끊어지는 것과 같다.

온실에서 자란 콩나물이 맨땅에서 나가면 견뎌내기 힘들듯이 전체적으로 약한 상태에 있는 사람도 온갖 세상풍파에 견뎌내기 힘들어 손상받는 일이 많아지고 한번 손상 받으면 회복이 어렵다. 시들어 가는 콩나물이 콩밭에 있는 콩나무를 부러워한들 무슨 소용 있겠는가? 나이 들어가면서 아픈 곳이 많다고 잘못 살아온 자기의 과거를 원망한다고 해결될 일이 아니다.

대부분의 통증 환자들은 밥 잘 먹고 소화 잘 시키면 건강한 것으로 알고 있어 스스로 건강생활을 했다고 자처하며, 어느 날 갑자기 아파지기 시작했다고 생각한다. 가끔은 잠을 잘못 잤거나 무거운 짐을 들어 올리다가 고장이 생겼거나, 최근에 직장 일로 과로하거나 신경을 많이 쓴 탓이라고들 생각한다.

그러나 어려서부터 살아온 환경이 그렇게 만들었다는 사실을 잘 받아들이려 하지 않는다. 더러는 자기는 어려서부터 태권도를 배웠다거나, 수영장을 다녔기 때문에 운동부족일 리가 없다는 얘기들을 한다.

40대의 직장인 중에는 자기는 매주 주말이면 테니스를 하거나 등산을 하고 있어 운동부족은 아니라고 항변하기도 한다. 더러 운동부족을 시인하는 사람들은 어떤 운동이 좋은가를 묻고 아픈 몸을 이끌고 행동에 옮기려 한다.

시들어 가는 콩나물이 뙤약볕에 나간다고 당장 콩나무가 될 수 없듯이, 당장에 운동을 서두르는 것은 이익보다 해를 준다. 펑크 난 자전거를 그냥 타고 다니면 타이어 모두 망가지듯이 급하다고 아픈 몸으로 운동하면 손상이 더 심해진다.

시간이 걸리더라도 고장난 곳을 치료해서 정상으로 만들어 놓은 다음 서서히 운동을 시작하고 점차 운동의 양과 질을 바꿔 나가야 한다. 우리들의 잘못된 삶을 반성해보고 우리 후손들에게는 허약한 몸을 물려주지 않기 위해 일찍부터 야생화처럼 건강하게 자랄 수 있는 교육풍토나 사회 환경이 조성되었으면 좋겠다.

여의도 통증의학과 최중립

22 더불어 함께 사는 세상의 아름다움

현대는 이웃과 더불어 함께 사는 세상이 아니고 강자는 약자를 짓밟고, 부자는 가난한 자의 잔돈까지 뺏어 더 큰 부자가 되는 시대인 것 같다. 슈퍼마켓이 생기면서 동네의 구멍가게들이 없어져 가고 있다. 아니 이미 없어졌다고 하는 표현이 나을 것이다.

슈퍼마켓에 가면 물건들이 다양하게 많이 있어 같은 물건이라도 비교 선택할 수 있는 여지가 있고, 좀 더 싸게 살 수 있기 때문에 소비자들은 수십 년간 정들었던 이웃 구멍가게를 외면하게 된 것이다.

요즘에는 세계적으로 체인망을 가진 대형할인매장들이 국내에 진출하면서 슈퍼마켓들이 울상이다. 할인매장에서는 물건을 낱개로 판매하지 않기 때문에 박스 채로 사서 승용차에 가득 채워 싣고 와서 집에 쌓아 놓는다.

동네슈퍼마켓에서는 가끔 필요한 식료품을 소량씩 구매하는 정도에 그치고 있는 경우가 많다. 슈퍼마켓도 대기업에서 체인점 형태로 운영하는 곳이 아니면 구멍가게 신세를 면치 못하게 되었다.

우리 의료계도 마찬가지로 재벌그룹들이 의료계에 진출해 대학병원을 설립하거나, 병원 재벌들이 줄줄이 의과대학을 세워 대학병원 간판들을 붙이고 있어 소규모병원이나 동네의원에는 환자가 줄고 있다. 머지않아 의료시장이 개방되어 외국의 재벌병원들이 국내에 진출하게 되면 대학병원들은 물론 우리 의료계 전체를 위협을 하게 될 것으로 예견된다.

80년대 후반까지만 해도 개인외과의원에서도 비교적 큰 수술에 해당하는 위 절제수술이나 담낭 절제술 등을 많이 해왔고, 신경외과에서는 뇌손상 환자들의 뇌수술을, 정형외과에서는 척추수술을 예사로 해왔다. 그러나 전 국민건강보험의 시작과 함께 대형병원들의 등장으로 환자들은 큰 병원만을 선호하게 되고 대부분의 개인의원들은 영세화되어 수술실과 입원실을 폐쇄할 수밖에 없게 되었다.

동네의원들도 진료과목에 따라 환자수가 많고 적음이 천차만별이고, 같은 과목을 하더라도 장소와 시설 그리고 경영방법에 따라 환자수가 엄청난 차이를 보이고 있다.

대부분의 의사들이 개원 초기에는 자기 몸은 돌보지 않고 일요일과 공휴일까지 진료하면서 환자를 늘리려고 안간힘을 쓰고 있다. 필자는 개원 초기에 환자 수가 적다고 초조하게 생각하는 후배들에게, 평생을 환자진료 하겠다는 각오로 마음의 여유를 가지라는 당부를 해준다. 그들의 진료 능력을 믿고 있기에 시간이 가면 환자는 저절로 늘어가기 마련이고 단골환자도 생길 것으로 확신하기 때문이었다.

하느님께서 주일을 거룩하게 지내라고 하신 말씀 중에는 돈벌이를 위해 주일까지 허둥대지 말고 자신을 위해서 휴식을 취하라는 말씀도 있다고 보아야 할 것이다. 의사가 건강해야 환자를 돌볼 수 있는 것이지 의사가 자기 건강을 지키지 못하면 누가 지켜주겠는가?

필자가 처음 개원하던 1989년도에는 이 근처에 의원급 의료기관이 별로 없어 통증 환자 외에도 외과, 정형외과, 비뇨기과, 내과환자들까지 진료할 수밖에 없었다. 개원 1년 후에 내과 의사가 건너편 건물에 들어서자 감기를 포함한 내과 환자는 내과로 모두 보냈다.

몇 년이 지나자 비뇨기과가 한 건물에 들어왔는데 외과진료도 한다고 하여 비뇨기과 환자는 물론, 화상, 봉합 환자, 외상 환자의 상처소독도 그곳으로 보내고 있다. 개원하고 5년 후부터는 통증클리닉의 진료대상 환자 외에는 완전히 손을 대지 않게 되니 이웃의 진료영역을 침범할 일도 없어지게 되었다.

필자가 처음에 개원하려고 할 때 주위의 의사들에게 마취과의사가 개원하려면 변두리에 가서 내과, 소아과 환자 진료나 할 것이지 무슨 배짱으로 여의도에서 통증클리닉을 개설하느냐는 충고 아닌 쓴 소리를 들은 일도 있었다.

아마도 자기네의 진료 영역이 침범당할까 우려해서 하는 얘기가 아니었던가 싶었다. 오늘에 이르러서는 어느 과의 진료영역에도 들어가지 않고 통증의학과의 위치를 굳히고 있지만 개원 초기에는 주위의 따가운 시선도 많이 받았던 것 같다.

일본의 소설 "빙점(氷點)"의 작가 미우라 아야꼬 여사의 미담을 소개한다.

그녀는 작가로 이름이 나기 전에는 평범한 가정주부로서 봉급쟁이 남편의 봉급으로는 생활이 어려워 동네에 조그만 구멍가게를 하나 차렸다고 한다. 그런데 어찌나 장사가 잘되는지 가게가 날로 번창하면서 트럭으로 물건을 사들여 올만큼 가게도 커지고 장사도 잘되었다.

어느 날 직장에서 돌아온 남편은 일에 파묻혀 정신없는 아내를 한참 바라보다가 "우리 가게가 이렇게 잘되는 것은 좋지만 이 주위가 다 어려운 사람들인데 우리만 잘 되면 다른 구멍가게들이 안 되면 어떻게 하느냐"고 말하였다고 한다.

이 말을 듣고 며칠간 생각하던 부인 미우라 아야꼬는 자기 가게의 물건을 줄이고 어떤 물건은 아예 받지 않아 옆의 가게를 도와주었다. 손님들이 찾으면 "그 물건은 저 가게에 가면 있습니다."하면서 손님을 나누어 주며 함께 하는 삶을 실천하였다.

이웃 간에 서로 배려하여 옆집으로 손님을 소개하다보니 경쟁할 일도 없고 동네 가게들이 모두 장사가 잘되게 되었고, 이웃 간의 화합도 잘되고 동네 분위기가 좋아지게 되었을 것은 너무나 명확한 일이다.

가게를 줄이면서 시간적 여유가 생긴 미우라 아야꼬는 틈틈이 펜을 들어 작품을 썼으니 그것이 바로 세계적으로 유명한 "빙점(氷點)"이라는 소설이었다. 더불어 함께 하는 삶, 너를 생각하는 삶이란 얼마나 아름답고 소중한 삶인가? 정말 아름답고 흐뭇한 이야기이다.

우리 의료계에도 "저는 잘 모르겠으니 저보다는 건너편에 있는 의사에게 가면 더 잘 봐주실 것입니다. 그쪽으로 가보시지요"하는 분위기가 그립다. 또한 우리가 살고 있는 이 세상이 국가는 국민을, 강자는 약자를, 어른은 아이를, 대기업은 중소기업을, 대형병원은 영세한 동네의원을, 환자가 많은 의사는 환자가 적은 이웃 의사를, 의사는 환자를 배려하며 더불어 함께 사는 세상이 되었으면 얼마나 좋을까 생각해본다.

2002. 10. 16.

23 어떤 운동이 좋아요?

환자들에게 운동이 부족한 것 같으니 운동 좀 하라고 권유하면 자기는 매일 달리기나 수영을 한다고 자랑하거나, 자기에게는 어떤 운동이 좋겠느냐는 질문을 하기도 한다.

필자는 운동전문가가 아니어서 운동에 대해 구체적으로 언급할 수는 없지만 많은 사람들이 운동과 레저 스포츠와 노동을 혼동하고 있다는 생각이 든다.

자기 나름의 운동하는 목적과 방법은 각자 다를 수는 있을 것이다. 체중을 조절해보자는 목적도 있고, 고혈압이나 당뇨병을 운동으로 다스리려고 열심히 걷거나 달리기를 하는 사람들도 있을 수 있다.

젊은이들은 우람한 근육미를 자랑하기 위해 헬스클럽에 가서 근육을 키우는 운동을 열심히 하기도 한다. 어떤 사람들은 늙어가는 자기의 나이는 생각하지 않고 젊은이들의 운동을 덩달아 흉내내기도 한다.

자기 나름대로 테니스, 골프, 수영, 등산, 배드민턴, 에어로빅, 건강달리기 등을 열심히 하고 있지만 이런 운동이 자신의 건강에 도움을 주는지, 해를 끼치고 있는지 또는 단순히 즐거움만 주는 행위에 불과했는지 생각하지도 않고 습관적으로 운동을 한다.

주중에는 전혀 운동하지 않고 있다가 주말에는 자기가 좋아하는 운동 한번 하는 것으로 자기가 해야 할 운동은 다했다고 생각하기도 한다. 이러한 운동이 건강에 도움을 주기보다는 해를 끼칠 수도 있음을 모르기 때문이다.

비유를 들어 얘기하자면 정지 상태에 있는 고무줄을 갑자기 잡아당기면 끊어질 것이고 서서히 잡아당기면 길게 늘어날 것이다. 밀가루 반죽을 많이 주물러 주면 탄력이 좋아서 잡아당겨도 끊어지지 않고 길고 가는 자장면 가락을 뽑아 낼 수 있다. 그러나 대충 주물러 반죽해놓은 밀가루는 늘어나지 못하고 끊어지거나 부서지고 만다.

근육이란 고무줄이나 밀가루반죽과 같은 성격을 가지고 있어 수시로 운동시켜 주지 않으면 탄력이 없어진다. 탄력을 상실한 근육은 사소한 동작에도 손상받게 되고, 반복해서 손상받은 근육은 굳어지고 짧아지거나 서로 얽혀서 제 기능을 잃게 된다.

제 기능을 상실한 근육은 혈액순환장애로 그 자체 내에서 통증을 일으키기도 하고, 관절의 운동에 장애를 주기도 하고, 신경이나 혈관을 압박하여 다른 곳에 통증을 일으키기도 한다.

운동의 기본조건이 세 가지 있다고 한다. 첫째는 건강에 유익해야 하고, 둘째는 지루하지 않고 흥미로워야 하며, 셋째는 위험요소가 없어야 한다. 그러나 이 세 가지 조건을 충족시킬 수 있는 운동은 많지도 않고 찾기가 힘들다.

매일 골프연습장에 나가 연습하는 것이나 조기축구회에 나가 매일 골을 차는 것만으로 훌륭한 운동을 하고 있다고 생각하는 사람들이 있는데, 많은 사람들이 즐겨하는 운동 중에는 세 가지 조건을 충족시켜준 것은 거의 없고, 단지 흥미본위로 즐기는 경우가 대부분이다.

스키는 즐겁기는 하지만 건강에 도움을 주기보다는 위험요소가 너무 많고, 수영은 건강에 이롭기는 하지만 힘들고 지루해서 지속적으로 하기가 힘들다.

즐겨서 하는 운동이란 거의가 전신운동이라기보다는 부분적인 운동에 한정되기 때문에 신체의 전체적인 밸런스를 깨트리는 수가 많다. 이런 것을 의학적으로 보면 운동이 아닌 단순 노동행위로 보아야 할 것이다.

프로선수에게 골프는 아마추어들이 즐기는 골프와는 완전히 다른 생계수단인 노동이라고 볼 수 있다. 조기축구를 즐기는 아마추어 축구애호가에 비해 프로축구 선수에게 축구란 중노동이고 고역스런 일이 될 수밖에 없다.

노동을 운동이라 생각하지 말고, 노동을 원만히 수행하기 위해서는 체력유지를 위한 별도의 운동이 필요할 것이다. 선수촌의 국가대표 운동선수들이 체력단련을 위한 운동을 하는 것을 보면 가벼운 공을 다루는 탁구선수나 중량운동을 하는 역도선수나 기초체력단련 운동은 비슷한 것을 알 수 있다.

운동선수들이 체력보강운동을 하는 것처럼 우리 일반인들도 좋아하는 스포츠를 즐기거나 일상생활을 영위하기 위해서는 이에 필요한 준비운동이나 체력관리는 필요할 것이다. 그렇다고 운동선수처럼 격렬하고 힘든 운동을 하자는 것은 아니다.

그럼 어떤 운동이 가장 좋을까하고 질문하고 싶겠지만 정답이 있을 수도 없고 한 마디로 대답할 수 있는 성질의 것도 아니다. 걸음걸이를 막 배운 어린애들의 하루생활을 보거나, 애완용 강아지의 뛰노는 것을 보고 느낌이 있어야 할 것이다.

우리 성인들의 생활에서는 어린애들이나 강아지들의 뛰노는 모습을 잠시라도 발견할 수 없다. 대부분 하루 종일 정지된 상태에서 가끔씩 필요에 따라 부분적인 동작만 있을 뿐이다.

그리고 운동이라고 하는 것은 자기의 기호에 맞는 레저스포츠에 매달려 한쪽에 편중된 동작을 반복하게 되어 있다. 이러한 운동의 반복이 조직에 손상을 주고 조직의 손상이 누적되어 국소적인 통증을 일으킬 뿐 아니라 전신에 영향을 미쳐 통증과 기능장애를 일으킨다.

모든 운동의 기본은 근육의 탄력을 늘려주고 근력을 강화시키고, 모든 관절의 유연성을 길러줄 수 있도록 해야 한다. 우리나라에서 국민 보건체조라는 것이 사라진지 오래되었는데, 이러한 맨손 체조야말로 모든 운동의 기본이 된다고 볼 수 있을 것이다.

이미 사라진 맨손체조만 매일 3회 정도 지속적으로 해주어도 좋은 운동이 될 수 있겠는데, 이건 재미가 없어 오래 지속하기 어려울 것이다.

헬스클럽에서는 무거운 기구운동보다는 우선 맨몸운동을 많이 하고, 기구운동은 가장 가벼운 기구를 사용해서 가능한 한 운동회수를 한 번이라도 더 늘려가는 것이 조직에 손상 없이 근육을 강화시키고 관절의 유연성을 늘려줄 수 있을 것이다.

맨몸운동은 팔다리의 끝마디 관절부터 움직여주는데, 팔은 손목, 팔꿈치, 어깨의 순서로, 다리는 발목, 무릎, 고관절의 순서로 해서 전신의 관절운동에 관여하는 근육의 기능을 향상시키도록 해야 한다.

대부분의 사람들이 기구운동 할 때 운동기구를 들어올리기에만 신경을 쓰는데, 오히려 기구를 내리면서 근육을 펴줄 때가 더 중요하다. 골격근의 운동은 수축상태에서 늘어 날 때 좋은 운동효과를 보게 되므로 근육을 늘려줄 때는 서서히 스트레칭을 시켜주어야 한다.

빠른 동작으로 하는 운동보다는 서서히 지속적으로 해주는(slow & steady) 운동이 근육 손상이 없고 근육 내의 혈액순환과 신진대사에 훨씬 유익하다. 맨몸운동으로는 에어로빅 체조가 근육을 유산소 운동시켜 주기 때문에 가장 무난한 운동 중의 하나지만 나이가 많은 노인들에게는 너무 동작이 빠르다보면 그것도 조직에 손상을 줄 가능성도 있다.

대부분의 에어로빅체조가 젊은이들을 위주로 구성되어 있는데, 나이 든 사람들을 배려한 속도 조절이나 동작의 재구성도 필요할 것이다. 또한 에어로빅을 여성전용물로 생각들을 하지만 오히려 근육의 탄력이 떨어져 있는 남성들에게 더 필요한 운동이라 생각된다.

맨몸 운동 중에는 중국인들이 광장에 모여서 즐기는 쿵후나, 국내 전통무술인들이 수련하는 태극권체조, 택견의 품세 등이 좋은 유산소운동이면서 근육을 스트레칭시켜 줄 수 있는 동작들이지만 일반인들에게는 널리 보급되어 있지 않다.

근래에는 각 스포츠단체에서 체조와 무술을 접목한 태권무용이나 건강권투 등을 개발 보급하고 있고, 사교춤을 개량한 댄스스포츠들도 보급하고 있어 관심만 조금 가지면 건강유지에 많은 도움 받을 수 있을 것이다.

필자가 생각하기에 한국의 전통 민속춤보다 더 좋은 유산소운동은 없어 보인다. 탈춤 출 때의 덩덕궁 춤은 체력단련에 더할 나위 없이 좋은 건강체조라 할 것이고, 민요가락에 맞추어 하늘거리며 추는 한(韓)춤이야말로 유산소운동의 극치라 할 것이다.

언젠가는 우리 민요가락에 맞추어 즐겨서 출 수 있는 아름답고 쉬운 춤이 개발되어 아무 곳에서나 노래가락만 나오면 남녀노소 함께 건강 춤을 덩실덩실 추도록 보급되는 날이 있기를 기대해보지만 어려운 일로 보인다.

2001. 4. 20.

24 통증 치료의 효과만을 비교합시다.

필자는 그동안 필자에게 치료받았던 많은 환자들에게 치료효과가 매우 좋다는 평가를 받고 있어 스스로 통증 치료의 효과를 높일 수 있었다는 점에서 스스로 성공한 의사임을 자부하고 있다.

필자가 하고 있는 통증 치료의학을 다른 진료과인 정형외과나 신경외과와 동일시하고 진단방법과 치료법 또는 진단 장비를 비교하는 사람이 있다. 예를 들면, X-ray 한 장도 안 찍어 보고 어떻게 병명을 아느냐고 묻는 것이다.

누구나 가족이나 친지, 친구 중에 의사 한 사람쯤은 있기 마련이고, 자기의 통증은 그 의사선생님과 먼저 상의하는 일이 많을 것이다. 그렇지만 꼭 필자에게 치료를 받아야 할 환자라면 대부분 통증의 원인이 어디에 있다는 정확한 진단을 얻지 못할 것임은 명확한 일이다.

필자의 클리닉을 찾아 올 때에도 정형외과로 잘못 알고 왔던 환자들도 진료를 받아 보고는 통증클리닉과 정형외과는 근본적으로 다른 것에 대해 놀라고 있다.

정형외과는 X-ray나 MRI검사를 해서 나타나는 뼈와 인대의 고장을 취급하는 곳이지만, 통증클리닉은 주로 눈에도 보이지 않는 신경의 장애로 인한 통증을 취급하는 곳이다.

따라서 통증클리닉에서는 신경치료법을 주로 하고 있기 때문에 진단과 치료가 다를 수밖에 없는데 다른 과 의사와 치료 방법을 비교한다는 것 자체가 어불성설이라 생각된다.

절대로 통증클리닉의 진단방법이나 치료 방법은 다른 과 진료와 비교할 수가 없는 일이다. 같은 통증클리닉의사들 사이에도 진단과 치료법에 차이가 있을 수 있고 사용하는 약제도 다를 수 있다.

같은 약제지만 쓰는 사람에 따라 효과도 다르고 그 약제의 비용도 천차만별로 달라지는 것 같다. 우리가 신경치료에 사용하는 같은 약제가 미용목적으로 쓰이면 비용이 최소한 2배 이상은 된다고 들었다. 미용목적과 통증 치료 목적은 그 투자하는 가치관이 다른 것 같다.

쓰임새에 따라 효과가 다른 것은 국소마취제에서도 볼 수 있다. 국소마취제가 마취목적으로 쓰이면 감각마비를 일으켜 수술을 도와줄 것이고, 통증 치료목적으로 쓰이면 감각마비 없이 통증을 없애주게 된다.

통증 때문에 고생하신 분들은 잘 아는 의사에게 먼저 진료 받아 본 다음에 낫지 않을 때 통증클리닉을 찾으라고 권하고 싶다. 아픈 것이 낫고 나서 잘 아는 의사에게 얘기해서 괜히 의사의 자존심을 상하게 할 수도 있는 일이다.

건강보험에서는 한 가지 신경치료에 15회까지 반복 주사하는 것을 100% 그대로 인정하고, 그 이상 필요할 경우에는 치료비를 절반만 인정하도록 되어있어 우리통증클리닉을 하는 의사들과 보건복지부 사이에 갈등이 빚어지고 있다. 만성 환자의 경우에는 한 달 이상 치료해도 좋아지지 않는 경우가 있는데 15회로 한정하는 것은 부당하다는 얘기다.

그러나 필자는 신경치료 주사를 여러 번하지 않고 단 1회로 쉽게 나을 수 있는 방법을 강구하기 위해 다년간의 노력 끝에 결실을 얻어 수년 전부터 치료에 적용하여 좋은 효과를 보고 있는 중이다.

첫째로 중요한 것은 정확한 진단에 의한 정확한 치료점을 찾는 일이고, 두 번째가 올바른 치료제의 선택으로 제대로 된 치료를 하는 것이라 생각된다.

모든 의사들이 수련 때 배우거나 책에서 얻은 지식을 활용하는데, 수련과정 때 배우지도 못했고 책에도 없는 새로운 지식을 어떻게 모든 의사들이 알 수 있겠는가?

치료 방법은 비교대상이 없으니 **치료 효과**만을 비교해보라고 당부하고 싶다.

25 한방 의료기관엔 비방약이 어찌하여 그리도 많은가?

요즘 일간신문에 보면 의료계 광고가 자주 눈에 띄는 것을 볼 수 있다. 그 중에서도 눈에 띄는 것은 한방 의료기관에서 내놓은 각종의 비방(秘方)약 광고들이다.

그 중에서도 현대의학으로도 만성적이고 잘 낫지 않는 고질병이나 수술로만 치료가 가능한 것으로 알려지고 있는 질환들을 쉽게 나을 수 있는 비법이 있다고 한다. 전통적인 침술이나 탕약에 의한 것이 아니고 한의원원장이 직접 개발했다는 비방약으로 치료한다고 한다. 요즘에는 본인의 특효약이라고 내세울만한 비방이 없는 한의사는 기를 펴지 못할 판이다.

최근에 신문에 소개된 것들을 보면 각자 자기 한의원에서 두통치료제, 당뇨병치료제, 알레르기성 비염치료제, 자궁근종 치료제인 환약, 추간판탈출증 치료제, 치질치료제로 한방좌욕 약 등을 독자적으로 개발해서 특효를 보고 있다고 한다.

그 약들의 효험에 앞서 개인이 운영하는 한의원에 어느 정도의 연구실험실을 갖추어놓고 연구개발했는지 존경스럽기 그지없다. 의약품의 연구개발이라는 것은 주먹구구식으로 만들어지는 것이 아닌데 어떻게 개인 한의원에서 그렇게 훌륭한 약제들을 개발할 수 있었다는 말인가? 그 연구실을 한번 가보고 싶지만 그것도 비밀이라고 보여주지 않을 것은 가보지 않아도 뻔하다.

새로운 약제의 개발은 실험적인 연구결과에 따라 일단 제품이 만들어지면, 실험동물에게 투여해서 치료

효과와 안전성을 검증받아야 한다. 그 결과가 만족스럽다고 입증되면 조심스럽게 인체에 투여하여 다시 임상적인 검증절차를 거쳐야 한다.

그것으로 그치는 것이 아니라 식품약품안정청(식약청)에 그 결과를 제출하고 다시 검사를 거쳐서 효과와 안전성이 검증된 다음에야 새로운 약품으로서 인정받고 그 처방에 따라 공인된 제약회사에서 생산되어 정식유통과정을 거쳐 환자에게 공급투여를 할 수 있는 것이다.

가끔은 인기 있는 음식점을 방송에서 취재하다가 보면 마지막에 자기네의 비밀인 음식에 첨가되어 맛을 내는 양념은 공개하지 않는다. 자기네 사업의 노하우이기 때문일 것이다.

그러나 의약품의 경우는 조리실에서 혼자서 개발했다고 비밀을 지킬 수 있는 것과는 다른 것이다. 음식의 비법은 맛이 있으면 그만이지만, 약품은 치료의 효과와 안정성이 보장되어야 하기 때문에 공인된 기관에서 반드시 검증을 받아야한다.

본인들의 선전대로 얼마나 치료효과가 있는지는 알 수는 없지만 공인되지 않은 의약품을 환자들에게 투약한다는 것도 문제가 있고, 특효약이라고 매스컴을 통해 선전하는 것은 명백한 약사법위반에 해당할 것이다.

여러 가지 검증절차를 거쳐서 약효가 뛰어나고 안전성이 인정되면 정식으로 발명특허를 획득하여 그 제조 비법은 보호받을 수 있을 것이다. 그런데 한약재료 몇 가지를 섞어 조제한 약제를 검증도 거치지 않고 비방약이라고 선전하는 것은 엄연히 실정법위반이 아닐 수 없다.

매스컴에 이러한 광고를 내고 있는 당사자들은 그러한 행위가 위법사실인지를 알고 있는지 모르지만 약품의 개발이란 같은 원료를 가지고 같은 공정을 거쳐서 제3자가 제조를 해도 동일한 효과가 나와야하는 것이다.

자기네 한의원에 찾아온 환자에게 나름대로 한약을 조제해주는 것은 상관할 바 아니겠으나 환자를 유치할 목적으로 매스컴을 통해 자기가 독자적으로 개발했다는 약품을 소개하는 것은 과대의료광고에 해당할 뿐 아니라 약사법에도 위배되는 불법행위라 할 것이다.

자기 혼자서 몇 가지 약제를 넣어서 조제한 것 가지고 특효약을 운운하는 것은 도대체 말이 되지 않는다. 대부분의 약품은 치료효과가 있으면 반드시 부작용도 있을 수도 있는 것이다. 우리 국민들의 정서는 한약은 치료효과가 없더라도 몸에 해롭지는 않고 무언가는 보탬이 될 것이라는 기대를 가지고 있다.

실험을 할 때에는 반드시 실험군과 같은 조건의 대조군을 상대로 해서 위약(placebo)을 함께 투여하여, 실험군과 대조군의 효과를 비교해서 그 효과를 입증해야만 의미가 있는 것이다.

의료인이라면 누구를 막론하고 공인된 처방에 따라 환자에게 약을 투여해야 한다. 제품의 효과와 안전성이 보장되지도 않았고 공인된 제약회사에서 제조하지도 않은 약품을 특효약이라고 믿어도 되는 것인지 국민들은 불안하다.

국가기관은 불법선전되고 있는 이러한 약품들을 찾아 효과와 안전성을 검증받은 후에 조제 공급하도록 조치를 취해 국민들이 안심하고 투약받을 수 있도록 해주었으면 싶다.

2004. 1. 5.

일본인의사인 다카하시 코세이(高橋晄正) 박사는 1969, 1990, 1992년에 『한방의 인식』, 『한방약은 효과 없다』, 『한방약은 위험하다』는 3편의 저서를 내었는데. 국내에도 2006년 10월에 뒤의 두 가지 책이 번역되어 출간되었는데 필자도 두 권을 구입해서 열심히 탐독 중에 있다.

잠시 읽은 내용 중에는 한방에서 자랑하는 한약을 2중맹검법(double blind test)으로 한약의 무용론을 밝힌 것을 볼 수 있었다.

2008. 8. 5.

26 훌륭한 의사가 되었을 줄 알았는데…!

이 한 마디는 대학시절에 절친하게 지내던 친구들 중 하나인 어떤 여자 친구가 필자가 개원했다는 소식을 듣고 했다는 혼잣말이었다고 한다.

학창시절 필자는 일주일에 한 번씩 모임을 갖는 클래식음악 감상회의 동호회 회원으로 오랫동안 활동했었다. 대학생 이상의 성인남녀들로 이루어진 이 음악 감상회는 정기적으로는 매주 금요일에 만나는 모임이었는데, 가을에는 보름달이 휘영청 밝아도 만나 어울렸고, 겨울철에 함박눈이 내리면 번개통신(?)으로 모여 공원에 있는 눈밭을 뒹굴고 뛰어다니며 젊음을 만끽했었다.

남녀회원이 거의 대부분 별명을 하나씩 가지고 있었는데, 그 중에는 당시에 최고급 담배이름 "신탄진"을 별명으로 가진 여자 친구는 음악전공을 하지 않으면서 취미로 첼로를 다루는 멋쟁이 아가씨였다. 이 친구와는 허물없이 지내는 사이면서도 서로 상대방을 이성관계로 대하는 일이 없이 그저 좋은 친구관계로만 지내왔다.

필자가 결혼하고 수년이 지난 후까지 이 친구가 결혼하지 않고 있는 것을 보고 좋은 여자 친구가 옆에 있었는데, 왜 한 번도 그녀를 여자로 대해주지 못하고, 데이트신청 한 번 해보지 못하고 헤어졌는가를 생각해 보게 되었다.

아마도 친구가 아닌 여자로서는 자신에게 과분하다고 생각했기에 손 한번 내밀어보지 못하고 선배나 나보다 좋은 친구와 인연을 맺어주려고 몇 차례나 주선하려고 했던 것이다.

학교를 졸업하고 필자가 수련받던 기간 5-6년간은 서로 소식도 전하고 가끔은 만날 기회가 있었는데, 그후로 약 15년쯤은 서로 연락도 없이 잊고 살았다. 필자가 개원하고 몇 년 지나서 학회가 고향땅에서 열리게 되어 학회 참석하러 고향에 내려갔다가 옛 친구 몇 사람과 연락해서 모처럼 반가운 자리를 만들었다.

중년에 들어선 그들은 고등학교 교사가 두 사람, 공무원이 한 사람, 우리의 영원한 음악선생님(?)이 한 분, 그리고 홍일점으로 대학교수부인 겸 화가가 된 신탄진이 참석했다.

첼로 메고 다니던 여학생이 변모하여 개인화실을 가진 화가가 되고 중학생의 어머니가 되었다는 사실이 믿어지지 않은 세월의 흐름이었다. 너무 오랜만에 만나고 보니 서로의 모습이 많이 달라져 있어 세월의 무상함을 탓하는 푸념들을 하면서 옛 추억을 더듬는 시간을 가졌다.

그 자리에서 신탄진이 하는 말이 필자가 개업했다고 해서 역시 너도 돈벌이에 나선 별 수 없는 의사에 불과하구나 하고 생각했었다고 한다. 오랫동안 만나지는 못했지만 친구가 훌륭한 의사가 되었기를 바라고 기대했었는데 개원했다는 소식을 듣고 실망했었던 것 같다.

그런데 개업하고 있으면서도 멀리 학회에까지 참석하는 것을 보니 생각이 달라졌는데, 자신의 연구논문까지 발표하는 것을 보니 개업의에 대한 생각을 잘못했던 것 같다고 한다.

오랜만에 만난 친구에게 이런 얘기를 들으니 어떠한 의사를 훌륭한 의사라고 생각하는지 궁금했다. 슈바이처, 히포크라테스 같은 의사나, 또한 유명 의과대학의 교수님들만이 훌륭한 의사이고 개원한 의사는 훌륭하지 못한 것인가 싶었다.

친구들의 실망감과 기대감에 대한 얘기를 듣고 필자는 그 동안 연구 발표했던 논문들을 소개하고, 필자가 지향하는 바는 사람들이 생각하는 것처럼 돈벌이에만 눈먼 속된 의사가 아님을 강조했다. 의사들이 아닌 그들에게는 필요 없는 내용이었지만 개원하고 있는 동안에 발표했던 10여 편의 논문들도 읽어보라고 주었다.

환자를 위해 헌신하는 참된 의사이기를 바라는 그 친구 한 사람에게라도 속된 의사로 보이고 싶지 않았고, 친구로서 기대를 걸어온 그에게 실망은 주지 말아야겠다고 생각했다.

그 자리에서 20년도 더 지난 옛날의 상황을 떠올리면서 공개적으로 짓궂은 질문을 그 친구에게 던져보았다. "내가 자기를 좋아하기는 했었던 것 같은데, 좋아한다는 말 한마디 못하고 지나갔는데 혹시 그때 내가 프로포즈를 했더라면 받아주었을까? 딱지 맞았을까? 궁금하다"고 물었다. 그녀가 웃으면서 하는 말이 "프로포즈 한 번 해보지도 않고 장가는 먼저 간 주제에 이제 와서 무슨 뚱딴지같은 질문이냐"고 핀잔주었다.

그 후로도 세월이 훌쩍 흘러 10년이 지났다. 이제는 학회에 논문 발표할 일도 없어지고 고향에 갈 기회도 적어지다보니, 그 친구들도 1-2년에 한번 만나거나 소식을 전하고 지내고 있지만 옛 친구들을 생각하면 그 말 한 마디가 생각나곤 한다.

이 친구들 지금쯤은 혹시 필자가 훌륭한 의사의 모습을 보여주지도 못하고 시들어버리지나 않았는지 걱정하고 있을 것 같은 생각을 하게 된다. 필자는 아직 시들지 않고 나름대로 싱싱함을 유지하고 있음을 옛 친구들에게 보여주고 싶다. 친구가 생각하는 만큼의 훌륭한 의사가 어떤 것인지는 알 수 없으나, 최소한 무능하고 초라하게 시들어가지 않고, 환자들로부터 고마움과 존경받는 의사의 모습을 그 친구에게 보여주고 싶다.

교수님은 못되었고, 학회에 나가 연구논문을 발표하지는 않지만 진료하는 틈새를 이용해서 연구하면서 보람된 학문의 길을 걷고 있는 친구를 자랑스럽게 보아달라고 얘기하고 싶다.

미안해 친구야, 훌륭한 의사의 모습을 보여주지 못해서……!

1998. 6. 23.

27 Quo vadis?(어디로 가시렵니까?)

옛날에 있었던 서양영화의 제목이다. 환자 여러분 여기서 나가면 어디로 가시렵니까? 메뚜기는 냄비 속이 뜨겁다고 튀어나와 숯불 속으로 뛰어 들어간다는 옛 말이 있는데…!

만성통증으로 고생하는 환자들은 의료기관은 물론 유사의료업자까지 찾아다니며 갖가지 치료를 받고 다닌다. 필자에게 와서도 그동안 받은 치료내역을 자랑하듯 설명하기도 한다.

필자가 알고자 하는 것은 치료내용보다 얼마나 정확한 진단을 받았느냐 하는 것이다. 대부분 말도 되지 않는 이상한 진단을 받고, 그 진단명을 신주단지처럼 받들어 모시고, 검증도 되지 않은 치료를 받고 있는 사람들이 많기 때문이다.

필자는 통증의 원인을 찾고 그 원인들이 통증을 일으키는 기전을 밝히기 위해 오랜 세월을 보냈다. 대부분의 환자들은 원인이야 어떠하건 낫기만 하면 된다고 생각하지만, 치료자의 입장에서는 통증을 일으키는 원인을 밝히는 것이 최우선 과제이기 때문이다.

통증의 원인을 정확히 알지 못하고 이런저런 방식들을 총동원해서 치료받다보면 통증이 없어지는 경우도 없지 않을 것이다. 그러나 정확한 원인과 치료법을 알지 못하면 차후에 똑같은 통증이 생겼을 때, 지난번과 같이 다시 헤매야 할 것이다.

필자가 진료 시에 어려움을 겪는 것은 치료가 어려워서가 아니다. 환자가 아프다는 곳과 그 통증의 원인은 다른 곳에 있다는 것, 본인이 아프기 시작한 시기와 병의 발병 시기는 다르다는 것, 그리고 그 통증의 발생기전을 설명하고 이해시키는 것이다.

이러한 문제들은 의사들도 이해를 잘 하지 못하는데 환자들에게 이러한 이론을 여러 가지 비유를 들어 설명한다고 해도 이해하기 쉽지 않다는 것은 필자도 알고 있다.

필자의 설명을 이해하지 못하는 사람은 이해할 수 있는 능력이 부족해서가 아니고, 그 동안 뇌 속에 잘못된 지식이 꽉 차있어 의사의 말을 들어도 뇌 속에 입력이 되지 않거나 새로운 지식을 받아들일 만한 여유가 없기 때문이다.

환자들의 얘기인즉 어느 날 잠을 잘못 자고 일어나서 아프기 시작했다거나, 또는 무거운 짐을 들어 올리다가 고장이 생겼다고 주장한다. 물론 아프기 시작한 것은 그 시점일지 모르지만 그 통증의 원인은 오래 전부터 있을 수 있다는 설명을 받아들이려 하지 않는다.

대부분의 환자들은 한 번 잘못 진단받은 병명 속에 갇혀 있던지, 자기 나름대로의 통증에 대한 핑계를 가지고 있는 수가 있다. 어떤 환자들은 별의별 진단과 검사를 다 받고도 진단이 나오지 않았는데 정확한 진단이 너무 쉽게 나오면 오히려 그 진단을 의심하는 것 같다.

큰 병원에서 MRI 촬영을 하고도 진단이 나오지 않아 치료를 못하고 있는데, 사진도 한 번 찍어보지 않고 몇 군데 만져보는 것만으로 어떻게 그렇게 잘 아느냐는 말투다.

너무나 많은 곳을 전전하던 환자들일수록 쉽게 내려주는 진단이 믿어지지가 않는 모양이다. 때로는 척추교정이나 추나요법, 카이로프랙티스 등으로 장기간 치료받아 온 환자들은 그런 시술자들이 내세우는 이론에 면역이 되어 의사의 말이 잘 먹혀들지 않는다. 그들에게 주워들은 이론이 엄청난 지식이라도 되는 줄 알고 거리낌 없이 의사 앞에서 자랑스럽게 설명하기도 한다.

약물은 일시적인 효과일 뿐이고 오히려 건강을 해칠 수도 있다는데 척추교정이나 운동요법으로 자연 치유 능력을 키워 주어야지 약물을 이용한 주사치료는 근본치료가 되지 못할 것이라는 것이다.

필자는 환자를 치료하기 전에 통증의 원인과 발생기전을 설명한 다음에 치료방침을 설명하고 반드시 본인이 이해했는가를 확인한 다음 본인이 원하면 치료를 받도록 한다. 그동안 여러 곳에서 속아 보았을 터이니 한 번 더 속는 셈치고 검사 겸 치료를 받아보도록 권유한다. 이것은 환자를 속이기 위해서가 아니고 한 번쯤 믿고 맡겨달라는 얘기이기도 한 것이다.

대부분의 환자들은 필자의 설명을 듣고 이제까지 이처럼 자세한 설명을 들어 본 일이 없었는데, 설명을 들으니 본인의 통증에 대해 이해를 할 수 있게 되어 나을 수 있다는 확신을 얻었다고 좋아한다.

필자는 주로 신경과 관계되는 통증 치료가 전문이기 때문에 신경과 관계되는 통증이라는 진단이 내려지면 신경치료 시술을 한 번 받아보도록 권유한다.

신경치료를 할 때는 90% 이상의 확신을 가지고 시술하지만, 만일에 시술 후에 즉시 효과가 인정되지 않으면 두말할 것 없이 치료비도 받지 않고 3차 의료기관에 가서 정밀검사 받아보시도록 의뢰서를 발부해서 보내고 있다. (실제 그런 경우는 전체의 1% 미만이지만.......!)

초진 환자 중의 몇 사람은 필자의 설명을 듣고 자기는 간단히 물리치료나 받으러 왔는데, 또는 뼈에 이상이 있지 않나 해서 사진이나 찍어 볼까하고 왔는데 이렇게 얘기가 복잡할 줄 몰랐노라 하며 슬슬 꽁무니를 빼는 사람도 있다.

진료 의사의 말을 믿지 않는 환자를 억지로 치료할 수 없기에 다른 병원에 가보시도록 보내지만 그런 환자를 내보낼 때 필자의 마음이 답답하다는 것을 그 환자들은 알 수 있을까?

쿼바디스? (어디로 가시렵니까?). 냄비가 뜨겁다고 숯불로 뛰어드는 메뚜기를 보는 기분이다.

2001. 12. 31.

28 교과서적인 진료가 파괴된 이 시대에…!

요즘 우리나라는 극소수의 의사들을 제외하고 대부분의 의사들이 수련받았던 전공과목에 의지해서 살 수 있는 세상은 아니다. 신생아 분만 숫자가 줄어들어 산부인과는 자기 전공에만 의존할 수 있는 형편이 되지 못하고, 어린이들의 숫자가 줄어드니 소아과는 진료과목을 바꾸어야 하는 경우도 늘고 있다.

4년 동안 전공과목에 힘겹게 매달려 수련받고 전문의자격을 취득했건만 막상 나와서 개원해놓고 보니 수련시절에 공부한 대로 진료하고 살아가야 할 형편이 되지 않는 것이다.

어느 과를 막론하고 전공을 잘못 선택했다거나 의사가 된 것 자체까지 후회스럽다는 젊은 전공의들이 적지 않다. 나이가 들고 안정권 안에 있는 선배들이 후배들의 불만을 해소시켜주려고 위로를 해주고 있지만, 그런 위로가 불만을 해소시키기에는 역부족으로 생각된다.

전 국민건강보험시대에 국가의 저수가 정책이나 대형병원들의 군림으로 개원의들이 입원실과 수술실을 운영할 수 없게 되었고 외과의사의 손발을 묶어버렸다. 외과계열 의사들은 내과적인 진료를 할 수밖에 없게 되고, 각 과의 의사들이 영양, 미용, 비만, 두피모발 분야에 관심을 가질 수밖에 없게 되었다. 우리 국내에만 건강보다는 외모나 미용과 관계되는 학회단체가 11개나 된다는 것을 보고도 알 수 있는 일이다.

마취과전문의가 통증클리닉을 하고 있는 것을 수술마취 쪽에서 보면 외도하는 것으로 보일지 모르지만, 필자도 수술실을 떠나 호구지책으로 통증 치료에만 전념하다보니 나름대로 통증에 대한 노하우를 갖게 되었다.

어렵사리 마련한 노하우를 함께 나누고 싶어 여러 곳을 통해 공개해 왔는데, 이 노하우를 공개하는 방법이 어설펐는지 초보자들에게는 전달이 잘못되고 있는 모양이다. 진료할 수 있는 장비와 시설, 능력을 갖추지 못한 사람들 중에는 진료 의욕만 앞세워 통증을 치료 할 수 있는 방법을 구체적으로 가르쳐 주기를 바라는 사람들이 있다.

예를 들면 C-arm 투시기로 투시하면서 신경치료해야 할 환자가 있는데, 장비도 없고 경험도 없는데 어떻게 치료해야 하는지 질문하는 수가 있다. 또는 어느 신경차단을 하고 싶은데 신경을 찌르지 않으려면 어떻게 해야 하며, 신경차단을 하다가 늑막을 찔러 기흉(氣胸)을 일으킬 수도 있을 것 같은데 주사 바늘을 얼마나 깊이 찔러야 하느냐는 등의 질문들이다.

악기의 연주기교를 교본만 가지고 익힐 수 없고, 수타 자장면 뽑는 기술을 말로 설명해준다고 익힐 수 없다고 했다. 통증 치료에 대한 이론이나 지식은 책을 통해 익힐 수 있지만, 기술은 아무리 사소한 것이라도 본인이 경험을 쌓고 수련을 거쳐 숙달되지 않으면 결코 쉽게 얻어지는 것이 아니다.

환자진료에 많은 경험을 가지고 있지만 통증에 대한 이해의 부족으로 통증 치료를 제대로 하지 못해 아쉬움이 많았던 의사들은 필자의 방향 제시만으로 곧바로 이해하고 응용해서 진단하고 치료할 수 있는 능력을 갖게 되는 것을 볼 수 있다.

그러나 진료경험이 전혀 없는 의사들이 자신의 능력은 개발하지도 않고 처음부터 끝까지 모든 것을 on-line을 통해서 가르쳐주기를 원하는 경우가 있다.

자기 진료영역 밖의 환자를 보내기가 아쉽다고 함부로 손을 댔다가는 자신이 다치는 일이 생길 수도 있을 것이다. 자기의 전공과 상관없는 환자를 진료하다가 예후가 좋지 않게 되면 환자에게 원망은 물론 법적인 책임문제가 생길 수도 있기 때문에 본인의 능력 밖의 환자를 만나면 진료가 가능한 의료기관으로 보내주는 것이 바람직할 것이다.

어떤 의사들은 자기가 해결할 수 없는 통증 환자를 만나면 의뢰서를 발부해서 보내오거나, 자기가 직접 환자와 동반해서 필자에게 찾아와 진료 현장에서 체험을 하고 가는 의사도 있는데, 자신도 없는 환자를 자기가 치료하겠다고 무리하는 의사들도 있다.

요즘은 많은 의사들이 진료과목의 울타리를 허물고 여러 가지 진료과목들을 표방하고 있는데, 소아과나 외과계열의 의사들 중에는 자기전공 이외에 노인병학(老人病學)을 공부하기 위해 연수강좌에 다니는 사람들이 적지 않다.

근처에 소아과와 내과를 진료과목으로 내걸고 있는 개원의가 있는데, 내과의 각종 병명과 소아과의 각종 병명들을 형광판에 내걸고 있다. 육아상담이나 성장클리닉을 운영하고 노인병과 노화방지는 물론 각종 통증(손저림, 오십견, 견비통, 무릎통증, 좌골신경통)까지 치료한다고 한다.

한 마리의 토끼만 쫓는 사냥꾼처럼 한 가지 진료 과목만을 추구하지 않고 여러 마리의 토끼를 동시에 쫓고 있는 그런 사냥꾼에게 어느 토끼가 잡힐지 의문이다.

이러한 현상은 전 국민 건강보험이라는 틀에 의료 문제를 집어넣어 저수가정책을 펴고 있는 국가의 정책이 첫째 원인이고, 수련기관에서는 개원가의 실정을 감안하지 않고 교과서적인 교육만 시킨 것이 둘째 원인이라 생각된다.

수련을 마친 의사들이 사회에 나가 적응해서 살아갈 수 있는 능력을 길러주는 수련이 아니고, 수련병원의 진료보조자로 몇 년간 길들여 왔기 때문에 수련을 마친 의사들은 종합병원의 진료방식에만 익숙해있을 뿐이다(즉, 모든 객관적 검사들을 먼저 해놓고 그 결과에 따라 진단을 내리고, 검사에 나오지 않으면 이상이 없다는 식의 표현을 하는 진료방식이다.).

심장이나 폐 수술을 공부해온 흉부외과 전문의나, 뇌나 척추수술을 해오던 신경외과 전문의나, 주로 뼈에 있는 질환이나 손상환자를 수술해오던 정형외과 전문의 중에 개원해서 자기들의 전공에 맞게 진료하고 있는 의사는 거의 없다.

마지못해 어설픈 내과환자의 진료에 의존하거나 전혀 진료경험이 없는 통증 환자를 보면서 막연히 물리치료만을 해주고 있는 것이다.

대학병원에 있는 어느 교수는 자기에게 진료를 받으려면 몇 개월 예약해놓고 기다려야했지만, 그 교수는 개원해서 1년을 버티지 못하고 개원을 포기하고 대학병원으로 복귀하는 일이 있었다.

국가는 의사를 대량으로 배출해놓고 무한 경쟁시켜 능력 있는 의사만 살아남고 능력 없으면 자연 도태되기를 바라고 있는데, 속없는 의사들이 모두 살아남으려고 발버둥치고 있는 현실이 안타깝다.

실천이 어려운 어리석은 생각일지 모르지만 대안으로 이러한 생각을 해본다.

1) 국가는 국가시책에 따라 애써서 배운 각과 전문의들이 자기의 전공에 맞는 진료만 하고도 살아갈 수 있도록 해주었으면 한다. 외래 환자가 3차 의료기관에 예약해놓고 몇 달씩 기다리는 현상을 막아 환자의 불편도 최소화하고 3차 의료기관의 부담도 줄였으면 한다.

또한 동네의원의 진료수가는 높여주고 본인부담금비율은 낮추어 개원의들도 입원실과 수술실까지 운영할 수 있도록 정책적 배려가 있었으면 좋겠지만 기대하기는 힘들 것 같다. 그것이 안 되면 선진국처럼 개원의들이 자기 환자를 종합병원에 데리고 가서 입원도 시키고 수술도 직접 할 수 있는 **attending system**을 도입했으면 한다.

2) 수련기관에서는 수련의들을 진료 보조역할만 시키지 말고 장래에 사회에 나가 독자적으로 독립해서 살아남을 수 있는 교육을 시켰으면 한다.

지도교수들은 개원가(開院街)의 현실을 너무 몰라 자기와 비슷한 역량을 가진 학자나 모조품의사를 만들어 내려고 한다. 자기네에게 수련받고 개원하고 있는 제자들이 수련 받은 대로 진료하면서 살아가고 있는지도 확인해 보아야 할 것이다. 때로는 교수들이 시간을 내서 개원의들의 진료현장을 체험해보는 것도 바람직할 것이다.

3) 의술은 지식과 기술의 복합체이다. 지식은 책을 통해서도 배울 수 있지만, 기술은 책을 통해서만은 배울 수 있는 것이 아니다. 각 개인은 학자가 되겠다는 사고만으로는 완벽한 의사가 될 수 없으므로, 반복된 훈련을 통해서 몸속 깊이 스며들도록 노력하는 장인정신을 가져야하겠다.

2006. 12. 30.

29 Botulinum Toxin이란 약제, 올바로 알아둡시다.

"**Botulinum Toxin**"란 말을 들으면 대부분의 사람들은 "주름살 펴는 약"이라는 정도는 알고 있다. 한 술 더 떠서 3개월에 한 번씩 주사 맞아야 한다더라고까지 알고 있다.

그러나 통증 치료에 Botulinum Toxin을 주사한다고 하면 주름살 펴는 약을 왜 통증 치료에 사용하느냐고 묻는 것은 당연하고, 통증 치료에도 3개월마다 주사 맞아야 하는 것이 아니냐고 묻는 사람이 너무 많아 이번 기회에 확실하게 알아두도록 설명하고자 한다.

Botulinum Toxin란 통조림 캔 속에서 자라서 식중독을 일으키는 세균인 Gram (+) anaerobic Bacteria Clostridium botulinum에서 분비되는 독소로, 이 독소를 다량을 섭취하게 되면 호흡마비로 생명까지 잃을 수 있는 위험한 독극물이다.

이 세균에서 분비되는 신경독소를 정제하여 치료약품으로 개발된 것이 Botulinum Toxin인데, 몇 개국에서 생산되는 여러 제품 중 하나가 Botox로서, Botox라는 상품명이 모든 Botulinum toxin의 대명사로 알려지고 있다. 이 제품은 미용목적으로 주름살을 펴는 데에 사용하게 되면서부터 의료인이 아닌 일반인에게 알려지게 되었다.

이 독소의 약리작용은 근육의 운동을 담당하는 운동신경의 말단에서 분비되는 신경전달물질인 acetylcholine (Ach.)을 차단하는 기능을 가지고 있다. Ach.은 근-신경연결부, 교감신경절, 부교감신경절, 부교감신경말단에서 분비되어 여러 가지 신경기능을 수행하는 물질로서 순간적으로 분비되었다가 효소에 의해 순간적으로 분해되는 물질이다.

골격근육과 운동신경 사이의 근-신경연결부에서 분비되는 Ach.은 근육을 정상적으로 수축시키는 기능을 가지고 있다. Ach.의 분비가 너무 많거나 분해효소가 부족해서 Ach.이 분해되지 않고 몸 안에 축적되면 오히려 신경을 마비시켜 생명을 위협하게 된다.

Botulinum toxin은 본래 주름살 제거 목적으로 개발된 것이 아니고 근육의 경직이나 경련성 질환에 국소적으로 사용하도록 개발되어 다양한 치료 목적으로 사용되어 왔지만, 근년에 들어 미용목적에 효과가 있다고 알려지면서, 일반인들에게 잘못 알려지게 되었다.

늙어가면서 주름이 생기는 이유는 피부의 밑에 있는 근육들이 오랜 생활을 거치면서 퇴화되고 굳어지면서 그 위에 있는 피부를 주름지게 하는 것이다. 피부를 주름지게 하는 근육의 긴장을 풀어주기 위해 국소적으로 Botulinum Toxin을 주사하면 장기간 근육을 마비시켜 주기 때문에 그 위에 있는 피부의 주름이 펴지는 것이다.

주름살이 생긴다는 것은 인체의 노화로 생기는 자연현상이다. Botulinum Toxin라는 약물이 젊음을 찾아주는 것은 아니고 약의 근이완효과로 약 3개월 정도 주름이 풀어졌다가 약효가 지나면 어쩔 수 없이 주름이 다시 생기게 되어있다. 구겨진 양복을 다리미질해서 펴주었다가 날짜가 지나면서 다시 구겨지는 것과 같다고 보면 될 것이다.

우리 신체의 어느 부위에 있는 근육이든지 혈액순환이 되지 않으면 산소공급이 부족하게 되어 세포 내에서 완전연소를 시키지 못하여, 불완전 연소된 대사산물들이 세포 내에 축적되면서 통증을 일으키게 된다.

그 중에는 근육들이 직접 손상 받은 후에 굳어져 혈액순환이 되지 않는 경우도 있고, 근육의 손상은 없었지만 근육의 운동신경이 흥분을 일으켜 근육을 긴장시켜 혈액순환이 되지 않는 경우도 있을 것이다. 어느 경우에 해당하던지 근육의 긴장을 풀어주어 혈액순환을 잘 되도록 해주면 통증은 금방 없어질 수 있다.

근육의 운동신경이 통증유발점(trigger point)에 의해 압박당하면 흥분을 일으켜 그 지배받는 근육을 굳어지게 하여 통증이 생기는 경우가 대부분이고, 이 통증유발점을 풀어주는 역할을 Botulinum Toxin에 맡기면 탁월한 효과를 발휘한다.

통증유발점이란 특정 부위의 근육이 강하게 굳어져 뭉쳐있는 것을 말하는 것인데, 근육을 수축시키는 Ach.이라는 신경전달 물질을 몇 개월 동안 차단시켜 줄 수 있는 유일한 약제가 Botulinum Toxin이다.

Botulinum toxin을 주사하면 주름살 펼 때처럼 3개월마다 주사 맞아야 하는 것이 아니냐는 질문은 당연히 나올 수 있다고 생각된다. 주름살은 노화된 근육을 억지로 펴주는 것이지만, 통증유발점에 주사하는 것은 굳어있는 근육을 풀어주어 혈액순환을 몇 개월 동안 개선시켜주기 때문에 개념이 근본적으로 다르다.

세계적으로 Botulinum Toxin은 이처럼 여러 가지 목적으로 치료하는데 많이 쓰여 왔고, 문헌에는 치료 목적의 사용법만이 소개되어왔었지만 근년에 들어 미용목적에까지 사용하게 되면서 널리 알려지고, 미용 목적의 약제로 알려지고 있을 뿐이다.

이번 기회에 Botulinum Toxin은 미용목적에 사용하기도 하지만 그보다는 필자가 통증클리닉에서 치료하는 대부분의 통증 치료에 널리 사용되는 약이라는 것을 알아두시기 바란다.

2004. 2. 27.

30 법을 모르면 누구나 죄인(?)

죄란 무엇일까? 그 어원은 "빗나가다, 과녁을 못 맞추다, 탈선하다." 등의 의미를 가지고 있다고 한다. 다시 바꿔 말하면 자기가 가야할 정도에서 벗어난 것을 죄라고 한단다. 죄의 성립요건은 첫째, 지켜야할 법이 있어야 하고, 둘째로 그 법을 어기는 것이 죄임을 **알아야** 하며, 셋째로 죄가 되는 것을 알고 자의로 범해야 된다.

다시 부언 설명하자면 도로교통법이 있으면 반드시 사람이 가야 할 인도가 있고, 자동차가 다녀야 할 차도가 있어야 한다. 세발자전거를 타고 차도로 들어가는 어린이는 그 자체가 위법이라는 사실을 모르고 있다. 그렇기에 미성년자에게는 법을 어기더라도 죄를 묻지 않는 것이다. 죄가 된다는 것은 알지만 고의적이 아닌 우발적이거나 실수로 법을 어기는 경우에 고의가 아닌 과실범죄라 부른다.

법에는 크게 나누어 신법(神法)과 인법(人法)으로 구분할 수 있는데, 신법에는 객관적인 규범이 되고 있는 자연법(자연도덕률), 신정법(종교에서 지켜야할 계명), 주관적 규범인 양심이 있다.

인법에는 국제법, 헌법, 형법, 민법, 상법, 의료법… 등이 이루 헤아릴 수 없을 만큼 많다. 인법은 세상이 변해가면서 수시로 변하기 마련이라서, 새로운 법이 수없이 많이 생겨나고, 자연 소멸되거나 인위적으로 폐기되는 경우가 있다.

현재 우리나라 정치권에서 국가보안법의 폐지 여부가 논쟁거리가 되고 있지만 쉽게 폐지되지 않는 것은 인법이란 기준을 적용하기에 따라 또는 보는 사람의 시각에 따라 다를 수 있음을 말해준다.

인법에는 수없이 많은 종류의 법이 있고, 새로운 법들이 매년 제정 공포되고 있지만 이러한 법들을 세상 사람들이 모두 알 수 있는 것은 아니다. 수많은 법이 제정되고 있지만 아직도 법이 부족해서 규제하지 못하거나 처벌하지 못하는 범죄는 늘어만 가고 있다.

필자의 얘기로 들어가 보겠다.

2002년 11월 5일에 교통사고를 당해 목이 아프다는 환자를 해당 전문 의료기관으로 가보라고 권유를 했다는 이유로 진료를 거부했다고 고발당한 일이 있었다. 그로부터 8개월 후 경찰서에 가서 의료법 위반 사실조사를 받고 돌아왔는데 1개월 후에 검찰로부터 기소유예처분이 내려졌다.

이때부터 법을 모르는 무지의 **죄**가 하나씩 생겨난 것이다. 일반적으로 형사 사건은 검찰에서 기소하기 때문에 검찰에서 기소유예처분을 받으면, 위법사실은 인정되지만 그 죄가 경미하기 때문에 처벌을 하지 않는다는 것을 의미한다고 한다.

조정래 씨가 지은 유명한 소설 "太白山脈"이 국가보안법위반 혐의로 입건된 일이 있었는데, 검찰에서 기소유예처분을 받아 15년이 지난 지금까지 best seller로 사랑받고 있다. 기소당사자인 검찰이 기소를 하지 않았기 때문에 처벌받지 않은 것이다.

필자도 검찰에서 기소유예처분을 받고 속으로 좋아라고 만세를 불렀지만, 필자의 경우는 그것이 아니었다. 2개월쯤 후에 보건복지부장관으로부터 의료법 제53조 1항 제 7호 및 의료관계행정처분규칙을 적용하여 의사면허자격정지 15일간의 처분을 한다고 통보해 왔다.

필자는 기소유예란 말이 형사사건과 같이 처벌대상이 되지 않는 것으로 잘못 알고 있었기에 검찰의 처분에 대해 만족하고 방심했던 것이다. 원래 진료거부란 혐의내용에도 승복할 수 없었고, 기소유예처분받은 필자를 행정부에서 처벌내린다는 것을 이해할 수 없었다.

변호사를 선임하여 행정법원에 집행정지신청을 하여 법원으로부터 본 사건의 본안판결 선고 시까지 행정처분의 효력을 정지한다는 판결을 받고, 동시에 의사면허자격정지처분취소 소송을 냈다.

이듬해인 2004년 5월 12일 서울 행정법원은 필자가 신청한 의사면허자격정지처분취소 소송에서 필자의 청구는 이유가 없다고 하여 기각판결을 내렸다.

판결내용을 보면 "원고인 필자가 의료인으로서 정당한 이유 없이 진료를 거부하는 행위는 의료의 적정을 기하여 국민의 건강을 보호증진하기 위한 의료법의 목적을 위배했을 뿐 아니라 의료의 질을 향상시키고 환자에게 최선의 의료서비스를 제공하기 위하여 노력해야 할 의무를 위반한 것이므로 의사면허자격을 15일간 정지시킨 것은 타당하다 볼 수 있다는 것이다."

필자가 교통사고 환자를 진료하지 않고 다른 병원으로 가보도록 선처한 이유를 충분히 설명했는데도 불구하고 재판부는 정밀검사는 둘째로 두고 물리치료 시설을 가지고 있으니 기본적인 물리치료만 해주면 되지 않겠냐는 생각을 한 것이다.

치료보다는 정확한 원인을 먼저 알고 그에 합당한 치료를 해주어야 한다는 사실을 의학지식이 없는 재판부는 단순히 물리치료만 해주면 될 것이라고 판단한 것이다.

"판결에 불복이 있을 때에는 판결정본을 송달받은 날로부터 2주 이내에 항소장을 서울행정법원에 제출하여야합니다"하는 부언과 함께 5월 17일 필자에게 판결정본이 도착했다. 판결 결과가 못마땅하기는 하지만 소송 때문에 신경 쓰는 것이 너무 피곤하여 재판결과에 승복하고 15일간 휴진하기로 결심을 굳혔다.

2004년 5월 21일 보건소 직원이 면허정지기간인데 어떻게 진료를 하느냐고 찾아왔다. 면허증을 반납하려고 한다고 했더니 오히려 면허정지기간 중에 진료했기 때문에 반납할 수 있는 기회도 상실했고 면허취소 처분이 내려질지 모른다고 한다.

행정소송심판이 있었던 다음날(5월 13일)부터 면허정지기간인데 진료를 계속하는 것은 불법의료행위에 해당한다고 한다. 필자는 판결정본을 내보이면서 판결에 불복 있을 시에는 2주일 내로 항소하도록 되어있지 않느냐고 항변했다.

무언가 행정착오를 일으킨 것이 틀림없다고 생각되어, 변호사에게 연락했더니 알아보고 가처분신청을 하고 원심판결에 대한 불복 항소하는 수밖에 없겠단다. 다시 집행정지 가처분신청을 해서 5월 27일부로 항소심 판결 선고 시까지 의사면허자격정지처분을 정지한다는 판결을 받아내고, 다시 자격정지처분취소를 위한 항소심에 들어갔다.

그러던 중 7월 27일자로 보건복지부장관으로부터 면허자격정지 기간 중 의료행위를 한 혐의로 의료법 제52조 제1항과 제3호 및 의료관계행정처분규칙에 따라 의사면허취소의 행정처분을 내릴 예정이니 사법처리결과를 포함한 의견서를 제출하라는 통보가 왔다.

1심 판결에 불복하여 항소심이 계류 중에 있는데 무슨 얘긴가 싶었지만, 행정기관의 뜻을 거역할 수 없어

이 기간이 의사면허자격정지기간이라는 사실을 알지 못했던 일이고 원심판결이 필자에게 억울한 일이니 만큼 항소심이 결정날 때까지만 자격정지를 보류해 달라고 하소연하는 의견서를 제출했다.

8월 23일자로 보건복지부장관으로부터 같은 혐의로 행정처분하기에 앞서 행정절차법 제 21조 및 제 22조에 의거 청문을 실시할 예정이니 2004년 9월 14일 오후 3시까지 보건복지부행정법무담당관실로 나와 의견을 진술하거나 서면으로 의견을 제출하라는 통지가 왔다.

* 만약 이 청문회에 응하지 않을 경우 복지부의 처분에 이의가 없는 것으로 간주하여 면허를 취소처분 할 예정이라는 단서도 함께 있었다.

이러한 경우에 정말 필자가 의료법을 위반한 것에 해당하며, 의사면허자격정지 처분이나 면허취소까지 당할 수 있는가를 의료계의 누구에게 물어보아도 아무도 그런 처분이 합당하다고 생각하는 사람은 없었다. 의료당사자인 의사들의 시각으로는 이런 사항을 의료법 위반이라고 생각하지 않으나, 행정기관에서는 의료법 위반이라고 한다는 것이 문제가 된다.

법적인 유권 해석을 위해 의사협회 법무팀에게 협조를 청하여 항소심이 진행 중인 사안에 대해 이러한 행정처분이 합당한 것인가를 알아봐달라고 부탁했다. 청문회 출석 전일 의사협회 법무팀에게서 연락이 왔는데 하늘이 무너지는 것 같은 **새로운 사실**을 알게 되었다.

서울 행정법원에서 내린 행정처분효력정지 처분은 "본 **사건의 본안판결 선고 시까지** 행정처분의 효력을 정지한다."는 것이었다. 그래서 본안판결에서 필자의 신청이 기각되는 순간부터 행정처분은 효력이 발생하여 필자에게 족쇄를 채우고 있었던 것인데, 필자 자신이 그 사실을 모르고 있었던 것이다.

법조인이 아니면 그런 행정조치나 법원의 판결문을 읽어보고도 그 의미를 아는 사람이 거의 없다는 사실도 어느 친척 판사를 통해서 알게 되었다. 원래 행정조치효력정지처분은 본안 판결의 확정선고 시까지 효력을 정지한다고 되어야 하는데, 본안의 확정판결이 내려지기 전인 1심 판결이 나오자마자 행정조치를 취한다는 것은 위헌의 소지가 있기는 하지만 법이 그렇게 되어 있으니 법에 따라야 하지 않겠느냐는 것이다.

법이 잘되고 못되고를 떠나 필자가 법을 잘 알지 못해서 일어난 일이니 어쩔 수 없는 일이고 잘못하다가는 의사면허가 취소될 판이었다. 필자는 잘 모르고 있었던 사실을 변호사는 이미 알고 있었지만, 자기의 가정 사정 때문에 행정 법원에서 기각판결이 나자마자 행정처분집행정지신청을 해야 할 시간을 맞추지 못한 데서 빚어진 일이었다고 한다.

사람이 신법(神法)을 위반하면 회개하고 다시 죄 짓지 않기로 결심하고, 남에게 피해 입힌 것이 있으면 그것을 보상해주면 벌받지 않고 용서를 받을 수 있다. 그러나 人法은 반드시 법을 위반하면 그에 해당하는 처벌을 받도록 되어있다. 신법은 죄를 용서하고 잘못된 것을 바로 잡기위해 존재하지만, 인법은 잘못을 처벌하기 위해 존재하기 때문에 집행하는 당사자들은 법조문과 규정만을 적용하기 때문에 용서라는 것이 없다.

모든 세상 사람들이 그 많은 인법을 모두 알 수 없기 때문에 자신이 어떤 법을 어겼는지조차 모르고 법을 어기는 수가 많은 것이 문제다. 그러나 사람들이 인법을 전부 알지 못하더라도 신법에 있는 자연 도덕률과 양심에 어긋나지 않게 행동하면 대부분 착오는 없게 되어 있다.

가끔은 필자처럼 양심과 자연 도덕률에 비추어 합당하게 행동했다고 생각하는데도 인법과 상충되는 경우가 있다. 이럴 때에는 신법에 해당하는 자신의 양심이 인법의 기준에 맞추어 제3자인 법관에게 심판받아야하는 경우가 생기는 것이다.

자신의 양심에 맞게 행동한 것이 제3자의 시각으로 볼 때 법을 위반한 것이라고 보여 진다면 꼼짝없이 죄인이 되기 마련인데, 이러한 죄인을 일컬어 양심범이라고 하는 것이다. 인법은 보는 사람의 시각에 따라 다르다고 하니 어느 법관의 시각이 필자의 양심과 일치하는지를 끝까지 지켜보아야 할 것이다.

청문회에서는 필자가 법을 이해하지 못해서 생긴 실수에 해당한 것 같으니 법원의 심판이 나올 때까지 결과를 지켜보는 것이 좋겠지만 의사면허취소까지는 너무 가혹하지 않겠느냐는 결정을 내려주었다.

그러나 이 세상을 살아가려면 법을 잘 알아야하고, 법을 몰라서 죄인이 되는 일은 없도록 명심해야 할 것 같다. 자신이 법을 어기고도 어겼다는 자체를 모른다면 사람들은 그를 무식한 사람이라고 부를 것이다.

특히 우리 같은 의료인이 의료관계법을 숙지하지 못해 죄를 짓는다면 법을 집행하는 사람들은 우리를 무식하다고 할 것이다. 의학지식만 알고 의료관계법은 모르고 지내다가 필자와 같이 곤혹스러운 일을 만나지 않도록 의료관계법 정도는 읽어 숙지하고 있어야 할 것 같다.

2004. 8. 30.

31 의사를 신명나게 해주는 환자들!

최근에 있었던 두 명의 환자의 일로 필자는 환자를 진료하는 보람과 생의 의미를 찾았다.

1) 일주일 전 인터넷에서 필자의 클리닉을 알고 찾아왔다는 39세의 독산동에 있는 ○○유치원 원장님의 얘기부터 하기로 한다.

왼쪽 팔이 아프고 저리고 가운데 손가락이 아파서 구부리지도 못한다는 여자 분인데 H대학 병원에 가서 목 MRI를 촬영하고, 근전도 검사도 하고, 수근관증후군 같다는 진단을 받았다고 한다.

약만 계속해서 복용해도 차도가 없던 차에 인터넷을 통해 필자의 사이트를 찾아보고, 어떤 일인지 여기 가면 나을 것 같다는 생각이 들어 무조건 주소를 알아가지고 찾아왔다고 한다.

필자가 진찰해 본 결과 팔로 내려가는 상완신경총, 요골신경, 정중신경들이 모두 좋지 않다는 느낌이 들었다. 대충 환자에게 설명하고 순서에 입각해서 제일 위에서부터 검사 겸 치료 삼아 신경치료하기로 했다.

맨 먼저 상완신경총의 압박을 풀어주기 위해 목에 있는 전사각근에 치료주사를 마치고 나자마자 그 환자 분이 **"야! 캡이다!"**하고 외쳤다. 무슨 뜻인지는 몰라도 신세대들이 즐겨 쓰는 용어로 좋다는 의미로 들렸다. 그 뒤로 **"야! 죽인다. 정말!"**하는 것이다. 그 뒤에 있던 남편이 유치원에서 어린애들과 맨날 생활하다보니 그런 언어가 습관화되어 그런 표현이 나온 것 같으니 이해하라고 했다.

신경총의 압박이 풀어지면서 증상이 금방 풀리면서 팔이 생각했던 이상으로 금방 효과가 좋다는 것이다. 그런 표정을 보고 필자도 기분이 좋았지만, 그 다음날 오전 일찍이 오신 그분이 어제 집에 가서 필자의 홈페이지에 있는 내용을 한자도 빼놓지 않고 전부 찾아 읽느라고 밤을 거의 새웠다고 한다.

얘기를 들어보니 정말로 구석구석에 있는 글을 모두 읽고 온 가족이 모두 함께 공감하여 이런 의사가 많았으면 좋겠고 그런 의사가 오래 살아 자기네 같은 환자를 많이 치료해주었으면 좋겠고 얘기가 많았다고 한다.

일주일째 매일 치료 중이지만 매일 올 때마다 감격하는 탄성의 연속이다. 금명간 완치될 것으로 기대하고 있지만 살다보니 진료해준 의사에게 이렇게 흐뭇함을 주는 환자가 있다니 신명나는 일이 아닐 수 없다.

2) 다음 환자의 얘기는 지난 일요일 오후에 있었던 일이다. 오전에 서울 근교에 있는 관악산에 등산을 갔다가 집에 돌아와 샤워를 하고 있는데 어떤 환자에게서 급한 전화가 왔다. 가끔 여기저기 통증이 있으면 자주 찾아오는 단골 환자였다.

중소기업을 하시는 40대 중반의 이 분은 일요일 아침에 갑자기 허리에 심한 통증이 생겼는데 병원들이 모두 쉬고 있어 집 근처에 있는 한방병원에 가서 침을 맞고 부항을 뜨고 테이핑을 했는데 도무지 효과가 없었다고 한다.

중요한 사업 관계로 내일 중국으로 출장을 가야 하는데 도무지 움직일 수가 없어 답답한 나머지 114 안내를 통해 필자의 집 전화번호를 알아내 계속 전화하며 통화되기만 기다렸다는 것이다. 필자는 마침 일요일이어서 가까운 친구들과 관악산에 등산을 갔다가 산에서 점심을 먹고 오후 3시쯤에 집에 들어와서 그 분의 전화를 받게 된 것이다.

10분 내로 클리닉에서 만나기로 하고 서둘러 나갔더니 환자는 이미 진료실의 문 앞에 기대어 기다리고 있었다. 허리가 아파서 혼자서는 한 걸음도 걷지 못할 형편이어서 두 사람의 동반자가 부축해서 겨우 옮길 수 있을 정도였다.

진찰을 위해 옷을 벗겨보니 등과 허리에 온통 침과 부항 자국이 있었고 테이프를 잔뜩 부치고 왔다. 예전에도 허리통증 때문에 치료받은 일이 있었던 환자였기에 가볍게 맘먹고 진찰해보니 예전과는 양상이 달랐다.

진찰 소견에서 흉추와 요추 사이의 흉추 제12번 신경의 압박이 있다고 사료되어 흉추와 요추 사이에 주사해도 신속한 효과가 없어서 경막외강 주사까지 해주고 한 시간 반가량 물리치료하면서 기다렸더니 혼자서 일어나 걸을 정도 되었다.

그러나 내일 해외에 출장을 간다는 것은 무리라고 생각되어 오늘 밤을 지내보고 몸이 상쾌하지 않으면 출장을 가지 말고 큰 병원에 가서 정밀 검사를 받아 보자고 했다.

환자는 휴일에 쉬는데 불러내서 미안하고 죄송하다는 얘기를 거듭 했지만, 주일날에 생긴 일이고 워낙 급해서 필자에게 구조요청해온 환자였기에 치료비는 받지 않기로 하고 그냥 가시도록 했다.

월요일 아침에 출근해서 그 환자가 궁금해서 환자의 집으로 전화했더니 그런 대로 좋아져서 아침 비행기로 중국 출장을 떠났다고 한다. 한편으로 불안하면서도 다행이라 싶었다. 이 환자는 통증 때문에 고통이 너무 심했지만 믿고 의지할 만 한데가 없어, 필자에게 가면 나을 것이라는 믿음으로 체면 불구하고 필자에게 매어 달린 그 마음이 고맙고 흐뭇했는데 아마도 흉추 제12번 신경이 너무 심하게 압박받아 쉽게 풀리지 않았던 것으로 추측되었다.

덕분에 4일간의 출장을 무사히 마치고 돌아 왔다는 감사의 인사를 받을 때 필자는 의사 된 보람을 다시 한 번 느낄 수 있었다. 동료인 필자의 마음에 상처를 주는 의사가 있는가 하면 필자에게 생의 보람까지 느끼게 해주는 환자도 있었다.

항상 이런 환자들만 만나고 살면 얼마나 행복할까 생각해 본다.

2002. 1. 21.

32 건강을 해치는 지압이나 마사지!

요즘에는 의료인이 아닌 사람들에 의한 유사의료행위가 의료기관보다 더 성황을 이루고 있다는 사실은 누구나 아는 사실이다. 국가에서 관리하거나 간섭을 하지 않기 때문에 그 시술행위의 비용도 의료 기관에 비해 상상을 못할 정도로 비싸다.

옛날에는 시각장애인들의 생계를 위해 맹인들에게 특별히 교육을 시켜 안마를 할 수 있도록 제도화되어 있었다. 근년에 들어서는 건장한 젊은이들이 지압, 마사지, 기(氣)치료 등의 각종 유사의료행위를 행하고 있지만 정부는 의료행위가 아니라는 이유로 방치하고 있다.

단순히 근긴장을 풀어주는 안마에서 그치지 않고, 공공연히 특수치료비법을 가진 것처럼 행세하며 환자들을 끌어들여 치료는커녕 병세를 악화시켜 오히려 치료를 방해하고 있다. 비교적 경제적으로 여유가 있고 시간 많은 사람들이 주로 이용하고 있어 돈 없는 사람들은 엄두도 못내는 부유층들의 전유물처럼 되고 있다.

특히 스포츠마사지는 간단한 이론만 배우면 아무나 시술을 할 수 있는 것으로 대법원에서 의료행위가 아니라는 판결이 나왔기 때문에 불법의료행위가 아니라며 신문에 교육생 모집하는 광고까지 나온 것을 본 일이 있는데 사실인지는 알 수 없다.

이러한 유사의료행위들이 번성하게 된 배경에는 **의료계의 책임**이 크다는 것을 의사들이 알아야 할 것이다. 환자들은 분명히 통증으로 고통받고 있음에도 불구하고 의료기관에서 객관적인 검사소견만 보고 이상이 없다는 진단을 내려주거나 잘못된 치료를 해주어 효과를 보지 못했기 때문에 지압이나 마사지시술을 받으러 다닌다고 얘기하고 있다.

어느 환자의 실례를 들어본다.

40대 중반의 건설회사 사장은 목과 어깻죽지, 어깨관절, 팔, 그리고 만성두통으로 오랫동안 시달려왔는데 모 대학병원에 가서 정밀검사를 받았지만 이상이 없으니 굳어진 근육을 풀어주면서 지내라고 얘기하더라란다. 하는 수 없이 스포츠마사지실에 다니면서 아프다고 생각되는 근육을 2년 동안이나 마사지를 받고 지내왔단다.

초기에는 손가락으로 가볍게 마사지해주면 시원함을 느꼈는데, 시간이 갈수록 효과를 못 느낀다고 하자 점점 힘이 더 가해지더니 나중에는 팔꿈치로 근육을 짓눌러 가면서 마사지를 해주더라고 한다. 오랫동안 마사지를 받다보니 마치 중독된 사람처럼 마사지받을 때에는 시원한 것 같지만 시간이 지나면 오히려 통증이 더 심해진다고 한다.

어느 교수님의 소개로 필자를 찾아왔는데, 목, 어깨, 등 쪽, 그리고 왼쪽 팔의 근육들이 심하게 굳어지고 유착을 일으켜 신경차단을 반복해주어도 한번 망가져 굳어진 근육들은 쉽게 풀어질 줄을 모른다.

각 부위에 BOTOX 주사하면서 치료 중인데 본인은 많은 차도가 있다고 얘기하지만 필자가 보기에는 치료에 반응이 신통치가 않다. BOTOX는 근육을 이완시키는 능력은 탁월하지만 조직의 유착을 박리시킬 능력은 가지고 있지 않아 이러한 치료에는 한계가 있어 보인다.

일반적으로 골격근이 굳어지는 그 원인은 세 가지로 볼 수 있다. **첫째**는 운동을 심하게 한 후에 근육 내의 산소부족으로 불완전 대사된 산물들이 쌓여 굳어지는 경우가 있고, **둘째**로는 근육을 조절하는 운동신경이 흥분을 일으켜 근육을 굳어지게 하는 경우가 있다. **셋째**로는 근육이 직접 손상받아 근섬유가 파괴되어 서로 얽히고 유착을 일으킨 상태이다.

첫 번째 경우는 휴식을 취하면서 시간이 지나면 저절로 풀어지나 마사지를 해주면 혈액순환이 좋아져 빨리 회복 될 수 있다. 두 번째의 경우는 근육의 운동신경의 흥분을 가라앉혀주면 금방 근육이 이완되면서 풀어지게 된다. 셋째 경우는 실례로 들어본 환자의 경우처럼 근육이 직접 손상받아 만성화되면 사실상 완전 치료는 불가능해진다.

인체의 골격근은 많은 섬유들의 집합체로 이루어져 있는데 머리카락처럼 근섬유마다 이웃의 섬유와 주행은 함께 하지만 서로 얽혀있지는 않다. 굳어진 근육을 풀어준다고 직접 주무르거나 짓눌러놓으면 근섬유가 파열되면서 이웃의 근섬유와 유착을 일으킨다.

겉에서는 보이지 않지만 딱딱한 흉터들이 근육 내부의 여러 곳에 생겨 근육의 탄력이 없어지고 혈액순환이 되지 않아 통증은 점점 더 심해지고 근육으로서의 기능이 상실하게 된다.

의사들도 근육통의 발생기전을 알지 못하고 굳어진 근육을 풀어주겠다고 그 근육에 물리치료를 하거나 약물을 주사하고 있는 것을 볼 수 있는데, 마치 굴뚝에서 연기가 나오는 것을 보고 굴뚝에 불이 났다고 생각하는 것과 같다고 할 것이다.

운동신경의 흥분으로 골격근들이 굳어지면 신경의 기능을 정상으로 해주지 않고 근육에 직접 손을 대면 근육이 제2의 손상받아 더욱 나빠지게 된다. 굳어진 근육을 직접 지압하는 것은 냉동실에서 꺼낸 생선을 해동시키지 않고 억지로 주물러서 부서지게 하는 것과 같다.

안마교육을 받은 장님안마사들은 소위 경혈(통증유발점)을 찾아 안마를 해줌으로써 신경의 압박을 풀어주었던 것 같은데, 요즘의 지압이나 마사지하는 사람들은 굳어있는 근육을 우격다짐으로 짓눌러 부서뜨려 통증을 더욱 악화시키고 있다.

이러한 불법의료행위를 방지하려면 통증을 객관적인 검사로만 찾다가 이상이 없다고 진단내리는 사고를 버리고 기능적인 통증을 이해하고 치료해주는 방향으로 의사들이 먼저 변해야 할 것이다. 그리고 일반인들은 근육통이나 몸살기운이 약간 있다고 무조건 마사지받고 다니다가 훗날 후회해도 소용이 없다는 것을 미리서 알아두는 것이 좋을 것이다.

최근에 대한의사협회에서는 약사들의 불법진료행위를 근본적으로 차단하기 위한 제도적 장치를 만들기 위해 노력 중이라는데, 약사들의 불법진료행위뿐 아니라 국민들의 건강에 해를 끼치는 모든 비의료인의 사이비진료행위를 차단할 수 있는 장치가 함께 마련되어야 하겠다.

33 장수(長壽)보다는 삶의 질이 문제다.

의학이 발달하고 생활이 윤택해지면서 영양상태가 좋아져 우리 인간의 수명은 날로 길어지고 있다. 2010년에 이르면 남자의 평균 수명이 95세, 여자는 100세까지 늘어날 전망이라고 한다. 죽지 않고 장수한다고 좋아 할 일은 아닐 것이다.

자기의 부모가 치매(癡呆)에 걸린 상태에서 오랫동안 사신다고 해서 좋아할 자식은 어디 있으며, 만성 신장병으로 혈액투석을 받아가면서 오래 사시는 것을 장수라고 얘기할 사람은 아무도 없을 것이다.

현대의학이 많이 발달했다고는 해도 아직도 원인을 밝히지 못한 질환도 있고, 원인을 알고도 완전 해결하지 못하는 질병이 있기는 하지만 인간의 수명을 연장시키는데 공헌한 것만은 사실이다. 질병 속의 장수보다는 차라리 질병과 고통 없이 짧게 살다가는 것이 더 좋은 인생의 마감이라 생각된다.

의과대학 어느 교수가 "내 몸을 지배하라"는 제목으로 지상강좌를 하여 "신 건강학론"을 펼치는 것을 본 일이 있다. 내 몸을 지배하라고 했는데, 일반인이 자신의 몸을 지배한다는 것은 자신의 능력만으로 되는 것이 아니고 의료의 힘을 빌리는 것 밖에 없다고 본다.

자신을 잘 아는 주치의의 도움을 받아 암의 조기진단, 만성질환과 스트레스관리 및 운동, 영양요법 등을 위한 계획을 구체적으로 세움으로써 건강전략을 세워야 한다고 했다.

의사들의 능력으로 질병의 조기발견과 치료로써 질병에 의한 조기사망을 방지해줄 수는 있겠지만, 복잡한 이 세상에서 의사들이 환자들의 스트레스관리나, 운동, 영양요법 등을 맡는다는 것은 사실상 불가능한 일이다.

건강이란 개념은 내장기관에 고장이나 질병이 없는 것만을 얘기할 수 없다. 내외과적으로 전혀 이상소견을 발견할 수 없는 사람들이 여기저기에 있는 통증으로 고생하는 사람이 많은 것을 보면 질병과 통증이 반드시 상관관계가 있어 보이지는 않는다.

건강한 삶이란 질병이 없다는 것이 아니라, 의사의 도움을 받지 않고도 풍요롭고 즐겁게 지낼 수 있는 삶을 말한다. 어쩔 수 없이 신체의 일부에 고장이 생기는 것을 구태여 건강과 관련지어 생각할 필요는 없다.

멀쩡한 기계도 어쩌다가 어느 부품에 결함이 생기거나 고장이 생기면 기계전체가 작동이 되지 않는 것처럼, 우리의 몸도 신체일부에 사소한 고장으로 몸 전체가 고통받는 문제를 일으킬 수도 있는 일이다. 의학은 질병의 예방과 조기치료를 할 수는 있으나, 몸에 생기는 고장을 예방할 수 있는 능력을 가지고 있지 않다.

의학이 발달되었다고 해서 사회생활에서 생기는 스트레스를 극복시키고 운동이나 영양요법으로 환자를 건강하게 살게 할 수 있는 능력까지 향상되었다고는 생각할 수 없다.

의학은 발전할수록 세분화되고 내용은 깊어만 가기 때문에 환자를 총체적으로 관리할 수 있는 프로그램을 가지고 있지 않다.

질병관리는 의사들이 해준다고 해도 질병 없이 생기는 기능장애에 의한 통증은 의사의 능력으로 예방이 어렵다고 보여진다. 물질문명이 발달되고 생활이 윤택해지면서 인간들은 창조주의 뜻과는 어긋나는 삶을 살기 때문에 외형상으로는 건강해지고 기능면에서는 부실한 신체구조로 바뀌게 되었다.

요즘에 먹는 음식은 자연산과 양식한 것을 구분해서 자연산만을 선호하고 있다. 같은 씨앗에서 나서 자란 산삼도 자연에서 저절로 나서 자란 것을 산삼(山蔘)이라 하여 귀하게 여기고 가격도 높이 평가되고 있고, 인공으로 재배되는 것을 장뇌삼이라하여 값도 떨어진다고 한다.

콩나물과 콩나무는 같은 콩알에서 나서 자랐지만 자라는 환경에 따라 천지 차이가 나듯이 인간도 같은 부모 밑에 태어났어도 성장하는 환경에 따라 크게 차이가 나게 마련이다. 질병관리는 의학이 잘해주어 장수하도록 도와줄지 몰라도, 삶의 질을 높이는 것은 의학이 아니라 우리가 살아가는 사회 환경의 개선이다.

지식만을 억지로 주입시키고 있는 학생들의 교육환경이 그러하고 자동화와 전산화되어가고 있는 성인들의 업무환경들이 인간을 콩나물 같이 허약하게 만들어가고 있는 것이다. 질병이 없는 허약자들을 대량생산해내고 있는 우리사회 현실은 의학지식만을 가진 의사들이 전부 책임지고 관리할 수 있는 성질의 것이 아니다. 국민의 삶의 질을 높이기 위해서는 국가와 사회가 모두 동참해야 한다.

물질만능시대를 맞이하여 세상이 좋아지고 모든 것이 편리해진 세상이라고들 한다. 그러나 살기가 좋아졌다고 행복한 삶을 살고 있다고 생각하는 사람은 없다. 그 이유는 그 안락하고 편리한 생활이 우리 몸을 나약하게 만들어 질병 없는 가운데 여러 가지 통증으로 고통받게 만들고 있기 때문이다.

성장과정에 있는 청소년들은 주입식 교육에 시달리면서 체육과목 시간마저 빼앗겨 버린 지 오래라고 한다. 청년들에게 국민보건체조를 아느냐고 물으면 그런 것이 어디에 있었느냐고 반문하는 세상이다.

성장해서 사회생활에 접어들면 완전히 자동화기계의 한 부품이 되어서 기계처럼 움직이면서 직장생활을 하게 된다. 고층빌딩의 한 자리에 웅크리고 앉아 근무하는 젊은이들의 모습은 마치 칸막이 닭장에서 사육되고 있는 닭들처럼 맥이 없어 보인다.

30층 이상의 고층빌딩을 소유하고 있는 기업체에서도 단 한 층이라도 할애해서 직원들의 체력단련장소로 만들어 주는 기업이 없다는 것이다. 이렇게 열악한 환경에서 근무하는 직장인들이 건강할 리가 없고 불량품 기계처럼 맨날 여기저기에 고장이 생기면서 아픈 곳이 생기기 마련이다.

회사에서 사용하는 장비에 고장이 생기면 당장에 정비업소로 보내거나 A/S기술자를 불러댈 것이다. 그렇다면 자기 회사에 근무하는 직원들이 아프면 의사의 진단을 받아 제출하고 일정기간 떳떳하게 치료받을 수 있는 기회가 주어야 마땅할 일이다.

그러나 대다수의 직장인들은 아프더라도 직장에서 떳떳하게 치료받으러 나오지 못하고 윗사람들의 눈치를 살펴가면서 모르게 빠져나와 치료를 받으려니 오히려 스트레스 받아 치료에 장애가 되는 것 같다.

청소년들이 건강하게 자라서, 사회에 나와 자기 몸을 관리 잘하여 건강을 지키게 되면 직장에서의 업무효율이 높아지고 생산성 또한 향상될 것이다. 모든 국민들이 이처럼 건강한 삶을 살게 되면 이 국가전체가 건강해지고 삶의 질도 높아져 이 나라가 살만하고 좋은 나라라고 생각되고 개개인의 삶이 행복하다고 느낄 것이다.

물질 만능주의와 대량생산만을 내세우는 산업사회에서 그 구성원들의 건강이 어느 때보다 중요한 이 시대에 의술만으로는 국민의 삶의 질을 높이지는 못할 것이다. 사람들은 먹는 음식은 천연재료, 자연산을 선호하면서 인간 스스로는 우리 안에 가두어져 길러낸 가축들처럼 자연성이나 야성(野性)을 잃어가고 있다.

우리는 이제부터라도 행복하고 건강한 삶을 얻기 위해서는 편리함과 안락함을 즐기기보다는 불편하더라도 몸을 많이 움직이는 삶을 살아야 할 것이다. 기계는 부품에 기름을 쳐주어야하지만 인체에 기름 쳐주는 역할은 몸의 모든 부분을 골고루 움직여주는 운동이다.

내 몸을 지배한다는 얘기는 질병은 의사에게 맡기고, 자기의 몸은 자기가 스스로 관리를 함으로써 건강한 체력을 유지하고 어떠한 스트레스에도 견딜 수 있는 능력을 기르는 것이라고 생각된다.

그래서 자연적이진 못하지만 러닝머신에 올라가서 열심히 비지땀을 흘리는 사람이 늘어가고 있는 것이다. 달리기 열심히 하는 분들에게 조언을 하자면 걷고 달리는 것만을 운동으로 생각하지 말고 조그만 몸동작이라도 온몸을 움직여 줄 수 있는 전신운동을 권하고 싶다.

오래 사는 것만이 장수가 아니고 건강하게 오래 사는 것이 장수라 할 것이다.

2004. 3. 24.

34 신비의 세계로 여러분을 초대한다.

『기(氣)와 통증유발점과는 어떤 관계가 있는가?』

우리는 온통 기(氣)에 둘러싸여 있지만, 우리는 대부분 그것을 감지하지 못하고 있다. 특히 서양교육을 받아온 현대인들에게는 더욱 그렇다.

동양에서는 이러한 영(靈)의 작용을 기(氣)라고 말한다. 氣라는 글자가 많은 단어에 끼어 있는 사실은 분명하다. 생명체가 아닌 무생물에서도 자기(磁氣), 전기(電氣), 공기(空氣), 향기(香氣), 지자기(地磁氣) 등을 눈에 보이지 않지만 우리가 감지해 내서 실생활에 유용하게 이용하고 있다.

인체에서는 기운, 기분, 생기, 정기, 용기, 기력, 기색, 기상, 기절, 감기 등의 용어가 있다. 이러한 것들은 말로 설명할 수 없는 힘의 방출이나 분위기 따위를 표현하고 있다.

옛날 중국의 장자는 "사람은 기가 모여서 태어나고 기가 흩어지면 죽는다."했다고 한다.

눈에 보이지 않는 것을 믿지 않는 것은 대부분 현대인들의 사고방식이다. 그러나 현대과학은 보이지 않는 그 기(氣)를 많은 곳에 이용해서 산업화에 이용하고 있다. 기(機)라는 말을 다른 말로 표현하면 Energy라고 할 수 있을 것이다. 이 Energy야 말로 눈에 보이지 않는 힘이지만 우리 인간에게는 없어서는 안 될 존재이다.

이러한 Energy는 우리에게 유익한 것들도 있고 유해한 것들도 있다고 한다.

오래전부터 수맥이 흐르는 곳에서 나오는 기(氣)를 수맥파(水脈波)라 하는데 그 수맥파에 몸이 오래 노출되면 인체건강을 해친다는 얘기가 있어 왔다. 또한 지하 수백 미터의 깊이에 흐르는 수맥에서 나오는 수맥파를 감지해서 우물이나 온천수를 찾아내는 수맥을 탐지하는 방법이 소개되어 왔다.

수맥파가 인체에 해롭다고 해서 수맥 차단하는 각종 차단제품이 상품화되어있다. 인체의 유해여부는 그 이유를 잘 알 수 없지만 수맥이 흐른다는 것을 알고 나면 그것을 방치하고 그대로 생활하기에는 어쩐지 꺼림칙하기 마련이다.

필자는 오래전에 수맥탐지의 권위자이신 불란서에서 오신 강 진수(요한)신부님께 수맥탐지에 대해서 약간의 지식을 배운 바 있고, 그분이 쓴 책자를 보고 필자의 집에서 수맥이 흐르는 곳을 찾아서 차단하고 지낸다.

불란서 말에서 유래된 라디에스테지(radiesthesis)란 말은 radion(輻射線)과 esthesis(感知)의 복합어로서 복사선을 감지하는 기능이라고 한다. 모든 물체들은 어떤 界(광물계, 식물계, 동물계, 인간계)에 속해있든 간에 다양하게 그리고 고유하게 복사선을 방출하고 있다.

필자가 하고자 하는 얘기는 수맥탐지에 관한 것이 아니고, 모든 물체에는 어떠한 氣가 존재하고 있고, 우리가 감지하지 못하는 사이에 복사선을 밖으로 방출하고 있다는 사실을 깨닫게 되었다는 것이다.

건전지나 자석에서 나오는 Energy도 우리 눈으로는 감지하지 못하지만 그곳에서 나오는 Energy를 우리는 유용하게 활용하고 있는 것이 사실이다.

복사선을 탐지하는 간단한 기구는 간단한 錘(pendule)나 막대기(baguette)가 있는데, 필자는 편의상 추를 사용하고 있다.

우리가 사용하는 건전지의 양(+)극 앞에서 흔들어보면 흔들리던 추가 우측으로 빙글빙글 도는 현상을 보일 것이고 반대(-)극 쪽에서 같은 동작을 해보면 좌우로 흔들리기만 것을 보게 된다. 자석의 N극에서는 추가 시계방향으로 회전하고 S극에서는 추가 흔들리기만 하는 것을 볼 수 있다.

우리가 Energy를 가지고 있지 않다고 생각되는 물건(연필이나 볼펜)에서도 뾰족한 부분에서는 추가 회전하는 것을 보게 되고 무디게 생긴 곳에서는 돌지 않는 것을 볼 수 있다. 이런 물건에서도 보이지 않는 잠재된 기(氣)가 방출되고 있다는 것이다.

우리나라의 태극기를 펼쳐 놓고 태극문양이 있는 곳에 추를 흔들어 보면 반드시 시계방향으로 회전하는 것을 볼 수 있지만, 사방에 있는 사괘(건, 곤, 감, 리)에서는 흔들리기만 하는 것을 볼 수 있다.

우리가 전혀 감지할 수 없는 복사선의 방출을 추(錘)가 감지해내는 것인데, 그 신비성을 말로 설명할 수가 없는 것이 안타깝다. 우리나라의 태극문양은 단순히 그림에 불과하지만 기(氣)가 나온다는 얘기가 된다.

필자는 이러한 현상을 의학에 접목해 볼 생각으로 통증유발점을 찾는데 사용해 보았다. 환자가 통증을 호소하는 부위가 아닌 통증의 원인이 된다고 생각되는 지점 가까이에 추를 대고 흔들어 보면 어김없이 추가 시계방향으로 회전하는 것을 볼 수 있는데, 이 지점에 주사를 해준 다음 즉시 추를 흔들어 보면 금방 회전하는 현상이 없어지는 것을 볼 수 있다.

근육에 있는 이러한 지점을 통증유발점이라고 하는데, 필자는 그 동안 통증유발점을 물리적인 현상만으로 해석해왔는데, 세포 내에서 불완전연소된 대사산물들인 통증유발물질(algogenic agents)들이 유해파인 복사선까지 방출하고 있는 것을 알 수 있었다. 주사 후에 회전하던 추가 즉시 회전을 멈추는 현상을 보게 되는데 약물이 들어가서 유해복사선을 희석하거나 차단하는 것이 아닌가 생각되지만 이론적으로 설명이 되지 않는 부분이다.

환자가 통증을 호소하는 곳을 통증유발점이라고 생각하는 사람들이 많이 있는데 이러한 실험을 통해서 추가 회전하지 않는 곳은 통증유발점이 아니라는 사실을 알게 될 것이다. 깊은 곳에 있는 근육의 통증유발점(대요근이나 이상근)을 찾기 위해 손으로 힘들여 눌러가면서 찾으려고 노력해왔고, 필자에게 와서 연수받던 많은 후배들이 이 지점을 찾기 위해 손가락에 힘을 주다가 손가락이 아프다는 호소도 많이 했었다.

통증유발점을 찾으려면 유발점이 통증을 일으키는 기전을 이해하고 어느 정도 위치파악이 되지 않으면 찾기가 힘들 것이다.

수맥을 찾는 간단한 추를 가지고도 깊은 곳에 있는 근육에서 통증유발점이 찾아지는 것을 보고 눈에 보이지 않는 기(氣)의 신비함에 놀라움을 금할 수 없다. 이러한 얘기를 처음 접하는 사람들은 필자를 이상한 사람으로 볼지 모르겠지만 실제로 체험해보면 그 신비로움을 체험하고 놀라게 될 것이다.

학문의 발전은 의문에서 시작되고 그 의문을 해결함으로써 학문은 발전할 것이다. 필자의 생각에 공감하거나 궁금한 점이 있으신 분은 수맥 탐사하는 제품이 많이 나와 있으니, 1-3만 원이면 구입할 수 있는 추를 구입해서 신비의 세계에 들어가 보기 바란다. 그렇지만 추를 사용해서 균일하게 흔들어 주는 것도 어느 정도의 수련은 필요할 것이다.

2010. 10.

35 뒤로 넘어져도 코가 깨진다는 옛말이 있는데!

증례

무릎 앞쪽을 부딪친 후에 무릎에 통증과 운동장애가 있었는데, 손상은 대퇴부 뒤쪽에 있는 근육이 손상받아 생긴 것임을 알아 원인을 찾아 치료함으로써 쉽게 회복할 수 있었던 필자 자신의 부상과 치료경험담을 소개한다.

2010. 12. 4. 동문회망년회에 나갔다가 약주를 약간 마시기는 했지만, 과음했다고 생각되지는 않았다. 그 날 밤 자다가 깨어나 불을 켜지 않은 채로 화장실에 다녀오다가 방으로 들어오는 길에 있던 침대모서리에 우측무릎이 부딪치면서 뒤로 넘어져 엉덩방아를 찧는 사건이 발생했다. 아내는 술 마셔서 생긴 실수로 간주하고 음주 탓을 했지만 필자자신은 결코 과음이 없었기에 관계없는 일이라고 말했으나 변명에 불과한 것으로 들렸을 것이다.

우측엉덩뼈가 방바닥에 부딪치면서 뒤로 넘어졌는데 엉덩이만 아프다고 생각했었는데, 일어나보니 무릎에 통증이 심해서 일어서기가 불편했다. 무릎이 몹시 아파서 행여 무릎관절에 손상이 생기지 않았을까하는 의심을 하면서, 그대로 잠을 잤는데 아침에 일어나 움직여보니 우측 무릎이 몹시 아팠다.

다음날은 일요일이어서 아픈 무릎을 이끌고 성당에 가서 계단을 오르려고 하니 통증이 심해서 한 발씩 옮겨가며 조심해서 올라가야 했다. 미사가 끝나고 나오는 길에도 계단을 내려오려고 하니 역시 무릎이 아파서 걷기가 불편한 모습을 보고 옆에 있는 교우가 부축을 해주어 힘들게 내려왔다.

집에 와서 직접 진찰을 해보니 무릎 뼈 자체에 손상받았다는 생각이 들지 않을 정도로 무릎 자체에 압통점은 없었다. 관절 내부에 인대나 연골의 손상은 아닌지 은근히 염려가 되기도 했지만 무릎관절을 흔들어도 보고 뒤틀어 보는 등의 이학적 소견으로 보아서는 손상받았다고 생각되지는 않았다.

연골이나 인대가 손상받을 정도로 무릎이 심하게 부딪치지는 않았다고 생각되어, 통상적으로 사용하고 있는 무릎통증의 치료점을 점검해보았다. 무릎의 뒤쪽 상부를 촉진해보니 내측의 반막양근(semimembranosus .m.)과 외측의 대퇴이두근(biceps femoris. m.)에 압통이 심했다.

시험 삼아 두 곳에 0.6% 리도카인을 5 mL씩 주사하고 나서 일어나 걸어보니 통증이 한결 줄었다. 다음날 출근하자마자 그 자리에 스테로이드 각 20 mg씩을 혼합한 리도카인을 주사하고 물리치료를 받았더니 주사 후 통증이 약간 있을 뿐 언제 아팠느냐 싶게 계단을 오르내리는데 전혀 지장이 없게 되었다.

그 후로 2주일쯤 지나고 나서 무릎을 구부리고 있다가 펴려고 하면 펴기가 원활하지 않고 통증이 심해졌다. 처음에는 대수롭지 않게 생각하고 그냥 두었는데 증상이 점점 더 심해진다. 일주일 정도 기다렸으나 상태가 점점 좋아지지 않아 그대로 방치해서는 안 되겠다 싶어 슬굴곡근(Hamstring m.)을 점검해보니 우측의 근육이 band처럼 단단하게 굳어져 있는 것이 발견되었다.

자세히 촉진해보니 슬굴곡근(膝屈曲筋; Hamstring m.) 중에서도 내측에 있는 반건막망근(semitendinosus m.)이 많이 굳어 있는 것이 확인되었다. 특정부위에 있는 유발점이 아니고 긴 근육의 전체라고 생각되어 근육의 상단 1/3부위와 하단 1/3부위를 치료점으로 잡고 리도카인에 40 mg의 스테로이드를 혼합해서 각각 5 mL씩 주사하고 근육의 긴장을 풀어준 다음에 운동을 반복해보니 통증도 없고 움직임이 원활해졌다.

그 후로는 별다른 치료는 하지 않고 침대에 엎드려 슬굴곡근을 스트레칭시키기 위해 무릎을 구부렸다 펴는 스트레칭운동을 수시로 하면서 지냈더니 통증이나 운동장애는 완전히 없어졌다.

무릎이 부딪쳐 넘어지고 엉덩방아를 찧었는데 왜 무릎의 뒤쪽의 근육이 손상받았는지 그 손상의 기전을 생각해보았다.

무릎의 슬개골부위를 침대 모서리에 부딪쳤지만, 힘차게 발길질을 하다가 부딪친 것이 아니고, 그냥 걷다가 가볍게 부딪치는 충격으로 무릎을 뻗은 채로 갑작스럽게 뒤로 넘어졌다는 것을 알 수 있었다.

뒤로 넘어지면서 우측 슬관절이 순간적으로 신전을 일으키면서 대퇴골 후방에 있는 근육들의 근섬유가 손상당해서 반막양근과 대퇴이두근들이 무릎관절신경들을 압박해서 급성통증을 일으켰던 것으로 운동 시에 무릎통증을 일으켰던 것을 알 수 있었다.

급성으로 나타난 무릎통증은 반막양근과 대퇴이두근의 하부에 생긴 근육의 손상이 관절신경을 압박하여 생긴 것이었기에 근육을 이완시켜주고 부종을 풀어주기 위한 주사로 쉽게 완화를 보였던 것이다.

2주쯤 지나서 무릎을 펼 때 장애를 초래하게 된 것은 슬굴곡근 중에 반건막양근이 신전손상을 당했다가 시간이 경과하면서 유착과 수축을 일으키면서 유발점을 형성하여 신전을 하기가 어려워졌기 때문에 무릎의 신전을 방해했던 것으로 추리할 수 있었다.

축구 같은 운동을 하다가도 헛발질을 하게 되면 슬굴곡근이 손상받는 수가 있는데, 필자의 경우에는 갑자기 뒤로 넘어지면서 무릎관절이 급성으로 신전을 일으키면서 대퇴부 후방에 있는 슬굴곡근이 손상받았던 것이다. 부상 직후에는 반막양근(semimembranosus. m.)과 대퇴이두근(biceps femoris. m.)의 손상으로 무릎이 직접 손상받은 것과 같은 통증을 일으켰던 것으로 무릎관절신경이 압박받아 통증을 일으켰던 것이었다.

손상받았던 대퇴부의 후방근육이 시간이 경과하면서 근섬유들이 유착을 일으키면서 무릎관절의 신전을 방해했던 것으로 조기에 그 원인을 찾아 치료함으로써 좋은 결과를 얻을 수 있었다.

직접 부딪쳤던 무릎관절이나 엉덩뼈는 일시적인 통증만 있다가 치료받지 않고도 통증이 없어졌다. 한밤중이 아니었으면 응급실이라도 찾아가 MRI 촬영이라도 해보았을 법한 위기를 필자의 경험 덕분에 무사히 넘길 수 있었는데, 옛말처럼 뒤로 넘어지고도 코가 깨진다는 경험을 필자 자신이 하였기에 소개하는 바이다.

2011. 1. 16.

36 장님과 벙어리의 대화

장님들끼리는 대화가 잘 통하고 벙어리끼리는 수화를 통해서 대화를 잘 나누고 있다.

그러나 장님과 벙어리 사이에는 대화가 전혀 되지 않는다. 우리 의료계에서도 특히 통증클리닉을 한다고 하는 의사들 사이에도 전혀 의사소통이 되지 않는 것은 흔히 있는 일이다.

- 실례를 들어 본다 -

근년에 들어 통증 치료를 전문으로 하는 의료기관은 많이 늘어나고 있지만 가는 곳마다 의사들이 내리는 진단이 다르고 치료 방법이 다른 것을 환자들은 의아하게 생각하고 있다. 종합병원이나 대학병원에는 첨단진단 장비가 많이 비치되어 있는데 이러한 장비들은 어떠한 질병의 원인을 찾아내기 위한 특정 목적을 가지고 사용되지 않고 맹목적으로 사용하면 장비를 남용하는 꼴이 될 것이다.

필자에게 어느 토요일에 찾아온 37세의 남자환자는 뒷목이 아프고 양쪽 어깻죽지가 굳어져 아프며, 양쪽 팔이 모두 아프다고 한다. 일단 촉진해보니 양측 흉쇄유돌근(SCM m.)과 중사각근(SM m.)에 통증유발점이 있었고, 양측 전사각근의 유발점에게 상완신경총이 압박당한 소견이 보였다. C-Arm 투시기로 확인해보니 경추의 거북목증상이 심했는데 본인은 우측목과 어깨가 더 많이 아프다고 한다.

흉쇄유돌근 밑으로 지나던 척추부신경(spinal a ccessory n.)이 심하게 압박받고 있어 승모근(trapezius m.)을 긴장시키고 있고, 중사각근(middle scalene m.)을 통과하던 견갑배신경(dorsal scapular n.)이 압박되어 그가 지배하는 견갑거근(levator sacpular m.)과 능형근을 긴장시킨 증상임을 알 수 있었다. 우선 우측 척추부신경과 경갑배신경의 압박을 풀어 주기 위해 우측 흉쇄유돌근과 중사각근에 각각 리도카인 15 mg과 스테로이드 10 mg을 혼합하여 3 mL씩 주사하고 물리치료를 해주었더니 한결 편하다고 한다.

이틀 후인 다음 주 월요일 오후 3시반쯤 찾아왔을 때에는 목과 어깨보다 팔이 더 아프니 그곳을 치료받고 싶다고 한다. 그렇지만 좌우대칭으로 있는 병은 반대쪽을 치료하는 것이 순서일 것이라고 얘기하고 왼쪽의 흉쇄유돌근과 중사각근의 유발점에 동량의 약제를 주사하고 물리치료실로 보냈는데, 갑자기 현기증이 난다고 한다. 눕혀놓고 점심은 먹었느냐고 물으니 오늘 새벽 3시반까지 야근을 하고 아침을 12시쯤 먹었다고 한다. 국소마취제를 주사하다 보면 일시적으로 현기증을 느끼는 경우가 더러 있어 누워서 안정시키면서 혈압을 재보니 정상범위 안에 있었다. 한 시간이 지나면 현기증은 금방 풀리기 마련인데 현기증도 풀리지 않고 온몸에 힘이 빠지고 우측 두통과 안면근육이 경직이 일어난다고 한다. 주사와는 관계없는 일이라 생각되었지만 환자는 주사 때문이 아니냐고 우겨댄다. 퇴근시간이 임박해서 인근에 있는 대학병원 응급실까지 우리직원이 승용차로 데려다주고 왔다.

3일 후에 그 환자로부터 전화가 왔는데 응급실에서 뇌 CT촬영하고 이상이 없다는 진단을 받았는데, 자기가 가지고 있던 증상은 응급실에서 수액을 맞고 쉬다보니 없어졌다고 한다. 아마도 과로로 인한 피로와 스트레스가 누적되어 나타난 일시적인 증상이 아닌가 싶었다.

필자는 그 환자를 신경과에서 보아줄 것으로 기대했는데, 그 다음날 그 환자는 통증의학과로 의뢰되었는데, 뇌의 이상여부를 알아보기 위해 뇌MRI를 촬영하기로 되어 있으니 검사 비용을 필자가 대주어야겠다고 주장한다. 검사결과 필자의 잘못으로 인해 생긴 병 같으면 전부 책임을 지겠다고 얘기하고 전화를 끊고, 통증의학과에 그 환자의 진료를 맡았던 교수에게 연락을 했더니 마침 잘 아는 교수였다. 전화상으로 상태를 물어보니 MRI결과가 나와 봐야 알겠지 않겠느냐고 한다. 무슨 원인을 의심해서 MRI 촬영을 하느냐고 물으니 너무나도 엉뚱한 대답이 나왔다.

필자의 진료내용은 알아볼 생각도 하지 않고 성상신경절차단(SGB)을 하거나 척추신경 내측지차단

(MBB)을 하다 보면 실수로 경막외강차단을 일으키는 경우가 있지 않으냐며, MRI에서 아무런 이상이 없어야 하지 않겠느냐고 위로(?)의 말을 해준다. 도대체 필자가 어떠한 처치를 하다가 생긴 문제인지 알아보려고도 하지도 않고 SGB와 MBB로 인한 경막외강으로 약물이 들어 간 것이 아니냐는 주장만 되풀이 한다.

더 이상 대화가 되지 않겠기에 전화를 끊고 환자가 보상을 요구해오면 무조건 검사비를 입금시켜 주기로 했지만 잘 아는 사이라고 전화했던 필자에게 실수로 경막외강차단이 될 수도 있는 일이라는 엉뚱한 말에 어처구니가 없어졌다. 설령 잘못해서 경막외강에 약물이 들어갔다고 해서 뇌에서 무슨 소견이 나타날 것이라고 뇌의 MRI검사를 한 것인지 알 수 없다. 설령 경추의 경막외강차단이 되었다고 하더라도 MRI검사에서 뇌에 어떠한 이상소견이 나올 수 있는 일이 아닌데, 목적 없이 MRI를 남용하는 것은 분명히 오남용이라 하지 않을 수 없다. 그 교수는 자기네 통증의학과에서는 원로 측에 들어가는 것으로 알고 있는데 통증 치료에 대해서는 별로 아는 것이 없어 보인다.

잘못 판단해서 그러한 검사를 했다면 무지한데서 나오는 행위였을 것이고, 뻔히 알면서도 그런 검사를 시켰다는 것은 양심을 파는 행위라고 생각된다. 그 교수는 무슨 재주로 SGB나 MBB를 하면서 경막외강으로 약물이 들어가게 할 수 있었는지 궁금하다. 잘 알고 지내는 같은 마취과 의사들의 일이니 그런 일이 있을 때에는 필자에게 전후사정을 물어 왔으면 좋았을 터인데 필자의 진료내용을 알아보지도 않고 자기 멋대로 판단해서 그 병원에 찾아 갈 당시의 증상은 없어진 환자에게 MRI 검사를 하고 어떠한 진단과 치료를 할 수 있을지 알 수 없다. 후에 알게 된 일이지만 증례와 같은 증상을 가진 66세의 환자가 그 병원에 가서 경추추간판탈출이라는 진단을 받고 경추경막외강차단술을 1개월에 한 번씩 12회 받고도 효과가 없어 포기했다는 사실을 알 수 있었다.

마취과 의사 출신으로 같은 통증 치료의 길을 걷고 있지만 "장님과 벙어리의 대화"처럼 서로 의사소통이 되지 않은 현실이 답답할 뿐이다. 제 눈에 안경이라는 말처럼 자기가 알고 있는 것만이 통증의학의 전부인 것처럼 생각하지 말고, 자기에게 부족한 것이 무엇인지를 알려고 노력해서 채워갈 수 있는 의사야 말로 진정한 의사요 학자라 할 것이다.

부족함을 모르는 의사는 영원히 발전의 여지가 없어 mocking bird type 진료를 하는 의사로 남게 될 것이다. 통증의학이라는 분야가 아직도 완벽하게 정립되어 있지 않아 누구나 자기 나름의 진료를 하고 있는데 통증의학이 하루빨리 체계화되어 통증 치료를 하는 의사들끼리만이라도 의사소통이 원활하게 되는 날이 오기를 바랄뿐이다.

2011. 10. 23.

37 기부와 선행의 문화

대중가요의 가사 중에 "그대 앞에만 서면 나는 왜 작아지는가?"하는 내용이 있는데 매년 연말이 되면 내 스스로가 이렇게 작아지는 느낌을 받는 것은 어쩔 수 없다. 어느 해 연말에 어느 일간지에 김OO이라는 가수가 9년간에 걸쳐 30억 원을 사회복지기관에 기부해왔으며, 다음해에만 해도 7억 원에 육박한다는 기사를 읽은 일이 있었다.

이어서 장OO라는 가수도 20억여 원에 달하는 금액을 기부했고, 국민의 여동생 문OO도 10억 원이 넘는 기부를 해왔다고 소개하고 있었다. 결혼도 하지 않고 자기 집도 없는 이 가수는 금년에도 7억 원 정도의 기부금을 내놓았다는 기사를 본 것 같다.

젊은 연예인들이 이처럼 자선을 위해 큰손 노릇한다는 기사를 보고 옛날과 달리 요즘에는 선행을 많이 하는 연예인이 늘고 있어 훈훈한 세상이 되어가고 있다는 느낌이다.

어느 젊은 가수는 매월 1,500만원씩 사회복지기관에 기부하고 있다고 하는데, 사회적으로 고소득 수입이 보장된다고 눈총받고 있는 의사들 중에 월 수익이 1,500만 원 이상 되는 사람이 과연 몇%나 될까?

나 자신이 왠지 작아지고 초라하게 느껴지는 것을 어쩔 수 없는 현실이었다. 필자가 젊었을 때에는 돈 잘 번다는 의사들은 왜 그렇게 기부행위를 하지 못하는가하고 의아스러웠다. 그런데 필자가 막상 개원을 하고 나서 보니 의사들의 현실이 불쌍하다고까지 느껴지게 되었다. 오래전에 어느 의사선배께서 전생에 죄를 많이 짓지 않은 사람은 의사가 될 수 없고, 이 세상에서 그 죗값을 치르고 있는 것이라고 하시던 말씀이 이제야 생각이 난다. 기부와 선행을 한다고 알려지고 있는 사람들과 고소득자라고 알려져 있으면서도 기부행위를 하지 못하는 의사를 비교해 보았다.

인기 높은 유명연기자는 한편의 영화나 드라마나 영화출연 하나로 수많은 사람들에게 감동을 주고 있고 그에 대한 보상도 과분할 만큼 받고 있다고 생각된다. 평범한 봉급자들이 일 년 동안 한 푼도 쓰지 않고 죽도록 벌어서 모아도 이 연기자의 작품하나 출연료를 따를 수 없다.

명연주가나 명가수는 무대에 한번 오름으로써 수많은 사람들에게 감동을 주기도 하고, 그에 대한 보상도 액수는 알 수 없지만 충분히 받는 것으로 알고 있다. 외래진료받기위해 대학병원에 가서 몇 시간 기다렸다가 교수를 면담할 수 있는 시간은 3-5분에 불과하다고 불평들을 하고 있다. 그렇지만 환자진료를 하는 의대교수 입장에서 보면 쉴 새 없이 하루 종일 진료해도 혼자서 백 명 이상의 환자를 진료할 수 없을 것이다.

필자가 수술실에 근무할 때에는 하루 종일 기껏해야 4-5명 이상은 수술할 수 없었고, 그나마 마취료가 높지 않으니 수입이 다른 과에 비해 낮다고 병원운영을 맡은 원장에게 무시당하거나 눈총받기가 일쑤였다. 통증을 전문으로 개원해서는 환자를 진찰하고 입이 닳도록 병세에 대해 설명해주고 치료를 해주는데, 쉬지 않고 하루 종일 진료해보아야 겨우 40명이상은 시간이 부족해서 진료가 힘들다. 환자대기실에 몇 사람이 있는 것을 보고는 내용을 모르는 사람들이 하루 그렇게 많은 환자를 보고 번 돈은 어디에 쌓아놓을까 하고 염려해주는 사람들이 생긴다.

어떤 연유로 탈세가능성이 가장 높은 고소득자라고 알려진 직업이 의사인지 알 수가 없다. 건강보험이 생기고 의약분업이 시행되고 있는 시점에서부터 의사는 틀에 박힌 붕어빵진료를 강요받고 있으며, 틀에서 조금만 곁으로 흘러나온 부분은 어김없이 부정 진료이고, 건강보험 허위청구자로 지목받고 있는 것이 의사의 현실이다.

근래에 들어서는 몇 가지 질환을 포괄수가제라는 이름으로 정액제 진료를 강요받고 의료계는 크게 반발하고 있는데, 정부라는 이름의 보건복지부는 의사단체에 강력한 법적조치를 취하겠다고 으름장을 놓고 있어 그 귀추가 주목된다.

의사로서 개원해놓고 보니 필자의 손을 빌리지 않고는 환자를 대신해서 진료해줄 수 있는 의사가 아무도 없다는 것이 무엇보다 힘들다. 전 국민의료보험이 시행되면서 국가는 국민을 위해서 얼마나 투자하고 있는 것일까? 국가가 사회복지정책이라도 펼치는 것처럼 생색내고 있지만 수입이 좀 더 나은 사람들의 주머니를 털어 없는 사람들에게 시혜를 베푸는 것이지 국가가 복지정책을 편다고 할 수는 없는 일이다.

의사와 환자 사이에 직거래하던 진료가 전 국민의료보험이 되면서 건강보험공단을 거치는 간접거래 방식이 되었고, 사소한 일로 의사들이 실수하면 커다란 범죄를 저지른 것처럼 취급하고 건강보험공단과 심사평가원이 의사들의 위에 군림하고 있다. 건강보험공단에서는 마치 자기네 돈이라도 의사들에게 나누어 주는 것처럼 생색내고 있는데, 보험공단과 심사평가원의 직원들의 인건비와 그 관리비는 과연 국가에서 부담하고 있는 것일까? 아니면 환자들의 주머니에서 나온 보험료로 운영되고 있는 것일까?

근년에 들어 공단이 적지 않은 흑자를 적지 않게 보고 있다는데, 공단은 흑자가 나면 안 되는 기관이 아니가?

건강보험실시 초기에는 지역 의료보험 가입자는 환자 본인이 절반 부담하고 국가가 절반부담하기로 약속했지만, 지역의료보험과 직장의료보험이 통합되면서 국가는 그 비용 부담액을 20%정도로 낮추었다고 하는데 그마저도 제대로 실천되고 있지 않다고 한다.

그 두 개 단체의 운영자금만 의사들의 주머니에 직접 들어올 수 있다고 가정해보면 의사들도 죄인 취급받지도 않을 것이고 기부와 선행활동에 조금은 참여할 수 있지 않을까 생각해본다.

건강보험공단에서 일괄적으로 징수하고 있는 4대 보험(건강보험, 산재보험, 고용보험, 국민연금보험) 중에서 의료기관의 입장에서 보면 산재보험이나 고용보험은 어떠한 보장성보험이 아니고 억지로 내야 하는 세금이라 생각되어 앞으로 의사협회 임원들이 풀어주어야 할 숙제가 아닌가 생각된다.

미국의 어느 교포가 필자에게 찾아온 일이 있었는데 경추의 경막외강에 주사 한 번 하는데 300불을 지불했다고 하기에 우리도 그 정도면 얼마나 좋을까 하고 얘기했더니, 그 돈은 환자본인 부담금이고 보험회사에서는 3000불을 별도로 받는다고 한다. 그나마 시술의 적응증이 잘못 선정된 탓으로 한국에까지 와서 완치받고 간 환자의 입을 통해 전해들은 이야기다.

똑같은 질환으로 시술을 받으면서 우리나라 사람들은 30불도 안 되는 비용을 내는데 우리 국민과, 3,300불의 진료비를 내고 있는 미국사람들의 몸은 어떠한 차이가 있을까?

우리나라 사람들의 몸은 개값만큼도 쳐주지 않는다는 생각이 들 때가 있다. 우리의 의료수가가 미국의

1/10만이라도 되는 날이 오면 실현 가능성이 생기거나, 환자와 의사 사이에 직거래 장터가 열린다면 의사들도 기부문화에 참여할 수 있을지도 모르겠다는 꿈을 꾸어보기도 한다.

이러한 꿈은 영원히 돌아올 수 없이 먼 강을 건너간 것이 아닌가 생각될 때 의사들이 연말연시가 되어 국민여동생이나 젊은 연예인들을 기부문화를 보면서 "나는 왜 작아지는가"를 부르면서 작아지는 것은 어쩔할 수 없는 일이라 생각된다.

38 배보다 배꼽이 더 컸던 안전사고

대형건물을 가지고 있는 백화점이나 쇼핑몰 같은 곳에서는 시설이 잘못된 것도 아닌데 손님들의 부주의로 계단에서 넘어지거나 유리창에 이마나 코가 부딪치기도 하고 회전문 사이에 손이 끼어 부상을 당하면 그 치료비를 보상해주는 일은 흔히 있는 일이다.

의료기관에서도 의료인의 의료과실에 의한 의료사고가 아니고라도 환자의 실수로 인한 사소한 안전사고는 더러 있을 수 있는 일이다. 가장 흔히 있을 수 있는 일로는 물리치료 시에 온습포를 해주면서 뜨거우면 얘기하라고 환자에게 사전에 주의를 주었는데도 뜨거운 것이 좋은 줄 알고 참고 있다가 화상을 입는 안전사고이다.

필자에게 실제로 있었던 일을 소개한다.

2010. 11. 25. 오후에 전주에서 왔다는 62세의 여자환자는 MRI필름을 소지하고 왔는데 요추 3-4번의 척추관 협착증과 요추 제 4-5번의 추간판탈출증이 있다는 진단을 받고 전주의 어느 통증클리닉에서 경막외강 차단을 일주일 간격으로 4회를 받았는데 효과가 없어 필자를 소개받고 인터넷을 검사하여 필자에 대해서 알아 본 다음 승용차로 서울까지 올라온 것이다.

본인의 주 호소는 요통은 오래전부터 있었지만 최근에 우측허벅지 앞이 터질 것 같은 통증이 심하다고 한다. 진찰결과 MRI소견과는 무관하고 장요근(ilio-psoas m.)에 의한 우측 대퇴신경통을 의심할 수 있었고 비골신경의 장애로 인한 우측 종아리 외측에 통증도 있었다. 아마도 지방에 있는 통증클리닉에서는 대퇴신경통을 척추관협착이나 추간판탈출에 의한 좌골신경통으로 착각을 했던 것 같다.

C-arm투시기로 보면서 대요근에 처치를 해주고 효과를 확인시키기 위해 테이블에서 내려오도록 했는데. 내려올 때에 테이블 밑에 있는 의자를 딛고 내려오시도록 주의를 시켰으나 의자를 밟지 않고 86 cm 높이의 테이블에서 무심코 내려오다가 마루바닥에 엉덩방아를 찧고 머리를 부딪치는 사태가 발생했다.

엉겁결에 필자가 의자를 밟고 내려오시라고 말씀드렸는데, 그냥 내려오시면 어떡하느냐고 했던 것이 보호자가 듣기에 환자의 안전을 먼저 생각하지 않고 환자에게 야단을 쳤다고 매우 섭섭하다 못해 화가 났던 것이다.

환자가 넘어져서 다쳤는데 환자에게 나무랐다고 야단을 치며 진료실을 발칵 뒤집어놓는 사태가 발생했다. 환자 자신은 별일 없을 터이니 며칠 간 지나면 나을 것이라고 보호자인 딸을 달래보려 했지만 보호자는 더욱 성화를 부리며 뇌를 다쳤을지 모르니 뇌CT를 촬영해 보아야하는 것이 아니냐고 야단이다.

멀지 않은 곳에 있는 준종합병원에 근무한다는 언니에게 연락을 해서 언니까지 찾아와서 두 딸이 난리를 친다. 그전에는 순한 양 같던 보호자가 돌변하여 필자를 공격하는 맹수로 변했다.

큰딸이 자기가 근무하는 병원에 가서 CT를 촬영해보겠다고 우겨대서 우리 직원을 딸려 보내 CT와 골반 등을 X선 촬영을 해 보았더니 이상이 없다는 진단을 받고 입원시켜놓고 왔다.

1인 병실에 입원시켜놓고 직원가족활인을 받도록 하겠다는 얘기를 듣고 왔는데, 2일간 입원하고는 어느 곳을 MRI 촬영하고 무슨 치료를 했는지 모르지만 입원비가 40만원이고 검사비를 포함한 치료비가 123만 여원에 달했다.

막상 퇴원 시에는 진료비를 우리 측에서 부담한다고 하니 직원가족할인도 없이 전부 부담시켰던 것 같다. 남의 불행이 나의 행복이라는 말이 있는데 남의 의료기관에서 생긴 안전사고가 자기들에게는 좋은 기회였던 것 같다.

필자가 봐서는 대단치 않은 통증이여서 당일로 내려 보내주려고 처치를 서둘러 해주었던 것이지만 환자의 부주의로 인한 안전사고가 발생해서 치료비보다 몇 배나 되는 대가를 치러야 했다.

퇴원하고 가면서도 나중에라도 전주에 내려가서 입원하는 일이 생기면 어떡하겠느냐고 따져서 만일에 그런 일이 있으면 우리가 책임지겠다고 안심시켜서 보냈다.

그날 당장에 기사를 불러서 전기톱으로 C-arm 테이블의 다리를 28 cm 잘라서 58 cm의 높이로 낮추어 다시는 그런 안전사고가 발생하도록 조치를 취했다. 필자뿐만 아니라 누구든지 배보다 배꼽이 더 큰 이러한 억울한 일은 없도록 사전에 만반의 준비를 갖추어야 할 것 같다.

2010. 12. 3. 여의도 통증클리닉

39 오르지 못할 나무는 쳐다보지도 말라고 했는데

오! 하느님!

제가 스스로 변화 시킬 수 없는 것들에 대해서는 그것을 받아들일 수 있는 평온함을 주소서!

만일 제가 스스로 변화시킬 수 있는 것들이라면 그것을 변화시킬 수 있는 용기를 주소서!

그러나 무엇보다도 제가 변화시킬 수 있는 것과 변화시킬 수 없는 것을 진정 분별할 수 있는 지혜를 주소서!

〈Reinhold Niebuhr〉

옛 속담에 오르지 못할 나무는 쳐다보지도 말라는 말이 있다.

의사가 되기로 마음먹은 때부터 필자의 꿈은 이 세상에 있으나마나한 의사가 아니라 이 세상에 꼭 필요한 의사가 되는 것이었고, 환자의 생명을 구해주는 의사가 되고 싶어 생명을 직접 다루는 마취과를 선택했었다. 전문의자격을 받고 7년간 마취과군의관으로 지내면서 많은 생명을 구하는데 기여하면서 후회 없는 군대생활을 해왔다고 자부해왔다. 그렇지만 필자의 손을 거쳐 생명을 구할 수 있었던 환자들이 수없이 많았지만 그중에 마취과 의사인 필자를 기억하는 사람은 거의 없었고, 고맙다고 생각하는 환자는 더구나 한 사람도 없었다.

마취과라는 분야를 이해하지 못하는 의료계의 풍조가 외과수술의 보조자만으로 취급하는 분위기가 필자로 하여금 더 이상 마취과 의사로서 자부심을 가지지 못하게 했다. 군복무를 마치고 공직생활을 7년을 했는데 직접 수입을 올리지 못한다고 무시하는 병원장의 태도가 필자를 수술실 밖으로 몰아내었다.

수술마취 의사로서의 일차적인 꿈은 깨어지고, 마취과 의사들이 한다고 해서 통증 치료분야에 새로운 꿈을 키워가다가 그 꿈을 이루기 위해 1989년에 드디어 통증클리닉을 개원하게 되었다.

몇 년간 책을 통해 공부를 해왔고 근무하던 병원에서 1년 동안 통증클리닉을 개설해서 얻은 경험으로 개원했지만 막상 개원해놓고 보니 교과서에 있는 대로 아파주는 환자는 거의 없었다.

얼핏 보기에는 아픈 사람을 치료해주는 것이 모든 의사들의 과제일진대 구태여 통증의학이라는 과목이 무슨 필요가 있을까 싶었지만 해볼수록 어려운 것이 통증 치료였다.

인간이 만들어낸 자동차도 눈에 띄는 고장이 생기면 수리나 부품을 교체해주면 되지만 근년에 자주 발생하는 자동차의 급발진 사고는 원인규명이 안되어 소비자와 제조회사 간에 말썽이 생기고 있다.

전지전능하신 창조주께서 최대 걸작품으로 지어내신 우리 인체는 외견상으로 나타난 질병은 치료해주면 쉽게 치료가 되지만 객관적인 소견이 없는 통증은 아직까지 원인규명을 하지 못하고 있다.

환자를 치료하면 할수록 원인이 의료계에 알려져 있지 않은 통증 환자가 계속 늘어나 이러한 궁금증을 풀어가면서 환자를 치료해본 경험이 늘어나는 재미에 빠지게 되었다. 머리를 짜내어 연구하던 끝에 새로 얻어진 경험과 지식들이 하나둘씩 모아 놓고 보니 혼자만 알고 있기가 아깝다고 생각되어 글로 써서 인터넷에 소개하면서 지냈지만 인터넷만으로는 한계가 있다 싶어졌다.

생각 끝에 홈페이지에 올렸던 글들을 모아 개원의를 위한 통증사냥법이라는 책을 내서 필자 자신의 비방을 만천하에 공개하게 되었다. 그 외에도 새로 얻어진 치료경험들이 생기면 홈페이지에 계속해서 올리면서 지내고 있다.

필자의 꿈은 거창하게 세계평화에 공헌하자고 하는 것도 아니고, 민족의 염원인 남북통일을 위해서 기여할 수 있는 기대감도 가지고 있지 않다. 필자가 오르고 싶은 나무는 통증을 모든 의사들이 누구나 치료할 수 있는 세상을 만드는 것이었다. 그보다는 우선 통증 치료를 하고 있는 의료계만이라도 공통분모를 찾아 서로 일치된 모습을 보여주어 통증으로 고통받는 많은 환자들에게 누구나 시혜를 베풀 수 있는 계기를 마련하고 싶은 것이었다.

개원하고 10여 년은 매년 학회 때마다 필자가 경험한 것들을 논문으로 만들어 소개해왔지만 근년에 들어서는 그 학회지에 있는 내용마저 옛날 고서가 되어 요즘의 젊은 의학도들은 접할 기회도 없게 되었다.

개원해서 20여 년이 지나고 보니 이제 필자의 손을 거치지 않고는 낫지 못할 통증 환자가 점점 더 늘어가고 있어 스스로 자신이 이 세상에 꼭 필요한 존재라고 자부하고 있지만 앞으로 몇 년이나 더 진료할 수 있을

지 알 수 없다. 통증 치료를 전문으로 하는 명사들이 방송에 나와서 하는 얘기를 들으면 자기가 연구개발한 진단이나 치료법은 볼 수 없다. 남의 책에 있는 내용을 그대로 모방하거나 해외에 나가 연수받고 배운 기술을 모방하면서 명의라고 착각하고 있는 사람들이 있다.

인터넷 건강 상담실에 상담답변 1위를 하고 있다고 자처하는 어느 후배를 만났더니 옛날 고서에 해당하는 BONICA의 저서 "The management of pain"을 두 번이나 읽었다고 자랑하는 것을 보았지만 자기 나름의 치료비법을 가지고 있지는 않음을 필자는 잘 알고 있다.

근년에 들어서는 마취과 의사들뿐이 아니라 통증 치료에 대해 높은 관심을 가진 여러 개 진료 과들이 늘어나고 있다. 머지않은 장래에 마취과 의사들의 전유물로 여겨져 왔던 통증 치료라는 분야가 진료 과의 벽이 허물어지면서 모든 의사들의 공동책임 분야가 되지 않을까 생각된다. 공중보건의사로 복무하면서 필자의 저서와 인터넷을 보고 공부하고 있던 어느 가정의학과 의사는 누구 못지않게 열심히 공부해서 통증 치료의 체험담을 필자의 홈페이지에 올리는 것을 볼 수 있었다.

지금은 경남의 어느 중소도시에서 개원하고 있는데 머지않아 훌륭한 통증 치료를 할 수 있는 의사가 될 것으로 생각된다. 필자의 저서를 대형병원에 종사하는 의사들은 전혀 보지 않는다는 것을 알았는데, 통증의학과의사들보다는 다른 과 의사들이 더 열심히 보고 있는 것을 알 수 있다. 평범한 개원의에 불과한 필자가 통증 치료에 대한 이론의 일치를 위해 기여해보고 싶었지만 한계가 있다고 생각된다.

개인적으로 배움을 청하러 오는 의사들에게 필자의 노하우를 전수해주는 수준에 머물고 있지만 많은 후배들에게 필자의 노하우를 전수할 수 없음이 몹시 안타깝다.

이제야 철이 든 사람처럼 필자가 변화시킬 수 있는 것과 변화시킬 수 없는 것을 분별할 수 있는 깨닫게 된 것 같지만 아직도 마음의 평온함을 찾지 못하고 있는 것을 보면 아직도 속물근성을 버리지 못했다고 생각된다.

이제는 스스로 변화시킬 수 없는 것을 깨닫고 그것을 받아드리고 마음을 평온하게 가지려고 마음먹기로 했지만 생각처럼 쉽지가 않다. 서두에 있는 기도문은 필자가 자주 암송하는 문구이지만, 평온한 마음과 용기, 지혜를 갖지 못하고 항상 마음을 평안치 못하다. 애초부터 오르지 못할 나무라는 것을 이제야 깨달은 것이 안타까울 따름이다.

이제부터는 아무나 도움을 청하는 사람들에게 전수해주지 않고 반드시 나의 후계자가 될 수 있다고 생각되는 젊은이만 골라서 종자 씨를 삼아볼까 한다.

40 그래도 지구는 돈다는 영원불멸의 명언

훌륭한 새로운 학설이 나와도 기존 학설을 뒤엎고 난 후의 종교적인 보복이 두려워 발표를 꺼리던 16세기, 니콜라우스 코페르니쿠스가 1543년 3월21일 기존의 '천동설'을 뒤엎고 '지동설'을 발표했다.

그는 1543년 출판된 '천구의 회전에 관하여'에서 태양중심설을 제창했다. 지동설은 '태양중심설'이라고도 하며 지구가 태양을 중심으로 움직인다는 이론이다. 하지만 이런 코페르니쿠스의 지동설은 당시의 지식인들, 특히 종교계의 거센 비판을 받았다.

1564년 2월 15일 이탈리아에서 태어난 **갈릴레오 갈릴레이**(Galileo Galilei)는 코페르니쿠스의 이론을 옹호하여 태양계의 중심이 지구가 아니고 태양임을 믿었다.

갈릴레이는 망원경을 이용하여 금성의 위상 변화, 태양의 흑점, 목성의 위성 등을 발견했고, 케플러는 행성운동에 관련된 세 가지 법칙을 발견하여 지동설을 확립하는데 크게 공헌했다.

갈릴레오는 니콜라스 코페르니쿠스의 이론을 접하고 그의 이론의 탁월함에 감복하며 그의 이론을 지지하게 되었다. 1610년에 갈릴레오는 코페르니쿠스의 이론을 토대로 스스로 알아낸 천문학의 새로운 발견들을 다룬 《시데레우스 눈치우스》(Sidereus Nuncius)라는 책을 출간하였지만, 당시 교황청 세력의 주류들은 성서를 문자적으로 해석하는 소위 문자주의를 따랐는데, 《시데레우스 눈치우스》는 성서를 문자 그대로 해석할 경우에 성서와 상당히 배치되는 내용을 포함하고 있었다.

갈릴레오는 코페르니쿠스 이론의 열렬한 지지자이기는 했지만, 결코 교황청과 대립하고 싶어 하지는 않았다. 우선 갈릴레오는 한때 가톨릭 신부가 되려고 했을 정도로 독실한 가톨릭인이었고, 그의 천문학자로서의 명석함 덕분에 그는 교황청의 신분이 높은 사람들과도 꽤 친분이 있는 편이었다.

갈릴레오는 그들 앞에서 성서의 천동설을 암시하는 내용을 문자 그대로 해석할 필요가 없다며, 코페르니쿠스의 이론이 꼭 성서와 배치되는 것이 아니라고 주장하였다. 교황청의 일부는 그런 그의 주장에 동조하기도 하였지만, 일부는 코페르니쿠스의 이론을 주장하는 갈릴레오를 가톨릭의 교리에 어긋나는 이단으로 규정할 것을 주장하였다.

1615년, 갈릴레오는 검사성성에 고발되어 자신과 코페르니쿠스의 이론을 변론하기 위해 로마를 방문했다. 하지만, 결과적으로는 이 방문은 별 소용이 없었다. 1616년, 코페르니쿠스의 《천체의 회전에 관하여》는 로마 교황청에 의해 지정된 금서 목록에 올랐고, 갈릴레오는 지동설을 유일한 진리로서 지지하지 말라는 경고를 받았다.

그리하여 고향인 피렌체에서 지내던 1623년, 갈릴레오와 친분이 두터웠던 마페오 바르베리니 추기경이 교황으로 선출되어 우르바노 8세로 즉위하였다. 이듬해, 갈릴레오는 다시 로마를 방문하여 교황의 환대를 받았고, 교황과의 변함없는 우정을 확인한 그는 자신의 이론을 추론 수준에서라면 발표해도 될 것이라고 판단하였다. 그리하여 그는 《두 가지 주요 세계관에 관한 대화》의 원고를 완성하였고, 1630년에 이 책의 출간 허가를 받기 위해 다시 로마를 방문한다. 이 책은 우여곡절은 겪은 끝에 1632년 피렌체에서 발간되었는데, 곧이어 갈릴레오 반대 세력의 격렬한 항의가 이어졌다. 우르바노 8세마저 이 책의 발간을 자신에 대한 배신으로 간주하였다.

결국 우르바노 8세는 이 책의 배포를 금지하고, 지동설을 지지하지 않겠다는 교회와의 약속을 어긴 갈릴레오를 종교재판소에 회부한다. 1633년, 갈릴레오는 종교재판소에서 궐석재판으로 유죄 판결을 받고 투옥될 예정이었지만, 건강이 나쁘고 고령이라는 점을 감안해서 곧바로 가택연금으로 감형을 받고 자택에서 연금 상태로 살다가 1642년 1월 8일 78세로 서거했다.

종교재판이 끝나고 재판정을 나서면서 갈릴레오가 **"그래도 지구는 돈다."**라는 말을 했다는 일화가 그의 과학적 진리 탐구에 대한 열정을 나타내는 것으로 많은 사람들에게 널리 알려져 있다.

로마 교황청의 사후 평가

1965년에 로마 교황 바오로 6세가 이 재판에 대하여 언급한 것이 발단이 되어, 재판에 대한 재평가가 이루어지게 되었다. 최종적으로, 1992년, 로마교황 요한 바오로 2세는 갈릴레오 재판이 잘못된 것이었음을 인정하고, 갈릴레오에게 사죄하였다. 갈릴레오가 죽은 지 350년 후의 일이었다.

이러한 얘기는 옛날의 얘기만이 아니고 아직도 현대판 종교재판을 받고 유죄판결을 받은 사람이 있다고 하면 믿어지지 않을 것이지만 사실이다.

필자는 통증 치료만을 전문으로 개원해서 20년간 진료해왔고 통증의 기전과 치료법을 찾으려고 노력해왔다. 그러나 2008년 보건복지부의 현장실사를 받고 통증 치료에 저에너지레이저를 사용했다는 것과 Botulium Toxin(일반적으로 보톡스로 알려지고 있음)을 주사했다는 이유로 127일간의 업무정지와 3,300여만 원의 과태료를 부과 받았다.

심평원 간호사들로부터 받은 결정에 어이가 없었지만 관련된 규정만을 지키고 있는 간호사들의 판단잘못이려니 생각했고 상급기관에서 검토하면 무혐의가 나오거나 무혐의를 입증될 수 있는 기회가 있을 것으로 생각하고 결정문에 서명해주었다.

그러나 실사받은 후 7개월 만에 복지부에서 내린 결정은 내용에 변함이 없었고, 보건복지부장관 앞으로 보낸 탄원서와 해명서를 수차례 보냈지만 결과는 요지부동이었고 결국 과태료부과와 업무정지처분이 내려졌다. 복지부장관 명으로 내려진 행정처분은 장관이 직접 내린 것이 아니고 보건복지부의료자원과 직원의 손에서 놀아나는 것 같았다.

억울하다는 생각이 들어 서울행정법원에 소송을 제기했지만 식역청의 고시를 위반했으므로 이유가 없다고 해서 기각당했다. 이에 불복하여 고등법원에 항소를 냈지만 역시 고등법원에서도 결국 보톡스의 사용에 대한 식약청의 고시를 위반했으므로 적법한 판결이라고 해서 항소마저 기각당했다. 법원의 판사들도 의학적인 지식이 없어 어려운 약리작용을 이해하려고 고심하는 것보다 식약청고시에 따르는 것이 편했을 것이다.

BOTOX란 몇 개의 Botulinum Toxin 제품 중의 하나인 상품명이지만 가장 널리 알려져 있어 일반인들에게는 BOTOX가 대표적인 제품으로 알려져 있다. BOTOX는 gram(+) anaerobic bacteria (Clostridium botulinum)에 의해 생성된 신경독소로서 그 약리작용은 운동신경의 말단에서 acechylcholine을 차단하는 기능을 가지고 있어 근-신경 접합부에서 Ach.의 nicotinic action을 차단하여 근육의 긴장을 풀어주는 효과를 발휘하는 것이다.

근육이 긴장하면 혈류가 막히기 때문에 산소공급이 차단되어 무산소성대사를 일으켜 불완전대사를 일으키면 불완전대사산물들이 통증유발물질이 되는 것이다.

운동근육의 과긴장으로 허혈이 생겨 발생한 통증에 BOTOX는 근이완작용이 강하고 작용기간이 길어서 통증 치료에 탁월한 효과를 발휘하고 있음은 만천하 의사들이 다 아는 사실이다. 그보다는 치료받고 효과를 본 환자들이 더 잘 알고 있다고 해야 할 것이다.

정형외과, 신경외과, 재활의학과, 일반외과, 신경과에는 사용이 허용되고 있는 저에너지레이저는 마취과 전문의인 필자가 재활치료를 할 수 있는 능력이 없다고 해서 불법사용이라는 것이었다. 레이저의 사용법이나 그 원리도 알지 못하는 의사들에게는 허용하고 20년간 사용해온 필자가 사용하는 것은 불법이라는 어처구니없는 논리였다.

1심판결이 나오자 인터넷에 이러한 사실이 떠올랐고 이에 분개한 젊은 의사들이 필자의 홈페이지에 판결에 대한 항의성 글을 올려주었다. 이런 내용을 알게 된 전의총이라는 의사단체에서는 이러한 일은 특정 의사 개인의 일이 아니고 의료계 전체의 일인 만큼 의사단체나 학회에서 공동대처해야 할 일이라고 자기네가 앞장서 소송을 하겠다고 하더니 나중에는 비용문제로 흐지부지 꽁무니를 빼고 말았다.

이러한 판결을 받고 여러모로 생각해보니 붕어빵에는 붕어가 들어 있지 않듯이 복지부나 심평원, 심지어 의사협회까지도 실무자는 전문가인 의사는 직접 관여하지 않고 일반 행정직원들이 행정편의주의식으로 일이 진행되고 있다는 사실을 알았다.

보톡스에 대한 식약청의 고시라는 것을 보니 제약회사에서 적응증이라고 제시한 병명 외에, 약품의 약리작용이나 성능과 효능에 대해 식약청에서 검증한 것은 하나도 없었고, 보건복지부에서는 식약청고시에 나온 문구만을 적용해서 근긴장에 사용은 하되 통증 치료에는 사용할 수 없다고 판단했고, 약리작용을 응용해서 환자 치료에 사용한 것을 범죄로 취급하는 무모함을 보이고 있었다.

필자는 맞는 매가 아프다는 것보다는 맞는다는 자체가 억울하다는 생각이 들었지만, 고등법원에서까지 기각되자 필자의 변론을 맡았던 변호사도 최선을 다했지만 이러한 결과가 나오고 보니 승산이 없을 것 같다고 포기를 선언했고, 필자도 3년간의 소송에 심신이 지쳐서 굴복하고 말았다. (그렇다고 그 판결을 인정하는 것은 아니지나만......)

기왕 처분을 받은 사실을 뒤엎을 재간도 없고 당할 수밖에 없는 일이지만, 이러한 판결이 의료계에 미칠 파장을 생각해서 의협사무실을 직접 찾아가 이러한 사실을 얘기했더니 보험담당이사가 식약청의 고시를 위반했으면 이 판결을 뒤집을 방법이 없다고 한다.

보톡스를 수입 공급하는 한국Allergan사 직원을 불러 얘기했지만 자기들도 그런 문제 때문에 고민을 많이 하고 있지만 우리 복지부 산하기관인 식약청에서 이해를 해주지 않기 때문에 어쩌지 못하고 있는 실정이라고 했다.

국내에는 3개의 Botulinum Toxin제품이 수입되고 있고, 한 개의 제약회사가 약품을 생산하고 있는 것으로 알고 있다. 세계적으로는 물론이고 국내에서도 수많은 의료기관에서 환자에게 Botulinum Toxin이 사용되고 있지만, 이러한 판결이 판례로 남아 적용되면 모든 의료기관의 의사들이 범죄자로 몰려 처벌을 받아야 할 것이다.

복지부나 사법부의 이러한 판결에도 불구하고 이 약제의 효능은 탁월하여 현재도 앞으로도 많이 사용되게 될 것이다. 다만 범죄자로 처벌을 피하기위해서는 마약이나 불량약품 취급하듯이 비밀리에 사용해야 할 판이다. 이러한 판결에 굴복하면서 350년 만에 무죄를 인정받은 갈릴레오처럼 언젠가는 의사들이 의학적 판단에 따라 합법적으로 자유로이 사용할 수 있는 날이 올 것인지 기다려보자.

"그래도 지구는 돈다."는 갈릴레오의 말을 되새기면서.........!

41 필자가 성공한 의사임을 자부하는 까닭은?

필자가 남매를 키우면서 학교성적표를 받아올 때마다 만족스러운 성적이 나오지 않았을 때마다, 아이들을 불러놓고 그동안에 최선의 노력을 한 결과인가 최선을 다하지 못한 결과인가를 묻곤 했다. 물론 최선을 다하지 못했다는 대답이 나왔고, 다음에는 최선을 다해보라고 격려해주면서 살아왔다.

결과보다는 지내온 과정이 중요하다는 것을 늘 강조하고 있어 우리 아이들에게는 '결과보다는 과정이 더 중요하다'는 말이 우리 집안의 가훈처럼 알려져 왔다.

의사생활 42년째 접어들고 있는 필자가 자칭 성공한 의사임을 자부하는 까닭은 무엇일까?

남들처럼 크게 병원을 개원해서 돈을 많이 벌어서도 아니고, 세상에서 흔히들 말하는 명의라는 대열에 끼어보지도 못한 필자이다.

마취과 의사로 지낼 때에는 어떠한 악조건에서도 환자가 수술을 받을 수 있도록 최선을 다했으며, 중환자실에 있는 환자들에게는 건강을 회복할 수 있도록 최선을 다해 돌보았다.

통증의학의 길에 들어서서는 통증의 원인과 치료법을 찾기 위해 최선을 다했고 그 결과가 좋았기에 스스로 성공했다고 자부하는 것이다.

국내외적으로 미개척분야로 알려져 있고 가르쳐줄만한 스승이 있었던 것도 아니고, 보고 배울만한 침고서 한권 없는 통증의학의 길에 들어서 개원한지 2012년 7월 29일이면 23년이 된다.

혼자 스스로 파헤쳐 나가면서 터득한 진단법과 치료법을 활용해서 고통받고 있는 환자들을 통증으로부터 해방시켜주는 효과가 좋았기에 그동안 필자에게 치료받은 환자들이 필자를 인정해주고 있는 것이다.

통증학회에서 발표했던 논문이 14편이 있지만 통증학회 회원들에게 별로 활용되고 있지 못하고, 통증의학과 교수들조차도 활용되지 못하고 있는 필자의 이론이 실린 논문은 이미 고서(古書)가 되어버렸지만 재야에 개원하고 있는 여러 과 의사들이나 직접 치료받아 본 환자들로부터 인정받고 있기에 성공했다고 자부하는 것이다.

필자가 개원하던 시기만 해도 통증의학이라는 분야가 학문적으로 정립되어 있지 못해서 마취과 의사가 개원한다는 것은 꿈도 꿀 수 없었던 것이다.

미국에서 통증클리닉을 하고 있다는 필자의 대학 동기를 통해들은 바로는 마취과 의사들이 통증에 대한 개념은 전혀 없고 수술마취의 영역을 벗어나지 못하고 있음을 알 수 있었다.

국내에서도 통증 치료를 한다고 잘 알려진 의료기관의 의사들도 수술마취와 통증 치료를 구분하지 못하고 있음을 알 수 있다.

통증 치료에 대해 눈이 뜨기 시작하면서 진료 지원과로서 외과 계열의 의사들 그늘에 가려진 채 살아온 마취과 의사로 살아왔던 필자의 과거를 돌아보게 되었고, 개원해서 독자적으로 일어설 수 있을 때쯤 되어서는 많은 수련병원에서 대량으로 배출되는 후배 마취과 의사들의 장래를 염려하지 않을 수 없었다.

그래서 생각해낸 것이 컴맹인 필자가 컴퓨터를 배워서 자신의 홈페이지를 만들어 필자가 터득한 통증 치료에 관한 이론과 경험담을 올려놓았던 것이다. 전 국민의 건강보험이 실시되면서 외과 계열 의사들의 그늘 아래서조차 살 수없는 마취과 후배들을 배려해서 만들어 놓은 필자의 홈페이지는 마취과 후배들에게 도움을 주기보다는 다른 과 의사들에게 더 많이 읽혀졌다.

필자가 세운 통증 치료에 대한 이론은 수술마취와 통증 치료는 전혀 다른 것이라는 점이며, 통증 치료에 대한 이론은 인터넷을 통해 오랫동안 소개해왔고, 그것만으로는 부족하다 싶어 자료를 모아서 "개원의를 위한 통증사냥법"이라는 제목으로 책까지 출판해서 많은 의사들로부터 호응을 얻고 있는 중이다.

온라인상으로 필자의 제자임을 자청하는 의사들은 마취과 의사보다는 다른 과 의사들이 더 많아졌고 필자에게 배움을 청하는 의사들도 여러 개 과 의사들로 다양화되었다.

근년에 들어서는 많은 젊은 마취과 의사들이 개원을 하고 있지만, 대부분 수술마취와 통증 치료를 구분하지 못하고 반복적인 신경차단에 의존하거나 알지도 못하는 유발점주사에 매달리고 있는 개원의가 적지 않다.

필자가 의학이란 지식과 기술의 집합체임을 수차례 강조해왔지만, 인터넷이나 책에서 읽은 지식만을 가지고 개원하는 사람들이 늘어나고 있다. 지식은 책에서 얻을 수 있지만 기술을 직접 진료현장에서 수련 받지 않고는 습득할 수 없다는 사실을 알지 못하기에 어설픈 지식만을 가지고 개원의 길에 들어서고 있는 것이다.

대학교수로 있는 어느 마취과 후배가 필자를 일컬어 **마취과의사들이 독자적으로 개원할 수 있는 길을 열어준 선구자적인 분으로서 존경하는 선배님**이라는 얘기를 듣고, 그 말 한마디로 스스로 생각하기를 필자가 진짜 성공한 의사인가 보다 생각하게 되었다.

되돌아보며 생각해보니 자신이 가진 것을 아낌없이 후배들에게 나누어 주면서 20여년을 살아오면서 정식수련 40여명이 되고 단기간 견학을 20여명을 배출해왔지만, 필자는 나누어 줌으로써 잃은 것보다는 얻어진 것이 더 많다는 것을 깨달은 필자가 성공한 의사라고 자부해 보게 된다.

필자에게 몇 개월씩 교육받은 후배들에게 본전은 까먹지 말고 후에 자기의 지식과 기술은 누구에게나 나누어 주는 삶을 살라고 당부했지만, 통증 치료실을 개설해서 생계유지를 하고 있는 후배들은 많으나, 지식과 기술을 누구에게 나누어줄 만큼의 여유를 가진 사람은 없어 보인다.

필자에게 아쉬운 미련이 있다면 지식만을 쌓지 말고 기술까지 충분히 익혀서 필자의 뒤를 이어줄 후계자를 마련하지 못했다는 점이다.

정신적인 스트레스와 겹쳐진 만성피로 때문에 진료현장을 떠나고 싶지만, 자신의 후계자를 마련해놓지 않고 자리를 떠난다면 통증의학계에 커다란 죄를 짓게 될 것이라는 생각에 고심 중에 있다.

필자가 인정할만한 후계자가 마련되는 그 시점부터 모든 것을 접고 휴식을 갖고 싶다. 누구 필자를 은퇴시켜줄 수 있는 젊은 후배는 어디에서 찾을 수 있을까?

개원 23주년을 맞이하면서

42 미추강차단술을 남발하고 있는 의료계의 잘못된 행태

요즘에는 요통환자에게 MRI검사 후에 추간판탈출이나 척추관협착이라는 진단을 내리고 미추강에 카테터를 넣고 조영제를 투여하면서 유착박리 또는 신경성형술을 한다는 명목으로 미추강을 통해서 주사하는 방법을 시술(施術)이라는 이름으로 중대형병원에서 성행하고 있다.

진단이 분명히 맞고 치료효과가 있다면 나무랄 일은 아니지만 치료효과도 없는 시술을 해주고 치료비라고 거액을 받고 있어 언젠가는 의료계에 문제꺼리가 되지 않을까 우려된다.

2월 18일 포항에서 올라왔다는 어느 54세의 남자환자(함○환)는 2년 전부터 요통과 엉덩이 통증, 양측 하지에 통증과 저림 증상, 그리고 목과 어깻죽지에 통증이 있어서 왔는데 서울의 YS○○병원에서 600만원을 주고 꼬리뼈에 시술받았고, 경추에는 할인해 주어 400만원을 지불했지만 아무런 효과를 보지 못했다고 한다.

서울 구로동에 있는 어느 한의사의 소개로 먼 길을 찾아온 이 환자는 양측 ankle jerk이 떨어져 있어 요추의 협착증을 의심할 수 있었다. 흉추와 요추사이에 압통점이 있어 요통과 하지의 통증은 별개임으로 요통은 다음에 보기로 하고 요추의 경막외강 주사를 일회 받고 양측 다리에 통증이 없어져 포항으로 내려갔다. 그 후로 7일 만에 그의 부인으로부터 전화가 왔는데 다리의 증상은 많이 좋아졌는데 허리 통증은 그대로 있어 허리 통증 치료 받으러 금명간 다시 찾아오겠다고 한다.

며칠 후인 3월 6일에 다시 찾아왔는데 10일간은 통증이 없다가 엉덩이의 통증은 없는데 다시 다리에 통증이 생겨 예전과 비교해도 통증은 조금도 줄지 않았단다. 혹시 수술을 해야 할지도 모른다는 생각이 들었지만 엉덩이에서 이상근을 촉진해보니 양측에 압통이 심했다.

우측 이상근에 주사하고 물리치료를 한 후에 물어보니 우측하지의 통증은 없어졌다고 한다. 다시 반대편에 주사하고 통증이 없어져 포항으로 내려가서 이상근 부위에 물리치료를 받도록 권유하면서 지속적인 치료효과가 없으면 수술을 하는 것이 좋겠다고 다짐해두었다.

다음 열흘 후에 다시 올라와서는 요통을 치료받고 싶다고 한다. 흉추와 요추 사이에 있는 최장근(最長

筋)에 주사치료하고 요통은 없어져 내려 보냈는데 그 후로는 아무 연락이 없는 것이 지낼만한가 보다.

대부분의 의료기관에서는 요통과 하지통을 구분하지 못하고 모두 추간판탈출증에 의한 통증으로 간주하고 경막외강주사를 많이 해왔는데, 근년에 들어서 카테터를 경막외강에 삽입하고 조영제를 주입하면서 경막외강 유착을 박리시킨다거나 신경성형술을 한다는 시술(施術)이 성행하고 있다.

시술받았다는 환자들을 보면 대부분 대형종합병원보다는 중소병원급에서 그러한 시술을 하고 있는 것을 볼 수 있지만 그 시술의 효과를 보았다는 환자를 필자는 만난 일이 없다.

경막외강주사법이나 미추강주사법은 마취과 영역의 치료법으로 알려져 왔는데 근년에 들어서는 흉추 제12신경에 의한 요통환자에게까지 모든 외과계열 의사들이 경막외강차단술을 시행하고 있는 것은 통증의 본질을 알지 못하는데서 비롯된 것이라 사료된다.

필자는 요통과 하지통증을 구분해서 생각하고 진료하는데, 하지의 통증은 추간판탈출이나 척추관협착증, 척추전위증에 의한 것을 고려해서 경막외강차단술로 통증의 완화내지는 완치효과를 볼 수도 있겠지만 대부분의 요통은 그 적응대상이 되지 않는다.

얼마 전에 통증의학과 개원의들의 모임이 있었는데 통증 치료를 한다는 의사들까지도 요통치료는 경막외강차단법이 가장 효과적이라고 생각하고 있다는 사실을 알고서 필자의 이론과 너무 상반되고 있어 놀라움을 금할 수가 없다.

요통의 대부분은 흉추 제12신경의 압박으로 생긴다는 사실은 문헌이나 인터넷을 통해서 수차례 소개해 왔지만 아직도 이해를 못하거나 받아들이지 않고 있는 통증의학과 의사들이 많다는 사실이 너무 안타깝다.

시술(施術),또는 신경성형술이라는 이름으로 미추강에 주사해주고 치료효과와 상관없이 고액의 진료비를 부담시키는 의료기관은 양식이 없는 사람들인가 무식한 의사들인가 의문스럽다.

필자는 그러한 시술을 할 수 있는 능력이 없어서 못하는 것이 아니고, 불필요하기에 하지 않고 있지만, 만일에 필자의 클리닉에서 그렇게 고액의 시술을 하자고 하면 그에 응할 환자는 없을 것이다.

언젠가는 통증클리닉도 영세사업자처럼 개인적으로 개원하지 말고 뜻을 같이하는 사람들끼리 모여서 통증 치료전문병원을 개설해서 분야별로 전문성을 가지는 진료를 하는 날이 왔으면 좋겠지만 결코 쉬운 일이 아니라는 것을 필자는 알고 있다.

그 이유는 지금도 통증학회에서 연수교육을 하면서 TPI를 운운하고 있고 초음파를 이용해서 신경차단술을 한다고 강의하고 있는 것을 보면 통증에 대한 개념이 일치되는 날이 아직도 멀었다고 생각되기 때문이다.

43 우연한 기회에 만들어진 소중한 어느 인연

필자 부부는 2012. 7월말과 8월 초 사이에 휴가를 맞아 강원도 용평에 가서 며칠을 머무를 기회를 가졌다. 공기도 맑고 기온도 덥지 않고 시원해서 휴양지로서는 최적이라고 생각되는 곳이라 생각되었다.

아침에는 일어나 근처를 산책하며 여유를 즐겼고, 오후에는 가벼운 등산 겸 산책로라고 하는 조그만 언덕을 오르내리며 운동을 대신하며 지냈다.

어느 날 산책을 끝내고 나무의자에 앉아 휴식을 취하고 있다가 뜻하지 않은 인연을 맞게 되었다. 70대로 보이는 부부가 산책길을 내려오는 모습을 보니 부인이 지팡이를 짚고 심하게 절룩거리는 모습으로 내려오시는 것이었다.

지나는 말로 다리도 불편해 보이시는데 언덕길을 어떻게 올라갔다 오시느냐고 물었더니 운동 삼아 오르내리기는 하고 있지만 적지 않게 불편하시다고 한다. 왼편 다리가 아픈데 허벅지 앞으로 해서 무릎까지 아파서 계단을 오르기가 힘들고 비탈길을 오르는데도 힘이 드신다고 한다.

필자가 통증 치료를 전문으로 하는 의사인데 초면에 뵙기에 불편하신 것 같아 말씀드리는 것이니 오해하지 마시라고 양해 말씀드렸다.

병원에 가서 진단은 받아보셨느냐고 물으니 근처에 있는 통증클리닉에서 치료를 받고 있는데 도무지 치료가 되지 않는다고 한다. 얘기를 들어보니 필자가 잘 알고 있는 후배의 클리닉에 다니신 것임을 알 수 있었다.

특별히 바쁜 일도 없는 휴가기간이어서 의자에 앉아 잡담삼아 얘기를 하다 보니 환자에 대한 문진이 이루어졌다. 허리도 아프고 왼쪽 엉덩이에서 다리까지 내려가는 양측좌골신경통도 의심되고 왼쪽 대퇴신경통도 의심이 되었다.

마침 지나다니는 사람들이 없는 한적한 장소여서 여자분을 장의자에 눕히고 촉진해보았다.

좌측 대퇴사두근이 굳어 있고 위축이 상당히 심했다. 복부에서 배꼽 옆을 깊숙이 촉진해보니 왼쪽 대요근과 장골근에 압통이 있음을 확인할 수 있었다.

다시 엎드리게 하고 흉추와 요추사이를 촉진해보니 어김없이 흉-요추사이의 최장근에 압통이 있었고, 둔부로 내려가 좌우 둔부를 촉진해보니 양측에 심한 압통이 발견되어 이상근 증후군을 의심하게 했다.

영감님의 얘기를 들으니 원래 수영을 오랫동안 해오셨고 골프도 싱글수준이라는데 몸이 성치 않아 요즘에는 운동도 제대로 하지 못하신다고 늙어서 그런 것인가 싶어 나이를 원망하셨다.

다른 여행 때 같으면 항상 간단한 치료용품을 챙겨가지고 다니는데, 이번 여행은 부부만의 휴가차 나온 여행이라 아무것도 가져오지 않았다. 필자의 명함 한 장 드리면서 치료받다가 완치효과를 못 보시거든 필자의 클리닉을 한번 찾아오시라고 말씀드리고 통성명도 하지 않고 헤어졌다.

영감님께서 멀어지는 우리를 보면서 "언제 한 번 찾아 갈 텐데 우리 집사람 이름이 김○자랍니다."하시는 것이었다.

그 후로 며칠 지나서 8월 8일 그 부부께서 필자를 찾아오셨다.

자세히 문진을 해보니 연세는 70세이신데 고혈압과 심근경색이 있어 투약중이시고, 통증 치료를 위해서 개인통증클리닉에서 일주일 간격으로 PRP주사를 10회 맞았는데 1회에 18만원씩 들었다고 한다.

모 의과대학 통증클리닉에서는 척추관협착증으로 진단내리고 경막외강주사를 5회나 했는데

전혀 효과를 보지 못했다고 한다. C-arm투시기로 흉-요추를 촬영해보니 연세에 비해서 척추 뼈는 건강해보였다.

요통치료를 위해 흉추와 요추사이의 최장근(longissimus thoracic m.)의 통증유발점에 0.6% lidocaine에 triam 20 mg씩을 혼합해서 5 cc씩 주사하고 상태를 물으니 허리통증이 많이 가벼워지셨다고 한다. 우선 허리를 좀 더 치료하기로 하고, 물리치료를 하고 보내드렸다.

2일 후인 8월 10일에 오셨을 때에는 허리보다는 왼쪽 허벅지의 통증과 힘이 없는 것을 치료받고 싶다고 하신다. 많이 경험했던 것이기에 조영제를 혼합한 0.6% lidocaine과 triam 40 mg, hyaluronidase 3,000 U를 혼합해서 20 mL를 만들어 C-arm투시하에 좌측 대요근에 주사하고 걸어보게 하였더니 허벅지가 부드러워지면서 걷기가 훨씬 편하다고 하신다. 이로써 좌측에 있던 대퇴신경통은 진단 겸 치료를 마친 셈이다.

4일후인 8월 14일 내원했을 시에는 좌측 둔부에서 다리로 내려가는 통증을 호소하시여 좌측 이상근(piriformis m.)에 주사하고 치료했더니 다리 아픈 것이 편해지셨다 한다. 8월 17일에는 다시 최장근에 있는 유발점에 주사하고 치료했다.

8월 27일에는 우측 다리가 당기고 아프다고 하셔서 우측 이상근을 치료해드렸다. 9월 7일에는 또다시 좌측 다리가 좋지 않아 좌측 이상근에 주사하고 치료했다. 9월19일에는 양측 최장근에 치료를 하고 여러 가지 통증의 치료를 종결지었는데, 그날은 영감님께서 애용하신다는 고급 와인을 선물로 가지고 오시고 진료는 종결했다.

같은 아파트의 바로 이웃에 살면서 가끔 어울려 와인을 함께 나누신다는 어느 기업체 회장님을 소개해주셨다. 그 회장님은 견갑관절과 팔꿈치에 통증이 있어 많이 힘들었는데 치료하고 효과가 좋다고 느꼈던지 골프동호인들을 여러 사람 소개해주어 아직까지도 그 인연이 끊이지 않고 있다.

필자가 가진 직업병은 어디에서나 숨길 수 없는 것인데, 그러나 나쁜 병은 아닌 것 같다. 그러나저러나 효과도 없는 PRP를 10회나 시행한 것이나, 경막외강주사를 5회나 시술한 목적이 무엇이었는지 궁금하다.

44 이제부터라도 통증클리닉의 정통성을 세웠으면 좋겠다.

필자에게 통증 치료에 대한 이론과 실기를 배워서 개원하고 있는 후배들에게 가끔 대학병원에서 수련받았다는 젊은 의사들이 개원의인 필자에게 배운 것은 정통이 아닌 사이비교육을 받은 것이라고 시비한다고 들었다.

대학병원의 어느 교수에게 얼마나 배웠는지 모르지만 아직도 세계적으로 완벽하게 체계화되어 있지 못

한 통증의학을 대학병원에서 수련기간에 통증 치료실에서 어깨너머로 견학한 정도나 가끔은 fellowship 1년 정도 거친 실력가지고 진료하면서 정통성을 운운하는 사람들이 있는 것 같다.

지금도 통증학회에서는 유발점주사(Trigger Point Injection)나 신경차단술에 대한 연수교육을 반복적으로 시행하고 있지만, 그 몇 가지 치료법만 가지고는 수많은 통증을 해결하기란 요원한 일이다. 통증의학계의 명의라는 사람들은 많지만 통증 치료의학이라는 학문이 일치점을 찾지 못하고 아직도 자기 나름의 치료법에 의존하고 있어 진료수준은 천차만별이다.

Trigger point에 대한 개념이 아직도 정립되지 않아 통증유발점 치료는 치료자에 따라 개인차가 너무 심하고, 압통점과 통증유발점을 혼동하고 있어 아직도 제대로 구별하는 사람이 많지 않은 것 같다.

신경차단술을 하기 위해 초음파진단기를 이용한다는 연수강좌를 반복하고 있는데, 객관적인 소견이 없는 통증 치료를 위해 객관적 소견을 보여주기 위한 장비를 사용한다는 것은 사족(蛇足)을 달아주는 것과 같이 불필요한 행위로 보인다.

강의를 맡은 연자들은 자기의 창의적 이론이나 주장이 없이 남의 책에 있는 것을 인용해서 앵무새처럼 강의하고 있는데, 그러한 강의들은 듣는 사람에게 감동을 주지 못하고 있고 정확한 지식 전달이 되지 못하고 있다.

대학에서 통증의학을 하고 있는 교수들도 흔히 남의 책에 있는 내용을 답습하거나 해외에 가서 연수받아 배워 온 시술방법 몇 가지를 가지고 명의라는 열반에 올라 있지만, 아무도 자기가 개발한 독창적인 이론이나 시술법을 가진 사람은 아직도 없는 것 같다.

남에게 배워온 지식을 가지고 환자를 진료하는 것을 나무랄 일은 아니다. 그러나 학자라고 자부를 하려면 자기 나름대로 창의력을 발휘해서 연구개발한 비법 한 가지나 이론쯤은 가지고 있어야 할 것이다.

학자들은 환자를 치료하는 것도 중요하지만, 환자를 잘 치료할 수 있는 후학을 길러내는 것이 더 중요하고, 임상의사이기보다는 치료법을 연구 개발하는 것이 훨씬 더 중요한 임무라고 필자는 여러 차례 강조해온 바이다.

우리는 교수들의 일방적인 주입식 강의를 듣고 이해하기에 앞서 무조건 암기해야 하는 교육을 받아와서 의학의 본질을 이해하지 못하고 의사의 길에 들어섰다. 학생시절에는 이해하지도 못하는 이론을 억지로 암기해서 시험을 치러야만 했던 것이다.

의사가 되어 임상의 길에 들어서면 잊었던 옛날기억을 다시 찾아서 임상에 적용해야 하기 때문에 기초의학부터 다시 찾아 공부해야 한다. 필자는 통증 치료라는 분야에 접어들어서면서부터 생리학 책과 해부학 책을 끼고 공부하면서 궁금했던 내용 몇 가지를 풀어냄으로써 통증 치료에 훨씬 쉽게 접근 할 수 있었다.

맨 먼저 통증 치료를 하면서 흔히 쓰이고 있는 신경차단이라는 용어부터 정리해야 했다. 신경기능을 마비시키는 수술마취와 통증 치료하기 위해 신경을 치료해주어 신경이 정상기능을 찾을 수 있도록 하는 개념을 달리 해석해야 할 것이다.

통증 치료 시에는 신경의 기능을 마비시키는 것이 아니고, 신경에게 가하고 있는 유해자극을 제거해주어 신경의 기능을 정상화시켜준다는 개념의 정립이 필요한 것이다.

아직까지도 통증 치료 시에 신경차단을 한다는 용어를 사용하고 있는데, 마취과적인 개념과 통증 치료적인 개념을 구분해서 사용하고 바꾸어야 할 때가 되었다고 생각된다.

신경에 유해자극을 가하고 있는 원인으로 골격근에 생기는 통증유발점이 많이 관여하고 있는데, 통증유발점이 통증을 일으키는 기전을 찾아 체계적으로 설명함으로써 통증 치료를 한결 쉽게 할 수 있도록 설명하였다.

필자는 통증 치료에 필요한 이론을 통증 치료에서 1)신경차단의 의미, 2)통증유발점의 의미, 3)경막외강 차단의 의미를 정립해서 임상에 활용함으로써 진단과 치료에 좋은 효과를 얻고 있다.

이러한 이론과 실기를 배우고자 찾아오는 후학들에게 필자의 이론을 암기시키기에 앞서 먼저 이해하도록 함으로써 훗날이라도 그 이론을 연상해가면서 통증 치료에 이용하도록 체계적인 방법으로 전수시켜왔다.

우리 의학은 대부분의 지식을 외국에서 들여온 영문서적을 통해서 공부해왔는데, 통증 치료에 관해서는 아직까지 외국서적을 번역한 서적 몇 가지 있거나, 이곳저곳에서 내용을 간추려 편집해 놓은 짜깁기식 책들은 더러 있지만 순수하게 국내학자들이 직접 저술한 원저는 보기 힘들다.

필자는 통증 치료를 하다보면 책에 있지 않는 통증 환자를 만나는 수가 있어 그 통증의 원인을 찾기 위해 고심하다가 그 원인을 찾으면 그 발병기전까지 찾아서 글로 남겼고, 다른 사람들에게 알려주고 싶어 인터넷을 통해 널리 소개해왔다.

인터넷만으로는 한계가 있다 싶어 오랫동안 비장하고 있던 글들을 모아 "개원의를 위한 통증사냥법"이라 이름으로 출판하게된 것이 수년에 이르렀다.

통증 치료를 한다는 의사들이 통증 환자에게 막연히 근막통증증후군 또는 섬유근육통이라고 막연하게 진단 부쳐줌으로써 통증의 원인설명을 하지 못하고 따라서 올바른 치료도 못하고 있음을 볼 수 있다.

근년에 들어 통증클리닉을 표방하고 개원하는 의사들의 숫자는 기하급수적으로 늘어나고 있지만 폐업율이 가장 높은 진료과목이 통증클리닉이라고 한다. 수련기간에 어깨너머로 배운 실력가지고 통증 치료의 길에 들어선다는 자체가 무모하다 할 것이다. 본인이 마취과 의사인지 통증의학을 하는 의사인지를 구별할 줄 알지 못하는 것이 실패의 원인일 것이다.

몇 년 전까지만 해도 통증클리닉을 배우고자 하는 젊은 마취과 의사들이 줄을 지었었지만, 요즘에 들어서 마취과 의사들보다는 타 과 의사들이 배움을 청하는 걸 보면 자기네 대학에도 통증클리닉이 있기에 거기에서 배웠다고 생각하기 때문인 것 같다. 마취과 의사들은 자기들이 통증의학에 대해 부족함이 많다는 것을 모르고 있는 것이다.

필자는 대학병원에서 fellowshlp을 1년간 받았다는 의사 3명을 교육시켜 보았는데, 그런 진료방식은 대학병원에서는 통하는지 모르지만 개원가에 나와서는 통하지 않는 지식들만을 가지고 있음을 알 수 있었다.

이제부터라도 남의 지식만을 모방하지 말고 통증 치료에 대한 개념을 바로 세워 통증 치료를 체계화시켜 새로운 통증 치료에 대한 맥을 바로 잡아야 할 때가 되지 않았나 싶다.

45 필자는 분명히 돌머리가 아니었다.

필자는 어려서부터 이제까지 두통을 경험했던 기억이 없다.

어떤 사람들은 과음을 하거나 소위 얘기하는 폭탄주를 마시면 머리가 아픈 일이 흔히 있다고 하지만, 필자는 양주와 맥주를 혼합해서 마시는 것을 참 좋은 칵테일이라고 예찬하고 즐겨 마시고 있다.

예로부터 술을 많이 마시고나면 숙취현상으로 두통이 생기는데, 과음하면 알콜이 불완전 연소되면서, 아세트알데히드를 형성하기 때문에 두통이 생기는 것이라고 약리학 시간에 배운바 있다.

필자는 선천적으로 술꾼이여서 그랬는지 모르지만 음주와 관련되어 두통이 생겨 본 일이 없다. 어떤 사람들은 술을 마시거나 공기가 약간만 탁해도 머리 아프다고 호소하는 경우가 있는데 필자는 어떠한 여건 하에서도 두통을 일으켜 본 적이 없었다. 혹시 돌머리(石頭)가 아니었을까? 그런데 필자에게도 갑작스럽게 두통이 발생하는 일이 생겨 석두(石頭)는 아닌 것이 증명되었다.

2013년 4월말 어느 날 저녁 무렵에 우측 머리 약간 뻐근하면서 욱씬거린다는 느낌이 들었지만 대수롭지 않게 여기고 저녁 식사시간에 가족들과 함께 와인을 몇 잔 마셨다.

식사 후 한 시간쯤 지나서 우측 머리에 박동성 통증이 생기기 시작했는데 처음 경험하는 통증이었다. 필자가 항상 두통의 가장 흔한 원인으로 여기고 있는 우측 두판상근(spenius capitis m.)의 상단(完骨)을 촉진해보니 뻐근한 압통이 있었다. 엄지로 압통점을 마사지하면서 지내보았지만 통증이 없어지지 않는다.

생각 끝에 이 지점에 1% 리도카인 4 cc를 만들어 흉쇄유돌기(mastoid process)의 후하방에 있는 두판상근에 주사를 했다. 주사하자마자 박동성으로 있던 통증은 멈추었지만 당기는 통증은 없어지지 않았다.

이 순간에 색다른 경험을 느꼈는데 침대에 손을 깍지 끼어 뒷머리에 대고 소파에 누워 있었더니 우측 두피에서 열이 나면서 팔이 따뜻해지는 것을 느낄 수 있었다. 손바닥으로 두피를 만져보니 두피가 반대편에 비해 온도가 많이 높아진 것을 느낄 수 있었다. 아내들에게 두피를 만져보게 하였더니 우측 두피에 열이 난다고 한다.

두판상근에 있는 유발점에게 눌려서 막혀있던 우측 후두동맥이 열리면서 두피에 혈액순환이 증가되면서 나타난 현상으로 사료되었지만 이러한 현상은 처음으로 느껴본 것이었다. 후두동맥이 두판상근에 생긴 통증유발점에 의해 압박받을 때에는 두피에 허혈을 일으키고, 박동에 의해 간헐적으로 혈관이 열리면 혈관확장으로 인한 박동성으로 두통이 나타난다는 것을 오래전에 밝혀 소개한 바 있다.

두피에 열이 났던 것은 성상신경절차단을 하고나면 상지에 혈관이 확장되면서 온열감을 일으키는 것과 같은 원리였다고 생각된다.

두피의 열감은 두 시간 이상 지속되다가 사라졌지만 밤에 잠잘 때에는 우측 두피에 당기는 통증이 있어 잠들기가 불편했다. 손으로 우측 승모근의 운동점(motor point: 肩井)을 만져 보니 손가락 끝마디만한 유발점이 유리구슬처럼 만져진다. 자신의 몸에 이러한 잠복성유발점이 있으리라고 생각해본 일이 없었는데 신기하다 할 만큼 딱딱한 유발점이 있었던 것이다.

손으로 꽉 집으면 두피로 울리는 통증이 나타났다. 밤늦도록 이곳을 만지작거리다가 잠이 들었는데 아침에 거울에 비쳐보니 유발점 부위에 멍이 들어 있다. 아침에 출근하자마자 승모근과 두판상근의 유발점에 리도카인과 스테로이드를 혼합해서 주사했더니 금방 두통이 사라졌다.

그 자리에 물리치료를 한번 해주었더니 언제 뭉쳐있었느냐는 듯이 통증유발점이 깨끗이 사라져버렸다. 골격근이 뭉치면서 생기는 통증유발점은 기능적으로만 존재하고 객관적으로 확인이 되지 않는 존재지만 이렇게 신기하게 없어진다는 것은 수많은 유발점을 치료해본 필자임에도 자신에게 이렇게 갑자기 나타났다가 감쪽같이 없어지는 것은 처음 체험한 일이다. 그 이후로는 두 곳의 유발점위치를 촉진해보아도 다시는 압통점이 나타나지 않은 것이 신기하다.

두통이나 편두통의 원인을 뇌 속에 있는 것으로 간주하고 대부분의 의료기관에서는 뇌 MRI검사하고 이상이 없다는 얘기를 많이 하고 진통제를 투여하고 있지만 원인치료가 되는 일은 없었다.

두통의 원인은 두 가지로 풀이할 수 있다.

그중의 하나는 두피의 감각을 맡고 있는 대후두신경이 두피로 분포되기 전에 승모근의 상단으로 나오다가 승모근에 있는 유발점이 활성화되면 승모근의 상단을 잡아당겨 조여지면서 두피에 통증을 일으키는 신경성두통이 하나의 원인이다. 대후두신경의 장애에 의한 두통의 원인의 또 한 가지는 승모근의 상단의 깊숙이에 있는 두측반극근(semispinalis capitis m.)의 최상단(風池)에 통증유발점이 생기면 대후두신경이 직접 조이면서 두통을 일으키는 경우도 있다.

또 하나의 원인은 두피에 혈류를 맡고 있는 후두동맥이 두판상근의 상단에 있는 통증유발점에게 압박당해 혈류가 차단되어 두피에 허혈성통증이 생겼다가 박동에 의해 혈관이 확장되면서 나타나는 혈관성두통이 있는데, 신경성두통과 혈관성두통은 항상 동시에 나타나는 것이 특징이다. 이 지점에 있는 유발점에 의한 증상의 또 하나는 후두근의 운동신경인 후두신경이 압박받아 후두근을 긴장시켜 이마근(frontalis m.)까지 잡아당겨 이마와 안구에 통증을 일으키기도 한다.

필자는 직접 두통을 알아본 일이 없어 석두(石頭)라는 얘기를 듣지 않을까 했는데, 필자도 인간인지라 남이 가진 두통을 체험해서 돌 머리는 아님이 확인된 셈이다.

46 필자는 환자 앞에서 매일 시험을 치른다.

필자는 의사로서 환자를 치료하기 보다는 매일 환자 앞에서 시험을 치르고 산다.

통증 환자들이 대형병원에서 MRI검사를 받고나서 객관적인 소견에는 이상이 없다거나, 척추에 어떠어떠한 이상이 있다고 해서 별의별 가지 처치를 받고도 낫지 않았다는 얘기를 들으면 고민에 빠지게 하는 수가 종종 있다.

객관적인 검사로는 찾을 수 없는 통증의 원인들을 객관적인 소견만으로 찾고 치료하려는 현대의료기관의 개념이 잘못되었다고 생각된다.

탐정이 추리해가며 범죄를 해결해나가듯이 객관적인 소견이 없는 통증의 원인을 찾아 어떻게 해결을 했을 때에는 무슨 어려운 자격시험에라도 합격한 것처럼 안도감을 갖게 된다.

MRI와 같은 검사를 해서 판독소견과 환자가 가진 증상이 일치될 때는 문제가 되지 않지만, 판독소견이 환자의 증상과 일치하지 않을 때에는 어려운 시험문제를 만나듯이 깊은 고민에 빠지게 되는 것이다.

〈최근에 시험을 치르고 있는 상황 한 가지를 소개하고자 한다〉

인천에 사는 52세의 남자 환자는 8개월 전부터 우측 하박과 손의 내측에 감각둔화가 있어 인천소재 어느 병원에서 경추MRI를 촬영하고 경추의 척추관협착이라는 진단을 받았다.

필자의 홈페이지를 읽고 공감하는 바가 있어 필자를 찾은 것이 2013. 4. 18.이었다. 바늘로 가볍게 찔러가며 감각신경의 기능을 검사해보니 손바닥과 손가락의 척골측과 하박의 내측에 감각둔화가 있어 척골신경의 부포지역의 감각장애가 있는데, 척골신경의 운동능력은 거의 정상이어서 혼란스러웠다.

감각신경의 분포로 보아서는 C-8 신경근의 분포지역이 있는 것 같은데, 운동기능장애가 없는 것으로 보아서는 꼭 그렇다고 단정할 수는 없었다.

경추의 척추관협착이라면 어느 특정신경증상이 아닌 척수의 압박으로 인한 광범위한 신경장애가 있을 것이라 생각되지만, MRI검사에서 협착증이라는 진단은 맞지 않다고 사료되었다.

재벌기업체의 병원인 서울○○병원에 진료예약을 해놓은 상태지만 진료받으러 갈 때까지는 시간적인 여유가 있어 필자를 찾아 온 것이란다. 감각장애만으로 보아서는 척골신경의 장애 같은데 운동기능이 거의 정상이어서 확진내리기가 쉽지 않았다.

촉진으로 소흉근에 통증유발점이 발견되어 국소마취제와 스테로이드를 혼합해서 6 cc로 만들어 소흉근에 주사하고 물리치료를 해주고 보냈는데, 그 다음날 와서는 무딘 감각은 것이 약간 줄었다고 한다.

그렇지만 자신이 없어 예약해놓은 병원에 가서 확인을 받아보도록 권유했다. 소흉근에 물리치료를 하면서 경과를 물으니 점차 회복의 기미가 보인다고 한다. 일주일 후인 25일에 다시 소흉근의 유발점에 다시 주사하고 치료해주면서 MRI 결과가 나와서 수술을 하자고 하거든 수술 전에 필자가 경막외강시술을 해볼 터이니 수술 받지 말고 다시 찾아오도록 당부해두었다.

예약한 병원에서 다시 MRI검사를 받았더니 C7-T1의 추간판 팽융이라는 판독결과가 나왔는데, 진료를 맡은 의사가 추간판탈출이 있는데 수술하는 것보다 척추에 주사로 치료받는 것이 좋을 것 같다고 하더란다.

자기네 병원 통증클리닉은 대기중인 환자가 많이 있어서 오래 기다려야할 것 같으니 개인통증클리닉을 소개해주며 그 클리닉 명함을 한 장 주더라고 한다.

필자가 MRI판독소견을 보면서 진료를 맡은 의사가 정형외과 의사였는데, 환자의 신경학적 소견과 MRI 판독 소견을 제대로 구분하지 못하고 있음을 알 수 있었다.

C7-T1의 추간판탈출이라면 손의 감각의 둔화는 물론 interossei m.이나 opponens m.의 운동기능이 떨어지고 Horner's syndrome이 나타나야 할 것이다. 그리고 추간판팽융은 신경근 증상을 일으키지 않는

다는 사실을 간과하고 추간판탈출이 있으니 경막외강시술을 받으라고 권유했던 것이다.

필자는 오래전에 경추와 요추에서 추간판탈출 증세가 있었던 환자들에게 확인을 위해 MRI검사를 했더니 환자의 신경증상과 MRI소견이 반대방향에 있는 것을 보고 적지 않게 당황했던 일이 있었지만 경막외강 주사법으로 증상이 완치된 일이 있어 증례 보고했던 일이 있었다.

이 환자의 경우에서도 필자는 고민할 수밖에 없었는데, MRI소견만을 믿을 수 없어 소흉근을 치료하고 나서 증상이 점점 좋아지고 있다니 기대해볼 만하다 싶다.

소흉근의 유발점을 치료해주고 나서도 증상이 없어지지 않을 때에는 일주일후에 시험적으로 경막외강 차단술을 해보자고 얘기는 했지만 추간판 팽융 때문이라면 별 효과를 기대할 수 없을 것 같지 않다는 생각이 들어 고심 중에 있다.

그래도 시험을 치를 때마다 대부분의 경우에 합격점을 받고 있기에 어려운 여건 속에서도 24년 동안 개원해서 환자들에게 능력을 인정받고 있지만 매일 환자를 만날 때마다 시험 치르는 기분 때문에 긴장을 늦출 수가 없다.

모든 환자에게서 신경학적인 검사소견과 객관적 검사소견이 반드시 일치하지 않을 수도 있다고 생각하고 있지만, 이번 환자에게서 나타나는 증상과 MRI소견이 일치하지 않아 혼란스럽다.

시험 치르고 결과가 나오면 홈페이지에 그때그때 소개하고 있지만, 이번 시험 결과는 좀 더 지켜보고 다시 얘기하기로 한다.

추신》 그 후로 일주일 후에 경추 제1번과 흉추 제1번 사이에 0.5% 리도카인과 20 mg의 스테로이드 8 mL를 주사해주었는데 3주가 지나도록 아무런 연락이 없어 전화해보니 증상이 없어졌다고 한다.

47 만일 필자가 대학교수가 되었더라면…!

후배들이나 제자들에게 필자가 대학교수가 되었더라면 지금보다는 더 좋았을 것이라는 말을 자주 듣게 된다.

어째서 그런 생각을 하게 되었는지 물으면, 개원의로 남아 있는 것보다 대학교수가 되었으면 훨씬 더 높은 명성도 얻을 수 있고, 필자의 이론이나 뜻을 널리 펼칠 수 있었을 것이라는 얘기다.

그에 대한 필자의 대답은 필자는 대학교수가 될 수 있는 능력과 형편이 되지 못했던 것이 사실이지만, 만약에 대학교수가 되었더라면 오늘의 필자는 아닐 것이라는 점이다.

아무나 대학교수가 될 수 있는 것이 아니지만, 설사 필자가 대학교수가 될 수 있었다면 자신의 이론이나 뜻을 가지지 못한 평범한 의사로 지내다가 지금쯤은 퇴직하고 편안한 또는 초라한 노후를 지내고 있을지 모를 일이다.

오래전에 필자가 개업했다는 소식을 들은 옛날의 절친했던 친구중의 하나가 "너도 돈 벌이에 눈이 어두운 별 볼 일없는 의사에 불과 하구나!"라는 말을 듣고 크게 마음의 상처를 받았던 일이 있었다.

그런 얘기를 했다는 친구에게 나의 참모습을 보여주는 것은 그다지 오래 걸리지 않았고, 개원의에게 가지고 있었던 편견도 바꾸어주는 데는 많은 시간이 걸리지 않았다

필자는 개원의가 될 것이라는 기대는 마취과를 선택할 때부터 전혀 가져본 일이 없었다. 그 이유는 개원할 수 있는 재력이 못 되는 자신의 처지를 일찍부터 알고 있었기에 처음부터 평생 수술실에서 생명을 돌보며 살겠다고 마음 굳혔었다.

그런데 마취과 의사를 외과 의사의 보조의사 취급하는 의료계의 풍토나 진료지원과의 특성을 이해하지 못하고 돈벌이를 못하는 못난 의사로 취급하는 병원 경영자가 필자를 수술실 안에 더 이상 머무르지 못하게 만들었다.

외과계열 초년생의사들과 차별대우를 받는 것이 힘들어 마취과의사생활 16년쯤부터는 더 이상 수술실에 근무하는 것이 자랑스럽기보다는 초라해지고 있다는 것을 깨닫게 되었다. 독립할 수 있는 의사의 길을 가기로 마음먹고 틈틈이 통증 치료에 관한 문헌을 답습하기 시작했다. 문헌이라고 해봐야 마취과 책의 한 쪽에 있는 신경차단 몇 가지가 대부분이었지만 부분마취를 많이 해왔던 필자에게 신경차단이라는 것은 별로 어려운 일이 아니었다.

많은 것을 터득했다고 생각하고 근무하던 병원에서 통증 치료실을 개설해놓고 신경차단이라는 방법만 가지고는 통증 치료가 전혀 되지 않는다는 현실에 부딪쳤다. 개설해놓은 통증 치료실은 1년여 동안은 필자가 환자를 치료했다기보다는 필자가 통증의학을 공부하는 실습실이 되었었던 것을 고백하지 않을 수 없다.

교과서적인 신경차단방법으로는 통증 치료가 되는 것이 아니고 단순히 국소마취행위에 불과하다는 것을 처음부터 느꼈지만, 확실한 통증 치료법은 어느 문헌에서도 가르쳐주지 않았기에 오랫동안 헛바퀴 돌듯이 남의 책속에서 방황했던 것 같다.

필자가 치료법을 얻기 위해 책장이 다 떨어져 나갈 정도로 열심히 탐독했던 몇 가지 책들은 지금도 책장 속에 꽂혀있지만 정확히 치료법 한 가지를 가르쳐 준 책은 어느 것도 없었다. 그러나 그러한 책들을 열심히 보면서 궁리했기에 오늘이 있을 수 있었기에 소중하게 간직하고 있는 것이다.

실패는 성공의 어머니라고 했듯이, 올바른 진단이나 치료법이 아니라는 것들을 이 책들이 필자에게 가르쳐 주었기에 지금도 소중한 것이다.

수술실에서 외과의사의 보조자 역할에서 벗어나기 위한 몸부림은 수년 동안 계속되었다.

어느 날 통증의 원인은 아프다고 느끼는 부위에 있지 않고 제3의 장소에 있으며, 통증을 일으키는 원인의 운동신경의 흥분이 많이 작용하고 있다는 것을 터득하게 되면서 통증에 대해 한 가지씩 눈을 뜨기 시작했다.

어느 정도 터득했다고 자신이 생겨서 이 자리에 개원을 해서 오늘에 이르기까지 23년이 지났지만 아직도 한 시도 통증 치료는 방심할 수 없는 난제이다.

후배 의사들은 필자의 홈페이지나 저서 《개원의를 위한 통증사냥법》을 보면서 필자를 탁월한 재능을 가진 사람으로 많이 착각하고 있지 않은가 싶다. 하늘에서 거저 얻어진 지식을 가지고 통증클리닉을 운영하는 것으로 오해하고 있는 것이다.

홀로서기를 위해 얼마나 몸부림치고 고뇌했는지를 알지 못하기에 필자의 치료법은 며칠 동안 어깨너머로 들여다보면 금방 배워갈 수 있을 것이라 잘못 생각하는 사람들이 많다는 것을 수개월씩 필자에게 배워간 후배들을 통해서 절실히 느끼고 있다.

필자의 저서를 보았다는 의사들로부터 환자를 의뢰받는 경우가 자주 있는데, 전혀 필자의 뜻을 이해하지 못하거나 환자가 가진 통증의 원인을 전혀 이해하지 못하는 의사들이 있음을 알 수 있다. 이런 결과는 필자가 지식전달을 잘못한 것인지 아니면, 공부하는 본인들이 의학서적을 만화책 보듯이 수박겉핥기식으로 읽고 넘어간 것인지는 알 수가 없다.

만일에 필자가 대학교수가 되었더라면 지금처럼 고뇌도 없었을 것이고 아쉬운 것이 없었기에 매너리즘에 빠진 의사생활로 넘어가지 않았을까 싶다.

필자는 목말랐기에 샘물을 찾아 헤맸고 모른 것이 많아서 고민도 많이 했지만, 아쉬움이 없는 교수생활이었다면 새로운 것을 찾기보다는 교과서적인 마취에 매달리거나 해외에 나가 연수라는 명목으로 얻어온 술기하나로 자리를 보전할 수 있었을 것이 아닌가 생각된다.

명의라는 평판을 듣고 있는 교수들치고 자신이 직접 연구개발해 낸 진단법이나 치료법을 가진 사람이 몇명이나 되는가를 의료계에 묻지 않을 수 없다.

수술마취에서는 환자의 목숨을 직접 다루고 있었지만, 통증 치료란 떨어진 옷에서 떨어진 단추를 하나 달아주거나 옷에서 찢어진 곳을 찾아 꿰매어주는 것에 불과한데 죽음을 쥐고 있는 의사는 기억하지 못하고 하찮은 통증 치료에 감격하는 것을 이해할 수 없다.

필자는 모든 것을 의심과 관심에서 시작했다고 생각한다. 의심을 가지게 되면 그것을 풀어야하는 것 때문에 많은 시간을 보내며 고민해야 하는 것이다.

후학들에게 일러두고 싶은 말은 필자가 대학교수가 되었다면 통증클리닉을 하는 오늘의 필자는 아니었을 것이라는 점이다.

보잘 것 없는 개원의 자리에 있고 눈물로 얼룩진 이 자리이지만 어느 누구의 자리와도 바꿀 수 없고 어느 누구의 과거와도 바꾸고 싶지 않은 필자의 과거이다.

이 자리가 탐나는 후배가 있다면 자기의 전 인생을 걸고 맨발로 뛸 수 있는 각오가 있어야 할 것이다. 지금도 필자는 그러한 후계자가 나타나면 아낌없이 이 자리를 물려주기 위해 기다리고 있다.

제 **4** 장

통증과 관련된
필자의 연구논문

01 근긴장성 두통(Tension Headache)에 관한 연구

서론

전 인구의 80-90%가 한 번 이상의 두통(頭痛) 경험이 있고, 그중에 7-8%는 업무에 종사하지 못할 만큼 심한 두통으로 고생하고 있다. 대개 두개강내(頭蓋腔內; intracranial)에 기인한 두통은 급성이며 생명에 위협을 주기 때문에 생명보존의 측면에서 진단과 치료가 신경학적으로 이루어져야 한다. 하지만 두개외(頭蓋外; extracranial)의 두통은 근긴장성(muscle contraction) 두통이 전체의 80% 정도를 차지하고, 그 다음이 편두통으로 2-25%, 두 가지의 복합형이 30-40%를 차지한다고 한다.

가장 흔한 두통은 발생 기전부터 학자에 따라 견해를 달리하고 있어 치료방법도 확실히 정립되지 못한 상태이지만 근육의 단순한 수축 내지, 근근막염(myofasciitis)에 의한 유발점(trigger point)의 형성으로 두개(頭蓋)로 오가는 신경 또는 혈관이 압박받거나 포획(entrapping; 올가미에 조임)되어 나타나는 증상으로 간주된다.

따라서 그 원인이 되는 근육의 정확한 유발점을 찾아 수축되어 있는 근육을 이완시킴으로써 신경이나 혈관의 압박을 풀어주면 두통이 치료가 가능하다는 가정 하에 이 점들을 찾아 치료하여 좋은 효과를 얻을 수 있었기에 이 점들의 해부학적 위치와 의미 등을 문헌적 고찰과 함께 보고하는 바이다.

연구대상

1988년 6월부터 1989년 3월까지 지방공사 인천병원 통증치료실에 찾아온 두통 환자를 대상으로 하였다.

대상 환자 총 36명 중 남성은 9명이고 여성은 27명이었다. 연령별로는 20대에서부터 70대까지의 분포였고 그 중 50대가 11명으로 가장 많았다. 통증의 부위별로는 후두통(後頭痛)이 9명, 전두 두정통(前頭 頭頂痛)이 9명, 측두(側頭)두정통(temporo-parietal pain)이 8명, 전체 두통이 10명이었고, 편측성이 15명, 양측성이 21명이었다. 대부분 특별한 과거병력이 없었지만 2명에서는 경추부에 편타(鞭打)손상과 추락사고 등의 전력을 가지고 있었다.

합병증으로 편두통에서 볼 수 있는 시력장애나 안구통증을 호소하는 사람이 8명, 구역(嘔逆)과 구토(嘔吐)까지 일으키는 사람이 5명이었고, 특이하게 의식소실까지 일으킨 사람이 3명이었다. 두통의 호소내용은 머리가 무겁다, 띵하다, 조인다, 흔들린다, 뒤로 당긴다, 어지럽다, 쿡쿡 쑤신다 등으로 표현되고 통증은 지속적이기 보다는 반복적으로 재발하는 양상이었다.

두통으로 입원까지 했던 사람은 7명이었으며, 나머지는 병·의원의 외래진료나 약국을 이용하였고, 대부분의 환자는 나름대로의 선호하는 두통치료제를 상용하고 있었다. 입원경력이 있는 환자는 뇌 단층촬영과 뇌파검사 등을 받았지만 검사결과는 별 이상이 없다는 판정이었고 치료를 받으면 일시적인 진통효과는 있었지만 지속적 효과는 없었다는 것이 모든 환자의 주장이었다. 과반수 정도는 침술과 한약 등의 한방요법에 의한 치료경험을 가지고 있었고, 편측성 두통을 가진 환자는 대부분 편두통이란 진단을 받고 편두통약을 복용하고 있었다.

1) 진단방법

근긴장성 두통은 X선 검사와 같은 객관적인 검사로는 전혀 발견이 불가능하기 때문에 자세한 과거병력과 확실한 해부구조에 근거를 두고 손으로 촉지해서 유발점을 찾았다. 환자의 호소내용으로 보아 편두통과 혼동되는 경우도 있었지만 편두통에서는 어떤 근육에 압통점이 없기에 감별이 가능했다. 두피의 지각신경과 혈관의 주행과정에서 이들을 압박시키거나 조일 수 있는 조직을 염두에 두고 손으로 촉진하여 심한 압통이 있는 곳을 유발점으로 간주하였다.

2) 치료방법

근육의 단순긴장에 의한 압통점이 있을 경우에는 국소마취제(0.25% bupivacaine) 3-5 cc를 주사하고, 확실한 유발점이 촉진되었을 경우에는 0.25% bupivacaine 9 cc에 Depo-Medrol 40 mg을 혼합하여 병소 내에 3-5 cc 주사하고 몇 분 동안 마사지를 시행했다. 보조적으로 근이완제, 소염제, 신경안정제 등을 투여하고 매일 물리요법(온열요법, 초음파치료, TENS, 마사지)을 실시하였으며 효과가 미흡하다고 판단될 때 추가로 주사하였다.

모든 환자에서 유발점에 주사 후에 두통은 해소되었고, 두통이 없어진 환자는 많은 경우에 스스로 완치된 것으로 오인하고 재진에 응하지 않았기 때문에 두통의 완치여부를 가릴 수 없었다.

대상 환자 36명 중 계속 치료에 응했던 환자는 10명이었다. 이들은 1주일 내지 2주일간의 치료와 추가주사로 유발점에 압통이나 촉진되던 응어리가 없어져 이와 관련된 두통의 완치로 판정을 내릴 수 있었다. 환자 임의로 상당기간이 경과 후 재진에 응했던 환자는 5명이었고, 1회 치료 후 다시 오지 않은 환자는 21명이었으며 이들에 대해서는 치료효과를 추적조사하지 못했다.

고안

두통을 유발하는 조직과 그들의 해부학적 관계:

두개강(頭蓋腔)외에서 오는 두통은 두피중의 통증에 예민한 조직으로부터 통증을 전달하는 지각신경이 자극받을 때 나타나는 증상으로 이 신경들은 삼차신경분지(supraorbital, supratrochlear, zygomatic n.), 대-소후두신경, 제3후두신경으로 이루어져 있다. 두피에 오는 골격근은 전두근(frontalis m.)과 후두근(occipitalis m.)이 있으며 두 근육 사이를 두개표근(epicranius)이 연결하고, 이 근육들의 운동신경은 안면신경의 측두분지와 후두분지가 분포되어 있다.

두피의 신경 중에서 근수축에 의해 두통을 흔히 일으킬 수 있는 신경은 대후두신경과 협골측두신경(zy-gomatico-temporal n.)이고, 두피의 혈관 중에서는 후두동맥과 후두정맥이라 생각된다.

1. **대후두신경(greater occipital nerve):** 제2경추신경의 배부 제1지(dorsal primary ramus)의 내측분지로서 하사근(inferior oblique m)의 하연을 돌아 후두삼각(suboccipital triangle)을 비스듬히 횡단하여 두측반극근(semispinalis capitis m.)과 승모근의 건을 뚫고 후두골의 상항선(superior nuchal line)의 바로 밑에서 심층 경부근막을 뚫고 나온다. 두피로 나오면서 두측반극근에 운동신경을 보내고, 몇 개의 말초지로 갈라져서 두피의 표재근막, 측두부분, 이개(耳介), 하악각(下顎角), 눈의 뒤쪽, 상항선(上項線)에서 두정까지의 두피에 분포된다. 이 신경의 주행 도중 문제를 일으킬 수 있는 근육이 상하항선 사이에 있는 승모근의 건과 두측반극근(semispinalis capitis m.)이다.

2. **협골측두신경(zygomatico-temporal n.):** 상악신경의 협골분지로서 협골측두골공을 지나서 측두근의 앞쪽을 타고 올라가 측두골의 앞쪽부분에 있는 피부에 분포되는데 이 신경의 주행을 압박하는 것이 과긴장된 측두근(temporal m.)이다.

3. **후두동맥(occipital a):** 외경동맥의 후방에서 분지되며 그 기시부에서는 악이복근의 후복(posterior belly of digastric m.)과 경돌설골근(莖突舌骨筋: stylohyoid m.)에 덮여있고 제1경추골의 횡돌기와 유양돌기 사이를 타고 올라갈 때는 흉쇄유돌근(sternocleidomastoid m.), 두판상근(splenius capitis m.), 두최장근(longissimus capitis m.), 악이복근들에 의해 덮여 있으며, 승모근과 흉쇄유돌기근이 두개에 부착하는 부분의 근막을 뚫고 두피의 표피근막으로 올라온다.

후두동맥은 목덜미 뒤쪽 근육에 해당하는 악이복근, 경돌설골근, 두판상근, 두최장근 등에 혈류를 보내며, 유돌기공(mastoid foramen), 경정맥공(jugular foramen), 과관(顆管; condyloid canal) 등을 통해 두개 내로 들어가 경막(dura mater), 판간층(diploe), 유돌기봉와(mastoid cell)에 혈류를 공급하며, 두피의 뒤쪽에 분포되어 반대 측의 후두동맥, 후이개동맥(posterior auricular a.), 측두동맥(temporal a.)과 문합(吻合)을 이루고 후두근과 두개골막에 분포된다.

후두동맥의 혈류에 장애를 주는 곳이 흉쇄유돌근, 악이복근, 두최장근, 두판상근이 유돌기의 후-하부위의 한 곳에 겹치면서 후두동맥과 정맥을 압박하고 있다. 그중에서 두판상근이 가장 많이 관여하는 것으로 보이며, 안면신경의 후두근분지도 이곳에서 압박을 받아 후두근을 긴장시킴을 알 수 있다.

근긴장성 두통이란 쉽게 긴장을 잘하는 사람이 심리적 스트레스를 받았을 때 생기는 심리적 긴장성 두통을 말하는 것으로 지속적인 근수축을 두통의 원인이라기보다는 결과라고 주장하는 학자도 있다.

근긴장성 두통은 X선, 혈액, 뇌파검사 및 뇌 단층촬영 등으로는 진단할 수가 없고 임상적인 방법으로만 가능하다. 따라서 대개 원인도 모른 채 대증요법으로 치료를 시도해 왔을 뿐, 원인치료를 못해서 환자들은 만성 내지 반복성 두통에 시달리고 있고, 습관적인 진통제의 복용으로 약물에 의한 부작용으로까지 고통받고 있다.

근긴장성 두통의 **일반론**을 보면, 전반적이고 지속적인 비박동성 두부의 통증으로서 양측 후두의 아래부위(suboccipital region)가 죄이는 감을 동반하는 것이 특징이며, 발생기전으로는 측두근, 후두근, 두개골막 및 목덜미근 등의 지속적인 수축이 두개를 견인시켜서 국소적인 대사산물이 축적되고 축적된 이 대사산물이 두피중의 통증에 예민한 조직인 피부, 피하조직, 근육, 동맥, 두개골막 등을 자극하고, 여기에 분포된 삼차신경분지, 대-소후두신경 및 제3후두신경 등의 지각신경을 통해서 두통을 느끼게 되는 것으로 풀이되고 있다.

수축된 이 근육 내에 통증유발점이 있어 이 점을 문지르거나 압박하면 두통이 악화되고 다른 곳에 방산통이 생긴다고 하며 긴장이나 억울증 등이 근수축을 유발하거나 한층 가중시킨다고 한다. 치료는 주로 소염제, 근이완제, 항우울제의 투여나 신경차단법과 물리치료 등에 의존하고 있지만 확실한 방법은 아무도 제시한 바 없는 듯하다.

저자는 근긴장성 두통의 치료를 지각신경의 말단자극을 차단하는 것보다는 좀 더 중심부 쪽에서 압박된 신경을 풀어주는 것이 더욱 효과적이었기에 지금까지 알려져 왔던 이론에 조금 다른 다음 세 가지의 견해를 가지게 되었다.

첫째, 근긴장성 통증은 목덜미근이나 측두근 등의 지속적 수축이 두피로부터 오는 특정의 지각신경을 죄거나 눌러서 나타나는 증상으로 두피나 두개의 병변에 생긴 통증으로 착각을 일으킨 것이고,

둘째, 이들 근육의 수축이 두피로 가는 후두동맥을 눌러서 이 동맥으로부터 혈류공급을 받는 부위에 허혈을 일으켜 생긴 통증이거나, 두피로부터 나오는 후두정액을 눌러서 두피에 울혈을 일으켜 생긴 통증이다.

셋째, 근근막의 통증유발점 형성이나 근육 손상 등이 근수축의 주원인이고, 정서적 요소와 부적합한 생활자세 등이 근수축을 유발시킨다.

이상과 같은 견해 하에 치료점인 통증유발점을 찾고 보니 한방의 침술에서 두통에 이용하는 혈 몇 군데와 일치되는 것을 알 수 있었고 이 유발점을 풀어줌으로써 두통해소에 신속한 효험을 볼 수 있었다.

이 유발점들에 대한 적합한 해부학적인 명칭이 없기에 편의상 한방에서 붙인 침술 점의 명칭을 인용하기로 한다. 이 유발점의 위치에 압통이 생기면 두통이 나타나기 마련인데 이 압통점의 해결이 두통치료의 열쇠가 될 것으로 생각되기 때문에 근근막증후군(myofascial syndrome)의 통증유발점에 대한 문헌적 고찰을 하고자 한다.

근근막의 유발점에 관한 고찰

체중의 40%를 차지하고 있는 골격근은 수축성 섬유로 구성되어 있으며 일상 활동으로 인해 닳거나 파열되는 수가 있는데 이 근육의 한 점에 유발점이 생기면 근강직과 통증이 생기게 된다. 유발점은 활동성보다는 잠복성이 많은데 젊은 성인에서 여성의 54%와 남성의 45%가 견대부분의 근육에 잠복성 유발점을 가지고 있다고 한다. 근근막성 통증으로 입원한 환자 중에는 30-50세 사이의 연령층이 유발점을 가장 많이 가지고 있다고 한다.

유발점의 형성기전은 두 가지로 설명하고 있는데 ;

첫째, 급격한 근육의 긴장은 조직의 손상을 일으켜 근장망상질(sarcoplasmic reticulum)을 손상시켜 저장된 Ca이온을 유리시키고 유리된 Ca이온은 배설되지 못하고 축적되며, 정상적인 ATP와 과다한 Ca이온은 여기에 노출된 근섬유를 지속적으로 수축시키고, 이 근육 내에서는 부분적인 대사항진이 일어나 이에

대한 신체반응으로 국소적 혈관수축을 일으킨다. 근육 내의 대사항진과 혈류의 감소는 근섬유의 단축을 일으켜 딱딱한 섬유의 결합체가 band를 형성하여 근육 내에서 만져지게 된다.

둘째, 조직손상이 생기면 혈액의 유출로 혈소판이 증가되어 serotonin이 다량 분비되고 serotonin은 국소적 빈혈을 항진시킨다. 근육의 손상부위에서 mast cell이 증가하여 histamine을 분비시킨다. 혈류감소와 대사항진으로 국소대사산물이 축적되고 그 결과 신경자극물질인 prostglandins등이 더욱 더 분비되어 유발점을 형성한다.

많은 사람들이 두통, 특히 후두통을 혈압과 연관시키는데 착안하여, 근긴장성 두통과 혈압을 관련지어 고찰해보았는데 대상 환자 중에 고혈압으로 인한 두통환자는 없었지만 그 관련성에 관한 이론은 성립될 듯하다.

목덜미근 등에 유발점이 생겨 근육이 과도하게 수축하다 보면 후두동맥과 정맥이 눌리는 지점이 있기 마련인데 이곳이 바로 유두돌기의 후하방에 위치한 완골(完骨)이며, 여기에 유발점이 생기면 후두동맥과 정맥에 혈행장애가 생기게 되고 따라서 이 동맥으로부터 혈류공급을 받고 있는 근육(악이복근, 두판상근, 두최장근, 승모근, 후두근, 두개골막)들의 혈액공급에 장애가 생겨 근육도 더욱 긴장하게 된다.

동맥과 정맥이 이 근육들에 의해 압박당하면 고혈압 환자의 동맥혈은 압박부위를 통과할 수 있으나 정맥혈은 눌려서 venous return이 안 된다. 따라서 두피나 관련된 조직 내의 정맥차단으로 울혈을 일으켜 두통이 발생될 것이고, 저혈압 환자의 동맥혈은 압박부위를 통과하지 못해 관련된 부위에 허혈을 일으켜 두통과 현기증이 생긴 것으로 사료된다.

혈압이 높아지면 뇌압이 올라 두통이 발생하는 것으로 생각하고 있지만 뇌혈류는 동맥혈의 CO_2 분압 차에 따라 자동 조절되는 것이지 혈압과는 직접적인 관련이 없을 뿐 아니라, 혈압이 높은 사람도 유발점이 없는 사람은 두통이 없음을 알 수 있다.

두통환자가 구역, 구토, 의식소실까지 왔을 때는 비교적 저혈압 상태의 환자에게 통증 유발점이 생겨 후두동맥의 혈류가 차단되었기 때문이 아닌가 생각된다. 근근막의 유발점은 골격근과 근막의 팽팽한 band 속에 있는 과민 반응 점으로 활동성 유발점은 통증이 주증상이고 잠복성 유발점은 운동제한과 근력의 약화가 주증상이며, 압박하면 그 부위에 통증은 물론이고 다른 곳에 감응성 통증(referred pain)을 유발시킨다.

피부 반흔조직, 근막과 건. 골막 등에도 유발점이 있긴 하지만 특징적인 감응성 통증이 없는 것이 골격근의 유발점과 다르다. 통증유발점에 의한 통증은 근육을 지속적으로 사용하거나 수동적으로 당길 때, 이 점을 압박할 때, 차갑고 습기 찬 기온에 노출 시, 바이러스에 감염 시, 스트레스나 피로가 겹칠 때 악화된다.

이학적 검사로는 말 바닥이 뼈로 되어 있으면 손가락으로 눌러서 촉지하고, 손가락 사이에 근육이 잡힐 정도면 손가락으로 집어서 촉진한다. 유발점을 손가락 사이에 끼우고 비비거나 바늘로 찔러서 이곳에 닿으면 국소적인 연축반응(twitch response)이 나타난다.

만일에 신경이 근육의 팽팽한 band사이나, band와 뼈 사이를 지나게 되면 환자는 통증유발점 자체로부터 오는 감응성 통증과 신경압박에 의한 증상(혼몽, 타진통, 감각과민증, 감각감퇴증)의 두 가지 감응성 통증을 느끼게 된다. 감응성 통증지점에는 혈관운동, 유루, 발한, 모발운동 등의 자율신경항진증세가 나타난다고 한다. 통증유발점에 압박을 가하면 환자가 깜짝 놀라 뛰는 현상을 "Jump sign"이라 하며 진단에 도움이 되는 신호이다.

유발점의 치료목표는 **첫째**, 통증을 감소시키고, **둘째**, 근육의 기능을 향상시키며, **셋째**, 항구적인 기능장애를 예방하는 데 있으며 주로 "Stretch and spray법"이나 유발점에 주사하는 법으로 근육의 이완과 운동요법에 의한 기능향상을 도모하고 있다.

"Stretch and spray법"이란 근육을 수동적으로 신장시켜 놓고, ethyl chloride나 fluorimethane같은 증기냉각제(vapocoolant)를 분무하는 방법으로서 국소적인 근신경주사법(myoneural injection)보다 빠른 치료효과가 있다 한다. 중기냉각제의 작용기전은 확실치 않으나 피부에 있는 구심성 신경을 자극하여 이 자극이 유발점의 차단이나 spinal inhibition 또는 supraspinal inhibition을 일으키는 것으로 생각된다.

유발점 주사법은 유발점이 여러 개 있거나 통증이 너무 심해서 근육을 당길 수 없을 때 특히 효용성이 높은 것으로 손가락 사이에 유발점을 끼우고 바늘을 수직으로 찌르면 유발점에 도달할 때 더욱 심한 통증을 일으킨다.

약물의 주입 없이 빈 주사침만 찔러도 국소마취제의 주사만은 못해도 치료효과가 있다고 하며, 이때에도 주사 후 통증이 있다고 한다. 등장성 식염수를 유발점에 주사해도 치료효과가 있다는 보고도 있다. Travell 등은 procaine이 전신적 또는 국소적 독성이 적고 혈관확장 효과가 좋으며, 근신경접합부에서 curare같은 근이완작용이 있어 유발점의 치료에 좋다고 하였으며, 연조직의 염증이나 주사 후 근육통 환자에 한해서 corticosteroid와 국소마취제를 혼합해서 유발점에 주사하는 것을 권하고 있다. Raj는 1만 명 이상의 환자에게 dexamethasone (4 mg/10 mL 국소마취제)을 주사해서 아무런 부작용이 없었음을 보고한 바 있다.

일반적으로 유발점의 치료에는 stretch and spray법, 유발점주사법, TENS, 비스테로이드성 소염제, 운동요법 등이 이용되고 있으며, 조기에 지료할수록 효과가 좋다고 한다. 통상적으로 6-12개월 정도의 만성유발점을 가진 환자는 1주일 간격으로 6회 정도의 주사법과 다른 요법의 병행이 필요하다고 한다.

저자는 근긴장성 두통의 치료 시 통증유발점을 치료하는데 주안점을 두되 치료방법으로는 두피의 신경이나 혈관의 억압을 풀어주는 방법을 택하였다. Dexamethasone보다는 비수용성인 Depo-Medrol 현탁액을 국소마취제와 섞어서 사용했는데 유발점 자체는 국소적 빈혈로 혈류공급이 원활치 못하기 때문에 치유기간이 길 것으로 간주하고 작용시간이 짧은 약제보다는 흡수가 느리고 항염효과가 긴 약제를 사용함이 이상적일 것이라는 생각 때문이었다.

두통치료의 효과판정이 어려웠던 것은 활동성 유발점이 단 1회의 주사법으로 완전히 없어진 것은 아니고 잠복성 유발점으로 바뀌어 상당기간 두통을 일으키지 않기 때문으로 풀이된다.

근긴장성 두통의 치료 시 유발점에 직접 주사법이 효과적이긴 하지만 주사 후 통증이 따르거나 주사를 기피하는 환자가 있어 좀 더 고통이 없고 편리한 치료방법이 강구되어야겠다. 근래에 보급되고 있는 Iontophoresor(이온전기도입기, 이온화된 약물을 비침습적으로 국소에 침투시키는 장치)를 이용하는 것이 환자에게 고통이 없어 좋을 듯하나, 치료효과에 대해선 저자의 충분한 사용 경험이 없어 다음 연구과제로 미루기로 한다.

결론

지방공사 인천병원 통증치료실에 두통을 호소로 내원한 환자 36명을 치료하여 다음과 같은 결론을 얻었다.

1. 대상 환자 호소내용은 편두통과 근긴장성 두통의 복합형태가 많았으나, 편측성 두통환자라도 특이한 통증유발점이 있었기에 근긴장성 두통환자로 진단내릴 수 있었다.

2. 근긴장성 두통의 치료는 통증유발점 몇 군데의 치료에 주안점을 두고, 여기에 국소마취제와 스테로이드의 혼합액을 주사해서 신속한 두통의 해소효과를 얻을 수 있었다.

3. 유발점에 단 1회의 주사로도 두통은 쉽게 해소되었지만 재진에 응하는 환자가 드물어 완치 여부의 판정이 어려웠다.

4. 근긴장성 두통은 그 자체가 질병이 아니고 통증유발점의 활동성 여부에 따라 나타나고 없어지는 하나의 증상이므로 활동성 유발점이 환경의 개선으로 장기간의 잠복성으로 변하면 통증이 나타나지 않기 때문에 두통의 완치여부에 대한 평가가 어려웠다.

02 턱관절(顎關節)의 통증(Temporomandibular joint pain)에 관한 연구

서론

턱관절에 통증이 있거나 잡음이 있고 개구(開口)장애 등이 동반될 때 턱관절 장애(temporo-mandibular disorder)라 부르고, 이러한 증상의 대부분은 관절 내의 병변이나 치아의 교합에 이상이 있을 때 생긴 것으로 간주하고 주로 치과영역의 진료대상이 되어 왔고 이에 관한 연구도 치과계열에서 많이 하고 있다.

이러한 증상으로 통증클리닉에 찾아온 환자를 대상으로 연구해 본 결과 대다수의 턱관절의 통증은 턱관절의 운동에 관여하는 근육들의 지속적인 과긴장이 관절의 기능에 영향을 미쳐 생긴 것임을 알 수 있었다.

근육의 긴장을 풀어줌으로써 턱관절의 통증을 쉽게 해결할 수 있었기에 통증클리닉의 한 분야로서 턱관절 증후군을 소개하고자 한다.

연구대상 및 방법

1. 대상

1990년 10월 23일부터 1994년 12월 8일까지 턱관절 통증을 주소로 여의도 통증클리닉에서 진료받은 환자 80명을 대상으로 하였다. 환자의 남녀비율은 여성이 60%를 차지하였고 그 중 20대 여성이 34명으로 전체의 42.5%를 차지하고, 20대와 30대가 전체의 78.8%를 차지했다.

발병원인은 대부분이 상세불명이고, 턱 안면 부위에 직접 타박받은 환자가 3명이고, 입 크게 벌리고 웃음,

질긴 음식 씹기 등의 간접 손상으로 의심되는 환자가 7명이었다. 주증상은 턱관절의 통증과 개구 및 저작(詛嚼)장애가 있었고 개구잡음(click sound) 동반이 6명 있었고, 옆머리통증(temporal headache) 동반이 15명이었다. 대부분이 편측장애였으나 3명의 양측장애자도 있었다.

2. 진단

진단은 이학적 검사로 촉진법에 의한 근강직성 압통점을 찾는 외에 방사선 검사는 없었다. 턱관절 운동장애가 심했던 3명은 치과에 관절자체의 이상 유무를 문의했으나 이상 없다는 진단이었다. 전 환자가 병소는 저작근(咀嚼筋; masticator m.) 내에 생긴 근근막증후군을 가지고 있었고, 옆머리통증을 동반한 5명에서는 측두근에도 긴장성 압통점이 발견되었다.

3. 치료방법

턱관절을 수동적으로 최대한 벌려서 저작근을 충분히 신장시킨 상태에서 I.R Laser를 치료점에 조사한 후 물리치료실로 보내서 온열치료, 초음파치료, 마사지 등을 시행하고 소염진통제와 근이완제를 투여했다.

I.R Laser 치료는 매 접촉점에 6 joule의 에너지가 조사되도록 출력 70 mV probe를 10초 간격으로 수십 차례 옮겨가면서 약 5분간씩 조사했다.

4. 치료 성적

대부분의 환자가 1회의 레이저치료 후 통증과 관절운동 제한에 개선효과를 느낄 수 있다고 물리치료 후에는 현저한 증상의 호전을 볼 수 있었다. 7명의 환자는 일주일 이내에 치료가 종결되었고 개구잡음이 심했던 환자 1명만 관절 내부 장애가 의심되어 구강외과로 진료 의뢰하였다.

고찰
턱관절의 해부 및 생리

턱관절은 위쪽으로는 측두골(temporal bone)의 하악와(mandibular fossa)의 전반부와 측두골의 관절결절(articular tubercle), 아래쪽으로는 하악골과(condyle of mandible)로 구성되어 있는 타원형의 활액관절로서 섬유성 관절판(articular disk)에 의해서 상하의 활액강(synovial cavities)으로 나누어져 있다.

얇은 타원형으로 된 섬유성관절판은 하악골과(顆)와 하악와(下顎窩) 사이에 있다. 관절판의 가장자리는 관절피막에 연결되어 있고 내측으로는 외측익돌근(lateral pterygoid m.)의 건에 연결되어 있다. 얇은 섬유성 관절피막이 관절외부를 덮고 있으며 관절외측에는 외측인대(lateral ligament)가 있고 내측에는 접골하악인대(spheno-mandibular lig.)가 있다.

신경은 삼차신경의 하악신경분지에서 이개측두신경(auriculo-temporalis n.), 후(後)측두신경(posterior temporalis n.), 교근신경(masseter n.)으로 갈라져 분포하고 있다. 턱관절에 관여하는 근육들이 하악골을 움직여서 입을 열고 닫는 운동을 한다. 하악이 휴식상태에 있을 때에는 윗니와 아랫니 사이가 꽉 붙지 않고

1-3 mm 정도 사람에 따라 최고 8mm 정도 떨어져 있어 안정공간을 유지하고 있다.

턱을 단순히 열고 닫는 운동 외에 하악을 앞으로 내밀거나 뒤로 당겨주기도 하며 측방이동도 시키고 약간의 회전운동까지 시켜준다. 하악골의 하강(下降)에 의한 개구운동은 외측익돌근(lateral pterygoid m.)이 주로 관장하고 악이복근(digastric m.), 이설골근(geniohyoid m.)들이 보조적으로 관여한다. 하악의 거상에 의한 입 다물기 운동은 교근(massetor m.), 내측익돌근, 측두근들이 맡고 있다. 하악을 앞으로 내미는 운동(protrusion)은 외측익돌근이 입을 닫을 때 관여하는 근육들과 합동운동으로 이루어진다.

측두근의 뒤쪽 섬유들이 하악을 뒤로 잡아당겨주고 측방운동은 반대쪽 익돌근의 작용에 의해 이루어진다.

1) 턱관절의 운동에 관여하는 근육

가. 측두근(temporalis m.): 측두와(temporalis fossa)의 전체, 측두근막(temporal fascia)의 심층면에서 기시하여 구상돌기(coronoid process)의 내측면, 정점, 외측면, 하악골가지(ramus of mandible)의 앞쪽에 부착된다. 턱을 올려서 닫는 역할을 하며, 근육의 뒤쪽부분은 하악을 뒤로 당겨준다. 신경은 하악신경으로부터 심측두신경(anterior and posterior deep temporal n.)까지 분포받는다.

나. 교근(masseter m.)

(1) 천부(superficial portion): 상악골의 관골돌기(zygomatic process), 협골궁(zygomatic arch) 하연의 전방 2/3에서 기시하여 하악골가지(ramus of mandible)의 하부 1/2과 하악각(angle of mandible)에 부착된다(zygomatic arch = 협골궁: 俠骨弓).

(2) 심부(deep portion): 관골궁의 하연 후방 1/3과 관골궁 내측면 전체에서 기시하여 하악골가지의 상부1/2과 구상돌기의 외측면에 부착된다. 교근은 하악을 올려줘 턱을 닫는 역할을 하며 심층섬유는 하악을 뒤로 당겨준다. 신경은 하악신경으로부터 교근신경을 분포받는다.

다. 내측익돌근(內側 翼突筋; pterygoid medialis m.): 외익돌판(lateral pterygoid plate)의 내측면과 구개골(plate bone)의 추체돌기(pyramidal process)의 구상면(grooved surface)에서 기시하여 하악골가지와 하악각 내측면의 하부 뒤쪽에 부착된다. 양측 동시 작용 시에는 하악을 위로 올려서 턱을 닫는 역할을 한다.

라. 외측익돌근(lateral pterygoid m): 측두하능(infra-temporal crest), 외익돌판의 측면 등에서 기시하여, 관절피막의 인대와 외익돌판의 하연, 하악골과의 경부 앞쪽 상부 1/3쪽에 부착된다. 신경은 하악신경에서 외측익돌신경을 분포 받으며 턱을 열어주는 역할을 하며 하악을 내밀어 주기도 한다.

턱관절 장애에 대한 고찰

턱관절의 장애는 그 병태생리의 위치에 따라 다음 네 가지로 구분하고 있지만 여기에서는 첫 세 가지만 논하기로 한다.

첫째: 저작근의 장애, **둘째:** 관절 내부 내용물의 장애, **셋째:** 관절의 퇴행성 장애, 넷째: 관절에 생긴 골절, 감염, 종양.

턱관절 장애에 의한 통증은 그 위치와 병태 생리적 소견이 일치하지 않는 경우가 많아 혼돈을 일으키는 수가 많이 있고, 과학적 연구를 통해서도 그 원인규명을 못하기 때문에 현재까지는 확실한 학문적 근거에 의한 치료보다는 순전히 경험에 의한 치료를 많이 하고 있다.

1) 턱관절 장애의 원인

턱관절에는 여러 개의 조직이 관계되어 있고 그 장애의 원인은 물리적 요인, 행동양상, 습관적인 행위, 외적인 손상, 심리적 요인 등이 복합적으로 관여하기 때문에 따로 구분해서 생각할 수는 없다. 그 원인을 말초적 요인설과 중추적 요인설로 나누어 설명하기도 하지만 이것 또한 서로 복합적이라고 볼 수밖에 없다.

말초적 요인설은 기계적 장애인 치아의 부정교합과 근육의 병변에 초점을 두고 있다. 턱관절 장애의 가장 많은 원인으로 교합이상을 꼽고 있으나 치아의 부정교합과 턱뼈의 위치 잘못이 근육의 장애를 유발한다고 증명된 바가 없다고 하며, 일부의 연구에서는 부정교합이 턱관절 장애의 원인으로 작용한다고 보고하고 있지만 다른 연구에서는 관계가 없는 것으로 보고하고 있다.

부정교합을 가진 환자를 두 군으로 나누어 치아교정을 받은 군과 받지 않은 군을 10년간 추적해 본 결과 턱관절 장애의 발생률에 양쪽 군에서 차이가 없었다는 보고로 미루어 부정교합이 턱관절 장애의 유발원인이 될 수 없고 치아교정으로 발생을 예방할 수 없을 것으로 추정하고 있다.

교합의 역할을 연구한다는 것은 기술적으로 매우 복잡한 일이기 때문에 교합과 턱관절 장애의 관계도 충분히 연구되어야 할 일이지만, 현재로서는 부정교합을 턱관절 장애의 중요한 원인으로 취급하는 것을 삼가야 할 일이다.

중추적 요인설은 심리적 문제를 일으킬 수 있는 심리적 사회적인 요소(psyhosocial factor)와 정신생리적 요소(psychophysiolgic factor)들이 환자에게 과도한 부담을 주어 저작근육들의 기능적 장애(이를 과도하게 물거나, 이갈기)를 초래한다고 한다.

통증에 따른 행동향상, 스트레스에 대한 반응, 정신생리적 요인들이 정신적인 질병이나 명확한 성격장애보다 더 많이 작용하는 것 같다.

근근막성 통증장애를 가진 사람들은 저작근들의 긴장성이 더 높고 긴장성 자극에 대해 이를 과도하게 물거나 이갈이 등의 정상기능외적인 행동을 보이는 것 같다. 야간 이갈이(nocturnal bruxism)의 발생빈도를 조사해 보았더니 근근막성 통증장애나 관절내장(internal derangement)이 있는 환자에서 발생빈도가 높은 것을 알 수 있었고 어떤 환자들에서는 상하의 치아 접촉하는 빈도가 깨어 있을 때도 다른 사람보다 더 높은 것으로 확인되었다.

2) 턱관절 장애의 증상

턱관절의 통증, 개구장애, 관절내 잡음이 주증상이지만 병소의 위치 및 장애의 진행정도에 따라 여러가지 증상이 나타날 수 있다.

가. 통증: 저작과 관련된 운동이나 기능과 직접관련이 있어야 한다. 턱관절, 귀, 안면의 측두, 하악골, 이개의 전방부위, 저작근

나. 개구(開口)의 제한(40 mm 이하)

다. 관절의 잡음(clicking & crepitus)

라. 관절이나 저작근의 압통, 동통성 관절제한 관절의 과긴장

마. 연관성 두통 (referred headache): 턱관절 및 저작근

바. 귀의 증상: 이명, 청력상실, 현훈(vertigo), 이통, 귀막힘(stuffiness)

사. 비후두증상: 연하장애

아. 유관통(related pain): 후두부, 흉쇄유돌근, 승모근

턱관절 장애 시의 두통과 근긴장성 두통을 구분하기가 곤란하고, 턱관절의 치료로 두통이 개선된다고 한다. 신경과 환자 중에 턱관절 장애에 의한 두통이 편두통보다 많다는 보고(각각 26%와 20%)도 있다.

3) 턱관절 장애의 진단

환자의 병력청취와 임상소견이 중요하고 병리검사소견은 무의미하고 방사선소견은 극히 일부에서만 적용된다. 환자의 자각증상 외에 이학적 검사상 근육에 유발점, 하악의 편위, 관절의 비대칭 운동, 치아의 타진통 및 마모현상, 근전도 소견상의 상승현당 등을 볼 수 있다.

4) 턱관절 장애의 치료

다양한 증상이 나타나기 때문에 환자는 여러 종류의 의사를 찾게 되며, 많은 치료법들 중에는 적절한 것도 있지만 근거 없는 것도 있다.

가. 원인요소의 조절: 이 깨물기, 이갈기, 구강습관의 조절로 저작근의 과용을 억제시키고, 스트레스를 감소시킴

나. 물리치료: 온열치료나 얼음찜질, 유발점 주사. 수동적 근육신전, 물리적 운동

다. 약물치료: 근이완제, 신경안정 및 최면제, 진통제, 마약

라. 구강내 장치: 교합장치(splint or bite guards)
  (1) 턱관절의 기능을 안정시키고 개선시킨다.
  (2) 저작운동 신경계의 기능을 향상시켜 비정상 근육활동을 감소시킨다.
  (3) 교모, 이갈이(bruxism) 및 유해 외상성 하중으로부터 치아를 보호한다.

마. 교합 교정

바. 수술 요법: 관절판의 위치 조정, 인대 수술, 관판의 제거, 인공관절, 악교정 수술, 골극의 제거

사. 심리적 및 정신과적 치료

5) 턱관절 장애에 대한 저자의 견해

그동안 많은 연구가 있었음에도 불구하고 대부분의 턱관절 장애의 발병기전과 이에 따른 제반증상들의 발생기전은 확실히 설명되지 못한 상태에 있다. 치의학적 개념으로는 치아의 교합 불량이 있으면 무의식적으로 아래턱을 상하좌우로 움직여 어긋난 교합을 좋게 하려는 동작 때문에 턱관절의 어긋남을 유발한다고 생각하는 것 같다.

근년에 들어서는 근긴장성 두통과 경부통, 견갑통까지 턱관절 장애의 결과로 생긴 증상으로 풀이하고 있으나 그 기전은 밝히지 못하고 있다. 턱관절 장애의 병태생리를 고려해 볼 때 관절을 이루고 있는 구성 성분인 뼈와 인대들만으로는 특별한 외상이 없는 한 그 자체로 손상받거나 관절에 병변을 일으킬 수 없다.

턱관절 장애의 발병기전을 다음 세 가지로 설명할 수 있다.

첫째는 저작에 관여하는 근육들이 어떠한 기전에 의해 지속적 과긴장을 하게 되면 치아 사이의 안정공간도 없어지고 턱관절 사이를 좁혀서 관절 내부의 장애를 일으키고, 오래되면 관절면을 마모시켜 퇴행성 변화를 일으킬 수 있다.

둘째로 정상적인 골격구조와 치아를 가진 사람도 편측의 저작근육에 장기간 긴장이 있으면 관절의 통증 관절의 위치이탈이 생기고 턱이 환측으로 돌아가며 치아의 교합에 이상을 초래한다.

셋째로 근육들이 정상적인 사람도 한쪽 턱관절에 손상을 받거나 치아의 보철 후에 한쪽 치아가 높아져 교합이 맞지 않으면 하악이 반대쪽으로 편위를 일으키면서 관절에 이상을 초래하여 통증을 일으킬 수 있다.

저작근이 긴장하는 원인에 대해서도 심리적 요인, 이갈이. 이를 세게 무는 습관 등을 들고 있으나 확실하게 증명된 사실은 없고 가설로 존재할 뿐이다. 치아의 안정공간이 없고 턱관절이 완전히 닫혀 있는 상태에서 생활하다보면 턱관절 주변조직에 직접 충격, 손상을 주어 귀, 눈, 머리에 통증을 일으킬 수 있고 특히 운동선수들의 경우에는 모른 관절의 기능장애까지 초래할 수 있다.

근긴장성으로 턱관절 장애를 일으킬 수 있는 사람은 턱관절 장애가 아니더라도 근긴장 자체로 인해 두통, 경부통, 견갑통 등을 일으킬 수 있다. 저작극중에서 측두근이 지속적인 긴장을 하면 그 자체로 측두근의 허혈로 측두에 통증을 일으키거나 긴장성 근육이 협골측두신경(zygomatico-temporal n.)을 압박해서 측두에 통증을 느끼게 된다.

치아나 하악골 등에 정상적인 구조를 가진 사람이 턱관절에 장애를 일으키는 것은 저작근들의 과긴장이 제반 문제를 일으킨 것으로 사료된다. 근래에는 치과에서 턱관절증후군 치료 시에 mouth splint를 많이 착용시키고 있는데 그 목적은 치아의 교합이나 턱관절을 교정해 주기 위함이라고 한다.

그러나 저자의 견해로는 안정공간이 없는 상하의 치아 사이에 안정 공간 높이 이상의 보조 장치를 장기간 삽입해둠으로써 저작근들을 stretching시켜서 치아의 안정공간을 회복하고 턱관절의 긴장을 풀어주기 위한 수단으로 생각된다.

Simon과 Travell은 교근, 측두근, 익돌근들의 통증유발점 형성으로 관련통이 턱관절 주위에 있는 것으로 설명하고 근섬유 하나하나에 대한 유발점과 관련통점을 자세히 연구보고 하였다.

그러나 임상적으로 오는 근육에서 근섬유의 부위별 유발점과 관련통을 가린다는 것은 극히 어려운 일이고, 이들이 얘기한 모든 관련통들이 이론적으로 설명이 되어 있지 않아 실제로 인용한다는 것은 힘든 일이다.

치아 자체나 하악골 등의 이상에 의한 교합장애는 턱관절증후군을 일으키지 않더라도 식생활에 불편을 줄 수 있어 반드시 치과적인 문제로 다루어져야 한다. 치과외적인 턱관절의 통증분야는 좀 더 연구를 거쳐 통증치료실의 하나의 분야로서 다루었으면 한다.

저자는 임상경험과 기능적 해부의 고찰을 통해 특별한 치과적인 문제가 없는 한 턱관절의 통증은 대부분 저작근의 과긴장이 원인이 될 수 있다는 것을 알 수 있었다. 그 중에서 가장 크게 작용하는 것이 교근(咬筋; masseter m.)이었고, 측두근도 긴장은 있었지만 관절통보다는 측두통을 유발할 수 있다고 판단되었다. 하악골 내측에 있는 익돌근에 의한 통증은 발견하지 못했다.

치료방법은 근근막증후군의 통증유발점의 치료법에 따르되 소식자(probe)를 통한 I.R. Laser의 조사는 다른 치료보다 탁월한 효과를 발휘한다. 흔히 얘기되고 있는 유발점에 주사하는 법은 활동을 계속해야 하는 교근의 성격상 주사 후 통증이 더 심해질 수 있으므로 가능한 한 삼가는 것이 좋고, 주사법을 시행했을 시에는 교근을 사용하지 않고 잠시 동안 안정시키는 것이 바람직하다.

물리치료는 온열요법, 경피신경자극, 초음파 마사지 등을 시행하고 소염진통제와 근이완제를 투여한다.

결론

턱관절 장애의 발병기전과 이에 따른 제반 증상들의 발생기전은 아직도 대부분 설명되지 못한 상태에 있다.

현재 치의학적 개념으로 턱관절 장애의 주된 원인을 치아의 교합불량에 있다고 생각하고 치료하고 있는 실태이다. 그러나 저자들은 턱관절 장애의 발병기전을 저작에 관여하는 근육들이 어떠한 원인에 의해 지속적 과긴장을 하게 되어서 이차적으로 턱관절 내부의 장애를 유발시켜서 발생한다고 생각하고 있으며 그 중 크게 작용하는 것이 교근이며 측두근의 경우는 관절통보다는 측두통을 유발하는데 관여한다고 생각된다. 이런 발병기전에 입각하여 교근의 통증유발점을 치료하면 턱관절 장애 치료에 탁월한 효과를 볼 수 있을 것으로 사료된다.

03 목덜미와 어깻죽지의 통증에 관한 연구

서론

우리 주위에는 목덜미가 뻣뻣하고 아프거나, 어깨가 무겁고 뻐근하며, 목을 전후, 좌우로 움직이기 불편하다는 사람이 많이 있다. 이들은 한결같이 자가 요법으로 통증 부위에 습포제 부착, 자석제품 부착, 찜질 등을 하거나, 유사의료업자에게 지압, 안마, 침, 뜸 등을 받고 있지만 완치효과를 본 사람이 없다.

저자는 그 치료행위의 효과유무에 상관없이 대부분 그 치료위치의 선정이 잘못되었다고 생각이 되어 그 통증의 원인을 추적해 보았다.

이론적으로 목덜미주위 통증의 원인은 많이 있지만 임상적으로 밝혀내기가 쉽지 않고 CT나 MRI 같은 특수촬영에도 잘 나타나지 않기 때문에 위양성 소견(false positive finding)에 따라 추간판탈출증 또는 퇴행성 척추염이란 진단 하에 경추부위를 치료받는 일이 허다하다.

목덜미의 통증은 견갑거근의 긴장성 통증이며 어깨부위의 통증은 승모근의 긴장성 통증으로서 그 원인은 통증 부위에 있지 않고, 이 근육을 지배하는 운동신경인 견갑배신경과 척추부신경의 주행상에 있는 중사각근과 흉쇄유돌근에 있다고 생각이 된다.

목 뒤쪽에 있는 통증이지만 목 앞쪽에 있는 중사각근과 흉쇄유돌근에서 치료점을 찾아 치료함으로써 만족할만한 치료효과를 볼 수 있었기에 문헌적 고찰과 함께 소개하는 바이다.

연구 대상 및 방법

1989년 8월부터 1991년 7월까지 24개월 동안 목덜미와 어깨의 통증을 주소로 여의도 통증클리닉을 찾아온 265명의 환자를 대상으로 하였다.

성별로는 남성이 148명 여성이 117명이었다. 연령별로는 전 연령층에 걸쳐 있지만 남성은 30대가 많았고, 여성은 20대가 약간 많은 경향을 보였다.

통증 부위는 목덜미나 어깨의 통증이 따로 있는 경우보다 동시에 있는 경우가 많았고 병발증상으로 44명에서 후두통을, 66명에서 견갑골사이에 통증을 동반하고 있었다.

발병기간은 하루에서부터 수십 년까지 범위가 넓었지만 1개월 미만의 단기 환자는 대부분 목의 자세불량, 불편한 수면자세, 갑작스런 목놀림 등의 원인이 있었고 교통사고로 목 부상을 경험한 사람이 29명이었다.

1개월 이상 수년에 이르는 장기 환자들은 특별히 기억할만한 외적인 원인은 없었고 직업여건상 장기간동안 목운동이 부족했던 사무실 근무자들이었다. 만성 환자 중에서 10명이 X선 소견상 경추추간판탈출증의 진단을 받고 경추견인치료의 경험까지 가지고 있었으나 신경학적 검사에서 의미 있는 소견은 없었다.

1) 진단방법

X선 검사, 신경학적 검사, 이학적 검사 등으로 의심되는 질환들은 배제하고, 촉진으로 중사각근과 흉쇄유돌근에서 압통점을 찾는다.

가. 중사각근의 유발점: 환자를 앙와위로 눕히고 촉지해 보면 쇄골의 중간지점에서 경추의 횡돌기를 기준으로 해서 상부로 올라가는 도랑(groove)이 만져진다. 이 도랑의 전방에 있는 것이 전사각근이고, 후방에 있는 것이 중사각근인데, 경추의 중간부위에서 이 중사각근을 인지와 중지로 가볍게 눌러보면 심한 압통을 느끼는 부위가 유발점이다.

나. 흉쇄유돌근의 유발점: 흉골 방향으로 촉진해 내려오다 보면 유양돌기에서 약 3 cm 정도 하방후연에서 심한 압통점이 만져진다.

2) 치료방법

통증유발점의 치료법에 따라 압통점 주위에 매일 물리치료와 함께 저에너지 레이저(I.R. Laser)를 조사하고 소염진통제(NSAID)와 근이완제를 투여하여 이 근육들의 신장을 도모했다.

치료성적

3회 이내의 치료로 효과를 본 사람이 가장 많았고 7회의 치료로 87%에 해당하는 231명이 완치효과를 보았다.

고찰

목에는 좁은 부위에 통증에 예민한 조직이 많이 있다. 이들은 어느 척추 부위에나 마찬가지로 전종인대(anterior longitudinal ligament), 후종인대(posterior longitudinal ligament), 추간관절(facet articulation), 관절피막(articular capsule), 신경근, 근육 등이 있는데 이들에게 자극, 손상, 염증 및 감염 등이 생겼을 때 통증이 발생한다.

가. 추간판 그 자체는 통증이 없지만 손상을 받거나 퇴행성 변화를 일으킨 추간판 내에 압력이 높아지면 통증을 일으킨다. 이 통증은 후종인대에 국소마취제를 투여하면 없어진다고 한다.

나. 후종인대는 뇌척수막신경(meningeal n. of Luschka)의 지배를 받고 있는데, 여기에 압력이 가해지면 경부통을 일으킨다. 전종인대가 감각신경의 분포를 받고 있는지는 확실치 않다.

다. 신경근과 경막초(dural sheath)는 당겨지면 혈행장애가 생기고 허혈로 인한 신경의 통증이 생긴다.

라. 지속적인 근수축은 근육내의 혈액공급 차단으로 허혈성 통증을 일으킬 뿐 아니라, 근육 내의 노폐물 축적을 일으켜 통증을 유발한다.

마. 추간관절의 활액막(synovial membrane)은 감각신경과 교감성혈관운동신경(vasomotor nerve)의 분포를 받고 있으며, 그 관절피막이 경부 관절통의 주원인이 되고 있다.

1) 병태 생리

목의 통증은 그 원인되는 곳에서 느끼는 것 보다는 대부분 그 원인과 멀리 떨어진 곳에서 느끼는 수가 많다. 통증의 원인이 뼈나 피부 등에 있을 때에는 바로 그 곳에서 느끼지만, 깊숙이 있는 체성조직(somatic tissue)이 그 원인일 때에는 그 통증은 모호하며 널리 분포되거나 말단으로 전이를 일으킨다.

목 주위의 근육성 통증은 두 가지를 볼 수 있는데 첫째는 근육 자체에서 일어나는 통증이고 둘째는 근근막과 골막의 접합부에서 일어나는 통증이다.

정서적 긴장 또는 장시간 동안의 불편한 자세로 근육에 지속적인 긴장이 있거나 자동차 사고, 스포츠 손상 등으로 목의 근육이 손상받으면 이 근육들은 반드시 **등척성 수축(isometric contraction=비등장성)**이나 **등장성 수축(isotonic contraction)**을 일으킨다.

등척성 수축으로 근육 내의 압력이 높아지면 근육내 혈관의 압박으로 근육 내의 허혈서 통증이 생기고 산소결핍으로 생긴 대사산물인 substance P, potassium shift, lactic acid의 축적이 다시 근육의 통증을 유발시킨다.

근육들이 등장성 수축을 하면 근육의 길이가 짧아지면서 근근막과 골막의 접합부위를 잡아 당겨서 통증에 예민한 골막을 자극하여 통증을 일으킨다.

추간판에 의한 통증은 추간판 자체에 의한 통증과 추간판의 탈출로 신경근이 압박되어 나타나는 통증의 두 가지로 구분할 수 있다.

추간판의 자체에 의한 통증은 diskography에서만 감별이 가능한데, 추간판의 핵이 추간판 내에서 탈출되는 방향에 따라서 통증도 달라진다. 전방탈출 시엔 견갑골간의 한 중앙에, 후방탈출 시엔 견갑상부와 목덜미에, 측-후방 탈출 시엔 견갑골 사이와 팔로 뻗치는 통증이 있다고 한다.

경추부는 후종인대가 튼튼해서 추간판의 탈출을 막아 신경을 잘 보호하고 있기 때문에 추간판 탈출에 의한 신경압박은 많지 않으며, 추간판탈출이 있다고 해도 주로 어깨와 팔로 가는 경추의 하부 쪽에 있기 때문에 목의 통증은 거의 없다.

경추의 골관절염이란 관절의 피막이 비후화되어 관절의 운동이 제한되어 있는 상태를 말하는데 이렇게 비후화되고 연축된 관절 주위 조직이 목의 운동으로 잡아 당겨질 때 통증이 생긴다. 목의 활액관절(synovial joint)이 심하게 부식되고, 관절면이 거칠어져 삐걱거리는 느낌이나 소리가 있어도 목에 통증은 없다고 하며, X선상의 골관절의 변화와 경부의 통증과는 비례하지 않는다고 한다.

사경(torticollis)이란 목의 통증과 운동장애가 동반된 상태로서 병태생리적으로는 근육의 긴장이나 한쪽 면 관절의 부전탈구(subluxation)가 원인이 되어 흉쇄유돌근이 과도하게 수축을 일으키고 있는 상태를 말한다.

이론적으로 통증의 원인들이 이렇게 많이 있지만 임상적으로 그 하나하나를 감별해서 환자에게 적용하기가 쉽지 않기 때문에 오진하는 일이 많다. 경부통증의 가장 많은 원인으로 근근막증후군이 있으며, 근육 내에 많은 통증유발점(trigger point)이 소개되고 있다.

견갑상부와 목덜미의 통증은 승모근과 목 뒤의 근육들(multifidus m., splenius cervicis m., levator scapulae m.)때문이며 이 근육들의 trigger points가 원인이라고 알려지고 있다.

저자는 치료경험에서 견갑상부의 통증은 승모근에 있는 것이고, 목덜미에 느끼는 통증은 견갑거근에 있는 것인데, 그 원인은 이 근육들에 있는 통증유발점이 아니고 다른 곳으로부터 전이된 통증임을 알 수 있었다.

목 뒤의 근육 중에서 후두골에 부착되는 것들(rectus capitis major and minor m., oblique capitis superior and inferior m., semispinalis capitis m., longissimus capitis m., splenius capitis m.)은 어떤 병변 시 그 자체 내에 통증을 일으키기보다는 등장성 수축으로 후두골의 골막을 자극해서 후두부에 통증을 일으키거나, 후두부의 감각신경을 압박해서 두통을 일으킨다.

연구대상 환자 중에서 두통을 동반했던 사람들이 근육들의 긴장성 질환을 함께 가졌던 것으로 사료된다. 그러나 경추에 부착되는 근육(semispinalis cervicis m., splenius cervicis m., longissmus cervicis m.)들은 알 수 없는 기전에 의해 머리 쪽에 전이된 통증을 일으킨다고 하지만 평소 이 근육들의 운동내용으로 보아 근육 손상에 의한 목의 통증은 없을 것으로 보인다.

그 이유는 직립자세의 인간은 주로 고개를 앞으로 숙이고 작업하는 일이 많아 목의 신근들인 목뒤의 근육들은 목의 전방굴곡(forward flexion)과 중립자세의 반복운동으로 비교적 근육의 탄력과 강도가 잘 유지되고 있어 사소한 충격에 손상받을 일이 없기 때문이다.

2) 해부학적 고찰

어깨와 목덜미에 오는 통증은 견겁거근과 승모근에 있음을 발견하고 이 근육들에 오는 통증의 원인을 규명하기 위해 해부학적 고찰을 해 보았다.

가. 견갑거근(levator scapulae m.): 제1, 제2경추의 횡돌기와 제3, 제4경추의 횡돌기 후극에서 기시하여 견갑골의 내측상연에 부착된다. 신경은 견갑배신경과 제3, 4경추신경운동분지 일부의 지배를 받는다. 주 기능은 견갑골은 끌어 올리거나 회전시키는 일이나 견갑골이 고정되어 있을 때에는 목을 옆으로 구부리거나 동측으로 회전시키는데 관여한다. 양측이 동시에 작용하면 목을 뒤쪽으로 신전시킨다.

나. 견갑배신경(dorsal scapular n.): 제5경추신경의 운동 분지로서 주행과정에서 중사각근을 관통하고 나와서 견갑거근과 능형근을 동시에 지배한다. 병발증상으로 견갑골 사이에 있었던 통증은 이 신경의 지배를 받는 능형근의 긴장성 통증이었다.

다. 승모근(trapezius m.): 외후두융기(external occipital protuberance), 후두골의 상항선(superior nuchal line)의 내측, 항인대(nuchal ligament), 제7경추의 극돌기 등에서 기시하며, 쇄골의 외측 1/3 부위의 뒤쪽, 견봉의 내측연, 견갑골극의 뒤쪽상연에 부착된다. 제3, 4경추의 운동신경분지를 받기도 하나, 흉쇄유돌근과 함께 주로 척추부신경의 지배를 받는다. 주 기능은 견갑골을 회전시키는데 관여하지만, 견갑골이 고정되어 있을 때에는 머리를 뒤쪽으로 당겨주는 역할을 한다.

라. 부신경(a ccessory nerve): nucleus ambiguus에서 나온 뇌신경근(cranial root)과 경추 제 1-5번에서 올라온 척추신경근(spinal root)이 합쳐져서 경정맥공(jugular foramen)을 통해서 나오는 신경다발은 제 11번 뇌신경인 부신경이라 한다. 그 중에서 뇌신경은 미주신경과 함께 후두(larynx)에 있는 근육에 운동신경을 보낸다. 척추신경근을 통상적으로 부신경이라 부르고 있는데, 흉쇄유돌근을 관통한 후에 둘로 갈라져서 흉쇄유돌근과 승모근에 분포된다.

마. 흉쇄유돌근(sternocleidomastoid muscle): 흉골병(manubrium sterni)의 앞쪽 상부에서 기시된 흉골두(sternal head)와 쇄골내측 1/3의 전면상연에서 기시된 쇄골두(clavicular head)가 합쳐져서 강력한 건을 이루어 유양돌기의 외측 면에 부착되고 일부분은 엷은 건막(aponeurosis)을 이루어 후두골 상항선의 외측절반에 부착된다. 기능은 한쪽에서 작용할 때에는 경추를 옆으로 구부려주고 머리를 동측 어깨 쪽으로 당겨주면서 회전시켜 **턱을 높이 쳐들면서 반대쪽을 향하게 한다.** 양쪽에서 동시에 작용할 대에는 경추를 전방굴곡 시키면서 머리를 앞으로 숙이게 해준다.

3) 이 통증에 대한 저자의 견해

중사각근과 흉쇄유돌근 사이에는 직접적인 관계가 없지만 함께 경추의 전방굴근으로 작용하고 같은 기전에 의해 손상 받은 일이 많아 견갑배신경과 척추부신경이 동시에 자극받은 일이 많아 견갑배신경과 척추부신경이 동시에 자극받아 견갑거근과 승모근에 근긴장성 통증을 일으킨다.

평소의 운동부족으로 사각근(斜角筋)과 흉쇄유돌근의 탄력이 많이 떨어져 있고 지속적인 목의 전방 굴곡자세 습관 등이 이 근육들의 연축(constriction)을 일으킨다. 여러 가지 기전들에 의해 이 근육들에 통증유발점이 형성되면 이 근육들은 더욱 약화되고, 유발점이 없더라도 어떠한 충격에 의해 근육이 손상받으면 근수축을 일으켜 견갑배신경과 부신경이 압박받는다.

저자는 이처럼 중사각근과 흉쇄유돌근의 유발점이 견갑거근과 승모근에 전이된 통증을 일으킨다고 생각하고 있으나 Travell과 Simons 등은 견갑거근과 승모근의 유발점이 그 근육자체에 통증을 일으킨다고 언급한 바 있다.

많은 사람들이 통증치료에 통증유발점을 이용은 하고 있지만 유발점이란 그 실체가 규명된 것도 아니고 그 전이된 통증에 관해서는 이론적인 배경이 없기 때문에 상당히 애매모호한 점이 많다. 문헌상에 유발점이라고 소개된 것 중에서는 상당수가 유발점이 아닌 전이된 통증이었음도 진료경험에서 발견할 수 있었다.

여기에 논의되고 있는 사각근과 흉쇄유돌근의 유발점에서도 전이된 통증에 관한 이론적인 근거가 없기 때문에 이 논리에 대한 의문점이 남게 되어 확신 있는 진료를 할 수 없었다.

사각근과 흉쇄유돌근에 손상을 일으키는 유형은 세 가지로 볼 수 있다.

첫째는 경추의 편타손상에서 볼 수 있는데 갑작스런 충격에 의해 목이 심한 전방굴곡이나 후방굴곡을 일으키면서 경추 주위의 조직에 손상을 일으킨 상태를 말하는 것으로 임상적으로 가장 손상받기 쉬운 조직은 사각근과 흉쇄유돌근으로서, 주로 overstretching 손상을 받는다.

둘째는 갑작스런 목의 회전이나 측방굴곡으로 손상받거나, 장시간동안 목의 불편한 자세로 휴식, 수면 후에 한쪽 근육에 근 강직이 생기면 급성사경(acute torticollis)을 일으킨다.

셋째로 특별히 기억할 만한 충격이 없이 만성적인 유발점 형성이 있거나, 장기적으로 근섬유에 미세한 손상이 누적되어 나타나는 것이다.

치료 시에는 연축되거나 과긴장된 이 근육들은 최대한으로 신장(stretching)시켜주기 위해 노력하였다. 신경차단법을 이용해서 치료하려면 이 통증유발점 부위에 0.5% lidocaine 5 cc 정도를 주사하면 이 통증유발점 있는 근육이 근이완과 부신경이나 견갑배신경의 차단의 이중효과로 통증은 쉽게 해소된다. 그러나 지속적인 치료가 뒤따르지 않으면 만성유발점을 가진 경우에는 근육이 다시 굳어지면서 통증이 재발한다.

결론

목덜미와 어깨의 통증 환자 265명을 치료하여 다음과 같은 결론을 얻었다.

1) 대상 환자의 호소내용은 목덜미와 어깨의 통증이었지만, 그 정확한 해부학적 위치는 견갑거근과 승모

근이었다.

2) 이 통증의 원인은 견갑배신경과 척추부신경의 이상흥분으로 인한 견갑거상근과 승모근의 과긴장으로 생각되었다.

3) 견갑배신경은 주행과정에서 중사각근을 관통하고, 부신경은 흉쇄유돌근을 관통하는데 이 두 근육에 통증유발점이 생기면 이 신경들이 조여지면서 이상 흥분을 일으킨다.

4) 중사각근과 흉쇄유돌근은 같은 기전에 의해 동시에 손상 받거나 유발점을 형성하는 일이 많아 이 근육들의 유발점 치료로서 두 가지 통증을 해결할 수 있었다.

대한통증학회지: 제5권 제2호 1992

04 중사각근과 관련된 배부통과 흉통에 관한 연구

서론

"아니 땐 굴뚝에 연기 나랴"는 옛 속담이 있듯이 원인이 없는 통증도 있을 리 없다. 그러나 어떤 종류의 통증은 최첨단 진단방법으로도 원인을 찾아내지 못하고 원인 없는 통증으로 취급당하는 수가 있다. 원인도 모른 채 통증이 있는 부위만 치료함으로써 잘못을 범하고 있는 의료기관도 적지 않다.

견갑골 사이의 등 쪽에 통증이나, 흉곽 벽의 앞과, 옆쪽에 통증으로 고생하는 환자들이 많이 있다. 이들의 대부분은 원인을 밝히지 못한 채 습포제 등에 의존하거나 한방 의료기관이나 유사 의료업자들을 찾아 전전하고 있다.

저자의 통증클리닉에 이러한 통증을 주소로 찾아 온 환자들을 대상으로 연구 해 본 결과 등 쪽에 있는 통증은 능형근(rhomboid m.)에 있는 것이고, 흉곽에 있는 것은 전거근(serratus anterior m.)에 있는 것이었다. 그러나 그 통증의 원인은 그 근육 내에 있지 않고 이제까지 별로 그 존재가치를 인정받은 바 없었던 중사각근(scalenus medius m)이 이 근육들의 운동신경을 조임으로서 나타나는 것이었다.

저자는 중사각근의 과긴장 상태를 풀어서 등 쪽과 흉부의 통증치료에 좋은 효과를 볼 수 있었기에 보고하는 바이다.

대상 및 방법

1) 대상

1989년 8월부터 1990년 7월까지 1년 동안 여의도 통증클리닉에 찾아온 환자 중에서 외상이나 질환 등의 특별한 과거 병력이 없이 등 쪽이나 흉곽에 통증이 있는 사람 104명을 대상으로 하였다. 성별 분포는 남자가 64명이고, 여자가 40명이었고 연령별로는 20대에서 80대에 이르렀는데 30대와 40대가 69명으로 전체의 66%를 차지했다.

통증 호소부위를 보면 편측성 배부통증(41명)과 흉통(32명)이 가장 많고, 동시에 편측성으로 배부와 흉곽에 통증이 있는 경우(8명)도 있고, 양측성으로 오는 배부통증(17명)과 흉통(4명)도 있었다. 드물지만 양측배부와 흉통이 함께 오는 경우(2명)도 있었다.

발병기간은 1주일 이내가 33명, 1개월 23명, 1년 미만이 30명이었고, 10년 이상 30년까지도 6명이었다.

원인을 찾아보았지만 대부분 직접적인 원인은 알 수 없었다. 간접적인 원인으로 골프와 관련짓는 사람이 23명이었고, 그 외에는 가벼운 교통사고, 넘어짐, 무거운 짐 운반 등을 이유로 내세우는 사람이 있었지만 이 경우 모두 목의 근육에 손상을 받을 수 있는 사건으로 추측되었다.

대부분의 환자는 일반 의료기관에서 진단이 내려지지 않아서 한방요법에 의존하고 있었지만, 종합병원급 이상의 진료기관에서 진료 받은 사람도 27명 있었다.

그들 중 몇 사람은 늑막유착, 심장병, 경추추간판탈출증, 지방간, 신장질환, 대장계실, 늑간신경통 등의 막연한 진단명을 받았으나 치료에는 별 도움이 되지 못했다. 그 외의 대부분 환자는 종합검사상에도 이상이 없다는 진단이었다.

통증의 호소 내용은 견갑골 사이의 통증 환자는 "등살 바른다", "담이 결린다" 등이나 "날개 죽지가 뻐근하다", "벌어진다", "찢어진다"는 등으로 표현하였다. 흉곽의 통증 환자는 가슴이나 옆구리가 무지근하고 당기는 것부터 "기침하면 결린다거나 숨쉬기가 불편하다" 할 정도로 표현하였다.

2) 진단방법

X선 검사, 촉진 또는 타진 등으로 통증호소부위에 타박, 골절 및 기타 질환 등의 유무를 우선 가려야 한다. 척추질환에 의한 척수신경근증후군을 배제하기 위해서 X선 촬영과 신경학적 검사를 하는 것 외에는 객관성 있는 검사방법이 없다.

환자를 침상에 눕힌 상태에서 부축 없이 혼자서 누웠다 일어나는 운동을 반복시켜 움직일 때 해당부위에 통증이 느껴지면 일단 중사각근의 과긴장을 의심할 수 있다. 다시 환자를 똑바로 눕혀놓고 머리를 환측의 반대쪽으로 돌리게 하고 촉지해 보면 쇄골의 중간지점에서 경추의 횡돌기를 기준으로 위로 올라가는 도랑(groove)를 만질 수 있다.

이 도랑의 앞쪽에 있는 것이 전사각근이고, 뒤쪽의 것이 중사각근인데 이 근육을 따라 오르내리면서 인지와 중지로 가볍게 눌러보면 심한 압통을 느끼거나 동시에 해당 부위에 방산통이 있으면 이 질환을 의심할 수 있다.

3) 치료방법

중사각근의 압통점에 통상적인 물리치료를 시행하여 근육의 신장을 도모하고, 병행해서 probe를 통해서 I.R. Laser를 조사하고 약물요법으로 소염진통제와 근이완제를 투여했다. 3회 이상의 치료에도 치료에 대한 반응이 없다고 판단될 때에는 근근막증후군(myofascial syndrome)에 의한 통증유발점(trigger point)이 중사각근에 만성적으로 형성된 것으로 간주하고 스테로이드 주사법을 병행했다.

병소 내에 주사침을 자입시에 환자에게 "jump sign"이 나타나면서 해당 통증부위에 방산통을 일으키면 정확한 유발점임을 알 수 있다.

결과

통증이 완전히 소실되어 일상생활에 불편이 없어질 때까지의 치료법과 치료한 횟수는 표와 같다.

치료법	치료회수	증례수	치료법	치료회수	증례수
물리치료	1	16	물리치료	5	
유발점 주사	1	4	유발점 주사	1	21
물리치료	2	18	물리치료	6	7
물리치료	3	8	물리치료	7–14	9
물리치료	4	9	물리치료	14 이상	2
물리치료	5	10			

통증의 원인이 통증부위나 유발점 중의 어느 곳에 있는지 감별이 되지 않을 때 감별진단 목적으로 유발점에 국소마취제를 주사하여 진단과 치료효과까지 보았던 경우도 4차례 있었다.

진료기관의 형편상 통증의 강도 표현에 필요한 각종 score나 scale에 따르지 못하고, 치료성적도 객관적으로 표시할 수 있는 수치나 표현에 따른 통계처리를 하지 못했다.

고안

저자가 최초로 경험했던 등 쪽의 통증 환자에게 내릴 수 있었던 진단은 능형근의 근근막증후군에 의한 통증이었다. 따라서 통증유발점에 국소마취제를 주사하고 물리치료를 해보았지만 임시방편에 불과했다. 또한 최초의 흉부 통증 환자에게는 늑골의 타박상이나 늑간신경통 등을 의심하고 늑간신경을 차단했으나 효과가 없었다. 이 환자들이 호소하는 통증부위를 잘 분석해 보고 진단상에 큰 잘못이 있음을 알 수 있었다.

이 통증부위의 피부에는 흉수신경인 늑간신경들이 분포되어 있지만 이 통증은 표피에 있지 않고 깊숙이 있으며 통증의 위치는 환자 자신이 정확히 지적할 수 없을 정도로 모호했다. 늑간신경분포는 척수신경의 높이에 따른 분절효과(segmental effect)가 확실히 나타나지만. 이 통증의 경우에는 늑간신경의 주행과는 상관이 없었다.

통증부위 깊은 곳에 견갑골의 운동에 관계하는 골격근으로 등 쪽에는 능형근이 있고, 흉부에는 전거근이 있다. 능형근을 지배하는 장흉신경이 주행과정에서 요행히도 같은 중사각근을 뚫고 내려가는데, 중사각근의 한 지점에 과긴장이 생기면 양쪽 근육으로 가는 신경들을 조이게 되어 이 신경들의 지배를 받고 있는 골격근에 통증이 발생할 수 있다는 추정을 하게 되었다.

1. 해부학적 고찰

가. 중사각근(scalenus medius m.): 아래쪽 6개의 경추 횡돌기의 후극(posterior tubercle)에서 기시하여 제 1늑골의 상부표면에 부착하여 경추신경들의 분포를 받고 있으며, 제1늑골을 들어올리거나 목을 숙이고 돌리는데 관여한다.

나. 능형근(rhomboid m.): 항인대(ligamentum nuchae)의 아래 부분과, 경추 제7번째부터 흉추 제5번 까지의 극상돌기에서 기시하여 견갑골 뒷면의 척추 쪽 가장자리에 부착된다. 견갑배신경의 지배를 받으며 작용은 견갑골의 내측부위를 끌어올려 견갑골관절와(gleniod fossa of scapula)를 아래로 회전시킨다.

다. 전거근(serratus anterior m.): 위쪽 8 내지 9개의 늑골상연에서 기시하여 견갑골앞면의 척추 쪽 가장자리에 부착한다. 장흉신경의 지배를 받고 견갑골을 아래쪽과 앞쪽으로 당겨준다.

라. 견갑배신경(dorsal scapular n.): 경추 제5번 신경으로 되어 있으며 중사각근을 뚫고 나와 견갑거상근 밑으로 내려와서 능형근과 견갑거상근에 분포되는 운동신경이다.

마. 장흉신경(long thoracic n.): 제5, 6, 7 경추신경의 분지로 이루어져 있으며 제5, 6번은 중사각근의 아래 쪽을 관통하고 제7번은 제1늑골의 높이에서 합류해서 전거근에 분포된다.

이상과 같은 해부학적 관계 때문에 어떤 이유였든지 중사각근에 과긴장을 일으키면 중사각근을 관통하던 견갑배신경과 장흉신경이 자극을 받아 이상흥분을 일으키게 된다. 이 흥분된 운동신경들은 그 지배를 받고 있는 골격근인 능형근과 전거근을 과긴장시킨다.

골격근의 등척성수축(isometric contraction)으로 근육 내에 압력이 심히 올라가면 자연히 혈액순환이 차단되고 근육내세포의 무산소성대사를 일으킨다. 무산소성대사 결과로 생긴 유산 등의 중간대사산물들이 근육내에 축적되면 국소적인 대사성산증(metabolic acidosis)을 일으켜 통증을 유발하고 2차적으로 혈액순환장애를 일으켜 악순환을 거듭한다고 생각된다.

흉곽통증의 경우 촉진상 흉곽에도 심한 압통이 동시에 있어 주원인이 어디에 있는지 감별이 어려울 때가 있다. 이때는 중사각근의 압통점에 국소마취제를 주사해서 근육의 이완 겸 장흉신경을 차단하면 감별진단이 가능하다.

이제까지는 능형근이나 전거근에 근긴장성 통증이 있으면 통증유발점이 바로 그 근육에 생긴 것이라는 것이 일반적인 견해였다. 또한 사각근에 유발점이 생기면 그 통증전달기전은 모르지만 등 쪽이나 가슴 쪽에 통증이 오는 것으로 막연히 설명되어 왔다.

통증유발점의 형성기전에 대해서는 몇 가지 이론이 있으나 확실치 않다. 그러나 탄력이 떨어진 근육들이 사소한 반복적 외상에 의해 근섬유에 손상을 받아서 장기간에 걸쳐서 생긴 것으로 보인다. 저자는 정확한 해부학적 고찰을 통해서 능형근과 전거근에 오는 통증은 그 원인이 주로 중사각근에 있음을 밝혀내고 중사각근의 강직상태를 풀어 줌으로써 많은 치료효과를 볼 수 있었다.

같은 근육의 압통이라도 건강한 근육에 급성으로 과긴장이나 강직이 생겼을 대에는 치료에 대한 반응이 빠르다. 그러나 근육의 만성, 반복성 손상 등으로 섬유성 band나 nodule이 형성된 만성유발점의 경우에는 치료에 대한 반응이 느리다.

유발점의 치료법으로는 일반적으로 "spray and stretch", 유발점 주사법, TENS, 비스테로이드성 소염제, 운동요법 등을 이용하고 있다. 6개월 이상 된 만성유발점은 이상과 같은 치료를 6주 이상 꾸준히 해주어야 한다. 그래도 신경의 억압이 풀리지 않으면 수술을 해서 신경박리술을 해주어야 한다고 한다.

결론

견갑골간의 통증과 흉곽의 통증 환자 104명은 치료하여 다음과 같은 결론을 얻었다.

1. 대상 환자의 호소내용은 등 쪽이나 흉곽의 통증이었지만, 그 정확한 해부학적인 위치는 능형근과 전거근에 있었다.

2. 이 통증의 원인은 이제까지 알려져 온 능형근과 전거근에 있는 통증유발점에 의한 것이 아니고, 이 근육에 오는 운동신경인 견갑배신경과 장흉신경의 이상흥분으로 인한 근육의 과긴장 때문으로 생각되었다.

3. 견갑배신경과 장흉신경이 주행과정에서 중사각근을 관통하는데, 중사각근에 통증유발점 형성 등으로 근 강직이 생기면 이 신경들을 조이게 되어 이상흥분을 일으키는 것으로 추정된다.

4. 이 통증은 중사각근의 유발점 치료로 효과를 볼 수 있었는데, 치료법으로는 일반적인 물리치료와 적외선 Laser, 통증유발점 주사법, 비스테로이드성소염제 투여 등을 병행했다.

대한통증학회지: 제5권 제1호 1992

05 오십견(Frozen shoulder) 치료에 대한 새로운 지견

서론

한국동란 직후의 한국군에서는 배가 아프다는 병사의 복부에 위생병들이 상처소독제를 발라주었다는 농담과 같은 사실이 있었다고 한다. 의학수준이 고도로 높아진 현재까지도 이러한 형태의 진료가 현대 의료기관에서 행해지는 수가 있는데, 치료하는 사람이나 받는 사람이 다 같이 이 사실 자체를 모르고 있는 경우가 있다.

객관성이 거의 없는 통증 환자를 객관적 소견 위주로 진단하려는 현대의료기관에서 진료한다는 자체가 무리일지도 모르겠다. 통상적으로 견갑관절의 통증을 국내에서는 일본에서 유래된 병명인 오십견으로 부르고 서양에서는 동결견(frozen shoulder)으로 부르고 있으며, 그에 관해서 문헌상에 여러 가지 원인과 치료법이 소개되고 있다. 그러나 저자의 치료경험에서는 그러한 원인을 찾을 수도 없었고, 치료법도 적용되지 않음을 보고 저자는 다른 각도에서 원인을 찾아보았다.

견갑관절의 통증은 관절은 감싸고 있는 삼각근(deltoid m.)에 있는 통증이 대부분이고, 그 원인은 이 근육의 운동신경인 액와신경(axillary n.)이 압박받을 때 그 과민반응으로 이 신경의 지배를 받는 골격근인 삼각근과 소원근(teres minor m.)이 과긴장되면서 통증을 일으킨다고 생각된다. 이러한 가정하에 액와신경의 압박을 풀어주는 치료를 시도해서 좋은 통증치료 효과를 얻을 수 있었기에 문헌적 고찰과 함께 보고하는 바이다.

관찰 대상 및 방법

1989년 8월부터 1991년 1월까지 18개월간 여의도 통증클리닉에 견갑관절통을 주소로 찾아온 134명의 환자를 대상으로 하였다.

성별 분포는 남성이 82명이고, 여성이 52명이었으며, 연령별로는 10대에서 70대에 이르렀는데 30대에서 50대 까지가 105명으로 전체의 76.6%를 차지했다. 통증의 부위별로는 우측이 75명, 좌측이 51명, 양측이 8명이었다. 발병기간은 1일부터 10년 이상까지 범위가 넓었지만 1년 미만이 107명으로 약 80%를 차지하였다.

대부분의 환자는 통증과 관련된 특별한 원인이 없었고, 27명이 직접 손상받은 기억은 없지만 골프, 수영, 테니스, 철봉 등의 운동과 관계를 가지고 있었다.

이학적 검사에서 견갑관절 내부의 병변을 의심할 수 없어 견갑관절의 X선 검사를 하지 않고 오히려 경추부 X선 촬영을 했다. 그 결과 7명에서 제5-6번 경추간 사이의 협착을 발견하고 추간판탈출증을 의심하여 경추견인술을 병행했지만, 치료경과로 미루어 추간판탈출증은 아니었던 것으로 판단되고, 단 1명에게서 강하게 추간판탈출증이 의심되어 치료 제9일째에 경추 경막외강차단으로 치료하여 효과를 볼 수 있었다. 환자의 자각증상은 견갑관절 주위의 통증과 견갑관절의 능동적 외전 및 외회전(active abduction and external rotation)의 약화가 있고 드물게는 상박의 상부외측에 이상감각이 있었다.

이학적 검사 상으로는 억제된 능동적 외회전(resisted active external rotation)시 견갑관절에 통증이 있고 수동적인 내회전시에 어깨의 뒤쪽에 통증이 있다. 결정적인 진단은 견갑골의 외측가장자리 상부에서 소원근에 있는 통증유발점(trigger point)을 찾는 것이다.

이 환자의 치료점으로 소원근에 있는 압통점을 택하고 치료방법으로 통상적인 물리치료와 병행해서 I.R. Laser를 환부에 조사했고 약물요법으로 소염진통제와 근이완제를 투여했다. 5명에게는 견갑상신경차단을 시행했지만 별다른 치료효과를 볼 수 없었다.

결과

치료 성적은 6회 이내의 치료로 효험을 본 사람이 104명으로 전체의 77.6%를 차지했다.

10회 이상 치료받은 사람은 통증보다는 견갑관절구축증(frozen shoulder)을 가진 사람들이었는데 이들은 재활의학 측면에서 수동적인 운동방법으로 운동범위(range of motion)를 늘려줌으로써 소기의 목적을 거둘 수 있었다.

고찰

1. 견갑관절 통증의 병태생리

어깨의 움직임은 관절와상완골관절(glenohumeral joint), 견봉-쇄골관절(acromio-clavicular joint), 흉골-쇄골관절(sterno-clavicular joint)의 개별적인 관절의 복합운동으로 이루어진다. 견갑관절의 통증은 관절와상완골관절의 주위 조직인 회선근개(rotator cuff), 삼각근하활액낭(subdeltoid bursa), 상완이두근 장두(long head of biceps)등에 의해 일어난다고 한다.

외상이 없는 견갑관절 통증을 일으킬 수 있는 병명으로 퇴행성 건염(degenerative tendinitis), 활액낭염(bursitis), 석회화건염(calcific tendinitis), 이두근건염(bicipital tendinitis), 회선근개 파열(rotator cuff tears)등을 꼽고 있다. 이 질환들의 이름이 다르고 그 중에서도 퇴행성 건염이 90%를 차지한다고 하지만 병태생리학적인 측면에서 보면 같은 맥락의 질환임을 알 수 있다. 이러한 견해 하에서 퇴행성 건염에 활액낭염, 관절주위염(pericapsulitis), 유착성피막염(adhesive pericapsulitis), 견갑관절구축증을 포함시키기도 한다.

회선근개에 결합된 건(conjoined tendon)은 근육으로부터 오는 혈관과 상박골로부터 오는 혈관의 2중 혈액공급을 받고 있는데 이 두 혈관이 합류되는 부분을 "critical zone"이라 부르며 이곳이 tension을 가장 많이 받고 calcium침착이 많은 곳이며 회선근개의 파열을 잘 일으킬 수 있는 지점이다.

인간의 직립자세와 일상생활이 견갑상건(supraspinatus tendon)과 회선근개의 결합된 건을 닳게 하고, 어깨의 전방굴곡(forward flexion)과 외전으로 건이 상완골두(humeral head)와 오훼골-견봉간인대(coraco-acromial lig.) 사이에서 마찰되고 압박당하게 된다. 무거운 것을 들어 올릴 때 보다는 맨손을 견봉보다 높게 하고 지속적인 작업을 할 때 회선근개에 허혈을 일으키고 tendon에 압박을 주어 어깨에 부담을 더 주게 된다. 40대에 들어서면 회선근개의 critical zone이 얇아지면서 퇴행성 변화를 일으킨다.

회선근개가 퇴행성 변화를 더해감에 따라 상박골의 대소 두 조면(greater& lesser tuberosity)은 달아서 흡수되고 bicipital groove가 얕아지거나 없어지면 이두건의 장두(long head of biceps tendon)가 압박당해서 이두근건염(bicipital tendinitis)을 일으킨다.

견봉(acromion)의 하면과 상박골이 마찰되고 압박되면 연골부분이 없어지고 상아질의 뼈로 대치되면서 상박골두(頭)와 견봉(肩峯)은 비후화되고 견봉-쇄골간관절에 골극(spur)이 생긴다. 중년기에 들어선 사람의 약 3%에서 회선근개의 건에 calcium 침착이 일어난다고 하는데 반복적인 압박으로 건조상태의 calcium침착부분이 수분을 흡수하면 chalk화되면서 건에 종창을 일으켜 석회화건염(calcific tendinitis)을 일으킨다. 그런데 이 calcium 침착은 혈관이 없는 건보다는 혈관이 많은 부분에 잘 생긴다고 한다.

견봉 밑에 있는 활액낭이 압박받으면 활액낭 벽이 두꺼워지고 석회화된 건이 파열되어 활액낭안으로 유입되면 삼각근하 활액낭염(Subdeltoid bursitis)을 일으킨다. 이미 퇴행성 변화를 일으킨 회선근개가 일생생활의 stress에 노출되고 혈액순환이 감소되면서 더욱 심한 퇴행성에 빠지고 사소한 충격에도 부분적 또는 완전파열이 일어나 회선근개파열(rotator cuff tear)을 일으킨다.

견갑관절의 통증 때문에 근긴장이 생기고 따라서 조직에 허혈, 부종, 대사산물의 저류 등으로 염증을 일으켜 fibrous reaction이 일어나면 관절이 굳어지기 때문에 결관절의 기능장애가 생긴다고 한다. 이론적으로 이러한 기전들에 의해서 견갑관절 통증이 생기고, 진단 시 촉지 될 수 있는 7군데의 통증유발점(trigger point)이 있다고 한다.

2. 통상적인 견갑관절 통증 치료법의 요약

발병 2일 이내의 초기에는 안정과 멜빵고정이 좋다. 이 시기에 온열요법은 염증이 있는 조직에 울혈을 일으키게 됨으로 얼음찜질을 시행하는 것이 좋은데 얼음은 근 경축을 감소시키고, 피부에 국소마취작용이 있으며 통증을 해소시키는 반사작용을 가지고 있다. 10분이내의 얼음찜질로는 근육내 3 cm 깊이까지 침투효과를 발휘하지 못하므로 약 20분 정도가 적당하다.

고정을 오래 하면 관절이 disuse에 빠져서 관절주위염이나 유착성피막염을 일으키고, 또한 근 위축과 피막의 탄력을 잃게 한다. 어깨의 고정은 일주일 이내가 좋고 특히 4일째부터는 능동적인 운동이 필요한데 팔의 외전이나 거상운동은 염증이 있는 건이나 활액낭이 견봉과 대조면(greater tuberosity) 사이에서 충격을 받게 되므로 피해야 한다. 운동은 견갑관절을 움직이되 조직에 충격이 가장 적고 관절의 간격을 넓혀주며 피막을 늘려줄 수 있는 방법이 좋은데 Codman pendular exercise와 active pendular exercise가 추천되고 있다.

ROM이 늘어나고 통증이 감소되어 가면 약 3일 째부터는 더운찜질을 해 주는 것이 좋다. 이외에도 진통제, 신경안정제, 비스테로이드성 소염제, 경구용 스테로이드, 근이완제 등을 투여하는데 경구용 스테로이드는 장기복용보다는 단 시간 내에 다량을 복용하는 것이 효과적이다.

국소마취제와 혼합해서 병소 내에 직접 주사하는 스테로이드는 항염 효과와 진통효과가 탁월하지만, 이미 염증, 종창, 약화, 퇴행성 변화가 있는 조직 내에 바늘로 뚫어서 이물질을 넣는 것은 더욱 심한 손상을 줄 수 있다는 논란이 있기도 한다. 그런가 하면 상당량의 약물을 병소 내에 주입하는 것은 그 자체의 항염 효과를 떠나서 염증성 조직을 분리시켜 주고 유착형성을 줄여주는 효과가 있다고 하며, 적절한 주사침의 자입은 약물의 주입뿐 이니라 종창이 있는 병소를 절개해서 감압시켜주는 역할까지 한다고 한다.

관절와상완골관절(gleno-humeral joint)의 통증을 없애주고 굳어지는 것을 방지하기 위해서 마취과적으로 견갑상신경과 성상신경절차단이 이용되고, 재활의학측면에서는 여러 가지 운동방법이 강구되고 있다.

3. 오십 견에 대한 저자의 견해

견갑관절 통증 환자는 통증만 있는 경우, 통증 때문에 운동이 제한받는 경우, 그리고 통증과 견구축증이 함께 있는 경우의 세가지 중 하나에 속한다.

우리나라에서는 많은 사람들이 이 증세를 통틀어 오십견이라 부르고 있고, 진단명은 아니지만 편의상 진료기관에서도 통하는 별명이 되고 있다. 막연히 견갑상신경차단에만 의존하려 했던 저자는 이 방법으로는 치료의 한계성이 있음을 알았고, 문헌상에 나열된 원인 등을 환자에게서 발견할 수가 없었기에 다른 시각에서 진단과 치료를 시도할 수밖에 없었다.

견갑관절 주위에서 가장 큰 근육이 관절을 둘러싸고 있는 삼각근인데 이 근육에 통증이 있으면 관절 내부의 통증과 쉽게 구별이 되지 않는다. 이학적 소견에서 근육 자체에 병변이 없음에도 자각적으로 이 근육에 통증이 있을 때에는 이 근육의 운동신경인 액와(腋窩)신경의 이상자극을 의심하게 되었고, 이 근육의 주행경로를 살펴보니 회선건개(rotator cuff)중에서도 거의 그 존재의미를 인정받지 못했던 소원근(소원근(小圓筋; teres minor m.)이 관계되고 있음을 알게 되었다.

제5, 6번 경추신경근으로 이루어진 액와신경이 상완신경총(brachial plexus)의 posterior cord를 나와서 소원근, 대원근, 삼두박근장두와 상박골로 이루어진 사각형 사이를 지나게 된다. 액와신경이 이 사각형을 지날 때 통증유발점이 형성되어 있는 소원근에 눌리면, 소원근과 삼각근의 운동신경인 후방분지(posterior branch)가 이상자극을 받아서 소원근을 더욱 긴장시켜 신경과 소원근 사이에 악순환(vicious circle)이 형성된다.

이렇게 악순환이 계속되는 가운데 **첫째**로 액와신경의 후방분지는 삼각근의 뒷부분을 과긴장시키고, 그 중의 피부감각분지(cutaneous sensory branch)는 상박의 외측상부에 이상감각을 일으켜 시리고 차갑다는 느낌을 준다. **둘째**로 전방분지와 액와회선동맥(axillary circumflex a.)은 계속 눌려서 삼각근의 과긴장과 허혈을 일으켜 통증을 유발시키고, **셋째**로 그 관절분지(articular br.)는 견갑관절과 관절피막의 전하부에서 관절통을 일으킨다.

액와신경을 압박할 수 있는 근육으로 대원근과 삼두박근장두 등도 고려할 수 있겠으나 이들은 해부구조상 일시적인 영향을 미칠 수는 있겠으나 지속적인 압박은 할 수 없을 것으로 보이며, 소원근이야 말로 이 신경의 지배를 받으면서 둘 사이에 악순환이 형성되기 때문에 가장 유력시된다.

모든 통증을 근근막성통증 증후군(myofascial pain syndrome)으로 해석하는 Andres E. Sola 같은 사람들은 이 부위의 통증을 Teres major syndrome, Teres minor syndrome, Deltoid syndrome 등으로 구분하고 이 근육들의 유발점 형성에 의한 관련통(referred pain)이라고 설명하고 있다.

그러나 이것은 액와신경에 의한 삼각근 주위의 통증을 삼각근, 대원근, 소원근의 유발점에 의한 막연한 관련통으로 잘못 이해하고 있는 이론으로 생각된다. 이러한 환자의 견갑관절통증은 광범위하고 모호하기 때문에 대부분의 환자들은 삼각근하 활액낭염(subdeltoid bursitis)정도의 진단 하에 이 부위에 각종 치료를 받아왔지만 효과가 있었을 수가 없다.

오십견 환자임을 자처하는 우리나라 환자에게 2일 이내의 초기에 의료기관을 찾는 것을 기대할 수도 없고 대부분 만성화 내지는 견구축증 상태로 병원에 찾아오기 때문에 문헌상에 소개된 얼음찜질이아 pendular exercise 등 초기단계의 치료는 시도해 볼 기회조차 없었다.

초기의 환자라도 퇴행성건염과 활액낭염이 통증의 원인이라는 시각과 저자의 이러한 견해가 다르기 때문에 치료방법이 근본적으로 다를 수밖에 없다. 마취과적으로는 견갑상신경차단이 유일한 치료법으로 알려져 왔는데 이는 견갑관절의 통증을 일으키는 기전으로 액와신경의 역할은 고려치 않고 견갑상신경만 있는 것으로 생각했던 것 같다.

※ 견갑상신경이 supra-scapular notch를 지난 후에 견갑상근에 의해 눌려 흥분을 일으키면 견갑상근과의 사

이에 악순환의 고리를 형성하게 된다. 견갑상신경이 견갑상근과 견갑하근의 과긴장을 일으켜 견갑관절의 외전을 방해하고, 억제된 견갑관절의 외전시에 힘이 없으면서 견갑관절통을 일으키는 견갑상신경의 entrapment syndrome 때 **견갑상신경차단법**은 효과적일 것이다.

저자의 치료법: 이러한 견갑관절환자의 치료를 위해서는 소원근에 있는 압통점을 풀어주는 것이지만 우선 액와신경과 교차되는 부위의 압통점에 국소마취제 3-5 cc를 주사하면 소원근의 이완으로 액와신경의 압박이 풀어지고, 둘 사이의 악순환의 고리가 끊어지면 삼각근과 견갑관절의 통증은 순식간에 가벼워지고 팔의 외전이 쉬워진다. 이때에 마취제의 양이 많으면 액와신경이 직접 차단되어 모든 통증이 없어지면서 일시적인 삼각근의 운동기능이 마비되는 경우가 있다.

만성 환자의 통증유발점은 마취제 1회 주사로 완치되는 것이 아님으로 꾸준히 유발점이 있는 근육을 늘려주는 치료를 해주어야 한다. 견갑관절구축증은 self-limited disease라 하여 시간이 지나면 점차 회복되는 것으로 알려져 있지만 아무런 장애 없이 완전회복을 기대할 수가 없고 소수에서는 영원히 굳어진 상태로 남아있는 수가 있다. 견갑관절구축증의 치료방법으로 약물요법과 더불어 견갑상신경차단. 성상신경절차단, 각종 운동방법 등이 소개되고 있지만 어느 것도 완전한 해결책은 아닌듯하다.

마취상태에서 수동적 운동(passive manipulation)을 해 주는 것이 좋다는 견해도 있고, 이것은 절대금기라고 하는 견해도 있어 확실치는 않지만 골화된 관절면이나 연축된 건(乾)들에게 갑자기 무리한 힘을 가한다는 것은 제2의 조직손상을 주게 됨으로 바람직하지는 않을 것 같다. 견갑관절구축증의 치료는 급히 서두르지 말고 서서히 꾸준하게 견갑관절주위의 조직(coracohumeral lig., rotator cuff muscles, deltoid m., pectoralis major m., latissimus dorsi m.)들의 연축을 풀어주는 수동운동(passive manipulation)을 해주는 것이 최선의 방법이다.

결론

통상적으로 오십견의 주된 원인은 관절주위조직의 퇴행성 변화로 알려져 왔다. 그러나 저자는 134명의 오십견 환자를 치료해보고 오십견의 통증은 액와신경의 이상자극으로 생긴 제반증상(근육통, 관절통, 피부감각 이상)이 대부분이었고, 그 원인은 소원근과 액와신경간에 서로 물고 물리는 악순환임을 발견하고 이 둘 사이의 악순환의 고리를 끊어 줌으로써 좋은 통증 치료효과를 볼 수 있었다.

그 결과 오십견의 가장 많은 원인은 퇴행성 변화보다는 소원근에 생긴 통증유발점이란 결론을 얻었고, 여러 문헌적 고찰을 통해서는 저자와 같은 견해를 찾을 수 없었기에 오십 견 치료의 새로운 방법으로 소개하는 바이다.

06 Tennis Elbow에 관한 연구

서론

팔꿈치 외측에 있는 통증은 Tennis Elbow, 외측상과염(lateral epicondylitis), 외측상과 골막염(periostitis of lateral epicondyle) 등으로 불리고, 치료법도 여러 가지 소개되고 있지만 어떤 기전에 의해서 이러한 병변이 발생하는지를 확실하게 설명한 사람은 없었다.

발병기전이 밝혀지지 않은 상태에서 올바른 치료법이 나왔을 리가 없다고 본다. 대부분의 문헌에는 통증이 있는 부위인 **외측상과**를 치료하도록 소개되어 있지만, 이러한 치료법에 완치효과를 보았다는 환자는 많지 않다.

완치효과를 보지 못한 환자들은 각종의 치료기관들을 전전하고 있지만, 자기에게 치료받은 환자는 완쾌되었을 것으로 믿고 있는 의료인이 더 많은 것이 문제인 듯하다. 진단을 잘못 내렸거나 치료방법이 잘못되었다는 사실을 의사들이 모르고 있기에 이처럼 간단한 통증조차 해결 못하고 고질병 취급해 왔던 것이다.

저자는 해부학적 및 역학적(力學的)인 고찰을 통해 **tennis elbow**에 관해 알려져 온 지식 중에는 발병기전에 대한 이해부족과 치료점의 선정이 잘못되어 있음을 알게 되어 문헌적 고찰과 함께 새로운 치료법을 소개하는 바이다.

고찰

1. Tennis Elbow에 관한 통상론

Tennis Elbow란 팔꿈치의 외측에 통증이 있는 상태를 말하며, 증상은 **손목을 억제된 신전(resisted exctension)**할 때 팔꿈치 외측에 통증이 있고 가끔은 전박, 손목, 손등쪽으로 감응성 통증이 있는 수가 있다.

일상생활 중에는 주먹을 쥐거나, 전박을 회외운동(supination)할 때, 손바닥을 아래로 행하고 물건을 집어 올릴 때 심하게 아프다. 발병원인은 정구나 골프 칠 때의 부적절한 자세 때문에 생긴다고만 알려지고 있다.

단요근 수근신근(extensor carpi radialis brevis muscle)의 기시부에 국소적 파열이 있을 때 이런 통증을 일으키며 외측상과의 골막하혈종이 있거나, 요골신경이 압박당했을 때에도 생길 수 있다고 한다.

치료방법은 원인이 되는 활동을 삼가고 손목을 뒤로 젖힌 상태로 고정해주고, 급성기에는 온열치료를 해준다고 알려져 있다. 국소마취제와 스테로이드를 통증이 심한 곳에 1주일 간격으로 주사(3-6회)하면서 점차적으로 요측수근신근을 신장(stretching)시키는 운동을 병행하고, 효과가 없으면 건절제술(tenotomy)를 시행해서 단요측수근신근을 외측상과에서 박리시킨다.

대부분 스스로 치유되는 질환으로 취급하고 있지만 몇 개월 이상씩 걸리는 고질병으로 되는 수가 많이 있다.

2. Tennis Elbow와 관련된 해부

가. 단요측수근신근(extensor carpi radialis brevis m.): 상박골의 외측상과에서 총지신근(extensor digitorum communis muscle), 소지신근(extensor digiti minimi muscle), 척측수근신근(extensor carpi ularis muscle)과 함께 공동 건(common tendon)을 이루면서 기시되어 근육의 팽대부를 형성하고 전박의 중간에서 다시 건으로 바뀌어 장(長)요측수근신근의 건과 함께 장무지 외전근(abductor pollicis longus muscle)과 단무지신근(extensor pollicis brevis muscle)의 밑을 지나고 신근지대(extensor retinaculum)의 뒤쪽 요골 측에 부착된다.

나. 장요측수근신근(extensor carpi radialis longus m.): 상박골의 외측상과융선(supracondylar ridge)의 하부 1/3, 외측근육중격(lateral muscular septum), 신전근건(tendon of extensor muscle)의 공동기시부에서 기시되어 요골의 외측을 타고 내려와 장무지 외전근과 단무지 신근의 밑을 지나고 신근지대의 밑을 지나서 요골경상돌기(styloid process)의 바로 뒤에 있는 도랑(groove)을 타고 제2중수골의 상단뒤쪽의 요골 측에 부착된다.

다. 신경분포와 기능: 두 개의 근육 모두 경추 제6, 7번 신경근으로부터 오는 요골신경(radial nerve)의 분포를 받으며, 기능은 손목의 신전(extension or dorsiflexion)과 외전(abduction or radial deviation)을 맡고 있다.

3. Tennis Elbow의 발병기전 및 병태생리

손목이 급격한 신전운동(dorsiflexion)을 하다가 반대방향의 강한 충격을 받게 되면 평소에 약화되어 있어 탄력이 좋지 못하던 요측수근신근의 팽대부(belly)에 손상을 받게 된다.

반복된 손상을 받으면서 이 근육이 정상치유과정을 거칠 기회를 갖지 못하면 손상부위가 섬유화되면서 강직성 통증유발점(trigger point)을 형성하게 된다. 통증유발점을 가진 골격근이 수축 또는 과긴장하는 양상에 따라 통증을 일으키는 기전도 달라지고 통증을 느끼는 위치도 달라진다.

가. 근육이 등척성 수축((isometric contraction)을 하면 근내압의 상승으로 근육 내 혈류가 차단되고 산소공급이 부족해져 근세포의 무산소성 대사로 불완전 연소된 대사산물이 축적되고 통증유발물질(Algogenic agent)인 histamine, kinins, prostaglandins 등이 분비되어 근육 자체 내에서 통증을 일으킨다.

나. 근육이 등장성 수축(isotonic contraction)운동을 하면 탄력을 상실한 근육은 그 길이가 짧아지면서 근육이나 건(tendon)이 부착되는 뼈의 골막을 당겨서 골막자극으로 인한 통증을 뼈에서 일으키고, 심해지면 골막에 손상을 일으키게 된다.

다. 관절운동에 관여하는 근육의 지속적인 수축(sustained muscle contraction)은 관절 간격을 좁혀서 기능장애를 초래하거나 관절통을 일으키고, 관절 사이에 있는 disk를 자극해서 통증을 일으키거나 disk 탈출을 일으킬 수도 있다.

라. 과긴장된 근육의 밑이나 사이로 감각신경(afferent sensory nerve)이 지나다가 압박받거나 조여지면 그 신경의 분포지역인 말단부위에서 통증이나 이상감각을 일으킨다.

마. 운동신경(efferent motor nerve)이 압박받거나 조여지면 그 신경의 지배를 받고 있는 골격근을 등척성 수축시킴으로써 근육 내에 허혈성 통증을 일으킨다.

바. 복벽에 있는 직복근(rectus abdominis muscle)이 탄력을 상실하면 그 내부에 담고 있는 장기를 압박해서 기능장애를 일으키거나 복통을 일으켜 가성 내장통(pseudo-visceral pain)을 느끼게 한다.

이처럼 통증유발점이 형성되어 있는 요측수근신근이 손목을 뒤로 꺾기 위해 근수축을 일으키다가 다시 반대방향의 강한 충격을 받으면 이미 탄력(elasticity)이 상실되어 있던 이 근육은 이완이나 신장(stretching)이 되지 못하고 이 충격을 곧 바로 건-골막접합구(teno-periosteal junction)로 전달시켜 골막의 자극으로 인한 통증이 외측상과에서 느껴진다.

초기에는 골막자극에 의한 통증만 있겠지만 지속적이고 반복적인 충격이 가해지면 건의 접합부에서 파열이 있거나 골막 밑에 혈종까지도 생길 수 있다. 통증의 90% 이상이 외측상과의 건-골막접합부에 있지만 외측상과 융선이나 근-건 접합부(musculo-tendinous junction)에 있을 수도 있다.

발병기전을 살펴보면 손목을 자주 이용하는 정구치는 사람은 back hand stroke 시에 우측 손목을 굴곡상태에 있다가 뒤로 젖히는 신전운동(dorsiflexion)시키다가 ball과 racket이 부딪히는 순간 반대 방향으로 강한 충격을 받으면 요측수근신근이 손상당하게 된다.

골프를 하는 사람들의 경우에는 back swing의 정점에서 중립자세나 cocking 상태를 유지하고 있던 왼쪽손목이 down swing시에 뒤고 꺾는 신전운동을 하다가 impact (ball과 club head가 닿는 순간) 시에 역방향의 강한 충격을 받게 되면 왼쪽 수근신근이 손상받게 된다.

그러므로 정구치는 사람은 우측 팔꿈치의 외측에, 골프 치는 사람은 좌측 팔꿈치의 외측에 통증이 있게 되어 있다. 스포츠와 관련이 없는 주부들의 경우에는 조리대에서 무거운 조리기구들을 집어 올리는 동작이나 빨래를 짤 때 손목에 무리한 힘을 주게 되어 근육에 손상을 줄 수가 있다.

삼두박근장두(long head of triceps muscle)에 과긴장이 있으면 요골신경이 삼두박근장두와 상박골 사이를 지나다가 압박당해서 이신경의 지배를 받고 있는 신근-외회근군(extensor supinator m. group)에 근긴장에 의한 허혈성 통증을 일으킬 수는 있으나 tennis elbow에서처럼 외측상과에 국소적 통증을 일으키지 않음으로 감별이 가능하다.

4. 진단

이학적 검사만이 유일한 진단법이고 영사검사법이나 근전도 등으로는 진단내릴 수가 없다. 환자로 하여금 힘을 주어 손목을 뒤로 젖히게 하고 시술자가 환자의 손목을 강제로 전방으로 굴곡시키면 환자의 팔꿈치 외측에 통증이 나타난다.

촉진상으로는 통증유발점이 있는 근팽대부는 물론이고 상박골의 외측상과에도 심한 압통이 있다.

촉진 시 요측수근신근의 팽대부를 요골측으로 압박하면 정상인에서도 압통을 느낄 수 있으므로 근육을 옆쪽으로 지그시 눌러 촉진해야 한다.

정확한 유발점을 찾기 위해서는 근팽대부에 시술자의 손가락을 올려놓고 인지, 중지, 손목들을 신전시켜 가면서 근육의 움직임과 압통점을 촉진해 보면 잘 알 수 있다.

5. 치료

통증이 있는 곳이 어디건 간에 일차적인 병소는 근팽대부에 있는 통증유발점으로 이곳의 상실된 탄력을 먼저 찾아주어야 한다. 근팽대부를 치료해서 근육이 정상기능을 찾으면 건-골막접합부에 오는 긴장이 없어지게 되므로 통증도 자연히 소실되게 된다.

근팽대부의 압통점이 완전히 없어진 후에도 팔꿈치에 통증이 있으면 건-골막접합부의 파열이나 염증을 의심하고 이곳을 치료해 준다. 건-골막접합부에 염증성 통증이 있을 때에는 국소적으로 스테로이드를 주사하면 효과가 매우 좋다.

근-건접합부나 외측상과 융선에 통증이 있더라도 여기에 스테로이드주사는 근파열을 일으킬 우려가 있으므로 삼가야 한다. 근팽대부의 치료는 통산적인 물리치료법(온열요법, 초음파, 마사지, 경피신경자극법)을 시행하고 I.R. Laser를 조사함으로써 좋은 치료효과를 볼 수 있다.

근육 내에 섬유화된 조직이 있다고 생각될 때에는 유발점 주사방법을 실시한다. 운동요법으로는 팔꿈치를 직각으로 굽히고 전박을 회내운동(pronation)한 상태에서 손목을 최대한으로 굴곡시킨 다음 팔꿈치를 완전히 신전시키는 동작을 반복해서 요측수근신근을 늘려주도록 한다(modified Mill's manipulation). 이 운동의 마지막 자세가 요골신경마비 때에 나타나는 Waiter's tip position으로서 요골신경의 지배를 받고 있는 골격근 들의 완전이완상태를 보여주는 것이다.

Cyriax는 건-골막접합부에 스테로이드를 주사해서 효과가 없으면 운동요법을 시행해 보고, 그래도 효과가 없으면 건절제술을 한다고 한다. 그러나 통증발생의 기전을 고려해서 근팽대부의 병소를 먼저 치료해 주는 것이 순서라는 것이 저자의 견해이다. 해당근육을 신전시켜도 외측상과의 통증이 없을 정도로 치료되고 근신장이 된 다음에는 재발방지를 위해서 손목의 억제된 신전운동을 계속해서 요측수근신근을 강화시켜주어야 한다.

결론

현재까지 알려진 tennnis elbow의 치료법은 원인요법보다는 대중요법에 의존해 왔기 때문에 만족할 만한 치료효과를 보지 못했다. 저자의 진료경험과 연구결과 tennis elbow는 손목신근의 팽대부에 손상 받아 생긴 근육의 과긴장이 상박골 외측상과에 건-골막접합부에 이차적인 손상을 주어 생긴 통증임을 알게 되었다.

근팽대부에 있는 유발점을 풀어줌으로써 외측팔꿈치의 통증치료에 만족할만한 효과를 볼 수 있었기에 그 발병기전과 치료법을 문헌적 고찰과 함께 소개하는 바이다.

07 근긴장성 요통의 치료에 대한 새로운 소견

서론

인간을 괴롭히는 통증 중에서 가장 흔한 것 중의 하나가 요통으로서 전 인구의 80% 이상이 경험한다고 하며, 요통환자의 90% 정도는 진료받지 않고도 자연치유된다고 말하는 사람도 있다. 외래 환자의 40-50%는 1주일 이내에 치유되고, 90%가 8주일 이내에 치유된다는 보고도 있지만, 요통의 80-90%는 치료에 관계없이 2개월 이내에 자연 개선되는 것으로 보고되고 있다. 그러나 요통은 재발율이 높고(60%), 만성화되는 일이 많아(5%), 평생 요통으로 고생하는 환자가 많이 있어 통증클리닉의 진료대상에서 상당히 높은 비율을 차지하고 있다.

요통의 원인과 그 치료법은 수없이 많이 소개되어 왔으나 임상의사의 입장에서 그 많은 원인을 감별 진단해서 적절한 시술을 한다는 것은 결코 쉬운 일은 아니다. 요통의 원인과 치료법에 관한 지식은 아직도 초보단계에 있기 때문에, 이제까지 알려진 갖가지 통상요법의 효과는 신뢰하기 어려워 오히려 그 증상이나 장애기간을 연장시키기까지도 한다고 한다.

요통의 진료과정에서 가장 중요하면서도 가장 어려운 것이 그 원인의 진단이다. 근래에 와서 많은 최첨단 진단장비의 개발과 도입으로 통상적으로 알려진 원인의 대부분은 손쉽게 찾아낼 수 있게 되었다. 그러나 최첨단진단 장비를 갖고서도 그 원인을 밝혀내지 못하고 오진하는 사례가 빈발하는가 하면, 학자들로부터 너무 소홀히 다루어져 왔던 것이 바로 근육성 요통이다.

근육성 요통은 요통의 80% 이상을 차지하고 있는데도 객관적인 검사소견이 없기 때문에, 올바른 진단도 내려지지 않은 채 심인성(心因性)이나, 꾀병에 의한 통증으로 오해될 수 있다. 여기서는 요통에 관한 일반론을 고찰하고 나서 근육성 요통에 관한 새로운 저자의 소견을 소개하려고 한다.

요통에 관한 해부 및 생리학적 고찰

몸을 지탱하고 구부리고 돌리는 기능을 할 수 있는 척추의 최소 단위를 기능적 단위(functional unit)라 하는데 두 개의 척추 뼈와 한 개의 추간판(intervertebral disk)으로 이루어져 있다. 주위에는 두 개의 뼈를 연결하고 지지해 주는 인대들과 그 뼈를 움직여 주는 근육들이 있고, 그 내부에는 자극, 손상, 긴장, 질병이 있을 때 통증을 일으킬 수 있는 조직들이 있다.

요통을 일으킬 수 있는 조직과 원인을 정확하게 알기 위해서는 이 unit의 기능을 완전히 이해하지 않으면 안된다.

- **추간판(椎間板)**: 그 자체는 통증이 없는 조직으로 척추원판 섬유륜(annulus fibrosus)에 신경분포가 있는 것이 해부학적으로 규명되었지만, 신경생리학적으로는 그 신경이 통각을 전달한다는 것을 확인하지 못하고 있다.

- 정상적인 추간판 내에 생리식염수를 주입해서 내압을 올려줘도 통증을 일으키지 않는다. 그러나 핵(nucleus)이 탈수되고 추간원판 섬유륜이 파열되거나 stretching을 일으키고, 분사분열(fragmentation)을 일으키는 등 추간판 변성이 생겨 그 내압이 올라가면 통증을 일으킨다고 한다.
- **후종인대(posterior longitudinal ligament)와 전방경막초(anterior dural sheath)**: 감각신경이 분포되어 있어 자극을 받으면 요통을 일으킨다.
- **황인대(ligamentum flavum)와 극돌기간 인대(interspinous ligament)**: 감각신경이 없어서 통증을 일으키지 않는다.
- **추간관절(facet joint)**: 이 관절의 활액면과 관절피막은 감각신경과 혈관운동신경(vasomotor nerve)의 두 가지 분포를 받고 있다. 추간관절의 감각신경은 척추신경후지(posterior primary ramus)의 관절분지로서 한 개의 관절에 한 분절(segment) 위쪽에서 오는 것과 같은 분절에서 오는 것의 2중 신경분포를 받고 있다.
- **경막신경(meningeal nerve)**: Sino-vertebral n. 또는 recurrent n. of Luschka라고도 부르고 있는데 이 신경은 구심성 체신경섬유와 교감신경섬유로 이루어져 척추강 내에 있는 많은 조직과 후종인대에 분포된다. 이 신경이 척추간공(intervertebral foramen)을 통해서 척추강내로 들어가 상하로 갈라져서 후종인대 쪽으로 가기 때문에 척추강내의 어느 부분이던지 최소한 두 개 분절의 경막신경섬유가 분포된다.

Stilwell과 Hirsch 등은 전종인대, 후종인대, 척추체의 골막, 경막의 전후부분, 척수, 추간판섬유륜 중에서 후종인대와 직접 접하고 있는 맨 밖의 층에서 이 신경섬유들을 확인했다. 운동신경과 감각신경들이 척추간공(intervrtebral foramen)을 통해서 척추강에서 나오는데, 이 추간공안에는 신경과 신경초(nerve sheath)가 35-50%를 차지하고 나머지는 소성(疎性)윤문상의 결합조직(loose areolar connective tissuc), 지방조직(adipose tissue), 동맥과 정맥, 임파소식, 회귀성 경막신경 등으로 채워져 있다.

척추 각 부위의 운동범위와 방향은 추간관절의 형태에 따라 결정되고, 운동의 조절과 강도는 근육들이 좌우한다. 척추의 운동에 관여하는 이 근육들은 척추신근(extensor muscle)과 굴근(flexor muscle)으로 구분할 수 있으나 요통을 일으키는 것은 주로 신근이다. 신근은 천골에서 후두골까지 전체 척추골의 추궁판(lamina)과 횡돌기의 후방에 있는 근육들로서 극근(spinalis m.), 최장근(longissimus m.), 장늑근(iliocostalis m.)등을 합쳐서 척추기립근(erector spinae m.)이라 부르고 있다. 기능은 척추를 직립으로 유지하는 한편, 신전을 함으로써 척추의 굴곡을 견제한다.

척추기립근의 깊숙이 반극근(semispinalis m.), 다열근(multifidus m.), 회전근(rotator m.)으로 구성된 횡돌극근(transversospinalis m.)의 무리가 있는데 여러 층의 근육들이 서로 교차되면서 당김 밧줄처럼 배열되어 척추의 측면 안정성을 유지하고 있다.

요통의 병태생리

Functional unit 중 통증에 예민한 어떤 조직들에 의해서 요통이 생기게 되어 있지만, 이 조직들을 자극해서 통증을 유발시킬 수 있는 원인은 무수히 많다. 요통의 많은 원인 중에서도 통증클리닉의 진료대상은 파괴적 수술요법(destructive surgery)이 아닌 보존요법으로 치료가 가능한 연조직에 기인한 통증에 국한 되지 않을까 한다.

연조직 중에서도 후종인대, 경막초(dural sleeve), 신경근 등에 의한 요통은 척추강 내의 병변에 의한 것 이고 근육, 전종인대, 추간관절 및 다른 인대들에 의한 요통은 척추강 이외의 병변에 의한 것이다.

- 추간판의 팽융(bulging)이나 척추체의 골극(spur) 형성 등으로 후종인대가 신장(伸張)을 일으켜 경막신경을 자극하면 척추강 내에서 통증이 생길 수 있다.
- 회귀성(回歸性)경막신경이 척추간공을 통해서 척추강 내로 들어가는 도중에 압박, 자극을 받으면 후종인대와 전방경막초(anterior dural sleeve)에서 통증을 일으킨다.
- 신경근들이 척추간공을 나오기 전에 추간판탈출 등으로 압박, 자극을 받으면 요통보다는 그 신경의 분포를 받 고 있는 말단부위에서 통증이나 운동장애를 일으킨다. 요통환자의 대부분은 추간판탈출증을 먼저 의심하고 있으나 석세일 교수 등은 불과 요통의 9.8%를 차지한다고 보고한 바 있다.
- 척수나 신경근에 염증이나 공간을 차지하는 병변(space occupying lesion)이 있으면 순수한 신경통이 생기 게 된다.
- 척추공에서 신경근들이 압박받을 수 있는 원인으로는 척추전만증(lordotic spine)처럼 절대적으로 추간공이 좁아져 있는 경우와 추간공을 통과하는 조직들의 염증, 부종, 울혈, 유착 등으로 인해서 상대적으로 좁아져 있 는 경우가 있다.
- 추간관절의 활액조직(synovial tissue)이 자극받거나 염증이 생기면 활액막에 부종, 팽창이 있고, 활액의 점도 가 높아지며 관절 주위의 근육의 강직으로 점진적인 운동제한을 일으킨다. 활액관절에 염증이 생기면 정도에 따라 둔통에서부터 격통까지 일으킬 수 있다.

근긴장성 요통에 관한 고찰

근긴장성 요통의 대부분은 요추 주위의 근육인 최장근, 장늑근, 다열근, 요방형근들에 생긴 근경련, 근 육 긴장도의 증가, 근근막 증후군, 섬유근통, 만성근수축, 근피로 등이 원인이라고 하는데 이 질환들의 성 격이 대동소이해서 감별이 되지 않고, 치료법이 다를 수도 없는 것들이다.

수술요법을 주로 하는 외과계열의 학자들은 객관적 소견이 없는 근육성 요통이 발생하면 그 원인을 제대 로 가리지도 않고 단순한 요부염좌(strain)라고 다뤄왔다. 모든 근육성 통증이 그렇듯이 근육이 수축, 긴장 하는 성격에 따라서 통증 발생의 기전이 다르다.

근육이 **등척성 수축(isometric contraction)**을 하면 근육의 내압이 상승해서 혈류가 차단되고 따라서 산소 공급이 부족해져 근세포의 mitochondria에서 무산소성 대사를 일으켜 불완전 연소된 대사산물의 축적 으로 통증을 일으킨다. 근육들이 **등장성 수축(isotonic contraction)**을 하면 근육의 길이가 짧아지면서 근육 들이 부착되는 척추 돌기 위의 골막들을 자극해서 통증을 일으킨다. 지속적인 근긴장은 관절이나 인대를 자극서 척추의 기능장애를 일으키거나 척추 사이를 좁혀서 변성된 추간판이 압박되어 요통을 유발하거나

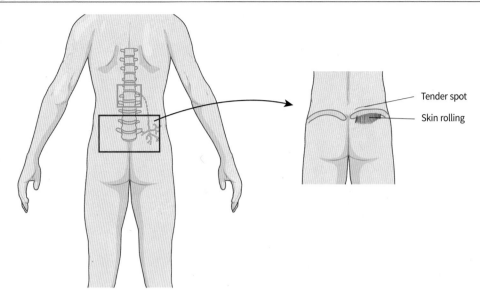

추간판 탈출을 일으킬 수도 있다.

과긴장(過緊張)되었거나 통증유발점(trigger point)을 가진 근육 사이로 감각신경이 통과하다가 압박, 자극을 받으면 그 신경의 분포지역인 말단에서 통증을 느끼게 된다. 만일에 운동신경이 압박, 자극을 받으면 그 신경의 지배를 받고 있는 골격근을 과긴장시키게 된다. 이 때 그 골격근의 과긴장상태가 바로 등척성 수축으로서 근육이 운동하지 않는 상태에서 근내압이 상승하고 통증을 일으킨다.

통상적으로 요부 장늑근(iliocostalis lumborum m.)과 요방형근(quadratus lumborum m.)에 유발점이 생기면 등척성 수축을 일으켜 통증이 주로 근육자체 내에 있고, 환자는 허리의 정중심부의 외측이나 옆구리에 통증을 느끼게 된다. 다열근(multifidus m.)은 등장성 수축으로 극돌기를 자극해서 환자로 하여금 척추정중앙에 통증을 느끼게 한다. 배부최장근(longissimus dorsi m.)에 병변이 있을 때는 후장골릉 쪽으로 내려가는 연관통(referred pain)을 일으킨다.

후장골릉 근처에 오는 요통에 관한 고찰

요통환자가 호소하는 통증 부위의 과반수 이상이 허리띠 자리(belt line)에 해당하는 후장골릉 근처라고 생각되지만 이 부위의 통증은 흉추, 요추의 접합부의 병변에 의한 연관통이라고 한다.

추간관절의 구조상, 요추는 굴곡과 신전만 하게 되어 있고, 회전은 흉추와 요추의 접합부에서만 가능하도록 되어 있다. 흉추와 요추 사이의 회전운동은 추간관절에 의해서 제한받도록 되어 있지만 과격한 회전운동으로 추간관절이 손상 받거나 신경근이 추간관절 사이에 끼이게 되면 제12흉추신경후지의 분포를 받고 있는 장골릉 근처에 통증을 느끼게 된다고 한다. 즉, 척추관절의 병변에 의한 관련통증이라는 이론이다.

이런 환자의 장골릉 부근에는 제12흉추 신경근염에 의한 감각과민성 피부가 있고, 깊숙한 곳에는 단단하면서 압통이 있는 근육결절이 있다. 이 환자의 흉추와 요추 사이의 척추마디를 자극하면 이 통증을 재발시킬 수 있으며, 제12흉추 극돌기를 옆으로 밀거나 압박하던지 이 부위의 추간관절을 압박하면 깊은 압통이 생긴다고 한다.

추간관절에 의한 장골릉 부위의 통증이라면 극돌기 옆 2 cm 부근에서 추간관절 부위에 국소마취제를 1-2 mL 주사함으로서 그 특정 부위의 통증이 흉추와 요추 사이에서 오는 것임을 확인할 수 있다. 이와 같이 국소마취제를 주사하면서 흉추와 요추 사이를 회전운동시켜 주는 것이 이 통증의 치료법이라고 한다.

후장골릉 부근의 요통에 관한 저자의 소견

장골릉에 오는 통증은 추간관절이 손상받아서 온다고는 하나 그런 경우는 극히 드물다. 그 보다는 약화되고 탄력이 떨어진 척추기립근들이 심한 회전운동으로 뒤틀리거나 갑작스런 신전운동으로 근섬유가 파열되는 손상을 입은 후에 과긴장되거나 유발점을 형성하는 일이 보다 많을 것으로 생각된다.

추간공을 통해서 척추강에서 나온 제12흉추신경후지(posterior primary branch of T12 spinal nerve)는 척추기립근을 뚫고 들어가 그 근육들에 운동신경분지를 보내고, 그 중의 감각신경 분지는 이 근육을 관통해서 장골릉 쪽으로 내려가서 분포된다.

만약에 흉추, 요추 사이의 최장근이 과긴장을 하면 이 근육을 관통하던 감각신경은 후장골릉에 통증을 느끼게 하고 운동신경분지는 이 근육들을 더욱 수축시키는 악순환을 거듭하게 되어 통증은 더욱 악화되는 것으로 생각된다. 흉추와 요추 사이의 추간관절 손상 때문에 오는 연관통이라면 어떤 충격 직후에 급성으로 오는 통증이겠지만, 근육성 원인을 가진 이 환자의 경우에는 만성적이거나 재발성으로 통증이 온다.

병력을 들어보면 허리 또는 엉덩이에 간헐적인 통증이 있었고, 피로하거나 스트레스가 쌓이면 통증이 더욱 심해졌고, 시일이 지날수록 통증이 잦아지다가 지속적인 통증으로 변한 것을 볼 수 있었다.

통증 유발의 경위를 살펴보면 많은 사람들이 사소한 허리운동을 하다가 삐었다고 생각하고 있으나, 언제부터인지는 알지 못하더라도 대부분이 근육 내에 갖고 있던 잠복성 유발점이 어떤 원인에 의해서 활동성으로 변하면서 요통을 일으켰음을 알 수 있다. 최장근에 잠복성 유발점을 가진 여성 환자들은 평소에 없던 요통이 생리 때마다 나타나는 것도 알 수 있다.

1. 진단

대부분의 근육통은 촉진법에 의해서 통증부위에서 압통점을 찾아야 하지만, 이 요통의 경우에는 자세한 병력을 듣고, 흉추와 요추 사이의 높이에 있는 최장근에서 전형적인 통증유발점을 찾는 것이 유일한 진단법이다. 환자를 엎드리게 하고, 척추 주변의 근육을 장골릉 부근에서부터 촉진해 올라가다가 제12흉추 극돌기의 하단부에서 약 3-4 cm 바깥쪽으로 떨어진 부위에 이르면 환자가 소스라치게 놀라는 "jump sign"을 나타내면 그곳이 바로 그 통증의 치료점이 되는 것이다.

이 통증의 원인은 요추 X선 촬영, 전산화 단층촬영, 척수강 조영술 MRI 검사로도 발견이 되지 않기 때문에 거의가 이상이 없다거나 요추의 염좌 정도로 다뤄지기 마련이다. 때로는 false positive finding의 검사소견에 의해서 L_{4-5} 또는 L_5-S_1 사이의 추간판 탈출이나 퇴행성 척추염에 의한 요통으로 진단을 받는 수도 있다.

이러한 요통이 좌골신경통과 동시에 있는 경우에는 추간판탈출증에 의한 요통으로 간주하고, 척추수술을 받은 후에도 다리로 뻗어오는 방사통은 해소되지만 요통만은 여전히 남아있기 때문에 수술상의 잘못으로까지 오인되는 수가 있다. "failed back surgery syndrome"의 가장 많은 원인이 오진 때문이라고 알려져 있으나 이 요통이 상당부분을 차지하고 있을 것으로 생각된다.

2. 치료

하부의 요통이지만 통증부위를 치료하지 않고, 흉추와 요추 사이의 높이에서 최장근에 있는 통증유발점을 치료해 준다. 과긴장된 근육이나 통증유발점을 이완시켜서 근육의 정상기능을 찾아줄 수 있는 보존적 요법을 이용하는 것이다.

통상 물리치료법인 Hot pack, TENS, ultrasound, massage 등을 시행하고 I.R.Laser를 조사한다. 약물요법으로는 NSAIDS와 근이완제를 투여한다. 보조적으로 척추신전근을 stretching 시켜줄 수 있는 운동요법이 필요하겠지만, 골반 견인요법은 근육의 손상을 일으킬 수도 있어 피하는 것이 좋겠다.

마취과적으로는 제12 흉추신경근을 직접 차단해 주면 즉각적인 제통효과는 거둘 수 있다. 그러나 신경차단효과가 풀어지면 수시간 내에 요통이 재발한다. 그보다는 긴 주사침을 이용해서 통증유발점을 관통한 다음, 제12흉수 신경후지에 국소마취제와 스테로이드 혼합액 5 mL를 주사해서 신경을 차단하고, 주사침을 뽑으면서 유발점에 5 mL를 주사함으로서 신경차단과 유발점 치료의 이중 효과를 기대할 수가 있다.

추간판탈출 등으로 요하지통이 있는 환자에게 마취과적으로는 진단과 치료의 유일한 방법으로 경막외강차단술을 많이 이용하고 있는데, 이 요통의 경우에는 전혀 제통효과를 볼 수 없다. 추간판탈출이 있는 환자의 경막외강에 국소마취제와 스테로이드를 주사하면 그 증상은 즉각적으로 개선되지만 추간판의 탈출은 곧바로 교정되지 않을 것으로 생각된다. 그러나 지각신경이나 운동신경을 차단시킬 수 없는 농도인 0.5% lidocaine으로도 통증을 없앨 수 있었던 것은 분명히 다른 이유가 있을 듯하다.

경막외강에 주사한 뒤에 즉시 효과가 나타나는 것으로서는 다량의 약물에 의해서 신경근 주위의 유착이 박리되고, 국소마취제에 의해서 요추부위의 교감신경이나 경막신경등이 차단되어 척추 내의 혈행을 개선시켜 제통이 선행되고, 스테로이드의 지속적인 항염효과로 추간공 내에 있는 여러 조직에 생긴 부종, 염증 등을 없애주는 것으로 통증치료가 되는 것으로 사료된다.

확인된 추간판탈출이나 요추전방전위증 등으로, 하지통을 가진 환자에게 0.5% lidocaine과 스테로이드를 경막외강에 주입해도 즉각적인 제통효과를 볼 수 있었고, 반복주사로 완치효과를 보는 경우가 있었던 것은 이 질환들이 반드시 경조직(hard tissue)에 의해서 신경근들이 직접 압박당해서 통증이 생기는 것이 아니고 신경근 주위의 연조직의 염증, 부종 때문에 생기는 것으로 추측된다.

결론

외래 진료기관에서 치료받고 있는 요통은 대부분 방사선 소견에 의해서 진단을 내릴 수 있는 척추뼈의 이상에 있는 것 보다는 객관적인 검사소견으로는 전혀 진단이 불가능한 근육성 통증이었다.

그럼에도 불구하고, 대부분의 의료기관에서는 방사선 소견에 합치되는 진단명을 찾으려고 애써왔고, 그 원인도 규명하지 못한 채 막연히 자각에 의한 통증부위만을 치료하는 오류를 거듭해 왔다. 이제까지의 임상경험과 해부학적인 연구를 통해서 저자는 척추기립근 중에서 흉추와 요추 사이의 높이에 있는 최장근에 통증유발점이 생기면 제12흉추신경의 후지가 분포되는 후장골릉 근처에 요통을 일으키게 된다는 사실을 밝혀내었다.

요추 가장하단 부위에 있는 요통이지만, 흉추와 요추사이의 높이에 있는 근육을 치료하는 것으로 무난히 해결하는 방법을 찾아낼 수 있었기에, 근긴장성요통의 새로운 치료법으로 문헌적 고찰과 함께 여기 소개하는 바이다.

대한통증학회지: 제6권 제1호 1993

08 추간관절증후군(facet joint syndrome)의 치료

서론

요통의 원인은 근육성이 80% 이상을 차지하고, 나머지 20% 미만이 뼈와 관절에 관계되는 수많은 질환에서 유래된다. 특히 추간관절증은 종류별로는 극히 일부분에 불과하지만 수적(數的)으로는 상당히 많은 듯 하며, 추간관절차단술로써 비교적 만족스러운 치료효과를 보고하고 있다.

물론 통증은 관절 내에 있지만 추간관절증의 발병기전을 고려할 때 이는 관절 내부의 문제로만 다룰 성질의 질환은 아닌 듯하다.

저자는 추간관절증에 의한 요통으로 의심되는 환자를 진료 시 이 통증은 관절 내부에 생긴 구조적인 통증이라기보다는 관절주변 조직의 손상이 이차적으로 관절에 손상을 일으키는 일련의 과정 중에 생긴 기능적 통증이라는 개념을 도입했다.

따라서 조영장치를 이용한 국소적 관절차단술보다 관절 주위에 있는 조직의 병변을 치료해서 관절기능을 정상화시켜 줌으로써 통증치료에 많은 효과를 볼 수 있었다. 관절내 주사법이나 신경차단술만이 유일한 진단과 치료수단으로 알려지고 있으나 이는 발병기전을 전혀 고려치 않은 발상이라 생각된다.

저자는 그동안의 경험을 바탕으로 추간관절증후군 환자를 치료하고 문헌적 고찰과 함께 연(軟)조직의 치료를 통한 추간관절증후군의 치료법을 소개하고자 한다.

증례

40세의 건장한 남자 환자로서 급성 요통을 주소로 내원하였다. 발병 당일 아침 출근길에 승용차 문을 여는 순간 갑자기 요통이 발생하여 허리를 펴지 못하고, 웅크린 채로 움직일 수 없었다. 병력 상으로는 3개월 전부터 허리에 뻐근한 통증이 있어 왔다.

이학적 검사상 특이한 신경학적 소견이나 하지로 가는 관련통은 없었고 촉진상 척추기립근에 전반적인 강직이 있었고, 환자를 엎드린 자세에서 척추를 손바닥으로 압박했을 때 요추 제4번과 제5번 극(棘)돌기 사이에서 심한 압통이 발견되었다. 제4-5 요추 간 극상돌기 사이의 좌우를 엄지손가락으로 촉진해 본 결과 우측에서만 압통점을 찾을 수 있었다.

요추 X선 단순 촬영 상 척추의 **직선화(straightening) 소견**을 보이는 외에는 별 이상소견은 없었다.

저자는 추간관절 주위 근육의 강직에 의한 추간관절의 통증을 의심하고 최종 진단수단으로 우측 추간관절 주위의 압통이 있는 근육에 0.5% Lidocaine 5 mL를 광범위하게 주사하였다. 주사 5분 후에 다시 이학적 검사를 하였더니 극돌기 사이의 압통이나 추간관절 부위의 압통이 없어져 추간관절증후근으로 진단 내릴 수 있었다. 이 부위에 물리치료와 레이저치료를 해주고 소염제와 근이완제를 투여했다.

내원 2일째부터 요통은 거의 없었지만 추간관절 주위에 압통이 남아 있어 5회에 걸친 치료로 완치효과를 볼 수 있었다.

고찰
〈추간관절에 관한 해부〉

몸을 지탱하고 구부리고 돌리는 기능을 할 수 있는 척추의 최소단위를 기능적 단위(functional unit)라 하며 두 개의 척추 뼈와 한 개의 추간판으로 구성되어 있다. 그 주위에는 두 뼈를 연결하고 지지해 주는 인대들과 그 뼈들을 움직여 주는 골격근들이 있고, 그 내부에는 자극, 손상 등이 있을 때 통증을 일으킬 수 있는 연조직(soft tissue)들이 있다.

요통의 원인을 정확하게 알기 위해서는 이 unit과 그 주변의 관계되는 조직들의 구조와 기능을 완전히 이해해야 한다. 이 unit의 전반부는 체중을 지지하고 충격을 흡수하는 기능을 가졌는데, 원통형의 척추체 (vertebral body) 두 개와 추간판(intervertebral disk) 한 개로 이루어져 있다.

이 unit의 후반부는 두 개의 척추궁(arch), 두 개의 횡돌기(transverse process), 한 개의 극돌기(spi-nous process), 한 쌍의 추간관절(facet joint)로 이루어져 있다. 횡돌기와 극돌기들은 근육들의 부착점 역할을 하며, 관절 주위의 근육들은 인접하고 있는 척추사이를 연결해 주고 있으며, 이 근육들의 수축력과 탄력성 때문에 이 unit의 움직임이 가능한 것이다.

추간관절은 미끄럼판처럼 작용하는 활주관절로서 관절면은 활액막(synovial membrane)으로 덮여 있고 두 개의 활액면 사이에는 활액(synovial fluid)이 채워져 있고 주위에는 관절피막이 싸고 있다. 활액면과 관절피막은 감각신경과 혈관운동신경(vasomotor nerve)을 동시에 분포받고 있다.

추간관절의 감각신경은 척추신경후지의 내측분지(medial branch of dorsal primary ramus)를 분포받고 있는데 한 개의 관절에 한 분절 위쪽의 신경과 같은 분절신경의 이중분포를 받고 있다. 추간관절은 관절면의 방향에 따라서 인접한 두 척추 사이의 운동방향이 결정된다. 구조적으로는 요추부에서는 척추의 굴곡과 신전만 하도록 되어 있고, 흉추부에서는 옆으로 굴곡과 회선(rotation)의 복합운동이 가능하도록 되어 있다.

〈추간관절 운동과 관계 있는 근육〉

1. 횡돌간근(intertransversari m.)

가. 외측횡돌간근: 요추의 상하 횡돌기 사이의 전부를 차지하고 있으며 척추신경의 복지(ventral primary ramus)로부터 운동신경의 분포를 받는다.

나. 내측횡돌간근: 척추의 부돌기(a ccessory process)와 그 아래 척추의 유두돌기(mammilary process)를 연결하며 척추신경의 후지로부터 신경분포를 받는다.

기능은 척추를 옆으로 굴곡시키는데, 양측에서 동시에 작용하면 추간관절을 좁히게 된다.

2. 극간근(interspinalis m.)

인접하고 있는 척추의 극돌기 사이를 좌우에서 연결하고 있는 짧은 근섬유다발로서 요추부에는 다섯마디 사이에 4쌍의 근육이 있다.

척추신경후지로부터 운동신경을 받으며 척추를 신전시킨다.

3. 다열근 (multifidus m.)

천추부위에서는 척추기립근 기시부의 건막, 후천장골인대(posterior sacrospinalis ligament), 후상장골극(posteior superior iliac spine)의 내측연에서 기시하고 요추부에서는 요추의 모든 유두돌기에서 기시된다. 비스듬히 2-4마디 위쪽으로 올라가 척추의 극돌기에 부착된다.

척추신경후지에서 운동신경 분포를 받으며 척추를 신전시키거나 반대방향으로 회선시키는 기능을 가지고 있어 추간관절 근육(articular muscles for facet joint)라는 별명을 갖고 있다.

4. 회선근(rotator m.)

횡돌기에서 기시하여 위쪽 척추의 극돌기 기시부에 부착되는데 장회선근(rotator longus m.)은 척추 한마디 건너 올라가 위쪽 두 번째 척추에 부착되고, 단회선근(rotator brevis m.)은 바로 위쪽 척추에 부착된다. 척추신경분지의 분포를 받으며 척추를 신전시키고 반대방향으로 회선시킨다.

추간관절증후군에 관한 고찰

1933년 Ghor mLey가 요추 중에서 특히 요천추간의 높이에 있는 추간관절이 하부요통을 일으키는 근원지가 될 것이라 생각하고 최초로 facet syndrome이란 용어를 도입했다.

1934년 Mixter와 Barr 등이 추간판탈출에 관한 발표를 한 후 대부분의 관심이 이쪽으로 쏠려 추간관절에 대한 개념은 거의 무시된 채로 있다가 추간판이 요통과 하지통을 한꺼번에 해결할 수 없다고 생각하던 차에 1975년에 Shealy가 척추의 후반부가 요통과 하지방사통의 근원지가 될 것이라는 발표를 한 후로 새로운 관심을 일으키기 시작했다.

1976년 Mooney와 Robertson은 정상인의 하부요추의 추간관절을 자극해서 요통과 하지에 관련통을 일으킨다는 사실을 실험적으로 보고했다. 이에 영향받은 몇몇 임상가들이 요통과 하지통이 있는 환자의 추간관절에 분포되는 척추신경후지의 내측 분지를 차단하거나 관절 내에 국소마취제를 주입하는 방법들을 개발하게 되었다.

추간관절증후군의 발병기전을 보면 척추주변 근육의 손상이나, 격렬한 운동으로 추간관절의 아탈구(subluxation) 또는 미끌림이 일어나면서 관절피막과 인대의 파열이 생겨 일차적인 통증이 생긴다. 손상된 근육의 보호본능적인 근강직이 추간관절 간격을 좁히다가 심하면 관절이 겹쳐지고 오래되면 활액조직의 마찰로 활액막의 부종과 팽창이 생기고 활액의 점도가 높아지면서 관절염 또는 활액막염이 되어 만성적이고 지속적인 통증을 일으키게 된다.

추간관절 운동에 관여하는 근육들이 반복된 손상으로 정상적인 치유과정을 거치지 못하면 근섬유가 섬유화되면서 서로 얽혀 탄력을 상실하고 지속적 강직을 일으켜 관절 간격을 더욱 좁게 된다. 이러한 일련의 과정이 진행되면서 통증을 일으킬 때 추간관절증후군이라 부를 수 있고, 급성 척수손상에 의한 요통은 여기에 포함시킬 수 없다.

추간관절증 환자는 어느 곳에도 관련통이 있을 수 있지만 특히 둔부와 넓적다리 등에 주로 있으며, 통증은 척추를 뒤로 신전시키거나 옆으로 굴곡시킬 때 더 악화되는 양상을 보인다고 한다. 그러나 다른 원인에 의한 통증도 그럴 수 있기 때문에 다른 질환과 감별하는 기준으로 삼을 수는 없다. 이학적 검사상 관련된 추간관절을 덮고 있는 부위에 압통이 있고 근강직이 있다.

현재까지도 추간관절증을 간단하게 진단할 수 있는 확실한 기준은 없고 오직 진단적 관절차단술에만 의존하고 있다. 진단적 차단은 추간관절에 분포되는 신경을 차단하는 법과 추간관절 내에 주사하는 법의 두 가지가 있는데, 관절차단 환자의 선정은 객관적 신경증상에 의한 것이 아니고 오로지 환자의 주관적 호소에 따라 결정된다.

추간관절증 환자의 척추 CT 촬영상에서 관절의 비대칭(asymmetry), 관절 간격의 좁아짐, 연골하경화증 및 침식(erosion), 관절의 비후화 등을 보이는 수가 있지만 이러한 소견들이 통증을 일으키는 관절을 진단하는데 도움이 된다는 연구보고가 아직 없다.

근래의 역학조사에 의하면 척추관절 통증의 객관적인 진단기준으로 믿어왔던 방사선 소견상의 퇴행성 관절이 요통이 있는 사람과 없는 사람에게 거의 같은 비율로 나타나는 것을 보면 퇴행성 관절질환이 증상과 직접적인 상관관계는 없는 것으로 보인다.

이러한 상관관계의 결여는 추간관절이 요통의 중요한 근원지가 될 것이라는 견해까지도 의심하게 한다. 진단적 차단으로 추간관절이 요통의 원인이라고 진단이 내려진 환자에겐 치료법으로 관절 내에 스테로이드 주사, 경피적 신경응고술, 수술적인 신경절제술 중의 한 가지가 고려되고 있다. 관절내 주사법의 효과에 대해선 시술자에 따라 의견차가 심하다.

25-63%의 환자가 약 6개월간 지속적인 통증해소효과를 보았다는 보고가 있는가 하면, 2주일에서 6개

월까지의 기간을 보고하기도 하고, 3일에서 12개월까지를 보고하기도 한다. 관절로 가는 신경을 응고시켜주면 지속적인 제통효과가 있을 것이라는 전제하에 방사주파(radiofrequency)에 의한 관절신경응고술이 고안되었다.

해부학적 지식의 숙지 정도나 전극을 대는 방향에 따라 신경응고효과에 차이가 심하고 응고 후에는 12-18개월 후에는 통증이 재발되기 때문에 이 방법도 영원한 통증치료의 수단이 되지 못한다. 정중선 접근법을 통해서 수술적으로 추간관절신경을 절제하면 훨씬 정확도도 높고 통증의 재발도 신경이 재생되는 기간인 2년 후에 있을 것이라는 보고도 있다. 이처럼 현재까지는 어느 것도 완전한 치료법이 되지 못하고 있는데 치료자를 중에는 어떤 시술로서 통증이 없어지면 완치된 것으로 그 효과를 과대평가하는 수가 있는데 이 점은 경계해야 할 일이다.

추간관절증후군에 관한 저자의 견해

현재까지 알려지고 있는 추간관절증의 치료법은 그 발병기전에 기본을 두지 않고 통증 자체만을 없애려고 노력해 왔다. 신경차단술이나 신경절제술 등으로 통증은 없앨 수 있었지만 그 유발원인은 방치된 채로 있어 시간이 지나면 통증은 재발되고, 통증이 없는 동안에는 몸의 관리소홀로 원인 자체는 더욱 악화될 수 있다.

만성 추간관절증 환자에게 신경차단이나 관절내 주사 등으로 통증을 없애놓고 통증치료 효과를 논한다는 것은 합리적 사고가 아니라고 생각된다. 관절이란 두 개 이상의 뼈와 이들을 연결해 주는 인대들로 이루어져 있지만, 그 구성성분만으로는 운동이 되지 않기 때문에 관절이 저절로 손상받는 일도 있을 수 없다.

관절의 운동에 관여하는 근육들의 상태를 무시하고 관절질환을 논하고 치료한다면 결코 원인요법이 될 수 없을 것이다. 관절내 주사법이 통증을 치료하는 기전은 정확하게 설명하지 못하고 있는데, 주사가 결정적인 치료라고 생각지는 않고, 경미한 퇴행성 슬관절, 견봉하 활액낭염(subacromial bursitis), 테니스-엘보우 시의 외측상과의 압통점에 주사하는 것처럼 물리적 운동을 자연스럽게 할 수 있는 기회를 만들어 주는 것에 불과하다고 한다.

관절차단이 유일한 진단과 치료법이라고 알려져 왔지만 이 방법으로 만족스러운 완치효과를 보고한 사람이 없었기에 저자는 이러한 고정관념을 버리고 새로운 방법으로 추간관절증에 접근함으로써 진료효과를 한층 더 높일 수 있었다.

요통환자 중에서 허리를 뒤로 젖힐 때 특히 하부요추에 통증을 호소하고, 이학적 검사 시에 환자가 엎드린 자세에서 척추 극돌기 사이를 시술자의 손바닥으로 압박했을 때 극심한 관절통이 발견되면 일차적으로 추간관절증을 의심할 수 있고, 극돌기 사이의 양옆에서 추간관절 부분을 깊숙이 압박해서 어느 한쪽 편에 국소적 압통이 있으면 잠정적인 진단을 내릴 수 있다.

본 증례에서도 이러한 이학적 검사로 추간관절증으로 진단하였으며 추간관절 주위 주사로 통증이 소실되었다. C-Arm과 같은 조영장치를 구비하지 못한 진료기관에서는 추간관절 차단을 시도하기 보다는 추간관절 사이를 연결하고 있는 근육(다열근, 회선근, 극간근)들의 압통점에 국소마취제를 주사해서 근강직을 풀어준 다음 그 효과를 보는 것이 진단적 가치가 훨씬 더 높을 것을 것으로 생각된다.

주사 후에 통증이 없어지고 허리의 활동이 원활해졌다면 관절 내부의 손상, 염증 등에 의한 통증보다는 관절 주위 근육의 과긴장에 의해 진행되고 있는 추간관절증에 의한 요통으로 진단할 수 있다. 관절 주위 근육의 긴장을 풀어주고 근육의 탄력을 회복시켜 주면 관절 간격이 넓어져 관절의 통증도 없어지고 관절염으로의 진행도 차단된다.

근근막증후군에 의한 회선 다열근증후군(rotator and multifidus syndrome)때의 요통의 병태생리와 증상이 비슷하지만 이때는 단순근육통이거나 골막자극에 의한 통증임으로 주로 허리를 앞으로 숙일 때 근육의 신장(stretching)으로 통증이 심해짐으로 추간관절증과는 감별이 가능하다. 그러나 근근막증후군이 심해져서 이 근육들이 지속적인 수축을 오래하게 되면 관절에 영향을 미쳐 추간관절증으로 진행 될 수도 있다.

근육의 치료는 근육의 강직점에 국소마취제와 스테로이드를 일주일 간격으로 주사하면서 온습포, 경피신경 전기자극. 초음파 마사지 등의 물리치료와 소염진통제 및 근이완제를 투여하는 약물요법을 병행한다.

근육의 치료 후 근육의 기능이 정상화된 후에는 대부분의 통증이 없어지겠지만, 만약에 관절에 통증이 남아있는 경우가 있다면, 이때는 이미 진행과정을 지나서 관절피막의 파열, 관절면의 손상, 활액낭염 등 관절자체 내에 있는 병변을 의심하고 관절내 주사법이나 신경차단술 등의 대중요법을 고려해야 할 것이다.

결론

이제까지 알려진 추간관절증의 치료법은 관절 내부에 있는 병변이라는 고정관념 때문에 대증요법적인 관절차단법이 유일한 수단이었기에 만족스러운 치료효과는 볼 수 없었다.

저자의 진료경험과 연구결과 추간관절증이란 정지상태에 있는 관절 내부 병변보다는 관절주변 근육들의 지속적인 강직으로 관절 간격이 좁아지면서 관절 내부에 손상을 일으키는 일련의 과정임을 알 수 있었다.

추간관절증으로 생각되는 환자에서는 그 발병기전을 고려하여 관절 주위 근육의 강직을 풀어줌으로써 만족할 만한 제통효과를 볼 수 있었기에 문헌적 고찰과 함께 보고하는 바이다.

09 이상근(梨狀筋)증후군의 치험(治驗)

Abstract

Sciatic neuralgia has been considered as the symptom of herniated lumbar disk, but the disk disease is not the only disease of sciatic neuralgia. Sciatic neuralgia uncombined with herniation of disk is thoought to be a sign of myofascial syndrome of the piriformis muscle.

Local anesthetics injection into piriformis muscle is recommended for diagnostic and therapeutic method of sciatica without herniation lumbar disk.

서론

좌골신경통이란 좌골신경의 주행을 따라 둔부, 대퇴부와 하퇴부의 뒤쪽, 발목까지 당기고 아프며 이상감각을 수반하는 증세를 말한다. 그러나 추간판탈출(HNP)에 의하지 않는 좌골신경통의 존재를 인정받은 일은 일찍이 없었던 것으로 사료된다.

저자는 좌골신경의 주행도중 좌골절흔(sciatic notch)에서 이상근(piriformis m.)의 과도한 긴장으로 좌골신경이 압박받아서 나타나는 제증상이 추간판탈출에 의한 제반증상과 같기에 이를 순수좌골신경통이라 생각하고 좌골신경차단법에 준하여 이 근육의 유발점(trigger point)에 국소마취제를 주사해서 좋은 통증치료 효과를 경험했기에 문헌적 고찰과 함께 보고하는 바이다.

관찰대상

본원 통증치료실에 찾아온 환자 중 요추에 X선 소견에서 정상이거나, 이상 소견이 있더라도 요통보다는 좌골신경통으로 고통받는 환자로서 이학적 소견에서 Laesegue test에 양성이고 둔부에 심한 압통을 호소하는 사람을 대상으로 하였으며, 척수근조영술이나 척추단층촬영법 등으로 확인하지는 않았다. 대상자 13명 중 남자는 4명, 여자는 9명이었고, X선 소견상 추간판탈출증(HNP)의증 2명, 척추전방전위증(spondylolisthesis) 1명이었고, 10명은 정상 소견이었으며, 연령별로는 28세부터 73세까지 분포하였으며, 통증기간은 4개월부터 7년 범위였다.

해부학적 구조

좌골신경은 인체에서 가장 큰 신경으로서 제4,5요추 신경근과 제1, 2 및 3천골 신경근으로 이루어져있으며 골반강을 빠져나올 때의 크기는 1.5-2.0 cm의 폭과 0.3-0.9 cm의 두께를 가지고 있다. 둔부를 지나올 때에는 대회전자(greater trochanter)와 좌골조면(ischial tuberosity) 사이의 근육층으로 이루어진 tunnel을 타고 대퇴부로 내려온다. 좌골신경의 앞쪽으로는 쌍자근(gemelli m.), 내전자근(obturator Internus m.), 대퇴방형근(quadratus femoris m.)이 있고 뒤쪽으로는 이상근이 덮고 있으며 대둔근(glu-

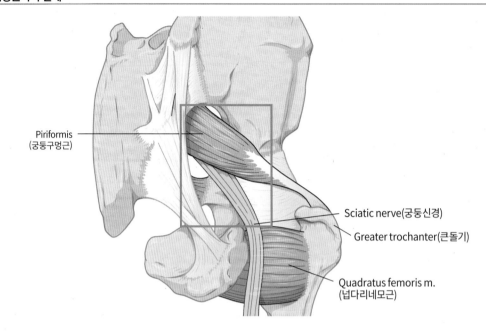

Piriformis
(궁둥구멍근)

Sciatic nerve(궁둥신경)

Greater trochanter(큰돌기)

Quadratus femoris m.
(넙다리네모근)

teus maximus m.)이 그 위층을 덮고 있다.

대퇴부로 내려올 때에는 대퇴이두근(biceps femoris m.)과 대퇴대내전근(adducter magnus m.) 사이를 타고 내려온다. 요천골신경총 중에서 제1, 2 및 3천골신경으로 이루어진 후 대퇴표피신경(posterior femoral cutaneous n.)이 좌골신경의 상부에서 분지되어 그 내측으로 이상근 밑을 통과하여 대퇴의 뒤쪽에 분포된다.

이상근은 고관절(hip joint)의 외회선근(external rotator m.)겸, 외전근(abductor m.)으로서 천골과 천장골관절(sacroiliac joint)의 내측에서 나와 대퇴골의 대회전자(greater trochanter)에 부착되는데 87.3%의 좌골신경이 이 근육의 바로 밑을 지나며, 12.2% 정도에서는 이 근육을 관통하고 0.5%에서는 이 근육의 위를 지나간다.

차단방법

환자를 측와위로 하여 환측 둔부를 위로 오게 하고 환측 다리를 구부리게 하였다. 촉진 상으로 대퇴골의 대회전자와 후상장골극(posterior superior iliac spine)을 확인한 다음 두 점을 연결하는 선을 긋는다. 이 선이 이상근의 주행과 비슷하며 이 근육의 상연에 근접한 선이 된다. 이 선의 중간점을 취하고 이 점에서 수직으로 선을 내려 그으면 이 수직선의 하방 1.5인치되는 점이 이상근의 하연(下椽)이며 좌골신경이 지나는 점으로 좌골신경차단의 좌표가 된다.

좌골신경의 차단을 피하기 위해서 이 수직선의 3/4인치 하방을 주사침 진입장소로 택하고 22 G 척추천자침으로 이 점에 수직으로 깊숙이 자입하고 서서히 바늘을 빼면서 0.25% bupivacaine 10 mL를 주사했다. 국소마취제의 주입 깊이는 대둔근의 두께에 따라 차이가 있겠으나 피부하방 5-6 cm 안팎의 깊이가 아니었나 생각된다.

치료성적

시술효과 판정을 주사 후 10분경에 자각증상으로 뒷다리가 당기고 아픈가의 여부와 이학적 소견으로 압통점의 유무와 Lasegue test를 이용했다. 즉시 효과는 100%가 만족할만한 결과를 얻었으며, 치료 효과면에서 13명은 1회 주사로 완전히 증상이 호전되었고 두 사람은 2회 주사, 한 사람은 3회 주사를 필요로 하였다.

증세로 봐서 추간판탈출이 의심되어 경막외 스테로이드 주입을 시행했으나 효과가 없어 상기한 방법의 시행으로 호전되었던 사례가 3건이었고, 좌골신경통 증세는 상기방법으로 호전되었고, 요통은 경막외강 주입방법으로 호전되었던 척추전방전위증(spondylolisthesis) 1예도 있었다.

고안

척추신경근의 자극 등으로 요통과 좌골신경통을 일으킬 수 있는 원인으로는 유착(adhesion), 척추관협착(spinal stenosis), 지주막염(arachnoiditis), 척추분리(spondylosis), 척추탈위증(spondylolisthesis), 척추종양(spinal tumor), 추간판증(Intervertevral disk) 등이 있으며, 그 중에서도 추간판증이 가장 많은 것으로 알려져 있으며, 이 추간판증도 변성(degeneration), 파열(rupture), 미끌림(slipping), 돌출(bulging), 탈출(herniation) 등의 여러 원인으로 신경에 염증을 일으켜서 통증을 유발시킨다.

척추관조영술상 추간판 탈출이 확인된 사람 중에서도 37% 정도는 요통을 모르고 지내는 수가 있다 하며, 또한 Lasegue test상 양성이었던 사람 중에서도 88.8%가 수술소견상 추간판탈출이 없었다는 보고도 있다.

좌골신경은 척추에서 나와서 이상근의 하부를 통과할 때까지는 거의 분지되지 않은 상태이기 때문에 추간판탈출에 의한 요통 및 좌골신경통과 이상근의 과긴장에 의한 좌골신경의 압박증상과는 요통의 유무를 빼고는 이학적 소견상 전혀 구별이 되지 않는다.

실제로 추간판탈출 등의 척추에 이상이 없이 좌골신경만의 자극증상으로 요통과 관계없이 둔부 및 대퇴부 이하 부위가 당기고 아픈 사람이 많이 있다. 많은 저자들은 좌골신경통의 원인을 척추 내에서만 찾다보니 좌골신경통은 추간판탈출증의 일부분으로만 취급되고 있을 뿐 다른 원인에 의한 좌골신경통의 존재를 규명하지 못하고 있는듯하다.

1953년 Liebre가 경막외강에 hydrocortisone을 주입한 이래 추간판탈출증과 그 유사한 증후근들의 보존적 치료법으로 국소마취제와 스테로이드를 미추, 요부경막외강, 척추지주막하강 및 신경근 등의 경로를 통해 주사하는 법이 보편화되어 왔다.

경막외강에 주입된 국소마취제는 통증의 악순환을 차단시켜주고 근육을 이완시키며 유착된 조직을 박리시켜 준다. 다량의 생리식염수, 국소마취제, 스테로이드 용액을 경막외강에 주입하면 hydrostatic pressure가 증가되어 유착을 박리시키고 해당 신경근을 마취시켜 통증을 없애주게 되는데 허리의 무통운동은 2차적으로 허리의 근육을 이완시켜 지속적으로 통증을 완화시켜주고, 스테로이드는 염증이 있는 신경근의 부종을 가라앉혀 준다.

　Carron과 Toomey는 요통과 좌골신경통 환자는 소염제를 투여하면서 2주간 안정가료를 시키다가 통증이 개선되지 않으면 경막외강에 스테로이드를 주입하는 것이 좋다고 했다. 지주막하강에 주입을 주장하는 사람도 있지만, 추간판에 의한 요통은 신경근의 압박이 경막외강에서 생겼으므로 경막외강에 주입이 더 합리적일 듯하다.

　Winnie 등은 경막외강이나 지주막하강에 스테로이드 주입으로 좌골신경통 환자의 80%에서 자각증상이 완전히 없어졌다는 획기적인 치료 효과를 보고하고 있는데, 이 환자는 진단과정에서 정신적인 통증과 교감신경성 통증만 배제했을 뿐, 관찰대상 20명 전부가 척추궁절제술을 받은 환자 7명을 포함한 추간판탈출증 환자였다는 점이다.

　추간판탈출이 없는 좌골신경통 환자에게도 Winnie등의 경막외강 스테로이드 주입법이 효과가 있을지 심히 의심스럽다. 저자는 X선 소견상 요추 4-5번 사이가 좁아있는 좌골신경통 환자에게 추간판탈출증을 의심하여 경막외강 스테로이드 주입을 실시했으나 전혀 치료효과가 없어 이상근에 국소 마취제를 주입함으로써 자각증상과 이학적 소견을 완전 해소시킨 경험이 있어 이것이 바로 이상근증후군이 아닌가 생각하게 되었다.

　Pace 등은 이상근(梨狀筋)의 근근막염(Myofasciitis)으로 골반, 꼬리뼈, 둔부 및 다리로 통증을 일으키는 질환을 이상근증후군(Piriformis syndrome)이 라고 보고한 바 있다. 그러나 저자는 이상근증후군은 좌골신경자체의 압박증세에다 좌골신경과 주행을 같이 해 온 후 대퇴표피신경, 상하둔근신경, 상하둔부동맥 등이 이상근에 의해 압박받아서 둔부와 대퇴후부에 나타난 통증이 합병된 것임을 알게 되었다. Good MG가 근육성좌골신경통(Muscular sciatica)라고 칭한 것도 이것이 아니었나 생각된다.

　이상근증후군은 주로 여성에게 많이 발생하며 성교통을 동반하는 수가 있다고 한다. 통증의 표현 자체가 복잡하고, 요추는 정상 활동범위이며 척추 이상에 의한 좌골 신경통이란 확증이 없고, Lasegue test가 양성인 것 외에는 객관적으로는 신경학적 소견이 없기 때문에 오로지 병명을 추측할 수만 있을 뿐 X선이나 병리검사 소견은 진단에 도움을 주지 못한다.

　이 증후군의 확실한 원인은 알 수 없고 보행 시 다리가 뒤틀린다던지, 무거운 것을 올릴 때 다리가 과도하게 외전(abduction)되거나 불편한 자세로 장시간 서 있는 등의 긴장과 손상이 고관절에 가해진 것이라고 생각될 뿐이다. 이학적 검사상 억제된 외전(resisted abduction)과 외회전(external rotation)시 대퇴부에 통증과 힘의 약화를 볼 수 있고, 항문을 통한 검사나 골반검사상에서 골반외측벽에 심한 압통점을 촉지할 수 있다.

　치료방법으로는 국소마취의 병소 내에 직접주사가 유일한 방법으로 알려져 있는데 vaginal route를 통해 압통점에 주사하는 방법과, 항문을 통해 촉지해서 압통점을 찾아 둔부와 좌골절흔(sciatic notch)를 통해서 근육 내 직접 주사하는 법이 추천되고 있는데, 저자는 좌골신경차단법을 응용해서 둔부에 주사하여 좋은 효과를 볼 수 있었기에 여기에 소개하는 바이다.

결론

1. 통상적으로 좌골신경통이란 추간판탈출증에 의한 신경증상이라고만 생각되어 왔는데 척추 질환에 의한 것은 좌골신경통의 원인의 전부는 아니라고 생각된다.
2. 척추에 이상이 없는 좌골신경통은 이상근(Piriformis m)의 근근막염에 의한 좌골신경의 압박증상으로 생각된다.
3. 요통이 없는 좌골신경통의 치료는 이상근에 국소마취제를 직접 주사해서 좋은 치료효과를 볼 수 있었다.

대한통증학회지: 제2권 제1호

10 대퇴신경통(大腿神經痛)에 관한 연구

서론

환자는 있는데 확실한 병명을 붙일 수 없는 수가 많다. 이러한 경우에 동양의학에선 음양오행간의 부조화로 풀이를 해왔었고, 현대의학에선 자율신경 또는 산-알칼리, 전해질 등의 부조화로 생각해 왔는지 모르겠다. 신경의 주행을 따라 통증, 이상감각. 근력의 약화 등이 있으면서도 객관적인 원인을 밝힐 수 없을 때 동서양의학을 막론하고 그 신경의 이름을 따서 신경통이라 불러 왔지만 신경통이 진단명이 될 수는 없다.

신경통이라 불리는 많은 증상들이 치료는 주로 침술, 물리치료, 진통제 등의 대증요법에 의존해왔고, 원인치료는 못했던 형편이었다. 서혜부와 대퇴부 앞쪽의 통증, 대퇴사두근의 근력약화, 무릎상부의 통증, 대퇴 앞쪽과 종아리 내측의 감각 감퇴 등이 있는 환자에게 현대의학은 아직까지 확실한 병명을 붙여주지 못하고 있다.

저자는 이상과 같은 증상을 가진 환자들을 대상으로 연구해 본 결과 이러한 증상은 대퇴신경통이라 명명하고 해부학적인 고찰을 통해서 그 원인과 치료법을 찾아보았다.

증상

대퇴신경의 주행을 따라 만성적인 통증, 근력의 약화, 이상감각 등 여러 가지 형태의 증상을 나타낸다. 특히 무릎과 고관절 주위의 서혜부 통증 때문에 관절내 병변을 의심케 하는 경우가 많다.

해부학적 고찰

1. 요부신경총(lumbar plexus)

요추 제1-3번 신경의 전지(ventral ramus)와 제4번 요추신경 전지의 대부분으로 이루어져 있다. 이 신경총은 요추의 횡돌기 앞쪽에 위치하며 **대요근(psoas major m.)**의 뒤쪽에 묻혀 있다. 7개의 신경으로 갈라지지만 이중에서도 대퇴신경(femoral n.)이 가장 굵고 길이도 길다.

2. 대퇴신경

요추 제2-4번 신경의 전지로 이루어져 있는데 뒤쪽에는 제3, 4, 5 요추의 횡돌기와 요부방형근(quadra-tus lumborum m.)이 위치하고 있으며, 골반강 쪽으로 내려와서는 장골근(iliacus m.)이 뒤쪽에 있다. 앞쪽에는 요추부에서부터 서혜부를 나올 때까지 대요근이 덥고 있다. 골반강안에서 운동신경분지를 내서 대요근과 장골근을 지배하고, 서혜부 인대 밖으로 나와서 관절신경분지, 운동신경분지, 지각신경분지로 갈라진다.

3. 대요근(psoas major m.)

요추 횡돌기 5개의 앞면과 척추체(body of vertebrae)의 옆쪽, 제12번 흉추에서부터 제5번 요추사이의 추간판 옆쪽에서 기시하여 대퇴골의 소회전자(lesser trochanter)에 부착된다. 요부신경총으로부터 제2-3번의 운동신경분지를 분포 받고 있다.

주 기능은 대퇴를 굴곡(flexion)시키는 일이지만, 직립자세에서 양쪽 동시 작용하면 하부요추를 굴곡시키거나 한쪽에서 작용하면 요추를 옆으로 굴곡시키기도 하고 고관절을 외회전(external rotation)하는데 보조적으로 작용하는 기능도 가지고 있다.

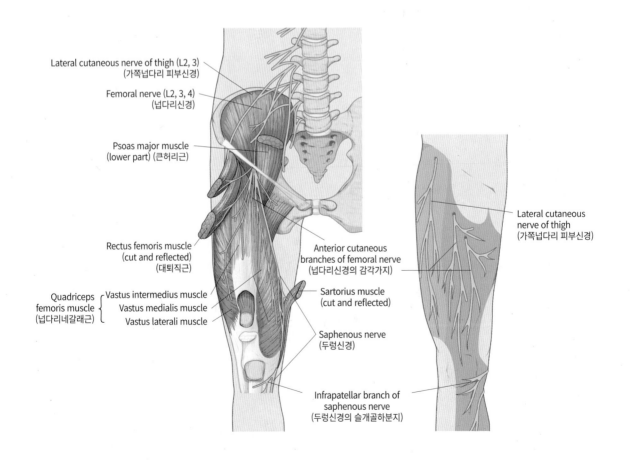

4. 장골근(iliacus m.)

장골와(腸骨窩; iliac fossa)의 상부 2/3, 장골능(iliac crest)의 내측 가장자리, 전방천장골인대(anterior sacroiliac ligament), 장요인대(iliolumbar ligament), 천골(sacrum)의 뒤쪽바닥에서 기시되어 대퇴골의 소회전자의 대요근건 외측에 부착된다. 대퇴신경으로부터 운동신경분지를 받고 있으며 기능은 대퇴부를 굴곡시키는 작용을 한다.

대퇴신경통의 병태생리

통증과 기능장애만 있을 뿐 객관적으로 보여줄 수 있는 형태학적 변화를 찾을 수 없다. 이론적으로는 요부신경총에 영향을 미칠 수 있는 질환들을 원인으로 열거할 수 있다. 척추강 내에 있는 것으로는 유방, 폐, 전립선등에서 척수로 전이된 악성종양, 경막외 농양, 경막외 종양, 경막내 종양, 수핵탈출증, 척추강협착증 등을 생각할 수 있다.

척추강 밖에서는 요부신경총 주위의 림프종(lymphoma), 전이성 복강내 종양, 비뇨생식기의 종양, 대요근의 농양들이 대퇴신경을 압박해서 일련의 증상들을 나타낼 수 있는데 이들을 총괄해서 Femoral Nerve Compartment Syndrome이라 부르고 있다. 이상의 질환들은 첨단영상검사법등으로 척추강내, 골반강내, 후복막강내에서 충분히 찾을 수 있다.

이러한 병변들이 신경을 침범해서 통증이 생겼을 때에는 치료는 그 원인병변에 초점을 맞추어야지 통증 자체에 두어서는 안 될 일이다. 양성질환이 그 원인일 경우에는 수술적 제거로 완치가 가능하지만 악성질환이 신경을 침범했을 때에는 근본치료가 불가능하기 때문에 통증을 격리시킬 목적으로 신경파괴제등을 이용해서 대요근구차단(psoas compartment block)을 시행한다.

그러나 임성적으로는 이상과 같은 원인질환을 갖고 있지 않은 대퇴신경통환자를 많이 볼 수 있다. 이러한 경우에 Travell 과 Simons 등은 장골근과 대요근에 생긴 통증유발점(trigger point) 때문에 생기는 통증이라 하여 Iliopsoas muscle syndrome이라는 병명을 붙였다.

유발점이 생긴 장골근과 대요근에 손상이 가해지거나, 지속적이고 비정상적인 스트레스가 가해지면 요천추를 따라 수직으로 내려가서 천장골관절(sacroiliac joint), 동측의 서혜부, 대퇴부 앞쪽의 최상부로 전이된 통증이 생긴다고 하며 치료는 유발점에 국소마취제 주사를 권하고 있다.

대다수의 근근막증후군(myofascial syndrome)이 그러하듯이 여기에서도 통증의 발생과 전달기전에 대한 설명이 없어 이 이론을 그대로 받아들이기에는 미흡한 점이 있다. 저자도 대요근에 유발점이 생기면 대퇴 쪽으로 통증을 일으킬 것이라는 의견에 공감은 하지만 여기엔 반드시 이론적인 뒷받침이 있어야 할 것으로 생각된다.

저자는 이러한 환자의 원인규명과 치료방법을 강구하기 위해 해부학적인 고찰을 해 본 결과 대퇴신경은 장골근과 대요근 사이를 지나는데 어떤 원인으로 대요근에 유발점이 형성되면 굳어진 대요근이 대퇴신경을 압박해서 신경통을 일으킨다는 결론을 얻었다. 대요근의 유발점 형성기전은 확실히 알 수 없지만 급성으로 대퇴신경통이 오는 경우를 보면 평소에 활동부족으로 약화된 상태에 있던 대요근이 갑작스럽게 무리한 운동(축구, 암벽등반, 발 높이 차올리기)으로 근손상을 입은 후에 근강직이 오는 것을 알 수 있다.

진단

본인의 자각증상 외에는 혈액검사나 영상검사장치로도 이상소견을 찾을 수 없다. 영상검사법으로 진단내릴 수 있는 질환들은 확진내리기 전에 척추강, 후복막강, 골반강, 고관절 및 무릎관절에서 완전히 배제되어야 한다. 이학적 검사상 억제된 대퇴굴곡(resisted hipflexion)시에 근력의 약화를 보이거나, 촉진 상에 대퇴사두근의 강직현상이나 전반적인 압통을 느낄 수 있다. 통증유발점의 진단은 밑바닥이 뼈로 되어 있으면 손가락으로 눌러서 촉지하고, 손가락 사이에 근육이 잡힐 정도면 손가락으로 집어서 촉지한다.

적외선 체열조영 진단장치를 이용하면 유발점이 잘 나타난다고 하지만, 피부온도가 올라간다는 보고도 있고, 떨어진다는 보고도 있어서 확실하지 않다. 표층에 있는 조직의 유발점과는 달리 심층에 있는 대요근의 유발점을 찾을 수 있을지는 의문이다. 대요근에 있는 통증유발점은 다음 두 곳에서 촉진으로 찾을 수 있다.

1. 대요근건(psoas tendon)이 대퇴골의 소회전자에 부착하는 지점의 바로 상부로서 서혜부 인대 부위에서 대퇴동맥 박동이 있는 점의 바로 외측.
2. 배꼽근처의 직복근(rectus abdominis m.)의 바로 외측연(lateral edge)의 복부를 깊숙이 내측으로 압박하면 대요근의 팽대부에서 압통점을 발견할 수 있다.

치료

대퇴부 이하에 있는 통증이지만 통증부위를 치료하지 않고 대요근에 있는 강직성 통증 유발점을 이완시켜서 대퇴신경의 압박을 풀어주는데 치료목표를 두고 있다. 일반적으로 유발점의 치료에는 stretch and spray법, 유발점주사법, ischemic compression techniques, 마사지, 심부열치료, TENS, biofeedback, 침술 등이 이용되고 있다.

그러나 대부분의 대요근이 후복막 뒤쪽에 있기 때문에 치료에 어려움이 있다. 저자는 치료법을 비침습법과 침습법으로 구분하고 보조적으로 비스테로이드성 소염제와 근이완제를 투여하도록 했다. 편의상 구분은 했지만 실제로는 두 가지를 병용하는 것이 좋고, 유발점의 특성상 단 일회 요법으로 즉효나 완치를 기대하기는 어렵다.

1. 비침습법(noninvasive method)
통증유발점에 통상적인 물리요법과 I.R. Laser를 조사한다.

가. 서혜부접근법(inguinal approach): 대퇴삼각지(femoral triangle)에서 서혜부인대 부위의 대퇴동맥 박동점과 인접해 있는 대요근과 장골근의 압통점을 치료한다.

나. 복부접근법(paraumbilical approach): 배꼽 옆에 있는 직복근(rectus abdominis m.)의 바깥쪽 가장자리에서 안쪽후방으로 압박하면서 대요근에 있는 강직성 압통점에 심부열치료, 마사지, 레이저 조사

등으로 치료한다.

2. 침습법(invasive method)

비침습법으로 치료해서 증상의 완화가 없다고 판단 될 때에는 직접 대요근 내에 약물을 주입해서 근육의 이완을 도모한다.

가. 서혜부 접근법(inguinal approach): 환측의 서혜부 인대근처에 있는 대요근의 압통점에 25 gauze 주사침을 후-상방으로 찔러 넣고 0.5% lidocaine을 5 mL 정도 주입한다. 대퇴신경차단이 아니므로 대퇴신경을 직접 자극할 필요가 없고, 대퇴동맥이나 정맥에 주사침이 들어가지 않도록 주의해야 한다(차후에 알게 된 사실이지만 대퇴신경통은 대요근 단독으로 일으키는 것이 아니고 대요근과 장골근사이에서 일어나는 것임을 알게 되었다. 서혜부접근법을 시술할 때에는 전상장골극(ASIS)의 내측 하방에서 장골근에 주사하는 것이 더 효과적이라는 것을 알게 되었다.).

나. 척추측방접근법(paravertebral approach): 대요근의 중간높이에 해당하고 가장 두꺼운 근육팽대부(muscle belly)에 해당하는 요추 제3-4번 사이의 요추측방에서 접근해서 근육 내에 주사하는 법이다. 대요근구차단(psoas compartment block)의 접근법과 비슷하나 대요근에 직접 주사하기 때문에 더 깊게 찔러야 하지만 안전범위(safety margin)는 훨씬 넓다.

환측을 아래로 하는 측와위 자세에서 요추 제3-4번 사이의 정중앙에서 측방으로 5-6 cm 떨어진 곳에 22 gauze 끝이 약간 무딘 척추천자 침으로 약 5도 정도 내측방향으로 약 6-7 cm 깊이로 자입하면 대요근의 중심부쯤에 이르게 된다. 혈액의 흡인유무를 확인하고 0.5% lidocaine 20 mL를 주입한다.

비침습법 치료를 했을 때 일주일 이내에 증세의 호전을 보이기 시작하면 양호한 치료효과를 기대할 수 있다. 침습법의 경우에 진단이 확실하고 주사침의 위치만 정확하면 수 분 내에 모든 증상이 소실되고 편안함을 느끼게 된다.

유발점의 성격상 다시 근 강직을 초래하는 경우가 많기 때문에 증상이 소실되었다고 해서 완치를 기대해서는 안 된다. 건강한 근육에 급성 과긴장이나 강직이 생긴 경우에는 치료에 대한 반응이 빨라, 단 1회 요법으로 완치가 될 수 있다.

그러나 근육이 만성 또는 반복성 손상을 입은 후에 섬유성 band나 nodule이 형성되어 있는 경우에는 치료에 대한 반응도 느리다. 6-12개월된 만성유발점의 경우에는 1주일 간격으로 주사하면서 근육을 stretching시켜주기 위한 보조적 치료를 6주 이상 계속해 주어야 한다는 보고를 유념해 둘 필요가 있다. 침습법 치료 시 일시적인 부작용으로 국소마취제가 확산되면서 요부신경총이나 대퇴신경을 침범해서 대퇴사두근의 약화나 감각의 둔화현상을 보이는 수도 있다.

결론

객관적인 검사소견이 전혀 없이 대퇴신경의 주행 상에 통증, 근력의 약화, 감각감퇴등의 자각증상만 있을 때 이를 대퇴신경통이라 명명하고, 해부학적인 고찰을 통해서 그 원인과 치료법을 찾아보았다. 대퇴신경통의 대부분은 통증유발점을 가진 대요근이 대퇴신경을 압박해서 나타내는 증상들임을 알 수 있었다. 대요근에 있는 강직성 통증유발점을 이완시켜줌으로써 이러한 증상들을 해결할 수 있었기에 문헌적 고찰을 거쳐 대퇴신경통의 새로운 치료법으로 소개하는 바이다.

대한통증학회지: 제6권 제2호 1993

11 이상근증후군(梨狀筋症候群)에 관한 연구

서론

이상근증후군에 관해서는 1989년 저자에 의해서 대한통증학회지에 13예의 치료경험 보고가 있은 후 국내에서도 증례보고가 4차례 있었다. 저자는 1995년 한 해 동안 요하지통을 주소로 여의도 통증클리닉을 내원했던 환자 중에서 이상근증후군으로 진단받은 89명의 병상기록을 검토하여 본 바 지금까지 이 증후군의 특징으로 생각되어 왔던 개념과 다른 것을 발견하였기에 저자의 치료성적과 견해를 문헌적 고찰과 함께 보고하는 바이다.

■ 좌골신경과 이상근과의 관계

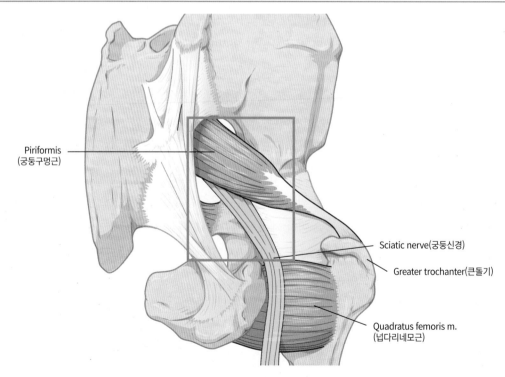

Piriformis
(궁둥구멍근)

Sciatic nerve(궁둥신경)

Greater trochanter(큰돌기)

Quadratus femoris m.
(넙다리네모근)

연구 대상 및 방법

1. 대상

1995년 1월부터 12월까지 1년 동안 여의도 통증클리닉에서 이상근증후군으로 진단받고 치료받은 환자 89명을 대상으로 하였다.

성별비율은 남성이 56명(63%), 여성이 33명(37%)으로 남성이 많았다. 연령별 분포는 20대에서부터 90대에 걸쳐 광범위 했지만 30-40대가 44명으로 약 절반을 차지했다. 주증상은 좌골신경통이 77명이었고 그중에 44명이 둔부통을 동반했고, 12명만이 좌골신경통 없이 둔부통만을 가지고 있었다.

동반증상으로 39명이 요통을 가지고 있었으나 이 요통은 이상근과는 관계없는 척추기립근의 긴장성 통증으로 확인되었다. 4명의 여성이 성교통(dyspareunia)을, 5명의 여성이 불쾌감 정도를 경험했다. 병력은 1개월 미만부터 15년 이상 된 환자까지 있었는데 과반수에 해당하는 45명이 1개월 이내의 환자였다.

2. 진단

병력청취와 이학적 검사 외에 객관적 검사법으로는 진단에 전혀 도움이 되지 못하였다. 둔부 및 하지에 통증이 있으나 둔근신경(gluteal nerve)과 좌골신경의 분포지역에 통증, 저림, 당김, 이상감각 등이 있을 뿐 특정 신경근의 압박증상은 없었다.

하지거상검사(SLR test)상에서 60명이 제한을 보이긴 했지만 이 증후군의 특징적인 소견은 아니라고 생각되었다. MRI 검사등으로 요추, 천추에서 신경근을 압박할 수 있는 추간판탈출증, 척추관 협착증, 척추전방전위증 등은 반드시 배제되어야 오진을 막을 수 있다. 이학적 검사로 엄지손가락으로 둔부를 촉진하여 이상근에서 압통과 근 강직을 확인하되 성교통이 심했던 부인환자 4명만 부인과적인 접근(vaginal approach)을 통해 질벽에 있는 이상근에서 압통점을 확인했다.

3. 치료

침습적 치료는 이상근 내에 직접 약물을 주사하였고 비침습법으로는 심부열치료(극초단파, 초음파 치료), I.R. Laser 조사, 심부마사지 등을 행하고 고관절을 굴곡시킨 상태에서 수동적인 내전과 내회전을 반복시켜 이상근의 신장을 도모했다. 보조적인 약물요법으로 비스테로이드성 소염제(NSAIDS)와 근육이완제를 투여했다.

이상근내 주사시에는 환자를 측와위로 하여 환측둔부를 위로 오게 하거나 엎드린 자세를 취하게 한다. 촉진상으로 대퇴골의 대회전자(greater trochanter)와 후상장골극(posterior superior iliac spine)을 확인한 다음 두 점을 연결하는 선을 긋는다. 이 선이 이상근의 주행과 비슷하며 이상근의 상연(upper margin)에 근접한 선이 된다.

이 선의 중간점을 취하고 이 점에서 수직으로 선을 내려 하방 1.5인치되는 점이 이상근의 하연이며 좌골신경이 지나는 점으로 좌골신경차단의 좌표가 되는 곳이다. 좌골신경의 차단을 피하기 위해서 이 수직선의 3/4인치 하방을 주사침의 천자장소로 택하고 22 G 척추천자침으로 이 점에 수직으로 천자해서 둔근을 관

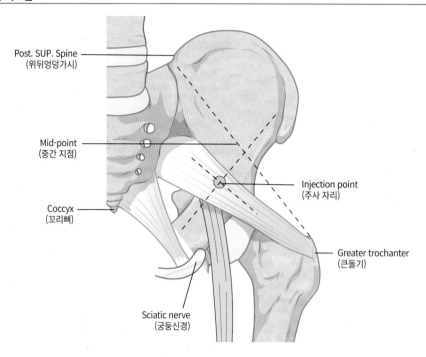

통한 후 이상근의 근막을 천자한 느낌을 확인한 후 국소마취제와 스테로이드 혼합액 10 mL를 주입했다.

피부의 지방층, 대둔근의 두께에 따라 차이가 있겠으나 대개 피부하방 5-6 cm의 깊이가 된다. 44명에서는 침습법과 비침습법을 병행했고, 45명은 비침습법만으로 치료했다.

4. 치료성적

침습법을 시행한 경우의 치료효과 판정은 시술 10분 후에 자각증상으로 둔부와 뒷다리가 당기고 아픈가의 여부 및 압통점의 유무 등으로 확인했다. 주사 후의 즉시 효과는 전체에서 만족감을 나타냈지만 근육질환의 성격상 단 1회요법으로 완치효과를 기대할 수는 없는 일이고 지속적인 비침습법의 도움으로 근육의 이완을 도모해야 했다. 침습법 치료는 40명이 1회만 받았고 4명이 2회의 시술을 받았다. 침습법 치료를 병행했을 때는 약 40% 가량이 1주일 이상 치료받았지만 비침습법만은 했을 때는 80% 정도가 1주일 내지 3주일까지 치료받았다.

고찰

이상근증후군이란 이상근에 생긴 근긴장이나 비대로 인해 둔근신경이나 좌골신경들이 압박받아 그들이 분포되고 있는 둔부와 하지부위에 통증, 저림, 당김, 이상감각 등을 초래하는 질환으로서 1947년 Robinson에 의해 명명되었다.

이상근은 천골의 앞쪽과 천장관절(sacroiliac joint)의 앞쪽에서 기시하여 대좌골공(greater sciatic foramen)을 지나 대퇴골의 대회전자의 상단내측에 부착되는 피라밋 모양의 골격근으로서 천추 제1, 제2신경근으로부터 운동신경의 분포를 받는다. 고관절이 신전상태에 있을 때는 대퇴를 외회전시키고, 고관절이 90도 정도 굴곡상태에 있을 때는 대퇴를 외전시키는 기능을 가지고 있다.

좌골신경은 인체에서 가장 큰 신경으로서 요추 제4, 5번과 천추 제1, 2, 3번 신경근으로 이루어져 있으며 대회전자와 좌골조면(ischial tuberosity)사이에 있는 근육층으로 이루어진 터널을 타고 둔부를 지나 대퇴부로 내려온다. 둔부에서 좌골신경의 앞쪽에는 쌍자근(gemelli m.), 내전자근(obturator internus m.), 대퇴방형근(quadratus femoris m.)이 있고, 뒤쪽에는 이상근이 덮고 있다. 좌골신경과 이상근의 관계는 보고자에 따라 약간의 차이는 있으나 거의 대동소이 하다.

좌골신경의 85-87.3%가 분지되지 않은 상태로 이상근의 밑을 통과하며, 10% 정도는 비골신경(peroneal n.)부분과 경골신경(tibial n.) 부분으로 분지되어 비골신경부분만 이상근을 관통하고, 2-3%는 분지되어 이상근의 상하로 지나고, 약 0.5% 정도는 이 근육 위로 지나고, 1% 정도는 분지되지 않은 상태로 근육을 관통한다.

이러한 해부학적 관계 때문에 이상근의 과긴장이나 비대 등으로 인해 둔부나 하지로 가는 신경들이 대좌골공 부위에서 압박되어 이신경의 분포지역에 제반 신경증상을 일으킨다.

이상근에 강직성 유발점이 생기는 원인에 대해 Pace와 Nagle은 1976년 45예의 치료경험 보고를 통해서 약 반수의 경우 외상과 관계있다고 했고, 6:1 정도로 여성에게 많이 발생한다고 보고했다. 치료법으로는 근팽대부의 과민 반응점에 직접 주사하는 법을 제시했다.

이 발표 이후 Mullin 등과 국내보고자들 모두가 이 발생 비율을 확정적인 수치로 인용하고 있다. 본 연구대상자 89명 중에는 남성이 56명으로 63%를 차지하여 오히려 여성보다 많았다. 이 결과는 여의도 통증클리닉의 지역적 여건을 감안하더라도 6배 정도 여성에게 발생률이 높다는 성별 발생비율에 대한 개념은 충분히 재고할 필요가 있다고 생각된다.

본 연구에서는 확실한 원인을 거의 찾을 수 없었으며 장시간 앉아 있었거나 운전했던지 불편한 자세로 장시간 작업을 했다는 막연한 과거력은 간혹 볼 수 있었다. 그러나 통증유발점은 환자가 자각증상을 느낄 당시에 생긴 것이 아니고 이미 오래전에 장시간에 걸친 근육의 반복손상에 의해 형성된 것이라 사료되므로 발병의 직접 원인이나 시기는 알 수 없었다.

1928년 Yeoman이 천장관절의 관절염이 이상근과 근막에 염증반응을 일으켜 좌골신경통을 유발할 수 있다고 발표하였다. Mullin 등도 천장관절염을 이상근증후군의 중요한 원인의 하나로 받아들이고 있다. 그러나 저자들은 이상근의 팽대부에 생긴 강직성 유발점이 장기간 근긴장 상태를 지속함으로 인해 근육의 기시부위의 골막이나 관절피막들을 자극해서 염증반응을 일으킬 수 있을 것으로 보며 천장관절염은 이상근증후군의 원인이 아닐 것으로 생각된다.

Freiberg는 수술로서 이상근증후군을 치료하면서 12예의 이상근을 수술한 결과 이상근염(piriformitis)같은 염증반응을 보인 경우는 1예도 없었다고 한다. 요통은 이상근증후군의 당연한 증상으로 간주하고 있는데 순수한 이상근증후군이란 이상근에 의한 둔근신경과 좌골신경의 압박증상으로서, 하요부에 통증이 있는 것이 아니라고 사료되며 이 점에 대해선 Hallin도 지적한 바 있다.

본 연구에서 89명 중 요통이 동반되었던 39명은 모두 이상근과는 관련이 없는 척추기립근의 긴장성 통증으로서 26명은 최장근에, 8명은 최장근과 장늑근(iliocostalis lumborum m.)에, 5명은 장늑근에 통증 유발점이 있었던 것으로 확인되어 각각 해당근육의 치료로 완치효과를 볼 수 있었다.

이학적 검사법으로 누운 자세에서 대퇴부를 내회전시켜 이상근을 신장시켜 둔부통을 유발시키는 법 (Freiberg's Maneuver)이나, 앉은 자세에서 억제된 대퇴외전으로 이상근을 긴장시켜 통증을 유발시키는 법(Pace's Maneuver)등이 소개는 되어 있으나 진단적 효용성은 별로 높지 않았다.

저자가 관찰한 결과, 이상근증후군이 심한 환자의 경우엔 똑바로 누운 자세로 있을 때 양쪽 발끝의 방향을 보면 환측의 대퇴부의 외회전으로 환측 발끝이 외측을 향하고 있는 것을 보게 되는 수도 있었다.

Friberg's Maneuver는 진단적 가치보다는 운동요법적인 효과가 컸는데 고관절을 굴곡시킨 상태에서 수동적으로 내전, 내회전을 반복시켜 주면 이상근에 신장(stretching)효과를 주어 신경압박증상을 감소시킬 수 있었다. 이상근을 촉진할 때 항문을 통해서 직장 옆에서 압통점을 찾거나 여성의 경우엔 질벽에서 찾는 법도 있다.

저자들은 환자가 꺼리는 점이나 부인과적인 접근이 곤란한 미혼여성들을 고려하여 둔부 접근법을 택했다. 이상근증후군 환자에서 하지직거상 검사나 Lasegue's sign 등에 양성반응이 나타나는 수가 있다고 하는데, 이것은 추간판탈출 때처럼 경막자극증상(dural irritation sign)으로 나타나는 것이 아니고 자극 흥분된 좌골신경의 지배를 받고 있는 하지근육중의 Hamstring m.(슬굴곡근) 등의 긴장성 증가로 인한 운동제한이었다고 사료된다.

감별해야 할 질환으로 추간판탈출증, 척추관협착증, 척추전방전위증 등이 있는데 대부분의 환자는 척추 디스크라는 진단하에 요추부위에 물리치료를 받았던 경력을 가지고 있었다. MRI나 CT검사상의 false positive finding에 따라 5명은 척추수술을 권유받은 바 있고 2명은 수술까지 받고도 효과를 보지 못했다. 가장 확실한 감별진단은 의심이 되는 이상근에 진단적 주사법을 해보면 진단 겸 치료효과를 볼 수 있다.

치료법으로는 이상근 내에 직접 주사하는 법과 경막외 미추차단법이 소개되고 있으며, 이상근에 주사하는 법도 둔부로 접근하는 법과 질내로 접근하는 법이 있으나 부인과 진료기관이 아닌 의료기관에서는 둔부를 경유하는 것이 유리하다. 국내에서도 직접 주사법과 미추차단법이 보고되었다.

1980년부터 1989년까지 10년 동안 12명의 치료를 경험한 Mullin 등에 의해 미추강내 스테로이드와 국소마취제를 투여하여 이상근증후군을 치료했다는 보고가 있은 후 국내에서도 치험 보고가 있었다.

미추차단의 효과에 대해 Mullin등은 미추강내 주입된 약물들이 dural sleeve를 타고 좌골신경의 상단에까지 퍼져 좌골신경의 자극을 풀어주고 이상근으로 가는 신경을 차단해서 이상근의 강직과 근육의 허혈성통증을 없앤다고 했다. 또한 이상근에 직접 주사하는 법은 환자에게 심한 통증을 주고 좌골신경에 손상을 줄 위험이 있기 때문에 미추차단법을 시행한다고 했다.

저자는 이들의 미추차단에 대한 논리에서 두 가지의 모순을 발견할 수 있었다.

첫째로 이상근증후군이란 이상근에 있는 강직성 근육질환에 의해 좌골신경이 압박되어 생긴 통증들이고, 통증유발점이란 골격근섬유 자체에 생긴 병변이지 여기에 분포된 운동신경의 흥분에 의한 단순 근긴장이 아닌 것이다.

근섬유를 직접 치료해서 근이완을 도모하지 않고 운동신경 차단으로 이상근증후군을 치료할 수 있으리라는 발상은 기본개념상의 착각에서 나온 것이라 생각된다. 미추강내 약물투여로 좌골신경 차단효과를 기대했다면 그 대상은 척추강 내에 생긴 염증, 부종, 유착, 추간판탈출, 척추관협착 등에 의한 좌골신경통이었지 결코 여기에 논의되고 있는 이상근증후군은 아니었을 것이다.

둘째는 근육에 직접 주사하는 법이 환자에게 통증을 주고 좌골신경에 손상을 줄 위험이 있다는 이야기다. 저자는 44명에게 주사요법을 시술했던 결과 신경손상이나 신경차단의 염려는 전혀 없었고 둔부에 근육주사하는 이상의 통증이나 불편감도 없었다. 오히려 미추강차단시에 해부학적 변형이 개인차가 심하고 천골열공(sacral hiatus)을 촉지하기 힘든 경우도 있고 천골인대를 관통해서 미추강 천자시 골막이나 인대에 손상으로 심한 통증이 있을 수 있다.

천자침에 의한 미추강내 혈관 손상이나 국소 마취제의 흡수로 인한 전신적인 독작용까지 있을 수도 있다. 척추강내에서 신경근 자극에 의한 유사증후군이었다면 모르되 순수한 이상근증후군은 미추강차단법에 효과가 없을 것으로 판단된다.

이상근증후군은 이상근 자체의 병변으로 인해 생기는 둔부통과 좌골신경통으로서 여의도 통증클리닉에서는 1995년 1월부터 12월까지 89예를 치료하였다. 그 결과 이상근증후군의 치료법으로는 이상근의 유발점에 직접 약물 주입하는 것이 효과적인 방법이라는 결론을 문헌적 고찰을 통해 보고하는 바이다.

대한통증학회지: 제9권 제1호 1996

12 가성위장통(pseudo-gastric pain; 기능성위장장애)에 관한 연구

Abstract

Even in the absence of any specific abnormal pathologic findings of gastrointestinal tract, many patients still suffer from: fullness, anorexia, and post-prandial abdominal pain.

As these symptoms are similar to visceral originated pain, many physicians focus on the discovery of pathologic abnormality of the gastrointestinal tract. At YOIDO PAIN CLINIC, after diagnosing myofascial pain syndrome, we treated 64 patients by trigger point injection and physical therapy on abdominal muscle, from June 1993 to April 1995. Most patients'conditions improved after these treatments.

서론

통증 환자 중에는 병리해부적인 소견을 가진 환자보다 기능적인 장애에 의한 통증 환자가 진단과 치료에 어려움이 더 많다. 만성적인 위장장애로 고통받는 환자 중에는 최첨단의 진단장비로도 확실한 원인 규명을 못한 상태에서 흔히 만성 위염 또는 신경성위장병정도로 진단받고 그 병소는 위장관(G-I tract)내에 있는 것으로만 간주되어왔다. 위장통(胃腸痛; gastric pain)을 주소로 여의도 통증클리닉에서 진료 받은 환자들을 대상으로 연구해본 결과 상당수에서 원인이 위장 내에 있지 않고 복벽(abdominal wall)의 근육에 있음을 알 수 있었다. 복벽근(腹壁筋)에 의한 위장장애 등을 가성(假性)위장통이라 칭하고 문헌적 고찰과 함께 보고하고자한다.

대상 및 방법

1) 연구대상

1993년 6월부터 1995년 5월까지 24개월 동안 위 장관 증상을 주소로 여의도통증클리닉에서 진료 받은 64명의 환자를 대상으로 하였다.

남자가 64%를 차지하고, 40대 남자가 25%를 차지하고 있었지만 이 수치는 발병율과는 관계가 있다고 사료되지는 않았다. 발병기간은 24시간 이내의 급성환자도 있었지만 20년 이상 된 만성 환자까지 그 기간의 폭이 넓었다. 발병원인은 모두가 미상이었고, 만성 환자의 경우에는 자의반 타의반으로 신경성위장병이나 만성위장염이라는 진단명을 가지고 있었다.

주 증상은 식후상 복부 통증과, 팽만감, 소화불량, 구역, 구토, 식욕부진이었고. 식후의 복통 때문에 대부분의 환자들이 식사량이 극도로 감소되어 있어 자연적으로 소식가가 되어있고 만성 환자의 경우에는 영양실조가 있어 보일 정도로 거의 야위어 있었다.

대부분의 대상자가 위내시경이나 위 투시검사는 받지 않고 의료기관이나 약국 등으로부터 투약만 받아

왔고 위 투시검사를 받았다는 3명은 의미 있는 소견을 발견하지 못했고, 위내시경 검사받은 6명 중 3명은 정상소견을 다른 3명은 위장염이라는 진단을 받았다.

2) 진단

자세한 병력 청취와 위장관조영술, 위내시경 검사로 위궤양이나 종양 등이 없음을 확인하고 촉진으로 복벽근육에서 통증유발점(trigger point)을 찾는 외에 다른 진단 방법이 없다. 환자를 똑바로 눕혀놓고 복부를 촉진해서 상복부에서 압통을 발견하고 그 원인이 복강(腹腔) 내에 있는지 복벽에 있는 것인지를 구별하기위해 좀 더 면밀히 관찰해보면 우측 복직근(rectus abdominis m.)의 상부에 근강직성 유발점을 찾을 수 있게 된다.

3) 치료방법

모든 근육의 통증유발점의 치료법과 같다. 압통이 있는 우측 상부 복직근에 probe를 통해서 저에너지 IR. laser를 매 접촉 점당 **6 joule** 이상의 에너지기 조사되도록 수십 차례 옮겨가면서 골고루 조사한 후, 물리치료실에서 온열치료, 초음파치료, 경피전기자극치료, 마사지등을 시행하고 소염제와 근이완제를 투여했다.

보조요법으로 복식호흡이나 척추신전운동을 통한 복근의 스트레칭을 권유했다. 3회의 치료 후에도 현저한 증상완화가 되지 않은 8명의 환자는 만성유발점으로 단정하고 유발점주사법을 시행했다. 길이 2.5 cm 되는 25 G 주사침으로 복직근의 네 군데에 스테로이드를 혼합한 0.5% 리도카인을 2 mL씩을 주사하였다.

결과

과반수의 환자가 투약받기 전에 단 1회의 물리치료와 레이저치료만 받고서도 현저한 증상의 개선효과를 느끼게 되고, 대다수의 환자가 3회 치료 후에는 VAS 개선율 75% 이상의 효과를 볼 수 있었다. 그러나 유발점의 성격상 활동성 유발점이 잠복성으로 변하면 증상만 쉽게 개선될 수 있기 때문에 근본적인 치료를 위해서는 장기간의 치료를 권유했으나 2주일 이상 치료에 응하는 사람은 없었다.

추적조사를 위해 병력 20년 이상 된 환자(40세의 여자)를 2주일간 치료하고 증상이 완전개선 된 후에 위내시경검사를 의뢰하였더니 위장염이라는 진단을 받았고, 병력 10년 된 환자(44세의 남자)의 경우에는 십이지장 궤양이라는 진단을 받았다.

고찰

복강 내에 질병이 있을 때에는 내장 자체에 생기는 진성 내장통(visceral pain)과 복벽으로부터 생기는 체벽통(parietal pain)의 두 가지가 있을 수 있다. 진성 내장통은 질병의 초기에 나타나는데, 모호하고 위치가 확실치 않으며 둔감한 것이 특징이고 심할 때에는 구역, 구토, 발한, 혈압하강 및 서맥(徐脈)까지 동반된다.

위장이나 십이지장 질환에 의한 내장통은 배꼽 상부의 중앙부위에 느끼게 되는데, 통증대신에 위 포만감, 무거움, 압박감, 죄임, 질식감 같은 불쾌감을 느끼기도 한다.

벽측복막(parietal peritoneum)에 환부가 있을 때에는 체벽통증이 생기는데 흔히 날카롭고 찌르는 것 같은 통증으로 표현되며 국소적 통증으로 나타나는 수도 있다. 내장통이나 체벽통증은 흔히 반사성 골격근 강직, 압통, 통각과민, 및 교감신경항진 등을 동반한다.

내장을 통증 없이 조작하거나 칼로 자를 수는 있지만 스트레칭을 시키거나 풍선처럼 팽창시키면 심한 통증을 일으킬 수 있음을 Kast와 Meltzer가 입증했는데, 내장에 통증을 일으킬 수 있는 자극을 Hurst가 **Adequate stimuli**란 말로 표현했으며 다음과 같은 경우이다.

1. 장관(腸管)내 평활(smooth m.)근의 연축
2. 위장관이나 비뇨생식관의 등척성(等尺性; isometric) 수축
3. 내장기관의 갑작스럽고 비정상적인 확장, 신장, 파열
4. 간, 비장 같은 장기피막의 갑작스런 신장
5. 갑작스럽게 발생된 허혈증(虛血症)
6. 장관피막의 염증
7. 염증성 장관점막에 가해진 화학적, 기계적 자극
8. 장간막(腸間膜), 인대, 혈관 등의 견인, 압박, 뒤틀림
9. 장관의 괴사

연관통(referred pain)이란 통증이 원인이 되는 장소에 있지 않고, 원인 장소에 인접해 있거나 멀리 떨어져 있는 통증을 말하며 흔히 통각과민증, 반사적 근육강직, 심부압통과 자율신경항진 등을 동반하게 된다.

심부체성기관이나 내장에 질환이 있을 시에는 같은 척수분절의 지배를 받고 있는 피부분절 부위에 흔히 이차적인 통각과민을 일으킨다. 이러한 질환이 있을 때 근강직이나 긴장도 중요한 임상증상중의 하나가 되는데 여기에 관여되는 근육의 범위는 병소가 있는 조직이나 내장에 분포되는 신경분절과 일치하기도 하지만 유해자극의 강도에 따라 영향을 받기도 한다.

어떠한 질병에 의해 연관통을 일으킬 때에는 반사적 근긴장 또한 경미하고 그 범위는 질환이 있는 내장이나 체성조직에 분포되는 척수분절에 한정된다. 강하고 지속적인 유해자극은 관련통의 범위뿐만 아니라 근긴장하는 범위와 그 기간까지 영향을 미친다.

내장질환이 있는 환자의 연관통이 있는 부위에 국소마취제를 주사해서 통증이 해소되고 동반된 통각과민증이나 근강직이 사라진다고 보고한 사람들이 있는가 하면 통증이 감소하지 않는다고 보고한 사람도 있다.

이러한 두 견해 차이에 대해 Theobald는 자극의 강도에 따른 차이라 했고, Hardy들은 통각과민증의 유무와 관련이 있다고 했는데, 통각과민증이 없으면 근본 유해자극이 동일 분절이나 인접해있는 분절로 퍼지는 중추효과(central effect)에 의해 연관통이 있는 부위에 국소마취를 해주어도 통증의 강도를 감소시키지 못한다고 한다.

복직근은 위쪽으로는 제5-7번 늑골의 연골에 부착되며, 아래쪽으로는 치골능(pubic crest)에 따라 부

착되어 제7-9늑골신경의 지배를 주로 받고, 그 기능은 요추를 굴곡시키고 복벽을 긴장시켜서 복강내압을 올려준다.

복벽근에 통증유발점이 있으면 내장반응(somato-visceral response)과 체성반응(viscero-somatic response)을 모두 나타낼 수 있다고 하는데, 이 유발점에 의한 연관통은 주로 복부의 같은 편에 나타나고 때로는 등쪽에 나타나기도 한다고 한다.

유발점이 복직근중에서 검상연골근처에 있을 때에는 복부팽만감, 속쓰림, 소화불량, 구역, 구토 등의 내장반응이 나타난다고 하는데, Travell 등의 경험으로는 좌측 상복근에 유발점이 있을 때 상복부 장애가 더 많았다고 한다. 복벽근에 잠복성유발점이 있다가 내장반응에 의해서 활성화되면 정서적 스트레스, 직업적 긴장, 자세불량, 과도한 육체적 운동에 의해 지속화된다.

Melniick는 복벽에 유발점이 있는 환자 56명의 관찰에서 71%가 통증을 , 25%가 압박감과 팽창감을 11%에서 각각 속쓰림과 구역을, 4%에서 설사가 있었음을 보고했다. Long은 전복벽증후군(anterior abdominal wall syndrome)과 내장질환을 구분했는데, 전복벽증후군에서는 음식물의 섭취나 배설에 관계없이 움직임에 따라 영향 받는 비교적 지속적인 통증이 있다고 했다.

복벽근에 강직성 유발점이 있으면 복강용적을 감소시키고 복압을 높이게 되는데 이 상태에서 음식물이 위장내로 들어가면 위 내용물에 의한 위장내압의 상승과 복벽근이 압박하는 이중효과로 위장이 늘어나지 못하고 허혈증을 초래한다.

때문에 제한된 용량이상의 음식물이 위내로 들어오는 자체가 유해자극이 되어 교감신경의 구심성 섬유의 자극으로 위장통을 일으키게 되고, 유문부 괄약근(pyloric sphincter)의 긴장으로 위 내용물이 체류(滯留)되고, 위벽이 충분히 팽창하지 못함으로 인해 위산분비가 감소하는 등 각종 내장반응을 일으킨다.

음식물을 섭취해서 위장의 용적이 늘어나면 반대로 복벽의 유발점을 자극 활성화시켜 체성반응으로 복벽에서 통증을 느끼는 것이지 위장질환이 유발점을 활성화시키는 것 같지는 않다. 일단 활성화된 유발점은 여러 가지 여건에 의해 지속화되어 더욱더 복강내압을 올려 내장반응을 악화시킨다. 만성유발점은 근육을 위축시키고 탄력을 떨어뜨려 복강용적을 점점 더 감소시키고 따라서 위장의 용량이 감소된다.

이러한 상황에서 환자가 느끼는 통증은 진성내장통과 복벽의 체성통증의 두 가지가 될 것이다. 복직근의 유발점에 의한 연관통이 등 쪽에 있을 수 있다는 설은 해부학적으로 설명이 되지 않을 뿐만 아니라 그 동안의 진료경험에서 그러한 관련통을 경험할 수 없었다.

측 복근에 유발점이 있을 때 상복부에 장애가 많다는 Travell 등의 보고가 있었지만 본 연구의 대상 환자는 모두가 우측 복직근에 병소가 있었다. 내장질환 환자의 관련통부위에 국소마취제를 주사해서 통증 등이 사라진다는 보고들도 재고해볼 필요가 있겠다.

본 연구대상자들이 가진 위장장애를 위장질환에 의한 것으로 간주하고, 복벽에 생긴 통증이나 근강직을 연관통이나 체성반응으로 생각했다면 원인과 결과를 반대로 취급했기 때문에 복벽근에 주사해서 원인이 되는 위장질환을 치료했다는 오해를 일으킬 수 있을 것이다.

생리복통환자의 경우에도 연관통이 있는 곳에 국소마취제를 주사해서 통증이 없어진다는 Theobald의

보고도 원인과 결과를 뒤집어 생각한 것 같다.

전복벽증후군(前腹壁症候群)을 내장질환과 구분하는 기준으로 내세운 이론이 복벽근과 내장이 인접해 있어 서로 압박 자극할 수 있다고 보지 않고 내장과 복벽근을 별개로 취급한 발상이었다고 생각된다.

통상적으로 위장관 질환환자를 촉진할 때 상복부에 압통이 있으면 이 압통은 당연히 위장관의 어느 부분에 생긴 것으로 간주되어왔다고 생각된다. 그러나 특별히 손에 촉진될만한 위장상태가 아니었다면 이 압통의 정확한 근원지가 어디에 있는지 고려해볼 필요가 있다.

위 투시나 내시경검사에서 이상을 발견할 수 없었던 정상상태의 위장은 촉진 시 압통이 있을 수가 없는데, 복벽에 생긴 압통을 위장에서 생긴 것으로 오인했을 가능성이 많이 있다. 상복부에 있는 압통은 그 원인이 복벽이나 장기의 어느 곳에 있는지 정확히 감별해서 복벽에 있을 시에는 물리치료로 근 강직을 풀어주면 제반의 위장증상의 개선을 쉽게 볼 수 있다.

위 투시나 내시경 검사 등으로 병변을 확인할 수 없는 급, 만성 위장장애 및 통증은 그 원인이 위장관내에 있기보다는 복벽근에 있는 통증유발점 때문이라는 사실을 진료경험을 통해서 알 수 있었다.

대한통증학회지 제9권 1호. 1996.

13 무릎관절의 통증에 관한 연구

서론

신경차단을 최선의 치료수단으로 삼고 개원했던 저자의 애로는 신경차단의 미숙이 아니었다. 첫째는 신경차단만으로 해결이 가능한 통증이 극히 제한되어 있는 것이고, 둘째는 신경차단술 적응대상의 환자라도 적극적으로 시술에 응하기를 꺼린다는 것이었다.

신경차단만으로는 안되겠지만 일반진료기관에서 치료가 거의 불가능한 만성무릎관절통증 환자들에게도 확실한 효과를 보여줄 수 있는 치료법이 반드시 강구되어야만 했다.

진료경험에서 무릎관절의 통증은 관절 내부 조직의 손상이나 병변 때문에 생긴다는 기존의 개념만 가지고는 통증치료에 거의 도움이 되지 못한다는 사실을 깨닫고 전혀 다른 각도에서 통증의 원인을 추적해 보았다. 그 결과 이제까지 전혀 논의조차 된 일이 없었던 곳에서 치료점 몇 곳을 찾을 수 있어 임상에 응용해 보았더니 우수한 치료효과를 거둘 수 있었기에 문헌적 고찰과 함께 소개하는 바이다.

연구대상 및 방법

1989년 8월부터 1992년 1월까지 2년 6개월간 여의도 통증클리닉에서 무릎관절의 통증으로 치료받은 환자 중에서 외상 병력이 전혀 없는 242명을 대상으로 하였다.

1. 성별, 연령별 분류

10세 미만의 어린이부터 80대의 노인에까지 분포되어 있었고, 20대나 30대가 전체의 55.78%를 차지하고 있었다.

2. 진단방법

X선 촬영과 이학적 검사로 뼈의 골절, 연골의 파열, 인대의 손상 등을 완전히 배제하고, 엄지손가락으로 촉진해서 무릎관절의 운동에 관여하는 근육의 정지부(insertion) 근처에서 통증유발점을 찾는다.

3. 통증의 원인부위별 분류

무릎관절의 굴근(屈筋)이 164명으로 전체의 66.76%였고 그중에서도 반막양근(Semimembranosus m.)이 전체의 49.17%를, 대퇴이두근(biceps femoris m.)이 12.8%, 두 개 동시가 5.78%를 차지했다.

신근(伸筋)이 59명으로 약 24.38%였는데 내측광근(vastus medialis m,)이 12.39%, 외측광근(vastus lateralis m.) 이 7.43%였고, 두 개 동시가 4.54%를 차지했고, **기타 부위**(pes anserinius)와 슬개골하 인대 =patellar lig.)가 약 7.85%를 차지했다(후에 알게 된 사실이지만 신근에 의한 무릎통증은 근육자체에 생긴 질환이기보다는 대요근과 장골근에 생긴 근긴장 때문에 대퇴신경이 압박당해서 흥분을 일으켜 대퇴사두근에 긴장을 일으켜 생긴 대퇴신경통이었음이 확인되었다.).

4. 치료방법

가. Physiotherapy: Hot pack, TENS, Microwave, Ultrasound

나. Laser Therapy: I.R.Laser (Ga/As diode)

        Wave length (904 nm)

        Impulse width (200 ns)

        Frequency (240 Hz)

        Power (40 Watt impulse type)

각 치료점에 hand probe를 통해서 8-10초씩 장소를 옮겨가면서 6분간 조사.

결과

병력이 며칠에서부터 수십 년에 걸쳐 있어 통계처리가 곤란했지만 편의상 몇 단계로 구분해서 치료 성적을 보았더니 병력이 짧을수록 치료기간도 짧은 것을 알 수 있었다. 근강직 상태에 있는 유발점을 치료해주면 유발점에 통증이 심하게 남아있는 경우에도 근육이 이완상태에 들어가면 무릎에 통증은 없어진다.

1개월 미만이 110명으로 평균 2.07회, 1년 미만이 86명으로 6.56회, 5년 미만이 33명으로 7.51회였고 5년 이상이 13명으로 14,29회였다.

고안

무릎관절 통증의 원인으로는 관절의 손상, 염증, 퇴행성 변화, 류마티스 등이 대부분이라고 알려져 있다. Steindler는 무릎관절통증의 진단에 필요한 통증유발점 6곳을 소개한 바 있다. 진단을 위해서는 과거병력 청취에서부터 각종의 이학적 검사와 첨단장비를 이용한 특수검사방법이 많이 있다.

그러나 실제 임상에서는 대부분의 환자가 이러한 이론에 적용되지 않아 현재까지 알려진 진단방법으로는 극히 정상적인 사람이 거짓으로 통증을 호소하는 셈이 된다. 치료 또한 퇴행성관절염이나 체중과다로 인한 무릎연골의 손상이란 막연한 진단 하에서 무릎관절의 앞쪽에 광범위한 치료를 받게 된다. 이러한 치료에 효과를 보지 못한 사람들은 한방(韓方)이나 유사의료기관에 가서 설상가상의 피해를 입는 수가 많다.

저자는 저에너지 레이저를 사용하고 있는데, 광범위한 부위에 넓게 조사할 수 없는 레이저 특성 때문에 반드시 정확한 치료점을 찾아야 할 필요가 있었다.

해부학적 고찰을 통해서 무릎관절의 구조와 분포되는 지각신경들의 주행을 알아보았다.

1. 해부학적 고찰

무릎관절은 굴곡(flexion)과 신전(extension)만 하는 hinge joint처럼 보이지만 실제로는 약간의 내회전(I.R)과 외회전(E.R.), gliding movement 기능까지 가진 인체에서 가장 큰 관절이다.

구성 성분으로는 두 개의 장골(femur, tIbia)과 한 개의 슬개골(patella), 두 개의 연골판(meniscus)으로 이루어져 있고, 이들을 연결시켜 주는 수개의 인대가 있고, 움직일 때 마찰과 마모를 방지해주는 11개의 활액낭(bursae)이 있으며, 관절을 움직여주는 여러 근육 들이 있다. 통증과 관계있는 관절의 지각신경의 주행을 자세히 관찰해 보았다.

무릎의 통각을 맡고 있는 관절신경은 골격근에 분포된 대퇴신경, 폐쇄신경, 경골신경, 총비골신경 등에서 갈라진 분지들로 이루어져 있다.

> 1) **대퇴신경(femoral n.):** 무릎의 신전근인 대퇴사두근(quadriceps femoris m.)에 운동신경을 보내고 이 근육들을 뚫고 나온 일부의 신경가지가 무릎관절의 내측 슬개골(patella) 상부 앞, 외측부의 감각을 담당한다.
>
> 2) **복재신경(saphenous n.):** 봉공근(sartorius.m), 반건양근(semitendinosus m.), 박근(gracillis m.)의 공동 정지부인 pes anserinius 부근의 밑을 지나서 무릎의 앞-내측 면에 분포된다.
>
> 3) **폐쇄신경(obturator n.):** 후측(後側)가지(posterior br.)가 대내전근(adductor magnus m)과 대퇴골 사이에 있는 구멍(hiatus of adductor canal) 사이를 지나, 슬관절의 뒤로 들어가 사슬와인대(斜膝窩靭帶; oblique popliteal lig.)를 관통해서 후-내측의 관절피막, 십자인대, 활액막(滑液膜; synovial memb.)에 분포된다. 피막이나 인대에는 체성신경(somatic n.)이 분포되나 활액막에는 교감신경섬유가 분포된다.
>
> 4) **내측관절신경(medial articular n.):** 내측상슬와동맥(medial superior genicular a.)의 주행을 따라 반막양근(semimembranosus m.)의 밑을 지나서 관절의 앞쪽 내측에 분포되는 분지.

5) 외측관절신경(lateral articular n.): 외측상슬와동맥의 주행을 따라 대퇴이두근각(大腿二頭筋脚; biceps crus)밑을 지나서 무릎관절의 앞쪽 외측에 분포된다.

6) 회귀성 전경골신경(ant. tibial recurrent br. of peroneal n.): 회귀성전경골동맥(anterior tibial recurrent a.)을 따라 전경골근(tibialis anterior. m.)의 최상단을 뚫고 나와서 경골의 앞-측면의 골막과 경-비골관절 (tibio-fibular joint)에 분포된다.

이상의 고찰을 통해서 무릎관절 신경의 주행을 압박하거나 자극할 수 있는 요소는 여러 곳에 있음을 알 수 있다.

특별한 조직의 손상이 없는 무릎관절통은 신경주행중의 어떤 조직에 병변(강직, 부종, 섬유성 변화)이 생기면 그 조직에 내압이 올라가고, 그 밑을 통과하거나 관통하는 구심성 신경(afferent n.)인 관절신경이 압박당해서 생긴 신경통을 관절 내부에서 생긴 통증으로 착각을 일으킨 것으로 생각된다.

이러한 개념 하에 근육 정지부 근처에서 압통점 몇 곳을 찾아 치료점으로 삼고, 이 근육을 stretching시키는 치료를 해보았더니 압통점의 통증보다는 무릎관절의 통증이 먼저 없어지는 것을 알 수 있었다.무릎관절 주위 근육에 통증유발점이 생기는 기전은 확실히 알 수 없지만, 반복된 미세한 충격들이 운동부족 등으로 약화된 골격근 섬유에 누적된 손상을 주어 생긴 것으로 생각된다.

성인의 무릎관절통증의 가장 많은 원인으로 꼽히고 있는 퇴행성관절염을 고찰해 보았다.

2. 퇴행성관절염(degenerative arthritis)

여러 관절 중에서 무릎에 가장 많이 오는 병변으로서 관절의 연골이 없어져 윤활기능이 사라지고 골극(osteophyte)이 생기며, 연골하골(軟骨下骨)의 변화, 활막(滑膜)의 섬유질화, 관절피막의 비후 등 일련의 변화를 말한다. 비만이 유발인자가 된다고도 하여 60세 이후에 많이 생기는 것으로 알려져 있지만 그 원인은 아직 알지 못한다.

퇴행성 변화가 있어도 활막염이 생겨 삼출액(effusion)이 차거나 관절의 강직, 관절피막의 비후, 관절 가장자리 골극(骨棘)형성이 있기 전에는 아무런 증상이 없다. 통증은 골극이 골막을 신장시키거나 인대의 부착점이 골화를 일으켜 생긴 것으로 생각된다.

증상으로는 통증, 강직, 마찰음(crepitus), 대퇴사두근의 위축, 관절 가장자리 뼈의 비후 등이 있다. 관절강직은 아침기상 직후나 장시간 휴식 후에 약 30분간 지속되었다가 활동하면 개선된다. X선 소견에서는 관절 간격이 좁아져 있고, 골극이 보이며 연골하골의 경화(subchondral sclerosis)를 볼 수 있다.

치료법으로는 salicylates나 비스테로이드성 소염제로 통증과 염증을 다스리고, Hot pack 등의 온열요법과 운동요법 같은 물리치료가 있다. 보존요법으로 효과가 없을 시에는 loose body를 제거하거나, 경골(tibia)상단부 절골술(osteotomy), 슬개골의 제거, 관절성형수술 등의 수술을 하기도 한다.

이상의 고찰에서 보듯이 퇴행성관절염이 있어도 상당히 진행되기 전까지는 증상이 없기 때문에 진단이 어렵기도 하지만. 무릎의 통증 외에는 객관적 소견이 전혀 없는 환자가 false positive finding에 의한 퇴행성관절염으로 오진받는 경우가 더 많이 있다.

X선 소견에서 퇴행성 변화가 심해도 통증이 없는 사람이 있는가 하면, X선 소견에 극히 정상인 사람도 관절통으로 고생하는 사람이 많다. 퇴행성변화가 전혀 있을 수 없는 청소년층의 환자나, 객관적으로 퇴행성 변화가 있는 노인층의 환자나, 연령에 관계없이 체중과다로 인한 무릎관절통으로 진단받은 환자가 같은 유발점을 가지고 있었고, 같은 치료방법으로 완치효과를 볼 수 있었다.

이러한 치료결과는 기존의 개념만 가지고는 도저히 이해할 수 없는 사실들이다.

대부분의 무릎통증 환자는 등산 시보다는 하산 시에, 계단을 오를 때보다는 내려갈 때 더욱 심한 통증을 호소하는 수가 많다. 자세히 관찰해 보니, 계단을 오를 때에는 앞서가는 다리의 무릎신근인 대퇴사두근이 등장성 수축을 함으로써 올라가게 된다.

그러나 계단을 내려갈 때에는 앞서 내려가는 발이 아래 계단에 닿을 즈음에는 뒤쪽에 남은 무릎은 60-90도의 굴곡상태에서 체중을 싣고 버티면서 잠깐 동안의 등척성 수축(isometric contraction)현상이 굴근과 신근 전체에서 일어남을 알 수 있다.

등척성 수축으로 근육내압이 올라가면, 평소에 강직상태에 있던 통증유발점 부위의 근육들이 더욱 긴장하면서 무릎관절 신경을 압박해서 통증이 더 심해지는 것으로 추측된다. 유발점의 치료목표는 첫째로 통증을 감소시키고, 둘째로 근육의 기능을 향상시키며, 셋째로 항구적인 기능장애를 예방하는데 있다.

통상적인 치료법으로는 "stretch and spray법"이나 유발점에 주사하는 법으로 근육을 이완시켜주고 운동요법으로 기능향상을 도모하고 있다. 만성 관절통이 아닌 경우에는 통증유발점에 국소마취제를 주사하면 유발점의 이완과 신경차단의 이중효과로 신속한 통증 해결효과를 보는 수도 있다.

결론
외상에 의한 조직의 손상이 없는 무릎관절의 통증은 골관절 자체의 병변보다는 관절주위 연조직과 관절의 감각신경간의 부조화에서 오는 것이 대부분이었고, 몇 곳의 연조직에 생긴 통증유발점을 찾아 치료해 줌으로써 통증 해결에 만족할만한 효과를 볼 수 있었다.

지주막하강 Morphine에 관한 고찰
-제1편 수술 후 진통효과 및 분절차단에 대한 연구

서론
1971년 Goldstein 등 이후 많은 연구가들에 의해 마약수용체의 존재가 척추동물의 뇌-척추신경계에서 증명되었으며 소량 Morphine의 경막외주입이나 척수강 내주입은 수술 후의 진통 또는 암성동통환자의 동통관리를 위하여 임상에서도 이미 적용되고 있다.

최근 우리나라에서도 소량의 Morphine을 경막내외로 투여하여 임상적으로 만족할만한 결과를 보고하는 논문이 많이 있으며 척추를 통해 투여한 소량의 Morphine이 전신으로 투여한 다량의 Morphine보다 진통효과가 탁월할 뿐만 아니라 부작용도 적다는 사실이 증명되었다.

그러나 Morphine의 작용부위에 대해서는 의견이 엇갈리고 있는데 Yaksh 및 Rudy, Wang 등은 동물 및 임상실험에서 척추강 내에 주입한 Morphine의 작용부위는 "Spinal cord level"에 국한된다고 보고했고 Asari는 경막외로 투여한 Morphine이 수술 후 진통효과에 있어서 척추마취처럼 분절차단효과가 있다고 보고한 바 있다.

반면에 Davis, Clynn, Liolios 및 Yagishita 등은 척추강 내로 주입한 Morphine이 중추신경계의 억제 작용과 Spinal cord 이상의 높은 부위에도 진통효과가 있음을 보고했다. 저자는 상지수술환자의 척추강 내에 Morphine을 투여하여 얻은 결과를 분절차단 효과를 중심으로 문헌적 고찰과 함께 보고하는 바이다.

연구 대상

1. 대상

1984년 4월부터 85년 8월까지 지방공사 인천병원에서 시행한 수술 환자 중 상지수술 환자 30명을 대상으로 하여 15명에게 소량의 Morphine을 투여하여 실험군으로 삼고, 15명에겐 동량의 생리식염수를 주입하여 대조군으로 하여 수술 후 진통효과 및 분절차단 효과를 비교 분석하였다.

환자들은 20대에서 70대까지 넓은 분포를 보였고 대부분 20-30대의 남자 환자였지만 본 연구에서는 연령 및 성별에 관계없이 전신상태가 ASA Class I에 해당하는 건강한 환자만을 대상으로 했다. 마취방법으로는 전신마취를 시행하지 않고 상박신경총 차단법을 시행했다.

2. 방법

모든 대상환자에게 마취시행 한 시간 전에 전 처치 목적으로 Atropine 0.01 mg/kg과 Diazepam 0.2 mg/kg을 주사하였다. 수술실에 옮긴 수분 후에 혈압, 맥박수, 호흡수, 동공의 크기 등을 측정하고 환자를 측와위로 하고 22 G 척추천자침을 사용하여 L4-5 높이의 요부척수강을 Lateral approach로 천자하여 수액의 유출을 확인한 뒤 실험군에게는 생리식염수에 0.25 mg/cc로 희석한 Morphine Sulfate를 1 cc 주입하였다.

대조군에게는 생리식염수만 1 cc 주입한 후 환자를 배와위로 하고 15분간 경과 후 혈압, 맥박수, 호흡회수 및 동공의 크기를 측정한 후 주된 마취로 이행했다. 주된 마취로는 1% Lidocaine 20-30 mL를 전사각근과 중사각근의 근막 사이에 있는 상완신경총 주위에 주입하는 상완신경총차단법을 시행하였다.

수술 후 3일째까지 환자의 경과를 관찰하고 수술 후의 진통효과 및 부작용 등을 관찰하였다. 결과 관찰상의 객관성을 기하기 위해 환자 본인은 물론 주위 사람에게도 전혀 암시를 주지 않고 필요한 사항만을 점검했다.

결과

1. Vital Signs의 변화

혈압, 맥박수, 호흡회수, 동공의 크기에 의미 있는 변화가 없었다.

2. 정서상태의 변화

일부의 환자가 붕 뜨는 것 같다고 호소했지만 Valium에 의한 전 처치 효과와 구별이 되지 않고 현저한 정서상태의 변화는 발견할 수 없었다.

3. 수술 후의 진통효과

Morphine 주입 시부터 동통의 발현 시까지는 실험군에서 18시간 28분(S.D=8.09)이 소요되었으나 진통제 투여할 정도의 통증은 단 한 예에서 23시간 50분경과 후에 경험했고 대부분의 실험군에서는 끝까지 심한 통증을 경험할 수 없었다. 반면에 생리식염수를 주입한 대조군에서는 평균 6시간 40분경과 후에 80%에서 통증을 해소하기 위해 진통제를 투여받았다.

4. 부작용

가. 소양감: Morphine 주입 후 3-4시간부터 전신에 소양감을 호소한 사람이 2명(13%)이 있었고 안면부 및 경부 등에 경미한 소양감을 호소한 사람이 7명(45%)이었으며 항히스타민제에 별 효과 없이 24시간이 경과하면 자연히 소실되었다.

나. 오심, 구토

수술 후 병실에서 오심을 느낀 사람이 2명 있었고 구토 환자가 1명 있었다.

다. 두통

실험군에서 두통을 경험한 사람이 4명 있었고 대조군에서 3명이 있었는데 이는 Morphine 자체의 효과보다는 척추천자 및 수술 후 수액요법의 영향이 아니었나 사료된다.

라. 요(尿)정체(停滯)

20-30시간의 요정체가 40%에서 있었으나 30시간 경과 후엔 100% 전원 자연배뇨가 가능했다.

고안

척추강 내에 Morphine 주입은 1964년 Tsou, Jang이 토끼의 중추신경각소에 소량의 Morphine 주입 실험에서 시도되어 그 후 1971년 Goldstein은 뇌 조직 내에 마약수용체가 있음을 추정했고 1976년 Snyder 등에 의해 뇌척수에서 마약수용체의 존재부위가 판명되었고 1976년 Yaksh 등은 척수강 내에 소량의 Morphine 주입이 강력한 진통효과를 가져온다는 사실을 동물실험에서 증명했다.

임상에서도 암성동통 및 수술 후 동통제거나 마취보조의 목적으로 척수강 내에 소량의 Morphine 주입법이나, 암성동통의 치료, 마취의 보조 등의 목적으로 경막외 Morphine 주입법을 적용해서 좋은 경과보고가 최근에 많이 나오고 있다.

척수강 내 주입법은 별로 보고가 없을 뿐 아니라 Morphine 주입법의 적용대상이 대부분 상복부 이하의 수술 및 암성동통을 호소하는 환자여서 더 상위부분에 적용가능 여부 및 중추신경작용에 관한 구체적인 언급이 없었다.

Yaksh 등은 쥐의 요부 척수강 내에 Morphine 주입 시 진통효과는 해당 척수분절에 나타나고 이어서 상부척수 높이에 이르지만 두부에는 영향을 미치지 않는다고 주장했다.

Wang은 복부 및 하지 등에 암성동통을 호소하는 환자에게 척수강 내에 Morphine 0.5 mg을 투여하며 제통효과가 약 20시간 지속하는 것을 보고 용량을 1.0 mg으로 증가해도 시간이 연장되지 않았음을 보고했다.

저자는 척수강 내에 주입한 소량의 Morphine이 진통 작용면에서 투여한 척추의 높이나 수술부위의 높이에 영향을 받는지를 알고자 상지수술 환자에게 0.25 mg의 Morphine을 투여하여 평균 23시간 이상의 진통효과를 얻었다. 진통작용의 시간에 관해선 0.5-1.0 mg을 썼던 Wang은 12-24시간의 진통효과를 보고했고 수술 후 진통작용은 Yagishita와 Fukuda 등은 평균 31.5 (SD=13.4)시간으로 보고하였다.

본 연구에서는 수술부위에 가벼운 통증을 느낄 때까지의 평균시간이 18.5 (SD=8.15)시간이었고 대부분의 환자(93.3%)는 수술 후 별도의 진통제를 필요로 하지 않았던 점으로 미루어 본 연구의 결과도 Yagishita와 Sato 등처럼 진통시간은 12시간-4일간 정도 되었다고 결론을 내리는 바이다.

경막외로 투여한 Morphine이 분절차단 효과가 있다는 주장은 Asari와 Bromage가 하고 있지만 Asari는 수술 후에 T10-1과 L5-S1 높이의 경막외에 Morphine을 투여 후 1시간 후에 진통효과의 정도를 "3 point scale"이라는 기준으로 측정해서 상위에 투여한 Morphine의 진통효과가 더 강하다고 주장했다.

Bromge는 같은 높이에 투여한 Morphine으로 상복부 수술과 하복부 수술환자의 진통시간의 길이를 측정해서 하복부 수술환자에게 진통시간이 더 길었다는 주장을 했다. 여기에서도 Asari와 Bromage는 진통효과를 평가하는데 있어서 진통작용의 강도와 시간의 길이를 각각 판정기준으로 하는 의견 차이를 보이고 있어 두 사람의 주장을 재고할 필요를 느끼는 바이다.

필자의 연구에서는 다른 사람들과 같이 요추척수강 내에 0.25 mg의 Morphine을 주입하여 0.5-1.0 mg의 용량으로 하복부 이하의 동통환자에게서 얻었던 진통시간과 같은 결과를 상지수술 환자에서 얻었던 것으로 미루어 척수강 내 Morphine은 진통효과에 분절차단 효과는 없는 것으로 사료된다.

결론

척추강 내에 소량의 Morphine을 주입하여 상지 수술환자에서 수술 후 진통효과와 부작용등을 관찰하여 다음과 같은 결론을 얻었다.

1. 0.25 mg의 용량으로 최소한 20시간 이상 3-5일간의 진통효과를 얻었다.
2. 상지수술이나 복부이하의 수술환자에서 진통시간이 비슷했음을 보고 척추강내 Morphine은 진통작용에 분절효과는 없는 것 같다.

3. 척추강내 미량의 Morphine 투여는 각종 진통목적에는 추천되나 부작용으로 오심, 구토, 소양감, 뇨
   정체들을 고려해야 한다.

대한통증학회지 제1권 2호.1998.

15 미발표 연구 논문
대요근(大腰筋)의 긴장에 의한 요통(腰痛)의 치료에 관한 연구

Abstract

Low Back Pain By Sustained Contracture of Psoas Muscle

Joong Rieb Choi M.D.

Yoido Pain Clinic, Seoul, Korea

Most physicians have tried to find the causes of low back pain from radiologic findings only.

If we met back pain patients who had multiple tender points over facet joints and severe lodortic spines, we have to research the trigger points in psoas major muscles at the mid-lumbar level than in the back muscles of spine.

It is because that the spasm of psoas major muscle increases the lordotic curve of lumbar spine, and pain in multiple facet joints is supposedly the secondary effect of hyperlordotic spine by sustained contracture of psoas muscles.

Key words: Pain (back pain), Muscle (psoas major)

서론

통증 중에서 가장 많은 것 중의 하나가 요통이며, 정도의 차이는 있으나 90%정도는 진료받지 않고도 자연치유된다고 한다.[1] 그러나 요통은 재발률이 높고(60%) 만성화되는 일이 많아(5%) 평생동안 요통으로 고생하는 환자가 많이 있어 통증클리닉의 진료대상에서 가장 높은 비율을 차지하는 질환중의 하나가 되고 있다.

요통의 원인은 종류별로는 수십 종에 이르며 발생률로는 80% 이상이 근육질환 때문이라고 알려져 있다. 그러나 어떤 근육의 무슨 병이 어떠한 기전에 의해 어느 곳에 통증을 일으킨다는 구체적인 연구보고는 없다.

대부분 근육질환 몇 가지에 의한 통증이라고 얘기되고 있을 뿐, 근육과 요통과의 관계를 명확하게 설명하지 못하고 있다. 원인질환의 종류별로는 척추 뼈와 관계되는 질환들이 대부분을 차지하고 있다.

저자는 척추후근육군(back muscles)이나, 척추의 기능적 단위(functional unit)등에서 전혀 이상소견을 발견할 수 없었던 요통환자 중에는 요추의 측-전방에 위치한 대요근에 그 원인이 있을 수 있음을 알게 되었다.

저자는 대요근의 과긴장이 요통의 중요한 원인중의 하나로 작용하고 있는 환자들의 치료경험을 문헌적

고찰과 함께 소개하는 바이다.

연구대상 및 방법

1) 연구대상

1994년 12월부터 1996년 11월까지 여의도통증클리닉에서 만성요통을 주소로 진료받은 환자 중에서 X-ray, CT, MRI, 신경학적 검사, 이학적 검사로도 그 원인을 찾을 수 없었던 환자로 이제까지 알려진 요통의 치료법(물리치료, 레이저치료, 경막외강차단, 추간관절차단)으로 전혀 치료효과를 볼 수 없었던 18명을 연구대상으로 하였다(표 1).

▣ **표 1. 대상 환자의 분류**

증례	연령	성별	병력	통증방향	병발증상	치료횟수	
						침습법	비침습법
1	41	F	3년	양측	FN, PS, ES	2	12
2	33	M	4년	우측	FN	1	1
3	34	M	3년	좌측	FN, HNP L4,5	1	8
4	40	M	1년	좌측	PS	1	5
5	38	M	2년	우측	FN	1	5
6	36	M	3년	양측	FN, ES	2	18
7	40	M	2년	양측		1	6
8	32	F	2년	양측		1	3
9	40	M	1년	양측		1	3
10	43	F	3년	양측	ES	1	4
11	46	M	20년	양측	FN, ES	4	24
12	53	F	3년	양측	FN	1	2
13	34	F	2개월	양측		1	1
14	52	M	20년	양측			12
15	27	M	1년	양측	ES	1	12
16	53	F	20년	양측	ES	1	6
17	26	M	2년	우측	PS, FN	1	3
18	53	M	20년	양측	ES	1	2

cf) FN: Femoral Neuralgia
PS: Piriformis Syndrome
ES: Erector Spinae m.의 긴장에 의한 요통

대상 환자 18명 중 남자는 12명이고 여자는 6명이었다. 요통만 가진 환자는 5명이고, 4명은 대퇴신경통[2]을 동반했고, 7명은 척추기립근(erector spinae m.)의 과긴장에 의한 요통[3]을 동반하고 있었다.

13명은 양측성으로 발병했고 5명은 편측성이었으며 대부분 발병동기를 알 수 없었으나 1명은 교통사고 후유증으로 사료되었다. 좌측좌골신경통이 동반되어 MRI로 확인한 결과 추간판탈출증으로 판명되어 수술로써 좌골신경통은 없어졌으나 요통은 남아 있었던 1예도 있었다.

2) 진단방법

병력 청취상 주 증상은 하부에 있는 요통이고 통증은 똑바로 서 있을 때에 심하고 허리를 앞으로 구부릴 때보다는 뒤로 젖힐 때 더 심해진다. 침상안정 시에도 다리를 똑바로 뻗고 누우면 요통이 있고 무릎을 세우거나 옆으로 누우면 없어진다.

대부분의 환자에서 외견상 요추전만을 보게 되고, 환자를 엎드린 자세로 두고 시술자의 손바닥으로 척추의 극돌기(spinous process) 사이를 압박하면 몇 마디에서 압통이 발견되기도 한다. 다시 추간관절 부분을 좌우에서 엄지손가락으로 깊숙이 압박하면 1개 분절 이상의 추간관절에서 압통이 발견된다.

환자를 똑바로 눕히고 무릎을 세우게 한 다음, 숨을 깊게 들이 마시게 하고 배꼽의 측방에 있는 복직근(rectus abdominis muscle)의 외측가장자리를 깊숙이 촉진해서 복직근의 내측 후방에 있는 대요근에서 압통과 근 강직을 찾는 것이 가장 확실한 진단이라 할 수 있다.

이러한 이학적 검사법들이 편측성일 경우에는 좌우측이 비교가 되지만, 양측성으로 있을 때에는 정상인에서 볼 수 있는 소견을 대조치로 하여 비교하는 수밖에 없다.

3) 치료방법

요추 뒤쪽에 있는 통증이지만 요추의 측-전방에 있는 대요근의 강직을 풀어서 요추의 전만증을 완화시켜주는 것을 치료의 목표로 삼는다. 치료법으로는 일주일 간격으로 침습법(invasive method)을 시행하고 병행해서 온열치료, TENS, 초음파치료, 마사지 등의 비침습법을 매일 시행했다.

약물요법으로는 소염진통제와 근이완제를 투여하고 운동요법으로 대요근이 충분히 신장(stretching) 되도록 대퇴의 굴곡과 신전운동을 반복하도록 하였다.

a) 침습법(요추 측방접근주사법)

대요근의 팽대부중에서 비교적 상부에 해당하는 요추 제3-4번 사이의 정중앙선(midline)에서 측방으로 약 5-6 cm 떨어진 곳에 직경 22 guage, 길이 10 cm의 주사바늘로 약 3-5도 정도 내측방향을 향해 찌르면 제4요추의 횡돌기의 끝에 닿는 촉감을 느끼게 된다.

바늘을 계속해서 전진시키는데 방해가 있으면 바늘을 뽑아 방향을 바꿔주고 방해가 없으면 계속해서 바늘을 계속해서 전진시키다가 대요근의 근막을 관통하는 감촉을 느끼게 되면 약 2 cm 정도 더 진행시킨다.

대요근구차단 시에는 바늘 끝이 요부방형근과 대요근의 사이에 있지만, 이때에는 대요근의 중심부쯤에 이르게 된다. 사람의 체격에 따른 차이는 있겠지만 보통 피부에서 약 8.5±1 cm 정도의 깊이에 해당한다. 혈액의 흡인여부를 확인하고 0.5% lidocaine 20 mL에 Depo-Medrol 40 mg을 희석해서 주입한다.

C-arm 조영장치를 이용할 경우엔 척추를 측면에서 투시하면서 제3-4 요추 사이로 접근해서 척추체의 중간쯤의 깊이에 주사바늘 끝을 놓고 조영제, 국소마취제와 스테로이드혼합액을 주입하면 대요근의 근막 안에서 약물이 확산되는 것을 관찰할 수 있다.

b) 비침습법(복부접근법)

환자를 앙와위로 눕히고 무릎을 세우게 한 다음 배꼽 옆에 있는 복직근의 외측가장자리에서 내측후방으로 압박을 가하면서 대요근에 심부열치료(극초단파, 초음파치료)와 I.R.(infrared) Laser를 조사하고 손끝으로 근육을 좌우상하로 마사지해준다.

결과

확실한 진단만 내려지면 치료는 낙관적이다. 치료효과를 구체적인 수치로 나타낼 수는 없지만 단 1회의 주사요법만으로도 VAS (visual analogue scale)점수로 대개 8정도에서 1-2 정도로 감소하는 통증치료 효과를 볼 수 있다.

그러나 근긴장성 질환의 성격상 단 1회 주사로 완치효과를 기대하기보다는 근육의 정상기능을 회복시키기 위해서 지속적인 치료를 해주어야 한다. 침습법과 비침습법의 병행치료를 단 1회만 해주어도 요통은 없어지지만 심한 척추전만증과 같은 체형변화까지 생긴 경우에는 상당기간동안의 치료가 요구된다.

일주일 간격으로 침습법을 실시하고, 비침습법을 매일 실시했는데 1명은 4회, 3명은 2회, 13명은 1회의 침습법을 시행하여 전체 대상 환자에서 4주 내에 완치효과를 볼 수 있었다. 질환의 성격상 재발할 수 있다고 사료는 되지만 같은 증세의 재발로 다시 찾아온 사람은 없었다.

대요근의 두께는 정확히 조사된 것은 없으나 제4-5 요추간의 높이에서 보통 요추체의 크기와 비슷하거나 약간 작은 편이나 대요근긴장이 있던 어느 환자는 MRI소견에서 거의 절반 정도밖에 되지 않음이 관찰되었다.

고찰

몸을 지탱하고 구부리고 돌릴 수 있는 기능을 가진 척추의 최소단위를 기능적 단위라 부르며, 두 개의 척추마디와 한 개의 추간판으로 이루어져 있다. 주위에는 두 마디를 연결시키고 지지해주는 인대들과 이 단위를 움직여주는 근육들이 있고, 그 내부에는 자극, 손상, 긴장 등이 있을 때 통증을 일으킬 수 있는 조직들이 있다.

이 단위 내에서 국소적 통증을 일으킬 수 있는 조직들은 추간관절(facet joint), 신경근, 후종인대, 척추체, 전종인대 등이고 이들을 자극해서 요통을 일으킬 수 있는 원인은 무수히 많다. 이 기능적 단위들의 집합체인 척추의 운동에는 척추기립근(erector spinae muscle)과 척추굴근 등이 관여하고 있다.

신근은 천골(sacrum)에서 후두골(occiput)까지 전체 척추의 추궁판(lamimae)과 횡돌기의 후방에 위치한 극근(spinalis muscle), 최장근(longissimus muscle)과 후복막 뒤쪽에 있는 대요근이 함께 작용한다.

대요근은 요추 다섯 개의 횡돌기 앞면과 척추체의 앞쪽, 흉추 제12번에서 요추 제5번 사이의 추간판 앞쪽에서 기시하여 대퇴골의 소회전자(lesser trochanter)에 부착된다. 신경은 요부신경총으로부터 요추 제2, 3번 운동신경분지를 분포 받고 있다.

주 기능은 대퇴를 굴곡시키는 일이지만[4-7] 직립자세에서 양쪽이 동시에 작용하면 하부요추를 굴곡시키는데 보조적으로 작용하고, 한쪽에서 작용하면 요추를 옆으로 굴곡시키기도 하고 고관절을 외회전시키는데 보조적으로 작용한다.[6-8]

대요근은 정상적인 요추를 가진 사람이 서 있을 때에는 요추를 신전시켜 전만증을 일으키는 기능도 가지고 있는데, 전체 신전시키는 힘의 약 4%를 담당한다고 한다.[9]

유아들의 초기보행은 심한 요추전만증을 보이는 것이 특징인데, 이런 자세는 고관절을 굴곡시킨 상태로 기어 다니다가 일어서서 걷게 되면 고관절의 신전 시에 장요근(iliopsoas m.)이 충분히 늘어나지 못하고 요추의 앞쪽을 당겨서 전만증이 생긴다.[10]

이런 전만증은 고관절의 신근이나 복근들이 허약하면 더욱 심하고, 평소 건강상태가 좋지 않거나 자세불량 등으로 대요근들이 신축성을 잃으면 성인들에게도 요추의 전만증을 일으킨다.

요-천추각(lumbosacral angle)이 커질수록 전만증은 심해지는데 수학적으로 이 각도가 30도일 때 하중의 50% 되는 전단력(shearing force)을 받고, 40도일 때에는 65%로 늘어나며, 50도일 때에는 75%를 받는다 한다. 그러나 역학조사 결과 요-천추각이 80도까지 올라가도 그 자체로 요통은 생기지 않는다고 한다.[11]

전만증이 심해지면 척추체의 뒷부분이 서로 가까워지면서 추간관절이 서로 맞닿아 밀리면서 여기에 하중을 받게 된다. 정상적으로는 추간관절에 체중이 실리지 않는데 추간관절에 체중이 얹히게 되면 관절이 압박되고 활액막염이 생기면서 국소적인 통증이 생기게 된다.[11]

요추의 전-측면에 부착된 대요근의 긴장이 고관절이 신전상태로 있으면 요추의 중간부위를 앞으로 당기면서 허리를 뒤로 젖히게 되어 체중이 추간관절 쪽으로 기울면서 활액면에 압박을 가하게 된다.

요추전만증이 심해져 추간공이 좁아지면 추간공을 통해서 나오는 신경근이 자극받아 그 신경지배영역에 통증을 일으키고, 회귀성 경막신경(recurrent meningeal n.)을 압박해서 후종인대(posterior longitudinal lig.)와 전방경막초(anterior dural sleeve)에서 통증을 일으킨다.

추간관절증은 퇴행성질환으로 분류되고 있지만 그 발병기전2)을 고려해서 보면 근육관련성 질환으로 볼 수 있다. 추간관절증의 통증은 근긴장에 의한 관절의 기능적 통증으로 볼 수 있다.

Travell이 장요근(iliopsoas muscle)에 유발점(trigger point)이 생기면 대퇴부 전방과 요추부위에 수직방향의 연관통을 일으킨다고 이야기했는데[13], 이 관련통의 발병기전에 관한 설명을 하지 않았다. 대요근은 특정 부위에 유발점을 가진 것이 아니고 근육전체에 강직성 긴장이 있을 것으로 사료된다.

저자는 다발성 추간관절증(椎間關節症)으로 의심될만한 요통환자의 진료시에 대부분의 환자가 심한 요추 전만증이 있음을 보게 되었다. 추간관절차단에도 효과가 없어 요추전만증만 풀어주면 요통이 없어질 것이라 생각하고 척추후방에 있는 근육들을 이완시키려고 근육에 온열치료, TENS, 초음파치료, 마사지, 국소마취제와 스테로이드의 주사들을 했으나 전만증이나 요통의 해결에 전혀 도움이 되지 못했다.

대요근의 주 기능이 요추를 굴곡시키는 일이지만, 요추를 신전시켜 전만증까지 일으킬 수 있는 두 가지 기능에 대해 Rasch등[14]은 "Psoas paradox"라 했다. 대요근의 긴장성이 유지되는 한 정상인들도 고관절을 신전상태에서 방바닥에 똑바로 누울 때에는 요추의 전만때문에 허리 아랫부분이 방바닥에 닿지 않고 떠있게 된다.

대요근 때문에 전만증이 심한 사람은 누워있을 때에도 허리가 아프다고 하는데 고관절을 굴곡시켜 무릎을 세워주면 전만증이 풀리면서 허리의 통증도 즉시 사라지게 된다. 대요근 때문에 허리에 통증이 있을 때에는 척추의 기능적 단위 어느 곳에서도 병변을 찾을 수 없고, 설혹 국소적으로 치료해야 할 부위가 있었다 해도 이는 대요근에 의한 요통과는 전혀 무관하다.

이 요통의 치료목표는 대요근을 이완시켜 통증을 먼저 없애주고 근육의 기능을 향상시켜 기능장애를 항구적으로 예방하는데 있지, 일시적 통증완화에 있지 않다. 추간관절증을 확진하고 치료하는 유일한 수단은 아직까지 관절차단술뿐이지만 통증의 발생기전을 고려치 않은 관절차단은 통증자체만을 제거하는 수단에 불과했다.

관절내 주사나 신경차단으로 일정기간 통증해소는 되었지만 그 기간이 지나면 한결같이 재발했다고 보고 되고 있다.[15-18] Iliopsoas syndrome의 치료 시에 서혜부에 "cold spray and stretch method"을 시행하거나 대요근의 하부에 주사법을 시행한다고 하나 이런 방법으로 대요근팽대부의 긴장에 의한 전만증은 풀리기 어려울 것으로 사료된다.

저자는 임상경험에서 요추전만증을 동반한 요통환자는 그 원인이 대요근의 과긴장에 의한 것이었음을 알 수 있었다. 대요근의 긴장완화가 요통 치료의 새로운 방법이 될 수 있다고 사료되어 문헌적 고찰과 함께 소개하는 바이다.

참고문헌

1. Dixon ASJ. Diagnosis of low back pain: Sorting the complainers, in Jayson M.(ed): The lumbar spine and Back pain. New York, Grune & Stratton, 1975:.

2. 최중립. 대퇴신경통에 관한 연구. 통증학회지 1993; 6: 224-9.

3. 최중립. 근긴장성 요통의 치료에 관한 연구. 통증학회지 1993; 6;: 83-95.

4. Bardeen CR. The Musculature, Sect 5. In Morris's human anatomy, edited by C.M. Jackson, Ed 6 Blakiston's Son & Co. philadelphia, 1921: 489.

5. Clemente CD. Gray's Anatomy of the Human Body. American Ed. 30,: ea & Febiger, Philadelphia. 1985: 557-8.

6. Duchenne GB. Physiology of motion, translated by F.B. kapplan. J.B.Lippinett, Philadelphia, 1949: 259-60.

7. Fujiwara M, Basmajian JV. Electromyographic Study of two joint muscles. Am J. phys. Med. 1965; 54:234.

8. Basjamian JV, Greenlaw RK. Electomypgraphy of Iliacus and Psoas with inserted fine-wire electrodes. Anat. Rec 1968; 160: 310-11.

9. Rab Gt, chao EYS, Stauffer RN. Muscle force analysis of the lumbar spine. Orthop. Clin. North. Am. 1977; 8: 193-9.

10. Nachemson Al, Bigos S. The low back. On Adult Orthopedics, Vol.2. Edited by J. Cruess and W.R.J. Rennie. New York, Churchill Livingstone. 1984: 843-937.

11. Rene cailliet. Low Back Pain Syndrome. F.A. Davis Company. 1981; 57.

12. 최중립. 추간관절증후군의 치료: 추간관절증후군의 발병기전. 통증학회지 1994: 7(2): 288-96.

13. Travell JG,, Simons DG. Mypfascil pain and Dysfunction. The Trigger point Manual. Vol 2. William & Wilkins, Baltimore 1983: 90.

14. Rasch PJ, Burke RK, Kinesiology and Applied Anatomy. Ed,6. Lea & Febiger Philadelphia, 1978: 243-4.

15. Destouet TM, Gilula LA, Murphy WA, Monsees B. Lumar facet joint injection. Indication, Technique, Clinical correlation and Preliminary results. Radiology 1982; 145: 321-3.

16. Lynch MC, Tayler Jf. Facet injection for low back pain. J. Bone & Joint Surg. (Br.) 1986; 68: 138-40.

17. Wedel DJ, Wilson PR. Cervical facet arthography. Reg. Anesth. 1985; 10: 7-

18. Dory Wa. Arthrography of cervical facet. Radiology 1983; 148: 379.

미발표 연구 논문

16 경추의 편타(채찍)손상에 관한 연구
-Studies on Cervical Whiplash Injury

Abstract

Study on Whiplash Injury

Joong Rieb Choi, M.D.

Yoido Pain Clinic, Seoul, Korea

Background: Most Whiplash injury patients complain of various symptoms. But the cause of symptoms and therapeutic method has not been known yet. We suggest here the pathogenesis and treatment of neck and shoulder pain followed by whiplash injury by our experiences.

Method: We reviewed medical records of 266 whiplash injury patients who had been su ccessfully treated at Yoido pain clinic from Jan. 1992 to Dec. 1995. We categorized them by their chief complaints including nuchal pain, shoulder pain, inter-scapular pain, headache, chest pain, upper arm pain and so on. We searched their respective triggering points and treated them mainly by 0.5% lidocaine with steroid injection per week and physical therapy (P.T.) everyday.

Results: one hundred forty one patients of 266(53%) were relieved by single injection with once to 3 times physical therapy, two hundred two patients of 277(76%) by 7 times physical therapy, 6 patients were treated over 30 times PT with injection per week.

Conclusion: We found that trigger points are the most important cause of various symptoms after whiplash injury, and trigger point injections with physical therapy are best modalities for treatment of pains after whiplash injury.

Key words ; whiplash injury

   levator scapular m., trapezius m.

   scalenus medius m., s cm m.

   dorsal scapular n., spinal a ccessory n.

서론

자동차의 숫자가 늘어나면서 도심에서의 차량사고는 대형사고보다는 사소한 접촉사고가 많이 늘고 있다. 자동차의 충돌, 추돌사고 후에는 뒷목덜미가 아프고 뻣뻣하며 목 운동이 불편하고 어깨 죽지가 무겁고 뻐근하다는 환자가 많이 발생한다.

통상적으로 이들에게 편타(채찍)손상이란 진단을 붙이고는 있으나, 대개 경추의 염좌 정도로 취급되고 있다. 손상의 기전이 거의 알려진 바 없어 치료는 원칙이 없이 각자의 경험에 의존하고 있다. 때문에 부상자들은 방치되거나 잘못 치료되기도 하고 심지어는 가짜 환자로 취급당하는 경우까지 있다.[1]

여의도 통증클리닉에서 교통사고 후에 생긴 통증을 치료받은 환자 중에서 목과 관련된 통증이 주 증상인 266명을 치료해 본 결과 공통적인 치료점과 발병기전이 있음을 알 수 있었기에 문헌적 고찰을 거쳐 소개하는 바이다.

연구대상 및 방법
1. 대상

1992년 1월부터 1995년 12월까지 4년간 교통사고로 인해 여의도 통증클리닉을 찾은 외래 환자 중에 경추의 편타 손상 환자 266명을 대상으로 하였다. 성별로는 남자가 197명이고 여자가 69명이었다. 연령별 분포는 20대부터 70대까지 있었지만, 사회적 활동이 활발한 30대가 132명으로 거의 반을 차지하였고 20대에서 40대에 이른 사람이 245명으로 92%를 차지했다. 손상의 기전별로는 가속손상(acceleration injury)이 244명이고, 감속손상(deceleration injury)은 22명이었다.

통증부위별로는 목과 어깻죽지의 통증이 함께 있는 경우가 가장 많았고(163명), 뒷목만의 통증이 그 다음으로 많았다(103명). 주 증상과 동반하여 견갑골 사이의 통증, 두통, 흉통, 견갑관절통, 팔의 통증과 저림 증상이 있었으며 이들도 모두 특징적인 고유의 통증유발점을 가지고 있었다.(표1)

217명이 손상 후 일주일 이내에 본원에서 초진을 받았지만, 타 의료기관을 거쳐 온 49명중에는 이상이 없다는 진단을 받은 사람이 15명이고, 경추의 추간판탈출증 진단이 3명, 퇴행성척추염이 4명, 경추의 염좌라는 진단을 받은 사람이 27명이었다. 1주 내지 6주까지 입원치료를 받았지만 주 증상을 해결하지 못하고 온 사람이 8명이었다.

2. 진단 및 치료방법

자세한 과거병력 청취, X선 검사, 신경학적 검사, 이학적 검사 등으로 기존의 질환들을 배제하였다. 과거병력에서 현재 증상과 유사한 증상의 유무, 교통사고 발생형태, 사고당시 피해자의 자세, 차량들의 속도 및 차의 손상정도 등도 청취하였다. X선 검사는 직립자세에서 정면과 측면촬영하고, 목의 완전굴곡과 신전상태에서 측면촬영해서 척추의 배열상태를 점검하였다. 대상 환자의 대다수가 경추의 직선화를 보이지만 골절이나 탈구 등은 한 명도 없었다.

촉진으로 본인의 통증호소부위는 물론 그 부위에 분포되는 신경의 주행경로를 따라가다가 흉쇄유돌근(S.C.M. m.)과 중사각근(scalenus medius m.)에서 압통점이 있음을 발견했다.

그 외에도 증상에 따라 연관통을 일으킬 수 있는 통증유발점(trigger points)을 전사각근(scalenus anticus m.), 승모근(trapezius m.), 소원근(teres minor m.)들에서 찾을 수 있었다.

중사각근의 유발점은 사각근간의 도랑(interscalene groove)의 뒤쪽에 있는 중사각근에 있는데, 경추 제6번 횡돌기를 인지와 중지로 촉지해서 한 마디 위쪽 횡돌기의 후극 근처에서 찾는다. 이곳이 견갑배신경(dorsal scapular n.)이 중사각근을 관통하면서 교차되는 지점이다.

흉쇄유돌근의 유발점은 흉쇄유돌근을 유양돌기에서부터 흉골 방향으로 촉지하다 보면 약 3 cm 정도

하방의 후연에 압통점이 촉지된다. 이곳이 흉쇄유돌근과 부신경이 교차되는 점이면서 유발점이다. 치료방법은 흉쇄유돌근에 의한 부신경의 포착과 증사각근에 의한 견갑배신경의 포착을 풀어주는 법을 택했다. 마취과적으로는 부신경과 견갑배신경 차단법에 해당된다할 것이다.

강직성 근긴장을 치료하는 방법대로 각 유발점에 0.5% lidocaine과 Depo-Medrol 20 mg 혼합액4 cc를 주 1회 주사하고 물리치료(온열치료, TENS, 초음파치료, 마사지)를 해주고, I.R. Laser를 매 point당 6 joule의 에너지가 들어가도록 probe를 통해 10여 초 간격으로 옮겨가며 조사했다.

소염진통제와 근이완제를 투여하여 근이완과 근신장을 도모했다. 대상자 전원이 통원치료자였기에 경추견인은 하지 않고 장기간 앉아있을 때에만 근육의 피로를 예방하기 위해 두꺼운 수건으로 목을 감싸 보호하도록 했다.

저자는 직선화를 일으킨 경추의 운동성을 조사하기 위해서 C-arm 투시촬영기로 투시하면서 경추의 자발적인 굴곡과 신전상태를 관찰했다.

▣ 표 1. 편타손상 환자의 증상병 분류

구분	증상	관련된 신경	유발점	인원수	관련통의 해부학적 위치
주증상	목, 어깨의 통증(양측)	견갑배신경	중사각근	107	견갑거근
		부신경	흉쇄유돌근		승모근
	목, 어깨의 통증(편측)	견갑배신경	중사각근	56	견갑거근
		부신경	흉쇄유돌근		승모근
	목의 통증(양측)	견갑배신경	중사각근	74	견갑거근
	목의 통증(편측)	견갑배신경	중사각근	29	견갑거근
동반 증상	견갑골사이의 통증(양측)	견갑배신경	중사각근	16	능형근
	견갑골사이의 통증(편측)	견갑배신경	중사각근	20	능형근
	두통	대후두신경, 두축반극근	승모근	30	두피
	흉통	장흉신경	중사각근	11	전거근
	견관절통	액와신경	소원근	13	삼각근 및 견갑관절
	상지의 통증, 저림(양측)	상완신경총	전사각근	5	상지의 근육,피부
	상지의 통증, 저림(편측)	상완신경총	전사각근	18	상지의 근육,피부

결과

치료점에 주사해서 근육이 이완되고 신경의 포착이 풀리면 증상의 개선효과는 즉시 나타난다. 뒤쪽이 뻣뻣하고 아프며 양쪽 어깨 죽지에 있던 통증은 순간적으로 사라지게 된다. 그러나 통증유발점의 특성상 지속적인 치료를 요하게 된다.

치료점에 1회 주사하고 1-3회까지 물리치료를 받은 사람이 141명으로 53%를 차지했고, 7회까지의 물리치료로 202명(76%)이 효과를 보았지만, 1주 간격으로 주사를 하면서 30회 이상 물리치료를 받은 6명의 환자도 있었다(표 2).

이 치료횟수의 통계는 다만 치료의 결과일 뿐 손상의 경중을 판단한다거나 통계상의 의미는 가지지 못한다. 15회 이상 치료를 받은 사람 중에는 같은 사고를 반복해서 당한 3명과 타 의료기관에서 입원치료 받은 바 있었던 8명이 포함되어 있어 치료의 시기가 늦어질수록 정상회복이 늦어짐을 알 수 있었다.

■ 표 2. 치료 횟수

치료횟수	1회	2회	3회	4회	5회	6-7회	8-14회	15-30회	31-50회
인원수	64명	51명	26명	22명	12명	27명	36명	22명	6명
누적인원(%)	64명 (24)	115명 (43)	141명 (53)	163명 (61)	175명 (66)	202명 (76)	238명 (89)	260명 (98)	266명 (100)

직선화된 경추의 운동성을 조사하기 위해 C-arm 투시촬영기로 투시하면서 경추의 굴곡과 신전운동을 시켜보았더니 치료 전에는 직선화 상태는 그대로 유지하면서 굴곡 시에는 후두골(occiput)과 제1경추 사이에서만 움직이고, 신전시에는 제7경추와 제1흉추 사이에서만 움직임이 있음을 관찰할 수가 있었다.

계속해서 운동시키거나 반복촬영 시에서도 직선화는 없어지지 않았다. 통증이 없어진 뒤에 C-arm 투시촬영기로 투시해보면 경추의 직선화도 금방 없어진 것을 확인할 수 있었다. 척추의 직선화 현상은 근긴장성 요통환자의 요추에서도 흔히 볼 수 있는데 이때에는 척추기립근(erctor spinae m.)의 등척성 긴장에 기인한 것임을 알 수 있다.

고찰

Bosworth는 "편타 손상이란 진단명은 극히 비과학적이고, 이러한 용어는 정직한 사람에게는 무지를 감추기 위한 보루에 지나지 않고, 정직치 못한 사람들에게는 혼돈을 일으키고 속여먹기 위한 신기루와 같은 존재"라 비판했고[2] D. Munro는 "경추근육의 강직 증에 노이로제가 합병되어 나타나는 증상"이라 표현했다.

교통사고 등으로 목 부상을 입으면 X선 소견으로 척추의 골절이나 탈구만을 찾으려고 노력하고 있다. 그러나 목의 인대와 피막조직들은 약간의 탈구를 일으킬 정도까지는 정상적으로 움직일 수 있는 허용치를 가지고 있기 때문에[3] 이 허용치를 넘어서야 염좌가 생기고 아(亞)탈구 정도의 손상이 있을 수 있다.

증상만 있고 객관적인 소견이 없을 때 막연히 경추염좌라고 진단하고 정확히 어느 조직에 어떠한 손상이 있는지를 밝히지 못한 상태에서 치료는 보존적 요법에만 의존해오고 있다. 외력에 의해 목 부상이 심하면 골절, 탈구, 척수의 손상, 추간 관절의 손상 등이 있을 수 있지만 이때에는 이미 편타손상이라 할 수 없다.

뒤쪽에서 추돌했을 때에는 가속손상(acceleration injury), 앞쪽으로 충돌했을 때에는 감속손상(deceleration injury)이란 용어가 손상의 기전을 설명하기가 좋고, 과 굴곡(hyperflexion)이나 과 신전(hyperextension)이란 표현이 경추가 손상 받았을 때 외력에 대한 머리와 목의 반응을 설명하기가 좋다.

정지된 차에 앉아 있다가 뒤쪽에서 세게 부딪히면 충격으로 몸체는 일직선으로 앞으로 수평이동하고 관성때문에 머리는 그 위치에 머물고 있다가 갑자기 뒤쪽으로 젖혀진다. 이때 받은 손상을 가속손상에 의해 급성 과 신전반응을 일으킨 급성 경추염좌라 한다.

후방 추돌은 경추와 그 관절, 인대, 근육에 일련의 손상을 주게 되는데 목 근육들이 움직일 수 있는 준비가 되기 전에 갑작스런 목의 움직임이 생기면 근육들이 급성 신장반사(acute stretch reflex)를 일으킨다.

후방 추돌 시에는 경추의 급성 과신전으로 목의 굴근에 급성 신장반사를 초래하고, 정면충돌 시에는 목의 굴곡 때문에 목신전근들에 신장반사를 일으킨다. 정상적인 근수축은 antagonistic muscle(길항근)의 생리적 이완이 동반되기 때문에 수축근의 신장반사는 생기지 않는다.

근신장이 갑작스럽게 센 힘으로 일어날 때에는 근원섬유(muscle fibrils)가 손상을 받게 되는데 근방추내섬유(intrafusal fiber)의 손상은 필연적이고, 외력이 심할 때에는 근방추외섬유(extrafusal fiber)까지 손상받는다.

근원섬유의 손상은 대개는 미세한 부종과 출혈을 동반하고 이 부종과 출혈은 유기화(organize)하여 유발점을 형성하거나 근근막성 섬유조직성 결절(myofascial fibrotic nodule)을 형성하게 된다. 손상 초기에는 중요한 신경의 손상이 없기 때문에 즉각적인 동통, 감각과민(hyperesthesia), 이상감각(paresthesia), 부전마비(paresis)등은 없다.

외상성 결합조직염(fibrositis)은 근수축, 섬유성수축(fibrous contracture), 만성통증과 운동제한을 동반한 근육의 과민성을 촉발시키는 초점(focus)으로 남게 된다.

충격이 있으면 반동 작용이 있는 것이 보편적이어서 신전 후에는 굴곡이 따르고 굴곡 후에는 신전이 따르게 되어 있다. 과신전, 과굴곡 등에 의해 근육이 근막결합조직(fascial connective tissue)의 탄성한계를 지나도록 늘어지면 건, 인대, 관절피막까지 손상 받아 관절이 亞(아)탈구를 초래한다. 신장에 대응해서 반사적으로 근수축하는 정도는 신장하는 힘의 세기와 돌연성에 비례한다.[4]

정상적인 척추가 과(過)굴곡손상을 받으면 뒤쪽의 인대가 파열되기 전에 척추체가 부서지고, 과신전손상 때에는 전방종인대(anterior longitudinal ligament)의 파열에 앞서 척추신경궁(neural arch)이 먼저 골절된다.

경추에서는 작은 굴곡만 있어도 관절돌기가 이탈되기 때문에 순수한 경추탈구는 흔히 있는 일이나, 경추의 굴곡만으로는 후방인대들이 파열되는 일은 극히 드물고 회선(rotation)이 동반되어야만 후방조직이 파열된다.[5]

편측의 추간관절 탈구는 척추체의 전-후경(A-P diameter)의 절반정도 전위가 있을 때 생길 수 있다.[6] 전방전위가 그 이상 일어나면 양측 추간관절의 탈구가 일어나고 섬유륜, 종인대, 추간관절의 파열을 일으킨다.[7] 추간판의 손상은 회선력(rotational forces)이나 수평전단력(horizontal shearing forces) 때문에 생기는 것이지 굴곡, 신전, 압박에 의해 생기는 것은 아니다.

편타손상 때에는 경추에 국소적인 통증이 있을 수도 있지만 대부분 목 주위 조직의 신경자극으로 타 부위에 특이한 연관통을 일으킨다. 목 부상으로 나타나는 증상 중 혼돈하기 쉬운 것이 교감신경증상이다.

교감신경이 척추강 내외에서 손상·자극받아 생긴 증상들로 주로 청각성(이명, 청각소실증, 체위성 현기증), 시각성(시야 흐림, 안구뒤쪽 통증, 산동) 증상과 각막지각 감퇴, 축동, 콧물, 발한, 눈물, 눈부심 등의 다른 교감신경증상을 나타내기도 한다.

교감신경계는 상완통증에 관여하기도 하는데 대부분 자각적이기 때문에 과학적 규명이 어렵다. 마취과적으로 교감신경절차단을 해서 확인이나 치료가 가능할 뿐이다.

이상과 같이 편타손상의 기전과 통증의 원인들에 관해서는 많은 이론이 있지만 객관적 소견이 없어 오진이 많고 치료의 원칙이 아직까지 없는 실정이다.

편타손상 환자의 공통적인 호소는 목덜미가 뻣뻣하고 아프며 어깨 죽지가 무겁고 뻐근한 통증이었다. 연구결과 목덜미의 통증이란 견갑거근의 긴장성통증이었고, 어깨 죽지의 통증이란 승모근의 긴장성통증임을 알 수 있었다.[8]

이 근육들의 긴장성 통증은 그 근육 자체의 손상에 있는 것이 아니고 전이되어 오는 것이었다. 승모근과 흉쇄유돌근의 운동신경인 척추부신경이 승모근과 흉쇄유돌근의 밑을 통과하다가 압박당하게 되고, 견갑거근(levator scapular m.)과 능형근(rhomboid m.)의 운동신경인 견갑배신경은 중사각근을 관통하다가 포착(entrapment)되면 이 신경들의 과도한 흥분으로 자기가 지배하는 골격근들을 등척성 수축시켜 허혈성 통증을 일으킨다. 고로 이 환자들은 본인이 통증을 호소하는 부위가 아닌 흉쇄유돌근과 중사각근에 있는 통증유발점이 치료대상이 된다. 이 유발점들의 위치는 흉쇄유돌근이 부신경과 교차하는 곳이고 중사각근이 견갑배신경과 교차하는 곳으로서 편타성 손상 때에 공통적으로 손상을 받는 취약지점으로 되고 있다.

부상 초기에는 손상을 받아 과긴장된 근육이 신경을 압박 자극하지만, 오래되면 부종, 출혈들이 유기화하여 섬유화된 만성 유발점으로 남게 된다. 편타손상 경력이 없이도 만성적으로 똑같은 통증을 가진 사람들이 있는데 이들은 이미 흉쇄유돌근과 중사각근에 잠복성 유발점을 가지고 있어 왔다. 잠복성유발점을 가진 근육들은 약화되어 있어 사소한 충격에 의해서도 손상 받을 기회가 많아진다.

건강했던 근육이 급성손상을 받으면 단기치료로 쉽게 완치될 수 있다. 그러나 만성유발점은 장기간 치료를 요하며, 근육의 약화 때문에 운동으로 근육을 강화시켜주고 탄력을 키워주며, 목 칼라착용 등으로 목 근육의 피로와 과로를 예방해주어야 한다.

통증이 뒷목에 있다고 해서 경추 뒤쪽에 부착되는 semispinalis cervicis, splenius, longissimus cervicis같은 근육들이나 인대들의 손상으로 생각하고 그 부분을 치료대상으로 삼는 경우가 있는데 평소에 이 근육들의 운동내용으로 보아 이들의 손상 가능성은 매우 적다.

그 이유는 인간의 직립생활 때문에 목을 앞으로 구부릴 기회가 많기 때문에 경추의 신근(伸筋; extensor m.)들은 반복된 목의 전방굴곡운동으로 비교적 탄성과 강도를 잘 유지하고 있어 급성 신장(伸張; stretching) 손상에도 잘 견딜 수 있을 것으로 사료되기 때문이다.[8]

목의 굴곡과 회선에 관여하는 흉쇄유돌근과 중사각근은 평소의 운동부족으로 인해 탄성이 감소되어 있고, 지속적인 목의 굴곡자세 등으로 인해 연축(constriction)을 일으킨 상태에 있다가 목의 급격한 과신전시에는 근 손상의 초점이 되고 있다.

목의 급성손상 후의 방사선 소견은 "경추의 직선화(straightening)"가 흔히 있는데, 이 자세는 통증을 경감시키기 위한 자세(antalgic position)라 하기도 하고, 근육의 강직이나 경추 뒤쪽으로 돌출된 추간판이 쐐기처럼 박혀서 생리적 전만(physiologic lordosis)을 없앤 것이라 해석하기도 한다.

어떤 연구결과는 경추의 편평화는 X선 촬영 시의 자세 때문이며 편평한 경추가 한번 촬영 후에는 중간에 투약 없이 곧 바로 다시 촬영하면 정상곡선을 보인다고 주장하기도 한다.[9] 그러나 이러한 이론들은 모두가 확실한 이론적 근거를 가지고 있지 않다.

본 연구에서 경추의 편평화는 경추의 신전기능을 가진 견갑거근의 과도한 긴장 때문임을 알게 되었다. 견갑배신경의 과도한 흥분으로 견갑거근이 등척성 수축을 일으킨 상태로 경추 제1-4번의 횡돌기 뒤쪽에 막대처럼 받치고 있기 때문이다.

골절이나 탈구 등이 없으면 환자는 보존적 치료를 받는데 치료는 통상적으로는 칼라착용, 목 베게 등으로 목과 머리를 적절한 자세를 취해주고 물리치료를 해주며 경추견인을 해주기도 한다.

목 칼라착용은 목을 약간 구부린 자세로 유지시켜서 추간관절을 넓혀주고 추간공(椎間孔)을 열어주며 과도한 굴곡·신전·회선운동을 억제시켜 손상된 관절을 보호한다. 급성손상 환자에게 2주일 이상 계속해서 칼라를 착용시키면 합병증으로 (1) 근위축, (2) 축적된 부종의 유기화에 의한 섬유성 연축, (3) 지속적 수축으로 인한 근 단축, (4) 추간관절 피막의 비후화, (5) 의존성 증가로 인한 노이로제 등이 생길 수 있다.[10]

경추견인에 대한 효용성은 문헌에 많이 소개되고 있지만[11] 그 방법, 부과할 중량, 기간, 빈도 수 등은 경험에 의존하고 있을 뿐 과학적인 고증은 없는 실정이다. 급성기의 모든 증상들이 개선된 후에는 목의 유연성을 되찾기 위해서 활동범위 내에서 운동을 해주고 일상 활동 중에는 전체 몸이나 목의 적절한 자세를 취하도록 환자를 교육시켜야 한다.

목의 적절한 사용과 자세를 위해서는 (1) 지속적인 한 가지 자세를 피할 것, (2) 항상 가동성(mobility)을 유지할 것, (3) 목의 급성신전이나 지속적인 신전을 피할 것, (4) 지속적이고 과도한 굴곡은 최소화 할 것 등의 기본 개념을 따라야 한다.

이상과 같이 여러 가지 치료법이 소개되고 있지만 치료점의 정확한 위치는 제시되지 못하고 있다. 자동차 추돌에 의한 경추손상의 치료는 먼저 목 칼라 착용이나 경추의 견인치료를 받고난 다음에도 통증이 남아 있으면 통증유발점을 찾아 주사해서 신경을 치료해주어야 한다.

통증유발점에 스테로이드와 국소마취제 혼합액을 주사하면 국소마취제는 직접 신경을 차단시키기도 하지만, 근이완과 혈액순환의 개선으로 신경의 압박이나 포착을 풀어주는 효과가 있어 즉각적인 통증개선의 효과는 물론 지속적인 치료효과까지 발휘한다.

객관적으로 조직의 손상을 찾을 수 없음에도 지속적인 경추통이 있을 시는 척추내부에서 후종인대등(posterior longitudinal ligament)에 외상성 염증과 부종이 있음을 의심하고 경막외강차단을 시행하면 극적인 효과를 보는 수도 있다.

쓰무라[12-1]가 우발적인 경막 천자로 전척추마취(total spinal anesthesia)를 일으킨 후에 치료효과가 있음을 보고 편타손상의 치료법으로 전척추마취를 시행했고, 박 욱 등도 4건의 편타성 손상 환자를 치료한 경험을 보고한 바 있다.[12-2] 그러나 손상의 기전, 통증의 원인, 손상의 병태생리를 충분히 고려한 후에 시도해 볼 만하지만 모든 편타손상 환자에게 적용한다는 것은 바람직하지 않다고 생각된다.

병발 증상으로 나타난 것 중에 두통은 대후두신경[13], 견갑골간의 통증은 견갑배신경[14], 흉통은 장흉신경[14], 견갑관절통은 액와신경[15], 팔의 마비나 통증은 상완신경총의 자극증상들로서 각각 고유의 통증유발점들을 가지고 있었다.

이처럼 중요한 원인이 되는 곳을 치료하고서도 국소적인 통증이 있을 수 있는데 이때에는 추간관절에 압통점이 있거나 특정부위에 유발점이 있으면 국소마취제와 스테로이드를 관절이나 유발점에 주사해 줄 수도 있다.

흔히 경추 염좌나 편타손상으로 불리고 있는 교통사고 환자의 주 증상은 목덜미와 어깨 죽지의 통증과 근 강직이었는데, 그 원인이 되는 치료점은 흉쇄유돌근과 부신경의 교차점과 중사각근과 견갑배신경의 교차점에 있음을 알게 되어 문헌적 고찰과 함께 소개하는 바이다.

참고문헌

1. The Revolt Against "Whiplash". The Defense Research Institute, p.o. Box 126, Union Station, Syracuse, New York.
2. Bosworth DM. Editorial. J Bone Joint Surg. 1959; 41 – A: 16
3. Feilding JW. Cine-roentgenography of the normal cervical spine. J Bone Joint Surg. 1957; 39 –A: 1280-1
4. Bard P. Mosby CV. Medical Physiology. St. Louis. 1956; 1028 – 9.
5. Roaf R. A study of the mechanics of spinal injuries. J Bone Joint Surg. 1960; 42-B: 810-23.
6. Beatson TR. Fracture and dislocation of the cervical spine. J Bone Joint Surg. 1963; 45-B: 21-35.
7. Holdsworth FW. Fracture, dislocation and fracture dislocation of the spine. J Bone Joint Surg. 1963; 45-B: 6-20
8. 최중립. 목덜미와 어깨의 통증에 관한 연구. 대한통증학회지 1992; 5(2): 239-44.
9. Juhl, J.H., Miller, S.M., Roberts G.W. Roentgenographic variation in the normal cervical spine. Radiology. 1962; 78: 591-7.
10. Johnson, R.M., Owen, J.R., Hart, D.L., Cervical orthoses: A study comparing their effectiveness in restricting cervical motion in normal subjects. J. Bone Joint Surg. 1977; 59-A: 332.
11. Harris, P.R. The cervical traction. Review of literature and treatment guidelines. Phys Ther, 1977: Aug 57(8): 910-4.
12-1. 津村泰男: Total Spinal Block에 관한 임상적 연구. J. of Anesthesiology 21:352, 1972 (Japan)
12-2. 박욱 외 2인: 전 척추 및 경막외강 차단으로 편타 성 손상의 통증 치험. 대한통증학회지 1(1); 106, 1988
13. 최중립. 근긴장성 두통에 관한 연구. 대한통증학회지 1990; 3(2): 154-7.
14. 최중립. 중사각근과 관련된 배부통과 흉통에 관한 연구. 대한통증학회지 1992; 5(1): 66-9.
15. 최중립. 오십견 치료에 대한 새로운 소견. 대한통증학회지 1991; 4(2): 168-71.

미발표 연구 논문

17 경막외강주사법에 의한 척추전방전위증의 치료
- Epidural Injection for Spondylolisthesis

서론

척추전방전위증의 치료법으로는 보존적요법과 수술요법이 있으며, 수술방법도 여러 가지가 소개되고 있다. 그러나 수술효과의 불확실성 때문에 적극적으로 수술을 권유하는 의료기관도 많지 않고, 수술을 기피하려는 환자들의 심리 때문에 수술요법보다는 물리치료에 더 많이 의존하고 있다.

그러나 성인의 척추전방전위증은 그 특성상 증상이 일단 발병하면 물리치료로 완치효과를 보기가 어렵다. 여의도 통증클리닉에서는 척추전방전위증으로 확인된 6명의 환자에게 경막외강주사법을 시행하여 만족할만한 증상개선 효과를 볼 수 있었고, 추적조사 결과 재발도 나타나지 않았다.

외과적인 치료법이 소개되고는 있지만 경막외강주사법 또한 간단하면서도 좋은 효과를 볼 수 있는 방법이라 사료되어 새로운 치료법의 하나로 소개하는 바이다.

연구대상

1990년 7월부터 1998년 3월까지 여의도 통증클리닉에서 척추전방전위증으로 진단받고 치료받았던 6명의 환자를 연구대상으로 하였다.

증례

⑴ 1990년 7월 당시 52세였던 남자환자는 5년 전부터 양측 둔부의 통증이 허벅지, 종아리, 발뒤꿈치까지 방사되며 땅겨서 정상보행이 불가능한 상태였다. 척추수술을 권유받은 바 있었지만 마음이 내키지 않아 물리치료, 척추교정, 지압, 침술 등에 의존하고 있었다.

외견상 척추전만증(lordosis)이 심했고, Laseque sign은 음성이었지만 하지직거상검사(SLR Test)에서 중등도의 제한이 있었다. Achilles건에 강직이 있어 Achilles건염이 있는 것으로 보이기도 했다.

신경학적 검사에서 특정 신경근 증상은 없었지만 심한 좌골신경통 증상을 보였다. 촉진상 양측 둔부 깊숙이 심한 압통점이 있어 이상근증후근(piriformis syndrome)이 있는 것으로 의심되기도 했다.

요추 단순 X선 촬영상 제5요추와 제1천추 사이에 심한 척추전방전위증이 확인되었고, 그로 인해서 척추강 내경이 좁아지면서 마미(馬尾; cauda equina)의 압박이 있음을 의심하고 연조직의 염증, 부종, 유착 등에 의한 압박인지, 척추뼈가 직접 압박한 것인지 감별하기 위해 경막외강주사를 시행키로 하였다.

환자에게 진단목적의 시험주사임을 설명하고, 제4-5요추 사이에 22 gauge 천자침으로 천자 한 다음 0.5% lidocaine에 Depo-Medrol 40 mg을 혼합한 용액 16 cc를 주입했다.

약물주입이 끝나자마자 하지의 통증과 땅기는 현상이 사라져 시술은 일단 성공적이라 생각되었지만, 국소마취제의 마취효과 때문일지도 모른다는 생각이 들어 결과는 다음날 관찰하기로 하고 환자는 귀가시켰다. 다음 날 내원했을 때에는 마취제의 약효는 없어졌음에도 80% 이상의 증상개선 효과가 있었다.

증상개선 효과가 지속된다면 1주일 후에 다시 시술하기로 하고 귀가시켰다가 1주일 후에 보니 증세의 악화된 징후는 다시 보이지 않았다. 2차 시술을 해서 95% 이상의 호전효과를 보았지만 어딘가 불만족스러운 점이 있다 싶어 다시 1주일 후에 3차 시술을 한 결과 만족할 만한 결과를 얻을 수 있었다. 현재까지 재발이 없이 직장에 정상근무 중이다.

(2) 1993년 3월 당시 54세의 주부
- 증상: 둔부, 대퇴부, 무릎의 통증, 병력 10년
- 진단: 단순 X선 촬영 상 제5요추와 제1천추 사이의 척추전방전위증 확인
- 치료: 1주일 간격으로 경막외강주사 2회 실시
- 예후: 4년반 이상 재발이 없음

(3) 1997년 2월, 49세의 주부
- 증상: 둔부 이하의 양측하지통증, 병력 3년반
- 진단: MRI 촬영으로 제5요추와 제1천추 사이에 25%의 척추전방전위증 확인
- 치료: 1주일 간격으로 경막외강 주사 2회 실시
- 예후: 10개월 지난 현재까지 재발이 없음

(4) 1997년 5월, 56세의 남자 약사
- 증상: 요통과 둔부 및 양쪽하지의 통증, 병력 3년
- 진단: MRI 촬영으로 요추 제4-5번 사이 척추전방전위증 진단 받고 수술 권유받음. 요통은 전방전위증과는 무관함이 입증되었음
- 치료: 일주일 간격으로 3회의 경막외강 주사 실시
- 예후: 7개월 경과 현재까지 재발이 없음

(5) 1997년 9월, 31세 남자
- 증상: 요통과 양측둔부 및 하지의 통증 병력 10일
- 진단: MRI 촬영으로 제4-5번 추간판탈출증과 제5요추와 제1천추 사이에 척추전방전위증 확인. 요통은 전방전위증 및 추간판탈출증과는 무관
- 치료: MRI 촬영 전에 이상근증후군을 의심하여 주사요법을 1회 실시했으나 실패, MRI 촬영 후 경막외강

주사 후 3개월 만에 다시 주사함

(6) 1998년 3월 4일, 42세 주부
- 증상: 좌측 둔부로부터 하지로 뻗치는 통증이 발뒤꿈치에 이름
- 병력: 95년 10월 발병하여 96년 7월 25일 이상근증후군으로 진단하여 1회 주사하고 11회 물리치료 받음. 치료효과 없어 침술치료와 추나요법 받다가 98년 3월 4일 MRI 촬영결과 제5요추와 제1천추 사이에 척추전방 전위증이 있고 제5요추의 척추분리증 확인
- 치료: 제 5요추와 천추 1번 사이에 경막외강주사 1회 실시 후 증상 없어짐

고찰

척추전방전위증(spondylolisthesis)이란 위에 있는 척추체가 인접해 있는 척추로부터 전방으로 밀려나온 상태를 말하는 것으로 1854년 Kilan에 의해 최초로 이 용어가 사용되었다. 발병율은 6-10%로 보고되고 있지만 Greenland 연안의 에스키모인들에게는 40%로 보고되고 있다.[1-4]

척추전방전위증이 척추의 특정분절에만 생기는 것은 아니지만 제5요추와 제1천추 사이에서 가장 많이 생긴다. 위에 있는 척추가 아래척추위에서 앞으로 밀리는 현상은 중력에 의해 생기는데, 이 밀림(slipping)은 정상적으로는 추간관절이나 그 인대들의 구조적 관계에 의해 방지되고, 황인대의 배열상태, 추간판의 윤상섬유(anular fiber), 추간판내압 등이 보조적으로 작용한다.

기능적 단위를 지지하는 조직 중의 어느 곳에 결손이나 장애가 생기면 밀림이 생겨 전방 전위증이 되는데, 그 원인에 따라

1) 협부형(Isthmic type)
2) 선천형(Congenital type)
3) 퇴행성(Degenerative type)
4) 외상성(Traumatic type)
5) 병적(Pathologic type)의 다섯 가지로 분류된다.

전위증을 가진 사람은 대부분 증상 없이 지내는 수가 있으므로 X선 소견에서 어떤 결손이나 약간의 전위증이 있다고 해서 반드시 증상이 있다는 것을 뜻하지는 않는다. 선천적 결손이 있는 사람도 평생 동안 증상을 느끼지 못한 채 지내는 수가 있는데, 외상이 증상을 일으키는 원인으로 작용할 수가 있다.

척추분리증(spondylolysis)의 3%에서 전위증을 일으키는데 그 정도는 25% 미만의 밀림이 대부분이다. 20세 이상의 성인에서는 전위증이 더 진행하지 않는다고 알려져 왔는데, 근래에 연구보고는 몇 가지 이유를 들어 이러한 견해에 대해 반론을 제기하고 있다.[5-8]

천추 높이 이상의 척추전방전위증은

1) 신경학적 증상의 발생률이 높고

2) 가(假)관절(pesudo-arthrosis) 부위에 연골덩어리가 많아 척추강협착증의 발생률이 높으며

3) 제5요추와 제1천추 사이에는 드물지만, 밀림 현상은 나이가 많아짐에 따라 발생률이 더 높다고 한다.

실험적 연구에 의하면 척추분리증은 굴곡과 신전에 의해 생긴다 하며,[9-10] 유명체조선수들에게 50-60%의 발병율이 있는 것으로 보아서 외상 때문에 분리증이 생긴다는 간접적인 증거가 되고 있다.[11-12]

격렬한 운동을 하는 선수들에게 분리증은 흔히 발생하며[13] 부모가 분리증을 가지고 있으면 자녀에게 40%의 가능성은 있다고 하나 유전인자로 증명된 바는 아직 없다.

주 증상은 천장관절(sacroiliac joint)로 전이성 통증을 동반한 요통으로(91%), 통증은 둔부, 대퇴, 발까지 방사되며 흔히 다리저림과 따끔거림을 동반한다. 임상적 진단은 시진과 촉진으로 천골 위쪽의 함몰과 요추전만증이 심한 것으로 짐작이 가능하다. 요-천추 관절부위를 타진해서 통증을 유발시키기도 한다.

11-17세 사이의 어린 나이에 전위증이 있으면 슬굴곡근(Hamstring m.)이 팽팽하게 당기는 현상을 동반하며 골반이 뒤쪽으로 기울고 요추전만증이 있으며, 척추가 굳어지고 고관절과 슬관절이 굴곡되어 특이한 아장아장 걸음걸이를 하게 된다. 하지직거상검사(SLR test)상 양측에 약 45도 정도의 제한이 있고 신경학적으로는 대부분 음성반응을 보인다.

슬굴곡근이 팽팽해진 이유는 마미(馬尾)가 땅겨지면서 슬굴곡근(膝屈曲筋)으로 가는 신경이 자극받아 생기는 것으로 여겨진다. 관절각부의 결손, 골절, 척추궁의 길어짐, 각도가 심해지는 것 등은 단순 X선 소견으로 알 수도 있고, 척추강의 폭도 측정할 수 있다.

통상적인 치료는 보존적 방법과 수술방법에 의존하고 있다. 보존적 방법은 요추전만증을 감소시킬 수 있도록 환자에게 교육시키고, 급성기에는 요추를 구부리고 옆으로 눕는 자세를 취하도록 한다.

척추견인방법도 이용되는데 이때에는 다리를 늘어뜨리고 체중을 이용한 방법이 좋다고 한다.

발병 초기에는 반창고 케스트로 6주일간 요추를 고정시켜준 다음에 같은 자세로 척추 보조기를 착용시킨다. 운동요법으로 근육강화와 근긴장운동을 시켜 주고, 약물로는 비스테로이드성 소염제와 근이완제를 투여한다.

X선상 척추의 불안정이 보이거나, 25-50% 이상의 밀림이 있던지, 보존적 방법으로 여러 달 동안 시도해보고 효과가 없을 시는 수술을 하게 된다(10-20%).

수술은 어렸을 때나 젊었을 때에 할수록 예후가 더 좋다. 수술은 후궁절제술로 신경근을 감압시키는 법, 제4 요추에서 제1천추까지 후방유합시키는 법, 제5요추를 제1천추에 고정하는 법, 전방척추체간 융합술 등이 있다.

요통이 주 증상이라고 알려져 왔지만 전위증이 있는 관절부위의 불안정만 없다면 전위증 환자에게 요통은 있을 이유가 없고, 전위증이 생긴 그 이하의 마미의 자극으로 둔부와 하지에 통증을 일으킬 수 있을 뿐이라 사료된다.

전위증이 있는 성인에게 요통이 있었다면, 이는 분명히 다른 원인이 병발된 것이지 전위증에 의한 것이라 보기 어렵다. 전위증이 심해서 요천추골 자체가 척추강협착을 일으켜 마미를 직접 압박해서 생긴 증상이라면 수술적 감압술이 필요할 것이다.

그러나 전위증에 의해 연조직의 염증, 부종, 유착, 혈액순환 장애 등으로 마미가 자극받아 생긴 신경증상이라면 다량의 경막외강주사로 염증해소, 유착박리, 혈액순환개선 등을 촉진시켜 증상의 개선을 볼 수 있으리라 생각되어 시술해 본 결과 만족할만한 치료효과를 볼 수 있었다.

증례 보고를 위해 참고문헌을 찾던 중 1996년 12월 Rothman Institute에서 Internet 통신에 띄운 보고에서 필자와 비슷한 견해가 있음을 발견했다. 내용인즉, 요추신경근 병변을 가진 퇴행성 척추전방전위증 환자 63명에게 경막외강 조영술 후 7 cc의 스테로이드를 경막외강에 주사해서 일주일 이내의 단기간 증상완화는 71%였고, 10개월에서 24개월까지 장기간 효과를 본 사람은 42%에 달했다는 치료성적 보고였다 (http://Rothmaninstitute.com/spine/issues/sp1296i.htm).

경막외강에 주입된 국소마취제는 통증의 악순환을 차단시켜주고 근육을 이완시키며 유착된 조직을 박리시켜준다.[14-15] 그러나 0.5% lidocaine은 통증차단이나 근이완시키지는 못하고 교감신경차단으로 혈류를 개선시키는 데에 기여한다. 다량의 생리식염수, 국소마취제, 스테로이드 용액을 경막외강에 주입하면 hydrostatic pressure가 증가되어 유착을 박리시키고 해당 신경근의 압박을 풀어주고[15], 스테로이드는 염증이 있는 신경근의 부종을 가라앉혀 준다.[16]

완치를 기대하기 어려운 퇴행성 척추질환 환자에게 일회의 경막외강주사로 10개월 이상 장기간의 제통효과를 볼 수 있었다면 기대치가 높지 않은 물리치료나 수술요법보다는 간헐적인 경막외강주사법이 훨씬 좋은 치료법이라 사료된다.

참고문헌

1. Magora, A. and Schwartz, A.: Relation between low back pain and X-ray changes 4 lysis and olisthesis. Scand, J. Rehabil. Med., 12: 47, 1980.

2. Bleck, E. Z.: Spondylosthesis: Acquired, congenital or developmental. Dev. Med. Child Neural., 16: 680, 1974.

3. Kalback, K., Andersen, S.,and Winckler, F.: Incidence of age of 40 years. Ugeskr Laeger, 134: 2532, 1972.

4. Kono, S., et al.: A study on the etiology of spondylolysis with reference to athetic activities. J. Jpn. Orthop. Assoc., 49: 125, 1975.

5. Jackson, A.M., Kirwan, E. O., and Sullivan, M. F.: Lytic spondylolisthesis above the lumbosacral level. Spine 3(2): 260–266, 1978.

6. Phalen, G. S., and Dickson, J. A.: Spindylolisthesis and tight hamstrings: Proceeding of the Association of Bone and Joint Surgeons. J. Bone Joint Surg. 38–A: 946, 1956.

7. Barash, H. L., Galante, J. O., Lambert, E. N. and Ray, R. D.: Spondylolisthesis and tight hamstrings. J Bone Joint Surg. 52–A(7): 1319–1328, 1970.

8. Meyerding, H. W.: Spondylolisthesis. Surg. Gynecol. Obstet. 54: 371–377, 1932.

9. Farfan, H. F., Osteria, V., and Lamy, C.: The mechanical etiology of spondylolysis and spondylolisthesis. Clin. Orthop. 117: 40, 1976.

10. Troup, J. D. G.: Mechanical factors in spondylolithesis and spondylolysis. Clin. Orthop., 117: 59, 1946.

11. Jackson, D.W., Wiltse, L. L., and Cirincione, R. J.: Spondylolysis in female gymnast. Clin. Orthop., 117: 68, 1976.

12. Kotani, P. T., et al: Studies of spondylolysis found among weight lifters. Med. Sport (Roma), 25: 154, 1972.

13. Russin, L. A., and Sheldon, J.: Spinal stenosis. Report of series and long term follow up. Clin. Orthop., 115: 101, 1976.

14. Greenwood J. J.: A study of the causes of failure in the herniated intervertebral disc operation. J. Neurosurg. 9. 15–20, 1952.

15. Coomes E. N.: A comparison between epidural anesthesia and bed rest in sciatica. Bri. Med. J. 1: 20, 1961.

16. Lindhal O.: Histological changes in the spinal nerve roots of operated causes of Sciatica. Act Orthop Scand 20: 215, 1951.

18 미발표 연구 논문
서경(書痙; Writer's cramp)의 치료에 대한 새로운 견해

서론

서경(書痙; Writer's cramp)[1]이란 지속적인 손놀림에 의해 손의 힘이 약해지고 팔에 통증이 있는 상태로써 주로 글씨 쓰기가 불편하다고해서 부쳐진 이름이다. 그 원인에 대해서는 몇 가지 가설만 있을 뿐 확실히 알려진 정설은 없다.

여의도 통증클리닉에서 5년 동안 Writer's cramp 환자 13명을 치료해본 결과 공통적인 치료점이 있음을 알 수 있었다. 장무지굴근(flexer pollicis longus m.)에 생긴 과긴장이 엄지(thumb)의 굴곡운동에 장애를 일으킨 것이라 생각되어 치료경험을 해부학적 고찰을 거쳐 소개하는 바이다.

연구대상

1993년 3월부터 1998년 3월까지 본원에 내원 치료받은 서경환자 13명을 대상으로 하였다.

증례

저자가 최초로 경험한 환자는 93년 3월 현재 개원하고 있는 40대 중반의 내과 전문의였다. 특별한 원인이 없이 손에 힘이 없어지면서 글씨 쓰기가 불편하고, 장시간 동안 글을 쓰면 손과 팔에 통증이 생겼다.

신경외과, 정형외과 전문의에게 진찰을 받았지만 진단명이 나오지 않았고, 신경과에서 근전도검사, 뇌파검사. 뇌 단층촬영검사까지 받았지만 이상소견은 찾지 못했다.

1년 동안 현대의학적인 치료는 물론 침술 및 한방치료까지 받아 보았지만 증세의 호전은 없고 증세가 오히려 점차 악화되어 필자에게 왔을 때에는 간단한 서명하는 것까지 지장을 초래하게 되었다.

본원에서 초진시의 이학적 소견은 다른 손가락에 비해 엄지의 쥐는 힘이 떨어진 것 이외에 다른 소견이 없어 상완신경총(brachial plexus)이나 정중신경(median n.)의 병변으로 의심되었다. 신경학적 검사에서 이들 신경의 지배를 받고 있는 다른 근육의 힘이나 피부감각에는 전혀 이상소견을 찾지 못했다.

무지구근(thenar muscles)의 병변이 엄지의 근력약화를 초래한 것으로 의심하고 이곳에 치료를 하다가 엄지의 굴곡에 관계되는 근육을 촉진으로 확인해 보니, 장무지굴근(flexor pollicis longus m.)의 팽대부(belly)가 위치한 요골(radius)의 앞쪽 중간부분에 강직성 근긴장이 있음을 일주일 후에야 발견할 수 있었다.

내원 일주일째 되던 날 이곳에 0.5% lidocaine 4 cc를 시험 주사했더니 수분 만에 손과 팔의 통증이 사라지고, 편안함을 느끼며 가볍게 연필을 잡을 수 있는 힘이 생긴 것을 볼 수 있었다. 다음날 경과를 보았더니 주사한 부위에만 통증이 있는 외에는 거의 증상이 없을 정도였다.

이 부위가 통증유발점(trigger point)이라 생각하고 다시 이곳에 스테로이드와 lidocaine 혼합액 4 cc를 주사하고 물리치료와 저(低)에너지 레이저조사(照射) 치료를 시켰다. 스테로이드 주사 후 3일째부터는 본인 스스로 만족스러워 하여 유발점의 통증이 없어질 때까지 2주일간의 물리치료를 실시했다.

고안

서경의 원인이나 병태생리에 대해선 정설이 없고 추측에 가까운 몇 가지 이론만 있을 뿐이다.

신경의 압박증후군으로서 특히 손등에 있는 근구획의 만성적 압력증가로 나타나며 제1후수장골간근(First dorsal interosseous m.)에 흔히 발생한다고 하거나, 칼슘대사장애가 원인이 된다고도 한다.[1]

심신증(psychosomatic symptoms) 중의 하나인 근육계질환으로 본다는 견해도 있지만 어느 근육에 생긴 어떠한 증상이란 구체적 언급이 전혀 없다.

심신증이란 기질적 변화를 확인할 수 없으면서 신체의 기능적 증상만을 나타내되 그 증상이나 경과가 심리적·사회적 인자에 영향을 받는 증후군으로 객관성이 없는 것이 특징이다.

서경을 심신증으로 간주하고 심신증의 치료를 위해 성상신경절차단을 반복했던 2건의 증례 보고가 있었는데3) 각각 15회와 28회의 시술로서 어느 정도 증상개선 효과는 있었는지 모르지만 완치효과는 보지 못했던 것으로 사료된다.

저자는 서경 환자로 사료되는 13명의 진료과정에서 심신증질환이란 이론을 믿지는 않았지만 증상의 유발인자로서 심리요인이 작용할 수는 있다고 생각되었다. 손가락 중에서 가장 중요한 역할을 하는 것이 엄지손가락인데, 이 손가락을 움직이는 근육 중에서 장무지굴근(長拇指屈筋)에 생긴 근긴장성 병변이 글씨 쓰기, 바느질, 젓가락질 등에 지장을 초래한 것이 서경이고, 서경 그 자체는 심신증이라고 생각되지 않는다.

서경의 진단은 병력청취 후 신경학적 검사를 통해 경추의 신경근증(nerve root sign)이나 상완신경총 병변 등을 먼저 배제하고, 엄지의 굴곡력과 첫 번째 중수골(metacarpal bone)의 내전력의 감소를 확인한 후, 요골 앞쪽 중간 부에 있는 장무지굴근의 팽대 부에서 근 강직성 유발점을 찾는 것이 가장 확실한 방법이다.

장무지굴근[4,5]은 전박의 요골 측(radial side)에 위치한 근육으로 요골 전면의 홈 파인 면, 인접해 있는 골간막(inter-osseous membrane), 구상돌기(coronoid process)의 내측 가장자리, 상박골의 내측상과(medial epicondyle)등에서 기시하여 건(tendon)이 되어 손의 굴근지대(flexor retinaculum)밑을 지난 다음 단무지굴근의 외측두(lateral head)와 무지내전근(add. pollicis m.)의 사이를 지나 원위지절(distal phalanx)의 밑쪽에 부착된다.

C8-T1으로부터 오는 정중신경(median n.)의 분포를 받으며 주 기능은 엄지의 끝마디를 굴곡 시키는 일을 하나, 엄지의 첫째마디를 굴곡 시키기도 하고 중수골을 내전시키기도 한다.

평상시 운동부족 때문에 약화되어 있던 골격근섬유가 외력을 받으면 근섬유가 손상받게 되고, 손상된 섬유는 반복되는 외력 때문에 정상치유과정을 거치지 못하고 주변의 근섬유와 유착을 일으켜 국소적 혈류를 방해하게 되며 근섬유는 더욱 약화되고 유착된 섬유의 집합체가 모여 강직성 유발점을 형성하여 근육의 탄력이 떨어지게 된다.

골격근에 잠복성 유발점이 형성되어 있으면, 잠복성 유발점(latent trigger point)이 활동성으로 될 수 있는 여러 가지 요인들 중에는 심리적 스트레스도 포함되어 있다. 성상신경절차단이 어떤 기전에 의해 심리

■ 서경을 일으키는 장무지굴근

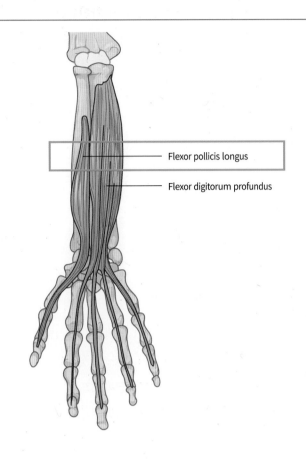

Flexor pollicis longus

Flexor digitorum profundus

적 자극을 감소시킬 수 있는지는 모르겠지만 골격근에 생긴 유발점의 치료는 할 수 없을 것으로 사료된다.

Bonica는 증상의 발현 시에는 중수수지관절(MCP joint)은 굴곡 되고 근위지관절(PIP joint)은 신전되고, 엄지는 손바닥 쪽으로 내전 되며, 심부의 통증이 손가락이나 팔 쪽으로 방사된다고 했는데 왜 그런 현상이 일어났는지 그 기전은 설명하지 못했다.

기능해부학적으로 보면 후수장골간근(dorsal interosseous m.)이 수축하면 중수수지관절은 굴곡되고, 근위지절은 신전되며 중수골들은 엄지를 포함해서 모두 외전(abduction)되어야 한다. 그러나 후수장골간근 때문에 서경의 증상이 발현 시 중수수지관절은 굴곡 되고 근위지절은 신전 되는데 엄지는 내전 된다는 이야기는 기능적 해부학 상 모순되는 점이 있다.

정확한 원인이 알려지지 않아 진단방법도 확실하게 알려진 것은 없다. 의심되는 몇 가지 질환을 배제하기 위해 신경검사나 근전도검사를 하지만 이 질환을 찾는데 직접적인 도움은 되지 못한다.

원인도 모르는 질환을 치료한다는 것은 만족스런 결과를 얻을 수가 없다. 막연히 근이완제 투여, 생체 되먹이기, 탈감작 등을 이용하고, 손쓰는 작업을 하지 않으며 근이완훈련을 시킨다고 한다.[1]

골격근에 생긴 유발점 때문에 서경이 발생했다면 성상신경절차단은 오히려 치료를 방해할 수도 있다. 교감신경절 차단이 말초혈류를 증가시킨다 하여 골격근의 이완이나 혈류를 개선시킬 것이라는 기대를 하는 수가 있는데, 골격근의 혈액순환은 근육내 대사에 의해서 자동조절 되고 교감신경에 의해 조절되지 않는다.[2]

골격근에 강직성 유발점이 생기면 국소적 혈류가 차단됨으로 근육의 약화를 초래하게 된다. 국소마취제와 스테로이드를 직접 주사해서 근육을 이완시켜 주고, 근육을 신장(stretching)시킬 수 있도록 온열치료(Hot pack), 초음파(ultrasound), 마사지(Massage), 경피신경 자극, 레이저(IR Laser)와 같은 물리치료를 해주고 NSAIDS와 근이완제를 투여한다. 수축과 이완의 반복된 능동적 운동으로 근대사를 높이고 근육내 혈액순환을 개선시켜 주어야 한다.

증례	나이/성별	직업	병력	주된 장애	초진일	진료방법 및 횟수
1	46/M	의사	1년	글씨 쓰기	93. 3. 1	2회 주사, 10회 치료
2	35/M	방송작가	2년	글씨 쓰기	94. 7. 1	2회 주사, 6회 치료
3	27/M	회사원	6개월	글씨 쓰기, 피아노연주	95. 10. 1	1회 주사, 5회 치료
4	36/M	회사원	6개월	글씨 쓰기	96. 9. 10	1회 주사, 5회 치료
5	40/M	회사원	9개월	글씨 쓰기	96. 9. 18	1회 주사, 6회 치료
6	22/F	학생	2년	글씨 쓰기, 젓가락질	96. 10. 19	2회 주사, 8회 치료
7	64/F	주부	8개월	바느질, 젓가락질	96. 11. 18	2회 주사, 5회 치료
8	37/M	회사원	1년	글씨 쓰기	97. 1. 27	1회 주사, 5회 치료
9	52/F	주부	3년	글씨 쓰기, 젓가락질	97. 2. 16	2회 주사, 14회 치료
10	40/M	은행원	7개월	글씨 쓰기	97. 7. 9	1회 주사, 1회 치료
11	25/F	디자이너	2주일	글씨 쓰기	97. 8. 4	6회 치료
12	33/M	회사원	4년	글씨 쓰기	97. 8. 22	1회 주사, 2주일 치료
13	27/F	방송작가	4개월	글씨 쓰기	98. 3. 12	1회 주사, 2회 치료

참고문헌

1. Bonica, J.J.: The management of pain, 2nd ed. Philadelphia, 1990, P.940-941(Writer's cramp)
2. Cousin, Michael J.: Neural Blockade in clinical anesthesia and management of pain, 2nd ed. J.R. Lippincott company, Philadelphia, 1988. P.469
3. 서재현: 서경의 성상신경절차단 요법. 대한통증학회지 1995: 8(1): 117-119
4. Anne M.R. Agur. Grant's Atlas of Anatomy, 9th ed. Williams & Wilkins, 1991, P.411.
5. Henry Gray. Anatomy of the Human Body, 20th ed. 1969, Loa & Febiger, P.469